国家重点研发计划资助（项目编号：2020YFC2006100）
广东省合生珠江教育发展基金会"健康中国、康复行动"项目资助

老年康复综合指南

A Comprehensive Guide to Geriatric Rehabilitation, 3E

Steven L. Wolf 作序推荐

主　编　［美］Timothy L. Kauffman　Ron Scott
　　　　John O. Barr　Michael L. Moran
主　审　彭耀宗　［美］刘　浩
主　译　廖麟荣　王于领
副主译　李勇强　朱　毅　刘　浩

电子工业出版社
Publishing House of Electronics Industry
北京·BEIJING

版权贸易合同登记号　图字：01-2023-0850

图书在版编目（CIP）数据

老年康复综合指南 /（美）蒂莫西·考夫曼（Timothy L. Kauffman）等主编；
廖麟荣，王于领主译. —北京：电子工业出版社，2023.6
书名原文：A Comprehensive Guide to Geriatric Rehabilitation, 3E
　　ISBN 978-7-121-45804-0

　　Ⅰ. ①老…　　Ⅱ. ①蒂…②廖…③王…　　Ⅲ. ①老年病 – 康复医学 – 指南
Ⅳ. ①R592.09-62

中国国家版本馆CIP数据核字（2023）第112398号

责任编辑：王梦华
印　　刷：北京盛通印刷股份有限公司
装　　订：北京盛通印刷股份有限公司
出版发行：电子工业出版社
　　　　　北京市海淀区万寿路173信箱　　　邮编：100036
开　　本：889×1194　　　1/16　　　印张：42.5　　　字数：1115千字
版　　次：2023年6月第1版
印　　次：2023年6月第1次印刷
定　　价：380.00元

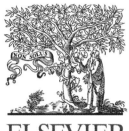

Elsevier (Singapore) Pte Ltd.
3 Killiney Road, #08-01 Winsland House I, Singapore 239519
Tel: (65) 6349-0200; Fax: (65) 6733-1817

编译委员会
The Compilation Committee

译　者：（按姓氏笔画为序）

马　明（东南大学附属中大医院）

马　颖（苏州科技城医院）

马万瑞（广东医科大学附属东莞第一医院）

王　欣（山东绿叶医疗集团）

王于领（中山大学附属第六医院）

王亚飞（中山大学附属第六医院）

王旭豪（广东省工伤康复医院）

王杰龙（苏州大学）

邓淑坤（南京医科大学附属无锡人民医院）

叶惠芬（广东医科大学附属东莞第一医院）

朱　毅（郑州大学康复医院）

朱晓军（南京医科大学第一附属医院）

伊文超（南京医科大学第一附属医院）

庄　鑫（江苏省省级机关医院）

刘　浩（潍坊医学院）

刘　浩［美］（美国爱荷华州艾伦学院（Allen College））

孙　扬（复旦大学附属华山医院）

苏　彬（无锡市中心康复医院）

杨　磊（昆明市第二人民医院）

杨振辉（广东省工伤康复医院）

李　奇（天津大学天津医院）

李进飞（东南大学医学院附属南京同仁医院）

李利娟（四川大学华西医院）

李勇强（南京医科大学第一附属医院）

吴　伟（中山大学孙逸仙纪念医院）

邹　智（广州体育学院）

张立超（上海中医药大学附属岳阳中西医结合医院）

张志杰（河南省康复医院）

张理炎（宜兴九如城康复医院）

陆佳妮（同济大学附属养志康复医院）

陈云强（海南医学院第二附属医院）

林武剑（中山大学附属第六医院）

周　君（南华大学附属第一医院）

郑逸逸（中山大学附属第一医院）

赵　璇［美］（美国约翰霍普金斯医院）

赵陈宁（广东省工伤康复医院）

胡树罡（南京医科大学附属江宁医院）

胡康杰（贵州医科大学附属医院）

胡筱蓉（南京医科大学第一附属医院）

洪文侠（宜兴九如城康复医院）

袁　丽（西南医科大学附属医院）

贾延兵（潍坊医学院）

倪　隽（福建医科大学附属第一医院）

郭　川（南京医科大学第一附属医院）

黄美贞（香港理工大学）

曹永武（中南大学湘雅医院）

崔　尧（中国康复研究中心）

彭琪媛（前海人寿广州总医院）

彭耀宗（香港理工大学）

董治兵（华中科技大学同济医学院附属同济医院）

谢凌锋（华中科技大学同济医学院附属同济医院）

雷晓辉（西安交通大学第二附属医院）

解　益（郑州大学第五附属医院）

窦　娜（华北理工大学）

廖曼霞（宜兴九如城康复医院）

廖麟荣（广东医科大学附属东莞第一医院）

中文版序言
Preface for Chinese Version

When approached by publishers over 30 years ago I was not ready to edit a textbook about geriatric rehabilitation. After establishing an outstanding team of co-editors we published our first text in 1999 and the second edition in 2007. On behalf of the 94 contributors from twelve different countries, I am deeply honored and humbled by this translation. My son and daughter in law, authors of chapter 73 studied in China and are delighted to be giving back to a country where they learned and experienced so much. May your readers and their patients benefit from the combined wisdom of our writers.

Peace and Best Wishes,

Tim Kauffman, PT, PhD, FAPTA, FGSA
Kauffman Physical Therapy, Lancaster, Pennsylvania;
Adjunct Assistant Professor of Rehabilitation Medicine, Physical Therapy Department,
Columbia University, New York, New York, USA

30 多年前出版社与我接洽时，我还没有做好编写一本老年康复教科书的准备。在组建了优秀的编写团队之后，《老年康复综合指南》终于在 1999 年出版了第 1 版，并在 2007 年出版了第 2 版。来自 12 个不同国家的 94 位专家的心血凝结成了这本专著，对此我深感荣幸与敬畏。我的儿子和儿媳是第 73 章的作者，他们曾去过中国，对他们曾学习及经历良多的国度能以此书作为回馈，我深感欣慰。愿读者和患者能从本书作者们的智慧结晶中受益。

祝您平安。

Tim Kauffman

As an associate editor for first edition (1999) and co-editor for the second (2007) and third (2014) editions, it is an extreme honor to have A Comprehensive Guide to Geriatric Rehabilitation translated into the Chinese language. This book has been a professional labor of love, involving the collaboration of 94 contributors, all experts in their domains related to healthcare. It is my sincere hope that our book will stimulate healthcare professionals and their support staff, educators, and researchers in China to further enhance their evaluative / diagnostic approaches and interventions to achieve optimal aging for older adults.

John O. Barr, PT, MA, PhD, FAPTA
Professor Emeritus
Physical Therapy Department
St. Ambrose University
Davenport, Iowa, USA

作为《老年康复综合指南》第 1 版 (1999 年) 的副主编以及第 2 版 (2007 年) 和第 3 版 (2014 年) 的共同主编，欣闻本书已被翻译成中文并即将出版，实感荣幸之至。这部专著是医疗健康领域的 94 位专家通力合作的心血凝聚。我真诚地希望，我们的书能激励中国医疗健康领域的专业人员、医疗专业人员、教育者以及研究者们，促进他们改进和提高评估 / 诊断方法以及干预措施，让更多的老年人受益，以最理想的状态慢慢变老。

John O. Barr

译者序
Translators Preface

　　《老年康复综合指南》（*A Comprehensive Guide to Geriatric Rehabilitation*）这本权威医学专著能够顺利出版引进国内，首先要郑重感谢本书作者 Tim Kauffman 教授、Ron Scott 教授、John O. Barr 教授和 Michael L. Moran 教授，感谢香港理工大学彭耀宗教授和美国北爱荷华州艾伦学院物理治疗系主任刘浩教授对本书翻译工作的帮助，感谢电子工业出版社领导和编辑老师的信任与支持。本书的英文版原著第 1 版于 1999 年正式面世，迄今已经 24 年。这 20 多年间，老年康复领域已经或正在发生着深刻的变化。蓦然间，这本经典英文专著也更新到了第 3 版。目前我国老年疾病和残疾的负担变得日益突出，康复需求巨大；又适逢国家推进健康中国、老龄化的应对工作。然而，国内针对老年人群的康复医疗服务体系建设尚需完善；康复技术尚待提升。因此我们萌生了将这本畅销的专著引进国内的想法，以更好地满足老年人群的康复需求。本书凝聚了 21 个不同专业领域 102 位医学专家的心血，内容相较前两版更加全面和新颖，新增的内容较完整地反映了老年康复领域治疗各种疾病的基础理论与临床知识进展。介绍了较为领先的老年康复理念、技术以及法律、人文支持等国内鲜有的内容。希望能够为国内老年医学及康复医学学生、从业者、医疗专业人员及研究者们全面学习、借鉴和运用国际前沿的理念与技术提供一条新的途径。

　　《老年康复综合指南》的核心是多学科整合管理，在这本专著中，可以找到广泛的视角，这是非常不寻常的。老年人躯体器官、功能衰退，本书首先描述了老年人各脏器、组织生理功能、形态、解剖上发生的退行性变化。其次，老年康复重点是要控制好原发疾病、预防并发症，基于此，作者阐述了各系统的常见疾病与功能障碍的康复治疗，使用利于功能恢复、功能矫治、功能补偿、功能适应的手段，恢复其身体、精神和社会生活能力，使其全面康复。本书还探讨了老年疾病中的二便障碍、吞咽困难、眩晕等临床问题和专门的物理治疗干预技术，如普拉提在骨骼健康方面的应用技术、水疗等。本书还讨论了伦理、代沟和临终关怀等方面的考虑，提出了康复医疗团队的角色和分工，为老年康复的综合应用提供了坚实的循证基础。本书中文版的出版将为老年康复临床服务提供更多理论支撑和循证依据，解决老年的躯体病患、心理和社会方面存在的问题，帮助老年人促进功能恢复、预防残疾及再发、改善自尊和生活质量、体现人生价值和重返社会。

本译著的成功出版还要感谢国家重点研发计划资助（项目编号：2020YFC2006100）和广东省合生珠江教育发展基金会的支持，为从事老年康复的康复医师、物理治疗师、作业治疗师、言语语言治疗师、义肢矫形师、康复护理等同道带来新的知识理念和康复临床干预支撑。由于翻译团队学识和经验有限，译著中难免存在纰漏，恳请各位同道、读者不吝赐教。

廖麟荣　王于领

2023 年 5 月 20 日

致 谢
Dedications

致我的妻子 Brenda，以及我们的父母 Walter 和 Lillian，Bob 和 Lois。致我们的儿子 Ben 和他的妻子 Beth，我和他们一起分享了日常患者治疗的快乐和挑战，他们也是"水疗"这一章节的作者。致我们的女儿 Emily 和她的丈夫 Brian West，感谢他们的爱与支持。致世界各地的能从书中有所获益并在各种情况下都能为患者提供尽可能完美照料的学生们。致所有教会我们很多的患者们。致世上的贡献者们，愿我们的共同努力使数百万人的生活更加美好。

Timothy L. Kauffman

致我伟大的结婚 40 年的妻子 Pepi，致我的两个儿子小 Ron 和 Paul，致我们挚爱的孙儿 Isabel，Jonas 和 Marlee，以及我们可爱的儿媳 Amanda，爱你们。

Ron Scott

致我的妻子 Jeanne 和我们的孩子 Katie 和小 Mike。致我们的孙儿 Adelynn 和 Gwendolynn 以及我们女婿 Kyle。致我的父母 Jack 和 Jane。致多年来的同事和学生们。感谢你们！

Michael L. Moran

致我的百岁母亲——我们最古老的宝书。

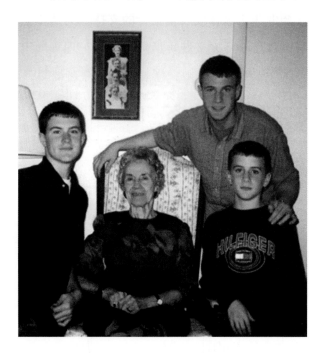

致我怀念的 Norma Schumacher Barr，以及她的孙子们 Tom，Greg 和 Evan Barr（从左至右）（11/28/1911 至 1/11/2012）。

John O. Barr

一本如此篇幅浩瀚的书，如果没有一群人做出重大贡献，就不可能构思、培育和出版。首先，我要感谢委托编辑 Rita Demetriou-Swanwick 一直培育这个项目，以及开发编辑 Clive Hewat、项目经理 Anne Collett、Elaine Leek 和 Rajakumar Murthy。同时，我要感谢所有从来没有给我发过电子邮件和不知名的爱思唯尔的员工，是他们帮助我完成了这本书。

我必须对我的妻子 Brenda、女儿 Emily、儿子 Ben 和儿媳 Beth 表达无限的感激之情，他们在整理信息、协助编辑等工作上做出了巨大的贡献，并让我有时间保持正常工作。特别感谢 Janine Eyster，Jamie Perrone，Michelle Bolton，Marty McKeon，Julie Sostack 和 Krystle Groff，他们一直支持我，让我有时间在这个项目上努力工作。特别感谢 Lynn Sterkenberg 和 Karen King 在管理上的支持。最后，如果没有我的共同主编 John Barr、Michael Moran 和 Ron Scott，他们的妻子 Rhonda、Jeanne 和 Pepi 以及他们家人的分享、反思和不懈的贡献，这本书就不可能完成。

此外，我还要感谢我在宾夕法尼亚大学的教授们，他们教会了我应用医疗的科学和艺术的必要技能。这些教授包括 Dorothy Baetke，Jane Carlin，Eugene Michaels，Elsa Ramsden，Rose Myers，Mary Day 和 Risa Granick。

Timothy L. Kauffman

参编人员
Contributors

MARTHA ACOSTA, PT, PhD

CHERYL L. ANDERSON, PT, PhD, MBA

SUSAN BARKER, PT, PhD

JOHN O. BARR, PT, MA, PhD, FAPTA

DARCI BECKER, PhD, CCC-SLP, BCS-S

SHERRI R. BETZ, PT, GCS, CEEAA, PMA®-CPT

RICHARD W. BOHANNON, PT, EdD, NCS, FAPTA, FAHA

MICHELLE A. BOLTON, PT, DPT

JENNIFER M. BOTTOMLEY, PT, MS, PhD

MARK A. BRIMER, PT, PhD

STEPHEN BRUNTON, MD

BLAINE CARMICHAEL, PA-C, MPAS, DFAAPA

RONNI CHERNOFF, PhD, RD

CHARLES D. CICCONE, PT, PhD

MERYL COHEN, PT, MS, DPT, CCS

ANITA CRAIG, DO

CAROL M. DAVIS, DPT, EdD, FAPTA

GORDON DICKINSON, MD

DOUGLAS J. DIGIROLAMO, PhD

BRIAN J. ECKENRODE, PT, DPT, MS, OCS

JOAN E. EDELSTEIN, PT, MA, FISPO

BARBARA J. EHRMANN, PT, DPT, MBA

TERI ELLIOTT-BURKE, PT, MHS, BCIA-PMDB

NICOLE L. EVANOSKY, PT, DPT

MICHAEL FISCHER, OD, FAAO

WALTER R. FRONTERA, MD, PhD

EMILY L. GERMAIN-LEE, MD

DEBORAH GOLD, PhD

RANDY GORDON, DNP, FNP-BC

EDWARD JAMES R. GORGON, MPHYSIO, PTRP

STEPHEN A. GUDAS, PT, PhD

BRENDA L. HAGE, PhD, DNP, CRNP

JUNE E. HANKS, PT, PhD, DPT, CWS, CLT

RICHARD HAYDT, PT, DPT, OCS, MTC, FAAOMPT

SARAH HAYES, BSc Physiotherapy, PGDip Statistics, PhD

BARRY HULL, MD, FAAFP

BENJAMIN W. KAUFFMAN, PTA

BETH E. KAUFFMAN, MPT, ATC

TIMOTHY L. KAUFFMAN, PT, PhD

KAREN KEMMIS, PT, DPT, CDE, CEEAA

DENNIS W. KLIMA, PT, MS, PhD, GCS, NCS

BARBARA KOEHLER, PT, MPTSc

EDMUND M. KOSMAHL, PT, EdD

KEVIN J. LAWRENCE, PT, DHS, OCS

ROLANDO T. LAZARO, PT, PhD, DPT, GCS

SANDRA J. LEVI, PT, PhD

DAVID LEVINE, PT, PhD, DPT, OCS, CCRP

CARLEEN LINDSEY, PT, MScAH, CEEAA

MARK LOMBARDI, PT, DPT, ATC

MICHELLE M. LUSARDI, PT DPT, PhD

DIANE MADRAS, PT, PhD

KATIE L. MCARTHUR, AuD

NIALL MCGRANE, BSc Physio, BA Psychol, BSc Health Sciences

P. CHRISTOPHER METZGER, MD, FACS

MOLLY MIKA, MS, OTR/L

MARILYN E. MILLER, PT, PhD, GCS

STEPHEN E. MOCK, PhD

MICHAEL L. MORAN, PT, DPT, ScD

RICHARD MOWRER, PTA, CSCS

JENNIFER NITZ, PhD, MPhty, BPhty, FACP

CAROLINE O'CONNELL, BSc (HONS) Physio,

Dip Stats, MISCP

ALEXANDRA PAPAIOANNOU, MD, MSc, FRCP(C), FACP

MAUREEN ROMANOW PASCAL, PT, DPT, NCS

DAVID PATRICK, PT, MS, CPT

CLIVE PERRY, MBBS, FRANZCR, FRCR

STEVEN PHEASANT, PT, PhD

RANDOLPH RASCH, PhD, RN, FNP-BC, FAANP

KANWAL RAZZAQ, MD

PAMELA REYNOLDS, PT, PhD, MS, GCS

JAMES K. RICHARDSON, MD

NATIVDAD RODRIGUEZ, MT, MS

WENDY ROMNEY, PT, DPT, NCS

BRUCE P. ROSENTHAL, OD, FAAO

JOHN SANKO, PT, EdD

ADRIAN M. SCHOO, PT, PhysioD, MHHScPT

RON SCOTT, PT, EdD, JD, LLM

JAY SHAPIRO, MD

JAMES SIBERSKI, MS

CHRISTINE STABLER, MD

WILLIAM H. STAPLES, PT, DPT, DHSc, GCS, CEEAA

CHRISTI STEWART, MD

EMMA K. STOKES, BSc, MSC, PhD

HILMAR H.G. STRACKE, MD, PhD

LISA TEWS, MA, CCC/SLP

EERIC TRUUMEES, MD

DARCY A. UMPHRED, PT, PhD, FAPTA

KRISTIN von NIEDA, PT, MEd, DPT

CHRIS L. WELLS, PT, PhD, CCS, ATC

MARY ANN WHARTON, PT, MS

SUSAN L. WHITNEY, PT, PhD, NCA, ATC

RITA A. WONG, PT, EdD, FAPTA

MICHELLE E. WORMLEY, PT, MPT, PhD, CLT

DIANE M. WRISLEY, PT, PhD, NCS

ANA RODRIGUEZ ZAYAS, PhD

前 言
Foreword

智慧始于认识到自己所知甚少。

——亚里士多德

为什么智慧常与年龄联系在一起？我们可曾听过"聪明的小猫头鹰"或"睿智的孩子"么？或许存在罕见的"超越他年龄的智慧"，但这说的也是这么一回事。似乎年龄和智慧总是紧密联系在一起的。此次是《老年康复手册》（*Geriatric Rehabilitation Manual*）的第 3 次改版，它的内容被扩增并更名为《老年康复综合指南》（*A Comprehensive Guide to Geriatric Rehabilitation*），本次改版带有一种敏锐的光环，因为综合指南不是比手册更加的全面吗？不可否认，作者们随着自身的成熟相应也拥有了更多的智慧，他们认为，与管理和治疗衰老这一进程相比，更好的方法是给予指导。

有部分的成熟还表现在来自其他国家的 8 位作者在相关话题的扩展上所做出的巨大贡献，这是此书集成的独一无二的魅力所在。这种拥有更加包容性的成果带来了更多的机会去获得多元化的观点。通过别人的视角去看待治疗可以有更多的机会扩展我们自己的见识。这些见解来自过往的经历，也是智慧与勇气的结晶。章节的总数没有发生变化，有来自 21 个不同的专业领域的 102 位作者撰写。这些专家重点更新了他们的参考书目并交叉参考引用了一些概念和章节。作者及其内容所涉及的广度为康复领域的临床医务人员和学生们提供了一个机会来更好地研究在国际范围内的老龄化社区中所需提供的治疗。大多数的作者仍继续之前的内容；在这 102 位作者中，有 28 位新作者带来了他们全新的观点。事实上，有的章节囊括了很多非常新的内容，这些内容是首次参与的作者独立或与之前的作者合作完成的，例如，年龄对关节和韧带的影响（第 4 章）、神经认知障碍（第 28 章）、多发性硬化症（第 29 章）、皮肤疾病（第 50 章）、老年患者的沟通考虑（第 53 章）、吞咽障碍（第 54 章）、老化的腕关节和手（第 63 章）和步行训练（第 68 章）等。

与前一版类似，本版内容是巧妙地按单元化分布的，这样既将问题拆分成独立的对象，也将它们整合成能反映对长者正确治疗及干预的复杂性的内容。本书还提供了作者在评估老年患者遇到问题时快速得到重要信息的方法。一部分的这种情况可以在"老年人的健康管理"相关章节中看到。有的章节在这次改版中增加了内容，例如，老年脊柱（第 24 章）、衰弱（第 65 章）、普拉提（第 72 章）、老年人健康管理相关问题的思考（第 76 章）、医疗专业人员入门级专业能力（第 78 章）。"影像学"这章（第 14 章）是很突出的，它是直接指导学生和临床医务人员最全面的综述之一。第 7 部分大部分内容涵盖了视觉（第 51 章）、听觉（第 52 章）、沟通（第 53 章），它们也是这本书的独一无二之处，这些与衰老感觉相关的一系列的病理学内容在其他地方不常出现。

如果学生、临床医务人员和教育者们在致力于提高那些辈分在增加、年龄在变老的人的生活质量时，花点时间思考一下当朋友或家人在他们面前似乎正加速变老时，问自己一个问题："如果我不是临床医务人员但是和临床医务人员一起合作时，我希望他们知道用什么来向我保证可以提供最好和最全面的治疗？"我能想象答案会是："我希望他们能知道一切"。这样的要求是很难满足的。现在，如果有人审视这本书的综合性，是否可以很有把握地得出这样的结论：它的内容确实可以作为一个指南来理解和提供综合性的治疗？我相信答案是响亮的"是的"！除了前几页之外，还包括对老年康复几乎所有生理和行为方面的理解和治疗的国际视角。无论是学生、临床医务人员、研究员，当然还有知识渊博的照护者们，作者们的集体智慧都将对大家有很大帮助。

Steven L. Wolf, PT, PhD, FAPTA, FAHA
Professor, Department of Rehabilitation Medicine,
Professor of Geriatrics, Department of Medicine,
Associate Professor, Department of Cell Biology,
Emory University School of Medicine;
Professor of Health and Elder Care,
Nell Hodgson Woodruff School of
Nursing at Emory University;
Senior Research Scientist,
Atlanta VA Center of Excellence in Vision
and Cognitive Neurorehabilitation

序 言
Preface

请阅读《老年康复手册》（*Geriatric Rehabilitation Manual*）第 1 版和第 2 版的序言。它们介绍了第 3 版的组织结构和哲学基础。作为一名临床医务人员和作者，我冒昧地与大家分享我作为一名物理治疗师经历中的几个里程碑，这些经历让我终生致力于研究、教学和为患者提供最好的治疗。

为什么我努力了将近 5 年的时间，花了大量的时间与成千上万的临床医务人员、研究员、教授们交流才完成此书？答案是，这部作品代表了 40 多年前我还是物理治疗专业学生时开始的人生旅程。每位共同作者都经历了相互平行的生活和职业道路。

髋部骨折是一种严重的伤害，通常会导致髋部的恶性循环，最终导致患者死亡。特别是在 1971 年，并非所有的髋部骨折都采用切开复位内固定治疗的时候。当从一个年轻的运动员视角来看待物理治疗专业的时候，如果患者因为髋部的骨折去世的话我会非常难过。当我还是学生的时候，我为我没能让患者站起来走路而感到痛苦，这本来可以防止，尿路和呼吸道的感染导致了他们死亡。

当我从物理治疗专业毕业 6 年后，就在我第一次上老年医学课程的时候，我学到了奥格尔假说。该假说假设蛋白质合成中发生错误——"因此，产生了有缺陷的蛋白质。"我的脑海中立刻想到："啊！这就是我为什么不能帮我的患者恢复力量而他们为什么去世了。"

有了这些经历和我心中的想法，我设计了一个研究项目：用相同的训练刺激探讨年轻女性和老年女性的力量训练。同时，其他的研究人员的研究有年龄偏差，他们因为受伤风险而没给年龄偏大的受试者进行高强度的训练。这与伦理委员会对我的方案所给的原因一样。我不被允许锻炼大肌肉群，也不被允许锻炼 75 岁以上的人。我选择了锻炼外展小指。我的结果都非常可喜，年轻和老年女性都有显著的改善，统计学显著性 $P < 0.0001$。此外，在比较年轻人和老年人时，在力量增益方面没有显著差异（Kauffman, 1985）。

我在 1979 年的美国老年学会（Gerontological Society of America）年会上以墙报的形式展示了我的研究。来自巴尔的摩纵向研究的 Nathan Shock 和 Arthur Norris 查看了我的研究并提出了问题。我认识他们是因为我在论文中提到了他们的成果。他们说，如果我的结果与其他肌肉群一致，那么人们对衰老的看法将发生巨大变化。

3 年后，也就是在 1982 年，我在斯德哥尔摩举行的世界物理治疗联盟（World Confederation of Physical Therapy）大会上发表了一篇论文。文章的标题是《运动功能减退模型：年龄对神经肌肉功能影响的新观点》（*The Hypokinetic Model: A New Look at the Effect of Age on*

Neuromuscular Function）。我的女儿在会议前 3 周出生，因此，我挣扎着做出一个重大决定：是离开我的孩子，还是撤回论文？最后我还是选择参加了会议，把我的论文献给了我们刚出生的女儿和世界各地的人们，这样他们就可以在我们当时得到的知识的基础上过上更好的生活。Gunar Grimby——听众中一位著名的学者，他问我如何解释所有这些与年龄有关的衰退，因为他发现运动能力下降是衰老的一个真正因素。我解释说，我同意他的说法，他的研究是我演讲的目标之一。运动功能减退是衰老变化的一个重要因素。

自从这些职业经历发生以来，随着时间的流逝，新的研究填补了我们的知识空白。与此同时，老龄人口也发生了巨大变化 (见第 76 章)。

回到此序言最初提出的问题，我们所有的作者为什么要花费如此大的精力使该书成为最好的老年康复综合指南，那是因为我们想要人们从疾病和受伤中康复并健康地变老。为了让人们健康地变老，临床医务人员必须了解很多的知识和信息以帮助他们为老年患者提供尽可能好的康复。

这本书的读者必须意识到，在他们面前等待着治疗的 91 岁妇女和 79 岁先生可能是某人的配偶、父母、祖父母甚至是曾祖父母。他们的所爱之人希望他们得到最优质及最富有同情心的康复。这本书希望能够让全世界的临床医务人员都能做到这一点。

通过使老年人康复和降低发病率（尽量降低患者生前疾病的不良影响并缩短影响时间），我们正在丰富并提高我们患者、他们的家人和我们自己的生活质量。

毕竟，为老年人而工作就是为活着的历史而工作。在我的职业生涯中，我曾治疗过一些与战争相关的患者。我们与这些人的接触是上天给予的礼物。这让我们接触到我们活着的历史，丰富了我们作为普通人和临床医务人员的生活。这就是为什么世界一流的专家们穷尽其时间和精力投入此书。

此致

Timothy L. Kauffman

推荐阅读

Kauffman TL 1885 Strength training in young and aged women. Arch Phys Med Rehabil 66:223-226

第 2 版序言
Preface

衰老……时间的流逝……带来了大量的社会心理、经济和医疗环境方面的经验，我们的患者和我们的临床医务人员每天都要面对这些经验。为了给老年人提供高质量的医疗服务，考虑到时间和医疗支付系统的限制，我们必须有容易获得的、简明的但又全面的信息。本书将使繁忙的临床医务人员能够回顾或快速了解一系列病理 / 病症、检查 / 诊断程序以及可用于老年人身体康复的有效干预措施。

没有两个人以相同的方式经历时间的流逝。因此，衰老的一个标志是每个人的独特性。因为衰老可以被看作是"微损伤"的积累，表现为影响身体多个系统的慢性疾病的集合，在住院评估和治疗中必须考虑这些相互关系。本书中强调了这些相互作用的、多系统的关系。

在老年患者康复中遇到的挑战之一是症状和体征以及对治疗的反应可能不是很明确。专业的价值在于能认识到这一点，并确定适当的患者康复方案，以支持每个老年患者，使他或她对身体的衰弱和疾病感到可控和有价值。我们希望这本书的读者们能够体会到这种挑战和价值。

本书是为执业的临床医务人员和正在临床实习的学生编写的。它适合于老年康复机构的初级从业人员，包括医生、护士、物理治疗师、作业治疗师、言语治疗师、呼吸治疗师和社会工作者。我们相信，经验丰富的从业人员也会从本书提供的大量信息回顾中受益，并认识到他或她正在按照当今的标准给患者提供合适的治疗。

对于刚刚进入老年康复领域的临床医务人员来说，这本书也是非常有价值的。在《老年康复手册》（*Geriatric Rehabilitation Manual*）的第 2 版中，我们更新了支持使用特定检查和评估程序以及干预措施的证据。虽然我们清楚地认识到，本书提供的建议不是每一项都经过严格的临床研究。尽管如此，我们还是提供了一系列的建议，因为它们代表了康复领域的智慧，这些概念可以进行进一步研究。

读者应该明白，全书中的作者所采用的不同写作风格也反映了不同的评估和干预方法。我们鼓励作者对老年康复的科学进行讨论，并注入对老年人的人文关怀艺术。

本书分为 11 个不同但相互关联的部分。第一部分是关于随着年龄增长而出现的、对老年人有重大影响的关键解剖学和生理学因素。此外，还包括老年人实验室、影像学及药理学的概述。第二和第三部分分别回顾了肌肉骨骼和神经肌肉 / 神经系统中与衰老有关的重要状况和疾病。第四部分的重点是老年人常遇到的肿瘤。第五至第七部分介绍了心血管、肺部、皮肤和感觉系统与衰老有关的情况。第八部分强调了一系列具体的临床问题和老年患者常遇到的状况。重要的是，所有这些单元都强调了全面评估所需的重要检查和诊断程序，并强调了对老年患者非常有益的干预措施。第九部分介绍了在康复管理方面特别重要的物理治疗干预措施。第十部分讨论了与衰老有关的关键社会问题。最后一个部分的重点是成功的康复医疗团队，其中包括专业的和非专业的照护者等成员。

我们衷心地希望使用这本书的学生和同事们能体会到：

1. 衰老不是停滞不前、枯燥无味或毫无吸引力的。

2. 衰老是动态的、波动的，有广泛的反应。

3. 衰老是多样化的 —— 其特点是个体间的差异性。

4. 衰老是具有挑战性的。

5. 衰老是复杂的。

6. 研究衰老就是研究生命 —— 我们的评估和干预必须是终身的。

7. 衰老和生活是紧密相连的。

最重要的是，衰老应该得到重视和敬畏。

此致

Timothy L. Kauffman PT, PhD

John O. Barr PT, PhD

Michael L. Moran PT, ScD

第 1 版序言
Preface

　　时间的流逝……衰老……带来了大量的经验，这些经验构成了我们的患者和我们这些临床医务人员每天都要面对的社会心理、经济和医疗环境。为了在这个健全的体系下为老年人提供高质量的医疗服务，考虑到时间和医疗支付系统的限制，我们必须有容易获得的、全面的和简洁的信息。本书的写作目的是使临床医务人员能够回顾或快速了解某一诊断或病症的病理学，并提出治疗意见，特别是康复、预防（维持）和预后的意见。

　　没有两个人以相同的方式体验生活；因此，衰老的一个特点是每个人的"独特性"。因为衰老可以被看作是微观伤害的积累，表现为慢性疾病和一个或多个急性问题的集合，必须考虑它们的相互关系。这种观点不同于《国际疾病分类》（*International Classification of Diseases*）第 9 版临床修改中用独立的机械化模式和具体的数字标签化老年人，作为临床医务人员我们必须时刻保持警惕，避免这种简单化的敷衍。

　　在老年患者康复中遇到的一个问题是，症状和体征或对治疗的反应可能不像预期的那样明确。它的价值是认识到这一点，并确定适当的患者康复方案，以支持每个老年患者，使他或她即使在身体障碍和疾病面前也有价值感和可控感。我们希望这本教科书的读者能够认识到这种挑战和价值。

　　本书是为临床医务人员编写的。虽然不是专门为课堂教学设计的教科书，但学生终会成为从业者；因此，它也适合老年康复中的初级从业者，包括医生、护士、物理治疗师、作业治疗师、言语治疗师、呼吸治疗师和社会工作者。

　　这本书是为经验丰富的从业人员编写的，他们将从回顾信息中受益，并认识到他或她正在根据当今的标准为患者提供适当的治疗。此外，经验丰富的从业人员也会从本书所提供的大量信息中受益匪浅。

　　对于刚刚进入老年康复领域的临床医务人员来说，这本书也是有价值的。我们清楚地认识到，虽然并不是每个章节中提供的建议都经过了严格的临床研究以验证其有效性，然而，这些建议还是被提出来了，因为它们代表了潜在的治疗理念，而且它们是目前康复领域中智慧的标杆。虽然有些理念没有被证实，但也没有被驳斥。如果它们被驳倒了，它们就不再是定义治疗的智慧标杆了。这些治疗理念就应该由医生独立思考后针对个别患者来采用。

　　在整本书中，读者应该认识到不同的写作风格，这也反映了不同的治疗方法。我们鼓励作者讨论老年康复的科学，并注入患者治疗的艺术，也鼓励讨论为正在经历衰老和临终的人提供人性化的医疗服务。这本书中的一些章节参考资料都包含在所介绍的材料中。其他章节仅在章末有参考资料。编委会鼓励每位作者尽量减少参考文献，以便纳入更多的治疗理念、图表和临床案例。我们强烈建议读者从建议阅读的清单中寻找更多的信息。

全书有七个不同的领域。第一部分涉及老年病康复的一些概述和与老龄化有关的系统回顾。这对课堂教学和回顾与年龄有关的变化应该是有帮助的。第 1 章专门讨论了衰老、病理学和医疗的复杂性。

第二部分涉及老龄化的病理运动学，明确针对具体的临床情况。它平行于基本的系统回顾，因为该部分被细分为肌肉骨骼相关的、神经肌肉和神经系统相关的、肿瘤、心肺疾病，以及最后的血管、循环和皮肤疾病相关的主题。

第三部分涉及衰老和病理感觉，特别是与视觉、听觉和交流有关的感觉。接下来的部分（第四部分）是常见的具体症状和体征。再接下来之后是特殊问题与物理治疗干预技术（第五部分）。第六部分讨论了社会政治、法律和道德方面的问题，因为它们也影响了老年康复。重要的是要认识到，在生命的最后阶段，从医疗模式转移到死亡模式，这更多是以文化为基调的。这个阶段人们对传统的康复结构关注较少而更加强调生命的价值和缓解痛苦，以保持临终患者和家属的生活质量。

第七部分，也是最后一个部分，阐明了老年康复团队的重要成员。我希望临床医务人员和其他使用本手册的人能够理解：

1. 衰老并不是停滞不前、沉闷和枯燥乏味的。

2. 衰老是非常动态化的，波动性有可能很大，反应范围很广。

3. 衰老是非常多样化的 —— 特点是个体的差异性。

4. 衰老是很具有挑战性的。

5. 衰老是非常复杂的。

6. 研究衰老就是研究生命 —— 我们的评估和干预必须是终身的。

7. 衰老和生活是紧密相连的。

8. 最重要的是，衰老应该得到重视和敬畏。

此致

Timothy L. Kauffman PT, PhD

目　录
Contents

第 9 部分　特殊物理治疗干预技术

第 10 部分　社会和政府的影响、道德和死亡

第 11 部分　康复医疗团队

第 1 部分

解剖学和生理学

第1章

个体的整体性

TIMOTHY L. KAUFFMAN

本章内容

概述

各种医疗模型或观点

衰老的注意事项和康复

理论观点

总结

原文参考

概 述

衰老是一段精彩而独特的经历，"精彩"一词隐含着衰老不仅包括美好的事物，更意味着非凡和卓越。在受孕时，子宫就开始老化，它代表时光的流逝，而非病理过程。1岁时，每个人的个性开始彰显；5岁时，个性逐渐形成。将人生的前5年乘以15，扩大我们的生活环境，丰富我们的生活阅历，衰老的一个特征就变得明显——个体的独特性。没有两个人的衰老是一样的，个体独特性是一种行为习惯。对于医务人员来说，重要的是不仅应观察老年患者的整体状况，还需要关注他们的主诉和主要诊断。

今天的美国医疗卫生领域，患者的整体健康状况被缩简成一个电子编码，该编码源自2014年发布的国际疾病分类（International Classification of Diseases，ICD）第10版。该编码对于医疗费用的报销是必要的，因为医生仅从临床表现获知患者的整体健康状况是很难的；很多患者的临床表现涉及多种疾病，超过50%的美国老人患有3种或多种慢性病。医疗服务必须满足患者的整体需求，医疗记录也应归档。

White等人的发现支持了这样一个观点，即应关注老人的整体健康状况和身患多种疾病的重要性。他们研究了70~79岁的正常老人，评估了过去8年来这些老人的步速下降问题后得出结论：死亡风险最高的是那些步速下降最快的老人，这些老人更容易患有膝痛、肌无力、运动不足和肥胖等疾病。

老人的年龄是一个参考因素。然而，基于出生日期的时间年龄不总是与人们的生理年龄一致，生理年龄主要参考机体横截面积测量以及其与预估年龄或已有的年龄标准的比较。例如，一名70岁男性的有氧能力可能与60岁男性的平均有氧能力相似，所以年长的男性具有年轻10岁的年龄优势。在第15章中，有3位60~93岁的老人照片，清晰地显示了他们之间的年龄区别。尽管这一结论是被谨慎地推断出来的，但在很多时候，一个年龄段被归为一类，似乎衰老的变化是一个整体：他们似乎看不出来变老了。将一个10岁儿童与43岁的成人比较是没有意义的，但43岁这个年纪可以与33岁这个年龄段进行比较。当我们治疗一位70岁或更年长老者的时候，如果我们希望提供最佳的治疗，那么他的个性特征必须得到医疗提供者、医疗管理者和信息系统的认可。

各种医疗模型或观点

如果把症状或体征等同于疾病的诊断，这种标准的医疗模式并不适合老年人群（图1-1）。Fried等人发现，在他们研究的老年患者中，适合这种医疗模型的实际病例不到1/2。他们开发了其他几种医疗模型：协同发病模型（synergistic morbidity model），归因模型（attribution model），因果链模型（causal chain model）和隐形症状模型（unmasking model）等。

体格检查

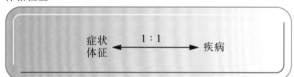

图1-1 老人疾病的诊断：图示医学模型（经Blackwell惠允引自Fried et al.,1991）

协同发病模型：患者因多种慢性病史（图1-2中由A、B、C表示）而导致的累积效应发病，当这个假设患者的功能能力丧失，他就会寻求医疗照护，这也可以被看作是一种级联效应。

归因模型：患者因先前已诊断的慢性疾病恶化而导致功能减退（图1-2），然而，近期检查确诊了一个新的疾病导致健康状况再次下降。当我们去评估和治疗这样的慢性病（如多发性硬化、关节炎或脊髓灰质炎后遗症）患者时，这就显得特别重要，不是所有新的症状都是慢性疾病造成的。

因果链模型（图1-3）：一种疾病诱发出另一种疾病，并使患者功能下降。在这种情况下，疾病A导致疾病B，又会引起身体一系列额外改变，可能加重目前的疾病或导致进一步的医疗问题。例如，患有严重关节炎（图1-3，疾病A'）的患者不能维持良好的心血管功能，又继发了心脏病（疾病B'）。心脏病导致周围血管病变（疾病C'和疾病C"），血管病变又反过来加重了心

脏疾病或导致截肢（疾病D'）。

协同发病模型

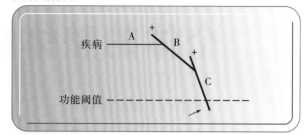

归因模型

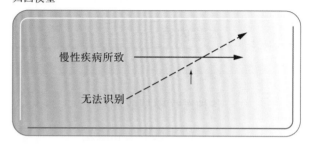

图1-2 老年人群疾病诊断的协同发病模型以及归因模型的图示。文本中提供了每个模型的描述。箭头表示进行医学评估的一般时间（经Blackwell惠允引自Fried et al.,1991）

因果链模型

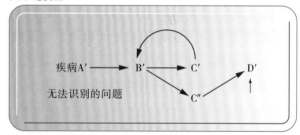

隐形症状模型

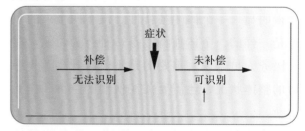

图1-3 老年人群疾病诊断的因果链模型和隐形症状模型的图示。文本中提供了每个模型的描述。箭头表示进行医学评估的通常时间（经Blackwell惠允引自Fried et al.,1991）

隐形症状模型（图1-3）：一位患者得了一种临床表现不明显的疾病，因为患者通过自身调节可以代偿其功能，往往容易忽视这种疾病。但是，当代偿因素丧失的时候，这种疾病

的临床症状将会显现，通常被认为是一个需要紧急处理的问题。例如，一位因前庭系统功能障碍而患有眩晕的患者，在视觉系统和本体感觉系统的代偿下，可以维持正常的平衡功能。然而，当走在柔软的地毯上或走进黑暗的房间，患者则会表现出明显的平衡功能障碍，容易跌倒导致骨折。

从相同的视角来看，《默克老年医学》（*Merck Manual of Geriatric*）的第 1 版介绍中，Besdine 提出了几个概念，这些概念与老年医学的复杂性相关。首先，他认为：“功能独立能力受限是许多老年疾病共同的最终结局。在 1991 年，Fried 等人总结的归因模型和非遮蔽事件模型中，Besdine 警告说：积极健康老人的功能独立能力下降是未干预疾病的早期微妙征兆，这些疾病的特征就是缺乏典型的临床症状。此外，他还认为：在老年医学中，老人问题的类型不同，疾病的严重性（功能障碍）也不一样，与老人所患多种疾病之间的相关性很小。Besdine 进一步警告说：患病的器官或组织并不一定决定了患者的功能障碍程度。他列举的另一个教训是：客观资料评估的疾病严重性并不能决定患者功能依赖的严重程度。

最近的研究证实，由于老年疾病治疗的复杂性，所以必须考虑每一位患者的整体身体状况。Boyed 等人研究了多部临床实践指南，将这些指南用于一位医学假设的 79 岁老年女性，该妇女患有慢性阻塞性肺病、慢性心力衰竭、高血压、稳定型心绞痛、心房颤动、高血脂、糖尿病、骨性关节炎和骨质疏松等多种疾病。Boyed 等人报告说，大多数临床实践指南没有对这些常见老年疾病进行修订。如果使用相关的临床实践指南，这位假想的妇女将会得到 12 张处方，承担高额的药费，并冒着出现多种药物不良反应的风险。在另一项研究中，Boyed 等人报告，社区里中度残疾的老年妇女因急性疾病住院治疗，在急性问题解决后，将会导致日常生活活动依赖性增加并持续 18 个月左右。他们主张应改善住院和出院后的干预措施。

由于每一位老年患者的独特性，这些专家提倡组成跨学科团队去有效治疗常见的多发性疾病。在大多数老年病例中，我们必须把患者看成一个整体，同时应该咨询康复医疗专业人员。

衰老的注意事项和康复

体育锻炼

运动、健身和衰老

从哲学角度看，在生物界中，人们可能会认为运动是动物王国最基本的特征。因此，生命在于运动。运动不仅对维持机体基本生活需求，如吃饭、穿衣和住房至关重要，而且对满足更高质量的社会心理需求也举足轻重。保持思想和行动的独立性是人们的普遍愿望，不幸的是，并不是所有人都可以实现。

随着时间的推移，运动和健身的价值在于可以帮助人们维持身体最充沛的活力。通过运动，人们希望提高生活质量、降低跌倒风险，维持和改善各种活动功能。然而，健身不仅可以提高有氧能力，它更能改善人们的精神状态，包括耐力（由最大耗氧量决定体力）、力量、柔韧性、平衡、协调和灵活性等。

运动的好处显而易见。运动对身体所有系统和功能都有益，但前提是不能过度。过度运动会造成身体器官不可修复的损伤，在这种情况发生之前，就要减少运动量。相反，运动不足造成的损害同样影响深远（见第 56 章）。通过对久坐不动的人进行研究得出的结果（框表 1-1）显示，运动对机体各细胞、组织和系统均产生了有益的影响。

有氧运动对呼吸系统、心血管系统和肌肉骨骼系统的有益影响得到了人们的广泛认可。这些结论在图 1-4 中可以看到，图 1-4 比较了典型的线性衰老、疾病和体力活动水平。健身和死亡率之间的联系还没有被充分认识。较高的健身水平与较低的死亡率是相关的。然而，许多运动爱好者并不是为了延年益寿而去赞美运动的好处。相反，他们的重点是通过维持强壮的体格来获得有品质的生活。

框表 1-1　运动可改变的衰老标志、风险和疾病

- 有氧能力
- 所有死亡原因
- 乳腺癌
- C- 反应蛋白, 炎症标志物
- 慢性肾衰竭
- 认知功能
- 结肠癌
- 充血性心脏病
- 冠心病
- 抑郁
- 残疾
- 跌倒
- 高脂血症
- 高血压
- 黑色素瘤
- 肥胖
- 骨质疏松
- 胰腺癌
- 周围血管病
- 前列腺癌
- 生活质量
- 肌肉减少症
- 脑卒中
- 总脂肪组织
- 2 型糖尿病
- 步行速度

引自 Anand et al.（2008）, Chodzko Zajko et al.（2009）, Fiatarone Singh （2004）, Kokkinos（2012）

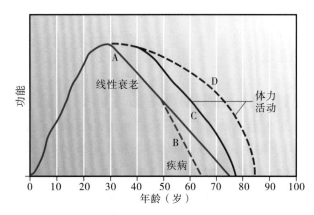

图 1-4　与年龄相关的运动和疾病对身体功能的影响。与年龄相关的下降趋势被描述为线性衰老,如曲线 A 所示。心脏病或癌症等疾病可能加重这种下降趋势,如曲线 B 所示。经常参与体力活动的人因延迟功能衰退而受益,如曲线 C 所示。曲线 D 呈现出更高的健康水平和更低的疾病发生率

运动与癌症

　　近几十年,心脏病导致的死亡率一直在下降,而癌症的死亡率却在上升。目前的研究显示,运动与癌症的较低风险之间存在有利的关联;但准确的机制并不清楚。然而,有氧运动有可能增强免疫功能,从而降低癌症风险。Aoi 等人在动物实验中发现,运动可以破坏肿瘤的发生,并能够减少肿瘤坏死因子 - α 的数量。运动对癌症的有益影响在黑色素瘤、乳腺癌、结肠癌、前列腺癌和胰腺癌中均被发现。相反,那些暴露在阳光下工作和玩耍的人,患皮肤癌的风险增加,而运动可以减少黑色素瘤的发生率。

　　总而言之,运动对癌症康复的益处不容忽视。运动不仅可以控制或减少患者化疗期间的恶心、呕吐,也能减少肌肉的损失和疲劳,提高生活满意度,改善社会心理适应能力,维持和增强免疫功能。运动与癌症之间的详细关系还有待探究。

　　为了使我们的肌肉更加健硕,人类的运动方式是极其多样化的,涵盖从被动活动到力量训练,包括平衡训练、步行运动和心血管康复等。运动的多重交互生理学效应需要被进一步认识;然而,观察患者的整体健康状况,其重要性不应仅仅局限于老年患者身体的体力活动方面。

精神紊乱

　　仅仅在几十年前,精神紊乱的简单症状还经常被等同于衰老。如今,我们已经充分认识到急性精神紊乱是由多种原因造成的,例如,药物（利尿剂、抗抑郁药、抗过敏药、镇静剂、安眠药）,失眠,感染（典型的肺部感染或尿路感染,不总是发热）,饮食,脱水,傍晚综合征,心律失常,环境因素（冷、热）和精神压力（心理社会因素、抑郁、焦虑）等。因此,当我们在治疗一位严重的精神紊乱患者时,必须考虑各种潜在的交互作用因素。

其他注意事项

　　除了人生经历的个体差异外,其他老年学的注意事项也会影响康复治疗。例如,有些老人通过简单评估可以进行交流,但与此相比,整体功能减退对老人功能的影响程度显然更大。与 25 岁的青壮年相比,65 岁老人的神经传导

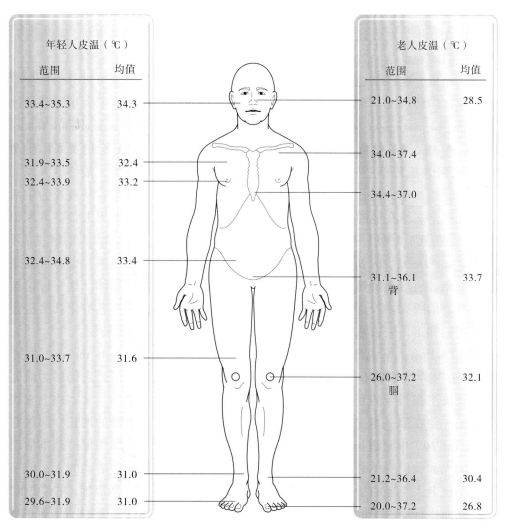

速度略有下降，但综合活动能力如抗干扰姿势反应，下降的幅度可能更大，这就是老人跌倒的复杂原因之一。其他因素涉及老人的内因：如与年龄相关的神经肌肉骨骼的整体改变；涉及老人的外因：如环境障碍。

对老人而言，有时他们的动态平衡生理范围比年轻人更大。如图 1-5 所示，年轻人与老人相比，不同身体部位的平均皮温是相似的，然而生理测量的体温范围，老人的变化会更大。

在给老年患者做康复的时候，一定要记住，他们患有多种慢性病，且身体多系统受累；同时，老人的动态平衡生理范围区间更大，因身患多器官、多脏器疾病，他们更容易因康复时间久而压抑，其临床表现往往不典型、不明确（见

框表 1-2）。

如果要使老人的康复治疗有效，全面的功能评估非常重要。由于老人同时身患多种疾病，所以改善过程更加缓慢，在康复的过程中也会有更多异常反应。Fried 等人的研究表明，在现有医疗保障体系和经典医疗模式下，老年医学的这种独特性并不总是被认可（图 1-1）。

理论观点

自古以来，人类就开发出了有关衰老原因的模型和理论。本书无意探讨所有原因。然而，在老年学（gerontology，研究衰老的学科）和老年病学（geriatrics，研究治疗老年患者的学科）

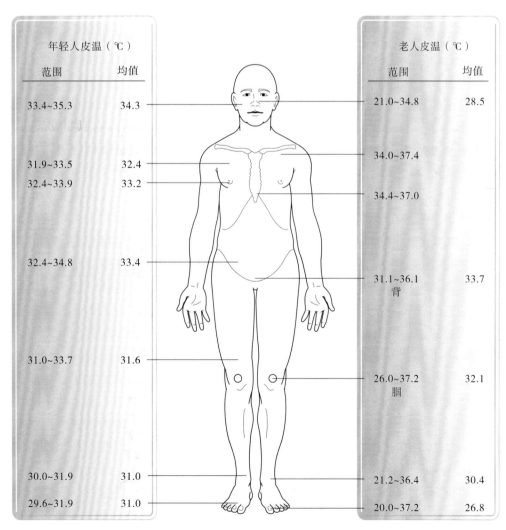

图 1-5　年轻人和老人的皮温样本。不同研究人员在没有极端环境温度或湿度的静息条件下，使用不同的仪器对皮温进行测量。在可能的情况下，对温度范围和老人的平均温度（℃）的报告（经惠允引自 Kauffman，1987）

框表 1-2　老人疾病的异常表现	
• 急性肠梗阻：意识混乱，可无腹痛或压痛 • 脑膜炎：可无头痛或颈部僵硬，但可能有发热和认知改变 • 阑尾炎：可能有弥漫性腹痛，但压痛应在右下象限 • 心肌梗死：可不伴有胸痛，但可伴有尿失禁、呼吸困难、上腹部不适、晕厥、虚弱、呕吐、意识模糊或上肢疼痛 • 菌血症：可能没有低热。但可表现为全身不适、厌食、盗汗 • 消化性溃疡：无疼痛，可表现为胃肠道无痛性出血、严重贫血、腹胀、恶心、早期饱腹感	• 心力衰竭：精神错乱、躁动、厌食、虚弱、疲劳、体重减轻、嗜睡 • 肺炎：有身体不适、厌食、精神错乱，可能无发热、咳嗽和明显症状 • 甲状旁腺功能亢进：疲劳、认知改变、厌食症、便秘、情绪不稳定 • 尿路感染：神志不清、头晕、厌食、乏力，可能无发热 • 甲状腺功能亢进：可能没有常见症状。但可表现为心动过速、体重减轻、疲劳、虚弱、震颤、心悸、房颤和麻木感

修订自 Unusual presentations of illness in the elderly，in The Merck Manual of Geriatrics，3rd，2011

中，了解他们的工作可能会有所帮助。这本书的目的是把老年学和老年病学结合起来。对于有关衰老不同理论的更广泛评价，读者可以参考 Weinert 和 Timiras 的论著。

希波克拉底（约公元前 400 年）和亚里士多德（约公元前 350 年）在表述"健康、医学和老年"时，他们的观点是一致的。他们推理人体由许多结构组成，这些结构主要应对热、冷、潮湿和干燥这四种情况。希波克拉底在他的著作《老年医学》（*Ancient Medicine*）中描述："无论谁，不去关注这些问题或者不去理解这些问题，他们怎能理解一个人所患的疾病呢？"人类的健康被视为与食品、饮料和他的职业相关。亚里士多德在他的短篇自然论著《青年与老年、生与死、呼吸》（*On Youth and Old Age，On Life and Death，On Breathing*）中写道："因此，生命必须与维持热量一致，我们称之为的死亡是它的毁灭。"这些观点直到今天依然可行。我们知道，失去水分（脱水）和失去热量（低温）对所有人来说都会危及生命。

16 世纪的法国哲学家蒙田（Montaigne）可以被看作是坚决主张当今的衰老渐进衰退模式和磨损理论的。他在第一本书《散文 1.19》（*Book One，Essay 1.19*）中写道："大自然是如何剥夺我们的阳光和我们身体衰退的感觉，还有什么比留给一位老人年轻的活力更加美好的呢？"蒙田看见那些行动迟缓的憔悴身体，在他的《散文 1.57》中写道："很少有人能活到

40 岁，老人死亡是一种罕见的、不同寻常的和独特的死亡，远没有其他死亡自然……并且活的越久，希望越小。"他相信把死亡看成力量的衰退是一种没有意义的幻想，是极端主义时代的产物。死亡，确切地说，是每天都会发生的事情，如外伤、意外事故、胸膜炎或者瘟疫等。因此，蒙田称这些为自然死亡。

更多的当代理论可以分为社会学理论和生物学理论。一种产生了大量研究的社会理论被称为脱离理论（disengagement theory）。这一观点认为，老人与社会的关系因生命周期中必然发生的事情而改变，最终老人以死亡结束，这是普遍规律。这很容易被视为生活的核心角色发生了变化，例如男人负责养家糊口，女人负责操持家务。男人和女人的解脱是不一样的，可能是自身改变的结果，也有可能是社会施加的影响，例如强制退休。这一理论被大多数研究否定；然而，它为老龄化社会进程的研究提供了基础，包括角色转变。

活力理论（activity theory）是另一个受到批评的社会观点，但是它仍然为研究有效的老龄化理论提供了动力。从本质上来讲，这一理论认为随着人们年龄的增长，那些有活力的人生活满意度更高；那些保持基本活动或增加新的活动，尤其是社会活动的人，似乎有更好的精神面貌、满意度、幸福感，并有更低的死亡率。如前所述，我们都意识到体育锻炼的好处很多，然而，康复专家不应忘记老人的社会活动也很

重要。

有几种关于衰老的生物学理论已经引起了人们相当大的兴趣。第一种理论，也是被社会上最广泛接受的是渐进式衰退理论。这一理论指出，我们寿命越长，机体的损耗就越多，身体的每一项功能指标都在逐渐下降。从老年学角度来说，随着时间的推移，确实发生了这些变化。40~50年前的研究模型恰好符合这一观点，大多数衰老的研究都是基于横向研究的数据，人们试图明确几乎所有检测指标都会随着年龄的增加而减少。

另一种理论是生物钟理论。该理论假定衰老是由生物时间，尤其是细胞复制所决定的。研究表明，在一些细胞中，当细胞凋亡或者细胞程序性死亡以后，它们的复制数量是有限的。该理论被用来支持这一观点：人类寿命极限（一个人最多活多少年）改变不了，换句话说，生物钟告诉我们，一个人最多能活到120~130岁。

第三种理论是自由基理论。该理论假定，在氧化磷酸化的常规生物学过程中，自由基产生。这种氧化损伤随着年龄的增长而增加，并能引起细胞功能及组织的变化。氧自由基导致了与衰老相关的病理生理变化，因此，它可能是决定物种生命周期的因素之一。

第四种理论是交联理论。这种理论认为衰老是由于化学反应对DNA造成的不可修复的损伤，并导致随后发生的细胞凋亡。这一概念很容易用来解释老人为什么关节僵硬，这是老人常见的一种逐渐加重的临床症状。

第五种理论是衰老免疫理论。免疫系统的崩溃会导致生病和患癌的风险增大。随着年龄增长，免疫系统变得越来越不能识别自己，因此，免疫系统产生了对自身组织有害的抗体。

最后一种理论是衰老误差突变理论，有时被称为奥格尔假说。该理论假设在细胞RNA转录过程中的误差导致机体结构缺陷，尤其是蛋白质。这被认为是一个貌似合理的解释。早期研究显示，年龄增长会使肌肉萎缩。然而，Singh和其他人（见第16章）的研究认为，肌肉的形态可以随年龄的增长而维持，通过适当的运动刺激能够实现维持肌肉形态这一目的。

总　结

衰老是生命中的一段旅程，它会给老人带来改变；衰老具有独特性，并总是让老人有多种诊断，衰老以死亡为人生的终点。医疗专业人员者有责任认识衰老的复杂性。因此，当治疗老人的时候，不能把他们看成数字和编码，应充分考虑患者的整体状况，包括他们的社会和文化背景。

（李勇强）

原文参考

Achenbaum W, Bengtson V. 1994 Re-engaging the disengagement theory of aging: on the history and assessment of theory development gerontology. Gerontologist,34:756–763

Anand P, Kunnumakara A, Sundaram C, et al.2008 Cancer is a preventable disease that requires major lifestyle changes. Pharm Res,25:2097–2116

Aoi W, Naito Y, Takagi T, et al. 2010 Regular exercise reduces colon tumorigenesis associated with suppression on iNOS. Biochem Biophys Res Commun,399:14–19

Besdine R 1990. In: Abrams EB, Berkow R, et al (eds). Introduction to The Merck Manual of Geriatrics. Merck & Co., Inc., Rahway, NJ, pp. 2–4 Boyd C, Darer J, Boult C, et al. 2005a Clinical practice guidelines and quality of care for older patients with multiple comorbid diseases. J Am Med Assoc,294:716–724

Boyd C, Xue Q, Guralnik J, et al. 2005b Hospitalization and development of dependence in activities of daily living in a cohort of disabled older women: The Women's Health and Aging Study I. J Gerontol Biol Sci, 60A:888–893

Boyd C, McNabney M, Brandt N, et al. 2012 Guiding principles for the care of older adults with multimorbidity: an approach for clinicians: American Geriatrics Society Expert Panel on the Care of Older Adults with Multimorbidity. J Am Geriatr Soc, 60: E1–E25

Giampapa V, Burzynski S, Pero R.2012 Theories of aging. Old and new concepts of the aging process. //Giampapa V.The Principles and Practice of Antiaging Medicine for the Clinical Physician. Aalborg:River Publishers, 2012.

Chodzko-Zajko W, Proctor D, Fiatarone Singh M, et al. 2009 Exercise and physical activity for older adults. Med Sci Sport Exer, 41:1510–1530

Ferrar R, Huedo-Medina T, Johnson B, et al. 2011 Exercise interventions for cancer survivors: a meta-analysis of quality of life outcomes. Ann Behav Med, 41:32–47

Fiatarone Singh M, 2004 Exercise and aging. Clin Geriatr Med,20:201–221

Fried LP, Storer D, King D, et al. 1991 Diagnosis of illness presentation in the elderly. J Am Geriatr Soc,39:117–123

Kauffman T.1987 Thermoregulation and the use of heat and cold. //Jackson O.Therapeutic Considerations for the Elderly.Churchill Livingstone, New York, pp. 72.

Kokkinos P.2012 Physical activity, health benefits, and mortality risk. International Scholarly Research Network Cardiology, Article ID 718789. http://dx.doi.org/10.5402/2012/718789

Kushi L, Doyle C, McCullough M, et al. 2012 American Cancer Society guidelines on nutrition and physical activity for cancer prevention. CA Cancer J Clin 62:30–67

Menec V. 2003 The relationship between everyday activities and successful aging: a 6-year longitudinal study. J Gerontol Soc Sci, 58B:S74–S82

The Merck Manual of Geriatrics (Beers MH, Berkow R, eds).2011 3rd edn. [Online]. Merck & Co. Inc., Whitehouse Station, NJ. (Accessed at www.merckmanuals.com/professional/geriatrics.html December 2013) Weinert B, Timiras P 2003 Invited review: theories of aging. J Appl Physiol, 95:1706–1716 White D, Neogi T, Nevitt M et al 2013 Trajectories of gait speed predict mortality in well-functioning older adults: the health, aging and body composition study. J Gerontol A Biol Sci Med Sci 68:456–464

第 2 章

老人骨骼肌肉功能

WALTER R. FRONTERA，ANA RODRIGUEZ ZAYAS NATIVIDAD RODRIGUEZ

本章内容

概　述

　　肌肉萎缩、行动迟缓、肌力丧失和早期肌肉疲劳是衰老的显著特征。此外，衰老往往伴随着运动减少和一些慢性疾病（如糖尿病），这将进一步损害神经肌肉的功能。因此，许多老人在步行、提东西、平衡和防跌倒方面功能受限。这导致他们活动减少，娱乐和工作的参与能力大大下降。运动功能独立对于延长寿命，特别是高质量的生活非常重要。

　　现代社会，老年人口数量和总百分比持续增加，这种增加导致了严重的社会经济后果，基于此，我们强调理解众多老人神经运动特征的重要性。这些运动特征的变化机制是非常复杂的，但运动单位的成分改变起到了核心作用。老人到 80 岁时，40%~50% 的肌肉力量、肌肉体积（肌肉减少）、α - 运动神经元和肌肉细

胞丧失。在这一章，我们将简要讨论与年龄相关的运动单位、骨骼肌肉功能及骨骼肌肉结构特征的改变（表 2–1）。

运动单位

　　老人机体的功能性运动单位的数量在减少；同时，剩余的其他单位的横截面积在扩大。这种运动单位的重塑是通过选择性的肌肉纤维去神经化，尤其是Ⅱb型肌纤维，然后通过神经元轴突再生来实现的。这一过程不仅导致肌纤维和功能运动单位净损耗，而且还会导致运动单位尺寸增加（肌纤维分散在更大区域）；由此，运动电位的振幅和持续时间也增加。运动单位的其他变化可能也导致了肌少症（定义为随年龄增加的肌肉减少）的发生，包括：①神经末梢数量减少；②神经肌肉连接处断裂；

表 2-1　衰老对人体运动单元的不同影响

运动单元	数量↓和体积↑
收缩特性	收缩和 50% 的松弛时间↑
前角细胞	细胞数量↓
周围神经	运动神经传导速度↓
神经肌肉接点	复杂性和不规则性↓
肌肉	
肌力	上肢、下肢↓
肌肉收缩性	慢速
肌肉质量	节段性和全身性↓
肌肉纤维数	（主要是）Ⅰ型和Ⅱ型↓
肌肉纤维横截面积	Ⅱ型肌纤维横截面积↓
肌肉纤维类型	无变化；肌球蛋白亚型共表达↑
局部肌肉耐力	耐力↑；早期疲劳↑

↑=增加；↓=减少

③神经递质释放减少；④乙酰胆碱受体数量减少。

肌　力

肌力是老人功能能力的一个重要决定性指标。通常，人的肌力衰退开始于 30 岁左右，60~70 岁时会加速衰退。总体而言，尽管不同的人有显著差异，每 10 年下降 8%~12%；同时，一些个体似乎能够更好地保持肌力较长时间。由于力量下降，老人在进行一些日常活动的时候接近他们的最大能力。在这些情况下，急慢性疾病、外伤、住院和运动减少都可能加速老人的力量减退，导致失能。"接近最大能力"这是一个重要的概念，尤其是在康复期间，我们不仅需要恢复老人的肌肉力量，更需要改善他们的功能。

通过一些方法可能会改变老人因为年龄增长而产生的机体变化，包括行为和药物干预、运动训练、营养支持和激素补充等。体弱老人的肌力和爆发力训练伴随着功能改善。

肌无力生理学

从生理学角度来说，肌无力可能是由于激活现有肌肉活性的能力下降、肌纤维数量减少、产生力的肌球蛋白横桥数量减少、每个横桥产生的力减少或 4 个因素的综合原因造成。一些研究报告了肌无力神经机制的改变，包括中枢神经系统驱动变缓、运动神经纤维传导速度的延迟和神经肌肉接头递质传播的延迟等。尽管一些报告显示老人的运动单位显著减少，但是，最大限度地激活老人的剩余运动单位可以维持他们的相对运动能力不变。

另一方面，肌肉萎缩与脊髓运动神经元数量减少和去神经肌肉细胞不完全再神经化有关；这两个原因导致肌纤维数量减少，横截面积变小。不同类型的肌纤维和运动单位比例的变化，特别是Ⅱ型快肌纤维的数量或相对横截面积的减少，导致的肌肉萎缩也是显而易见的。最后，肌浆网纤维内钙离子作用的丧失、肌球蛋白分子的变化、结缔组织结构的被动阻力增加和 / 或多种因素的组合可能导致肌肉收缩方式的改变。

肌肉收缩速度和力量

神经肌肉协调的一个重要特征是肌肉收缩的时间过程。该时间过程可以通过测量获得，在体内，测量单块肌肉或肌群的收缩速度；在体外，测量单根肌纤维的最大缩短速度。这个特征非常重要，因为与肌肉绝对力量相比，肌肉的收缩速度跟日常生活活动的执行和防跌倒能力相关性更强。老人体内肌肉收缩（电刺激诱发）的特点是收缩时间延长，松弛时间缩短（只有原来的 50%）。因此，以较低频率刺激肌肉，产生强直性收缩，这种收缩适应可提高肌肉工作效率。然而，这种适应也延长了肌肉放松的时间，从而削弱了快速有力的交替运动的能力。人类研究表明，老人主动收缩肌肉时，产生同样力量的相对力和绝对力的时间都有所延长，因此，老人的爆发力和肢体加速度都在降低。这些变化对于老人应对跌倒前和跌倒中的保护性反射有负面影响。一些研究显示，在老人中，骨骼肌力量差异可以解释更多的功能和残疾变化，特别是低强度任务（如步行）与高强度活动（如爬楼梯或从椅子站起来）相比时。

肌肉耐力

肌肉疲劳是衰老的另一个重要标志。疲劳通常是在重复性持续性运动过程中测量到的力量降低。老人肌肉的变化可能导致肌肉耐力下降，包括血液供应减少、毛细血管密度下降、葡萄糖转运受损、基质利用率降低、线粒体密度降低、氧化酶活性降低、磷酸肌酸充盈率降低和最大运动单位激活减少等。总体而言，老人的 I 型（慢肌）肌纤维比例逐渐增大。因为肌群和习惯性体力活动水平的不同，与年龄相关的老人机体变化程度也不同。

年龄对局部肌肉耐力的影响是有争议的，可能是因为实验方法不同。一些研究结果显示，老人比年轻人疲劳程度更重，这与动物模型的研究是一致的。然而，其他研究人员已经证实，在老年人和年轻人的受试者中表现出了相似的疲劳结果。但是，另一些研究人员却观察到老人比年轻人疲劳程度更低。此外，与老年人对于疲劳程度的影响相比，导致疲劳的潜在机制问题，目前尚不清楚。

肌肉质量

肌肉数量较少与身体功能低下相关。当骨骼肌指数（skeletal muscle index,SMI）（通过估计全身肌肉重量总和并除以身高平方米确定）女性低于 5.75 kg/m^2 或男性低于 8.50 kg/m^2 时，身体残疾（评估日常生活活动能力）的可能性增加。在该项研究中，这些临界点被用来确诊肌肉减少症的严重程度。

随着年龄的增长，导致肌肉质量下降的因素似乎是 I 型和 II 型肌纤维数量的减少和横截面积的下降；II 型肌纤维横截面积下降更明显，I 型肌纤维的横截面积似乎得到了很好的维持。如上所述，II 型肌纤维所占的相对比例（II 型肌纤维的百分比除以 II 型肌纤维的平均纤维面积）随着年龄的增加而显著减少。因为不同肌纤维的力学性能不同，所以一种肌纤维的相对比例减少会导致整体肌肉收缩方式的改变。除

了肌肉数量减少以外，近期的研究表明，老年男性的肌纤维质量（根据肌肉尺寸大小而产生的力量）也会受到影响。

蛋白质代谢

蛋白质是肌肉中的主要结构和功能性高分子，因此，调节肌肉蛋白质质量的过程中与年龄有关的变化是导致肌肉减少症的原因。肌肉蛋白质含量是由蛋白质合成和分解之间的平衡决定的。一些人体研究表明，吸收后的肌肉蛋白质合成随着年龄的增长而下降。尽管不是所有研究结果都一致，但随着成人年龄的增长，混合肌肉和肌原纤维蛋白合成率下降，运动训练后的反应增大。如果不能降解受损的蛋白质，并用新合成的蛋白质替代它们，也有可能导致肌肉数量和肌肉蛋白质质量随年龄增加而下降。

特定的骨骼肌蛋白质和蛋白质组在机体的构成和功能中，具有重要作用和不同的代谢率。从定量和功能角度来看，肌球蛋白重链（myosin heavy chain，MyHC）是骨骼肌中最重要的蛋白质，其合成随着年龄的增长而减少。除 MyHC 蛋白的总质量外，MyHC 亚型的类型与衰老肌肉的代谢及功能都有关系。由于亚型的合成速度不同，随着年龄的增长，MyHC 亚型分布的变化可能导致 MyHC 蛋白质合成速度的改变。此外，考虑到每个亚型的不同功能特性，MyHC 亚型分布的变化可以改变肌肉的功能特性。

炎　症

衰老与细胞因子水平 / 产量增加有关，也跟循环胰岛素样生长因子 -1（insulin-link growth factor-1，IGF-1）的浓度降低有关。在培养心肌细胞和动物模型的研究中，已经证实了细胞因子的分解代谢作用和 IGF-1 对骨骼肌的合成代谢所产生的作用。由于衰老与炎性标志物水平的增加有关，人们认为免疫系统的激活可能导致肌肉减少症的发展。越来越多的证据显示，在衰老过程中经常被观察到，慢性炎

症是老人身体功能下降的最重要的生物学机制之一。白细胞介素 -6（interleukin 6，IL-6）是一种在炎症中起核心作用的细胞因子，其血浓度随年龄的增长而增加，高血清 IL-6 水平可预测老年人的功能障碍。此外，一些初步数据表明，IL-6 与肌少症加重有关。抗阻训练可以降低炎性标志物的水平，提高肌肉含量和功能。IGF-1 是整个生命周期内肌肉含量和功能的一个重要调节器。最近的研究发现，低血清 IGF-1 水平与伸膝肌力量减弱、行走速度变慢和运动任务自述困难相关。这些发现表明 IGF-1 在导致老人功能障碍的因果关系路径中起着重要作用。IL-6 抑制 IGF-1 的分泌及其生物活性，较高的血清 IL-6 水平和较低的血清 IGF-1 水平与肌力较低相关。因此，在肌少症的进展过程中，细胞因子的分解与 IGF-1 的合成之间的平衡可能起了非常重要的作用。

肌肉脂肪

骨骼肌肉脂肪浸润在老人中很常见，并与老人活动受限发生率相关性较高。脂肪浸润导致肌肉减少是老人活动受限的独立决定因素。在随访期间，肌肉含量少到最低程度 1/4（脂肪渗入肌肉的量最大）的老人有 50%~80% 的可能性出现运动受限，这与肌肉体积、肌肉力量或全身脂肪量无关。

（李勇强）

原文参考

Barbieri M, Ferrucci L, Ragno E, et al. 2003 Chronic inflammation and the effect of IGF-1 on muscle strength and power in older persons. Am J Physiol, 284:E481–487

Bean JF, Kiely DK, LaRose S, et al.2009 Increased velocity exercise specific to task (InVEST) training vs. the National Institute on Aging's (NIA) strength training program: changes in limb power and mobility. J Gerontol A Biol Sci Med Sci, 64:983–991

Foldvari M, Clark M, Laviolette LC, et al. 2000 Association of muscle power with functional status in community-dwelling elderly women. J Gerontol A Biol Sci Med Sci, 55:M192–199

Frontera WR, Hughes VA, Fielding RA, et al. 2000 Aging of skeletal muscle: a 12-year longitudinal study. J Appl Physiol, 88:1321–1326

Frontera WR, Reid KF, Phillips EM, et al. 2008 Muscle fiber size and function in elderly humans: a longitudinal study. J Appl Physiol, 105: 637–642

Frontera WR, Rodriguez Zayas A, Rodriguez N. 2012 Aging of human muscle: understanding sarcopenia at the single muscle cell level. Phys Med Rehab Clin N Am, 23:201–207

Hasten DL, Pak-Loduca J, Obert KA, et al. 2000 Resistance exercise acutely increases MyHC and mixed muscle protein synthesis rates in 78–84 and 23–32 year olds. Am J Physiol, 278:E620–626

Hughes VA, Frontera WR, Wood M, et al. 2001 Longitudinal muscle strength changes in older adults: influence of muscle mass, physical activity and health. J Gerontol A Biol Sci Med Sci, 56:B209–17

Irving BA, Robinson MM, Sreekumaran Nair K. 2011 Age effect on myocellular remodeling: Response to exercise and nutrition in humans. Ageing Res Rev, 11:374–389

Larsson L, Moss RL.1993 Maximum velocity of shortening in relation to myosin isoform composition in single fibres from human skeletal muscles. J Physiol, 472:595–614

Marx JO, Kraemer WJ, Nindl BC, et al. 2002 Effects of aging on human skeletal muscle myosin heavy-chain mRNA content and protein isoform expression. J Gerontol A Biol Sci Med Sci, 57:B232–238

Melton III JL, Khosla S, Crowson C, et al. 2000 Epidemiology of sarcopenia. J Am Geriatr Soc, 48:6215–6230

Reid KF, Doros G, Clark DJ, et al. 2012 Muscle power failure in mobility-limited older adults: preserved single fiber function despite lower whole muscle size, quality and neuromuscular activation. Eur J Appl Physiol, 112:2289–2301

Schiller B, Casas Y, Tarcy B, et al. 2000 Age-related declines in knee extensor strength and physical performance in healthy Hispanic and Caucasian women. J Gerontol A Biol Sci Med Sci, 55:B563–569

Stackhouse SK, Stevens JE, Lee SC, et al. 2001 Maximum voluntary activation in nonfatigued and fatigued muscle of young and elderly individuals. Phys Ther, 81:1102–1109

Taaffe DR, Harris TB, Ferrucci L, et al. 2000 Cross-sectional and prospective relationships of interleukin-6 and C-reactive protein with physical performance in elderly person: MacArthur studies of successful aging. J Gerontol A Biol Sci Med Sci, 55:M706–708

Toth MJ, Matthews DE, Tracy RP, et al. 2005 Age-related differences in skeletal muscle protein synthesis: relation to markers of immune activation. Am J Physiol, 288:E883–891

Welle S, Thornton C, Jozefowicz R, et al. 1993 Myofibrillar protein synthesis in young and old men. Am J Physiol, 264:E693–698

第 3 章

衰老对骨骼的影响

DOUGLAS J. DIGIROLAMO，EMILY L. GERMAIN-LEE，JAY SHAPIRO

本章内容

概　述

　　骨是一种组织，能够维持身体形态、支撑体重、保护器官，通过为肌肉提供附着点使肌肉骨骼系统能够充当杠杆以促进运动。同时，骨骼对维持体内矿物质平衡也非常重要。作为钙的储藏库，骨骼可以精确控制体内钙的水平，对维持正常的神经和肌肉功能起着至关重要的作用。除了这些骨骼传统作用以外，最近的研究表明，骨骼可能在人体代谢的其他方面也起着意想不到的作用，例如葡萄糖稳态。骨骼由矿化的有机基质组成，其中高度分化的细胞，包括成骨细胞（骨形成细胞）、破骨细胞（骨再吸收细胞）和骨细胞（存在于骨基质中成骨细胞最终分化结果的亚型）通过协同作用产生和维持这种矿化基质。在整个生命过程中，尽管骨塑形和骨重塑的基本细胞进程是一致的，但它们的相对活性——骨骼最终的强度和形状——可能受到诸多因素影响，包括激素、运动、药物和营养等，引导骨骼随着年龄的增长而生长和退化。

骨骼结构

大体解剖学

　　骨骼的形状各不相同，但大致可分为两类：扁骨（颅骨、肩胛骨、下颌骨等）和长骨（胫骨、股骨、肱骨等）。这两类骨的分类方式主要基于骨骼发育形成的方式。附肢骨骼、脊柱骨骼和颅底骨都是由软骨内骨化形成的。在这个过程中，骨的形成是通过软骨细胞形成中间产物，为成骨细胞形成新骨提供模板。相比之下，扁骨，包括面部的大部分骨头、颅骨穹隆和骨盆，都是由膜内骨化形成的。在膜内骨化的过程中，成骨细胞形成骨基质无须软骨细胞参与。这两种骨的形成方式不仅存在于发育过程中，也存在于在成年期。例如，骨折通过软骨内骨化进行愈合，首先形成软骨骨痂，然后在软骨骨痂中形成骨，最后进行重塑以便将骨折部位修复至其原始解剖状态。膜内骨化在成年人中不太常见，但在牵伸力的作用下，成骨细胞促进肢体延长，在临床应用中可以观察到。在该过程中，

15

在长骨上截骨，并将骨的两端按限定的距离分开进行外部固定；然后通过旋转外固定器上的螺钉以规律的时间间隔增加骨断端之间的距离，刺激骨端间骨的形成，从而延长肢体。两个被切断的骨端之间的间隙，称为牵张间隙，成骨细胞直接形成新骨，没有软骨模板的形成过程。

骨骼的大体检验揭示，所有骨骼中都有两种类型的骨组织：皮质（致密）骨和松质（疏松）骨。皮质骨和松质骨由相同的基质组成（主要是含有羟基磷灰石矿物质的胶原蛋白），但由于矿物质含量不同，每单位体积的皮质骨基质的质量要大得多。皮质骨和松质骨之间的大部分差异是继发性的，它们具有双重功能，既是骨的结构元素，又是体内钙的储存库。皮质骨形成长骨（如股骨）的致密外壳，并承受施加在骨骼上的大部分机械力，这种致密的（通常90%体积是钙化的）皮质骨组织是长骨骨干（中轴）中的主要类型，很少或几乎没有骨小梁存在。股骨从近端至远端，厚的骨皮质壁逐渐变薄，直径增大。该区域的骨干骺端，骨骺生长板中的软骨细胞产生软骨模板形成骨小梁骨针。在离股骨末端较近的膝关节骨骺上方，软骨之下是一层软骨下骨的薄壳。松质骨除了占据长骨的两端外，还是每个脊柱椎体的主要构成，并存在于髂骨的一些部位。有趣的是，尽管松质骨占人体骨骼表面积的近60%，但仅占骨骼总质量的25%。这一特点使破骨细胞有很大的表面积再吸收松质骨中的矿物质，并在必要时迅速释放钙；而致密的皮质骨相对不受影响，并能够承受施加于骨骼上的机械载荷。松质骨是骨骼中代谢最活跃的区域，其转换率和血供远高于皮质骨。

显微解剖学

为实现骨成形和骨吸收的多种功能，维持矿物质的稳态，骨细胞呈现出按功能、形态和特征位置分类的特殊形式。骨细胞来源于两种不同的祖细胞类型：间充质干细胞/基质细胞（mesenchymal stem/stromal cells，MSCs）和造血干细胞（hematopoietic stem cells，HSCs）。

间充质细胞产生骨衬细胞、成骨前细胞、成骨细胞和骨细胞；造血干细胞也存在于骨髓中，并存在于特定的"壁龛"中，产生单核细胞/巨噬细胞的前体（以及与讨论骨细胞无关的其他免疫细胞系），最终分化为破骨前细胞和破骨细胞。

未分化的间充质干细胞有可能成为成骨细胞，它们分布于骨内膜（皮质内层）、骨膜（皮质外层）、松质骨和骨髓内。这些细胞在性激素、生长激素（growth hormone，GH）和胰岛素生长因子-1（insulin-like growth factor，IGF-1）等众多生长因子和激素的控制下进行增殖，分化为成骨前细胞，并最终成为成熟的成骨细胞，形成新骨。成熟的成骨细胞从不单独出现或发挥功能，而是成簇出现；它们产生的类骨基质主要由高度有序的胶原纤维组成，其上形成羟基磷灰石矿物质。在完成骨形成后，活跃的成骨细胞遵循以下三种过程之一：可能停留在骨骼表面，降低其合成活性，并呈现为更扁平的骨衬细胞；可能用基质包围自身，进一步分化为骨细胞，并继续骨矿物质化（10%~20%）；或者可能经历程序性细胞死亡，并从骨形成部位消失。

破骨细胞是在骨表面发现的负责骨吸收的大的多核细胞。成骨细胞和骨细胞（以及病理状态下的其他细胞类型）产生的特异性激素和生长因子影响着它们由单核细胞/巨噬细胞前体发展形成。这些细胞前体在骨骼表面分化融合形成破骨细胞，能够非常有效地破坏骨基质。它们首先结合到骨表面，并在细胞膜和骨基质之间形成一个封闭的空间。破骨细胞利用膜结合的质子泵将质子运输到密封的空间中进行酸化，pH从约7降低到4。这种酸性环境溶解了骨骼中的羟基磷灰石矿物质，释放钙离子和磷酸盐，并允许由破骨细胞分泌的酸性蛋白酶降解有机基质。在这一过程中，结合于有机基质中的生长因子也会被释放，刺激成骨细胞的形成，从而将这两个过程结合起来，维持适当的骨量。

如前所述，骨细胞从成熟成骨细胞的子集

中分化，分布在新形成的矿化骨基质空隙中。在这个过程中，它们形成了一个广泛的神经元样细胞投射网络，通过骨骼中巨大的骨小管网络将它们与其他骨细胞、成骨细胞、骨衬细胞、血管和神经连接起来。与寿命相对短暂的破骨细胞（约 3 周）和成骨细胞（约 3 个月）不同，骨细胞在人体中预计寿命为 10~20 年，占骨骼细胞的 90%~95%。虽然骨细胞的确切功能尚未明确，但人们普遍认为骨细胞在将机械力转化为骨内的合成代谢信号过程中发挥着作用，使骨骼能够适应活动的增加或减少。最近，它们已被证明能够产生同时调节成骨细胞和破骨细胞发育的因子，将它们作为协调骨重塑的"指挥"。此外，骨细胞分泌一种名为成纤维细胞生长因子 -23（fibroblast growth factor 23，FGF-23）的生长因子，它通过肾脏的内分泌活动调节磷酸盐稳态。尽管骨细胞数量众多，在骨骼生理学中非常重要，但由于其在骨中高度分化的微环境以及生成准确的模型系统所固有的技术难度，骨细胞功能的许多方面仍未确定。

骨重塑

在整个生命过程中，骨的生理重塑（移除和替换）不会影响骨的形状或密度。事实上，骨骼比许多人想象的更具活力，整个人体骨骼大约每 10 年就会通过正常重塑过程被替换一次。一个完整的重塑周期包括破骨细胞活化、骨再吸收、成骨细胞活化、再吸收部位新骨形成、恢复到静息状态。骨重塑是对一些已经讨论过的生长因子、激素和机械信号的反应。这种持续的重塑可以修复随时间推移累积在骨骼中的微小损伤（或在骨折时的重大损伤），确保骨骼的机械完整性，以及维持钙和磷酸盐的稳态。值得注意的是，这一过程不同于骨塑建。骨塑建过程中成骨细胞连续形成骨，没有再吸收循环。其中一个骨塑建的例子是青春期生长期间的骨膜附着生长。在这一过程中，骨膜成骨细胞不断将新骨沉积在骨膜表面，以增加长骨的横截面积，从而显著增强长骨的强度。

骨小梁和皮质骨的表面以及皮质骨内部都会发生重塑。当破骨细胞通过骨骼形成通道时，骨的内部或骨单位的重塑就开始了。破骨细胞的锥形切割形成了巨大的再吸收腔。锥形切割后，是跟随破骨细胞生长的成骨细胞群。成骨细胞层沿着破骨细胞的再吸收腔表面排列，使新骨基质的连续骨板沉积，然后矿化并填充通道。在正常成人骨骼中，骨重塑通常是一个被严格控制的过程，在此过程中骨吸收等于骨形成，通过成骨细胞和破骨细胞形成受严格调控的基本多细胞单位（basic multicellular units，BMUs）或骨重塑单位（bone remodeling units，BRUs）。

遗憾的是，这种微妙的平衡天生有利于骨的破坏，因为重塑周期的再吸收部分大约需要 3 周，而完整的骨形成大约需要 3 个月。如果将一捆骨头想象成移动的卡车，那么形成和再吸收时间之间固有的不平衡性就很容易理解。卸载移动的卡车（再吸收）是相对快速和简单的，因为只需将内容物拿出，并把它们放在其他地方。相比之下，装载移动的卡车（形成）需要仔细将物品装入箱子，小心地安放这些箱子以适应载货空间，然后全部在移动中进行固定（就像我们的比喻——产生胶原蛋白分泌物和排列胶原纤维，并矿化新形成的基质）。原发性骨质疏松症被定义为骨吸收和形成的病理性不平衡，导致骨量的持续缺失，最终导致骨折易感性增加。骨稳态的变化也可能继发于许多其他病理状况（如癌症、肾脏疾病、内分泌失调等）。

与年龄有关的骨骼变化

性激素

成人生命中可达到的峰值骨量受遗传、激素（主要是雌激素、GH 和 IGF-1）、营养和力学因素的综合影响。对于人类来说，这种峰值骨量在 20~30 岁达到，并且是生命后期骨折敏感性的一个重要决定因素，无关性别、种族等。这是因为无论男性还是女性，骨量都会在 40 岁左右开始缓慢减少（每年约 0.5%），并在余生持续如此。因此，峰值骨量越大，达到具备骨折风险的骨密度阈值所需的时间就越长。然而，在所有年龄段，女性的骨量都低于男性；并且随着年龄的增长，这一差距会逐渐扩大。这种不断扩大的差距很大程度上是由于绝经期间女性骨量流失加速所致，而长达10年的每年5%~6%的骨量流失率并不罕见。这种加速的损失与雌激素的停止分泌有关，这导致骨吸收急剧增加——生化指标显示高达90%。更年期骨形成标志物也会增加（尽管后期形成会减少），但仅增加45%，因此有利于绝经后妇女的骨量流失，从而大大降低了骨密度。

男性不会出现类似女性的体内性激素水平的突然下降和随之而来的骨量快速流失。因此，他们比女性更不易骨折，因为他们保留了更大比例的骨量。长期以来，人们一直认为男性骨量缓慢流失是由于血清睾酮水平下降所致，因为睾酮在男性生理的诸多方面占主导地位。然而，近年来许多研究证明情况并非如此。事实上，从睾酮通过芳香化酶转化而来的雌激素减少是导致男性与年龄相关的骨量流失的原因。此外，雌激素实际上对男性生命早期的骨骼正常生长至关重要。因此，在男性和女性的整个生命中（甚至到八九十岁时），雌激素对骨骼的合成代谢具有显著作用，它的减少在与年龄相关的骨量流失的原因中占很大部分。

继发性甲状旁腺功能亢进

无论男性还是女性，甲状旁腺激素（parathyroid hormone，PTH）的水平往往随着年龄的增长而逐渐升高。甲状旁腺激素协同维生素D，通过调节骨吸收、肾脏中的钙重吸收和小肠中的钙吸收来维持体内钙离子平衡。尽管PTH水平的逐渐升高是多因素的，但维生素D缺乏在老人中很常见，并可能通过扰乱PTH-维生素D内分泌环而导致骨量流失。因此，由于血钙会因维生素D减少而下降（从而减少肠道钙吸收和肾脏对钙的重吸收），PTH会刺激额外的骨吸收以维持健康的血钙水平，从而进一步导致与年龄相关的骨量流失。尽管维生素D与年龄的关系尚不清楚，但最近的研究发现BMI与维生素D水平之间存在负相关的关系。有人提出，维生素D的减少可能是由于脂肪量增加导致维生素D储存增加，从而将其从循环中隔离出来，这为老人体内因脂肪增加导致维生素D水平减少提供了一种可能解释。同时，让我们懊恼的是，这种情况不可避免地随着年龄的增长而增加。

GH/IGF-1轴

如前所述，随着年龄的增长，男性和女性的骨形成率都会下降。在衰老过程中，成骨细胞功能和骨形成的下降与观察到的GH和IGF-1水平的降低相一致。在许多研究中，这两个因素已被证明对成骨细胞的增殖、存活和功能，特别是矿化至关重要。GH/IGF-1轴也与性激素对骨骼的积极作用密切相关，特别是在青春期生长阶段。因此，GH和IGF-1水平的下降也可能是由于未能充分刺激骨形成而导致年龄相关的骨量流失的重要原因。

其他因素

制动、全身性酸中毒（如肾功能不全）和一些药物（如糖皮质激素和皮质类固醇）也会导致骨量降低。遗憾的是，个体随着年龄的增长而遇到一种或多种负面因素并不少见。在这方面，由于受伤导致的活动减少和/或制动，对于加剧老人的衰弱和骨折风险方面具有特别显著的影响。肌肉质量和功能也随着失用和老化而显著丧失，导致跌倒倾向增加，伴随骨量流失，骨折风险更大。其他可能损害成骨细胞功能和刺激破骨细胞形成/活动的因素包括慢性炎症——可能与细胞衰老——和长期肥胖可能导致的累积氧化损伤有关。最后，除了维生素D和钙的摄入，因食欲下降，营养的缺乏也会导致随年龄增长的骨量流失。食欲下降导致常量元素和微量元素全面减少。例如，蛋白质摄入量的减少与老人骨量较差之间存在相关性。当我们考虑到骨骼的绝大部分是有机胶原蛋白基质时，这种观察结果就不足为奇了，有机胶原蛋白基质需要足够的蛋白质构建结构来产生和维持。

未来方向

最近，我们对调节骨骼和肌肉生长的分子信号的认识取得了进展，并确认了直接或间接提高骨量的新策略。当然，预防骨量流失和降低骨折风险的最有效策略是在生命早期开始，通过获得尽可能高的峰值骨量，提高不可避免的骨质下降的"起点"。随着年龄的增长，维持较高活动水平对于降低由于上述许多因素导致骨量下降的速率也是至关重要的。随着年龄的增长，活动水平的提高也有助于保持更大的肌肉量和更好的功能来避免衰弱，这有助于保持平衡功能和协调功能。遗憾的是，如果基因因素未站在对抗骨量流失的一方，这些积极的措施可能还不够。在这种情况下，许多药物干预也可以帮助延缓与年龄相关的骨量流失。双膦酸盐是目前用于治疗骨质疏松的标准药物，通过阻止破骨细胞对骨质的再吸收来帮助维持骨量，尽管它们不能代替已丢失的骨量。相比之下，PTH 的间歇性给药可以代替丢失的骨量（并且是目前唯一能够发挥这种作用的药物），尽管其作用机制尚不明确。新的生物制剂也在涌现，它们利用我们对骨重塑途径的了解，将平衡倒向有利于骨骼形成的方向。这种生物制剂的一个实例是去甲氧西林（以商品名 Prolia 销售），是可以结合并抑制促进破骨细胞形成的一种叫作 RANKL 的抗体。

除了这些直接针对骨重塑过程的策略外，最近的研究已经证明了一种可行的替代方法，即通过增加肌肉来增加骨骼的机械负荷，从而间接提高骨量。此策略的一个例子是通过正常抑制肌肉生长的靶标通路来增加肌肉量，例如肌肉生长素抑制素。肌肉生长素抑制素由骨骼肌细胞产生的，在血液中循环并起到限制肌细胞肥大的作用。当肌肉生长素抑制素的活性因基因自然突变而丧失时，这种抑制力就会减弱，肌肉就会达到惊人的尺寸变小和质量下降。考虑到已知的肌肉力量促进骨量维持或增加的效应，具有肌肉生长素抑制素突变的动物的骨密度显著增加，这也许并不奇怪。虽然肌肉生长素抑制素在肌肉中正常调节和发挥作用的确切机制有待阐明，但其活性可通过各种天然存在的和合成的肌肉生长素抑制素结合蛋白人为阻断。不难想象，这种方法在治疗与年龄相关的衰弱方面非常有效。因为肌肉质量的提高不仅有助于间接改善骨量，还可以改善平衡性、协调性和灵活性，进一步降低跌倒和骨折的风险。

总　结

随着人们对控制肌肉骨骼系统发育和调节机制的理解迅速增加，我们在治疗与年龄相关的骨量流失的方面取得了许多进展。直接和间接控制骨的形成和再吸收的能力将显著改善肌肉骨骼疾病的治疗效果。此外，利用骨细胞功能知识进行的相关干预措施为治疗涉及骨骼的许多其他疾病提供了可能性。

（庄　鑫）

原文参考

Almeida M, Han L, Martin-Millan M et al. 2007 Skeletal involution by age-associated oxidative stress and its acceleration by loss of sex steroids. J BiolChem, 282:27285–27297

Arnett T. 2003 Regulation of bone cell function by acid-base balance. ProcNutr Soc, 62:511–520

Bachrach LK, ASBMR. 2009 Skeletal development in childhood and adolescence In: Primer on the Metabolic Bone Diseases and Disorders of Mineral Metabolism. John Wiley & Sons, New York, pp. 74–79.

Banse X. 2002 When density fails to predict bone strength. ActaOrthopScandSuppl, 73:1–57

Bonewald LF. 2011 The amazing osteocyte. J Bone Miner Res, 26:229–238

Bonjour JP. 2011 Protein intake and bone health. Int J VitamNutr Res, 81:134–142

Bonjour JP, Theintz G, Law F, et al. 1994 Peak bone mass. OsteoporosInt, 4(suppl1):7–13

Cardoso L, Herman BC, VerborgtO, et al. 2009 Osteocyte apoptosis controls activation of intracorticalresorption in response to bone fatigue. J Bone Miner Res, 24:597–605

Clarke BL, Khosla S. 2010 Physiology of bone loss. RadiolClin North Am, 48:483–495

Dempster DW. 2003 The pathophysiology of bone loss. ClinGeriatrMed, 19:259–270, v–vi

DiGirolamo DJ, Clemens TL, Kousteni S. 2012 The skeleton as an endocrine organ. Nat Rev Rheumatol, 8:674–683

Downey PA, Siegel MI. 2006 Bone biology and the clinical implications for osteoporosis. PhysTher, 86:77–91

Fernandez-Tresguerres-Hernandez-Gil I, Alobera-Gracia MA, delCanto-Pingarron M, et al. 2006 Physiological bases of bone regeneration II. The remodeling process. Med Oral, 11:E151–E157

Fox KM, Magaziner J, Hawkes WG, et al. 2000 Loss of bone density and lean body mass after hip fracture. OsteoporosInt, 11:31–35

Freund A, Orjalo AV, DesprezPY, et al. 2010 Inflammatory networks during cellular senescence: causes and consequences. Trends Mol Med, 16:238–246

Hamrick MW, Pennington C, Byron CD. 2003 Bone architecture and disc degeneration in the lumbar spine of mice lacking GDF-8 (myostatin). J OrthopRes, 21:1025–1032

Herman BC, Cardoso L, MajeskaRJ, et al. 2010 Activation of bone remodeling after fatigue: differential response to linear microcracks and diffuse damage. Bone, 47:766–772

Jang YC, Van Remmen H. 2011 Age-associated alterations of the neuromuscular junction. Exp Gerontol, 46:193–198

Kular J, Tickner J, Chim SM. 2012 An overview of the regulation of bone remodelling at the cellular level. ClinBiochem, 45:863–873

Ledger GA, Burritt MF, Kao PC, et al. 1995 Role of parathyroid hormone in mediating nocturnal and age-related increases in bone resorption. J ClinEndocrinol Metab, 80:3304–3310

Lee S-J. 2004 Regulation of muscle mass by myostatin. Ann Rev Cell DevBiol, 20:61–86

Lee S-J. 2012 Myostatin: regulation, function, and therapeutic applications. In: Hill JA, Olson EN (eds) Muscle: Fundamental Biology and Mechanisms of Disease. Academic Press, London, pp. 1077–1084

McPherron AC, Lawler AM, Lee S-J. 1997 Regulation of skeletal muscle mass in mice by a new TGF-beta superfamily member. Nature, 387:83–90

Marimuthu K, Murton AJ, Greenhaff PL. 2011 Mechanisms regulating muscle mass during disuse atrophy and rehabilitation in humans. J Appl Physiol, 110:555–560

Marks Jr. SC, Popoff SN. 1988 Bone cell biology: the regulation of development, structure, and function in the skeleton. Am J Anat, 183:1–44

Mazess RB. 1982 On aging bone loss. ClinOrthopRelat Res, 165:239–252

Olsen BR, Reginato AM, Wang W. 2000 Bone development. Annu Rev Cell Dev Biol, 16:191–220

Olson LE, Ohlsson C, Mohan S. 2011 The role of GH/IGF-I-mediated mechanisms in sex differences in cortical bone size in mice. Calcif Tissue Int, 88:1–8

Perrini S, Laviola L, Carreira MC. 2010 The GH/IGF1 axis and signaling pathways in the muscle and bone: mechanisms underlying age-related skeletal muscle wasting and osteoporosis. J Endocrinol, 205:201–210

Quarles LD. 2008 Endocrine functions of bone in mineral metabolism regulation. J Clin Invest, 118:3820–3828

Raisz LG. 2005 Pathogenesis of osteoporosis: concepts, conflicts, and prospects. J ClinInvest, 115:3318–3325

Vimaleswaran KS, Berry DJ, Lu C, et al. 2013 Causal relationship between obesity and vitamin D status: bi-directional Mendelian randomization analysis of multiple cohorts. PLoS Med 10:e1001383

Weinstein RS. 2012 Glucocorticoid-induced osteoporosis and osteonecrosis. EndocrinolMetabClin North Am, 41:595–611

Wortsman J, Matsuoka LY, Chen TC. 2000 Decreased bioavailability of vitamin D in obesity. Am J Clin Nutr, 72:690–693

第4章

年龄对关节和韧带的影响

BRIAN J. ECKENRODE

本章内容

概　述

老年人表现出特定的关节和韧带变化，最终会影响个体功能。人体所有关节和韧带都会随着年龄增长而发生变化；此外，关节和韧带易产生与年龄相关的疾病和损害。这可能导致关节活动丧失，影响日常生活活动、职业需求，并限制社区参与和娱乐。理论上来讲，这些组织的变化是年龄、创伤史、局部或全身病变等多种因素作用的结果。临床医务人员应该了解老年人关节和韧带的这些改变，并了解这些因素对康复的影响。

关节和韧带

运动系统的关节起到为骨骼提供运动和通过关节液和软骨提供缓冲及吸收冲击的作用。人体主要有三种类型的关节：不动关节、微动关节或自由活动关节。不动关节在骨骼之间提供支撑以及通过融合以提供额外的支撑和强度。微动关节包含透明软骨（即肋骨到胸骨）或纤维软骨（即椎间盘）。随着年龄的增长，透明软骨由于含水量的减少和钙质的增加而变得更加僵硬，这导致了关节僵硬和弹性降低。纤维软骨被证明在衰老过程中会失去水分，这也会使关节变硬并减少运动。这些关节韧带中的胶原蛋白变得更短、更硬和弹性更小。

自由活动关节是人体内最常见的关节类型；它们将附肢骨骼连接到中轴骨上。这些关节具有滑膜，其负责滑液的分泌和维持，为关节软骨提供营养并通过承重和挤压润滑关节间隙。随着年龄的增长，滑膜逐渐变硬，产生和去除滑液的能力也越来越差。韧带和肌腱围绕这些关节，提供额外的支撑和运动控制。关节囊、韧带和肌腱全部由纤维结缔组织构成，维持关节的稳定和强度。随着年龄的增长，关节囊和韧带的交联形成增加和弹性纤维丧失，使得关节僵硬并使关节缓冲和运动的能力降低。关节活动能力的丧失会对个体的整体功能产生重大影响（框表4–1）。

软　骨

关节软骨的功能是为关节面提供承重和力

框表 4-1　与年龄相关的滑膜关节和韧带变化总结
• 关节囊的灵活性降低
• 滑液的质量和数量降低
• 韧带中交联形成增加
• 韧带僵硬程度增加
• 弹性纤维数量减少
• 关节感受器接收信息质量下降

改编自 Amundsen，2007

分布的结构，并有助于降低关节面之间的摩擦。关节软骨缺乏血管成分，但与关节面的滑液接触。关节软骨由细胞外基质组成，主要由Ⅱ型胶原蛋白、水和蛋白多糖以及软骨细胞构成。软骨细胞通过产生细胞外基质成分的产物来维持软骨稳态。细胞外基质构成软骨体积的大部分并高度水化，允许营养物质从周围滑膜、骨下或软骨膜中进行扩散。水占关节软骨液重量的80%，其中一些水分可自由进出组织。关节软骨的营养依赖于承重下的反复压缩和释放，因为该过程允许从基质中吸收和渗出水分。

40岁以上的人群中，软骨进行性退行性病变的风险随着时间的推移而增加（框表4-2）。关节软骨由于缺乏血管，代谢活性低，再生能力较差。软骨细胞的相对不动性和成熟软骨细胞的有限增殖导致关节软骨修复能力有限。软骨中发现的糖胺聚糖浓度可随患者年龄、软骨损伤和疾病而变化。随着年龄的增长，蛋白多糖合成减少，总体上含量降低；此外，蛋白多糖的产量更小且更不规则。水含量的降低和蛋白多糖吸收、储水能力降低导致分散关节应力的能力降低。

此前，人们一直认为骨关节炎（osteoarthritis，OA）引起的退行性变化是衰老的自然过程。然

框表 4-2　与年龄相关的关节软骨变化总结
• 软骨厚度和硬度降低
• 软骨缺损的严重程度和患病率增加
• 蛋白多糖的质量和含量降低
• 糖胺聚糖含量降低
• 含水量减少
• 滑液灌注减少
• 滑动阻力增加

改编自 Amundsen，2007

而，这些变化可能不是衰老的必然结果；相反，老龄化关节的变化可能使其更容易发生退行性改变。老龄化是发生OA最主要的危险因素，可与其他危险因素共同作用。随着年龄的增长，软骨的结构、成分和力学变化已被证明与OA等退行性疾病变化不同。随着年龄的增长，软骨细胞的衰退增加了关节软骨退化的风险，并且限制了细胞在一旦发生退行性变化时修复组织的能力，并可能使关节在应力负荷作用下更容易受到损伤。

软骨随年龄变化的证据主要来自X线片、磁共振成像（MRI）研究或体外实验。MRI的研究表明，随着年龄的增长，某些关节软骨厚度会减少。Karvonen等人发现在没有OA的个体中，股骨髁负重面软骨明显变薄，但后侧股骨髁、胫骨或髌骨没有出现这样的变化。Hudelmaie等人发现老年男女性的股骨和老年女性的髌骨，软骨厚度显著减小。Ding等人报道随着年龄的增长，膝关节结构最一致的变化是软骨缺损严重程度和患病率增加，软骨变薄和骨尺寸增加，而软骨体积变化不一致。

体外实验表明，关节软骨的压缩和拉伸刚度随着年龄的增长而降低。这些研究表明，随着年龄的增长，个体在一定载荷下会出现更多的软骨变形。软骨变形的增加可能会引发或加速OA的过程。其他体外研究表明，戊糖素水平的增加可能会增加软骨硬度。戊糖素是健康人体关节软骨非酶糖基化的产物。该生物标志物被证明从20~80岁会增加50倍，这表明胶原蛋白成熟后的周转速度减慢。戊糖素水平的增加可以导致软骨变形减少，退变加快。许多其他机制，包括软骨细胞衰老、软骨细胞凋亡、晚期糖基化终产物的积累和氧化应激导致的软骨细胞死亡等，也都进行了研究。

关于软骨随年龄增长而变化的另一个理论，是个体在执行功能任务时可能会使用不同的运动策略，这可能对关节软骨产生不利影响。肌肉骨骼系统中某一组织的变化可能会影响相互作用的其他组织。这是在老人活动时要考虑的一个重要因素。

总　结

总之，在没有软骨疾病的情况下，膝关节软骨生理上的变薄随着衰老而发生。关节和韧带的变化可能导致 OA 的发展。肌肉质量的减少和脂肪量的增加也可能导致 OA 的进展，因为这可能会改变关节负荷。针对特定关节损伤和常见功能受限的康复干预措施，如手法治疗、运动治疗、神经肌肉再教育和步态训练，可能有助于老年患者解决不足之处和实现目标。

（庄　鑫）

原文参考

Ahmed MS, Matsumura B, Cristian A. 2005 Age-related changes in muscles and joints. Phys Med RehabilClin North Am, 16(1):19–39

Amundsen LR. 2007 Effects of age on joints and ligaments. In: Kauffman TL, Barr JO, Moran ML (eds) Geriatric Rehabilitation Manual, 2nd edn. Churchill Livingstone, Philadelphia, PA, pp. 17–20

Armstrong CG, Bahrani AS, Gardner DL. 1979 In vitro measurement of articular cartilage deformations in the intact human hip joint under load. J Bone Joint Surg Am, 61(5):744–755

Armstrong CG, Mow VC. 1982 Variations in the intrinsic mechanical properties of human articular cartilage with age, degeneration, and water content. J Bone Joint Surg Am, 64(1):88–94

Bank RA, Bayliss MT, LafeberFP, et al. 1998 Ageing and zonal variation in post-translational modification of collagen in normal human articular cartilage. The age-related increase in non-enzymatic glycation affects biomechanical properties of cartilage. BiochemJ, 330:345–351

Buckwalter JA, Mankin HJ. 1997 Articular cartilage. Part I: Tissue design and chondrocyte-matrix interactions. J Bone Joint Surg, 79(4):600–611

Buckwalter JA, Woo SL, Goldberg VM, et al. 1993 Soft-tissue aging and musculoskeletal function. J Bone Joint SurgAm, 75(10):1533–1548

Buckwalter JA, Roughley PJ, Rosenberg LC. 1994 Age-related changes in cartilage proteoglycans: quantitative electron microscopic studies. Microsc Res Tech, 28(5):398–408

Buckwalter JA, Martin J, Mankin HJ. 2000 Synovial joint degeneration and the syndrome of osteoarthritis. Am AcadOrthopSurgInstr Course Lect, 49:481–489

Buckwalter JA, Mankin HJ, Grodzinsky AJ. 2005 Articular cartilage and osteoarthritis. Am AcadOrthopSurgInstr Course Lect, 54:465–480

Carrington JL. 2005 Aging bone and cartilage: cross-cutting issues. BiochemBiophys Res Commun, 328(3):700–708

DeGroot J, Verzijl N, Wenting-van Wijk MJ, et al. 2004 Accumulation of advanced glycation end products as a molecular mechanism for aging as a risk factor in osteoarthritis. Arthritis Rheum, 50(4): 1207–1215

Ding C, Cicuttini F, Scott F, et al. 2005 Association between age and knee structural change: a cross sectional MRI based study. Ann Rheum Dis, 64(4):549–555

Hudelmaier M, Glaser C, Hohe J, et al. 2001 Age-related changes in the morphology and deformational behavior of knee joint cartilage. Arthritis Rheum, 44(11):2556–2561

Karvonen RL, Negendank WG, Teitge RA, et al. 1994 Factors affecting articular cartilage thickness in osteoarthritis and aging. J Rheumatol, 21(7):1310–1318

Kempson GE. 1991 Age-related changes in the tensile properties of human articular cartilage: a comparative study between the femoral head of the hip joint and the talus of the ankle joint. BiochimBiophysActa, 1075(3):223–230

Leong DJ, Sun HB. 2011 Events in articular chondrocytes with aging. CurrOsteoporos Rep, 9(4):196–201

Levangie PK, Norkin CC. 2011 Joint Structure and Function: A Comprehensive Analysis, 5th edn. FA Davis, Philadelphia, PA

Loeser RF. 2010 Age-related changes in the musculoskeletal system and the development of osteoarthritis. ClinGeriatrMed, 26(3):371–386

Martin JA, Buckwalter JA. 2002 Aging, articular cartilage chondrocyte senescence and osteoarthritis. Biogerontology, 3(5):257–264

Papa E, Cappozzo A. 2000 Sit-to-stand motor strategies investigated in able-bodied young and elderly subjects. J Biomech, 33(9):1113–1122

Pearle AD, Warren RF, Rodeo SA. 2005 Basic science of articular cartilage and osteoarthritis. Clin Sports Med, 24(1):1–12

Roth V, Mow VC. 1980 The intrinsic tensile behavior of the matrix of bovine articular cartilage and its variation with age. J Bone Joint Surg Am, 62(7):1102–1117

第5章

衰老与中枢神经系统

EDWARD JAMES R. GORGON，ROLANDO T. LAZARO，DARCY A. UMPHRED

本章内容

概　述

随着年龄的增长，中枢神经系统（central nervous system，CNS）会产生改变，这种改变可能出现在细胞层面，如线粒体功能；亦可出现在系统层面，如核团的大小；或在功能层面，如站起的能力；抑或在社会层面，如参与互动及交流的能力。但这些改变并不一定会阻碍健康老年人参与自己喜欢或有意义的活动，保持健康和独立对于年长者来说也是可以实现的。然而研究表明，老年患者的活动和参与受限是非常普遍的。衰老引起的多系统生理功能降低、各种慢性病的综合作用和急性病的影响均可造成此类人群功能的减退。因此对于健康老年人而言，区分衰老导致的中枢神经系统改变与疾病或病理状态所引起的中枢神经系统的改变非常重要。近期针对衰老导致的中枢神经系统改变的研究表明，神经可塑性是对老年人不同的

功能表现的强大驱动依据。在本章后面部分会对此进行详细讨论。

随着年龄的增长，人们活动水平会有改变，对于活动的选择，营养摄入以及一般健康状况均会发生巨大变化。先天基因条件以及环境因素决定了中枢神经系统在衰老过程中如何运作及反应，故难以对老年人个体间进行比较。微小或巨大创伤的累积，毒素接触以及其他环境因素，主要身体系统的过度使用和废用，这些都会对中枢神经系统造成影响。故而对于"正常的衰老过程应该是怎样的"这样的问题会难以解答。然而若关注点只在中枢神经系统的话，随着年龄的增长会观察到某些改变。这些改变并不会即刻导致疾病、损伤、活动受限或参与受限。然而，一旦某种疾病导致功能丧失及生活质量下降时，这些中枢神经系统改变的累积效应也许会影响老年人的代偿和重新学习的能力。

衰老导致的神经系统改变

多重横断面研究及纵向研究均表明随着年龄的增长，大脑会出现局域性脑体积的减少及脑室增大导致的脑回路变浅。研究表明，脑局域性体积出现实质性改变，主要发生在尾状核区和小脑，另外前额叶和下颞叶皮质以及海马体也会出现类似体积的减小。然而，对于这些在健康老年人中的改变，或其他诸如神经递质的变化是否与功能的损害有关尚无定论。有研究指出，老年人存在中枢及外周神经系统中感觉及运动神经传导速度的降低，脱髓鞘及有髓大神经纤维的丢失。即使这些器质性变化似乎可以解释由于感觉信息处理和运动反应降低而导致老年人的跌倒倾向，却尚未有研究证实系统中某部分连接的缺失与整体功能之间的联系。此外，对于为何一些没有功能丧失的高龄老年人仍可保持功能完好尚没有很好的解释。

感觉改变

研究表明，衰老导致视觉和听觉系统均有改变。如第 51 章所述，视敏度自中年后随着年龄的增长而逐渐下降，而且可能在 80 岁之后迅速下降。传统的视敏度测试对于阅读能力的衡量效果是肯定的，但是并不能用于衡量其完成功能性任务的能力，例如在黑暗的房间中观察所行走路面的变化。另外一些常见的改变，如颜色区分能力以及光线适应能力可以导致视觉损害，而且可能和视敏度缺陷同时存在。在环境中做出适合的反应需要接收输入信息，在智力层面对输入信息进行知觉和认知加工，或在运动层面进行自动化加工，最后选择与环境需要相匹配的反应。但若佩戴双焦或三焦的镜片者扫视寻找视觉最大反馈时，他可能看到的会是变形的画面，此时错误的信息向中枢神经系统传递。故而，运动反应对于输入来讲是正确的，但对于真正的环境来讲却是错误的。相反的，视障者可以对环境需求做出适当反应，而且并没有任何运动受限的征象。其神经系统的功能是一致的，并且一直会用其他感觉系统和之前的学习内容（如果有的话）来决定如何对视觉

信息进行反应。

如第 52 章所讨论的，听觉丧失在老年人中也十分常见，其原因可能是疾病或生理性衰老所造成的外周或中枢性缺陷。听敏度的下降导致了听和词汇辨认的困难，或在喧嚣场所进行常规对话的难度增加，进而导致孤立及在小组活动中自我排斥。虽然听觉丧失本身并不影响活动，但当第Ⅷ对脑神经被累及的话，前庭部分往往也会受到影响。而这可能会导致眩晕及平衡功能障碍，并增加跌倒的风险。

认知功能和边缘系统改变

当考虑衰老导致的中枢神经系统变化时，无论其是否存在病理状态，中枢神经系统中负责运算认知和情感的区域不能被忽视。衰老导致的负责认知的主要区域非病理性衰退与执行日常功能的能力相关，但却并非一定导致功能障碍。认知区域与老年个体改变并不一致，其中一些老年人认知功能改变比其他改变更严重。这就强调了对于正在进行康复治疗的对象需要考虑其复杂的认知衰退情况。医疗卫生从业者需谨记当负责运算及学习认知因素出现问题的时候，程序性学习运动程序就成了在运动中重获功能性控制的唯一途径。此时运动学习的原则在优化治疗环境以提高服务对象的功能方面就变得极为重要。

医疗卫生从业者需要考虑所有服务对象的情绪（边缘）系统，尤其是着眼于中枢神经系统功能。情绪由边缘系统控制及调整。此系统与下丘脑有着广泛联结，故而情绪通常由自主神经的调控及横纹肌系统的张力而表现出来。脑干控制心、肺、内脏器官及免疫系统的区域受到下丘脑的调节。

多种行为综合征是由大脑此区域病变引起的。对于老年人影响最大的当为 Hans Selye 于 1956 年提出的一般自适应综合征（general adaptive syndrome，GAS）。如今此综合征被认为是对于压力的一种反应，而且多见于孱弱的人群，包括身体系统相对脆弱的老年人。GAS 反应是与预期反应矛盾的。在压力情况下，人

们一般表现为交感反应，即心率和血压上升以及攻击 - 逃跑反应。而在 GAS 状态下，面对同样的环境状况时，开始可表现为交感反应，但一段时间后或者很快就会转变为副交感反应。血压和心率下降，外周血量和意识状态均降低。GAS 是应对压力的一种生存反应，若没有这样的反应，则心率和血压的上升可能会导致心力衰竭及血管破裂。针对 GAS 的体征和症状的治疗也许应以增加交感反应为目的，但这亦可能会导致更加强烈的矛盾反应。

1956 年的研究表明激素水平随着压力的产生而上升，而且激素的释放量亦随着年龄的增长而升高。由于高龄的原因，服务对象也许非常接近多系统衰竭，而变得孱弱。服务对象也许会因为新发疾病，使本已脆弱的系统压力更大。若相应的治疗对患者加以更大的压力，则极有可能导致 GAS，并可能导致致命的情况发生。服务对象的反应可能是消极退缩的，而医疗卫生从业者的反应也许是增加输入量来激发或增加服务对象的觉醒。此时服务对象的退缩程度增加，亦可能因心率和血压降低导致心力衰竭而死亡。医疗卫生从业者应评估服务对象对环境的情绪反应并尽力保持自主神经的内稳态。而这需要时刻关注被边缘系统控制的身体功能，如呼吸、血压、觉醒程度以及特定的运动反应。

运动系统改变

在前期学习和经验以及中枢神经系统目前需求分析的共同指导下，运动系统调节脑干及脊髓中运动池的状态。这种调节促使周围神经和系统收缩的肌肉群产生功能行为。最终控制人类行为的是在运动系统内各个区域的协同作用。运动系统控制活动的原理是确定运动损伤和活动受限的关键。

一些被认为是典型的运动系统组成部分的区域包括额叶的运动前区和运动区、基底节、小脑、脑干、脊髓以及所有负责连接这些系统的中间神经元。丘脑是其中的中继站和调节器，而边缘系统则可直接或间接地改变运动状态。

感觉区域引导和改变现有的运动程序。由于各个脑区间存在多个相互独立系统的环路，故而运动系统的起止位置尚未明确。故而不宜采用线性分析。并没有一个特定的区域控制运动输出，而特定的核团可以控制运动功能的某些特定方面。任何一个区域的损伤均会出现特定的临床症状。许多区域会参与横纹肌基本张力的运动控制调节，故而某些缺陷不能自然地反映出某个特定区域的损伤。相互联结的神经环路中的某一环路缺陷也许会造成某些临床问题，但看起来却像是核团或系统的损伤。

研究明确显示运动系统随着年龄的变化而改变，即使这些变化并不能完全解释在老年人中出现的功能改变。例如，现今普遍接受 H 反射的调节存在年龄差异，而这可能是由于衰老的神经肌肉系统导致的。对 Ia 纤维的控制性作为自发运动的准备状态，会随着年龄增长而降低。而且可能与调节抑制功能的能力有关。另外，本体感觉的输入对于运动系统激发的影响亦减小。这些年龄相关的改变提示衰老的中枢神经系统已失去了对预编程的共同运动模式的精确调节能力。与年轻人的表现相比，老年人的表现提示也许开始丧失一些自动化运动并通过增加脑网络的活动而进行代偿。而这些改变尚未清楚是由于失用导致的，还是由衰老导致的。因衰老而导致的中枢、肌肉以及化学的改变，功能的下降可能是多因素导致的。在损伤或疾病后这些改变的重要性就会变得有意义了。若衰老的中枢神经系统丧失了一些可塑性或适应能力，则需要更多的时间来学习新的程序或对现有程序进行调整。这可以解释为何老年人在损伤后很快表现出共同运动模式，而在相同的情况下年轻人却会用更多的时间来发展出相同的异常模式。

对于运动控制系统特征的全面解释并非本章的重点，但一些简短的回顾也许能帮助各位读者理解并领会其复杂性。大脑额叶不仅帮助进行运动动机的加工（前额叶），亦参与在各主要初级运动中心间的信息调整，如基底节和小脑。另外，额叶通过皮质脊髓和皮质延髓系统对精细和粗大运动功能的调节起主要作用，但这种调节并非命令。正常的活动是由各脑区的协调工作影响最终共同通路的运动神经元而完成的。对其他中枢神经系统脑区信息的累加和调节后，额叶同时将信息传到基底节和小脑。相应地，这些中枢规划出新的运动计划或利用已有的计划来正确地调节运动系统。若任何一个中枢或联结中枢的神经环路损伤或发生疾病，则运动功能也许不能协调且不能做出适于环境的活动。而小脑与基底节不同，可同时接收通过肢体和躯干的本体感觉传入的外周运动信息，以及通过前庭系统传入的头部在空间中的位置信息。相似地，小脑会通过上行通路持续更新运动池的现有状态，并将信息直接传入小脑前叶。这样小脑应是共同运动的程序设计器，并在运动的前馈调节中起重要作用。

在高级中枢对运动编程的调控中，小脑与边缘系统、额叶以及基底节相互作用。额叶、边缘系统或基底节的缺陷可影响小脑功能，亦可能导致小脑细胞损伤。小脑不仅参与新程序的写入，亦确保了运动程序对于任何时间任何环境均是适合的。若所需的活动次序和环境刺激不匹配，小脑需试着重新调整共同运动模式并运行适合环境需要的运动程序。例如，若在水泥地面上行走，但突然出现开裂或孔洞等地面变化，小脑会调整平衡策略以重获重心并继续保持行走。若环境的改变剧烈，则小脑不能纠正运行中的模式，中枢神经系统的一致性会决定需要启动何种新的程序。

基底节负责活动程序的改变并启动新的程序，而小脑则准备着发生程序改变时调节运动发生器的状态(基本的张力)以及控制运动力量、速度和方向。例如，若站起的过程中身体前倾过多即将跌倒时，基底节会改变运动设置，保持身体向上，从跌倒到直立。基底节和小脑在调节姿势方面均有重要作用，然而具体的功能会有所不同。基底节和小脑的某些部分负责开发新的运动程序以及改善现有的程序。将特定的运动程序经丘脑传递到额叶，并向下经脑干、脑神经和脊神经元传递到运动发生器。故而由

衰老而导致的前述任何一个结构的改变或其间通路的改变均对正常的运动有关键性的影响。随着疾病的进展，这些变化会有累积效应并最终导致运动表现的变化及功能的丧失。例如，有文献表明衰老导致的小脑内浦肯野细胞的流失与运动损伤相关。然而，小脑退化或小脑卒中导致的这些改变是累积性的，并可能导致比类似病理状态但没有浦肯野细胞的流失的年轻人存在更加严重的缺陷。

中枢神经系统的健康衰老和病理性衰老

多项研究试图描述健康衰老与病理性衰老对中枢神经系统变化的不同。纵向研究报道，在随访中随着时间的流逝，出现脑流失和多区域认知下降的老年人与没有脑流失和认知下降的老年人相比，出现了更严重的改变，并最终发展成轻度认知功能损害或失智。有证据提示，在健康衰老的过程中，大脑萎缩对任何重要的功能状态的影响微小甚至并无影响。而神经病理性的改变，诸如老年斑的形成或神经元纤维缠结，对于老年人或85岁以上老年人的认知功能的影响甚微，其认知功能仍可维持稳定。这些正常衰老相关的改变与罹患神经退化性疾病（如阿尔茨海默病、额颞叶痴呆及帕金森病）而导致的大量神经流失以及阿尔茨海默病导致老年人大量的神经病理改变和认知功能的陡降形成了鲜明对比。文献支持了老年人即使是在高龄阶段亦可保持健康且功能稳定的观点，而且病理状态发生在功能丧失之前，并可对功能丧失起到决定性作用。衰老过程可能会影响神经系统适应的潜力，但年龄仅是影响潜力的其中一个因素而已。衰老并不应该被看作是日常生活活动中功能局限或限制的主要因素。

老年康复模式

对于临床专业人员而言，执行一项可以了解个体健康状况和随之而来的身体结构和功能的异常状况以及这些状况对个人身体和社会功能的影响及其相互作用的康复模式是十分重要

的。本章会对国际功能、残疾和健康分类（the International Classification of Functioning, Disability and Health，ICF）进行简要讨论，之后会介绍对活动表现进行评估和干预的行为模式。

国际功能、残疾和健康分类

ICF 模式（图 5-1）是世界卫生组织（World Health Organization，WHO）提出的第二个模式，于 2001 年提出，希望可以建立功能、残疾和健康的国际语言交流。ICF 模式是在个人能力基础上的赋能模式。它取代了之前的残疾模式（国际损伤、残疾和残障分类，ICIDH），ICIDH 模式将健康人与存在健康问题的残疾人分开了。而新的模式取代了损伤、残疾和残障的术语，定义了身体功能和结构，活动和参与，并强调了个人因素、环境和社会因素对失能的影响。ICF 巩固了与 Nagi 模式观点相似并得到国际一致的支持，故而此模式得到了广泛应用。

在此模式中，功能性身体结构和功能的定义与系统和亚系统的正常状态相关；这些系统的异常状态亦被称为损伤。ICF 定义活动为可以执行的任务、功能行为和日常生活活动以及被局限的活动（"活动局限"）。生活中的参与被定义为社会和家庭的参与以及被限制的参与（"参与限制"）。治疗师经常以活动或生活参与作为评估切入点。正常参与的变化以及期望回归更好的生活质量促使服务对象参与康复过程。治疗师进行全面的评估，包括导致活动限制及与活动限制相互作用的身体功能和结构。治疗师必须在全人框架内评估功能活动的种类、环境和个人因素可能对活动或功能的影响。干预的目的应包括减少功能障碍和活动限制、消除个人和环境障碍，使得功能及参与最大限度地提高。然而，由于服务对象开始重新进入活动和参与中，身体结构和功能亦会发生积极的变化，并且这种参与亦可促进活动。因此，图 5-1 中的箭头可以指向任何一个方向，并且此模式强调参与的提高可对健康的多个方面起到积极作用。

ICF 作为一个以服务对象为中心的问题解决模式来应用，可作为服务对象存在问题的分析工具、确定特定的康复目标以及将残疾和作为介入及效果评估基础的相关且可更改的变量联系起来的框架。ICF 将关注的重点由疾病和残疾的原因转移到疾病和残疾造成的影响上。老年人健康状况的下降对其影响已超越了活动层面，并延伸到了家庭、社区、休闲或体育参与，以及生活质量。在社区居住的老年人参与活动限制十分普遍，其发生率及持续时间随着年龄的增长而增加。故而治疗师的目的应引导服务对象参与活动并提高生活质量。介入的目标无须总是在损伤及活动限制的层面。应用 ICF 使得治疗师以更广阔的视野来看待服务对象在疾病和残疾状态下的生活状态，从而相应地为更加功能整体性的介入提供基础。

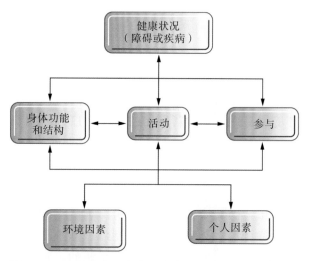

图 5-1　国际功能、残疾和健康分类（ICF）（来源于 WHO，2001，经 WHO 许可）

行为模式

治疗师希望对导致功能问题的特定因素进行鉴别，预测修正或建立对此问题代偿的时间，建立照护计划使得服务对象在最短的时间内重获功能。此鉴别诊断与图 5-2 所示的 ICF 对于服务对象可以参与并维持尽可能高的生活质量的特定系统损伤、功能状态及活动限制和适应的概念紧密相关。其相互关系是多方面的，并不一定是线性的或单方向的形式。在进行诊断时很多内在或外在的危险因素需要纳入考量。

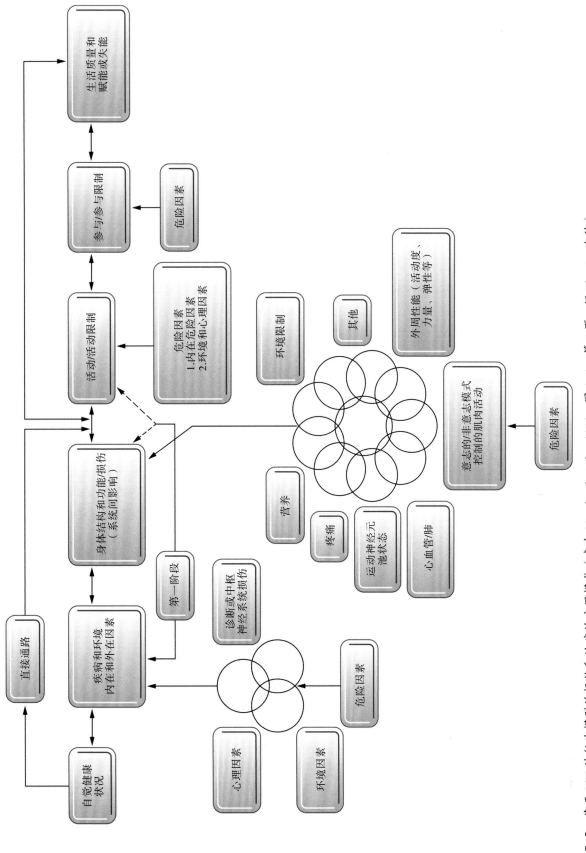

图 5-2　基于 ICF 的行为模型的评估和治疗的启用模式（来自 Umphred et al., 2013, 图 1-1, 第 6 页, 经 Elsevier 允许）

内在的危险因素包括所有的可能因衰老而产生改变的身体系统，如神经或心肺系统，其改变可能与疾病或病理状态无关。外在的危险因素可能为环境因素，并且以物理结构受限为基础，如楼梯或三层住宅；亦可能为社会因素，如家庭对衰老发生的认识。作为运动的专家，治疗师需关注运动行为和这些活动模式如何帮助完成功能性活动，以及通过功能性独立来完成生活中的活动参与。相似地，治疗师需同时发现在功能和参与层面的活动受限表现，并确定这些受限是否可以降低、纠正或适应以获得更高的生活质量。而服务对象需确定他／她期望参与何种活动，以及生活质量的水平。治疗师需谨记切不可臆断所有人都可重获相似的功能，或者治疗师认为重要的功能就是服务对象认为重要的。这些运动诊断是以行为为导向的，而非如医学诊断中以疾病或病理为导向的。

治疗师通常应首先评估功能性技巧，通过观察日常生活活动，评估其可达到及可确认的限制。展示正常功能技巧是诸多身体系统相互协作的结果，足够的功能能力可对特定的任务产生正常的运动反应。这些系统或亚系统的任何一部分损伤均可导致活动受限。并非所有系统的问题均可导致功能受限，通常是各系统及亚系统损伤的综合作用而导致了很大的问题。治疗师需评估不同的身体系统是如何影响活动的，且中枢或周围的神经系统是否有修正的潜力。评估的结论会指导治疗师的治疗方向，即建立一个学习环境以重获正常功能或教导服务对象利用代偿方法解决问题，再次控制功能活动。针对服务对象想要参与复杂活动的期望，如打高尔夫球，可激发诸多身体系统的问题如平衡、耐力和力量，同时建立照护方案来使其可以参与未来生活。

运动学习、运动控制和神经可塑性理论

物理治疗师和作业治疗师是关心影响生活质量的活动问题的专家，这些包括日常生活活动和活动参与，或任何服务对象觉得重要的技巧。在分析对环境需要或任务特异性目标进行中枢神经系统反应的运动行为时，需区分三部分的内容，即运动控制、运动学习和神经可塑性。

作为一个系统，运动控制有多个组成部分，可具体分为生物化学、骨骼肌肉（爆发力、力量以及肌肉弹性）以及中枢成分（运动池的状态、进行协同编程的能力、姿势完整性、平衡、力量、速度、轨迹以及自动和前瞻性编程）。所有这些组成部分相互作用，且必须在活动发生的环境中进行评估。此环境决定着中枢神经系统是否能适应或适应环境的改变。分析活动时不应只考虑一个因素，如生物化学、骨骼肌肉或中枢因素。如果仅仅将单一因素纳入考虑，则此人的很多信息会被忽略，且会对预后和治疗产生深远影响。

活动常常是决定所观察到的运动模式所有变量相互作用的组合。这些模式帮助治疗师确定是否活动表现是由衰老导致的退化、长时间的废用或疾病而导致的。框表5-1举例说明了由神经系统或其他系统产生的运动控制的因素。因此，对于运动控制的研究包括了如何对控制已获得的活动进行精确评估。

若要知晓系统或亚系统和生理机制问题（功能障碍）和功能性活动或活动限制的区别，则需对健康老年人进行不同系统功能的综合评估。人体存在大量的生理储备；某个系统其中一部分的缺陷也许对整个机体的影响甚微或没有影响，因为其他区域的存储可以替代小部分缺陷。

现已推定在衰老过程中可能许多区域的生理储备接近最大适应的临界值，从而使老年人的身体系统逐渐难以维持稳态。在此状况下，整个机体的功能正常，并尽全力来适应某个区域的急性问题。与多米诺或瀑布效应相似，一个很小的问题导致整个运动系统超越了其适应或学习的能力，并最终导致由疾病或病理状态引起某项活动功能的丧失。举例来说，老年人坐位时间的增加可能导致前庭系统无须保持高敏感水平。运动的减少也许导致踝关节和髋关

框表 5-1　运动控制成分和系统间相互作用：系统和亚系统损伤的分类

- 中枢神经系统内的损伤：
  1. 肌张力、反射和异常运动神经元池（肌张力低下、肌张力增高、僵硬、震颤）。
  2. 共同运动，意识控制或反射（运动程序模式、程序灵活性）。
  3. 感觉统合和组织（躯体感觉、视觉和前庭觉）。
  4. 平衡和姿势控制（稳定极限、踝策略、髋策略和跨步策略的相互影响，感觉统合，姿势功能和任务/环境的相互作用）。
  5. 运动速度（在整个任务中改变活动速率的能力，对于速度的需求产生运动反应）。
  6. 时序（启动、停止和改变运动计划的能力，与环境相互作用的能力，与任务相关的肌肉时序）。
  7. 交互动作（改变方向、回旋成分的出现/消失、转向时间/延迟，主动肌和拮抗肌的平滑运动）。
  8. 活动的轨迹或模式（轨迹、速度、加速曲线、范围内平滑运动）。
  9. 准确性（将整个身体或一部分置于空间中特定位置的能力；按需求改变任务的速度和难度、方向和距离）。
  10. 情绪影响（对活动进行评价，区分程序性或描述性学习、恐惧和动机）。
  11. 知觉（感觉组织及知觉过程的相互作用）。
  12. 认知、觉醒程度和记忆（运用认知来帮助运动学习，短期、中期和长期认知能力）。
- 中枢神经系统外的损伤和环境的相互影响：
  1. 活动度（特定关节受限）。
  2. 肌肉表现（力量、爆发力和耐力）。
  3. 耐力（心血管和肺，区分系统衰竭导致的失用或效能低下导致的失用）。
  4. 心功能（输出、节律、耐力、与呼吸系统的相互作用）。
  5. 循环功能（为肌肉供给氧气和微量元素的能力等）。
  6. 呼吸功能（吸入/呼出及气体交换，与心脏系统的相互影响）。
  7. 其他器官系统的相互作用（皮肤完整性，肾脏、肝脏、肠的功能）。
  8. 激素和营养因素（日常生物钟，药物和营养对中枢和外周功能的相互影响）。
  9. 社会心理因素（家庭需要，种族、文化或宗教信仰，过往经历及角色认识，对医疗系统的信任、接受程度以及期待）。
  10. 任务内容（新学习的与之前学习的）。
  11. 环境对比（特定的任务或功能性活动，对现有环境和任务的熟悉程度）。

节的活动度受限，从而可能导致平衡稳定的受限并产生了害怕跌倒的心理反应。随着年龄的增长，视觉系统亦会受累。任何这些微小的损伤都不一定导致平衡功能障碍或跌倒。然而，若在损伤的基础上出现血管损伤而导致急性残存运动功能障碍，则此运动功能障碍与之前已存在的功能障碍会一起相互作用。

在某些情况下，关注功能障碍的训练、功能训练以及环境改良会使系统或亚系统的功能提高。尤其是在尚有储备以及服务对象有学习和重获功能的动力时。若临床医务人员可将特定的功能障碍与功能活动的问题正确联系起来，即使储备已所剩无几，功能仍可能有所提高。在其他情况下，治疗师不能改变功能障碍，但可以找到其他的方式使得服务对象可以应用完好的系统并同时对任务和环境加以改良，此时依旧可以应用所需的功能。

运动学习是关于如何获取，改良并保持运动记忆模式，以运用或重复运用，及在功能性活动中不断修正运动程序的研究。故而其不仅包括了运动过程，亦包含了对生成运动行为永久性变化至关重要的感觉（知觉）和认知过程。运动学习的关键元素包括了合理安排学习阶段和练习环境以优化学习，并利用练习时间表以及强化策略来优化学习。

神经可塑性可定义为神经系统终身进行结构、功能以及联结的重组能力，其可以是适应性过程从而导致功能的增强，亦可以是由不良事件如损伤或功能丧失而导致的适应不良。这些改变的发生是中枢神经系统对不同的外在和内部需求的响应，是中枢神经系统发育和学习的一部分，与环境相互作用，或与疾病或治疗的介入有关。神经可塑性并不因步入老龄而停止。中枢神经系统对于生命事件产生内部适应，不论其是正常生理变化抑或是由慢性疾病、肿瘤、代谢失衡、饮食结构或外界需求而导致的。表 5-1 将运动控制、运动学习以及神经可塑性的概念进行了区分。

直到近期，科学研究发现了神经的可塑性，临床和科研人员均认为一旦一个神经元损坏或

表 5-1 运动控制、运动学习和神经可塑性的区别

	控制功能	神经机制
运动控制	利用现有的突触联结和现有的程序	神经递质：数十至数百毫秒给予反应 神经肽：数小时或数天可运输到突触；可耗费数小时、数天或终生时间来反应（如服用某种药物的案例）
运动学习	对现有的运动程序和突触激活模式进行改良	新程序的重复练习需要数天、数周或数月的时间而且需要持续练习以保证永久的学习。当服务对象的技巧提高时练习需在不同的环境下进行。程序中练习的改变对于适应能力至关重要。运动控制必须在新学习出现前建立
神经可塑性	对存活的细胞结构进行改良以重塑重要的功能，以期出现不同的功能，重新控制感觉加工过程即运动编程。	基于环境对于机体和神经可塑性潜力的要求。进行数周、数月或数年的重复练习以及环境的持续要求。内部动机对此种神经功能至关重要。故而是否可以进行神经可塑性取决于服务对象的内部动机和潜力

引自 Umphred and Arce，2013

死亡，对于特定神经元功能重建的唯一机制是其他神经元的适应。另外，之前认为这种适应最终会导致中枢神经系统功能的降低。但正如临床医务人员的观察发现，在神经损伤后，服务对象依旧可以进行学习，即使服务对象已步入耄耋，并存在中枢神经系统的损伤，其学习潜力并不能由治疗的方式而决定。神经可塑性的文献已发现当外部和内部环境发生改变，以及活动具有新颖性时，神经的改变和细胞的生长是可见的。对于没有失智或其他严重的认知疾病的老年人而言，研究表明有氧物理活动可对衰老的大脑产生正面的改变，包括神经发生以及增加前额叶及海马区的体积和加强功能联结。动物脑损伤模型表明，任务特异性训练以及有氧活动可以激活神经形成、学习和记忆的分子通路，并且诱导神经出芽、突触形成以及树突分支。因此，现今关于衰老和中枢神经系统损伤的研究证据与以往的观念相悖，表明若给予服务对象适当设计并适宜的治疗，其很有可能获得良好的功能恢复。

若要促进大脑可塑性，需促进老年人参与足够复杂和高强度的感觉、认知和运动活动，从而募集并加强负责运动学习的神经基质。建立最佳的促使神经可塑性的环境需包括：服务对象的注意力和意志力，心理训练，对于中枢神经系统运动功能至关重要的环境任务，关注并统合运动学习的潜在变化以优化潜在变化和服务对象的参与。框表 5-2 列举了一些神经

可塑性的原则及治疗介入以优化中枢神经系统损伤的恢复的关键分支。作为临床工作者、教育工作者以及研究人员，作者们一直相信：若一项运动行为看起来对我们或其他人而言是正确的，并且对于服务对象而言是简单易行且享受的，则在某种程度上这种介入是向着正常方向的改变和功能的恢复，而无须管什么理论。神经可塑性对此说法提供了基础的科学有效性支持。

系统间相互影响和康复

所有系统间的相互影响是治疗师确定服务对象目标时需要考虑的重点。一些系统经过长时间的改变也许不能快速再适应，例如骨骼肌肉系统的关节挛缩。有时身体会放弃某系统的一个方面，例如活动度，来代偿其他系统的问题，如爆发力。如果服务对象重获活动度而爆发力依旧缺乏，则治疗师只是注意到了一个新的功能障碍，从而可能导致服务对象出现更加严重的功能问题。

一些系统的改变可能已经缺乏了再适应的能力，如视力。同时其他系统，如中枢神经系统本身就同时存在慢性和急性的损伤，如脑卒中前的失用。治疗师需要评估利用哪个系统来代偿缺陷的系统从而减少功能障碍，以及评估哪个系统已经出现永久性功能障碍，且已丧失了代偿和学习的能力。

框表 5-2　神经可塑性指导临床实践的基本原则

1. 应用或丧失：维持神经机制取决于是否应用，因此缺少生物活动可刺激此机制而导致功能退化。
2. 应用和提高：应用及训练可促进特定神经机制功能和结构的增强。
3. 特异性：训练必须和期望的结果相对应；训练的状态可决定神经可塑性的状态。
4. 重复是必要的：学习需要重复，且难度持续增加，重复的时间间隔逐渐延长。
5. 强度因素：可塑性的改变需要足够的重复强度以确保通路的持续性。
6. 时间因素：训练的不同时期可导致不同的可塑性类型；训练开始的时间及持续时长可影响神经可塑性的进程。
7. 显著是重要的：训练必须足够显著（即有目的且行为特异的）来支持神经机制的改变。
8. 年龄需纳入考量：训练介导的可塑性更易在年轻人的脑中发生，但利用以学习为基础的训练可使神经适应性终生持续。在衰老的情况下，需要在变化、

统合和发现方面进行更多的投入。

9. 转移：由训练一个特定的运动行为而介导的神经可塑性亦可增强相似行为的获取并增加在其他身体部位进行其他活动时的适应性。
10. 干扰：在训练之后的可塑性变化可能和相似系统变化的获得相互干扰。
11. 患者期望：患者的期望可促进训练的结果；患者期望编号可以促进其学习。
12. 奖励或反馈：反馈可以介导训练行为的改良、纠正错误并提高学习正确率。
13. 环境：丰富环境，提供足够的感觉和运动刺激以及机会来增进记忆和社会的相互作用，可使得学习效果最大化并调控神经系统可塑性变化。
14. 趣味性：当学习与趣味性和发现相结合时，其效果时最好的
15. 帮助他人：保持大脑功能最好的方式是不再只关注自己，而是开始帮助他人。

由于外周损伤而导致的主感觉区域输入缺失及顶叶主躯体感觉接收区感觉信息输入的减少相比于联络皮质输入的减少是更灾难性的，因为联络皮质的输入可以由其他区域代替。治疗师在评估中面对的难题是需要确定是否是由于主系统的失能或感觉信息输入量未达到意识可分辨的层面而导致的问题。在运动系统中亦会出现相同的现象。若一个系统被另一个系统的肌张力所压制，则动作的启动会被掩盖。例如，脑卒中后遗留上肢肌张力低下的患者，治疗师很自然地会去提高肌张力以增加稳定性。但不受流畅且放松活动模式的功能性控制下的肌张力提升，常常是不对称且处于高肌张力的状态。这种经由腹侧中间和外侧下行通路的近端肌张力增高，常常压制了下行皮质脊髓束，从而导致了手功能降低。

如果视觉系统缺陷并且不能进行代偿，可利用前庭和躯体感觉系统维持平衡所需的运动程序。如果不进行特定的训练，可能会造成平衡障碍以及跌倒风险。失用、恐惧跌倒或跌倒本身可导致功能性活动的问题并且降低社会参与。即使失用、肌肉力量减弱、情感上的恐惧及跌倒后加强的恐惧并不会对生理机制产生永久影响，但均可导致慢性活动问题。

医疗团队需要考量跌倒的急性生理性原因，如脑卒中、心脏病发作或急性低血压。由失用和恐惧导致损伤的预后可与急性神经中枢损伤以及由运动学专家进行的跌倒功能性诊断的介入相结合。视觉、前庭觉和躯体感觉的任一损伤或联合损伤均会对平衡产生影响并且导致跌倒的高风险以及跌倒相关的损伤。如果一个或多个负责平衡感觉系统的感觉缺失同时存在的话，则此系统亦会被认为是生理机制的缺陷。中枢损伤可能包括了运动神经元池状态问题、共同运动、姿势控制、空间位置觉失调、焦虑或其他共同控制运动的各系统的缺陷。每一种机制均可被评估并进行定量测量。身体系统损伤的数量和程度会决定运动功能的预后并清晰指导可达到预期目标的介入策略。

治疗师在介绍活动和运动学习时，需谨记学习特定的阶段：获取、精炼或维持。第一个阶段即获取阶段，需要更多的强化从而可以通过正常感觉系统反馈进行内部强化，亦可通过他人的增强反馈进行外部强化。由于在活动中人们可以提高技巧（精炼），需要少量反馈增强内部自我修正。相似地，治疗师所选择的日常训练方式可由集中训练（每天进行，而且是结构性的）到分散训练（由治疗师或服务对象

进行时间规划,但需要治疗间的时间间隔较长),或随机训练(成为日常生活活动中的一部分)。最后,对于需要维持技巧的人,需要利用功能性结果导向的任务在不同的环境中进行训练,从而增加在"真实世界"中解决问题的能力。技巧的获得需要集中训练,而维持则更多依赖于随机训练。

当治疗师介绍活动时,另外一个概念需纳入考量。任务本身需确定是否可作为一组联合运动来训练,分步骤地学习,随后作为一个整体汇总,或进行多部分的渐进顺序的训练。这是练习的情境。独立性任务,如上肢高举过头的任务和连续性步行任务使用整体教学较为简单;而步骤性任务,如从轮椅上站起则最佳的教学方法是将任务进行分解,然后进行逐步渐进性训练。治疗师需在任务进行分解前关注服务对象之前的学习。如果已进行过站立训练,则无须教其在椅子上进行重心向前转移,将重心置于两脚间并重心前移后站起。事实上,进行4步教学可能比直接要求服务对象站立并体会在训练中可纠正的爆发力和平衡的问题更加困难。

若已不能进行新的学习,那么则需要建立一个环境来使之前的学习内容可以清晰地识别,并且运用治疗性环境设置来达到功能最优化。由于改变而导致的困惑或压力对老年人而言是一种挑战,而且也可能限制新的学习;但是新的事物、动机以及重复训练会增强大脑学习和对环境要求做出正确反应的能力。

作为一个团队,服务对象、治疗师和照护者首先需要确定服务对象及其功能的相关需求。这对于组织特定任务和有目的的实践,以刺激支持功能技能的神经底物中的生物活动,符合适应性可塑性原则,是至关重要的。其次,功能性活动的训练亦十分重要,但是环境中的变量对于对活动本身纠错是至关重要的。维持环境的新奇性以激发对任务的注意力和学习能力亦十分重要。在训练结构中的变量和新奇性均可作为提高神经机制灵活性的动力,从而增加训练转移的潜力。例如,若服务对象站在水斗边够取储物柜内的东西,则站立的位置和水斗间距离关系将可能对其稳定性提出挑战;相似地,站位时够取的距离会需要重心的转移。这些因素均可用于创造任务难度方法,改变活动与特定肌肉和关节角度的相互作用,并且制造了新奇性。够取不同层面和重量、放置于架子不同高度的物体或进行附加活动,如捡肥皂并洗手均可改变起始的运动活动,可对环境因素进行改变,维持新奇性。

许多关于衰老的研究均表明,随着年龄的增长,神经系统和运动控制均会发生改变。老年人会丧失认知功能、记忆力和运动技巧。这些结果在研究层面是有统计学意义的,但在对功能性活动进行分析时,如由坐到站、利用餐具吃饭和保持站位平衡时并不能提供强有力的证据。中枢神经系统的改变会导致神经可塑性抑或功能丧失,大部分取决于任务的新奇性、学习者的动机、身体各部分的变量和状态(如健康与否)。

现下的研究提示,功能的变化经常与疾病或病理状态相关。失用是导致功能降低的另外一个因素。健康积极地参加体力、脑力活动,经常进行新的学习的老年人是不会在运动表现中出现功能显著改变的。当分子改变进行时,大脑会在健康状况下进行神经可塑性改变。可以促进神经可塑性和学习的变量包括动机、对任务的注意力、维持代谢健康、利用多感觉输入维持和再学习运动功能的能力,在体力和脑力方面对中枢神经系统持续性的挑战。因此,运动技巧、执行功能和记忆力的降低也许和经年累月的失用模式相关,而非逐渐增长的年龄。老年人在很多能力方面表现出了下降趋势,而造成这些降低的因素是多方面的,不能以"衰老"而一言以蔽之。

临床案例

如前所述,功能性训练可以改善功能障碍。在其他情况下,当功能障碍已不能改变时,治疗师也许可以找到代替的方法来使服务对象进行代偿并应用未损伤的系统来进行所需活动，使其控制能力增加，并积极参与生活活动。

在第一种情况下，服务对象十分有可能超越技巧获取阶段，进入精炼阶段，甚至有可能维持技巧并将其应用在其他功能性活动中。由于中枢神经系统具有可塑性，经常具有未开发的能力，而且服务对象内心的希冀是解锁边缘系统层面神经可塑性的重要因素。一旦丧失希望，中枢神经系统失去了改变的动力，会导致神经可塑性降低。

第一类情况的案例是史密斯先生，他近期患有脑卒中，右侧上下肢遗留运动功能障碍。为其提供治疗的治疗师对他进行姿势和环境或活动的训练，包括坐位，需要躯干和髋部肌肉对平衡和重心转移进行反应。这些反应激活了现存的神经机制以重获由于住院或在家时的失用而丧失的爆发力、力量、平衡和活动度。治疗师亦利用减重系统来帮助服务对象进行步行训练，使其在步行过程中获得正常行走中的爆发力、姿势和共激活模式。治疗开始时，治疗师帮助服务对象把右脚放置于每级台阶上，但在 2 周内服务对象即可在步行摆动相内，抬起右脚并利用四点拐保持平衡并行走一小段距离。中枢神经系统试图在进行正常步行且不产生错误步态模式的层面重获并控制所有的机制。拐杖使用的目的是确保其平衡在稳定极限内，并在情绪层面让服务对象产生更高的安全感。运动学习亦在同时进行，因为即使已过了数周，步行能力仍在逐渐进步，且没有异常运动模式产生。此服务对象采用整体－局部的学习方法，在康复计划结束前，服务对象已能利用站－旋转－转移的方法，独立完成从床到椅子、到厕所、到淋浴、到椅子的转移。虽然服务对象的爆发力是弱的，但是他存在一些上肢运动控制。治疗开始时，在够物和手到嘴的活动过程中，治疗师给予患肩支撑以防止产生异常肩关节活动模式。服务对象将患肩放置于球上起到支撑的作用，他便能毫不费力地练习够物，当激发控制手部灵活性的功能性上肢活动时，进一步减小了完成该活动所需的爆发力。

一旦确定了史密斯先生已存在手部和上肢功能，治疗师在与服务对象意见达成一致后，鼓励他只利用右侧上肢进行活动。这可以看作是一种强制性使用的治疗，服务对象意志坚定地做出了此决定，激发了情绪的接受程度和提升了神经可塑性。他已经结束了他的康复训练项目，在回家后的 6 个月对其进行了随访。那时，他的右侧上肢功能仍未恢复正常，但他可以用右手来写名字，并且对任何他想进行的上肢活动进行辅助。此案例功能的提高可能是由于服务对象在家中不断地重复训练，提升了中枢神经系统的神经可塑性。

作为临床工作者，神经改变是由于学习、自发恢复还是神经可塑性发生的都无关紧要。治疗师与服务对象的共同目标是功能的恢复，只要出现功能恢复，究竟是哪种神经机制导致的已不再重要。应依靠研究者去帮助发现中枢神经系统是如何适应及改变，以使未来的治疗项目变得更有疗效及效率。在此案例中，根据早期评估结果，治疗师对确定前期哪些神经肌肉骨骼环路系统对运动项目具有影响是十分重要的。开始时，此确定的过程可能需要引出反应或引导活动及辨别在功能性活动中进行辅助的运动程序。若替代的环路或突触敏感性存在，恢复的潜力高且预后好，此时需保证治疗在适合的环境中持续进行，训练安排合理、训练情境不变，以及治疗目标与服务对象的期望保持一致。

第二类情况的案例是琼斯太太，此位老人由于长期糖尿病控制不稳定，最终导致坏疽，最近接受了截肢手术。治疗师未着眼于改变导致截肢或糖尿病治疗状态的生理机制。截肢本身改变了中枢神经系统的状态。感觉系统已发生了变化，并且佩戴义肢对行走所需的姿势、平衡和运动编程亦发生了改变。需仔细评估对于产生新的程序很重要的内在感觉反馈。感觉生理机制可能因糖尿病而逐步退化。然而，如果可以进行新的学习及建立新的程序，则即使感觉在逐步退化，老年患者也许亦可运行此新程序。因此，治疗师需与服务对象一起利用义肢来重获正常步态编程。残端的肌力训练也许不会单独转为使用义肢获得流畅且正常的步态。

为了使实际任务环境、项目需求和服务对象特异性功能障碍与实际情境相匹配，治疗师会对站立和步行进行训练。另外一些考量如皮肤完整性、疼痛以及活动度需与进行的训练相互作用。治疗师可能优化环境保持早期最大功能。获知步态训练是一种新的学习过程，治疗师在服务对象行走时需监测是否有错误发生。

服务对象在儿时学习的经过数十年练习的步行方式可利用残存的肌群运行，但并非利用义肢行走的全部过程。在此情况下，治疗师希望服务对象集中注意力于任务上，充分利用躯体感觉和感觉运动计划。一旦患者表现出程序已出现，治疗师需转移服务对象在步行运动功能中的注意力，并使运动系统开始训练。对于服务对象在新的行走变化中进行得非常成功时，她需要把任务当作前馈自动化任务来训练。开始当活动的执行尚未达到日常生活活动的水平，成为日常生活活动的一部分可以随机训练时，训练需在集中练习的层面进行。由于琼斯太太开始重新参与到生活中，行走是一项期待的结果。她开始在不同的环境中挑战自己，并进一步增进她的能力来适应和改变。治疗师可以通过改变光线或地面，增加行走速度和距离，或利用谈话或环境中的活动来进行干扰，这些方法亦可介绍给其照护者。步态是一个预编程的模式，其随着环境的变化而改变，因此作为一个整体训练步态模式是环境选择的结果。在此案例中，治疗师创建了一个中枢神经系统改变的环境，虽然是由原本已损伤的生理机制所导致的。

总　结

中枢神经系统是一个复杂的各种神经核团的整合，与身体其他系统相互作用，并通过运动行为向外界表达思想、感觉和期待。其表现出的这些功能并不会因衰老而改变，特定的年龄并不一定会导致中枢神经系统的适应性降低或丧失适应性。然而终其一生，年龄本身并不会对包括神经系统在内的身体功能造成潜在影响。生命中的身体创伤、习惯和环境压力，随着时间的流逝均可成为单个或多个解剖系统慢性渐进性退化的附加因素。中枢神经系统的适应能力取决于内部和外部环境的需要。改变和新奇性可以介导神经可塑性。然而，改变和新奇性若超出系统的适应能力，则会导致功能活动问题。当环境缓慢变化时，神经系统更容易适应。不幸的是，许多老年人患有各种中枢神经系统损伤或疾病，其很大程度上影响了功能性活动。这些问题是否会导致特定的功能障碍、活动及参与的限制常常是客户特异性的，而且与健康状态直接相关，而非年龄。治疗师应评估各种生理的身体机制或功能障碍，并将其与功能性活动联系起来，从而确定介入计划并在最短的时间内介导最佳的功能表现。应用及泛化运动控制、运动学习和神经可塑性对于临床工作者给予治疗的有效性和接受医疗服务的人最终的生活状态是十分重要的。

（邹　智）

原文参考

Alma MA, van der Mei SF, Melis-Dankers BJM, et al. 2011 Participation of the elderly after vision loss. Disabil Rehabil, 33:63–72

Chen KM, Chen WT, Wang JJ, et al. 2005 Frail elders' views of Tai Chi. J Nurs Res, 13:11–20

Chisolm TH, Willott JH, Lister JJ. 2003 The aging auditory system: anatomic and physiologic changes and implications for rehabilitation. Int J Audiol, 42:2S3–10

Cramer SC, Sur M, Dobkin BH, et al. 2011 Harnessing neuroplasticity for clinical applications. Brain, 134:1591–1609

Danzl MM, Etter NM, Andreatta RO. 2012 Facilitating neurorehabilitation through principles of engagement. J Allied Health, 41:35–41

Degardin A, Devos D, Cassim F, et al. 2011 Deficit of sensorimotor integration in normal aging. Neurosci Lett, 12:208–212

Dimyan MA, Cohen LG. 2011 Neuroplasticity in the context of motor rehabilitation after stroke. Nat Rev Neurol, 7:76–85

Erickson KI, Weinstein AM, Lopez OL. 2012 Physical activity, brain plasticity, and Alzheimer's disease. Arch Med Res, 43:615–621

Fried LP, Bandeen-Roche K, Chaves PH, et al. 2000 Preclinical mobil- ity disability predicts incident mobility disability in older women. J Gerontol A Biol Sci Med Sci, 55:M43–M52

Fried L, Guralnik J. 1997 Disability in older adults: evidence regarding significance, etiology, and risk. J Am Geriatr Soc, 45:92–100

Fujiyama H, Garry MI, Levin O, et al. 2009 Age-related differences in inhibitory processes during interlimb coordination. Brain Res, 25: 38–47

Fulop T, Larbi A, Witkowski JM, et al. 2010 Aging, frailty and age- related diseases. Biogerontology, 11:547–563

Glisky EL. 2007 Changes in cognitive function in human aging. In: Riddle DR. Brain Aging: Models, Methods, and Mechanisms. CRC Press, Boca Raton, FL

Gordon J, Hodges P, Jette AM. 2006 Models for neurological rehabilitation. III STEP: Symposium on Translating Evidence into Practice. 2005, S July 15–21. alt Lake City, Utah. APTA, Alexandria, VA

Green MS, Kaye JA, Ball MJ. 2000 The Oregon Brain Aging Study: neuro- pathology accompanying healthy aging in the oldest old. Neurology, 54:105–113

Groenewegen HJ, Uylings HB. 2000 The prefrontal cortex and the integration of sensory, limbic and autonomic information. Prog Brain Res, 126:3–28

Guralnik JM, Ferrucci L, 2009 The challenge of understanding the disablement process in older persons. J Gerontol A Biol Sci Med Sci, 64A:1169–1171

Ishiyama G. 2009 Imbalance and vertigo: the aging human vestibular periphery. Semin Neurol, 29:491–499

Jette AM. 2006 Toward a common language for function, disability, and health. Phys Ther, 86:726–734

Jette A. 2009 Toward a common language of disablement. J Gerontol A Biol Sci Med Sci, 64A:1165–1168

Johnson DK, Storandt M, Morris JC, et al. 2009 Longitudinal study of the transition from healthy aging to Alzheimer disease. Arch Neurol, 66:1254–1259

Kandel ER, Schwartz JH, Jessell TM, et al. 2012 Principles of Neural Science, 5th edn. McGraw Hill, New York

Koceja DM, Mynark RG. 2000 Comparison of heteronymous mono- synaptic Ia facilitation in young and elderly subjects in supine and standing positions. Int J Neurosci, 103:1–17

Long X, Liao W, Jiang C, et al. 2012 Healthy aging: an automatic analysis of global and regional morphological alterations of human brain. Acad Radiol, 19:785–793

Lupien SJ, McEwen BS, Gunnar MR, et al. 2009 Effects of stress throughout the lifespan on the brain, behaviour and cognition. Nat Rev Neurosci, 10:434–445

McEwen BS. 2002 Sex, stress and the hippocampus: allostasis, allostatic load and the aging process. Neurobiol Aging, 23:921–939

Mahncke HW, Bronstone A, Merzenich MM. 2006 Brain plasticity and functional losses in the aged: scientific bases for a novel intervention. Prog Brain Res, 157:81–109

Mankovsky NB, Mints AY, Lisenyuk VP. 1982 Age peculiarities of human motor control in aging. Gerontology, 28:314–322

Marengoni A, Angleman S, Melis R, et al. 2011 Aging with multi- morbidity: a systematic review of the literature. Ageing Res Rev, 10:430–439

May A. 2011 Experience-dependent structural plasticity in the adult human brain. Trends Cogn Sci, 15:475–482

Møller AR. 2000 Hearing: Its Physiology and Pathophysiology. Academic Press, St Louis, MO, p, 239

Mora F, Segovia G, del Arco A. 2007 Aging, plasticity and environmental enrichment: structural changes and neurotransmitter dynamics in several areas of the brain. Brain Res Rev, 55:78–88

Rajput AH, Robinson CA, Rajput ML, et al. 2011 Cerebellar Purkinje cell loss is not pathognomonic of essential tremor. Parkinsonism Relat Disord, 17:16–21

Rauch A, Cieza A, Stucki G. 2008 How to apply the International Classification of Functioning, Disability and Health (ICF) for rehabilitation management in clinical practice. Eur J Phys Rehabil Med, 44:329–342

Raz N, Lindenberger U, Rodriguez KM, et al. 2005 Regional brain changes in aging healthy adults: general trends, individual differences and modifiers. Cereb Cortex, 15:1676–1689

Rossini PM, Dai FG. 2004 Integration technology for evaluation of brain function and neural plasticity. Phys Med Rehabil Clin North Am, 15:263–306

Shumway-Cook A, Woollacott MH. 2012 Motor Control: Translating Research into Clinical Practice, 4th edn. Lippincott Williams & Wilkins, Philadelphia, PA

Sjöstrand J, Laatikainen L, Hirvelä H, et al. 2011 The decline in visual acuity in elderly people with healthy eyes or eyes with early age- related maculopathy in two Scandinavian population samples. Acta Ophthalmol, 89:116–123

Stephen JM, Knoefel JE, Adair J, et al. 2010 Aging-related changes in auditory and visual integration measured with MEG. Neurosci Lett, 484:76–80

Stojanovich L. 2010 Stress and autoimmunity. Autoimmun Rev, 9:A271–A276

Umphred DA, Arce F. 2013 Motor control, motor learning and neuroplasticity. // Umphred DA, Lazaro RT. Neurological Rehabilitation for Physical Therapist Assistant, 2nd edn. Slack Inc., Thorofare, NJ

Umphred DA, Lazaro RT, Roller ML, et al. 2013 Umphred's Neurological Rehabilitation, 6th edn. Elsevier, St Louis, MO

Vance DE, Heaton K, Fazeli PL, et al. 2010 Aging, speed of processing training, and everyday functioning: implications for practice and research. Activities Adapt Aging, 34:276–279

Werner RA, Franzblau A, D'Arcy HJS, et al. 2012 Differential aging of median and ulnar sensory nerve parameters. Muscle Nerve, 45:60–64 WHO (World Health Organization). 2001 International Classification of Functioning, Disability and Health: ICF. WHO, Geneva. Available // www. who. int/classifications/icf/en. Accessed December. 2012 Wilkie R, Peat G, Thomas E, et al. 2006 The prevalence of person- perceived participation restriction in community-dwelling older adults. Qual Life Res, 15:1471–1479

Wilkie R, Thomas E, Mottram S, et al. 2008 Onset and persistence of per- son-perceived participation restriction in older adults: a 3-year follow- up study in the general population. Health Qual Life Outcomes 6:92 Woodford HJ, George J. 2011 Neurological and cognitive impairments detected in older people without a diagnosis of neurological or cognitive disease. Postgrad Med J, 87:199–206

Wu T, Hallett M. 2005 The influence of normal human ageing on automatic movements. J Physiol, 562:605–615

Yankner BA, Lu T, Loerch P. 2008 The aging brain. Annu Rev Pathol Mech Dis, 3:41–66

第6章

老年患者心脏的注意事项

MERYL COHEN

本章内容

概　述

决定年轻人健康的因素是相对的，并且存在个体差异。同样，老化的心血管系统对老年人的影响也存在个体差异。应用单一模型解释衰老对心功能影响的文献之间存在很多争议。与生理性改变相比，在衰老过程中，大家对结构性改变的认识更为一致，也更容易识别。生理性改变较难辨别，原因包括引起心肌活动的动态变量之间的相关性、心脏病的病理生理学和症候学，以及美国社会认为老年人就应该在一定程度上减少运动的观念。除此之外，因为测量标准之间缺乏一致性和对"老年人""心脏病"的定义不同，不同研究之间的可比性有限。因为对"老"的定义的不断更新，以及更关注研究群体是否患有心脏病，20世纪五六十年代的许多先期研究存在重复研究的情况。近期的研究可更有效地提炼出老化的结果，这些与疾病、健康和环境无关。

许多因素影响心脏功能，衰老对其中一些影响因素的作用已经有了基本的共识。已经对这些因素进行了研究，研究对象为处于休息和不同劳累程度的健康或患有心脏病的老年人。研究结果发现，心脏功能随着年龄增长而下降。通过与年轻人进行对比，可更好地认识老年人的这种特点。运动和疾病对该特点的独特影响将在之后讨论，应重点关注这些生理变化的临床意义。

心血管结构

心脏收缩纤维、传导组织和瓣膜结构等心血管组织随年龄变化而变化。尽管实际的心肌细胞数量减少了，但两个心室中每个心肌细胞体积却增加了。通常情况下，冠状血管无法适应心室体积的增加，由此增加了心肌缺血的可能性。另外，缺乏弹性的纤维组织增生，衰老淀粉样蛋白堆积（框表6-1）。起搏细胞（窦房结组织）的减少和传导通路中纤维组织的增加，这二者共同增加了老年人心律失常的风险。

同时，冠状动脉和全身脉管系统也随年龄的变化而变化，这些变化易于增加血管壁的硬

框表6-1　与年龄相关的心血管组织的变化

- 心脏组织
  - ↓肌细胞数量（肌原纤维和起搏细胞）
  - ↑肌细胞大小（肌细胞肥大）
  - ↑心肌细胞脂质沉积
  - ↑心肌细胞脂褐素沉积
  - ↓线粒体
  - ↓线粒体氧化磷酸化
  - ↑氧化损伤
  - ↑心脏淀粉样蛋白沉积
  - ↓结间束蛋白质合成速率
  - ↑瓣膜（特别是二尖瓣环和主动脉瓣）的纤维化和钙化
- 血管组织
  - ↑内皮细胞异质性（大小、形状、轴向）
  - ↑血管中层非扩张性胶原蛋白、纤维组织和钙
  - ↑血管中层平滑肌细胞厚度
  - ↓冠脉内皮一氧化氮释放

↑：增加；↓：减少

经 Elsevier 惠允引自 Protas E. Physiological change and adaptation to exercise in the older adult//Guccione A.Foundation of Geriatric Physical Therapy，2nd. St Louis:Mosby-Year Book，1993

度（表6-1，图6-1）。通常情况下，近端动脉先发生改变，左冠状动脉较右冠状动脉更早改变。发生改变的部位和血管硬度的增加共同导致外周血管阻力增加。心脏通过心肌细胞肥大适应增加的后负荷（见下文讨论），这可能就是之前提到的心肌细胞体积增加的原因。动脉血管管腔内皮细胞的改变会导致血液层流减少，局部可能会形成脂质沉积，进一步增加心脏后负荷。此外，动脉血管内皮释放的一氧化氮减少进一步降低了老年人的心脏扩张能力。

近期关于遗传和干细胞的研究进展进一步揭示了衰老的心脏线粒体和染色体的结构。心功能极度依赖线粒体中生成的 ATP，正常衰老过程中线粒体的产能和功能显著下降会严重影响心脏功能。

心血管生理学

心脏的作用是将富含氧的血液泵至身体各组织。心脏高效工作的能力与其他三个系统密不可分：肺、脉管系统和血液。这些系统因年龄或疾病产生的变化会直接影响心脏功能。

心输出量（cardiac output，CO），即心脏每分钟泵至身体各组织血液的体积，取决于心脏收缩频率（心率）和每次收缩射出的血液量（每搏输出量）。心率（heart rate，HR）受很多外在因素影响。但从本质上讲，心率取决于起搏组织的功能和自主神经系统的刺激。老年人不仅起搏细胞减少，对 β - 肾上腺素的敏感性也降低了（框表6-2）。在心率的控制上，这两个年龄相关性改变可能会影响静息时的心率，但它们通常会使运动时的最大心率降低。对于健康的老年人，如果可以通过增加每搏输出量来补偿心率的下降，就可以维持心输出量不变。但随着年龄的增长，每搏输出量常常会下降，静息和次级大心输出量会趋于减少，这种减少可能是许多变量变化的结果（框表6-2）。

每搏输出量受心室充盈（前负荷）、心室

表6-1　运动引起的与年龄相关的心血管反应

反应	衰老的影响	运动训练后
静息状态		
耗氧量	↔	↔
心率	↔	↔
每搏输出量	↔	↔
动静脉血氧差	↑	？
次极量运动		
耗氧量	↔	
心率	↔	↓
每搏输出量	↔	？
动静脉血氧差	↑	？
次极量运动		
耗氧量	↓	↑
心率	↓	↔
每搏输出量	↓ 或 ↑	？
动静脉血氧差	↓ 或 ↑	↑ 或 ↓
心输出量	↔（？）或 ↑	↔

↑：增加；↓：减少；↔：没有变化；？：老年人群研究资料不足

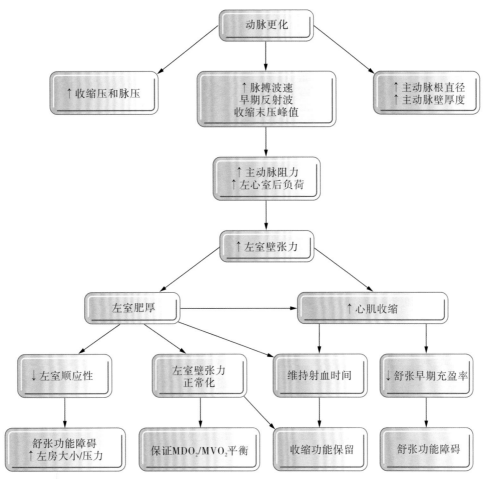

图 6-1　衰老过程中心脏对动脉硬化的调节。MDO$_2$：心肌供氧量；MVO$_2$：心肌需氧量（经 Oxford University Press 惠允引自 Priebe. The Board of Management and Trustees of the British Journal of Anaesthesia. 2000）

框表 6-2　与年龄相关的心血管功能的变化	
↓β肾上腺素能反应	↓收缩 - 舒张时间（延长）
↓心迷走神经压力感受器敏感性（SNS 张力↑）	↑左心室舒张末压（静息和运动状态下）
↑后负荷（血管阻抗）	适应容量快速变化的能力
↓舒张早期充盈	↑血管张力
↑对心房收缩的依赖性	左心室肥厚

↑：增加；↓：减少；SNS：交感神经系统

收缩力和外周血管阻力（后负荷）的影响。心室充盈发生在舒张早期，迅速且被动，充盈末期是通过心房收缩完成的。但随着年龄的增长，收缩舒张耗时延长和心肌顺应性降低（非扩张性纤维组织增生），导致心室充盈主要靠心房缓慢的主动收缩完成（图 6-2）。

心肌收缩力直接受到交感神经系统的影响，尤其是 β - 肾上腺素能受体的影响。老年人对儿茶酚胺的敏感性较弱，从而引起收缩反应变慢。也可能血压控制发生了改变。压力感

受器反射敏感性降低和心率变异度降低进一步证明了这一点（图 6-3）。后者是心脏自主神经系统调节的标志；心率变异度越低，迷走神经对心脏的影响越少。除此以外，根据 Frank Starling 心脏定律，即收缩能量与心肌纤维的初长度成比例，当舒张期充盈不足时，收缩力下降。

决定每搏输出量的最后一个要素是心脏后负荷（与左心室射血相反）。如上所述，由于血管硬度增加，后负荷会随着老化而增加。血管硬化不仅是因为血管的弹性成分减少，也是

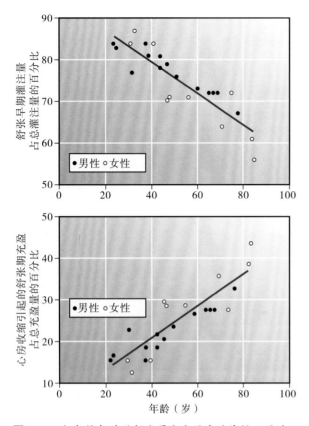

图 6-2　与年龄相关的舒张早期充盈率的降低可通过心房收缩引起的充盈增加得到补偿（经 Excerpta Medica 惠允引自 Swinne CJ, Shapiro EP, Lima SD, et al. Age-associated changes in left ventricular diastolic performance during isometric exercise in normal subjects. Am J Cardiol, 1992, 69:823 - 826）

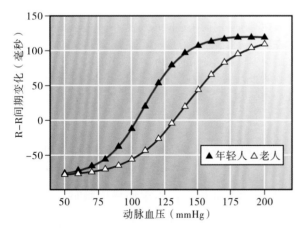

图 6-3　与年轻人相比，描绘老年人对血压变化的心率反应变钝的样式化压力反射曲线（经 Springer Science and Business Media 惠允引自 Kaye & Esler, 2008, 184, 图 3）

因为对儿茶酚胺的反应性降低，导致血管收缩期延长。

需要注意的是，当老化的心脏试图维持心输出量时，可能会出现继发性的左心室肥厚，即便是在没有冠状动脉粥样硬化的情况下，继发性的左心室肥厚也可能引起心肌缺血（图6-4）。仅从生理角度考虑，导致老年人心脏更易发生心肌缺血(及心源性猝死)的一些因素有：

心肌细胞体积的增加与有效循环血量之间比例失调，导致血液供氧无法满足组织的需氧量。

由于血管硬度增加和交感神经控制的血管收缩时间延长，衰老的冠状血管无法合理扩张，导致心脏需求的血供不足。

相比于快速舒张期，心室舒张时间延长会消耗更多的能量和氧气，从而导致供需失衡。

衰老的生理过程中任一因素引起的心肌缺血都进一步降低了心肌顺应性，加剧了心肌缺血和心室充盈，最终导致心力衰竭。

年龄相关的心血管变化与运动

随着年龄的增长，心功能逐渐下降，进而引起心储备量减少。健康的年轻人比健康的老年人更容易适应额外的劳力；在工作量相当的情况下，老年人比年轻人更容易疲劳。最大耗氧量（VO_2 max）是指身体在精疲力竭时摄入的最大氧气量，反映了心血管和肺部的整体健康状况；最大摄氧量随着年龄的增长而逐渐下降。耗氧量可通过下面的公式进行计算（Fick方程）：

$$VO_2 = CO \times A - VO_2 差$$

耗氧量 = 心输出量 × 动静脉氧分压差

最大耗氧量下降的部分原因可能是心输出量减少。因为年龄造成的骨骼肌减少和继发性的氧摄取量减少也可能导致最大耗氧量下降（表6-1）。

经常规律运动的老年人的最大耗氧量下降较少，并且可以逆转一些心血管功能的年龄相关性变化（表6-1）。值得注意的是，运动的益处在年轻人和老年人中类似。例如，和久坐的老年人相比，经常运动的老年人安静时心率

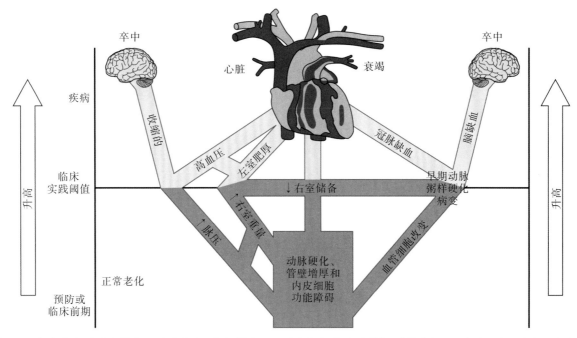

图 6-4　与衰老相关的血管和心脏的变化。在分割线以下的变化倾向于随着"正常"的老化而发生，并且没有临床症状。超过一定年龄阈值，这些变化倾向于产生临床症状（经 Lippincott Williams & Wilkins 惠允引自 Lakatta & Levy，2003b）

往往更慢，血压更低，心脏舒张功能更强，外周血管阻力更低，外周氧的利用率更高，自主功能和压力感受器反射敏感性也得到了提高。另外，"训练有素"的老年人发生心肌梗死、心力衰竭以及整体的疾病发病率和死亡率更低。力量训练也有助于提高日常活动中的耐力和效率。

年龄相关的心血管变化与疾病

随着年龄的增长，心血管疾病的患病率也会升高。60 岁以上的人群中，超过一半都患有心脏病。年龄相关的心血管系统变化和心脏病都会影响心脏功能，使安静和运动期间的生理反应变得难以预测。合并有心脏病的情况下，无法确定衰老对心脏的影响。例如，冠心病的慢性缺血导致心肌瘢痕，心肌瘢痕可降低心室顺应性，减缓心室充盈，最终导致心脏舒张功能障碍。如前所述，衰老的心脏会表现出肌壁硬度增加，同样会减缓心室充盈，导致舒张功能障碍。舒张功能障碍是老年患者发生心力衰竭的主要原因。80 岁以上的人群中，超过一半

的心力衰竭患者收缩功能"正常"。表 6-2 列出了其他因年龄相关的心血管改变的临床后果的例子，其中一些无法和既往疾病区分开来。表 6-2 中还列出了有助于临床医务人员识别这些变化的临床措施。

此外，伴有肺部疾患或循环系统疾病的老年人的运动能力会明显下降。肺无法有效地向血液扩散氧，或血液无法运输氧与组织进行氧交换，这些都要求更高的心脏效率。老年人可能没有增加心率或每搏输出量的储备能力来满足这个要求，这就会刺激心脏功能的代偿机制，如心室肥大或相对过早的疲劳。

值得注意的是，老年人通常会服用治疗心脏病或其他疾病的药物。这些药物中的许多成分会直接改变心脏在安静或 / 和运动时的生理功能。通常，处方剂量的药物不能达到预期的治疗效果，老年人的联合用药会增加药物毒性的风险。例如地高辛，一种治疗充血性心力衰竭和房性心律失常的药物，可能对老年人有毒性。由于肾脏肾小球滤过率降低，地高辛易于在血液中积聚，这是随着年龄增长的常见发现。当抗心律失常药奎尼丁与地高辛联合服用时，

表 6-2　与年龄相关的心血管变化的临床后果和临床测量

年龄相关的变化[a]	临床后果	临床测量[b]
↓β肾上腺素反应性	运动后心率反应迟钝	HR、BP、RR、RPE
	直立性低血压	HR、BP、头晕、脸色改变
	达到稳定状态的时间更长	HR、RR
	运动后恢复时间更长	HR、RR
↑血管张力	收缩期高血压	BP
↑血管硬化	心室肥大的症状	横向放置PMI
↑后负荷	心肌缺血症状	RPP、ECG、胸痛、脸色改变
	心律失常（如SSS[c]）	HR、BP、ECG、节律
↓起搏器和传导组织细胞	传导阻滞	HR、BP、ECG、节律
↓心室顺应性	舒张功能障碍、心力衰竭	S4、BP（可能正常）
↓舒张早期充盈	左心房肥大、房性心律失常	HR、ECG、节律
弛豫时间延迟	缺血症状	RPP、ECG、胸痛、脸色改变
↓心率的模糊控制（↓可变性）	心律失常、局部缺血、猝死	ECG、HR[d]、BP症状、24小时动态心电图监测仪

a:↑=增加；↓=下降

b:HR，心率；BP，血压；RR，呼吸频率；RPE，自感劳累分级；PMI，最大脉动点；RPP，心率–收缩压乘积；S4，第4心音

c:SSS，病窦综合征

d:5分钟HR（经惠允引自 Voss, 2012）

血清中地高辛的水平可能会翻倍，进一步增加地高辛毒性的风险，这是一种潜在的致命情况。因此，了解常用药物的适应证和药代动力学对于照护老年人的照护人员至关重要。

在老年人群常会发生脱水。脱水对心血管的直接影响包括减少心室充盈量，损害心脏功能并导致低血压。脱水和老年人对体位变化的自动反应延迟，通常会导致直立性低血压。

总　结

心脏功能是竞争机制的动态相互作用，其中一些机制对老年人来说可能是不可用的。如果有心脏或其他器官的疾病，并且在服用药物的情况下，衰老的心血管系统似乎更容易发生失代偿。

尽管老龄化进程无法停止，但医务人员要做的不仅仅是帮助健康的老年人安全地减缓或逆转功能衰退，而且在实施严格的康复计划时也要考虑这些变化。不要低估运动对老年人的价值。心血管和肺部健康的细微改善也可以使老年人继续独立生活。

（陈云强）

原文参考

Christou DD, Seals DR 2008 Decreased maximal heart rate with aging is related to reduced beta-adrenergic responsiveness but is largely explained by a reduction in intrinsic heart rate. J Appl Physiol 105:24–29

De Meersman RE, Stein PK 2007 Vagal modulation and aging. Biol Psychol 74:165–173

Dehn MM, Bruce RA 1972 Longitudinal variations in maximal oxygen intake with age and activity. J Appl Physiol 33:805–807

Fleg JL, Schulman S, O'Connor F et al 1994 Effects of acute beta- adrenergic receptor blockade on age-associated changes in car- diovascular performance during dynamic exercise. Circulation 90:2333–2341

Gardin JM, Arnold AM, Bild ED 1998 Left ventricular diastolic fill- ing in the elderly: Cardiovascular Health Study. Am J Cardiol 82: 345–351

Kaye DM, Esler MD 2008 Autonomic control of the aging heart. Neuromol Med 10:179–186

Lakatta EG 1993 Cardiovascular regulatory mechanisms in advanced age. Physiol Rev 73(32):413–467

Lakatta EG, Levy D 2003a Arterial and cardiac aging: major sharehold- ers in cardiovascular disease enterprises.

Part I: Aging arteries: A 'set up' for vascular disease. Circulation 107:139–146

Lakatta EG, Levy D 2003b Arterial and cardiac aging: major share- holders in cardiovascular disease enterprises. Part II: The aging heart in health: Links to heart disease. Circulation 107:346–354

Monahan KD 2007 Effect of aging on baroreflex function in humans. Am J Physiol Regul Integr Comp Physiol 293:R3–R12

Moslehi J, DePinho RA, Sahin E 2012 Telomeres and mitochondria in the aging heart. Circ Res 110:1226–1237

Nied RI, Franklin B 2002 Promoting and prescribing exercise for the elderly. Am Fam Phys 65:419–427

Priebe HJ 2000 The aged cardiovascular risk patient. Br J Anaesth 85:763–778

Susic D 1997 Hypertension, aging and atherosclerosis: the endothelial interface. Med Clin North Am 81(5):1231–1240

Voss A, Heitmann A, Schroeder R et al 2012 Short-term heart rate variability – age dependence in healthy subjects. Physiol Meas 33:1289–1311

第7章

老年患者肺部的注意事项

MERYL COHEN

本章内容

概　述

　　健康个体呼吸系统与年龄相关的变化是缓慢发生且逐渐发展的。通常来说，人到了60~70岁甚至是80岁时才会感受到肺功能的退化。不同于心血管系统，肺具有庞大的通气储备，可以补偿衰老带来的身体结构和生理功能上的衰退。然而，当肺部发生疾病时，这些储备通常是不够的，并且可能严重限制个体身体活动的表现。此外，长期暴露于环境毒素中，会导致老年人肺功能衰退的速度更快。

　　本章将讨论肺组织和"肌肉骨骼泵"中发生的与年龄相关的变化。衰老、亚临床疾病和长期暴露于空气污染物等因素对肺的影响很难明确区分，因为这三者都会导致相似的结构和生理异常。本章还将对衰老肺的一般观察以及运动和肺部疾病对年龄相关性肺功能变化的影响进行讨论。进一步明确衰老对肺的临床影响，从而来指导老年人的个体化治疗。

肺部结构

　　与年龄相关的变化存在于呼吸系统的解剖结构中。与健康年轻人的器官相比，老年人的气体交换器官——肺组织和肌肉骨骼泵——胸廓及其肌性附着物更容易出现萎缩（框表7-1）。

肺

　　肺泡膜的改变，包括肺泡－毛细血管界面的丢失，以及由于单个肺泡壁的破坏所引起的肺泡大小的增加，是存在于老化的肺中的主要损伤形式。肺的支持纤维网络和肺泡膜的全面崩解被认为是老化的结果，但是这些变化也可能是由于终生暴露于环境氧化剂和香烟烟雾中而引起的反复炎症所致。Pelkonen及其同事已证实，戒烟后的老年人，肺泡组织与继续吸烟的老年人相比，肺泡膜破坏的速度更慢。

肌肉骨骼泵

　　胸廓内许多年龄相关性变化是由于矿物质和骨基质的丢失以及胶原纤维的交联增加所致，而这些交联是老年人特征性胸椎后凸和桶状胸

框表 7-1　年龄相关性呼吸系统结构的变化	
• 气道 　气管和支气管硬度增加（钙化） 　细支气管壁的弹性下降 　纤毛数量减少 　细支气管中的平滑肌纤维被不可收缩的组织替代 • 肺 　黏液层增厚，黏液腺肥大 　肺泡壁变薄（肺泡胶原蛋白减少） 　肺泡膜破坏导致功能性呼吸道表面积减小（纤维支撑网络丢失） 　肺泡直径增大伴有肺泡表面积减小 　肺泡 – 毛细血管界面减小（由于肺泡的增大伴随毛细血管床的减小） 　肺顺应性增加 　肺实质重量减小 　血管壁随着中膜和内膜增厚而变硬	可能伴有表面活性剂产生细胞的减少 • 呼吸肌 　收缩蛋白减少 　非收缩蛋白增多 　结缔组织增多 　与肌肉纤维相关的毛细血管数目减少 　收缩和舒张次数增加 　膈肌位置和效率发生改变 • 骨骼 　骨矿化作用减弱 　椎间隙缩小 　胸骨和胸椎运动减弱引起肋骨运动减弱（关节僵硬和钙化加剧） 　胸廓前后径增大 　胸廓高度减少导致脊柱后凸加重

的成因。骨性胸腔移动性降低和呼吸肌静息位置效率降低会改变肺功能，并进一步导致肺功能随年龄增长而衰退（见第 23 章）。

肺生理学

　　肺的主要功能是在血液和大气之间交换气体，并保护身体免受外界异物的侵害。静息肺功能是由弹性组织内向驱动力和肌肉骨骼泵外向驱动力之间的平衡维持的。肺组织和胸壁肌肉骨骼成分之间的这种动态的且主要是非自主的相互作用取决于两者的顺应性。肺组织的年龄相关性变化是由肺泡的结构变化引起的。对于正常老年人而言，肺功能效率的降低通常不被察觉，因为具有较少储备的其他系统的代偿通常导致其活动模式的改变。

　　肺泡结构和肺毛细血管的退变有助于通气（进出肺泡的气体运动）和气体分布的变化。氧气和二氧化碳能否有效地扩散进出血流依赖于肺泡膜的完整性和足够的血管分布。由于老年人的肺泡膜和毛细血管界面受损，通常在年轻人中发生的通气 – 血流比失衡会随着年龄的增长而加重。因此，肺的灌注部分（生理无效腔）有更大的通气区域，这导致肺的扩散能力显著降低（框表 7-2）。

框表 7-2　年龄相关性肺功能变化
• 通气 – 血流比失衡加重（不匹配） • 肺扩散能力减弱 • 生理无效腔增大 • 肺排空减缓 • 静息状态下呼吸肌耗氧量减少 • 静息状态下每分通气量减少 • 吸气肌肌力减弱

　　肺泡和传导组织弹性回缩的减弱以及纤维支撑网络的崩解也可加剧通气 – 血流比值失衡。小气道无法在低肺容量（呼气）状态下保持开放，导致气道过早关闭，由此引起远端气道塌陷，最终会导致通气 – 血流比失衡。此外，与循环相比，通气量过度的减少会降低动脉氧分压（PaO_2）（框表 7-3，图 7-1）。

框表 7-3　年龄相关性肺功能检测结果的变化
• 残气量减少 • 功能残气量增加 • 肺总量降低或维持不变 • 闭合容积增加 • 最大自主通气量下降，70 岁比 30 岁下降 30% • 肺活量下降，70 岁比 30 岁下降 25% • 第 1 秒用力呼气量（FEV1）减少 • 动脉氧分压（PaO_2）降低；于 70 岁老人而言，75mmHg 为正常值 • 氧饱和度降低 • 一氧化碳的扩散能力（DLCO）减弱

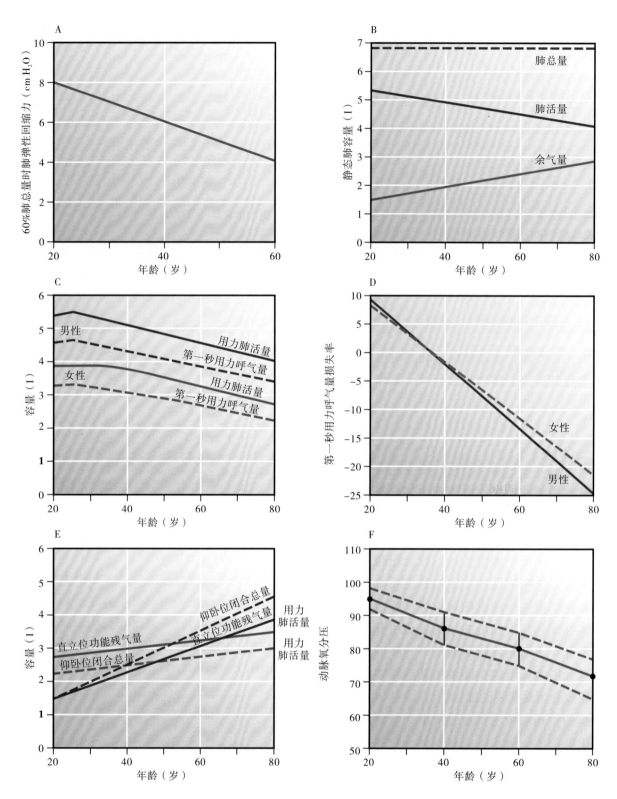

图 7-1 呼吸功能随年龄增长的代表性变化。曲线显示平均值或一般性变化，且个体之间可能存在显著的变化。注意水平轴上的年龄尺度并不相同。A. 肺弹性回缩力随年龄增长的变化；B. 静态肺容量随年龄的变化；C. 男性和女性的用力肺活量（实线）和第 1 秒用力呼气量（虚线）随年龄的变化；D. 男性（实线）和女性（虚线）的第 1 秒用力呼气量损失率随年龄的变化；E. 闭合总量的变化（残气量 + 闭合容积）和功能残气量随年龄的变化：实线，直立位；虚线，仰卧位；F. 随着年龄的增加动脉氧分压（海平面水平）的变化：虚线表示研究对象的平均值中的 62 个标准差。CC：闭合总量，CV：闭合容积，FEV1：第 1 秒用力呼气量，FRC：功能残气量，FVC：用力肺活量，PaO2：动脉氧分压，RV：残气量，TLC：肺总量，VC：肺活量（经出版商惠允引自 Pierson DJ.Effects of aging on the respiratory system//Pierson DJ，Kacmarek RM.Foundations of Respiratory Care. New York:Churchill Livingstone,1992）

肺泡的顺应性增加和回弹减弱会导致小气道塌陷和肺排空不良，进而导致闭合容积增加，这有助于解释功能残气量（functional residual capacity，FRC）的增加。功能残气量是静息状态下平静呼气末的肺内气体量。残气量（reserve volume，RV），即最大呼气末肺内气体量，也会增加。膈肌是主要的吸气肌，肺容量的增加往往使膈肌变平，无法恢复至原静止位置。膈肌力学的改变会导致胸廓前后直径增大。膈肌位置和胸廓尺寸的变化增加了呼吸过程中所需的做功，主要的吸气肌在履行额外的工作职责时会处于机械劣势状态（图 7-2）。

胸壁顺应性的逐渐降低和随之而来的僵硬也增加了呼吸时的耗能。呼吸肌会消耗更多的氧气，并且每分通气量（每单位时间内进出肺部的空气量）会增加以满足机体需求。此外，呼吸肌的肌力和耐力随年龄的增长而下降，这点与骨骼肌相似。吸气肌和腹肌无力也会影响到咳嗽效果。更加明显的是，随着衰老、肺组织黏膜的变厚，机体需要更强有力的咳嗽来排出分泌物。

胸腔活动性的减弱还会导致肺活量（最大吸气后尽力呼出的空气量）减少和最大自主通气量（在既定时间内，用最大的力量进行深而快的呼吸所得的通气量）减少。肺功能的下降会对老年人的运动能力产生负面影响。

肺的年龄相关性变化与运动

一般来说，肺对低、中强度运动的反应在所有年龄段的人群中是无差异的。肺可以通过增加每分通气量来对运动需求的增加做出响应，每分通气量取决于潮气量（在平静呼吸时每次呼吸吸入和呼出的正常空气量）和呼吸频率。对于老年人来说，每分通气量的初始增加是通过增加潮气量来实现的。老年人增加的腹部偏移导致了潮气量的增加，因为肌肉骨骼泵顺应性的降低限制了胸腔的显著运动。当潮气量增加至肺活量的 55% ~60% 时，人就会感觉到呼吸困难。如前所述，肺活量会随着年龄的增长而下降。因此，当进行高强度运动时，增加每分通气量的能力可能会降低。

此外，老年人工作效率往往较低，机体会产生更多的乳酸，由此产生的酸中毒会通过呼出更多的二氧化碳来弥补。这样通常会导致早期疲劳，并且与年轻人或更健康的老年人相比，对于同等的工作量，一般的老年人自感疲劳分级（rating of perceived exertion，RPE）更高。

低负荷运动时，老年人持续表现为通气 - 血流比失衡伴扩散能力降低。然而，剧烈运动时，肺动脉压增加，继而肺泡毛细血管中贯穿肺部的血流量会增加。随着灌注的改善，通气 -

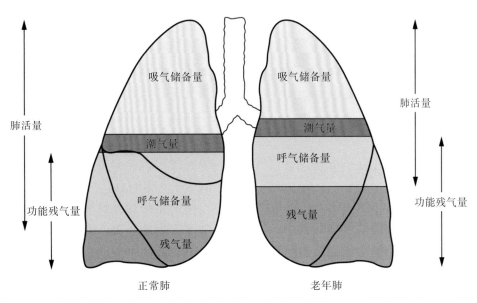

图 7-2　与衰老相关的肺容量变化示意图。请注意，随着衰老，吸气储备量（IRV），呼气储备量（ERV）和肺活量（VC）会降低。残气量（RV）和功能残气量（FRC）相应增加，使得肺总量维持不变

血流比趋向于平衡，肺功能和运动耐量得到了提升。

通过运动训练，老年人肺部对运动的反应有所改善（表7-1）。肺功能的改善主要是靠肺通气功能以及骨骼肌运动效率的提升，一定工作负荷下乳酸和二氧化碳产量的减少就是很好的佐证。个体能够以低百分比的最大自主通气量工作，对于既定的摄氧量（VE/VO$_2$），通气反应增强且感知到呼吸困难的次数减少。运动训练后最典型的肺功能的改善，亦可能归因于胸部活动性的增加。久坐不动者的肺功能的改善最为显著。临床上常用监测肺部对运动反应的措施见框表7-4。

框表7-4　测量肺对运动的反应的临床指标

- 呼吸频率（RR）
- 氧饱和度（SaO$_2$）
- 自感疲劳分级（RPE）
- 心率（HR）
- 耗氧量（VO$_2$）
- 无氧阈（AT）
- 动脉血气（ABG）
  氧分压（PaO$_2$）
  二氧化碳分压（PaCO$_2$）
  酸碱度
- 呼气峰流速
- 呼吸音
- 咳嗽
- 嘴唇、指甲颜色

表7-1　运动引起的年龄相关性肺改变

	衰老的影响	耐力运动训练后
次极量运动		
每分通气量（VE）	↑	↓
二氧化碳产量	↑	↓
血乳酸	↑	↓
极量运动		
最大运动通气量 [VE（max）]	↓	↑
最大自主通气量（MVV）	↓	↑
最大运动通气量/最大自主通气量	↓	↑

↑：上升，↓：下降

（经Elsevier惠允引自Protas E. Physiological change and adaptation to exercise in the older adult//Guccione A.Geriatric Physical Therapy. St Louis:Mosby）

分泌物滞留可使老年人易患疾病，运动可以通过增加微小的通气来帮助调动分泌物，进而防止肺功能下降。

肺的年龄相关性变化与疾病

随着年龄的增长，肺结构的衰弱和功能的下降一般对健康老年人的功能影响很小。当存在慢性肺疾病时，肺功能可能会限制老年人的运动能力。尽管慢性阻塞性肺疾病（chronic obstructive pulmonary disease，COPD）的生理变化与随年龄增长而观察到的变化相似，但是任何改变肺泡细胞功能或胸廓移动性的肺部疾病都会对肺功能产生负面影响。

COPD影响肺部变化的累积效应通常随着年龄的增长而出现，包括一系列的生理学效应。静息状态下，个体可能会、也可能不会表现出每分通气量的增加。在低强度工作负荷时，当肺试图改善通气－血流比失衡时，可以观察到每分通气量的早期增加。临床上，患有COPD的老年人可能出现慢性呼吸短促，但会认为这是衰老的正常现象。随着工作强度的增加或疾病的发展，呼吸功能的提升引起输送到呼吸肌的氧气的相对百分比增加。通常来说，当胸廓硬度减弱且扩散能力显著下降时，肺部肌肉做功所需的额外能量来自低效的无氧代谢。此时在临床上可以观察到明显的呼吸困难加重、心率加快、动脉氧分压下降，从而产生更大的每分通气量。此时，心脏试图提高其性能来满足机体对氧气需求的增加。对于一些心脏储备功能不足的患者而言，心功能可能会下降；此时若患者努力提高心脏做功，可能会导致心衰和氧气输送系统的进一步损害。

肺的年龄相关性变化可能会增加老年人罹患肺部疾病的风险。黏膜层增厚、气道内纤毛和纤毛功能的丧失、肌无力引起的咳嗽效能降低以及早期气道闭合伴闭合容积的增加，可能会导致老年人群患肺炎的风险增加。此外，与年龄相关的免疫系统生理功能、抗氧化剂防御能力的下降以及细胞修复过程的减弱可能更容易使衰老的肺受到感染。

重要的是，人们已经注意到，在胸部 X 线成像检查中发现的、似乎与疾病相关的变化实际上可能是正常的年龄相关性变化。与 55 岁的健康人群相比，不论吸烟史，75 岁以上的健康老年人 CT 检查均可发现支气管扩张、支气管壁增厚、小囊肿和胸膜下基底网状结构。这些正常的年龄相关性 CT 检查结果可能会引起大量的医学检查和不必要的治疗，进一步突出了需要通过更多的临床研究来协助临床医务人员区分年龄相关性变化与疾病的必要性。

总　结

年龄相关性变化发生在肺组织和肌肉骨骼泵中，疾病的发生加重了这些变化对机体的影响。

尽管运动训练的客观好处难以衡量，但患有肺疾病的老年人能够感受到劳动能力和健康感的改善和提升。呼吸和外周肌肉调节以及增加的胸廓移动性改善了肌肉骨骼泵的机械效率和组织的摄氧能力，这可能会中断一系列由呼吸困难、静息和呼吸困难加重引起的恶性循环，并使个体保持独立自主和主动活跃。此外，呼吸肌和腹肌肌力、耐力的提升均可以促进咳嗽的效果，有助于滞留分泌物的管理，进而降低肺部感染的风险。

（陈云强）

原文参考

Altose MD, Leitner J, Cherniak NS.1985 Effects of age and respiratory efforts on the perception of resistive ventilatory loads. J Gerontol, 40:147–153

Brandstetter RD, Kasemi H.1983 Aging and the respiratory system. Med Clin North Am, 67:419–431

Chan ED, Welsh CH.1998 Geriatric respiratory medicine. Chest, 114:1704–1733

Copley SJ, Wells AU, Hawtin KE, et al. 2009 Lung morphology in the elderly: comparative CT study of subjects over 75 years old versus those under 55 years old. Radiology, 251:566–573

Janssens JP, Pache JC, Nicod LP.1999 Physiological changes in respiratory function associated with ageing. Eur Respir J, 13:197–205

Lowman JD.2011 The aging pulmonary system. In: Hardage J (ed) Focus: Physical Therapist Practice in Geriatrics, Issue 4, pp.1–26

Pelkonen M, Notkola IL, Tukianinen H, et al. 2001 Smoking cessation, decline in pulmonary function and total mortality: a 30 year follow up study among Finnish cohorts of the Seven Countries Study. Thorax, 56:703–707

Pelkonen M, Notkla IL, Lakka T, et al. 2003 Delaying decline in pulmonary function with physical activity: a 25-year follow-up. Am J Respir Crit Care Med, 168:494–499

Polkey MI, Harris ML, Hughes PD, et al. 1997 The contractile properties of the elderly human diaphragm. Am J Respir Crit Care Med, 155:1560–1564

Puchelle E, Zahm JM, Bertrand A.1979 Influence of age on bronchial mucociliary transport. Scand J Respir Dis, 60:307–313

Watsford M, Murphy AJ, Pine MJ, et al. 2005 The effect of habitual exercise on respiratory-muscle function in older adults. J Aging Phys Act, 13:34–44

Wu CC, Shephard JO.2011 Imaging features of the normal aging chest. In: Katlic MR (ed) Cardiothoracic Surgery in the Elderly. Springer, New York, pp.143–156

Zadai CC(ed).1992 Pulmonary Management in Physical Therapy. Churchill Livingstone, New York

第 8 章

衰老对消化系统的影响

RONNI CHERNOFF

本章内容

概　述

在没有患病的情况下，年龄对胃肠（gastrointestinal，GI）功能几乎没有影响，这得益于多器官系统强大的储备功能。胃肠道主要有两大功能。第一个功能是对营养物及其副产物的摄入、消化、吸收、排泄；功能储备最大的是中肠、胰腺和肝脏。肠道有适应性，其功能性储备会趋于缓冲性改变，因此只有长期观察才能发现异常。消化道的近端（食管）和远端（大肠）则不一定是这样。第二个主要功能是一个过滤和抵抗致病菌的器官。

营养物的摄入、消化、吸收是维持营养状态的必要过程。因此，胃肠道的功能对营养的作用错综复杂，是影响个体营养状态的一个因素。由于生理功能随着年龄增长出现变化，老年人可能无法满足其营养需求并抵抗微生物。常见的胃肠道症状通常是非特异性的，无法揭示疾病本质及其严重程度。

由于年龄增大出现的生理变化包括身体净重和蛋白质减少、机体总水量减少、骨密度下降以及脂肪占体重比例增加。去脂体重和肌肉完整性减少以及迷走神经敏感性降低会影响肠道蠕动以及使食团通过胃肠道的能力。对于老年人而言，充足的营养是保持健康和病后康复的重要因素。值得注意的是，虽然很多研究都提到胃肠功能随着老化出现变化，但这些变化通常出现在患有影响胃肠生理功能或胃肠功能的慢性疾病的个体身上。

老化过程中的营养需求

能量

为老年人提供足够的营养物质使其保持健康状态，需要充分了解年龄对营养需求的影响。随着老龄化出现的变化中，证据最充分的是能量代谢的下降。能量需求的减少与蛋白质总量下降有关，而不是老化组织中代谢活动减少。

基础能量需求是指维持细胞、大脑和重要脏器正常运行的所有代谢活动所需的能量。主动代谢的减少导致能量需求的下降。

蛋白质

老年人的蛋白质需求可能会减少，以适应

更低的总去脂体重。但是，研究表明老年人蛋白质的需求有轻微的增加。有解释称是更低的热量摄入会减少饮食中氮的保留，因此需要摄入更多膳食蛋白质以维持氮平衡。报道称每餐摄入 25~30g 优质蛋白质将有助老年人保持肌肉质量，不过这需要纵向研究的评估。

蛋白质需求同样受制动影响，因为制动会造成氮流失。长期卧床、使用轮椅或者其他形式制动的老年人需要摄入更多的膳食蛋白质以维持氮平衡。手术、败血症、长骨骨折和氮异常丢失（比如因烧伤或者胃肠道疾病引起的氮过量丢失）会增加膳食蛋白质的需求。

一些临床医务人员担心会引起肾脏疾病而对老年人的高蛋白饮食非常谨慎。研究显示没有证据证明膳食蛋白质会使本没有肾脏疾病的个体肾脏功能退化。对于肾脏功能已开始下降的老年人来说，后续需要进行相关治疗。

脂肪

膳食中脂肪的主要作用是提供能量、必需脂肪酸和脂溶性维生素。因为合成必需脂肪酸只需要少量的脂肪，而脂溶性维生素又可以从其他的膳食来源获取，所以膳食脂肪最主要的作用是提供热量。对于老年人而言，限制膳食脂肪的摄入从而减少热量的摄入，这是一个不限制其他营养物质摄入，同时又可以保持能量平衡的合理策略；但是，对于某些个体而言，太严格地限制膳食脂肪的摄入可能会导致能量不足。

变更老年人饮食中膳食脂肪的种类和数量有一定的争议。作为降低心脏病风险的一个可控变量，对于 65 岁以上老年人变更膳食脂肪必要性的看法存在明显差异。降低老年人罹患心脏病风险的一个方法是减少饱和脂肪的摄入，同时增加多不饱和脂肪和单不饱和脂肪的摄入，以保持脂肪摄入总量不变。在 de Lorgeril 和 Salen 综述引用的一个研究中，曾经患心肌梗死的受试者会被安排进行地中海饮食，即摄入更多的碳水化合物、水果、绿色蔬菜和鱼，减少牛肉、羊肉、猪肉和单不饱和食用油的摄入。

跟没有改变饮食的对照组相比，在 2 年的随访中地中海饮食组发生心脏疾病或者死亡的情况更少。改良后的饮食方案中，总胆固醇和低密度脂蛋白水平都没有变化。因此建议地中海饮食作为冠心病二级预防措施。

碳水化合物

老年人通过饮食获取的碳水化合物（carbohydrate，CHO）摄入量大约需达到摄入热量总量的 55%~60%，特别是复合碳水化合物。代谢碳水化合物的能力似乎随着年龄的增长而逐渐下降。然而，葡萄糖是一种能被全身组织利用的有效能源物质，这对于大脑和红细胞的能量产生来说是非常必要的。

鼓励老年人摄入复合碳水化合物非常重要，因为肠蠕动随着年龄增长而减少，此类食物提供的纤维可促进肠蠕动。肠道功能紊乱可以通过高纤维饮食进行调节，包括便秘和憩室病。膳食纤维的摄入也可以降低总胆固醇、低密度脂蛋白和甘油三酯的水平。如果口腔健康状态不佳或者假牙固定不牢靠，那么新鲜的水果和蔬菜则很难嚼碎，而且这些食物不当季时很昂贵。谷类纤维可以作为代替物，但很难从谷类食物中获取充足的纤维。

维生素

尽管很多研究正在进行，但是 65 岁以上老年人维生素的需求大多都是推测。在老年人中，维生素缺乏特别是某些水溶性维生素缺乏可能存在，只是临床上症状不明显。在有压力的时候、生病或者受伤之后，微弱的储备能力无法代偿组织储存的快速耗尽，这时个体维生素缺乏将显而易见。亚临床型维生素缺乏症可能存在于饮食摄入充足但不过量的人群，因为这些维生素的吸收和利用会受到多重用药、营养供应单一或者小肠吸收微量营养素效率下降的影响。

水溶性维生素通常关注的是维生素 C 和维生素 B12。尽管维生素 C 的吸收似乎跟年龄变化无关，但是伤口愈合问题和易挫伤通常和维生素 C 缺乏有关。维生素 C 是组成胶原蛋白的要素，这些蛋白基质可将细胞连接起来，因此在产生新组织的时候需要维生素 C。维生素 C 的每日建议补充量（recommendended daily allowance，RDA）是 60mg/d，这个量超过绝大多数的美国人饮食摄入量。大剂量地补充维生素 C，组织维生素 C 很快达到饱和，多余的维生素 C 通过尿液排出体外。补充剂量太大（大于 1g/d）可能出现副作用，比如形成肾结石或敏感人群出现腹泻。没有证据表明大剂量的维生素 C 有助于伤口愈合，抵御普通感冒或者治疗癌症。

维生素 B12 是很多老年人都有缺乏风险的一种维生素。维生素 B12 的主要饮食来源是红色肉类和内脏器官，很多老年人因为其含有脂肪和胆固醇而将其排除出日常饮食。除了饮食不足之外，某些老年人患有萎缩性胃炎，从而导致胃酸分泌减少。胃酸对一系列蛋白质载体释放维生素 B12 的过程很有必要；然后维生素 B12 将与一种可以和维生素合成复合物的内因子结合，这样它才可以被吸收。萎缩性胃炎也会导致这种内因子的合成减少。维生素 B12 缺乏的症状通常是非特异性的，但包括了易怒、嗜睡和轻度痴呆等症状。

老年人一般不会缺乏脂溶性维生素（如维生素 A、D、E、K），因为老年人有能力将这些维生素储存在肝脏中。最大的风险是缺乏维生素 D，特别是一直待在家里和养老院、收容机构的老年人。日照时间有限，防晒霜的使用和奶制品摄入不足可导致这一风险。我们知道大量存在于皮肤的维生素 D 前体随着年龄的增加而逐渐减少，维生素 D 前体的合成需要接受太阳光照射，尤其是紫外线。膳食维生素 D 需要在肝脏和肾脏经过几次转化才具有活性；由于年龄增长，在肾脏进行的最后一次转化效率越来越低。由于维生素 D 是骨矿物化和免疫功能的重要营养素，所以需鼓励可能缺乏维生素 D 的老年人日常进食富含维生素 D 的食物。

对于维生素 A，其毒副作用的风险比缺乏风险更高。特别是正在吃非处方维生素补充剂的老年人，其中很多人维生素 A 的水平都很高。维生素 A 前体——β‐胡萝卜素近几年因其明显的防癌作用而受到大量关注。对大剂量 β‐胡萝卜素长效作用的探索还不充分。

矿物质

多数矿物质的需求不随年龄而变化。铁是一个例外。随着年龄增长和女性停经，组织中铁的含量会增加，所以铁的需求将减少。钙需求在近几年得到很多关注。有研究者建议钙的饮食摄入推荐量从原来的 800mg/d 增加至 1200mg/d，以降低患骨质疏松的风险。但是仍然有很多研究者认为不应改变钙的推荐量，因此老年人钙的需求尚存争议。

但对于大多数其他主要矿物质，比如钠和钾，其需求不受老化的影响，而受急性或者慢性疾病和相关治疗（药物）的影响。

水

水是老年人的一个重要营养素。液体摄入不足可能会导致快速脱水和与沉淀相关的问题：低血压、体温升高、便秘、恶心、呕吐、黏膜干燥、排尿减少和意识模糊。特别值得注意的是，这些问题很少归因于体液失衡，体液失衡是很容易纠正的。

足量的液体摄入才能抵消正常的体液丢失（通过肾脏、肠道、肺部和皮肤的体液丢失）和不正常的体液丢失，比如与体温升高、呕吐、腹泻或者出血相关的体液丢失。液体需求的合理预估值大约是按 1mL 液体 /kcal 摄入或者根据真实体重按 30mL/kg 摄入。对于所有的老年人，不管他们的体型和热量的摄入量，每天最小的液体摄入量是 1500mL/d。液体需求可以是水、果汁、饮料（比如茶或咖啡）、果冻或者其他在室温是液体的食物。胃管喂养的食物中含水量大概是 750mL/L；通过增加胃管喂养容量 25% 的水作为额外的水以消除固体位移是明智的。

符合以上所有的这些变化通常较为困难。鼓励老年人进行足量饮食可能与其健康、功能良好的胃肠道有关。年龄确实对胃肠道结构和功能有影响，因此评估老年人胃肠道功能很有必要。

年龄和胃肠道

口腔老化

　　与老化过程相关的变化影响了口腔的结构。骨质流失是一个常见的问题，在口腔，牙槽骨更容易变得脆弱，因此组织因口腔外伤、牙周疾病和牙齿缺失而出现功能障碍的可能性会增加。牙周、口周组织同样会出现营养不良，这将影响咀嚼和正常摄食。

　　随着去脂体重下降，牙龈组织会因疾病和萎缩而减少。其与骨吸收两个过程一起导致牙根龋、牙周疾病和假牙失去支撑结构。这些变化和口腔肌肉组织和黏膜的其他变化一起会使充分咀嚼食物变得困难。很多个体改变他们的饮食以减少咀嚼效率下降对摄食的影响，这将使他们有得营养不良的风险。而营养不良又增加了康复的难度并且和不良后果有关。

　　其他可能出现在口腔并影响营养状态的变化包括嗅觉、味觉敏感性下降，嗅觉、味觉消失和唾液减少，这些变化可能与疾病或药物影响有关。应当研究一下在慢性病患者中，这些情况出现的可能性。在康复期间，评估个体摄入充足营养素用于储存或者维持营养状态的能力很重要。

食管

　　食管是将食物从口腔运送到胃的管道结构。尽管它看起来不是胃肠道的重要部分，但其实食管功能紊乱对营养状态和从疾病或者其他生理问题中康复有深远影响。

　　食管最常见的功能紊乱是吞咽障碍。吞咽问题的表现可能是疼痛、呛咳、咳痰或呕吐。这些症状通常与梗阻、脑血管意外、神经系统疾病或肌肉退行性疾病有关。下食管括约肌薄弱、食管蠕动障碍和胃部损伤或者发生疾病造成的第二个问题就是胃食管反流。

　　安全摄入食物和水的关键是食管问题的诊断和纠正。改良饮食可能是一个合适的治疗，取决于功能紊乱的原因和严重程度。更严重的问题需要医学、药物或手术治疗。但无论是哪种情况，确保摄入足量的营养素对保持良好的营养状态很重要。

胃

　　胃在消化过程中有以下几个功能：通过机械活动磨碎食物；通过化学反应和酶促反应消化食物；储存部分消化的食物直至其可被运送至小肠。没有证据证明年龄对胃功能有显著影响；但是，与年龄有关的身体状况或者疾病会改变胃功能。

　　老年人最常见的胃部问题是萎缩性胃炎，消化性溃疡和胃食管反流。萎缩性胃炎可能会造成食物耐受不良的感觉，但更重要的是，它是造成维生素 B12 缺乏的主要原因，因为吸收这种维生素的消化过程需要胃酸。这种情况可能也会造成叶酸吸收不良。

　　尽管消化性溃疡在普通人群中的发病率似乎有所下降，但在老年人中却在增长。药物，比如组胺拮抗剂和抗酸剂，可能有多种副作用，从而引起其他问题，包括便秘、肠梗阻、骨质软化、腹泻、脱水和电解质紊乱。

　　胃食管反流通常与下食管括约肌功能不全有关。没有证据证明括约肌功能不全与年龄相关，但是一些老年人确实遇到了。

胰腺

　　没有强有力的证据证明年龄会显著影响胰腺功能；但是，随着年龄增长，葡萄糖不耐受似乎在增加，而胰岛素分泌在减少，分泌输出似乎减少了。除非胰腺输出低于正常的 10% 或者变化已经出现相关症状，否则胰腺输出减少在临床上就没有显著差异。

　　胰腺疾病在老年人中确实常见。老年人患急性胰腺炎可能会出现败血症或休克的严重后果。病情轻时会有短暂的疼痛、恶心和呕吐；患有胆道疾病的个体较易出现上述症状。病情严重时会有脓肿、其他脓毒血症症状或者休克；这可能需要手术处理或者应激代谢管理。

　　慢性原发性胰腺炎是老年病的一种。症状包括脂肪痢、糖尿病、胰腺钙化和体重下降。此类胰腺炎通常没有疼痛，且无法预测其疗效。

肝脏

肝脏质量会随着年龄增长而下降，这会导致肝脏结构和功能的变化。这点很重要，因为肝脏的很多功能（合成、分泌和代谢）对维持健康至关重要。这些功能更易受全身性疾病和肝脏疾病的影响，这两类疾病在老年人中都很常见。

在老年人中需要注意的两个重要变化是药物代谢的改变和蛋白质合成速率下降。这两个因素会导致以下能力的下降：个体对药物治疗适当地做出反应的能力、通过肝脏充分清除药物的能力和忍受疾病带来的生理负担的能力。对于经常进行多重用药的老年人，其清除能力是影响药物相关症状的主要因素。

小肠

消化道始于口腔，止于肛门，是一个运送食物及其代谢产物通过身体的肌性管道。摄入的食物几乎立刻受消化酶、化学反应、机械作用的影响。很多严格意义上的消化、吸收功能发生于小肠。年龄和疾病会影响小肠的正常功能。

最常见的碳水化合物代谢障碍是缺乏乳糖酶。乳糖酶缺乏随年龄和常见的消化道疾病出现，如病毒性胃肠炎、克罗恩病（节段性回肠炎）、细菌性感染和溃疡性结肠炎。症状与摄食牛奶和奶制品有关，当摄入的乳糖超过小肠产生的乳糖酶时即会出现症状。

另一个症状不明确的疾病是麸质过敏症；与对麸质的敏感性有关。麸质是小麦制品中常见的一种蛋白质。麸质过敏症通常是小肠损伤后暴露接触麸质引起的，会导致吸收不良和脂肪泻。治疗就是饮食过程中不要摄食含有麸质的食物，如小麦、黑麦或大麦制品，而改为摄食玉米、大米或者马铃薯制品。替换吸收不良的营养素（铁、叶酸、钙维生素D）是治疗的一部分。

老年人吸收不良的另一个原因是细菌过度生长。这一般跟胃部胃酸分泌减少和与年龄相关的小肠活动减少有关。通常认为吸收不良是由这样的条件导致的：维生素B12是一种有吸收不良风险的营养素。

其他可能损害小肠并削弱其消化和吸收必需营养素的能力的疾病包括放射性肠炎和炎症性肠病。放射性肠炎通常是治疗子宫颈癌、子宫癌、前列腺癌、膀胱癌或结肠癌的一种后果。由于小肠中的细胞快速分裂的特性，它们易受辐射损伤。腹泻、恶心、痉挛和腹胀的症状通常在治疗期后数年发生。吸收不良和脱水是潜在的营养后果，可能会出现炎症性肠病，其症状归因于其他疾病，因为它在老年人中较少见。

与消化和吸收肠功能一起，肠黏膜免疫系统是一种独立于外周免疫系统的黏膜免疫系统，它的功能与肠黏膜的营养功能并无关系。老年人免疫功能的恶化已被公认与年龄有关，老年人感染、自身免疫性疾病和癌症的发生率较高。虽然临床上对宿主系统和细胞介导系统中的免疫功能都有很好的描述，但对黏膜免疫的描述较少。

大肠

大肠的主要功能是吸收水、电解质、胆汁盐和短链脂肪酸。老年人经历的与大肠相关的主要病症是结肠癌、憩室病和便秘。如果诊断足够早，结肠癌的治疗方法有手术和放射治疗。老年患者的憩室病可能无症状，直到感染发生并且个体出现症状。老年患者的饮食治疗与年轻患者相同。

便秘是老年人常见的疾病。它可能因许多疾病而发生：神经系统疾病、药物影响、全身性疾病、液体摄入不足、缺乏膳食体积和缺乏身体活动。然而，主要问题可能是衰老的平滑肌，临床上对这种生理过程的探索很少，需要进行广泛的研究。治疗应基于病情的病因，包括充足的水合作用、膳食纤维和身体活动。

营养不良的饮食管理

与其他营养问题一样，应该鼓励康复中的患者尽可能多地吃东西。治疗中应首先治疗基础疾病，并酌情鼓励营养充足。食欲不振、饱腹感较早的老年患者更容易接受较少、频繁的膳食。如果液体过量不是禁忌证，口服液补充剂可以添加到固体食品中。再喂养的目的应该是提供患者实际体重的 35kcal/kg 和蛋白质至少 1g/kg。经验表明，只有 10% 有蛋白质能量营养不良的老年人能够口服摄入足够的热量以纠正营养不足；因此，大多数患者需要更积极的营养干预，例如肠内或肠外喂养。

总　结

随着时间的推移，衰老对胃肠道功能的影响会缓慢发生，但往往会导致营养障碍，从而影响营养的摄入、消化和吸收。在老年人中，维持营养状况的能力也会受到需要充足营养储备的慢性疾病和急性疾病的影响。对于所遇到的大多数变化，可以设计出营养解决办法；但最大的挑战是认识到存在问题，并尽快开始干预。

（王旭豪）

原文参考

Bitar KN, Patil SB 2004 Aging and gastrointestinal smooth muscle. Mech Aging Dev 125:907–910.

Campbell WW, Carnell NS, Thalacker AE 2014 Protein metabolism and requirements. In: Chernoff R (ed) Geriatric Nutrition: The Health Professional's Handbook, 4th edn. Jones & Bartlett, Boston, MA Cherniak EP 2013 Use of complementary and alternative medicine to treat constipation in the elderly. Geriatr Gerontol Int 13:815–816.

Clemens R, Kranz S, Mobley AR et al 2012 Filling America's fiber intake gap: summary of a roundtable to probe realistic solutions with a focus on grain-based foods. J Nutr 142:1390s–1401s.

de Lorgeril M, Salen P 2011 Mediterranean diet in secondary prevention of CHD. Pub Health Nutr 14(12A):2333–2337.

Johnson MA, Hausman DB, Davey A et al 2010 Vitamin B12 deficiency in African American and White octogenarians and centenarians in Georgia. J Nutr Health Aging 14(5):339–345.

Katz PO, Gerson LB, Vela MF 2013 Guidelines for the diagnosis and management of gastroesophageal reflux disease. Am J Gastroenterol 108(3):308–328.

Keim NL, Levin RJ, Havel PJ 2014 Carbohydrates. In: Ross CA, Caballero B, Cousins RJ (eds) Modern Nutrition in Health and Diseases. Lippincott Williams & Wilkins, Philadelphia, PA.

Kohlmeier M 2003 Carbohydrates, alcohols, and organic acids. In: Nutrient Metabolism. Academic Press, Boston, MA

McLachlan AJ, Pont LG 2012 Drug metabolism in older people – a key consideration in achieving optimal outcomes with medicines. J Gerontol A Biol Sci Med Sci 67(2):175–180

Paddon-Jones D, Rasmussen BB 2009 Dietary protein recommendations and the prevention of sarcopenia. Curr Opin Clin Nutr Metab Care 12:86–90.

Ravindran NC, Moskovitz DN, Kim Y-I 2014 The aging gut. In: Chernoff R (ed) Geriatric Nutrition: The Health Professional's Handbook, 4th edn.

Jones & Bartlett, Boston, MA Robbins J, Banaszynski K 2014 Swallowing problems in older adults. In: Chernoff R (ed) Geriatric Nutrition: The Health Professional's Handbook, 4th edn.

Jones & Bartlett, Boston, MA Scheen AJ 2005 Diabetes mellitus in the elderly: insulin resistance and/or impaired insulin secretion? Diabetes Metab 31:27–34.

Spencer SP, Belkaid Y 2012 Dietary and commensal derived nutrients: shaping mucosal and systemic immunity. Curr Opin Immunology 24:379–384.

Toner F, Claros E 2012 Preventing, assessing and managing constipation in older adults. Nursing 42(12):32–39.

Wang AY, Peura DA 2011 The prevalence and incidence of Heliobacter pylori-associated peptic ulcer disease and upper gastrointestinal bleeding throughout the world. Gastrointest Endosc Clin North Am 21(4):613–635.

第9章

衰老对血管功能的影响

KRISTIN VON NIEDA

本章内容

概 述

近年来，对衰老的研究显著增加。其中一些因素，如老龄化人口的增加，预期寿命的增加和医疗支出的增加，都是增长的原因。与衰老有关的研究也在范围内发展。早期研究的重点是确定单一原因或解释衰老。最近，老化被视为一个复杂的过程，其中许多因素和过程相互关联。因此，单一原因或过程不再足以解释血管衰老过程的复杂性。

年龄相关的变化发生在肌肉骨骼、神经肌肉、心血管、肺和消化系统。本章讨论心血管和呼吸系统的一部分，重点介绍衰老对血管系统的影响。正如这些系统相互依赖从而发挥作用一样，如果不了解其他系统伴随的年龄相关变化，就不可能单独阐述衰老对血管系统的影响。

血管系统结构和功能回顾

氧气运输系统是一个执行以下功能的生物系统：①将氧气从周围环境带入人体；②将氧气在全身进行循环；③在组织水平提供氧气；④终末阶段消除废物。血管系统是向工作组织输送氧气和营养物质的途径，也是从组织中去除代谢副产品的手段。血管网络提供一定量富含氧气的血液，使工作组织和肌肉能够在最佳水平上发挥作用。优先分流血液并将氧气输送到代谢需求最大的区域的能力，使血管系统成为氧运输系统的重要组成部分。

血管系统由三种基本的血管组成：动脉、毛细血管和静脉。血管每一层的厚度在整个血管系统中都是不同的，这取决于特定血管的位置和功能（图9-1）。

动脉系统的功能是容纳大量的血液作为心输出量，并利用弹性后坐力的特性来推动它

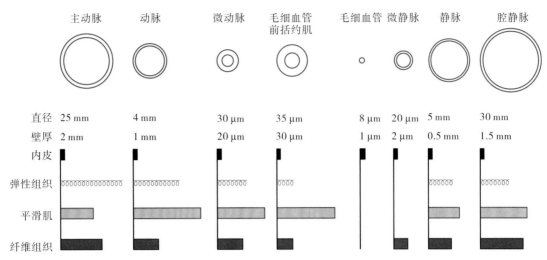

图 9 - 1　组成循环系统的各种血管壁的内径、壁厚和主要成分的相对量。由于从主动脉、腔静脉和毛细血管的大小范围巨大，血管的横截面未按比例绘制。（经惠允引自 Berne RM，Levy MN. Cardiovascular Physiology,4th. St Louis:Mosby,1981 ）

向前发展。动脉系统中平滑肌的存在使其能够通过自主神经和内皮细胞的控制和对局部代谢需求的反应来控制和指导整个血管系统的血液流动。

动脉的正常结构包括三层。外膜是最外层，并将血管附着在周围的组织上。它由纵向的结缔组织组成，有不同数量的弹性纤维和胶原纤维。中间层或介质通常是最厚的，是一个具有高度弹性，周向的纤维肌肉层。其功能是提供血管支持，并通过促进直径的变化来调节血流和血压。内膜是最内层，由一层连续的内皮细胞组成，功能是从血管壁分离血液。内皮细胞是循环血液与基础间质和细胞之间的屏障，并允许血液中的大分子选择性的运输以满足周围组织的代谢需求。内皮对物理和化学刺激释放的调节物质起着重要的作用，包括调节血管张力和生长，血栓形成和溶栓，以及与血小板和白细胞的相互作用。

毛细血管是最小和数量最多的血管，是动脉和静脉之间的联系。与动脉和静脉相比，毛细血管薄而脆弱，对氧和其他代谢产物的扩散几乎没有抵抗力。毛细血管壁为一个内皮细胞厚，它允许在组织水平交换营养和废物的产品。

静脉与动脉有相同的三层；然而，由于平滑肌和结缔组织较少，血管壁较薄，故不那么坚硬。静脉是电容血管，当血液离开毛细血管床时，静脉血管就成了血液的集合管。在任何时候，大部分的血容量都位于静脉循环中。维持更大的静脉血液储备可以使静脉充分回流，并在增加需氧量期间提供必要的储备。

静脉回流是心脏预负荷的主要决定因素，要保证足够的心输出量，就必须有足够的静脉回流。这种功能是通过静脉平滑肌收缩、外肌压迫和一系列单向内静脉瓣膜的组合来完成的。

衰老相关的血管系统改变

年龄增长和相关的血管改变被认为是心脏病的主要危险因素。心血管疾病时，衰老加速了结构和生理的变化，其他危险因素的存在进一步影响了变化的发生速度。因此，生理衰老和时间老化不能被视为等同。除了基本心血管结构和功能的改变以外，预期寿命的增加也延长了接触某些危险因素的时间。从这个意义上来讲，年龄相关的心血管结构和功能变化是心血管疾病机制的"伙伴"。更具体地说，年龄、疾病与血脂水平、糖尿病、久坐生活方式和遗传等其他因素之间的相互作用决定了老年人疾病的阈值、严重程度和预后。腹部肥胖等危险因素的存在与胰岛素抵抗、代谢综合征和糖耐量受损等代谢危险因素有关，加剧了衰老对血管系统的影响。

与年龄有关的心血管变化发生在健康、不健康和看似健康的老年人身上。Lakatta 和 Levy 区分了"成功"和"不成功"的衰老。"成功"的衰老指对于健康的个体，与年龄相关的变化对疾病的发展几乎没有什么威胁。"不成功"的衰老包括那些没有或还没有经历过临床心血管疾病的人，但是他们的年龄相关的心血管变化使他们未来有可能患上疾病。

衰老相关的结构变化

与衰老相关的结构变化发生在整个血管系统。大弹性动脉壁发生了重大变化，在 20~90 岁，内膜中层厚度增加了 2~3 倍。外膜最易受弹性纤维数量减少和胶原增加的影响，从而导致扩张性丧失，弹性后坐力减少，这对于调节血容量和推动血液进入血管系统至关重要。在内膜和中膜内钙化增加，弹性蛋白含量减少，弹性蛋白碎裂，胶原蛋白增加。这些变化导致收缩压升高、舒张压降低和脉压增大，进而可能影响心室肥厚、肾损害和不利的脑血管意外。内膜脂质沉积进一步促进血管壁增厚。这些结构变化似乎与疾病状态中所见的动脉粥样硬化变化相似，但即使是在没有隐匿性疾病的情况下，也会在动脉粥样硬化发生率较低的人群中发生。

最近的研究显示，端粒缩短与血管老化和心血管疾病有关。端粒是染色体两端重复核苷酸序列的一个区域，使细胞能够分裂并保护染色体末端不恶化。端粒随着细胞的分裂而缩短，细胞一般不会受到影响，直到端粒变得过短。当这发生时，细胞分裂停止，细胞衰老或细胞死亡就会接踵而至。Kovacic 等人报告了几项研究，这些研究将增加冠状动脉疾病或动脉粥样硬化疾病的发病率与缩短外周血白细胞端粒长度联系起来。此外，白细胞端粒长度每 10 年减少 6%~9%，对与端粒缩短相关的心血管事件有预测价值。在某种程度上，体育活动对维持端粒长度有积极影响。

衰老与微循环的显著变化有关，导致与年龄相关的内皮功能障碍。内皮细胞变得形状不

规则并且不再沿血管纵向生长。增加内皮渗透性，破坏选择性输送系统并导致大分子物质和促炎物质的浓度进一步促进斑块形成或动脉粥样硬化。在培养基中，血管平滑肌细胞增殖、迁移和渗透进入亚内皮细胞。不规则排列和内膜中膜厚度的增加会影响血液流动的动态和阻力，从而影响氧气和其他营养物的输送。

Lakatta 和 Levy 还报告，动脉僵硬可能受到血管平滑肌张力的内皮调节的影响。内皮功能的年龄相关变化进一步促进了大动脉和外周动脉中的血管刚度，从而阻碍了血管平滑肌的正常收缩能力。

血管壁厚度的年龄相关增加伴随着大动脉的扩张、顺应性丧失和动脉僵硬的增加，这在整个血管系统中可能不均匀。在周围血管中，血管直径的增加和壁增厚的增加较少。在大动脉中，存在与年龄相关的电容性顺应性损失，而小动脉顺应性的降低是振荡或反射性的。两种类型的顺应性改变都有助于在老化的血管系统中产生、推进和反射脉冲波。

脉波速度（Pulse wave velocity，PWV）是非侵入性测量血管硬化的指标，在轻微或没有动脉粥样硬化的人群中也会随着年龄的增加而增加，这表明血管僵硬程度的增加可以独立于动脉粥样硬化的变化。PWV 的增加与血管结构的变化有关，最明显的是胶原增加、弹性蛋白减少、弹性蛋白片段增加和培养基中的钙化。当正向脉冲波到达血管结构中的失配区域时，波通过动脉被反射回中心主动脉。而在年轻受试者中，反射波到达舒张期的近端主动脉；但老年人血管中的反射波传播得更快，并在收缩末期到达，从而导致心室的负荷增加以及对冠状动脉血流的潜在不利影响。

年龄相关的变化也会影响静脉血管。Hernandez 和 Frank 的僵硬度和静脉顺应性下降总体增加。静脉瓣膜开始失去其完整性，其单向流动的效率同时降低。保持静脉回流变得更加困难，并且存在静脉淤血和逆行流动的可能性。在研究股骨和长隐静脉的横截面积（cross-sectional area，CSA）时，发现 CSA 与体重指数、

性别和静脉曲张的存在相关，但不一定与年龄相关。

下肢静脉曲张更常见，其特点是血管壁的血管平滑肌成分和细胞外基质发生了曲折的扩张和变化，导致静脉淤滞和静脉回流。外周水肿的形成很常见。静脉曲张的发病率随着年龄的增长而增加，并且还受到体重指数、既往或家族史以及怀孕期间是否存在这种疾病的影响。据估计，女性静脉曲张的发病率在第 5 年至第 7 年期间从 41% 增加到 73%。同一时期，男性发病率从 24% 上升到 73%。虽然被公认为是最常见的血管疾病，但静脉曲张的存在与疾病的发展是否有关尚不清楚。经过超过 35 年的随访，来自规范的老龄化研究人群的结果显示，与无静脉曲张的男性相比，有静脉曲张的男性更不可能出现症状性充血性心力衰竭。

衰老相关的生理变化

年龄相关的血管结构改变进一步受到对心血管系统有重大影响的生理变化的影响。很难阐明所有相互关系的复杂性，本节只讨论系统之间相互作用的一部分。

收缩压（systolic blood pressure，SBP）随着年龄的增长而升高。Framingham 分析了 30 年间共 2036 名受试者的血压值并得出结论：SBP、脉压（pulse pressure，PP）和平均动脉压（mean arterial pressure，MAP）均伴随年龄增长而升高，舒张压（diastolic blood pressure，DBP）在早期（50 岁之前）呈上升趋势，晚期（60 岁之后）则下降。导致平均动脉压升高的原因是随着年龄不断增加的血管阻力；另一方面，左心室射血功能、大动脉硬化、早期脉搏波反射和心率的共同作用影响了 PP。SBP 升高的原因则是大动脉的血管阻力增加和血管硬化。在正常情况下，当动脉张力和 PWV 正常时（在受血管系统老化影响之前），反射的脉搏波在主动脉瓣关闭后到达心脏，从而增强了 DBP。随着年龄增长，动脉硬化加重且脉搏波速度增加，反射的脉搏波在主动脉瓣关闭前到达心脏，

导致 SBP 升高，DBP 无法被增强。DBP 在晚期下降与大动脉硬化有关。Franklin 等人得出结论，随着年龄的增长，血压变化的主导因素是动脉硬化，而不是血管阻力。随着动脉壁变硬，它们也变得不那么膨胀，大的中央动脉的管腔直径增加，以帮助调节从左心室射出的血量。

血管弹性回缩的丧失和硬化的加重导致血管主动收缩推送血液的能力下降。所以必须产生更高的脉压以输送足够的血液。由于心脏是产生初始推进力的泵，动脉系统顺应性的降低导致心脏负荷的增加。

在小动脉、毛细血管和内皮层，结构改变导致功能改变。内皮功能障碍会对血管系统产生巨大影响，因为内皮细胞的作用是复杂的，涉及多个系统。随着年龄的增长，内皮细胞完整性受损，内皮源性舒张因子（endotheliumderiived relaxed factors，EDRF）活性下降，其包括一氧化氮（nitric oxide，NO）、慢激肽（bradykinin）和超极化因子。EDRF 的释放通常会导致血管扩张，并抑制内源性收缩因子（endothelium-derived constricting factors，EDCF）（如内皮素、血管紧张素 II）的活性，血管张力及生长因子的兴奋性均由内皮细胞控制。随着 EDRF 活性的降低，血管变窄，从而导致流动阻力增加，PP 和 SBP 升高。NO 是内皮细胞健康所必需的，也是控制血管张力、抑制血小板功能和减少血管内膜增生的因素。氧化压力与衰老有关，可导致 NO 合成反应的钝化或减少，导致一些细胞的过度生长和增殖，这些细胞积聚并加重血管硬化和血小板凝结。对血管系统的影响包括血流严重减少和压力诱发的血管扩张，这妨碍了机体为满足需求对血供进行的必要微调。

内皮细胞的另一个随着年龄增长而变化的重要功能是调解促炎和抗炎反应，内皮细胞通过一系列复杂的反应控制 EDRF 和 EDCF 活性、生长因子、黏附分子、单核细胞、细胞因子、脂质和酶。促炎物质不再被充分抑制，导致局部炎症、斑块形成、血栓形成和斑块破裂。内皮功能障碍患者血浆 c 反应蛋白增多，而 c 反

应蛋白既是炎症的中介物又是炎症的标志物。

我们注意到静止时血流分布的变化规律。这种减少可能大部分归因于较小动脉和小动脉扩张能力的减弱。血管网的变化促使血管收缩也增加了血流的湍流。内皮对机械力有反应，如血流湍流的剪切力，消除炎症等症状。来自正常层流的剪切力能防止动脉粥样硬化形成。湍流的阻力明显大于层流，心血管系统克服阻力所需要的工作也会加强。

年龄相关的激素变化在血管变化的发展中发挥一定的作用。血管老化在男性和女性中是不同的。在男性中，循环的睾丸激素水平随着年龄的增长而下降。低睾酮与动脉硬化有关，并被认为是心血管危险因素。循环睾酮有助于NO的合成和利用，对血管健康至关重要。男性的内皮功能障碍比女性的发生更早，因为睾丸激素水平的下降开始于成年早期。在对睾酮与衰老有关的研究进行了全面回顾后，报告称年龄相关的睾酮水平下降与年龄相关的代谢和心血管疾病、胰岛素抵抗和动脉粥样硬化有关。雌激素似乎对内皮有保护作用，绝经后内皮功能突然急剧下降。绝经和与之相关的自然雌激素的下降往往与年龄有关的血管改变同时发生，这使得很难区分两者。

若能考虑到老化血管的结构和功能变化，认识到老化是心血管疾病的主要危险因素也就不足为奇了。

衰老相关的自主神经系统改变

随着年龄的增长，自主控制能力下降，主要表现为交感神经系统活动增强和副交感神经系统活动抑制。由于自主神经系统与心血管系统相互作用的改变，使得维持血流动力学的稳定性变得更加困难。血管中的β2受体响应能力降低。α1受体的血管反应不变或者可能随着年龄增长而增加。对β2受体刺激物响应能力的丧失，无论是否增加α1受体的刺激，都会导致α1受体介导的反应占主导地位。如果没有来自β2受体的足够的血管舒张输入，自

主介导的血管收缩将使先前描述的机制导致的血管收缩加剧。

随着年龄的增长，心肺反应的活性，尤其是压力感受器介导的反应会显著降低。压力感受器的活动受主动脉和颈动脉输血时血管壁舒张的需求控制。正常情况下，所需的舒张时间减少，会导致压力感受器活性降低，从而导致心脏搏出的信号激活，继而导致血压升高。这种反射活动是必不可少的，以防止直立时可能发生的直立性低血压反应。SBP和PP的影响通常发生在直立时，随着年龄的增长而变化。自主控制减少时，如果脉压的升高不能得到充分补偿，就可能引发直立性低血压。整体压力感受器活性下降，加上血管壁顺应性下降，这就阻碍了由于体位改变而在心脏和血管系统中通常发生的短期调节。

去适应作用是另一种导致过度直立性反应的生理状态。许多老年人久坐不动，导致功能失调。这种状态会使氧气输送效率降低和骨骼肌功能低下。一个功能失调的人需要更多的能量来完成活动，并且不能快速有效地适应体内平衡的变化。因此，在体位变化过程中，可能发生严重的直立反应。任何服务老年患者的医疗专业人员必须注意到这种直立反应增强的潜在可能性，并知道如何监测和治疗它。

血管反应在衰老过程中对运动锻炼的典型改变

在运动中满足身体需要是血管系统的一个重要功能。老年人对运动的反应的主要特点之一是，由于心血管系统无法满足需求，疲劳发作得更快。在运动过程中，血管系统的结构和功能变化阻碍了血管向组织供应更多的氧气。最大耗氧量（VO$_2$ max）是指人体输送和消耗氧气的能力。耗氧量随运动强度和运动量呈线性增加。随着年龄的增长，最大摄氧量的降低主要归因于体重下降和氧气传输系统老化，如消耗氧气和传输血液到肌肉的能力下降。这种不足通常会导致老年人在运动时更快地感到疲劳

（见第 6 章）。

在一项比较年轻人和老年人对运动峰值的反应的研究中，Stratton 等人报告了几个测量变量的差异，包含较低的心率反应和微量增加的射血分数。老年人的收缩压、舒张压和平均血压高于年轻人。在亚极量运动中，年轻人和老年人的射血分数没有差异。

正常情况下，运动或进行任何其他活动时交感神经均有参与调节，并导致肾上腺素介质的释放增加，这进而提高了大多数身体系统的活动水平，并在运动过程中引发心输出量和氧气输送量的增加。血管系统中 β2- 受体的减少使得运动过程中氧气输送的能力降低了。

在更局部的水平上，外周血管对代谢活动改变的反应较弱。正常情况下，骨骼肌代谢活动的增加会导致血管扩张，以满足组织的氧气需求。运动过程中骨骼肌血管上肾上腺素受体的刺激也会导致血管扩张。老年人血管扩张能力较弱，难以适应增加的代谢活动。同时老年人也表现出肾上腺素受体的活性降低。由于不能迅速增加血液供应，加之结构上血管扩张能力的下降，因此不能迅速将血液从代谢活动较低的区域分流到肌肉代谢较活跃的区域。失去这种机制会减弱老年人发挥肌力的能力。

研究表明，老年人在运动时，他们的心输出量更多地流向皮肤和内脏，而流向运动肌肉的比例较低。随着年龄的增长和缺乏活动导致肌肉质量的丧失，老年人的体温调节能力下降。正常的体温调节通过传导、对流和蒸发完成。出汗随着年龄的增长而减少。蒸发是运动过程中散热的主要机制，它是由交感神经介导的。老年人试图通过将更多的心输出量分流到皮肤，通过传导和对流来弥补这一损失，然而这种机制并不能在休息或运动时起到充分散热的效果。这种分流也会妨碍骨骼肌获取足够的血液（见第 10 章）。

随着年龄的增长，肌肉毛细血管密度降低，这进一步限制了工作肌肉的血液供应。动静脉氧差是衡量氧气输送功能的一个重要指标，也是衡量肌肉活动对氧气利用的指标。骨骼肌组织结构、线粒体和代谢酶的变化导致动静脉氧差降低，这表明运动过程中从毛细血管网中提取的供运动使用的氧更少。

血管反应在衰老过程中对运动锻炼的典型改变

Stratton 等人研究表明，运动训练对除收缩末期容积指数外的所有血管变量均有显著影响。研究还表明了老年人的最大耗氧量随工作量变化的比例与年轻人没有显著性差异。他们得出的结论是，尽管对短时间运动的反应不同，但在耐力运动训练的结果中，年老和年轻男性的心血管功能发生了类似的变化。

Marks 报道了与衰老相关的最大摄氧量下降，特别是在 45~55 岁人群中下降了 9%~15%，在 65~75 岁人群中加速下降，在 75~85 岁人群中进一步加速下降。在经常进行有氧运动的老年人中，这种摄氧能力的下降可以改善 10%~25%。女性的最大摄氧量损失大于男性。Marks 报道了一项研究，该研究表明每天步行约 3.2 公里可能与传统运动一样，可有效降低女性血压。

DeSouza 等人对健康男性进行了一项横向研究。得出结论认为有规律的有氧运动可以保护因衰老而受损的内皮依赖性血管舒张（endothelium-dependent vasodilatation，EDV）功能。有氧运动也可以改善经常久坐的中年男性和健康的老年男性的 EDV 功能。有氧运动干预主要包括散步。

久坐会使 25~75 岁健康的男性与女性的颈动脉顺应性下降 40%~50%。有规律的有氧运动可以减少这种损失，并在一定程度上恢复其顺应性。

Vivodtzev 等人对 17 例慢性阻塞性肺疾病（chronic obstructive pulmonary disease，COPD）患者进行了对照研究，以研究运动训练是否能降低动脉硬化。结果表明，训练组患者的动脉硬化有所改善，PWV 的降低与最大心率和耗氧量的变化所反映的运动能力的变化成比例。

总 结

氧气输送系统的所有部分包括血管均逐渐衰老。在康复治疗中，需要注意的是，老年人的力量和健身训练已被证明可以减少包括血管系统在内的许多身体系统功能的衰退。虽然训练并不能完全消除随着年龄增长而出现的不可避免的衰退，但其严重程度会有所减轻。

（王旭豪）

原文参考

Cleophas TJ, Van Marum R 2003 Age-related decline in autonomic control of blood pressure: implications for the pharmacological management of hypertension in the elderly. Drugs Aging 20:313–319.

D'Alessio P 2004 Aging and the endothelium. Exp Gerontol 39:165–171.

DeSouza CA, Shapiro LF, Clevenger CM et al 2000 Regular aerobic exercise prevents and restores age-related declines in endotheliumdependent vasodilation in healthy men. Circulation 102:1351–1357.

Evans WJ 1999 Exercise training guidelines for the elderly. Med Sci Sports Exerc 31:12–17.

Ferrari AU, Radaelli A, Centola M 2003 Invited review: aging and the cardiovascular system. J Appl Physiol 95:2591–2597.

Franklin SS, Gustin 4th W, Wong ND et al 1997 Hemodynamic patterns of age-related changes in blood pressure. The Framingham Heart Study. Circulation 96:308–315.

Harris KF, Matthews KA 2004 Interactions between autonomic nervous system activity and endothelial function: a model for the development of cardiovascular disease. Psychosom Med 66:153–164.

Hernandez JP, Frank WD 2004 Age and fitness differences in limb venous compliance do not affect tolerance to maximal lower body negative pressure in men and women. J Appl Physiol 97:925–929.

Hougaku H, Fleg JR, Najjar SS et al 2006 Relationship between androgenic hormones and arterial stiffness, based on longitudinal hormone measurements. Am J Physiol Endocrinol Metab 290:E234–E242.

Jacob MP 2003 Extracellular matrix remodeling and matrix metalloproteinases in the vascular wall during aging and pathological conditions. Biomed Pharmacother 57:195–202.

Kovacic JC, Moreno P, Hachinski V et al 2011a Cellular senescence, vascular disease, and aging: Part 1 of a 2-part review. Circulation 123:1650–1660.

Kovacic JC, Moreno P, Nabel EG et al 2011b Cellular senescence, vascular disease, and aging: Part 2 of a 2-part review. Circulation 123:1900–1910.

Kroeger K, Rudofsky G, Roesner J et al 2003 Peripheral veins: influence of gender, body mass index, age and varicose veins in crosssectional area. Vascular Med 8:249–255.

Lakatta EG, Levy D 2003 Arterial and cardiac aging: major shareholders in cardiovascular disease enterprises. Part I: aging arteries: a 'setup' for vascular disease. Circulation 107:139–146.

Lopes RA, Neves KB, Carneiro FS et al 2012 Testosterone and vascular function in aging. Front Physiol 3:89.

McVeigh GE, Bratelli CW, Morgan DJ et al 1999 Age-related abnormalities in arterial compliance identified by pressure pulse contour analysis: aging and arterial compliance. Hypertension 33:1392–1398.

Marks BL 2002 Physiologic responses to exercises in older women. Top Geriatr Rehabil 18:9–20.

Moore A, Mangoni AA, Lyon D, Jackson SH 2003 The cardiovascular system. Br J Clin Pharmacol 56:254–260.

Nagai Y, Metter EJ, Earley CJ et al 1998 Increased carotid artery intimal-medial thickness in asymptomatic older subjects with exerciseinduced myocardial ischemia. Circulation 98:1504–1509.

Novella S, Dantas AP, Segarra G et al 2012 Vascular aging in women: is estrogen the fountain of youth? Front Physiol 3:165.

Priebe HJ 2000 The aged cardiovascular risk patient. Br J Anaesth 85:763–768.

Scott TE, Mendez MV, LaMorte WW et al 2004 Are varicose veins a marker for susceptibility to coronary artery disease in men? Results from the Normative Aging Study. Ann Vascular Surg 18:459–464.

Scuteri A, Najjar SS, Morrell CH et al 2005 The metabolic syndrome in older individuals: prevalence and prediction of cardiovascular events: the Cardiovascular Health Study. Diabetes Care 28:882–887.

Seals DR 2003 Habitual exercise and the age-associated decline in large artery compliance. Exerc Sport Sci Rev 31:68–72.

Strait JB, Lakatta EG 2012 Age associate cardiovascular changes and their relationship to heart failure. Heart Fail Clin 8:143–164.

Stratton JR, Levy WC, Cerquireira MD et al 1994 Cardiovascular responses to exercise. Effects of aging and exercise training in healthy men. Circulation 89:1648–1655.

Taddei S, Virdis A, Ghiadoni L et al 1996 Menopause is associated with endothelial dysfunction in women. Hypertension 28:576–582.

Taddei S, Virdis A, Ghiadoni L et al 2001 Age-related reduction of NO availability and oxidative stress in humans. Hypertension 38:274–279.

Ungvari Z, Kaley G, de Cabo R et al 2010 Mechanisms of aging: new perspectives. J Gerontol A Biol Sci Med Sci 65:1028–1041.

Varicose Veins 2006 Statistics available at: www.cureresearch. com/v/ varicose_veins/stats_printer.htm. Accessed November 2013.

Vivodtzev I, Minet C, Wuyam B et al 2010 Significant improvement in arterial stiffness after endurance training in patients with COPD.Chest 137:1270–1275.

Weinert BT, Timiras PS 2003 Physiology of aging. Invited review: theories of aging. J Appl Physiol 95:1706–1716.

Werner C, Furster T, Widman T et al 2009 Physical exercise prevents cellular senescence in circulating leukocytes and in the vessel wall.Circulation 120:2438–2447.

第10章

体温调节：老年人的注意事项

JOHN SANKO

本章内容

概　述

　　核心体温是一种相对稳定的生理状态，也是最常测量的生命体征之一。除非发生发热性疾病，否则核心体温的变化幅度通常不超过 ±0.55℃。与其他哺乳动物一样，人的体温也必须维持在 37℃ 左右的狭窄范围内。如果其内部环境偏离最佳状态，则维持生命的生化过程就会发生变化。内部温度高于 45~50℃，会破坏各种酶的蛋白质结构，从而导致生化系统崩溃、组织破坏、严重病态甚至死亡（图10-1）。体温低于 33.9℃ 会使新陈代谢缓慢降至危险的低水平并破坏神经传导，从而导致大脑活动减少。当体温接近 30℃ 时会出现危及生命的心律失常（图10-1）。

　　所有恒温动物包括人类，都离死亡只有几度之遥。核心体温超出正常范围可能表明某些病理状态或体温调节系统的崩溃。体温调节中涉及的复杂性生理机制见图10-2。衰老以及正常衰老与生活方式改变之间的相互作用对个体体温调节能力的影响尚未完全明了。身体成分的变化、有氧能力的下降、久坐不动的生活方式、心脏病、糖尿病和肾功能衰退等慢性病患病率的增加以及与之相应的处方药使用的增加，使得老化对体温调节的真实影响难以确定。但是可以肯定的是，更健康并且更有活力的老年人维持体温的能力明显更强。

高　热

　　高热是核心体温超出正常范围的一种状况。高热可由感染、脑损伤、环境条件或剧烈运动引起。当发生感染时，致病微生物将热原性毒素释放到血液中，它们可到达大脑的温度控制中心并提高热调定点。发热状态实际上是对身体有益的，是免疫系统反应的一部分（第11章）。较高的核心体温会对入侵的微生物的复制能力产生不利影响，通常会限制感染的程度并使其受到抑制。

在老年人中，发热反应常常减弱或消失，这是老年人感染相关的发病率和死亡率增加的原因。当环境温度升至 30℃ 以上时，皮肤血管开始进行性血管扩张，随后出汗和蒸发。高湿度和体力活动等因素可放大环境温度对身体的影响，加重温度调节机制的负担。这些因素在家庭医疗中尤其是治疗虚弱患者时尤为重要。与发烧不同，体温的非发热性升高不利于体内稳态。如果正常的热调节受到任何损害，体温将可能达到危险的水平。当核心体温超过 40.7℃ 时，将可能发生中暑和不可逆性脑损伤（图 10-1）。

如果核心体温降至 34.1℃ 以下时，下丘脑的调节体温能力也会严重受损。如果体温持续不受控制的下降，运动控制、感觉和意识均将丧失，随着而来的可能就是心室颤动和死亡（图 10-1）。

下丘脑与温度调节

正常情况下，下丘脑是人体的恒温器，根据体内外温度调节散热、保温或产热机制。温度降低机制包括血管舒张、出汗、抑制颤抖和减少化学性产热作用。当体温开始升高时，从下丘脑到皮肤血管系统的交感神经传出将被抑制，允许血管扩张和增加皮肤与外部环境的热传递。这种机制能够使皮肤的散热增加高达 800%。出汗和蒸发散热进一步增强皮肤散热的能力。当身体遭遇寒冷时，下丘脑通过测量交感神经张力来保持或产生体热，导致皮肤血管收缩、毛发直立、颤抖和通过甲状腺素分泌增加代谢。这些机制的效率可能因皮肤萎缩、血管束减少和肌肉质量减少而改变，在下文将更详细地进行讨论。

活动和社会心理因素

尽管有应对温度变化的精密生理机制，行为改变可能是维持体温恒定、应对环境变化的

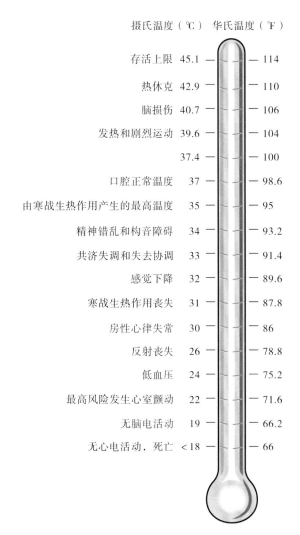

图 10-1　核心体温变化的生理后果。核心体温对生理功能有直接影响。极端核心体温将严重影响内环境稳定，这可能会产生致命的后果（数据来自 Guyton AC, Hall JE.Textbook of Medical Physiology, 10th, 2000,St Louis: Elsevier Saunders. 以及 Rhodes RA, Tanner GA. Medical Physiology, 2nd, 2003,Baltimore:Lippincott, Williams & Wilkins.）

最强防御措施。当我们的周围环境变得太热或太冷时，我们会尝试通过移动到更舒适的位置或更换恒温器或控制加热或空调来避免过冷。另外，我们可能会根据条件进行增添或减少衣物。当暴露在极端的环境条件下时，非常年幼的孩子、老年人以及身体或精神上无法自理的人处于最大的风险之中。这可能部分是由于他们无法识别情况的严重程度并采取适当行动所导致的。

由于机体或认知功能障碍，老年人常常为了自身的健康而依赖别人。随着年龄的增长，

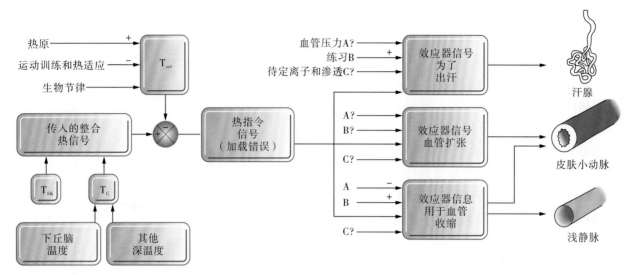

图 10-2　维持体温调节稳定的生理机制。任何体温调节机制的破坏或损害都可能导致体内平衡的不能维持。T_c，核心体温；T_{set}，身体的设定温度和影响它的因素；T_{SK}，皮肤温度（经 McGraw-Hill 惠允引自 Pandolf KB, Sawka MN, Gonzalez RR. Human Performance Physiology and Environmental Medicine at Terrestrial Extremes. 1988, Indianapolis：McGraw-Hill,. ）

慢性病的发病率急剧增加。据报道，65 岁以上人群中有超过 50% 的人由于关节炎而导致活动受限，并且有相当数量的其他骨科问题限制了他们的正常日常生活活动（ADL）。肌肉骨骼和神经系统疾病通常会使老年人的功能水平降低至部分或全部依赖于其他人来完成 ADL 的程度。体温调节障碍可能是为什么 ADL 依赖的老年人在 2 年内死亡率比完全独立的人高 4 倍的原因之一。此外，65 岁以上人中约有 15% 在某种程度上存在认知障碍。随着年龄增长，认知障碍的发生率迅速上升。在 85 岁及以上的人群中，近 50% 的人的精神功能有所退化。这些身体和精神障碍以及其他障碍，加上各种器官系统功能的降低，使老年人特别容易遭受体温调节负担。体温调节与老龄化已经从生理学角度被研究了一段时间，但最近更多的关注点被放在了行为体温调节的领域。仍需要对舒适温度和温度感觉之间的关系进行大量研究。舒适温度被定义为个体是否对环境条件感到满意或不满的心态，而温度感觉是由身体温度感受器的刺激引起的感觉。对温度变化的自主反应虽然必不可少，但对于我们的生存行为可能并不如温度调节那般强大和重要。

热损伤

中暑、热衰竭和低体温症在老年人群中最为普遍，并且与社会经济状况呈负相关。香港的一项研究显示，当平均环境温度在 28.2℃ 以上时，每升高 1℃，2 周内的死亡率将增加 1.5%。受影响最大的是 75 岁以上的人群、未婚者和女性。同样，在 2011 年为期 12 天的高温期间，澳大利亚的救护车呼叫、急诊科就诊及其死亡率的研究再次表明，75 岁以上人群受影响最大。当低收入的老年人在冬天因为无法支付高昂取暖费用而关闭暖气时，这无疑会使其发生体温过低。相反，无法负担空调费用的老年人死于中暑的可能性是那些能够获得空调制冷的人的 50 倍。虽然已由上文陈述过存在多种生理因素调节体温，但如果老年人个人只是待在室内，开启暖气或空调，并穿着更合适，无疑可以预防多种温度源性威胁。如果经济状况、身体或精神状况使这些行为无法实施，那么应将相关老年人转介给相应的机构，以保护其安全和福利。

生理因素

皮肤感受器和循环反应

即使老年人身体健康、思维敏捷，他们也不太能够感知皮肤温度的变化，这使他们更容易受到体温调节问题的影响。热和冷的温度感受器存在于皮肤、脊髓和下丘脑。与核心体温不同，皮肤温度变化极大。皮肤中的感受器为下丘脑提供关于散热、保持或产热量的重要反馈。皮肤下方的许多裸露的神经末梢对热和冷都很敏感。根据它们在感受到温度变化时产生的放电速率，它们被分类为温觉感受器或冷觉感受器。目前尚不清楚这些温度感受器的有效功能是否随着年龄的增长而下降。然而，由于它们的功能取决于是否有足够的氧气供应，因此可以合理地假设皮肤循环中任何与年龄相关的损伤均会降低温度感受器的效用。众所周知，随着年龄的增长，真皮变得更薄并且血供也越来越少。

皮肤厚度和循环的变化以及自主神经系统功能的降低改变了血管舒缩反应的有效性。血管运动机制可以改变皮肤的血流量，当暴露在极冷环境时血流量血流量接近零，当暴露在剧烈变暖的环境时可增加500%~1000%。皮肤表面汗液的蒸发有助于带走皮肤循环中的热量。一项将45~57岁男性与18~23岁男性进行比较的研究表明，在中等强度运动期间，老年男性出汗时间为年轻者的2倍。随后对老年女性的研究表明，老年女性出汗的机制存在更大的障碍。随着年龄的增长，汗腺的数量似乎没有显著变化。因此，我们有理由假设，自主神经系统功能的下降会降低汗腺的功能，并改变身体散发多余热量的能力。另外，下丘脑对温度变化的敏感性会降低，并且有证据表明该现象与年龄相关的自主神经系统功能下降有关。

在老年人群中，目前尚不清楚体温调节障碍有多少与年龄有关，又有多少是慢性病过程和久坐生活方式造成的。有氧运动增强了心血管系统散热的效率。研究发现，抗阻运动对维持或延缓老年人的肌肉萎缩特别有益，在没有禁忌证的情况下应予以考虑。肌肉不仅是产生热量的重要组织，而且是调节体温所需要的活动组织。

其他生理因素

摄入的食物和酒精，以及控制血压、心功能、抑郁和疼痛的药物，都对热平衡和热调节有影响。充足和均衡的饮食可为产热和保持足够的肌肉活性提供必要的热量。肌肉是人体新陈代谢和产生热能的主要器官，但在老年人可减少10~12%。65岁以上的美国人口中，有三分之一因经常食用营养价值低的不适当食物而存在某种形式的营养不良。热量摄入减少、基础代谢率降低、去脂体重减少和心输出量减少都可能导致老年人的体温调节产生变化。由于80%的热量消耗是为了维持体温，所以这种摄取量还会进一步加剧一些老年人的体温调节不良症状。虽然寒战可以使新陈代谢和产热增加300%~500%，但它也会受到肌纤维减少的不利影响。

药物可能产生的影响

尽管在研究衰老对体温调节功能的影响方面仍有许多需要深入的地方，但可以确定的是，身体条件和充足的营养有助于健康老年人保持体温调节功能。然而，并非所有的老年人都是身体健康的。许多人患有慢性疾病，这些疾病会影响他们应对温度即便轻微变化的能力。此外，各种各样的药物可能干扰维持热稳态所需的正常生理反应。例如，服用利尿剂治疗充血性心力衰竭或高血压的患者可能出现脱水。β-受体拮抗剂是另一类通常为老年心脏病和高血压患者开的药物。因为它们会降低心率、影响血液循环，所以会影响体温调节。

虽然在老年人中非法药物的使用最少，但滥用处方药是这一群体的主要问题。在一项针对社区独立生活老年人的调查中，83%的人报告他们正在服用两种或两种以上的处方药，平均每人3.8种。许多老年人被发现滥用处方药和非处方药。接受调查的个人报告说，服用阿司匹林、泻药和安眠药的剂量是推荐剂量的2~3倍。滥用泻药会进一步增加脱水的速度和严重程度，而镇静剂会破坏自主神经系统对环境条件做出反应的能力。此外，老年人的抑郁症常常会使用精神病药物。一些研究表明，这些药物对出汗反射的抑制会增加在长时间热浪中死亡的风险。

酒精还通过干扰血管舒缩系统和改变皮肤血流来抑制身体调节温度的能力，从而损害身体散热或保存热量的能力。酒精的脱水作用还可以通过减少血浆体积和降低出汗反应，引起体温调节不足。结合处方和非处方药，酒精会给个人造成严重的问题。

手术后的注意事项

在急性期和长期照护机构接受物理治疗的老年患者多为手术后患者。关节置换手术的巨大进步和成功使得这些手术相对普遍。术中血浆丢失可能会导致一定程度的脱水，但麻醉剂对这些患者的体温调节提出了更大的挑战。大多数麻醉剂和镇静剂通过阻断正常的产热活动而损害身体维持核心体温的能力。亚低温对术后患者有一些好处，但对老年人的风险会增加。核心体温下降2℃可显著增加髋关节置换术中的失血量，术中低温也会使24h内的缺血性心肌病的发生率增加。麻醉引起的体温过低也会导致伤口感染、延迟愈合和免疫抑制。老年人出现这些并发症的风险最大，因为他们更容易出现低体温症，即使只暴露在中等寒冷的环境中。

临床考量

尽管人们已经发现了许多与年龄有关的体温调节变化，但在健康老年人中，调节体内核心体温的能力似乎仍在可接受的范围之内。此外，在自主、循环和热功能的变化中，很少是仅仅生物老化而导致的。随着年龄的增长，可

导致体力劳动能力的下降、身体成分的变化、慢性疾病、各种药物的使用和滥用，以及认知功能的改变等均变得更加普遍，并影响与体温调节有关的各种身体系统的功能。对体温调节和衰老的研究普遍表明，衰老会减少汗腺分泌、减少皮肤血流量、心输出量，使外周血管收缩和肌肉萎缩。尽管有这些变化，健康的老年人似乎能够应付环境温度的大部分变化。性别也可能发挥重要作用。尽管男性和女性都会随着年龄的增长而减少肌肉量，但女性的体脂比例往往会有较大的增加，这可能解释了她们暴露于较冷的环境温度下能够更好地保持核心体温的能力。

当用运动或热疗治疗任何个体时，应考虑年龄因素。理想情况下，运动区域的环境温度应为19.8~22℃，相对湿度为60%或更低。如果要在户外进行运动，必须穿着合适的衣服。在温和的天气安排户外活动也很重要。在炎热的夏季午后或寒冷的夜晚进行运动是不明智的。因为老年人可能比年轻人更快地积聚热量却需要更长时间来消散热量，所以在通风良好的区域中的频繁休息时段应该被纳入所有运动方案中。

总　结

安全有效地使用运动、热、冷或水疗需要对个体的状况、病史以及承受热或低温负荷的能力进行全面评估。既往对热或冷过度敏感、雷诺病、荨麻疹、风疹、糖尿病或心脏病者，需在干预前进一步考虑。也应评估疼痛和温度觉。

在一些老年人中，直接加热和冷却组织的正常效果可能会改变（图10-3）。生命体征应与皮肤温度、感觉、颜色、出汗率和主观费力程度量表（perceived exertion，RPE）一起监测。对服用药物的个人以及认知和心理功能障碍的人应给予进一步的治疗。在生理上，老年人调节体内温度的能力会发生变化，这种变化会被许多并存疾病和其他因素放大。因此，确保恰当的体温调节行为可能成为照护者的责任。

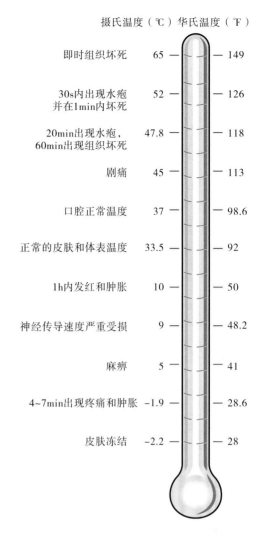

摄氏温度（℃）华氏温度（℉）

	℃	℉
即时组织坏死	65	149
30s内出现水疱并在1min内坏死	52	126
20min出现水疱，60min出现组织坏死	47.8	118
剧痛	45	113
口腔正常温度	37	98.6
正常的皮肤和体表温度	33.5	92
1h内发红和肿胀	10	50
神经传导速度严重受损	9	48.2
麻痹	5	41
4~7min出现疼痛和肿胀	-1.9	28.6
皮肤冻结	-2.2	28

图 10-3 直接暴露于冷热环境对机体组织的影响对于表面温度来说可能与核心体温有很大不同。无论核心体温如何，局部组织温度的极值都会导致细胞死亡和组织坏死。如果不加以纠正，局部的体温调节障碍可能会导致全身性的后果（数据来自 Guyton AC，Hall JE. Textbook of Medical Physiology.10thn，2000,St Louis:Elsevier Saunders. 以及 Rhodes RA，Tanner GA. Medical Physiology.2nd，2003，Baltimore:Lippincott，Williams & Wilkins）

如果发生体温调节危机，应遵循标准的急救和医疗程序（表 10-1 和表 10-2）。一些简单的预防措施可以帮助防止这些危机（框表 10-1 和框表 10-2）。这需要在温度调节和老化领域进行更多的研究，以解决许多相互矛盾的结果。在这些问题得到解答之前，医务人员必须在现有的知识、经验和共识的基础上，仔细考虑不同年龄人群的使用模式和运动形式。

表 10.1	与热有关的紧急情况	
情况	体征和症状	治疗
高温性水肿	脚和踝肿胀	抬高下肢并穿上支撑长裤，如果症状是心血管疾病的结果，可能需要药物治疗
热痉挛	严重的肌肉痉挛，特别是下肢	让患者在阴凉的地方休息，用湿毛巾冷却并饮用电解质液
热晕厥	血管中的血液淤积导致心输出量下降；症状涵盖从头晕到失去意识；典型的湿冷皮肤	让患者躺下，休息并喝电解质液。这种情况是由于个体不适应环境却在温暖环境中进行体力活动引起的
中暑	由于出汗过多而导致循环系统容积下降；皮肤发凉潮湿；恶心、头痛、神志不清、虚弱和低血压	休息和补液；可能需要电解质液。无意识发生的很少
心脏病	皮肤和核心体温高；意识丧失；偶发抽搐；皮肤干燥，说明失去了冷却的出汗机制	这是最严重的与热有关的情况。尽可能快地给身体降温。立即就医

引自 Pollak AN. Emergency Care and Transportation of the Sick and Injured，9th,2005，Boston:Jones & Bartlett.

表 10.2　与寒冷有关的紧急情况

情况	体征和症状	治疗
冻疮	长期接触后发生的皮肤病变，皮肤温度低于 15.4℃	保护受伤部位，防止再次暴露
战壕足病	肿胀的身体部位（通常是脚）；皮肤呈蜡状、有斑点；自诉麻木感；由于长时间暴露在冷水中而引起的	去除鞋袜，温地地进行再温暖；对水疱进行无菌敷料覆盖
亚冻伤	发红的皮肤变得白皙；麻木或刺痛；耳朵，鼻子，嘴唇，手指和脚趾通常受影响最大	轻轻温暖受累区域。如果病情不能自行解决，就按照冻伤治疗
冻伤	皮肤外观呈蜡状；可伴斑点	轻轻温暖但不要摩擦或挤压受伤部位。立即运送患者接受更高级别的医疗服务
低体温症	最初会有寒战；困倦或嗜睡；呼吸缓慢或心动过缓；可能丧失意识	在温和的情况下轻轻地使个体复温。立即转运中度至重度病例到高级医疗护理中心
冷过敏	荨麻疹、红斑、瘙痒、水肿；全身反应，包括低血压、心动过速、晕厥和胃肠功能障碍	轻轻地温暖并使个体适应环境

引自 Pollak AN. Emergency Care and Transportation of the Sick and Injured.9th,2005，Boston:Jones & Bartlett.

框表 10-1　如何避免体温过高

- 在高温和高湿的环境中穿宽松、轻便的衣服
- 在高温和高湿的环境中进行凉爽的浴缸或淋浴
- 即使不口渴，也要喝足够的液体
- 使用空调或风扇冷却和循环空气
- 在一天的高温时间避免过度运动，特别是在湿度较高且没有风扇和空调的情况下。这在家庭医疗保健环境中尤为重要
- 在进行体育锻炼或户外运动时，请务必小心。在炎热的天气里避免在阳光直射下工作。常在凉爽或阴凉的地方休息

框表 10-2　如何避免体温过高

- 穿几层宽松的衣服，戴一顶帽子
- 保持干爽
- 保持适当均衡的饮食
- 喝足量的液体，但限制饮酒量
- 天气变凉时，开启供暖设备
- 在进行体育锻炼或户外运动时，请务必小心。即使温度只是适度变凉，也会损耗大量热量。始终要注意体感温度
- 应经常检查社区中独居的老年人

（马　颖）

原文参考

Astrand PO, Rodahl K, Dahl HA et al 2003 Textbook of Work Physiological Basis of Exercise, 4th edn. Human Kinetics Publishers, Champaigne, IL

Blatteis CM 2011 Age-dependent changes in temperature regulation. Gerontology 58:289

Chan EYY, Goggins W, Kim JJ et al 2011 Help-seeking behavior during elevated temperature in Chinese population. J Urban Health 88:637 Farage MA, Miller KW, Berardesca E et al (eds) 2010 Textbook of Aging Skin. Springer, New York

Flouris AD 2010 Functional architecture of behavioural thermoregula-tion. Eur J Appl Physiol 111:1

Gonzalez EG, Myers SJ, Edelstein JE et al (eds) 2001 Downey and Darling's: The Physiological Basis of Rehabilitation Medicine, 3rd edn. Elsevier Mosby, St Louis, MO

Guccione AA (ed) 2011 Geriatric Physical Therapy, 2nd edn. Elsevier Mosby, St Louis, MO

Hall JE 2010 Guyton and Hall Textbook of Medical Physiology, 12th edn. Saunders Elsevier, Philadelphia, PA

Hooyman NR, Kiyak HA 2010 Social Gerontology: A Multidisciplinary Perspective, 9th edn. Pearson, Upper Saddle River, NJ

Kenney WL, Munce TA 2003 Invited review: Aging and human tem-perature regulation. J Appl Physiol 95:2598

Kenny GP, Yardley J, Braun C et al 2010 Heat stress in older individu-als and patients with common chronic diseases. CMAJ 182:1053 Mayer SA, Sessler DIet al (eds) 2004 Therapeutic Hypothermia. Marcel Dekker, New York

Nordon C, Martin-Latry K, de Roquefeuil L et al 2009 Risk of death related to psychotropic drug use in older people during the European 2003 heatwave. Am J Geriatr Psychiatry:1059-1067

Novieto DT, Zhang Y 2010 Thermal comfort implications of the aging effects on metabolism, cardiac output and body weight. Proceedings NCEUB Conference on Adapting to Change: New Thinking on Comfort, Windsor, April 2010. Available at http://nceub.org.uk. Accessed November 2010

Romanovsky AA 2007 Thermoregulation: some concepts have changed. Functional architecture of the thermoregulatory system. Am J Physiol Regul Interact Compar Physiol 292:R37

Schaffer A, Muscatello D, Broome R et al 2012 Emergency department visits, ambulance calls, and mortality associated with an excep-tional heat wave in Sidney, Australia, 2011: a time series. Environ Health 11:3

Van Someren EJW 2007 Thermoregulation and aging. Am J Physiol Regul Integr Compar Physiol 292:R99

Wongsurawat N 1994 Temperature regulation in the aged. In: Felsenthal G, Garrison SJ, Steinberg FU (eds) Rehabilitation of the Aging and Elderly Patient. Williams & Wilkins, Baltimore, MD

第11章

免疫系统老化

KANWAL RAZZAQ. GORDON DICKINSON

本章内容

概 述

人类拥有一套复杂的宿主防御系统，可以抵御环境中许多潜在的病原体。这些保护机制包括重要的机械和生理保护，如皮肤和黏膜屏障、会阴和尿道瓣膜的瓣膜结构、清洁液（泪液和呼吸道黏液）和非自主活动，如咳嗽。免疫反应是最终且最有效的保护机制，然而，这些防御经常被破坏。"免疫反应"通常是指体内细胞和体液的防御机制，尤其是那些后天获得的防御机制。

先天性和获得性免疫

免疫可分为先天性免疫和获得性免疫。先天性免疫的成分一般从出生时就存在，它们的发展不需要接触病原体。先天性免疫包括巨噬细胞／吞噬细胞系，它们在体内扮演着非特异性清道夫的角色，吞噬并杀死那些破坏皮肤或黏膜屏障的入侵者。为了帮助巨噬细胞，血清中有一种叫作补体和急性期反应物的物质，可以促进病原体的附着和吞噬。巨噬细胞以及补体和急性期反应物作为一种及时反映系统，几乎可以抵抗所有的细菌。然而，即使存在补体和急性期反应物，巨噬细胞也往往难以迅速有效地吞噬病原体。一些细菌如肺炎链球菌和流感嗜血杆菌，可形成多糖胶囊，保护它们免受这些防御的攻击。此外，许多病原体要么太大（如寄生虫），要么在细胞内的某个位置大量繁殖（如病毒、分枝杆菌和其他各种病原体）而不能被巨噬细胞吞噬。为了加强这些防御，人类已经进化出了有效且特异性的获得性免疫系统，但该系统必须通过首次接触病原体来引发。一旦到位，获得性免疫将是永久性的。术语"免疫力"一词通常是指获得性免疫系统的活性。

T 淋巴细胞和 B 淋巴细胞

获得性免疫系统的主要成分是 T 淋巴细胞和 B 淋巴细胞。所有的淋巴细胞都起源于骨髓中的祖细胞。一些细胞进化成 B 淋巴细胞，所谓 B 淋巴细胞是因为在鸟类中这些细胞起源于法氏囊。当 B 淋巴细胞被辅助 / 诱导的 T 淋巴细胞被激活时，B 淋巴细胞就成了抗体工厂。T 淋巴细胞在胸腺内循环，发展识别异物（抗原）的能力，保留抗原的记忆，并影响 B 淋巴细胞产生针对该抗原的抗体。这些高度特异的抗体附着在入侵者上，直接杀死或促进吞噬过程，最终导致入侵者从体内被消灭和清除。由于淋巴细胞保留了对入侵者的记忆，所以当再次接触到入侵者时，就会产生一种特定的、即时的反应。免疫系统发展和维持高效和特异性反应的能力是疫苗接种的基础。

自然杀伤细胞是淋巴细胞的另一个亚群，在被激活时，它具有选择和破坏异常宿主细胞（即恶性细胞）的能力，并通过破坏包涵宿主细胞的细胞来破坏细胞内病原体，如病毒。其他 T 淋巴细胞，即 T 抑制淋巴细胞具有一旦入侵者被击退就下调并关闭免疫反应的能力。巨噬细胞和淋巴细胞通过分泌被称为细胞因子的可溶性产物相互作用。还有许多独特的细胞因子，且其他种类的细胞因子仍有待被发现。

免疫功能改变和感染风险

衰老过程与免疫功能的变化有关，尤其是在由淋巴细胞系统控制或引导的那些功能。尽管一些研究表明，衰老过程本身可能是免疫系统对人体产生排斥反应的结果，但目前这一理论仍处于推测阶段。据观察，大多数与年龄有关的免疫功能改变与免疫功能的故障或缺乏有关。恶性肿瘤的发病率增加的部分原因是免疫系统失去了对异常细胞的监测和清除功能。衰老还与免疫系统某些方面的活动增强或失控有关。例如，在老年人群中单克隆（gammopathies）（多发性骨髓瘤）的发病率上升、抗特异性抗

体（针对其他抗体的抗体）和自身免疫抗体增多的概率随着年龄的增长而增加。早在我们对细胞免疫系统的复杂性及其各种成分的特殊性的理解开始之前，人们就已知胸腺逐渐萎缩，直到它在以后的生命中成为一种退化器官。免疫功能的研究表明，最显著的变化发生在免疫系统的细胞谱系内。B 淋巴细胞，即参与抗体（"体液免疫"）产生的细胞，即使在年迈的人体内也能发挥相对良好的功能。框表 11–1 列出了已被描述为与衰老相关的免疫功能的具体变化。

框表 11–1　与衰老相关的免疫功能的变化

- 胸腺萎缩伴胸腺激素减少
- 体外对白细胞介素 –2 的反应性降低
- 减少促有丝分裂的刺激细胞增殖
- 降低细胞介导的细胞毒性
- 增强细胞对前列腺素 E2 的敏感性
- 增加抗特异性抗体的合成
- 增加自身免疫性抗体
- 增加血清单克隆免疫蛋白的发病率
- 男性外周血 B 淋巴细胞代表性下降
- 减少迟发型超敏反应
- 增强干扰素 – γ、白细胞介素 –6、肿瘤坏死因子 – α 的合成能力

临床上，老年人的感染和感染阴性结果的风险都在增加。某些风险的来源可能是免疫功能的减退。例如，肺炎球菌肺炎的发病率和死亡率在整个青年期和大部分中年期较低，在 65 岁以上的人群中急剧上升。老年人的流感病例也有所增加，死亡风险显著增加。原发性变异性（水痘）对于老年人而言是一种可怕的感染，因为它可能导致严重的肺炎和脑炎，这在该人群中往往会导致致命的后果。老年人也有可能再次感染潜伏感染。例如，在老年人群中频繁出现水痘带状疱疹和反应性结核病。相反，有证据表明，免疫系统的衰老与合并疾病的数量密切相关，而不是与实际年龄相关。

与其他疾病相关的感染风险

并非所有感染风险的增加都归因于免疫

功能的变化。事实上,许多困扰老年人的疾病会导致对感染的抵抗力降低,而这与免疫系统的变化无关。例如,充血性心力衰竭导致的肺水肿通常是肺炎发展的一个促成因素,因为水肿会增加细菌繁殖并影响清除机制。外周血管病会导致皮肤和软组织的缺血性损伤,导致微生物直接入侵,同时破坏了血液将宿主防御带到入侵部位的可能性。另一个例子是脑血管意外,患者咳嗽机制受损,会厌闭塞功能障碍,伴有误吸风险。通常情况下,如果不清除短暂的口腔细菌定植,可能会导致支气管炎或肺炎。恶性肿瘤在老年人中更常见,通过多种机制增加感染风险。它们可以通过阻断正常的体液流动来干扰其净化作用——例如支气管内癌或喉癌——从而为细菌的夹带提供了条件,通常这些细菌会被黏液流带。恶性肿瘤还经常侵蚀正常的皮肤或黏膜屏障,提供直接侵入软组织和体腔的途径。此外,转移性恶性肿瘤常伴发空洞,这与细胞免疫功能受损有关。

所有这些疾病都可能间接增加感染的风险,原因很简单,因为在患者住院时,获得一种剧毒的多重耐药病原体的概率大大增加。

免疫功能失调的影响

如上所述,老年人免疫功能失调的主要临床意义是感染风险增加,感染发生时往往出现频繁而严重的病症。老年人中频繁发生的感染有很多种(框表 11-2)。这对医疗专业人员的影响是显而易见的。由于感染可能会迅速击垮免疫防御系统,并启动不可逆转的过程,医疗专业人员必须密切监测患者。早期的预警信号可能很微妙:感觉不适、心理状态变化(嗜睡、思维混乱)、食欲下降或体力活动减少。在老年患者中,这种临床症状和感染症状可能减弱;关键的线索很容易被忽略或归因于其他情况。发热(感染的标志)可能会被抑制,甚至可能被老年患者体温下降所取代,并且可能缺乏寒战。照护人员应注意细微的临床提示,并通过询问和检查患者进行调查,然后酌情使用实验

室和影像学检查。由于老年患者经常患有可能引起这些体征和症状的其他疾病,故往往难以及时准确的诊断。

框表 11-2　老年人中频繁发生的感染
• 肺炎
• 结核
• 菌血症
• 感染性腹泻
• 化脓性关节炎
• 尿路感染
• 皮肤和软组织感染
• 感染性心内膜炎
• 脑膜炎

干预治疗

由于检测致病病原体的细菌学分析需要数小时或数天,因此经常需要经验性治疗以避免与严重感染相关的过度的发病率和死亡率。当尚未证实存在感染且不明确致病微生物时,开始经验性抗微生物治疗的决定通常是有问题的。为了诊断和选择治疗,医疗专业人员必须权衡所有可用的证据,在典型的感染部位仔细寻找线索:呼吸道、尿道、皮肤压疮、导管插入部位以及胆道和胃肠道。如果决定开始经验性治疗,那么患者先前感染的情况以及最近在医院内接触院内病原体的经历将有助于医生选择合适的抗生素。在长期护理机构和家庭护理环境中以及当患者在不同治疗设备之间转移的情况下,确定可能的致病生物体并开始经验性治疗尤其困难。如果期望这种情况下的患者能够获得最佳治疗,那么医疗团队成员之间的有效和及时沟通是必要的。与所有医疗领域一样,预防比治疗更受青睐。注意日常治疗中看似普通的细节至关重要,以避免已知会使患者处于感染风险的情况。营养不良会让老年人更加虚弱,因此监测老年患者的营养需求并进行干预以确保他们达标是很重要的。这种营养干预可能只需要辅助进餐。虽然市面上有营养补充品,但为适应患者的口味和咀嚼功能而准备的均衡膳食通常就足够了。除此之外,还应采取精细

化措施以避免皮肤破损：例如，对不能动弹的患者要经常翻身，清洁由于尿失禁而弄脏的皮肤，并注意排便排尿习惯，尽量减少尿失禁。停止使用不必要的医疗设备（如静脉导管和导尿管），也可以减少两种最严重的医源性感染源。

预防医院感染的基本原则是严格遵循广为推荐的感染防治措施，但是这些措施却很少被谨慎执行。在许多医院，多重耐药菌的出现加剧了病原体医院内传播的问题，这种现象可能会在未来持续存在。医院和疗养院内由耐甲氧西林金黄色葡萄球菌（methicillin-resistant Staphylococcus，MRSA）和耐多药肠杆菌、链球菌甚至结核分枝杆菌引起的感染暴发已有文献记载。但是，大多数或全部院内感染暴发都是可以避免的。

运动和免疫系统

很显然，适当的体育锻炼对老年人来说是有益的，并且有数据表明运动有益于免疫功能。目前尚不清楚的是，这是一种直接的运动益处还是通过心理因素的间接获益。运动刺激显然是一个需要考虑的重要因素。有研究证明自然杀伤细胞的活性随着 10 周、每周 3 次、每次 10 组的阻力训练而增加。分级重量训练利用仪器进行，涉及 10 种不同的运动形式，并使用了 1 次最大重复次数（1 RM）的强度。无论如何，与个体的心血管和肌肉 – 骨骼条件一致的常规锻炼有益于老化的免疫系统以及老年人的总体健康。

疫苗

疫苗接种是预防医学的重要组成部分，特别是对老年人而言。然而，衰老的免疫系统可能对疫苗的有效性构成挑战。通常，诱导的抗体水平低于年轻人的水平。此外，在老年人群中，使用推荐疫苗预防感染失败的比例更高。但应该注意的是，即使疫苗失去作用，疾病通常也会得到改善。疫苗失败的主要原因是给

药失败。美国计划免疫咨询委员会（Advisory Committee on Immunizaiton Practices，ACIP）是为美国的公共卫生颁布疫苗指南的机构。ACIP 会根据现有的最佳科学信息定期更新这些指南。应鼓励所有成年人根据这些建议接种疫苗。在撰写本文时，推荐成人接种肺炎球菌、带状疱疹、破伤风 – 白喉 – 脱细胞性百日咳（tetanus–diphtheria–acellular pertussis，Tdap）和流感疫苗。

总　结

老年人免疫系统的变化增加了提供适恰当医疗保健的复杂性和挑战性。并存疾病使这一问题进一步复杂化。由于体温升高并不总是可见的，医疗专业人员和照护人员必须意识到感染的微妙表现，如感觉不适、嗜睡、混乱、食欲减退或身体活动减少。医疗干预的选择并不总是得到公认的，但良好的营养和感染预防是必要的。接种疫苗很有帮助，尽管它们的使用仍存在争议。

（马　颖）

原文参考

Akbar AN, Fletcher JM 2005 Memory T cell homeostasis and senes-cence during aging. Curr Opin Immunol 17:480–485

Castle SC, Uyemura K, Rafi A et al 2005 Comorbidity is a better pre-dictor of impaired immunity than chronological age in older adults. J Am Geriatr Soc 53:1565–1569

CDC (Centers for Disease Control and Prevention) 2013 ACIP Recommendations and Reports. Available at: www.CDC.gov/ vaccines/pubs. Accessed November 2013

Chen WH, Kozlovsky BF, Effros RB et al 2009 Vaccination in the elderly: an immunological perspective. Trends in Immunology 30:351–359

Gomez CR, Boehmer ED, Kovacs EJ 2005 The aging innate immune system. Curr Opin Immunol 17:457–462

Goronzy JJ, Weyand CM 2005 T-cell development and receptor diver-sity during aging. Curr Opin Immunol 17:468–475

Kohut ML, Lee W, Martin A et al 2005 The exercise-induced enhance-ment of influenza immunity is mediated in part by improve-ments in psychosocial factors in older adults. Brain Behav Immun 19:357–366

McFarlin BK, Flynn M, Phillips M et al 2005 Chronic resistance train-ing improves natural killer cell activity in older women. J Gerontol A Biol Sci Med Sci 60:1315–1318

Siegrist C, Aspinall R 2009 B-cell responses to vaccination at the extremes of age. Nat Rev Immunol 9:185–194

Simpson RJ, Lowder TW, Spielmann G et al 2012 Exercise and the aging immune system. Age Res Rev 11:404–420

第12章

老年人用药的注意事项

CHARLES D.CICCONE

本章内容

概　述

接受康复治疗服务的老年人通常需要服用药物来帮助解决急性和慢性疾病。这些药物旨在改善患者的健康，但它们经常会引起一些副作用，这可能对患者的康复治疗反应产生负面影响。由于许多因素的存在，包括药物过量使用、各种生理系统功能下降以及药物代谢和排泄改变，因此老年人更容易受到药物的不良影响。

特别是，肝脏和肾脏功能随着年龄而产生的相关生理变化会深刻地影响药物代谢和排泄。许多药物在肝脏中有一定程度的代谢和灭活，与年龄相关的肝脏缩小、血流量和酶能力降低会损害身体代谢这些药物的能力。同样，肾脏是药物排泄的主要部位，肾脏质量、血流量、过滤能力和肾单位功能的不断减少会造成身体从血液中去除各种药物及其代谢物的能力也随着下降。由于这些年龄相关的生理变化，身体无法及时和可预测地消除药物，从而导致药物积累和药物不良反应的风险增加。

其他生理系统的缺陷也可能增加老年人药物不良反应的可能性。例如，在服用苯二氮䓬类药物（即安定类药物）和其他损害平衡的药物时，平衡反应障碍的老年人更容易跌倒。在服用阿片类药物和其他影响认知的药物时，患有认知障碍的老年患者可能会变得更加糊涂。因此，与任何生理系统衰退相关的问题几乎肯定会被对该系统产生不利影响的药物所放大。

尽管如此，老年人往往依靠药物来帮助改善他们的健康和生活质量。因此，医疗专业人员应该了解老年客户服用的主要药物以及这些药物如何影响患者参与康复治疗。

这里讨论了一些用于治疗老年人常见疾病的主要药物。这个讨论并不是包罗万象，而是应该帮助临床医务人员认识并理解老年人服用的药物如何影响他们对康复的反应。

疼痛和炎症的治疗

阿片类镇痛药

阿片类药物（麻醉药）如吗啡和哌替啶（表

12–1）是强效镇痛药，可与脊髓和大脑中的神经元受体结合。这些药物可减少疼痛传导通路中的突触活动，从而减少疼痛感知。阿片类药物的常见副作用包括镇静、呼吸抑制、便秘和直立性低血压。医疗专业人员还应该意识到，老年人更容易受到阿片类药物引起的精神病反应，例如精神错乱、焦虑、幻觉和兴奋/烦躁不安。通过增加镇静或由直立性低血压引起的头晕，阿片类药物还会增加老年人跌倒的风险。这些反应在术后恢复的老年患者中尤为常见，可能是因为阿片类药物的副作用被全身麻醉的残余效应所放大，以及手术后经常发生的定向障碍和眩晕。

非阿片类镇痛药

非甾体抗炎药（nonsteroidal anti-inflammatory drugs，NSAIDs）是非阿片类镇痛药的主要组成部分。NSAIDs 包括了阿司匹林、布洛芬和其他类似药物（表12–1），这些药物对于治疗轻中度疼痛通常是有效的。实际上，这些药物能产生四种临床上重要的作用：缓解疼痛、减少炎症、减少发热以及减少凝血。也有大量证据表明 NSAIDs 可以减少某些癌症的发生风险，包括结肠癌和直肠癌。所有这些作用都是通过抑制被称为前列腺素的类脂化合物的生物合成来介导的。某些前列腺素通过增加缓激肽的伤害感受效应来介导疼痛的感觉。因此，由

表 12–1　镇痛药和抗炎药		
种类	常见药物	
	通用名	商品名
阿片类镇痛药	氢吗啡酮	地劳迪德，其他
	美吡利啶（哌替啶）	德美罗
	吗啡	众多商品名
	羟考酮	奥施康定，其他
	丙氧酚	达尔丰
非阿片类镇痛药	阿司匹林	众多商品名
NSAIDs	布洛芬	雅维，美林，其他
	酮洛芬	奥鲁地，其他
	酮咯酸	氨丁三醇，其他
	美洛昔康	莫比可
	萘普生	众多商品名
	吡罗昔康	费啶，其他
COX–2 抑制剂	塞来昔布	西乐葆
对乙酰氨基酚	–	泰诺林，其他
糖皮质激素	倍他米松	众多商品名
	地塞米松	众多商品名
	氢化可的松	众多商品名
	甲泼尼龙	美卓乐，其他
	泼尼松龙	众多商品名
	泼尼松	众多商品名

COX–2：环氧酶 –2；

NSAIDs：非甾体抗炎药

NSAIDs 介导的前列腺素合成抑制有助于减少各种临床疾病的疼痛感。NSAIDs 的主要问题是引起胃肠道不适，包括胃刺激和溃疡。这些药物也可能对肝脏和肾脏造成损害，尤其是对于已存在肝功能或肾功能不全的老年人。

除了传统的 NSAIDs 之外，还开发了称为 COX-2 抑制剂的新药。这些药物之所以如此命名是因为它们抑制了在病理条件下合成前列腺素的环氧酶 -2（COX-2）。COX-2 合成的前列腺素会产生疼痛、炎症和其他有害作用，而 COX-1 合成的前列腺素是有益的，通常有助于保护各种组织和器官。传统的 NSAIDs（如阿司匹林和布洛芬）会同时抑制两种类型的 COX，而 COX-2 抑制剂仅用于抑制有害前列腺素的产生（减少疼痛和炎症），而不影响胃、肾以及其他组织器官中的有益前列腺素。事实上，COX-2 药物引起胃病等副作用的发生率较低，使得一些老年人能够长期使用这些药物来治疗骨关节炎和其他类似疾病。然而，COX-2 药物在某些易患人群中也可能产生严重的心血管问题，包括心脏病发作和脑卒中。因此，对于有心血管疾病风险的人应该避免使用这些药物。目前，塞来昔布（西乐葆，Celebrex）是目前市场上唯一的 COX-2 药物，在治疗老年人疼痛时必须慎重使用。

对乙酰氨基酚（醋氨酚，旧称扑热息痛），是 Tylenol（泰诺林）和其他产品中的活性成分，属于另一种类型的非阿片类镇痛药。该药剂与 NSAIDs 的不同之处在于它不会产生任何明显的抗炎或抗凝血作用。同样，对乙酰氨基酚也不会产生胃肠道刺激，但可能会导致肝病患者或服用过量药物的患者出现严重的肝毒性。

抗炎药

炎症的治疗主要包括 NSAIDs 和抗炎类固醇。如前所述，NSAIDs 抑制前列腺素的合成，这种抑制作用降低了某些前列腺素的促炎作用。NSAIDs 倾向于对治疗表现出轻中度炎症的各种疾病时有效果。对于更严重的炎症状况通常需要使用称为糖皮质激素的抗炎类固醇。氢化可的松和泼尼松龙等药物（表 12-1）可抑制炎症

反应中的许多细胞学和化学过程，通常可使炎症的症状急剧减少。然而，糖皮质激素可引起许多严重的副作用，包括胶原组织的破坏、高血压、葡萄糖耐受不良、胃溃疡、青光眼和肾上腺皮质抑制。组织破坏（分解代谢）可导致严重的肌肉萎缩和骨质疏松症，特别是在已经有些虚弱的老年人身上。

精神药物

抗焦虑药

传统上焦虑症的治疗包括药物苯二氮䓬类，如地西泮和类似药物（表 12-2）。这些药物通过增加 γ- 氨基丁酸（gamma-aminobutyricacid，GABA，一种内源性神经递质）在控制情绪和行为的大脑区域的抑制作用而起作用。苯二氮䓬类药物的主要副作用是镇静作用。当长期持续使用这些药物（超过 6 周）时，也可能导致耐受性和生理依赖性。苯二氮䓬类药物在老年人中具有极长的代谢半衰期，这意味着代谢和消除这些药物需要很长时间。因此，苯二氮䓬类药物可以在老年患者体内不断累积并达到毒性水平，表现为混乱、言语不清、呼吸困难、动作不协调和明显无力。

一种称为丁螺环酮（布斯帕，Buspar）的非苯二氮䓬类抗焦虑药物在一些老年患者中也可能有效。这种化学分类为氮哌酮类化合物的药物可增加大脑中的血清素活性，从而减轻焦虑症状。丁螺环酮通常用于老年人，因为这种药物似乎不会产生镇静作用或引起耐受性和生理依赖性。然而，与苯二氮䓬类药物相比，它可能需要更长的时间来发挥其抗焦虑作用，并且在治疗严重焦虑方面可能没那么有效。

最后，即使是在无抑郁症的人身上，某些抗抑郁药如帕罗西汀（Paxil）和文拉法辛（Effexor）也可以减轻焦虑。这些药物影响对于情绪和行为起着很重要的胺类神经递质的功能（见下文），可能为那些对传统的抗焦虑药物没有充分反应的老年人提供有效的替代疗法。

表 12-2 精神药物

种类	常见药物	
	通用名	商品名
抗焦虑药		
苯二氮䓬类药物	阿普唑仑	赞安诺
	氯氮䓬	利眠宁，其他
	地西泮	安定
	劳拉西泮	阿蒂凡
	奥沙西泮	舒宁，其他
氮哌酮类化合物	丁螺环酮	巴斯帕
抗抑郁药		
三环类	阿米替林	Elavil，其他
	阿莫沙平	Asendin
	多虑平	Sinequan，其他
	丙咪嗪	Tofranil，其他
	去甲替林	Pamelor，其他
	三甲丙咪嗪	Surmontil
MAO 抑制剂	异卡波肼	Marplan
	强内心百乐明	Parnate
二代药	安非他酮	威博隽
	西酞普兰 [a]	Celexa
	去甲文拉法辛 [b]	倍思乐
	艾司西酞普兰 [a]	来士普
	度洛西林 [b]	Cymbalta
	氟西汀 [a]	Prozac
	马普替林	Ludiomil
	帕罗西汀 [a]	Paxil
	舍曲林 [a]	Zoloft
	文拉法辛 [b]	Effexor
抗精神病药		
	阿立哌唑	Abilify
	氯丙嗪	Thorazine
	氯氮平 [c]	Clozaril
	氟哌啶醇	Haldol
	奥氮平 [c]	Zyprexa
	丙氯拉嗪	Compazine，其他
	奎硫平 [c]	Seroquel
	利培酮 [c]	Risperdal
	硫醚嗪	Mellaril

MAO：单胺氧化酶；a：选择性血清素再摄取抑制剂；b：去甲肾上腺素血清素再摄取抑制剂；c：非典型抗精神病药

抗抑郁药

目前有几种不同类型和种类的抗抑郁药物（表 12–2）。这些药物的共同目标都是尝试增加使用胺类神经递质的大脑突触活动，包括儿茶酚胺类（去甲肾上腺素）、5– 羟色胺（血清素）和多巴胺。尽管详细的作用机制尚不清楚，但抑郁被认为是由控制情绪的大脑特定区域（即边缘系统）中这些胺类神经递质的释放、敏感性或突触后信号出现缺陷而引起的。传统的抗抑郁药是非特异性的，会导致使用去甲肾上腺素、血清素和多巴胺的突触活动都增加。然而，某些较新的抗抑郁药对血清素和去甲肾上腺素途径更具特异性（表 12–2）。这些药物包括选择性血清素再摄取抑制剂（selective serotonin–reuptake inhibitors，SSRIs），如氟西汀（Prozac）和舍曲林（Zoloft），以及血清素 – 去甲肾上腺素再摄取抑制剂（serotonin–norepinephrine reuptake inhibitors，SNRIs），如度洛西林（Cymbalta）和文拉法辛（Effexor）。关于哪种药物在治疗抑郁症方面最有效仍存在相当大的争议，但更新、更具特异性的药物可能在老年人中更受青睐，因为它们的副作用耐受性更好（见下文）。

传统的（非特异性）抗抑郁药的主要副作用是镇静、直立性低血压和降低乙酰胆碱功能（抗胆碱能作用）的结果，如口干、尿潴留、便秘、心动过速和精神错乱。这些副作用通常在老年人中更为明显，因为与年龄相关的各个生理系统功能衰退以及这些药物中的一些在老年人体内具有更长的代谢半衰期。例如，阿米替林（一种传统的非特异性抗抑郁药）在年轻人身上的消除半衰期通常约为 16h，而在健康老年人身上可能是两倍的时间（31h）。更具特异性的药物如 SSRIs 和 SNRIs 往往具有较少的镇静、降压和抗胆碱能作用，因此这些药物可优先用于老年人。抗抑郁药的另一个主要问题是药物治疗开始与抑郁症状改善之间通常存在 1~2 周的时间间隔，有些患者可能需要长达 6 周才能从这些药物中获得充分的益处。实际上在这段时间内，有些患者的抑郁症状甚至还可能会恶化。因此，临床医务人员在等待这些药物生效期间应特别留意并记录下任何抑郁症状的增加。

抗精神病药

精神分裂症和其他精神病与大脑某些多巴胺途径的活性增加有关，这反过来又会导致血清素和其他神经递质的失衡。因此，抗精神病药物通过阻断这些途径中的特定多巴胺受体，使多巴胺能影响正常化，并解决构成精神错乱的神经化学失衡。常用的抗精神病药见表 12–2。这些药物通常会引起以下副作用，如镇静、直立性低血压、抗胆碱能作用和运动功能障碍，包括迟发性运动障碍、假性帕金森病、严重躁动（静坐不能）和各种其他肌张力障碍和运动障碍。迟发性运动障碍的特征在于口腔 – 面部运动，例如伸舌头、磨颌、噘嘴鼓腮以及颈部躯干和四肢的各种其他不自主运动。这个问题通常被认为是抗精神病药物最严重的副作用，因为迟发性运动障碍的症状可能需要数月才能消失，或者在停用抗精神病药物后仍然无限期地维持着。一些较新的抗精神病药被认为是“非典型的”，因为它们与传统药物一样有效，但出现迟发性运动障碍和其他副作用的风险较低；因此，这些非典型抗精神病药可优先用于老年人。尽管如此，治疗师应该认识到服用抗精神病药物的患者的任何异常运动模式，特别是迟发性运动障碍的症状。

神经系统疾病

帕金森病

帕金森病的运动症状（运动迟缓、僵硬、静止性震颤）与基底节中多巴胺能神经元的减少有关。药物治疗的主要方法是左旋多巴（L–dopa），它是多巴胺的代谢前体。虽然多巴胺不会穿过血 – 脑屏障，但左旋多巴可以进入脑组织，随后转化为多巴胺，从而有助于恢复基底节中多巴胺的影响。左旋多巴通常与卡比多巴一起给药，卡比多巴是一种防止左旋多巴在外周循环中过早转化为多巴胺的药物。例如，一种名为 Sinemet 的药物就是左旋多巴和卡比多巴的复合制剂，保证了左旋多巴在转化为多巴胺之前到达大脑。

左旋多巴有着多种副作用，包括胃肠道刺激、低血压和精神病样症状。也有可能引起其他运动问题，包括运动障碍和肌张力障碍，尤其是在剂量较大时。然而，最具破坏性的问题通常与长期疗效的降低有关；最初对左旋多巴反应良好的患者，在连续使用 4~5 年后，疗效通常会逐渐减少。这种现象可能与帕金森病严重程度逐渐增加有关；也就是说，由于基底节中多巴胺能神经元的进展性衰减，药物治疗逐渐变得不能充分解决运动症状。帮助患者及其家人应对左旋多巴效力下降对身体和心理的影响是治疗师所面临的一项更艰难的任务。

其他几种药物也适用于帕金森病（表 12-3）。这些药物通常用作左旋多巴治疗的补充；但当左旋多巴耐受性差或不再有效时，它们也可作为主要药物。一种常见的策略是将几种药物以低剂量或中等剂量组合以获得最佳效果，同时避免了因大量使用任何单一药物而产生的过量副作用。

癫痫

表 12-3 列出了一些常用于控制癫痫发作的药物。这些药物作用于大脑，选择性地降低引发癫痫发作的神经元的兴奋性；然而，仅仅降低这些神经元的兴奋性而不引起整个脑部广泛地受到抑制通常是很难做到的。对于曾患有脑血管意外或闭合性颅脑损伤的老年患者尤其如此。因此，服用抗癫痫药物的老年患者特别容易出现副作用，例如镇静、疲劳、虚弱、不协调、共济失调和视力障碍（如视力模糊和复视）。治疗师应特别留意服用抗癫痫药物的患者的表现，因为这能够帮助确定剂量是否过高（如过量副作用所示）或过低（癫痫发作频率增加可证明）。

阿尔茨海默病

多奈哌齐（Aricept）、他克林（Cognex）和其他几种药物（表 12-3）有助于改善阿尔茨海默病患者的认知和智力功能。这些药物是胆碱能兴奋剂，它们可以减少大脑突触中的乙酰胆碱分解，从而有助于维持正遭受与阿尔茨海默病相关的神经元变性的大脑区域中乙酰胆碱的影响。另外一种药物美金刚（Namenda）也被开发作为治疗阿尔茨海默病的补充策略。该药物可阻断大脑中的 N- 甲基 -D- 天门冬氨酸受体，从而减少兴奋性氨基酸如谷氨酸的潜在破坏作用。目前可用的任何一种药物都无法治愈阿尔茨海默病，但它们可能有助于患者在疾病的早期阶段保留更多的智力和功能。与这些药物相关的主要副作用包括食欲不振和胃肠道不适（腹泻、恶心和呕吐）。

心血管药物

抗高血压药

有几类药物（表 12-4）可用于治疗老年人的高血压，且可减少高血压相关事件的发生率，如脑卒中、心肌梗死和肾脏疾病。血管紧张素转化酶（angiotensin-converting enzyme，ACE）抑制剂可阻止血管紧张素 II 的形成，血管紧张素 II 是一种强大的血管收缩剂和血管平滑肌生长兴奋剂。α 受体阻滞剂、β 受体阻滞剂和其他交感神经药物可减少心血管的交感神经系统刺激，从而降低心肌收缩力和外周血管阻力。钙通道阻滞剂通过限制钙离子进入组织来减少心肌收缩力和血管平滑肌收缩。利尿剂可增加钠和水的排泄，减少血管系统中的液体容量，从而降低血压。还有一些直接作用于血管的扩张剂（表 12-4）通过抑制血管平滑肌收缩来降低血管阻力。

患有高血压的老年人经常使用利尿剂进行治疗，因为这些药物相当安全且耐受性良好。ACE 抑制剂也越来越多地用于老年患者，因为这些药物可降低血压并预防心血管出现有害的结构改变。相反，交感神经阻滞剂和血管扩张剂往往会对老年患者产生许多不利的副作用，因此只能在严重的情况下使用。钙通道阻滞剂也可用于治疗老年人的高血压，但应避免以短

表 12-3　神经药物

种类	药物	使用理由
帕金森病的治疗		
多巴胺前体	左旋多巴（Sinemeta^a）	在脑部转化为多巴胺；帮助解决多巴胺不足
抗胆碱能药物	苯甲托品（Cogentin）、比哌立登（Akineton）、苯海拉明（Benadryl）	使由于多巴胺不足导致的乙酰胆碱失衡正常化
COMT 抑制剂	恩他卡朋（Camtan）、托卡朋（Tasmar）	预防左旋多巴在血液中的分解
多巴胺激动剂	溴隐亭（Parlodel）、卡麦角林（Dostinex）、普拉克索（Mirapex）、罗匹尼罗（Mirapex）、罗替戈汀（Neupro）	直接刺激脑部的多巴胺受体
MAO-B 抑制剂	雷沙吉兰（Azilect）、司来吉兰（Eldepryl）	减少脑部多巴胺的分解
抗癫痫药		
巴比妥类	苯巴比妥（Solfoton）、戊巴比妥（Nembutal）	增加脑部 GABA 的抑制作用；可能也抑制谷氨酸的释放
苯二氮䓬类	氯硝西泮（Klonopin）、氯氮䓬（Tranxene）	增加脑部 GABA 的抑制作用
羟酸类	丙戊酸（Depakene）	可能增加脑部 GABA 的浓度
乙内酰脲类	苯妥英（dilantin）	减少进入过度兴奋的神经元的钠离子
亚氨芪类	卡马西平（Tegretol）、奥卡西平（Trileptal）	与乙内酰脲类相似
丁二酰亚胺类	乙琥胺（Zarontin）	可能减少进入过度兴奋的神经元的钙离子
二代抗癫痫药	非氨酯（Felbatol）、加巴喷丁（Neurontin）、拉莫三嗪（Lamictal）、拉科酰胺（Vimpat）、左乙拉西坦（Keppra）、普瑞巴林（Lyrica）、卢非酰胺（Banzel）、硫加宾（Gabitril）、托吡酯（Topamax）、唑尼沙胺（Zonegran）	各种作用；通常是增加抑制性神经递质（如 GABA）的作用，或是减少兴奋性神经递质（如谷氨酸、天门冬氨酸）的作用。
阿尔茨海默氏痴呆的治疗		
胆碱能兴奋剂	多奈哌齐（Aricept）、加兰他敏（Reminyl）、利伐斯明明（Exelon）、他克林（Cognex）	增加脑部乙酰胆碱的影响
NMDA 拮抗剂	美金刚（Namenda）	对兴奋性神经递质（谷氨酸）的阻断作用

COMT：儿茶酚氧位甲基转移酶；GABA：γ-氨基丁酸；MAO-B：B 型单胺氧化酶；NMDA：N-甲基-D-天门冬氨酸；a：Sinemet 是复方卡比多巴（左旋多巴和卡比多巴结合）的商品名

效制剂形式使用，因为它们可能会过快地降低血压并增加某些患者心肌梗死的风险。因此，对于老年高血压患者，应优先使用钙通道阻滞剂的缓释制剂或连续释放制剂。

抗高血压药物会产生各种各样的副作用，取决于具体药物；然而很重要的是临床医务人员应意识到，当通过药理学方式降血压时，经常会出现血压过低和直立性低血压的情况。血压有可能会下降超过 10~20mmHg，尤其是当老年患者突然坐起或站起时。同样，必须非常谨慎地使用会引起外周血管广泛扩张的物理治疗干预措施（如在 Hubbard 槽或水疗池中进行的温水浴），因为这些干预措施在老年人身上会增强降压药物的作用，产生危险的低血压。最后，一些抗高血压药物如 β 受体阻滞剂，会减弱心脏对运动的反应，这种作用可能会限制人们进行高心输出量需求的活动期间的运动能力，例如爬楼梯和运动训练。

充血性心力衰竭的治疗

充血性心力衰竭（congestive heart failure，CHF）通常发生在老年人身上，其特征是心肌泵血能力进展性的衰减。地高辛等洋地黄糖苷类药

表 12-4 心血管药物

种类	药物	使用理由
抗高血压药		
ACE 抑制剂	卡托普利（Capoten）、依那普利（Vasotec）、赖诺普利（Prinivil）	可阻止血管紧张素 II 的形成；促进血管扩张和增加血管顺应性
α 受体阻滞剂	多沙唑嗪（Cardura）、哌唑嗪（Minipress）、特拉唑嗪（Hytrin）	减少血管的交感神经系统刺激，从而促进血管扩张
β 受体阻滞剂	阿替洛尔（Tenormin）、美托洛尔（Lopressor）、纳多洛尔（Corgard）、普萘洛尔（Inderal）	减少心脏的交感神经系统刺激，从而降低心肌收缩力
钙通道阻滞剂	地尔硫卓（Cardizem）、硝苯地平（Procardia，其他）、维拉帕米（Calan，其他）	促进血管扩张，通过限制钙离子进入心血管以降低心肌收缩力
利尿剂	氯噻嗪（Diuril）、呋塞米（Lasix）、螺内酯（Aldactone）	降低血管内液体容量；减少心脏工作负荷
血管扩张剂	肼屈嗪（Apresoline）、米诺地尔（Loniten）	通过抑制血管平滑肌收缩来促进血管扩张
充血性心力衰竭的治疗		
洋地黄糖苷类	地高辛（Lanoxin）	通过增加心肌的钙离子浓度以增强心肌收缩力
其他	利尿剂、ACE 抑制剂、β 受体阻滞剂、血管扩张剂	见上文
高脂血症的治疗		
他汀类	阿托伐他汀（Lipitor）、氟伐他汀（Lescol）、洛伐他汀（Mevachor）、普伐他汀（Pravachol）、瑞舒伐他汀（Crestor）、辛伐他汀（Zocor）	降低总胆固醇、LDL 胆固醇和甘油三酯水平
纤维酸类	非诺贝特（Tricor）、吉非罗奇（Lopid）	主要降低甘油三酯水平；也可促进 LDL 分解
其他	消胆胺（Questran）、依泽替米贝（Zetia）、烟酸（Nicotinex，其他）	降低总胆固醇

LDL：低密度脂蛋白

物通常用于治疗 CHF（表 12-4）。这些药物会增加进入心肌组织的钙离子，从而增加收缩力。洋地黄类药物通常会产生暂时的血流动力学改善，减少 CHF 的症状；但这些药物不会改变疾病的进展或降低与心力衰竭相关的相当高的发病率和死亡率。这些药物的安全范围很小，并且可以在血液中快速累积，从而对老年患者产生毒性。洋地黄毒性主要表现出以下症状：胃肠道不适、精神错乱、视力模糊和心律失常等。临床医务人员应警惕这些症状，因为洋地黄引起的心律失常可能非常严重，甚至致命。

正是由于洋地黄类药物有这些问题，目前已有其他药物单独使用或与洋地黄类药物一起使用于 CHF 患者的治疗。可使用利尿剂和血管舒张剂来减少衰竭心脏的工作负荷，分别是通过减少液体容量或降低血管阻力。更重要的是，ACE 抑制剂可以减少血管紧张素 II 介导的血管收缩和血管肥厚，从而降低心脏工作负荷。与洋地黄类药物不同，ACE 抑制剂似乎可改善心力衰竭患者的预后，并降低与 CHF 相关的发病率和死亡率。老年人可以很好地耐受 ACE 抑制剂，并且具有相对较小的副作用，例如轻度过敏反应（皮疹）或持续性干咳。因此，ACE 抑制剂现在被认为是许多老年 CHF 患者的主要治疗方法。

高脂血症的治疗

目前市场上已经引入了几种药物来帮助改善血浆脂质分布并减少动脉粥样硬化对心血管系统的不良影响。降脂药的主要种类是他汀类药物（表 12-4）。他汀类药物可抑制一种称为 3- 羟基 -3- 甲基戊二酰辅酶 A（3-hydroxy-3-methylglutaryl coenzyme A，HMG-CoA）的酶，该酶负责合成体内胆固醇。这种作用降低了内源性胆固醇的生物合成，并且还促进了对血浆脂质的许多其他有益作用（降低低密度脂蛋白和降低甘油三酯）。第二类抗高血脂药是纤维酸类药物。尽管其作用的确切机制尚未明确，但纤维酸可降低甘油三酯水平并增加低密度脂蛋白的分解。还有其他药物可供选择（如依泽替米贝和烟酸），这些药物以不同的方式起到治疗高脂血症的作用。

用于治疗高脂血症的药物会产生各种副作用，包括胃肠道功能紊乱（恶心、痉挛、腹泻）。他汀类药物还可以产生肌肉疼痛、虚弱和炎症。这种所谓的"他汀类药物引起的肌病"在某些人身上可能非常严重，甚至会导致骨骼肌组织的破坏（横纹肌溶解症）。因此，如果老年人或任何服用降脂药物的个体发生自发性的肌肉疼痛，应立即将患者转诊给医生，以确定疼痛的来源。如果怀疑是他汀类药物引起的肌病，则通常需要停药，并且需要让患者休息数周以从肌肉损伤中恢复，然后才可以恢复运动或进行其他剧烈活动。

总 结

药物治疗通常会对接受康复治疗的老年患者产生有利和不良反应。治疗师和其他临床医务人员必须了解老年人通常服用的药物类型以及这些药物可能出现的副作用。老年患者更容易受到药物不良反应的影响，临床医务人员应该在帮助确定老年人有问题的药物反应方面发挥更重要的作用。同样，治疗师也必须能够计划和调整康复策略，以使得药效最大化，同时尽量减少或避免不良反应。

（洪文侠）

原文参考

Aronow WS.2012 Current approaches to the treatment of hypertension in older persons. Postgrad Med, 124:50–59.

Atri A.2011 Effective pharmacological management of Alzheimer's disease. Am J Manag Care, 17(suppl13):S346–S355.

Bottino CM, Barcelos-Ferreira R, Ribeiz SR.2012 Treatment of depression in older adults.Curr Psychiatry Rep, 14:289–297.

Gatti D, Adami S.2010 Coxibs: a significant therapeutic opportunity.Acta Biomed, 81:217–224.

Jankovic SM, Dostic M.2012 Choice of antiepileptic drugs for the elderly: possible drug interactions and adverse effects. Expert Opin Drug Metab Toxicol, 8:81–91.

Last AR, Ference JD, Falleroni J.2011 Pharmacologic treatment of hyperlipidemia. Am Fam Physician, 84:551–558.

Morrissey RP, Czer L, Shah PK 2011 Chronic heart failure: current evidence, challenges to therapy, and future directions. Am J Cardiovasc Drugs 11:153–171.

Papaleontiou M, Henderson Jr CR, Turner BJ, et al.2010 Outcomes associated with opioid use in the treatment of chronic noncancer pain in older adults: a systematic review and meta-analysis. J Am Geriatr Soc, 58:1353–1369.

Petrovic M, van der Cammen T, Onder G.2012 Adverse drug reactions in older people: detection and prevention. Drugs Aging, 29:453–462.

Rheinhold JA, Mandos LA, RickelsK, et al.2011 Pharmacological treatment of generalized anxiety disorder. Expert Opin Pharmacother, 12:2457–2467.

Shi S, Klotz U.2011 Age-related changes in pharmacokinetics. Curr Drug Metab, 12:601–610.

Shin JK, Malone DT, Crosby IT, et al.2011 Schizophrenia: a systematic review of the disease state, current therapeutics and their molecular mechanisms of action. Curr Med Chem, 18:1380–1404.

Singer C.2012 Managing the patient with newly diagnosed Parkinson disease. Cleve Clin J Med, 79(suppl2):S3–S7.

第13章

老年人实验室检查的注意事项

CHRISTINE STABLER

本章内容

概　述

在所有活到 65 岁的人中，超过一半以上的人到今天仍活着。这一引人注目的声明对老年人持续照护具有重要意义。到目前为止，很少有研究来评估老年人实验室检查中的具体差异。

人类基因组计划已经完成，许多生物功能的遗传基础已经被确定；然而，关于衰老的生物学还有很多东西需要探究。众所周知，细胞和组织具有有限的寿命，并且生长和复制随着年龄增长而减慢。然而，似乎有许多代谢和生物功能在人类的整个生命周期中保持不变。将这些数据从组织外推到整个人体具有一定的风险，但这样做是准确的，因为衰老本身没有可预测的生物化学变化。随着人们年龄的增长，他们会变得更加不同，这与人们对衰老的刻板印象背道而驰。系统功能的突然下降或实验室检验值的显著变化应归因于疾病的影响，而不是正常的衰老。最后，在没有疾病或可改变的危险因素的情况下，健康老年的概念绝对有效。本章将回顾健康的年轻人和健康的老年人之间的实验室指标差异，并确定在没有疾病的情况下发生的已知变异。

年龄相关的注意事项

在评估老年患者的时候，有一些基本原则是适用的。在衰老过程中，大多数器官系统的代谢储备有所下降，特别是在心血管、中枢神经、胃肠道、造血和内分泌系统中。疾病状态将影响这些脆弱的系统，通过实验室检查可以明显看出，这些人的指标变化比年轻人更快。老年人脆弱的肾脏和肝脏系统更容易受到药物作用的影响，并且对副作用的耐受性较差。

正常实验室值来自对被认为是无疾病健康人群的分析。正常范围是基于平均值的正或负 2 个标准偏差（standard deviations，SD）之间。用于分析的人群是年龄非均质的，并假设老年人与年轻人相同。在许多情况下，这可能是正确的，但通常缺乏老年人实验室检查的适当参考范围。具体差异可能是由于老年人口增长最快的部分，即 75 岁以上人群中某些生物储备的丧失。随着年龄的增长，实验室值出现了一些可预测的变化，这可能归因于正常的衰老过程而不是疾病状态。虽然每个人之间存在显著差异，但这些变化大都始于生命周期的第 4 个 10 年，并以线性方式延续到老年。除了这些情况之外，我们要知道老年人的大多数实验室值与健康年轻人是相似的。

在血液生化中，血清碱性磷酸酶（一种在骨骼和肝脏中发现的酶）的水平随着年龄的增长而增加。在男性中，从 40~80 岁血清碱性磷酸酶增加了 20%。而在女性中增加的幅度更大一些（0~37%）。传统上被视为营养状况标志的血清白蛋白，即便是在营养充足的情况下，随着年龄的增长都会略有下降。而如今血清前白蛋白水平被认为是营养状况的标志，老年人应与健康年轻人相当（16~35 mg/dL）。在健康个体中，血清镁在 30~80 岁降低约 15%。嘌呤代谢的产物尿酸，在没有疾病的正常衰老个体中略有增加。其他化学物质，如血清电解质、血清胆红素、肝酶和总蛋白，随着年龄的增长而保持不变。

脂质值也随着衰老而变化。在女性和男性中，总胆固醇水平从 30~80 岁增加 30~40mg/dL。被认为可以预防动脉粥样硬化的高密度脂蛋白（high-density lipoprotein，HDL），男性增加约 30%，女性绝经后减少高达 30%。这归因于在生殖期，由于雌激素对肝脏中脂质生成的正面作用，女性的 HDL 水平显著高于男性。从 30~80 岁，男性和女性的甘油三酯或血脂均增加 30%~50%。可加速动脉粥样硬化的低密度脂蛋白（low-density lipoprotein，LDL），在血清中的水平不随年龄而变化。

30 岁以上每过 10 年，空腹血糖水平增加 2mg/dL，而通过餐后葡萄糖水平测量的葡萄糖代谢增加高达 10mg/dL。由遗传偏好或肥胖引起的胰岛素抵抗使个体发生糖尿病的风险会随着年龄的增长而增加。

甲状腺功能通过血清三碘甲状腺原氨酸（T_3）和甲状腺素（T_4）水平以及垂体激素促甲状腺激素（thyroid-stimulating hormone，TSH）水平来测量。随着年龄的增长，TSH 和 T_3 水平都会略有下降；显著的或逐渐发展的异常值表明老年人存在疾病状态。健康老年人血清 T_4 水平保持不变。

血清肌酐水平不随年龄而变化，但产生的肌酐较少，血清肌酐清除率（肾功能的测量指标）在 40 岁以上每 10 年下降约 10mL/（min·1.73m^2）。这种现象是因为老年人肌肉质量随着衰老而减少，以及被输送到肾脏的蛋白质副产物如肌酐的量减少。从第 5 个 10 年开始，肾脏组织（实质）随年龄增长而不断丧失，这又加剧了这种情况。肌酐清除率可以使用简单的公式计算，公式里需包括患者的血清肌酐值、性别、体重和年龄。因此，正常的血清肌酐水平不一定表示正常的肾功能。像肌酐一样，许多药物在代谢期间也需要通过肾脏清除；因此，随着肾功能的下降，这些药物的使用剂量也需要调整。如果将过大剂量的药物输送到即便只是轻微受损的肾脏，也会发生清除不完全的情况，从而在肾脏组织（实质）中留下潜在的毒性代谢物，不断累积并进一步损害肾脏，这个过程被称为间质性肾炎。这种情况可以通过立即停药来逆转，但偶尔也会发生永久性的损害。造成这种现象的最常见药物是非甾体类抗炎药和抗生素。

老年人的血液学评估是通过白细胞、血红蛋白、血细胞比容、血小板和红细胞计数来实现的。健康老年人的白细胞计数可能略有下降，而血红蛋白、血细胞比容和血小板计数应随着年龄的增长而保持不变。但是，贫血在老年人中很常见。它可能与许多慢性疾病有关，如关节炎、糖尿病、肾功能损害和由药物和环境化学物质引起的骨髓抑制。世界卫生组织确定了血红蛋白的正常水平，男性不低于 13g/dL，女性不低于 12g/dL。对于老年人，一部分专家认为略低于正常值也可以接受（男性为 11.5 g/dL，女性为 11g/dL）；如果它们保持不变，这些值不应引发更广泛的研究。

血清维生素 B_{12} 水平可能随着年龄的增长而下降。年轻人的正常值为 > 190pg/mL；在红细胞没有出现大红细胞变化的情况下，老年人 > 150pg/mL 的水平也是可接受的。维生素 C、E、D 和 B_6 的水平也显示出与年龄相关的轻微下降。

红细胞沉降率（erythrocyte sedimentation rate，ESR）随年龄增长而升高，从大约 22mm/h、0~25mm/h 的标准范围，逐渐增加到对于老年人可接受的范围，最高可达 40mm/h（男性）和 45mm/h（女性）。高于这些水平提示炎症性或肿瘤性疾病，通常发生在老年人群中。单独的 ESR 升高与所有原因的死亡率增加有关。根据定义，无论是由于任何原因的死亡，那些 ESR 升高的人死亡率均高于同龄人。因此，若出现 ESR 升高必须检查有无疾病状态。无论年龄大小，总体炎症的另一个测量指标——血清 C 反应蛋白（c-reactive protein，CRP）的正常值保持不变。

营养状况的评估已被广泛研究。在正常健康的非卧床老年人中，血清蛋白和白蛋白水平随着年龄的增长而相对不变。通过测量血清前白蛋白和白蛋白水平来评估营养状态，也可通过淋巴细胞的数量来间接评估营养状态。然而，营养缺乏在老年人中很常见，并且由多种因素引起，包括摄入不良、味觉敏锐度降低、食欲不振、抑郁、肠道手术或疾病引起的吸收不良以及药物的相互作用等。在照护老年人时，若想最大限度地提高康复潜力，必须考虑其营养状况。

实验室检查的适应证

何时需要进行实验室检查？常规的实验室检查应根据患者的症状表现、病史和目前使用的药物情况来确定。例如，对于一位必须使用利尿剂的患者，需要定期评估其血清电解质，尤其是血清钾。饮食上的简单改变，例如钠水平升高，可能导致老年人肾脏中的钾消耗增加，并导致低钾血症，这是肌肉无力的原因之一。使用抗胆固醇药物治疗如 3- 羟基 -3- 甲基戊二酰辅酶 A（HMG-CoA）还原酶抑制剂的患者需要进行肝功能初步检查，而接受噻氯匹定（Ticlid）（用于短暂性脑缺血发作和脑卒中患者的一种血小板抑制剂）治疗的患者，需要定期进行血细胞计数检查。

实验室检查对于评估出现新的体检结果的患者尤为重要。对于痴呆和谵妄的检查也尤为

重要。神经梅毒、维生素 B_{12} 和叶酸缺乏以及急性感染可以通过实验室评估来检测，并且是急性谵妄和痴呆的诱因。影像学检查结果和其他物理诊断测试（如腰椎穿刺）可以快速识别患者神经系统变化的可逆原因。

出现嗜睡和意识水平改变症状的患者也可能会存在异常的实验室值。低血糖、低钠血症、酸中毒、缺氧和低钙血症是导致中枢神经系统功能抑制的直接原因，可通过常用的实验室检查来确定。在严重的低钙血症病例中可能出现神经肌肉应激、手足抽搐和肌肉痉挛。

患有周围神经、感觉或运动功能障碍的患者也可通过血液生化分析来鉴定。周围神经病是由糖尿病（高血糖症）、重金属摄入和药物毒性引起的，而维生素 B_{12} 和生化评估可以识别这些问题。

由血清肌酸酐和血尿素氮水平升高所指示的肾功能恶化可能使患者处于一个更大的药物毒性风险中。频繁评估药物血清水平并调整剂量是面对肾功能不全时可以安全持续使用的标

表 13-1　选定的实验室正常值

正常值	
血清电解质	
二氧化碳	23~31 mmol/L
氯化物	98~107 mmol/L
钾	3.5~5.1 mmol/L
钠	136~145 mmol/L
代谢指标	
钙	8.6~10.0 mg/dL
胆固醇	240 mg/dL
肌酐	0.8~1.5 mg/dL
游离甲状腺素（T_4）	0.8~2.3 mg/dL
葡萄糖，空腹	80~110 mg/dL
葡萄糖，餐后 2h	80~110 mg/dL
蛋白质	
总量	6.0~8.0 g/dL
白蛋白	3.5~5.5 g/dL
球蛋白	2.0~3.5 g/dL

框表 13-1　老年人疾病的异常表现

• 升高	• 不变	• 降低
血清铜	血红蛋白	肌酐清除率
血清铁蛋白	红细胞计数	血清钙
血清免疫反应	白细胞计数	血清铁甲状旁腺激素
甲状旁腺激素	血清维生素 A	血清磷
血清胆固醇	白细胞锌	血清硫胺素
血清尿酸	血清泛酸	血清锌
血清纤维蛋白原	血清核黄素	血清 1,25- 二羟胆钙化醇
血清去甲肾上腺素	血清胡萝卜素	血清维生素 B_6
血清甘油三酯	红细胞沉降率	血清维生素 B_{12}
血清葡萄糖	血清 IgM、IgG、IgA	血清维生素 C
前列腺特异性抗原（PSA）	血尿素氮	血清硒
	血清肌酐 [a]	血浆 γ - 生育酚（维生素 E）
	血清碱性磷酸酶	三碘甲状腺原氨酸 (T$_3$)
		血清睾酮
		脱氢表雄酮

a：即使肌酐清除率因年龄相关的肌酐生成减少而降低，血清肌酐也可能维持正常（经惠允引自 Beers MH, Berkow R.2000 The Merck Manual of Geriatrics,p.1384:Merck& Co, Inc, Whitehouse Station, NJ,2000）

志。甲状腺激素水平异常时在老年人的表现可能与年轻人不同。心律失常和体重减轻可能是老年人甲状腺功能亢进症的症状，而甲状腺功能减退的表现可能更为隐蔽，典型症状黏液性水肿的发生频率较低。精神状态改变、嗜睡、体重增加和思维障碍可能是由老年人的甲状腺功能减退引起的。

表 13-1 显示了常规实验室检查的正常值，框表 13-1 显示了衰老对这些值的可能影响。这些值出现显著偏差可能提示存在疾病或器官系统功能恶化。

总　结

总之，当结合体格检查时，实验室检查是临床医务人员评估老年患者的一种很有用的方法。实验室值虽然传统上大多取自中年人群，但也可以应用于老年人群，极少数情况例外。实验室的异常值不应仅仅归因于年龄，而应根据疾病状况进行研究。围手术期实验室检查应结合病史和查体以及药物使用，而不仅仅是年龄。生理储备的减少是无症状疾病状态的老年人提前出现异常值的原因。

（洪文侠）

原文参考

Brigden M，Heathcote J.2000 Problems in interpreting laboratory tests. What do unexpected results mean? Postgrad Med,107(7):145–162.

Coresh J，Astor BC，Greene T,et al.2003 Prevalence of chronic kidney disease and decreased kidney function in the adult US population: Third National Health and Nutrition Examination Survey. Am J Kidney Dis,41(1):1.

Feld R，Schwabbauer M.2000 Clinical Chemistry in the Physician's Office. Peer Review. University of Iowa College of Medicine，Iowa City，IA,2000.

Huber K，Mostafaie N，Strangl G et al.2006 Clinical chemistry reference values for 75-year-old apparently healthy persons. ClinChem Lab Med,44:1355–1360.

Kubota K，Kadomura T，Ohta K et al.2012 Analyses of laboratory data and establishment of reference values and intervals for healthy elderly people. J Health Aging,16(4):412.

Mantha S.2005 The usefulness of preoperative laboratory screening.JClin Anaesthesiol,17(1):51–57.

Park S，Johnson M 2006 What is an adequate dose of vitamin B12 in older people with poor vitamin B12 status? Nutr Rev 64:373–378.

Thein M，Ershler WB，Artz AS et al.2009 Diminished quality of life and physical function in community-dwelling elderly with anemia. Medicine (Baltimore),88(2):107.

第 14 章

影像学

CLIVE PERRY

概　述

本章节将回顾医学影像的当前地位、成像的基本原理和被用于解决临床问题的方法。

1895 年，威廉·康拉德·伦琴（Wilhelm Conrad Roentgen）第一次发现 X 射线，医学影像就此诞生。随着科技时代的到来，新的发现增加了其他形式，如有关解剖学、病理学和活体器官功能的独特信息。如今，成本和功率相对较低的计算机可以使图像数据搜集快速生成。新软件有多种显示格式，包括三维、多平面、实时、融合和功能图像。这使得成像技术仍是现在临床决策制定的重要部分，促使效率提高以及得到更好的治疗结果。现代图像的数字特性允许通过局域网和因特网向转诊医生和影像科医生有效地存储和传播信息。

基本原理

所有的医学成像都具有共同的基本要求。第一种是能量源，其与生物组织良性相互作用并且能够表现结构和/或该组织的功能。第二种是捕获和存储由此交互产生的能量或数据并将其显示为图像的能力。举个例子，让我们看看这张照片，能量源和光，从被摄体反射并在摄影胶片上捕获或数字化以产生图像，即照片（图 14-1）。

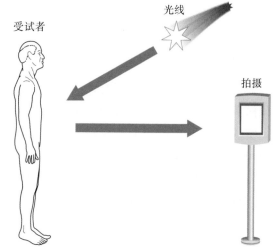

图 14-1　成像基本原理。光线从受试者发出，进入相机中的能量（光）在此被拍摄胶片捕获以产生图像——照片

成像方式

X 射线

像光一样的 X 射线是电磁波谱的一部分，但是它具有更高的能量和更短的波长，这使它们能够进入并通过人体（图 14-2）。不同的组织类型吸收不同量的 X 射线束：骨骼，非常致密的组织，吸收大部分光束；而肺，主要由空气组成，不吸收光束。结果不同数量的 X 射线离开身体，反映了 X 射线束穿过的不同组织类型。正如伦琴发现的那样，X 射线会刺激荧光屏产生光线，可以在专门的摄影胶片上拍摄，以产生身体部位的图像。这被称为射线照相或 X 射线。获得良好的 X 线片与获得良好的照片有许多相似之处。例如，如果拍摄对象移动，则拍摄图像将模糊；如果光线不足，图像会变暗。同样，如果射线照片未正确曝光，图像将受到限制。对于大部分患者来说，这的确是个问题。所有的影像学研究都会有同样的问题。

射线检查相对便宜，快速且已被广泛的使用。因此，他们一直是影像研究的热门。与相机类似，射线图像已经远离单纯的图片，现在主要是数字格式。

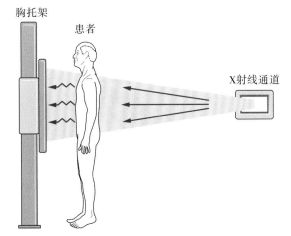

图 14-2　X 射线（射线照相）。X 射线是从 X 射线管中产生的。X 射线具有比光更高的能量并能穿透患者的身体；胸托架内的 X 线片可以捕获它们。如文中所示，不同组织吸收 X 射线的程度不同。最终可得到胸部 X 线片，如图 14-3A 所示。注意 X 射线从患者后方进入并从前方离开。这个方位能产生最佳图像，是前后位 X 线片，更广为人知的是 PA，胸部 X 线片（CXR）

图像质量取决于区分两个相邻物体的能力，也称为空间分辨率；用 X 射线是非常好的。然而，观察结构的能力还取决于不同组织之间的 X 射线束衰减的差异，即组织对比度。例如，削弱大部分光束的骨骼能很好地勾勒出相邻的软组织，例如肌肉不会使光束衰减太多。同样，肺实质和心脏轮廓与周围空气区别的很好（图 14-3A）。然而，区分软组织是一个问题，因为他们具有相似的光束衰减；这意味着组织都具有类似的灰色外观，即很少或没有对比（图 14-3A）。这可以通过使用造影剂在一定程度上克服。例如口服钡溶液，钡灌肠用于评估胃肠道，用于评估血管和器官的静脉内和动脉内碘化造影剂用于动脉造影和静脉尿路造影。

荧光检查使用连续 X 射线（减少剂量）以产生实时图像。一种名为图像增强器的设备可使您在显示屏上查看图像。虽然与标准 X 线片相比，用于产生特定的辐射剂量的图像大大减少，但仍必须注意不要延长手术时间，导致患者不必要地暴露于高剂量辐射下。使用这种技术的程序类型包括钡的研究，手术室中骨折动脉造影和内固定的相关研究。

标准 X 射线图像产生二维图像显示三维结构；这意味着结构重叠导致部分解剖结构被隐藏。例如，在正面胸片上，心脏的覆盖使脊柱变得模糊（比较图 14-3A 中的胸片和图 14-3B 和 C 中的胸部 CT）。这可以通过获得诸如侧视图的附加视图来弥补。然而，在引入计算机之后，已经克服了重叠结构的问题，随着计算机的出现以及以数字方式捕获和存储数据的能力，1970 年代的轴向断层扫描（CAT 或 CT 扫描）使之变得可能。

CT 检查

计算机断层扫描（computed tomography，CT）也利用 X 线产生图像但不是静止的 X 线管围绕患者旋转（图 14-4）。专用探测器收集新出现的 X 线，并产生一个电信号，送入计算机；然后将该信息用于构建横截面图像（图 14-3B）。最初的 CT 技术需要数小时获取数据

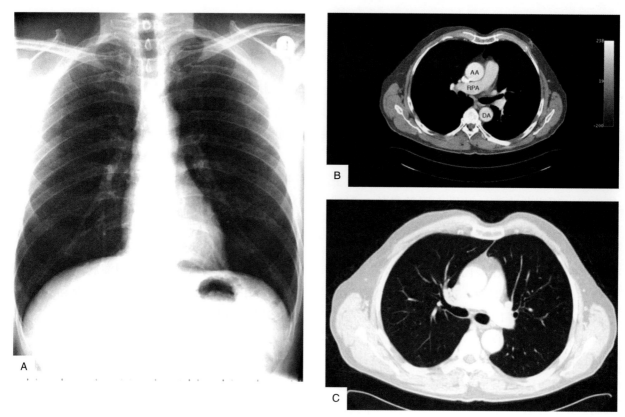

图 14-3 正常胸部影像。A.胸部 X 线片。X 线片提供快速且廉价的胸部整体视图。由于 X 射线束几乎没有衰减，所以含空气的肺是黑色的。通过周围肺部的位置可以明确界定中央肺动脉和心脏。然而，由于光束的类似衰减，即缺乏，所以胸壁软组织结构很难对比。像更密集的骨头，例如锁骨和肋骨，都是白色的。在这个视图中，心脏覆盖并遮盖了胸椎。B 和 C.横切面胸部 CT 片。在图 B 中，优化观察设置（即窗口和水平）以显示软组织以达到最佳效果。AA，升主动脉；DA，下行胸主动脉；RPA，右肺动脉。C.同一患者和同一水平。然而，通过改变观察设置，现在可以看到肺部的细节。注意改进的解剖学描述和改善的 CT 图像中的组织对比度。CT 解决了重叠结构遮盖解剖结构的问题。已经能够很清楚地显示纵隔和胸壁结构

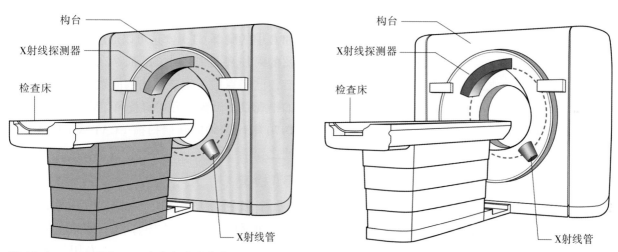

图 14-4 CT 扫描仪。A.患者躺在检查床上，CT 扫描时通过此台架（B），X 线管和探测器在构台处。X 线管和检测器围绕患者旋转。X 线通过患者并由位于对面的探测器收集。探测器产生电信号，并将其反馈入计算机构建横截面图像

和计算机需要数天重建图像。现代扫描仪非常快并可以在几秒钟内成像整个腹部和骨盆。多切片 CT 扫描仪现在正取代单切片技术，正如其名称所示，多个切片可以通过每次旋转 X 线管产生。这具有覆盖更多区域和缩短扫描时间的优点。该技术可以产生非常薄的横切面切片，允许产生各向同性数据集，即它具有获取可以在任何平面中观看的数据量而不会使图像失真的能力。在创新之前，CT 扫描通常仅限于轴向显示；现在，图像可以在任何平面给出常规显示多平面（multiplanar，MPR）和三维重建能力。这样可以从研究中收集更多信息并提高诊断准确性（图 14-5，图 14-6），特别是复杂骨折等复杂病变（图 14-7）。

CT 扫描用于对身体的所有部位进行成像。检查的速度使其对可能长时间躺着比较困难的老年患者特别有吸引力。它也成为检查严重伤病以及时间紧迫的患者的首选方法（图 14-5，图 14-6）。相对较大的龙门架（部分患者需要经过的机器）（图 14-4）几乎消除了幽闭恐怖症的问题。与标准 X 线一样，CT 表现出极好的肺部和骨的细节（图 14-3C，图 14-7）。流体，如腹水和囊性结构明确定义为钙化和急性和亚急性出血（图 14-12）。脂肪，尤其是腹部脂肪，是一种自然的对比代理，有助于定义相邻器官和炎症（图 14-6）；然而，CT 仍然需要额外的造影剂，以改善可视化效果。口腔对比，通常以稀钡的形式，有助于肠道的可视化（图 14-6），以及静脉注射对比用于优化静脉和血管的评估、动脉和器官的血管分布。静脉造影材料的添加还允许进一步使用 CT，例如现在通过该方法常规评估肺栓塞（图 14-5）。新型多层扫描仪的速度可以评估跳动的心脏和冠状动脉。现在，CT 显示动脉的能力与更具侵入性的动脉造影诊断一样好，在复杂的解剖情况下，可能更好。因此，许多动脉病变，如动脉瘤、夹层和狭窄，都是通过 CT 来诊断和评估的（图 14-8），而更具侵入性的诊断性动脉造影现在主要用于治疗（如治疗狭窄的动脉和主动脉瘤，使用专门设计的支架，可以通过邻近的非患病血管经皮放置）。

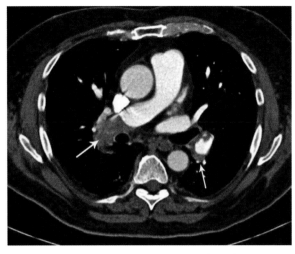

图 14-5　急性胸痛的 CT 片。CT 现在越来越多地用于评估急性胸痛。这是一个急性肺栓塞的例子。这名 72 岁男性患者出现双侧腿痛和肿胀，胸痛和呼吸急促。下肢超声检查（未展示）显示双侧深静脉血栓形成。静脉内造影后获得 CT 片（上图）。请注意，右肺动脉的对比度显示突然切断，并且在近端右下肺动脉（右箭头）中可见低衰减的灰色物质（代表栓子）。与图 14-3 中的正常胸部 CT 相比，这代表一个大的肺部栓子。在左侧（左箭头）可看到较小的栓子。CT 在评估胸部疾病中起主要作用。扫描检查需要几秒钟，使其成为此类紧急情况的理想检查模式

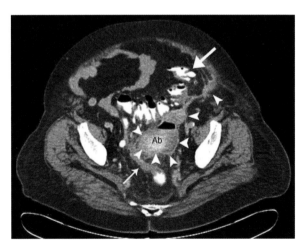

图 14-6　腹痛的 CT 片。如本例憩室炎和憩室脓肿所示，仅从临床角度很难对老年人进行评估。这是一例 70 岁腹痛女性骨盆的 CT 扫描。急性腹腔内突出可能是老年人的症状和诊断困境。在这种情况下，症状可能很小或不存在。CT 对此情况非常有帮助。CT 显示涉及憩室的憩室病充满钡的乙状结肠（大箭头）。箭头表示跟踪穿孔导致骨盆脓肿（Ab）。直肠位于脓肿的右侧和后侧（小箭头）。手术切除脓肿并切除脓肿乙状结肠。注意腹内和皮下脂肪是如何起自然对照的作用的，可以对相邻的软组织进行分离和很好的描述；这是肥胖为数不多的几个好处之一

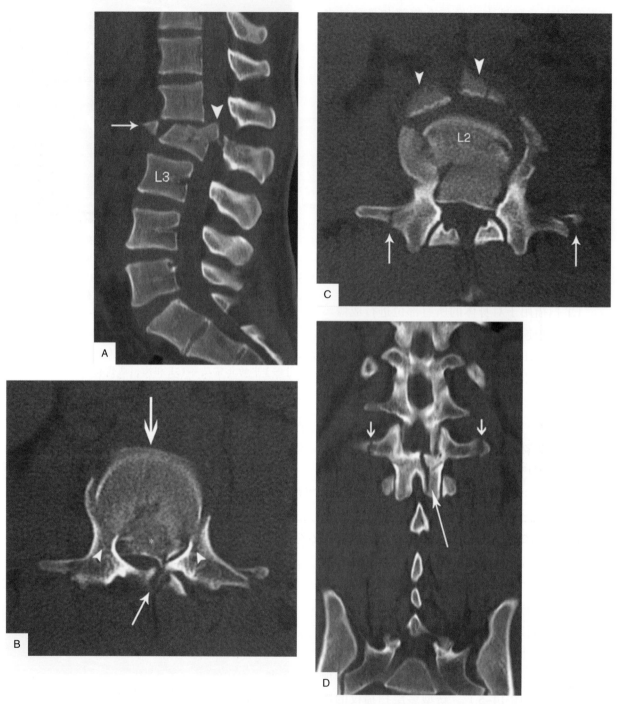

图 14-7 在 L2 处发生错位的严重粉碎性骨折。CT 多平面重建（MPR）清晰地显示了该复杂骨折的成分，这是在发生交通意外后造成的。A. 矢状 MPR 显示 L2 体的后移。有一个大的中央明显的逆脉冲片段。前段和上段被撕脱。B. 逆向脉冲碎片（*）水平的横切面图像显示椎管严重变窄。椎体在椎弓根之间被挤压，在椎体和椎弓根的交界处发生骨折。C. 只是尾部图 B 显示撕裂的前部碎片（箭头）和两个横向过程（箭头）的骨折。D. 通过在该冠状 MPR 上最佳观察到的椎板，椎间盘距离和矢状骨折增宽。由于所有三个柱的破坏，骨折是不稳定的。患者有明显的神经功能障碍，并采用脊柱减压和器械固定进行治疗

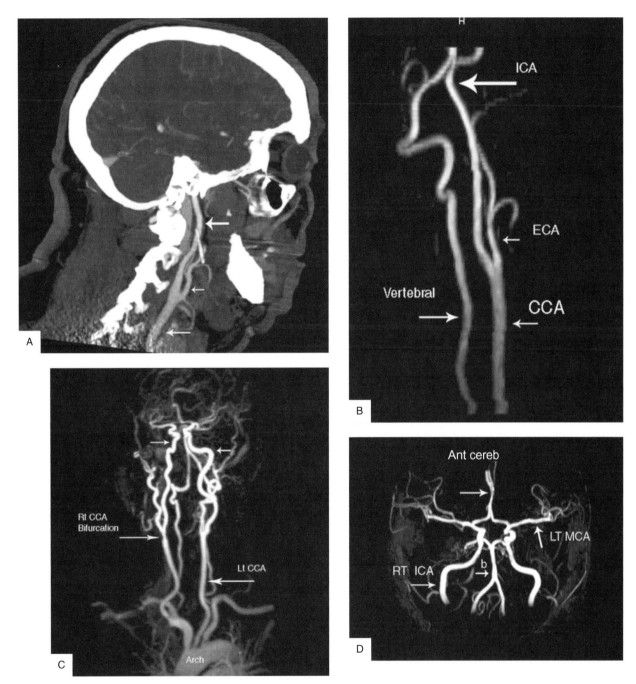

图 14-8　非侵入性血管成像。使用 CT（CTA）和 MR（MRA）对颈动脉和颅内动脉进行无创成像的实例。A. 静脉内造影后的 CTA 显示颈总动脉（CCA, 下箭头）和颈内动脉的颈部（ICA, 上箭头）和颈外动脉（ECA, 中箭头）的矢状 MPR 图像。B. 颈部颈动脉及其分支的 2D 飞行时间 MR 图像。该序列不使用静脉内造影剂。C. 静脉注射钆后的 3D MRA 允许评估更大的区域。这里可以看到主动脉弓（Arch）和三个巨大的血管以及两个颈动脉。可以看到两个 ICA 的颈部和颅内（上箭头）部分。注意右侧 CCA 分叉处的变窄。D. 三维飞行时间 MRA，显示颅内血管和 Willis 中心环。Ant cereb, 大脑前动脉；b, 基底动脉；LT MCA, 左侧大脑中动脉；RT ICA, 右侧颈内动脉。动脉粥样硬化是老年人的常见问题，可导致颈动脉严重狭窄，特别是在 CCA 分叉处。这是脑卒中的常见原因，也是可以治疗的情况。在过去，这被诊断为血管造影术是一种侵入性手术。颈动脉的颈部通常首先用超声检查。然而，CT 和 MR 都允许评估整个颈动脉系统，包括主动脉弓和颅内血管。人体内其他血管的无创成像现在已成常规，个别情况将决定使用三种模式中的哪一种

超声

超声波自 1950 年代开始用于医学声波成像。常用的超声成像的频率在 1~20MHz 的范围内。因为该频率高于 2~20kHz 的人类可听范围，因此它被称为超声波。在检查期间使用的探头或换能器负责产生声音并收集从患者器官和组织反射的声波。接收的声音被转换为电信号，并且由此由计算机合成成像并在显示器上实时显示。另外，通过使用多普勒效应，返回的声波可用于评估血流。它非常适合软组织成像，并且有很多用途，包括主要腹部和盆腔器官的成像。特别容易看到表面结构，例如甲状腺、浅表肌腱、肌肉、静脉和动脉（图 14-14C，图 14-15E 和 F）。

实时、多平面和血管成像的结合使得超声成为心脏成像的优秀检查工具。无电离辐射和已证实的不良影响使它成为所有年龄组的通用成像技术；相对便宜的设备成本和可移动性进一步增加了它的作用。它是引导经皮穿刺活检，尤其是乳腺和甲状腺肿块等浅表病变的良好工具。超声波也有一些消极的方面。与所有其他成像方法不同，它严重依赖于超声医生 / 超声学家的专业知识来产生诊断图像。声音遇到骨骼和空气进行反射，限制了对胸部、腹部器官（这些器官可能被覆盖在其上的充满气体的肠袢所隐藏）和大脑（被头盖骨所环绕）的评估。

磁共振成像

在 1930 年代发现了磁共振现象，最初用于确定化合物的组成。在 1970 年代，人们认识到了同样的技术也可用于医学成像。到 1980 年代，磁共振成像（magnetic resonance imaging，MRI）装置被用于临床。磁共振使用无线电波以及产生图像的强磁场；如超声波，它不使用电离辐射。技术依赖于某些原子核具有磁性的事实（当置于强磁场中，就像一个微磁铁）。人体中含有大量的氢离子，这些氢离子构成了水。当患者躺在 MRI 机器上时，这些与磁铁孔的方向一致（图 14-9）。如果这些原子核被特定频率的无线电波激发，称为共振频率，它们就会获得能量并移

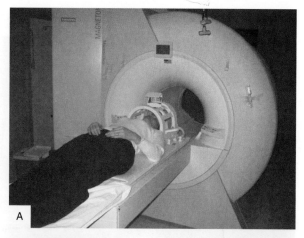

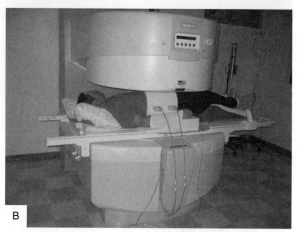

图 14-9 MRI 机的示例。A. 这个患者正准备在这个封闭的高场强 MRI 扫描仪中进行头部扫描。头部周围的保持架包含射频（RF）线圈。注意磁铁的孔相当长而且没有那么宽。这个对体型比较大的患者和患有幽闭恐怖症的患者来说可能是个问题。老年患者可能在这个围栏中迷失方向。新的大口径 MRI 扫描仪有助于缓解这个问题。B. 开放式 MR 扫描器的示例。这些扫描仪可能不能实现所有的成像序列和需要更长的时间来获取图像，但是图像质量很好，并且通常被患有幽闭恐怖症患者很好地容忍它们。围绕在患者腹部周围的大皮带是射频线圈

动到垂直于主磁场的横向平面。这导致旋转核发射无线电波，从而可以识别它们的位置。无线电波由称为射频（radio frequency，RF）线圈的装置发射和接收，类似于发射和接收声波的超声换能器。线圈放在靠近患者的地方，用来对大脑进行成像的头部线圈看起来像一个圆柱形的笼子，包围着患者的头部（图 14-9A）。与超声波一样，接收信号，在这种情况下，无线电波产生电信号，该电信号被传输送到计算机以产生图像（图 14-10A 和 B）。

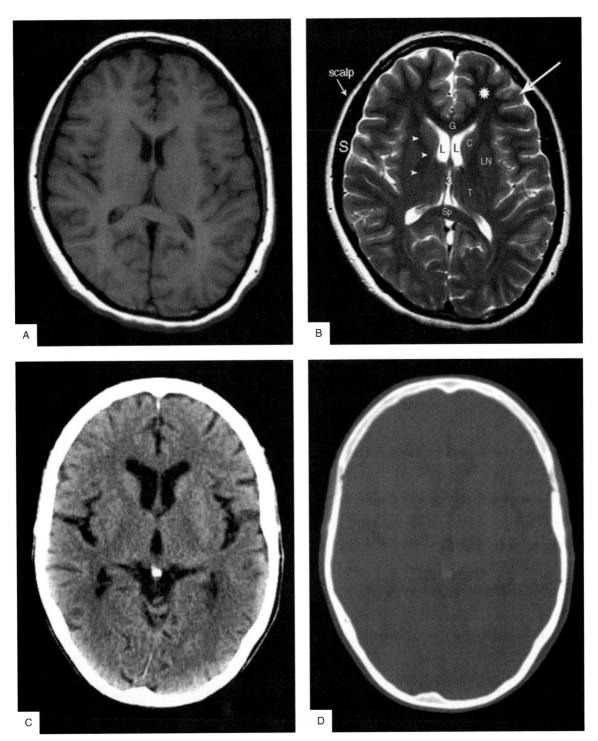

图 14-10　正常脑部的 MRI 和 CT。A.T1 加权自旋回波（SE）图像（T1WI）。B.T2 加权涡轮自旋回波（TSE）图像（T2WI）。C. 优化 CT 以观察软组织。D. 优化的相同 CT 为观察骨骼。所有病例均在侧脑室（L）和第三脑室（3）水平无静脉造影。T1 和 T2 图像是 MRI 中使用的基本序列，但是还有一些其他序列更有效的显示某些病理学。然而，CT 仅具有一个序列，但是通过改变减弱组织的水平显示头颅骨可看到更好的效果。这在图 D 中得到了体现，它显示了相同的 CT 扫描，视图设置（水平和窗口）被优化以显示骨骼。注意改进的组织与 MR 相比，允许在大脑皮质（箭头）中灰质与相邻左额叶（★）中的白质的完全确定。第三脑脊液、侧脑室和脑沟 T2WI 在 T1WI 和 CT 上表现为明暗。注意颅骨在 CT 上是亮的，表明 X 线束的衰减增加。松果体中的钙质也是亮的（图像 C）。然而，在这两张 MRI 图像中，大脑周围明亮的区域是头皮下的脂肪。皮质骨不产生信号，头皮和大脑之间的信号空隙（黑色区域）是颅骨（S）。G：胼胝体膝；C：尾状核头部；L：豆状核；T：丘脑；箭头：内囊

磁共振提供的高组织对比度（即组织类型之间的信号差异）是软组织解剖学极好描述的原因。在 MRI 中使用的脉冲序列主要有两种类型，它们产生相同区域的图像，但是具有不同的对比度；这些被称为 T1 和 T2 加权图像。这是通过改变发射 RF 脉冲的时间和接收返回 RF 波的时间来实现的。流体在 T1 图像上给出低信号，在 T2 图像上给出亮信号，而脂肪在 T1 和 T2 图像上给出高信号 [当使用更快的 T2 涡轮自旋回波（turbo spin echo，TSE）序列时]。MRI 的独特之处在于能够选择性地从图像中去除或去除特定的组织。例如，脂肪（它是明亮的并且可能模糊的病理）可以通过称为脂肪饱和度或简称"脂肪饱和度"的技术去除（图 14-13E，图 14-15D）。这是一种非常有用的技术，这也使得通过获得脂肪饱和之前和之后的图像来确认结构是含脂肪的（如脂肪瘤）。

MRI 也经常用于评估血管（图 14-8）。这些图像可以在不使用静脉造影剂的情况下生成，尽管对比增强研究也用于获取附加信息。最新和更快的 MRI 序列允许对跳动的心脏进行常规评估，并且是补充心脏超声和心脏核医学研究的有价值的工具。磁共振波谱学具有评价组织化学组成的能力，并且在脑肿瘤的诊断中显示出良好的应用前景。MRI 也用于评估大脑功能，即所谓的功能性 MRI。

核医学

核医学和其他成像方式之间存在一些基本的差异。而其他方式主要依赖于病理过程引起的解剖学变化，而核医学能够显示由于病理变化导致的功能或生理学变化的图像。核医学中的能量源是一种放射核素，它以伽马射线的形式发出电离辐射，γ 射线来自与 X 线相同的电磁波谱部分。放射性核素被一种生物化合物标记，这种化合物被活体组织使用；这种组合被称为放射性药物。与其他形式的成像不同，放射药物通常通过静脉途径放置在患者体内，并被感兴趣的器官 / 细胞或病理过程吸收。在放射性核素衰变期间，伽马射线被发射并传出人体，并由伽马相机收集以产生图像。最常用的放射性核素是锝 99m，常见的研究是骨扫描，其中锝用二磷酸盐（Tc-MDP）标记（图 14-11A 和 B）。这很快被骨骼吸收，特别是在骨重建领域，例如骨折修复和大多数骨转移。相机被定位在感兴趣的区域和在二维平面（平面图像）中获得的图像上（图 14-11C）。与 CT 中一样，也可以通过缓慢地围绕患者旋转照相机来获得图像，以获得横截面或断层图像。这被称为单光子发射断层扫描术（single photon emission tomography，SPECT），并且用于如 SPECT 骨成像和心脏的铊 SPECT 成像。

核医学显示细胞功能的能力可以通过正电子发射断层扫描或 PET 证明。在这种技术中，放射性核素氟 -18 与葡萄糖结合（FDG），很容易进入细胞从而利用葡萄糖进行成像；这被证明是诊断和监测疾病的一个非常有用的方法。例如，已经表明相比正常组织 FDG 在大多数肿瘤中有更大的量，可以识别肿瘤（图 14-11D）。它是用于诊断、分期和评价几种肿瘤的治疗反应。这个列表正在增加，包括肺癌、结肠癌、乳腺癌、头颈部癌、淋巴瘤和黑色素瘤等。发射正电子的放射性核素也产生 γ 射线而需要一个专门设计的相机成像。小病变或复杂的解剖区域，PET 可能无法提供足够的解剖细节去准确描述病变的确切部位。通过 CT 扫描，同时进行 PET 扫描（PET/CT），并进行图像融合，病变的解剖定位被改进，并且一起使用的两种方式是互补的，形成一个更准确的诊断。

筛查、静脉内造影与安全性

筛查

多年来，利用影像学来筛查疾病，尤其是癌症，一直是人们所期望的目标；然而，有效的筛查测试的开发一直难以实现。筛查乳腺 X 线检查是个例外。对 8 个随机对照试验的回顾表明，对 40~74 岁的妇女进行筛查时，乳腺癌死亡率降低了 20%；这代表死亡率显著降低。美国国家癌症研究所、美国癌症协会和美国放射学院建议每年对所有 40 岁以上的妇女进行

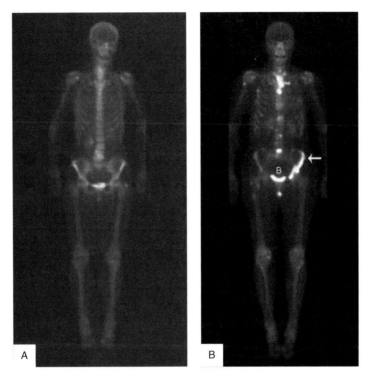

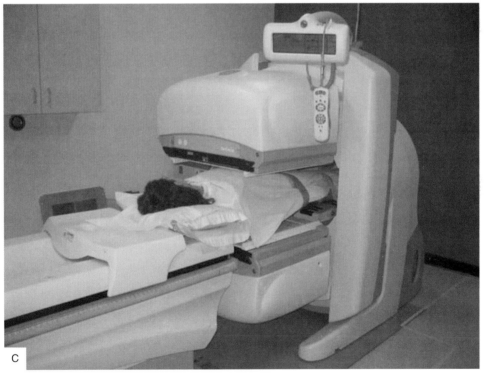

图 14-11　A~C 核医学全身骨骼扫描。A. 正常骨骼扫描。这张前位像是在静脉注射放射性同位素 Tc99^m MDP 4h 后采集的。图像显示了这位 60 岁女患者所应有的骨骼吸收情况。扫描通常会延迟，以促进血管和软组织中可能干扰骨骼可视化的放射性同位素的清除。注意吸收的对称性。肩部和骨盆的髂嵴处的高活性是正常的，下颈部的活性是由正常甲状软骨的活动性造成的。示踪剂在肾脏是透明的，因此膀胱和肾脏处应该也会活性增强。在 L4、L5 处活性增强是由于椎间盘和关节突关节面发生了退行性改变。B. 骨转移　一位 65 岁乳腺癌骨转移女患者的前位像。在脊柱、左侧髂骨（白色箭头）、胸骨、右侧肱骨和股骨近端可见活性增强。骨扫描是用来诊断疾病的发生、程度和治疗效果的。C. 核医学射线照相机。有两个射线照相机（双头），在患者上方和下方各一。使得前方和后方的图像可以同时采集，以加速检查。照相机可以在患者周围旋转以产生斜位和侧位投影

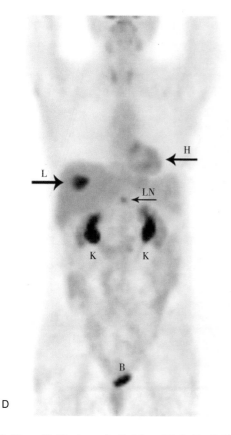

图14-11　D 正电子发射计算机断层扫描（PET）脱氧葡萄糖正电子发射计算机断层扫描（FDG）示例。这是为了找出一位60岁结肠癌女性患者病情而做的检查。注意肝脏处转移的高活性圆形区域（箭头 L）。这印证了 CT 的发现。上腹部淋巴结（箭头 LN）的高活动性也和肿瘤转移性疾病相符。依据 CT 上淋巴结扩大而做出诊断是不用质疑的。FDG 通过肾脏排泄，因此肾脏（K）和膀胱（B）处的高活性是正常的。心脏（H）处的活性也是正常的

乳腺 X 线检查。在美国，所有的乳腺 X 线照相设备都要遵守联邦乳腺 X 线照相设备质量标准法令（Mammography Quality Standards Act, MQSA）。尽管有如此的进展，但我们要记得没有完美的检查；乳腺癌仍然是女性中除了肺癌之外最常见的癌症。乳腺 X 线照相术的敏感性和特异性分别是 83%~95% 和 90%~98%，对于致密型乳腺敏感性是偏低的。乳腺的自我检测和临床检查对疾病的诊断是必须的。

美国国家肺癌筛查研究显示，肺部 CT 低剂量扫描会降低肺癌死亡率，关于该检查应用的指导方针也正在制定。CT 结肠成像是一项新技术，它应用了多平面重建和三维重建技术来非侵入性地观察结肠，估计会成为对结肠直肠癌的一种合适的扫描技术。关于这些和其他试验室检查，包括引导 RF 肿块切除治疗时成像的时效性等，可参见美国放射学会网站（www.acrin.org）和美国国家癌症综合网站（www.nccn.org）。

关于静脉造影的讨论

静脉注射造影剂已被广泛应用并被认为是安全的，然而它是会出现不良反应的。大部分只是轻微不良反应，不需要治疗，包括荨麻疹、恶心和面部肿胀。中度的不良反应需要观察和/或治疗的包括低血压、支气管痉挛和心动过缓。可危及生命的需要立即治疗和送院住院的不良反应是极少数的。现代的非离子低渗碘造影剂已应用于 X 线和 CT 检查，不良反应的发生率是 0.01%~0.02%。钆螯合物被用作 MRI 的静脉注射造影剂，它的耐受性很好，且不良反应发生率低，严重的不良反应极少。以前对造影剂有不良反应的患者可选择这种造影剂。现在，检查时会在注射造影剂至少 6h 前对患者进行皮质类固醇治疗。抗组胺剂，如 50mg 苯海拉明，也会在注射造影剂 1h 前使用。这会预防轻中度不良反应，或使其最小化，但是对预防主要的危及生命的不良反应尚不明确。碘化造影剂肾病风险很大，特别是对已患有肾衰竭的患者（框表 14-1）。它通常是一过性的，肾功能会在 10d 左右恢复至基线。检查前充分的水合作用是重要的。肾功能差或有多次严重不良反应的患者，建议在不用造影剂下进行研究或采用不同的显像模式。

框表 14-1　碘化造影剂引起肾病的危险因素

- 年龄大于 60 岁
- 肾脏疾病史，包括：
  透析
  肾移植
  单个肾脏
  肾脏手术
  急性肾脏损伤
  肾癌
- 高血压
- 糖尿病
- 痛风

按照美国风湿病协会第 8 版关于造影剂的指南（见推荐阅读），钆不会引起肾毒性。同时，需要定期透析的晚期肾病患者可以使用造影剂。然而，最新研究表明，肾源性系统性纤维化（nephrogenic systemic fibrosis，NSF）—— 一种新的罕见病，可能发生于中重度肾脏疾病或急性肾损伤患者使用钆类造影剂后。如果你有肾衰的患者，特别是处于晚期，需要做 MRI 检查。建议你在进行测试前联系您的 MRI 中心了解他们当前的指南。同样对于目前的美国放射学院指南，请参阅目前关于造影剂的美国风湿病协会的指南（见推荐阅读）。

如果二甲双胍的血液水平高，使用二甲双胍治疗糖尿病的患者有发生乳酸性酸中毒的风险。二甲双胍通过肾脏排泄，因此，服用二甲双胍的患者在血管内碘化造影剂后发生肾衰竭是一个值得关注的问题。目前的建议，经过一些方法上进行改良，指在静脉造影剂给药前停用二甲双胍，一旦确定肾功能未受影响，48h 后重新开始。

关于辐射效应的一个专业术语

放射、透视和 CT 中使用的 X 射线以及核医学中使用的伽马射线，具有足够的能量来引起体内原子的电离。这种形式的能量或辐射称为电离辐射，它可导致 DNA 损伤，并诱发良性和恶性肿瘤。骨髓、胃肠道、乳腺、性腺和淋巴组织最易受影响，儿童比成人更容易受影响。实体瘤的潜伏期为 25 年以上，而白血病的潜伏期为 5~7 年。虽然暴露程度越高，患癌症的可能性越大，但没有可能发生这种情况的明显阈值。相反，单次高剂量可导致细胞直接死亡，并可能导致白内障、皮肤灼伤和脱发。

成像研究只是电离辐射的一个来源。每个人都接触到自然背景辐射，在美国，这种辐射约为每年 3mSv。表 14-1 列出了一些典型的辐射剂量。目前尚不清楚诊断研究的癌症风险究竟是什么。假设存在潜在风险；但是，风险可能为零或非常小。对于胸部 X 线尤其如此，其中剂量很小并且估计相当于 10d 的背景辐射。如果没有进行检测，这些因素必须将与患者的健康风险进行权衡。

从表 14-1 可以清楚地看出，导致患者最多暴露的检查是 CT 扫描，这在儿童中是特别关注的。如果患者需要 CT 可以改善他们的健康并且没有其他方式来获取信息，那么选择很容易。然而，在更清楚地了解 X 线诊断的确切风险之前，建议谨慎使用 CT 扫描。

使用剂量越大，风险越大的观点，减少患者暴露的策略是现代影像学实践的一部分。这些包括使用合理可行的低曝光率（as low as reasonably achievable，ALARA），通过使用自动曝光控制降低辐射剂量的现代 CT 扫描仪，新的图像重建技术和训练有素的医疗专业人员，替代检测，如 MRI 或超声而不使用电离辐射，是一种选择，建议参考美国放射学会适当性标准（www.acr.org/ac）。

MRI 的安全性

MRI 不使用电离辐射，是一种安全的检测技术。MRI 没有长期生物学效应的描述，

表 14-1　典型的辐射剂量

剂量（mSV）	
自然背景	每年 3.0
胸部 X 线（骨髓）	0.1
乳腺 X 线检查（乳腺）	0.7
核医学	2.0~10.0
CT 扫描：头部	2.0
CT 扫描：腹部	10.0

但是有一些警告。MRI 使用强静态磁场，铁磁物体可以成为空中射弹。这些包括不锈钢手术器械、黑色氧气罐和汽车钥匙，因此，这些物品不允许进入 MRI 室。铁磁性植入物可能会带来潜在的灾难性后果；某些脑动脉瘤夹，特别是较老的类型，属于这一类。更新的磁共振 – 安全夹子没有风险。如果无法确定扫描前使用的夹子类型，则不应采取相应的测试步骤。可植入设备根据每个个体的具体情况进行评估。通常，心脏瓣膜置换、瓣环成形术环、动脉支架和关节置换是安全的。然而，这些装置可能导致图像伪影，这可能限制检测的有用性。其他禁忌证包括人工耳蜗和大多数心脏起搏器。然而，更重要的是，Revo™ 和第二代 Advisa™（Medtronic，710 Medtronic Parkway Minneapolis MN 55432）MRI SureScan™ 起搏系统的设计允许植入患者在指定的 MRI 条件下进行 MRI 扫描以供使用。预计其他制造商将在不久的将来有类似的设备。

眼眶内的金属异物是禁忌证，如果存在，则在检测之前获得眼眶的射线照片。

用于产生磁共振图像的磁场梯度产生它们自己的一组潜在问题。这些梯度可以刺激周围神经，但是，在美国食品和药物管理局（Food and Drug Administration，FDA）对梯度场强度的限制下，这不是一个实际问题。在扫描仪中听到的响亮的敲击声是由变化的场梯度产生的。噪音有可能导致听力损失，必须佩戴耳塞或减少噪音的头戴式耳机。

由于 RF 脉冲有可能加热身体，FDA 建议使用 RF 暴露限值。还必须注意防止可能产生导电环的材料中的电流引起的烧伤，例如心电图引线。技术人员接受特定和持续的安全培训，并在任何研究之前完成严格的患者筛查，包括详细的安全表格。MRI 房间不允许有可拆卸的金属物品，包括珠宝、车钥匙和发夹，信用卡也应排除在外，因为它们会被损坏。房间中仅允许使用 MRI 安全设备，并且在扫描期间密切监视患者。

选择何种成像研究

所有的成像方式都有其优点和缺点，没有一个是完美的（表 14-2）。重要的是确定哪个测试将以最低的风险和患者成本来解决临床问题。新研究和技术进步意味着这将始终是一个不断变化的目标；今天最好的检查方法明天可能都会过时。然而，对于成像设施和影像科医生诊断最有用的信息之一是临床病史，该信息对于回答临床问题和定制检查以确保获得适当的图像是至关重要的。

一般而言，MRI 对骨髓具有卓越的组织对比度和通过常规多平面成像和非电离辐射成像的能力，是大多数脑、脊柱和肌肉骨骼病变的首选方法（图 14-12E~I，14-13C~E，G~J，14-14A~G，14-15A~D 和 14-16A~C）。它在评估腹部和骨盆方面也发挥着越来越大的作用。胆道和胰管的无创成像，即所谓的 MRCP，现在是一项常规调查，取代了较老的更具侵入性方法。

超声通常被用作评估腹部的初始模态，尤其是胆囊和胆管。当评估肾脏肿块和可能的肾脏阻塞作为肾衰竭的原因时，超声是一个很好的检查方法。它是评估最初子宫和卵巢肿块的首选方法。它能检测到组织表面结构的细节，并且是从浅表肿块开始的合理位置，例如甲状腺肿块。关节和肌腱疾病通常用 MRI 进行评估，但非骨质性疾病，例如肩袖、肱二头肌和足踝跟腱撕裂能用超声很好地评估（图 14-14C 和 14-15E、F）。对于无法进行 MRI 检查的患者，超声、X 线或 CT 均可能有帮助。

在创伤和紧急情况下，X 线和 CT 是可选的检测方式；它们随时可用且快速。现代 CT 非常快，典型的脑部扫描仅需数秒钟。CT 在证实急性脑内出血方面非常准确（图 14-12A~C）。通常用 CT 评估急性胸部和腹部问题（图 14-5 和图 14-6）。对于脑卒中，CT 目前用于初步评估；然而，在需要确定治疗方案的关键的前几个小时，CT 诊断这一重要疾病的能力有限。

表 14-2　各种成像方式的优缺点

	X 线	CT	核医学	MRI	超声
电离辐射	是，但剂量通常很小	是，剂量最高	是	否	否
扫描时间	快速	快速	可能需要延迟图像	30~60min	10~30min
横截面，多平面和三维图像	否	是，但目前的技术需要额外的时间	是，显示功能受限的解剖细节	是，没有额外的重建时间	是，三维是新的，但可能会被更多地使用
流动性 /床边成像	是	否	否	否	是
成本	便宜的	昂贵的	PET 扫描仪是昂贵	最贵的	相对便宜的
幽闭恐惧症	没有	罕见	很少	是，1% ~4%	没有
体重大的患者	没有体重限制；图像质量下降	体重限制；图像质量下降	一般没有体重限制；图片质量降低	体重限制；另外，如果患者体型较大，将不适合磁铁孔	深层结构的图像显示有限；表浅的图像显示良好
优势	仍然是最广泛使用的成像模式；快速而廉价；肺部和骨骼很容易显示；良好的解剖学整体观点	快速；短时间内的最大信息量；在紧急情况下非常好，例如急性出血，腹腔内空气，复杂骨折；肺、骨和血管很容易显示	无与伦比的功能成像；扩散性骨癌转移的优良性；PET 适合癌症的诊断和治疗；铊和 sestamibi 用于诊断 IHD	最适合软组织和骨髓；脑、脊柱和肌肉骨骼的首选成像；非电离；用途清单增加	快速，容易移动，实时和非电离；许多情况下的第一线，特别是表面结构；用于腹部、骨盆、心脏、颈动脉和肢体 DVT

DVT，深静脉血栓；IHD，缺血性心脏病；PET，正电子发射体层显像

其作用主要是排除颅内出血和脑卒中，如肿瘤（图 14-12A~C）。这种情况正在发生变化，新的序列如灌注 CT 和 MRI 可以评估大脑中没有灌注或有限灌注的区域，这些区域有进一步梗死的风险。这可能受益于使用组织纤溶酶原激活物（tissue plasminogen activator，tPA）进行静脉内或动脉内溶栓的干预。MRI 能够在事件发生后几分钟内诊断出脑卒中。一种称为扩散成像的序列彻底改变了这一急性问题的诊断（图 14-12I），并且可能在急性脑卒中管理中与灌注成像一起发挥重要作用。

通过 X 线成像可以很好地评估骨折。然而，在骨密度降低的老年人中，未移位的骨折可能不明显（图 14-13A、B）。脊柱和复杂骨折患者的活动受限可能会降低标准 X 线片的有效性（图 14-16）。MRI 具有显示骨髓水肿的能力，已被证明可用于评估急性压缩性骨折，脊柱转移性疾病和疑似骨折，尤其是髋部骨折，

在初始 X 线片上未检测到（图 14-13C、F~J 和图 14-16A、B）。CT 具有多平面三维功能和极好的骨骼细节，非常适合评估复杂且难以诊断的骨折（图 14-7,14-12D，14-13A、B 和 14-16D、E）。

在这种情况下也使用核医学骨扫描；然而，在老年人中，核医学扫描可能需要几天才能变为阳性。对于弥漫性骨转移，全身核医学骨扫描是最好的，而脊柱转移瘤用 MRI 评估良好（图 14-11B 和图 14-13C）。尽管转向 CT，核医学仍然在诊断肺栓塞方面发挥着重要作用。急性胆囊炎、胆漏、肠出血和感染是核医学可以做出的其他诊断。如上所述，FDG PET 在癌症成像中具有越来越重要的作用（图 14-11D）。它还在脑疾病的诊断中发挥作用，包括阿尔茨海默病、帕金森病和癫痫发作。将来，它也可能用于评估心肌灌注。

血管成像诊断现在主要使用超声、CT 和

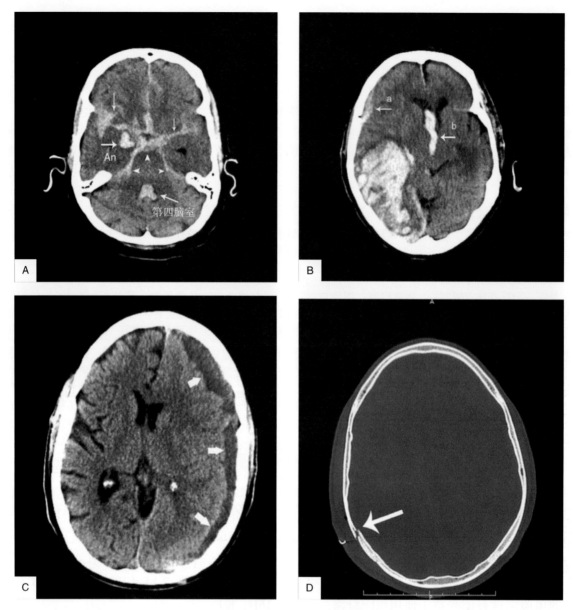

图 14-12 （A~D）脑成像。MRI 和 CT 用于对大脑进行成像。两者都有自己的优点和缺点。一般来说，MRI 是首选方式。然而，当速度至关重要时，例如在紧急情况下或患者无法卧床休息时，CT 是首选。CT 用于无法进行 MRI 检查的患者，例如患有幽闭恐怖症的患者。在急性环境中，CT 通常是最初的选择，因为其可用性，快速检查时间和识别急性颅内血液，颅骨和面部骨折（A~D）的能力。A. 一名 75 岁女性的蛛网膜下腔出血，右眼后出现急性严重头痛。在基底池（箭头），薛氏裂隙（Sylvian fissure）（箭头）和第四脑室中可见急性出血。急性出血在 CT 上呈现白色，很容易与较暗的脑实质区分开来。这是由右后交通动脉瘤（An）破裂引起的。Willis 环右侧的 15mm 三角形白色区域代表动脉瘤周围的血液和在动脉瘤内的血栓。治疗是手术夹闭。在合适的方法中，通过将小金属线圈放入动脉瘤并将其密封来治疗这种动脉瘤；这是通过将小导管通过腹股沟中的动脉上至大脑并使用荧光透视引导放置来实现的。B.90 岁患者出现急性昏迷的脑出血。有一个大的脑血肿，对邻近的大脑有相当大的影响。血液已经破裂进入侧脑室和第三脑室（箭头 b），并且有一个小的硬脑膜下部分（箭头 a）。老年高血压患者特别容易发生脑出血。C.慢性硬脑膜下血肿。小箭头显示大脑和颅骨内表面之间的慢性血肿边缘。与急性血液相反，慢性硬脑膜下血液在 CT 上呈灰色或暗色。注意相邻大脑的大效应，导致脑沟丢失（比较相反侧）和中线结构向右移动。硬膜外血肿是由头部创伤后皮质桥接静脉撕裂引起的。有明显的创伤发作和精神状态的改变，诊断直接简单。然而，创伤发作可能很轻微，尤其是抗凝剂患者。在老年人中，行为的细微变化可能难以定义，患者可能不记得创伤事件，使临床诊断变得困难。毫不奇怪，大多数慢性硬膜下病变都发生在老年人身上。症状是头痛，随后神经功能恶化。治疗方法是手术引流。D. 颅骨骨折。如箭头所示，在 CT 上很容易被察觉

续图 14.12　（E~H）原发性脑肿瘤（多形性胶质母细胞瘤）。该病例证明了 MRI 在多个平面中常规显示病理学和优越的软组织描绘的能力。左额叶区域的脑肿瘤在这些矢状，冠状和横向图像（E~H）上得到很好的定义。T1 加权图像（G 和 H）是在静脉内钆之后获得的，并且在病变周围显示出明亮的增强区域。肿瘤周围 T2 加权图像（E）中的亮区表示相关的水肿。图 H 中肿瘤的中央部分是含有液体的，在 T1（C）上是暗的，在 T2（E）上是明亮的，并且可能表明囊性变化或中央坏死。对相邻结构的效应是非常明显的

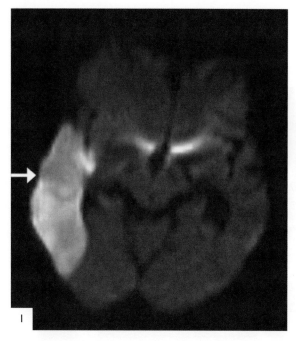

续图 14.12 （I）脑卒中。这是一个临床诊断，CT 和 MR 均用于患者评估，尽管最初通常使用 CT，但在最初的几个小时内可能看起来正常。传统上，它的价值是对脑卒中模仿的评估，例如肿瘤和任何相关的出血。最近，CT 和 MR 已被用于评估脑灌注和动脉血管阻塞或狭窄的水平与无创血管成像（图 14-8）。该图是扩散 - 加权 MR（DWI）和急性脑梗死的一个例子。这名 85 岁的女性出现急性思考混乱疾病，左侧身体无力和视野缺损。MRI 能够测量水通过脑组织的运动。急性梗塞扩散在受影响的区域受到限制。这代表右颞叶（箭头）的明亮区域。这是由右大脑中动脉的下部分支提供的血管区域。这一变化可以在事件的几分钟内看到，并且已经彻底改变了脑卒中的诊断

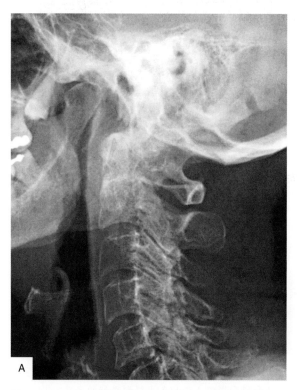

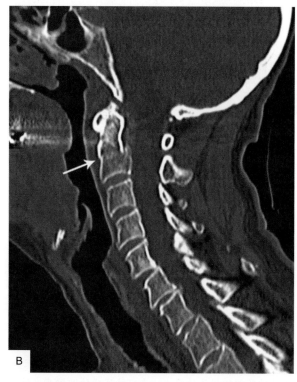

图 14.13 （A~B）颈部和背部疼痛。颈部和背部疼痛是常见的临床问题。以下四个案例显示了 CT 和 MRI 如何用于评估脊柱疼痛。A 和 B 老年人颈椎损伤。一名 78 岁女性，在轻微跌倒后出现颈部疼痛的侧位 X 线片和矢状面多平面重建计算器断层扫描（MPR/CT）。A. X 线片显示 C2 骨折时椎间软组织轻度肿胀，但没有明确检测到。B. CT 清楚地显示通过齿状突基部的未移位骨折。该病例用于说明几种常见的临床情况。首先，跌倒和颈部疼痛在老年人中很常见。颈椎骨折在老年人中也很常见，齿状突骨折也不成比例地表现出来。其次，颈椎骨折通常在轻微创伤后发生，并且最初可能不被怀疑。骨质疏松的骨骼增加了诊断的难度。MPR/CT 克服了普通 X 线片的许多局限性，当普通胶片不符合临床表现或需要进一步详细说明已知骨折时，MPR/CT 可能很有用（图 14-7A~D）。疑似脊髓损伤最好用 MRI 评估

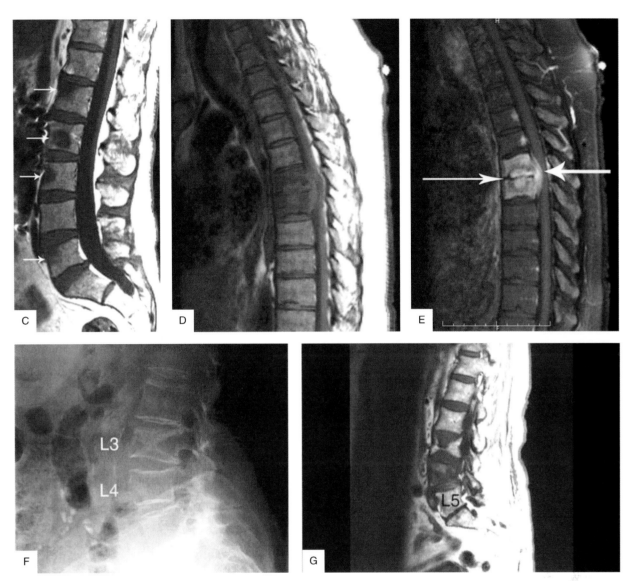

续图 14-13　（C~G）椎间盘炎。这是椎间盘的感染，其通常通过血液携带的细菌发生，侵入椎骨终板并扩散到椎间盘。它通常表现为局位性背痛和压痛。老年糖尿病患者和免疫功能低下者特别容易受到影响。具有优良软组织和骨髓细节显示的 MRI 已被证明是诊断和监测抗生素治疗后反应的准确方法。C. 椎骨癌症转移。一名患有背痛和肺癌的 57 岁患者的腰椎矢状位 T1 加权图像。这种变化是转移性椎体癌症疾病的典型变化。可以看到多个低信号椭圆形区域（箭头）在多个水平上取代骨髓。脊柱是癌症骨转移的最常见部位，最常见于乳癌、肺癌和前列腺癌。尽管全身核医学骨扫描是获得全部骨骼受累的首选方法（图 14-11B），MR 是评估脊柱的首选方法。由于其优异的骨髓成像，它可以比其他技术更早地识别到脊柱的转移性疾病。此外，它还能够评估背痛的其他原因以及神经功能障碍的可能原因，包括脊髓压迫。D. 没有静脉内钆的矢状 T1 加权图像。E. 静脉造影后的矢状 T1 图像。在这张图片中，通过称为脂肪饱和度的技术消除了明亮的脂肪信号（图 D 中的明亮脂肪现在是灰色 ★），并且可以很好地了解椎间盘炎，相邻终板（箭头）上增加的增强（亮区）表明感染。还要注意相邻硬膜外腔的受累和脊髓的压迫

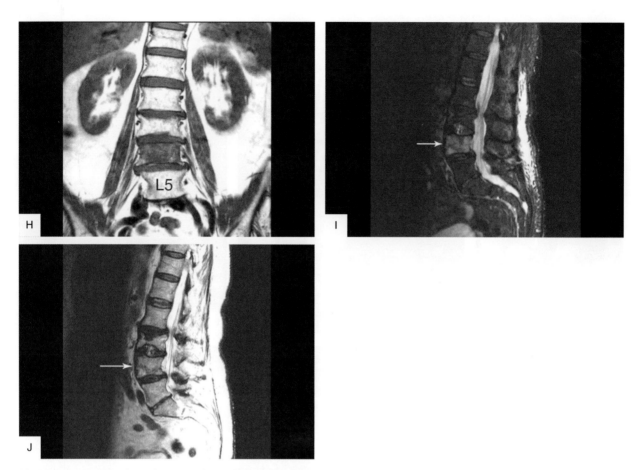

续图 14-13　（H~J）椎骨压缩性骨折。椎骨骨折是老年人背部疼痛的常见原因。这名 70 岁的老人在跌倒后腰椎压缩性骨折。该案例说明了 MRI 如何用于确定 X 线片上的骨折是近期还是旧的并诊断出隐匿性骨折。X 线片（F）显示 L3 处的骨折。MRI 也显示骨折。然而，在矢状和冠状 T1 图像（G 和 H）上，椎骨是明亮的，与所有其他椎骨相同，但 L4 是黑色的。然而，L4 在 STIR（短 tau 反转恢复）或流体 - 敏感图像（I）上是明亮的。这是什么意思？X 线片肯定显示 L3 处的骨折。然而，它是一种已经愈合的旧骨折。这在 MRI 上确认，其中该椎骨的信号是正常的。L4 代表骨髓水肿所见的急性骨折——T1 上暗，STIR 上明亮。骨折没有导致椎骨高度的任何损失，使得很难在 X 线片上确定。矢状 T2 加权图像（J）显示骨折线。这可以说明一个常见问题。在老年人中，通常与骨质疏松相关的压缩性骨折很常见。X 线片能够显示骨折，只要有椎骨压缩或骨折线。然而，除非最近的检测可用于比较，否则无法判断骨折是新的还是旧的；并且，在这种情况下，它可能不足以诊断损伤。通过证实骨髓水肿的 MR 能够显示急性骨折发生并且它发生在 L4，而不是如 X 线片所示的 L3。重要的是要知道在治疗之前涉及哪个椎骨，并且经常使用 MR 来解决这个常见的难题

MRI 无创进行。长而深的血管，例如胸部和腹部主动脉以及整个下肢动脉供应，最好用磁共振动脉造影（magnetic resonance arteriography，MRA）和计算机断层动脉造影（computed tomography arteriography，CTA）观察。多普勒超声对短浅血管非常有效，非常适合评估颈部颈动脉狭窄。它也是上肢和下肢深静脉血栓形成的最佳检查方法。

足部的感染，特别是糖尿病，是一个常见的问题。首先用 X 线片评估足部。这提供了许多基本信息，包括关节炎和神经病变的存在。然而，骨髓炎的平片变化是在晚期才发现的，并且很少见到软组织感染和活力。相反，MRI 已被证明在评估足部和脊柱感染方面非常有用（图 14-13D、E 和 14-14F、G）。有关更多信息的更新，请访问 ACR 网站（见原文参考）。

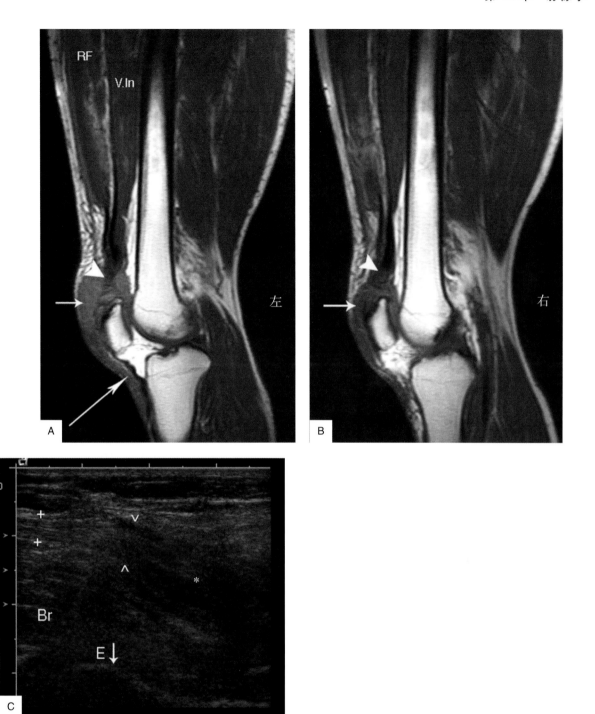

图 14-14　（A~C）浅表软组织。MRI 对评估浅表软组织病变非常有用，特别是复杂和急性问题。有钙化病变需要 X 线片检测。超声可用于小或局部性病变。不透射线的异物需要用 X 线，而非射线不透明的异物可以用超声波评估。A 和 B. 急性双侧股四头肌撕裂。这名 59 岁的男性在跌倒后无法伸膝。双侧膝关节的矢状 T1 加权图像显示双侧股四头肌肌腱在附着于髌骨（箭头）的位置破裂。可以看到肌腱正常的暗信号的丢失。两侧均有血肿（箭头），左侧 > 右侧。（V.In，股中间肌，RF，股直肌）。注意左侧褶皱的髌腱和轻微的髌骨远程位移（长箭头）。股四头肌破裂在 40 岁以上更常见，并被认为继发于肌腱退化变性。然而，双侧破裂是不寻常的。MRI 可以很好地描述这个问题。肌腱经过手术重新连接。C. 肱二头肌肌腱断裂超声检查。这名 71 岁的女性在跌倒后出现前肘和前臂上部疼痛和肿胀。当肘部弯曲时，她试图用手抓住桌子来稳住自己。这是肱二头肌肌腱下端的矢状超声波，因为它开始向肘部正下方的桡骨结节止点。肌腱从结节撕裂。肌腱（＋＋）的正常线性纤维是中断的和不规则的（在两个箭头之间 > <）。远端肌腱呈球根状，代表退行性撕裂肌腱，纤维组织和周围水肿（＊）。在将肌腱重新连接到结节期间的手术中证实了这些发现。肱肌深入肱二头肌肌腱（Br）。肘部前缘骨的边缘（标签 E）

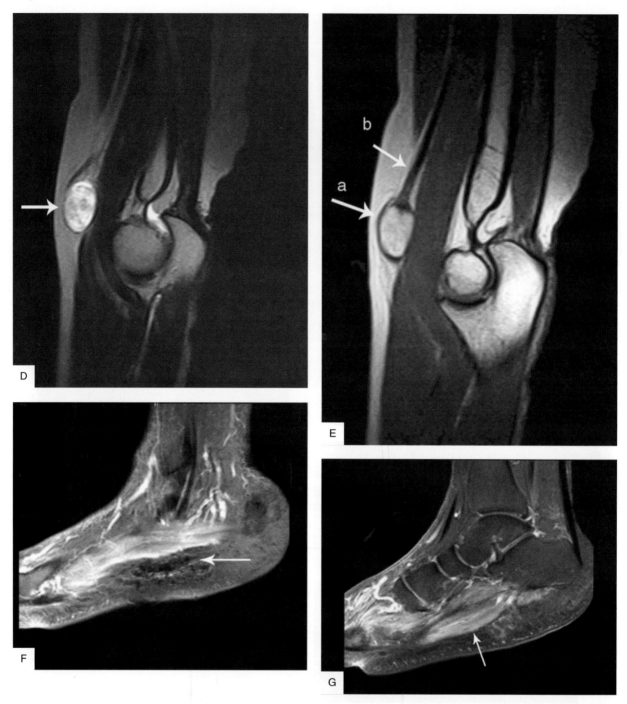

续图 14-14 （D~G）D 和 E. 神经鞘瘤。这名 56 岁的女性出现手部麻木，上肢疼痛和在肘部前方的软组织肿块。MRI 对神经鞘瘤进行了精辟的证实。可以看到图像中的神经（E）（箭头 b）进入肿瘤（箭头 a）。MRI 结果的特征是肿瘤在 T2（D）上明亮并且在 T1 图像（E）上有钆增强。结果在手术中得到证实。F 和 G. 足部感染：蜂窝织炎和骨髓炎。传统上使用 X 线片和核医学的组合来评估足部的骨髓炎。具有优良软组织和骨髓细节显示的 MRI 能够显示软组织和骨感染。该病例显示了一名 54 岁糖尿病患者的 MRI，弥漫性足肿胀合并不愈合的足底溃疡。F 和 G. 足部的矢状面。它们是 T1 加权图像，在静脉注射钆螯合物后获得脂肪饱和度。足底软组织（明亮区域和垂直箭头）的增强增加表明感染。明亮的管状结构是静脉。黑色区域或信号空白是由于相邻失活组织中的气体（水平箭头）。这些发现在手术中得到证实

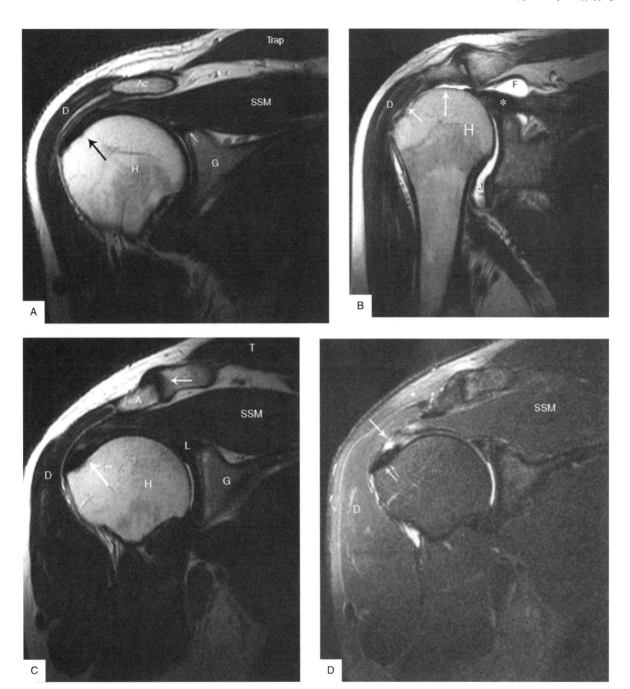

图 14.15　（A~D）肩部疼痛。肩痛是老年人常见的症状，通常由肩袖撕裂引起。MRI 因其卓越的软组织对比度和多平面能力非常适合用于肩袖成像。在无法进行 MRI 检查的患者中，超声能够对表面软组织结构进行成像，是评估肩袖的一种很好的技术。A. 正常右肩 MRI。这是使用 T2 加权成像序列（T2WI）的冠状视图。这种观点是肩袖的 MR 评估的一部分，肩袖是肌腱撕裂的常见来源。冈上肌（SSM）是肩袖的一部分。肌肉来自肩胛骨的棘上窝。它从肩峰下通过，向前止于上图所示的肱骨（H）的大结节（黑色箭头）。在该视图中可以很好地看到三角肌（D）的侧边缘，其来自肩峰（Ac）的外侧边缘和上边缘。盂唇上方（小白色箭头），斜方肌（凹陷）。B. 冈上肌腱的全厚度撕裂。比较（A）中的正常肩部。这种冠状 MRI，T2WI 显示该患者已经持续冈上肌腱的大的全厚度撕裂。注意大结节和上肱骨头（箭头）现在是裸露的。肌腱向内侧几乎缩回到关节盂的上缘。（*）肱骨头向上移位并邻接肩峰的下表面。在肩峰下滑囊（F）和盂肱关节（J）中可见液体。C 和 D. 冈上肌腱部分撕裂。图 C 是冠状 MRI，T2W1，显示肌腱的法氏囊或上纤维中的信号轻微增加（白色箭头和两个星）。注意来自覆盖三角肌的皮下脂肪的正常明亮信号。肩锁关节（小白色箭头），关节盂（G），盂唇（L），斜方肌（T）。图 D 使用额外的脂肪饱和序列去除脂肪信号的相同区域。注意皮下脂肪现在是灰色的。（*）还要注意撕裂引起的肌腱中的明亮信号有更好的显示（单箭头）。（双箭头为来自未受影响的肌腱侧缘的正常暗信号）

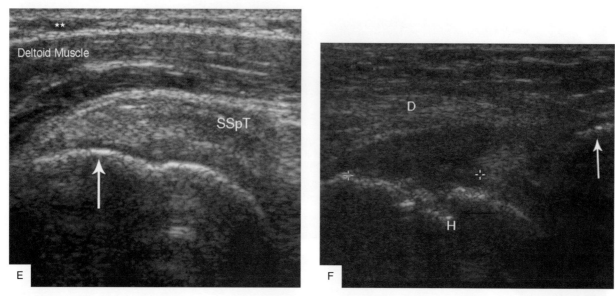

续图 14.15 （E~F）E. 正常右肩超声。将其与肩部的正常冠状 MRI 视图（A）进行比较。冈上肌腱（SSpT）很好地止于肱骨的大结节（白色箭头）。（** 皮下脂肪覆盖三角肌）。F. 右肩超声：全层撕裂。将其与 MRI 全厚度撕裂（B）进行比较。肌腱的水平回声纤维分开 1.7cm（++）的距离。该空间充满了代表积液和肉芽组织的低回声成分。肩峰（箭头），三角肌（D），大结节和肱骨头（H）

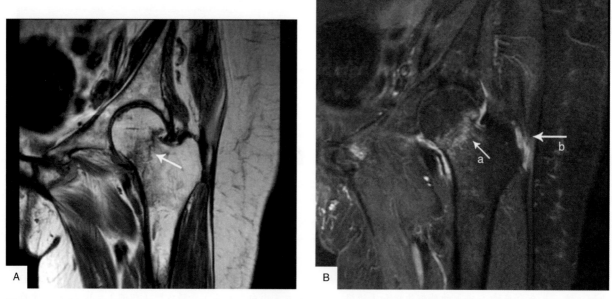

图 14.16 （A~B）髋部疼痛。这名 76 岁的女性在跌倒后出现左臀部疼痛。髋关节 X 线片正常。A. 左臀部的 T1 加权冠状图像。这显示了代表水肿的相邻骨髓中的骨折线（箭头）和灰色区域。B. 积液敏感的冠状图像，显示代表骨折水平水肿的线性亮区（箭头 a）。虽然 X 线片是阴性的，但是 MR 能够确认临床上对骨折的怀疑，应进行及时治疗。注意臀中肌在其止点时的相关部分撕裂（B，箭头 b），说明 MRI 具备显示创伤后髋部疼痛的其他原因的能力，例如邻近的肌肉拉伤或撕裂和骨盆骨折

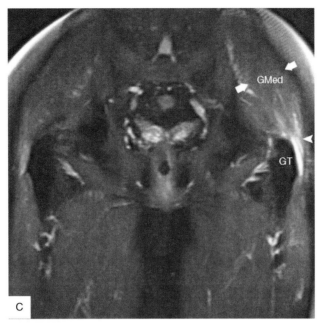

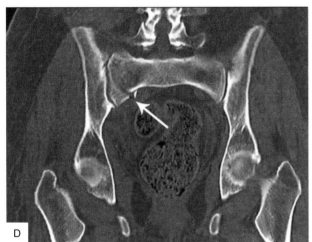

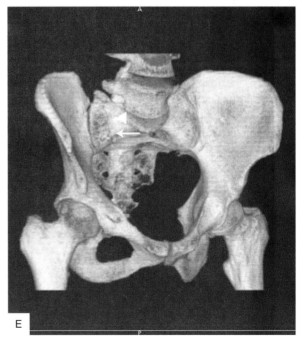

续图 14.16 （C~E）C. 臀中肌的撕裂。这是一例 76 岁有左大转子疼痛女性的骨盆扫描和两个髋关节的冠状液体 – 敏感 MRI（STIR）。这表明在将其止于左股骨的大转子（GT）（箭头）时臀中肌的外侧纤维（GMed，箭头之间）全厚度撕裂。所谓的转子疼痛综合征在中老年女性中更为常见。这通常归因于转子滑囊炎。然而，随着 MRI 的出现，现在感觉这种综合征更可能是由于臀小肌和臀中肌的肌腱病变，这两者都止于大转子，并且滑囊炎是次要的原因。这些变化类似于肩部肩袖的撕裂。D 和 E. 臀部疼痛。这名 56 岁的女性在跌倒后经历了右臀部和骨盆疼痛。X 线片是正常的。D. 冠状重建的 CT 图像，显示右骶骨骨折（箭头）。E. 3D 体积呈现的图像，很好地展示了裂缝（箭头）。右臀是正常的

总　结

在过去的100年里，医学成像已经走过了漫长的道路。这些改进反映了技术的发展。这带来了更快的成像时间，改进的解剖细节以及最近的分子成像。因此，医学成像是现代医学实践中不可或缺的重要组成部分。未来的发展有望建立在这些能力的基础上，并有助于深入了解疾病的原因，改进诊断，早期检测，改进和有针对性的治疗方案。随着各种方式的能力不断变化，疾病过程的新知识和每个患者的独特问题，哪种检测技术最适合，给定的形式不可能是一成不变的。然而，在决定针对患者特定临床问题的适当研究时，了解当前成像模式的优点和缺点将是有益的。

最后，尽管在过去100年中医学成像取得了巨大的进步，但仍然只是临床医疗设备中的一个工具，并且依旧无法取代良好的临床病史和体格检查。

致谢

我要感谢来自宾夕法尼亚州兰开斯特兰卡斯特综合医院影像科和MRI组的技术人员。特别要感谢 Chris Weir, Mark Housman, Idriz Dizdarevic, Dean Hollenbacher, Kory Mollica, Kevin Barnhar, Doug Peterson, Corinne Daubenhauser, 还有 Jerry Kornfield 的计算器和图形建议。

注意

左右两侧是从影像科医生从脚下看着患者的视角来定义的。患者右侧与影像科医生左侧相对。这就是为什么在图14-12C中转移是患者的右边，虽然在图像中是在左边的原因。

（张志杰，朱　毅）

原文参考

Smith RA, Duffy SW, Gabe R et al 2004 The randomized trials of breast cancer screening: what have we learned? Radiol Clin North Am 42:793–806

American College of Radiology Imaging Network. www.acrin.org. Grainger & Allison's Diagnostic Radiology: A Textbook of Medical Imaging, 5th edn. This is a good general radiology text.

Magnetic Resonance Imaging Special Issue. Journal of Orthopedic and Sports Physical Therapy 41(11) 2011.

Radiologic Clinics of North America. www.theclinics.com. Excellent up-to-date monographs published bimonthly.

Radiological Society of North America (RSNA). http://rsna.org.

Membership is necessary to gain access to all the resources but there are lots of free articles and information. Click on 'Patient information'. There is lots of information here, including the 'Radiology in

motion' section with short, funny, video clips on various imaging modalities.

The American College of Radiology. www.acr.org. Again, member - ship is required for full access but there is a lot of free information. For evidence-based guidelines on the most appropriate way to image patients, go to 'Quality and Patient Safety'. From the pop- up menu choose 'Appropriateness Criteria'. www.acr.org/Quality-Safety/Appropriateness-Criteria. Also in this section is the Manual on Contrast Media and MR Safety: www.acr.org/Quality-Safety/ Resources/Contrast-Manual.

The National Comprehensive Cancer network. www.nccn.org.

第 2 部分

肌肉骨骼疾病

第15章

姿 势

TIMOTHY L. KAUFFMAN，MICHELLE A. BOLTON

本章内容

概 述

姿势是身体各个部分在特定时间的位置排列。姿势涉及躯干和四肢多系统的复杂性相互作用，包括骨骼、关节、结缔组织、骨骼肌和中枢及周围神经系统。当考虑人体平衡、运动控制和与重力相关运动之间的微小变化时，这些组织之间相互作用就显得复杂。此外，随着时间的推移，每个个体都经受着由骨骼肌肉系统微损伤、直接损伤和疾病作用所带来的改变，从而导致了普遍而独特的老年性姿势。

姿势通常在患者处于静态站姿时用网格或铅垂线来评估。然而，在老年人群中，由于年龄增加导致的姿势摇摆，姿势评估变得更不容易操作。从图15-1中的两张图片可以看到，98岁的老人仅仅坚持了片刻时间。姿势控制机制产生了微小的重心转移，以达到避免疲劳、过多组织挤压和静脉淤积的目的。所以摄影姿势评定表现的是固定的瞬间体位。因此，姿势实际上是一个相对的状态，需要全身系统的整合和动静态的平衡控制才能呈现出来，正如图15-2所示。

年龄相关的姿势变化涉及多种因素。这些因素可能是病理性的、退变性的或是损伤导致的，也可能是由于原发性的骨骼肌肉系统、神经系统的变化，以及神经肌肉骨骼系统联合的降低。

关节退行性疾病是通常与年龄相关的病理改变，包括骨和关节表面的改变（见第19和24章）。由于炎症引起的骨刺，可阻碍正常的关节运动，引起疼痛和可能侵犯神经，造成神经根病，导致肌无力和身体失衡。姿势调整可能是试图从骨赘上卸载重量以减轻疼痛或适应神经根病变的结果。

躯干和四肢骨骼的变化

中轴骨中常见的与年龄相关的姿势改变及其临床意义列举在表15-1和图15-3和图15-4中。通过将图15-3B和图15-4B中的78岁男性图像与该老人98岁时拍摄的图15-1和图15-5中的照片进行比较，可以看出20年老化的特异性效应。从侧面观可以发现躯干后突及髋关节屈曲明显增加。通过不同年龄段（图

119

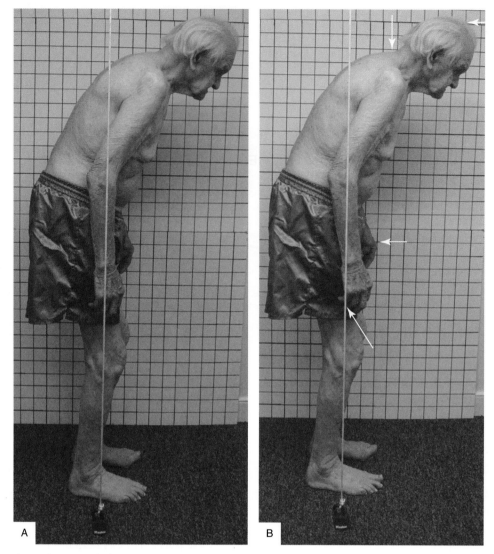

图 15-1　图中 98 岁男性的姿势显示出轻微的调整，包括手部前移、躯干和头部更加直立并且姆趾伸展。两张图片间隔不到 1s

15-4B 和图 15-5）后面观图像的比较可以发现，脊柱后侧弯伴上肢伸展，过度的髋、膝关节屈曲和四肢与躯干肌明显萎缩。另一个 93 岁的老人如图 15-3C 所示，也显示了上肢的伸展。98 岁的这位老人，姿势（图 15-1 和 15-5）可能受到右髋疼痛、下肢感觉和力量下降的影响。他生活需要辅助，使用轮式助行器进行大部分的移动活动。

需要注意的是，并非所有的姿势变化都应该被归类为错误或异常姿势。有些姿势的调整可能是正常代偿性改变，是由于在脊柱、四肢或中枢控制机制中其他的神经肌肉骨骼改变引起的。例如头部前移的姿势，特别是上颈椎的

伸展增加，可能是由于身体试图对抗由楔状胸椎引起的驼背导致。

椎体的骨质疏松伴有大量可识别的、隐匿的骨折和可能的微小骨折，对姿势有深远的影响，反之亦然（见第 18 和 60 章）。Katzman 等人发现脊柱后凸，即过度的前凹或"老年驼背"，与年龄增长、体重减轻、骨密度和脊柱肌肉密度的降低有关。

脊椎病大量存在于年龄 ≥ 55 岁的人群中。可能包括脊柱关节突关节退化，椎体高度降低，椎管或神经孔狭窄，椎间盘间隙减少，前唇形变，骨桥形成，关节周围结缔组织钙化。临床上，这些变化可能引起脊柱疼痛和运动减少，尤其

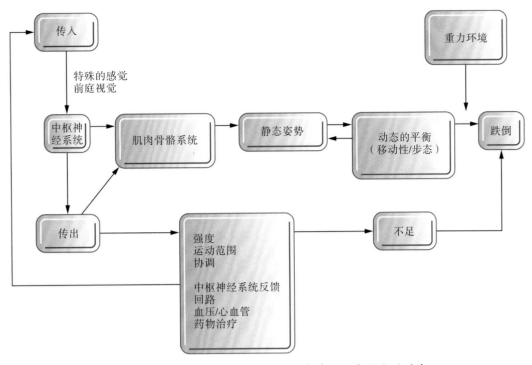

图 15-2 影响姿势和跌倒的因素。多重交互作用力控制静态姿势和动态平衡（引自 Kauffman T 1990 Impact of aging-related musculoskeletal and postural changes on falls. Top Geriatr Rehabil 5：34-43）

表 15-1 年龄相关性躯干骨骼姿势改变及其临床意义

躯干骨骼改变	临床意义
头前移	重心向前移位；可能导致基底动脉受累而增加头晕或眩晕的发生
驼背	减少呼吸与运动时的躯干活动；鼓励肩胛骨前伸；可能引起肩部病变
腰椎曲度变平	减少跨步时躯干／髋的伸展
较少出现的腰椎后凸	椎体压缩的结果；不可逆的
前凸增加（最不常见）	导致躯干／臀部伸展肌紧张；腹肌无力
骨盆向后倾斜	长期坐姿的结果；减少跨步时躯干／髋的伸展
脊柱侧弯	可改变平衡、呼吸和四肢运动

是在正常步态下所涉及的脊柱节段性旋转和肢体正常交互模式的细微旋转运动减少。因为脊柱屈曲和伸展的协调性逐渐丧失，坐站运动可能会更困难。

在四肢骨骼中，神经肌肉骨骼系统由于生命周期中的磨损、习惯、创伤和病理改变而发生许多的组合性变化。这些变化导致了老年群体间不同的姿势特点。这些常见的与年龄变化相关的改变和临床表现列举在表 15-2，可见于图 15-3、图 15-4。

软组织

软组织改变引起的姿势改变可能是由于以前的损伤使肌腱、韧带和关节囊延长或变紧所致。胶原蛋白是皮肤、肌腱、软骨和结缔组织的主要成分，由于纤维间的交互连接，胶原蛋白可能会变得越来越硬。弹性蛋白是另一种结缔组织的主要纤维成分，可见于皮肤、韧带、血管和肺。随着年龄的增长，弹性蛋白被部分降解的胶原蛋白或有缺陷的假弹性蛋白所取代。

我们在肌肉中也可能找到导致姿势改变的

其他软组织变化。肌肉长度可增加或减少。肌纤维的丢失，可能导致肌肉力量的降低。随着年龄的增长，Ⅱ型肌纤维逐渐失神经支配，Ⅰ型肌纤维逐渐恢复神经支配，从而改变纤维关系，可能影响姿势控制反应和机制。此外，由于脂肪和胶原的堆积，非收缩性组织增加，使肌肉

表15-2 年龄相关性肢体姿势改变及其临床意义

肢体骨骼变化	临床意义
肩胛骨前伸或外展	改变正常的肩肱节律，导致肩部疼痛
肘屈、腕尺偏、手指屈曲的紧张 / 短缩	减少够取和手部功能
髋屈曲挛缩（髋关节伸展丧失至中立位或0°）	减少步长；可能增加移动的能量成本，并可能增加姿势控制的要求，特别是如果改变是一侧的。
膝关节屈曲挛缩（膝关节伸展丧失至中立位或0°）	减少步长和步态蹬离；可能增加移动的能量成本，并可能增加姿势控制的要求，特别是如果改变是一侧的
髋、膝、踝部的内翻 / 外翻改变	减少步长和步态蹬离；可能增加移动的能量成本，并可能增加姿势控制的要求，特别是如果改变是一侧的。通常是由于肌肉骨骼组织的机械变形和应变而引起疼痛

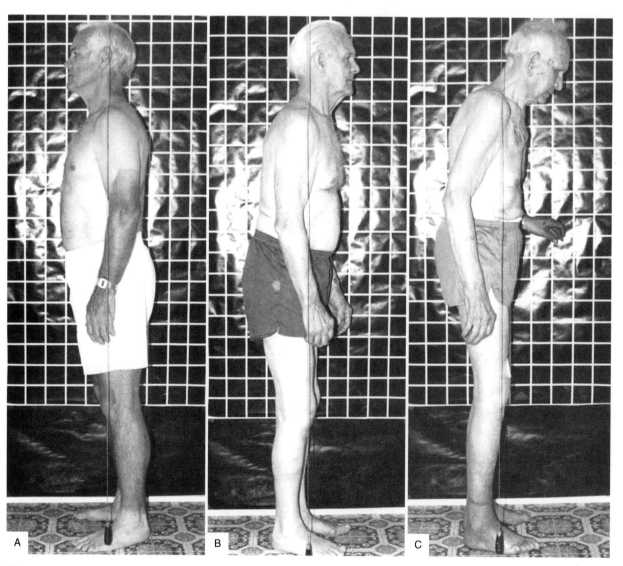

图 15-3 侧面观：A.60岁男性；B.78岁男性；C.93岁男性

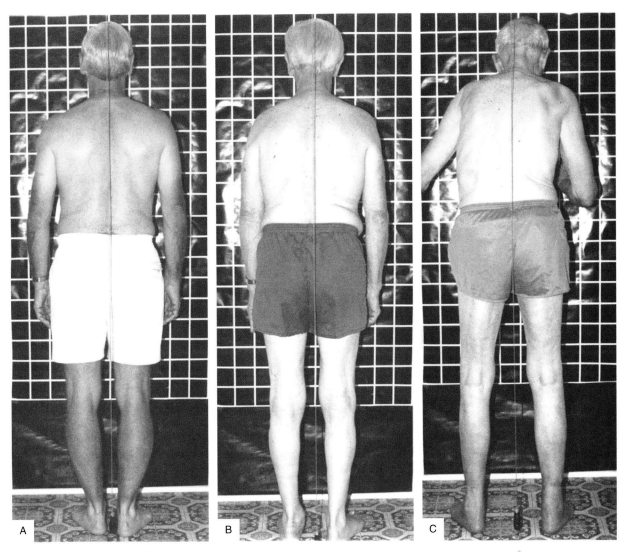

图 15-4　后面观：A.60 岁男性；B.78 岁男性；C.93 岁男性

变得日益僵硬。因为神经系统控制的变化，肌肉张力可能会增加或减少。更深入地讨论这些神经肌肉变化可参考第 2 章和第 5 章。

临床考量

跌倒是老年人的重要问题，可能是神经肌肉骨骼姿势控制系统的障碍。中枢神经系统的基底节和小脑在调节姿势方面具有重要作用（见第 5 章）。后向的平衡失调与大脑血管病变、常压性脑积水和伸肌张力增高有关。Barbieri 等人的研究发现，与 50 岁以下的受试者比较，老年受试者在垂直姿势下可感知向后方倾斜 1°~2.5° 的角度。与年轻受试者比较，老年人通过增加的主动性僵硬和抵抗（减少振动）来

应对姿势紊乱，这可能表示感觉和运动功能的退化。

在老年人群中，姿势不仅应该在站立和坐姿上进行评估，而且也应在床上进行评估，特别是在因受伤或疾病而卧床的患者中。特别重要的是要防止局部压迫，并应受到特别照顾，以避免由于长期维持一种姿势造成的肌肉不平衡。应当关注的区域是小腿三头肌、髋关节和膝关节屈肌以及髋关节外展肌和内收肌，尤其是在髋关节手术后。我们通常认为患者采取仰卧，侧向弯曲的姿势可能导致肌肉不平衡。患者向手术侧侧向弯曲将导致对侧髋外展肌延长和同侧髋外展肌缩短。相反，对于远离手术侧侧向弯曲的患者也是如此。当患者试图恢复独立行走时，这些肌肉失衡将会在康复过程中变

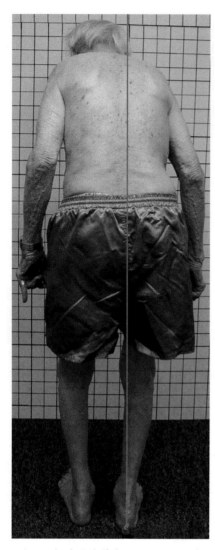

图 15-5 与 20 年前的姿势相比，这位 98 岁的老人的姿势变化相当明显（图 15-4 B）。这种程度的变化对于这个人来说是不同的，在老年人群中是常见的。图中可观察到脊柱后侧凸伴上肢伸展，过度的髋、膝关节屈曲，四肢和躯干肌萎缩明显

得尤为显著，并且可能出现 Trendelenburg 步态（见第 16 章）。

Ryan 和 Fried 发现，年龄在 59~89 岁的社区居民中，驼背与步速较慢和爬楼梯以及难以够取或提重物有关。Sinaki 等人的研究发现，与稍年轻的健康对照对象相比，患有骨质疏松性驼背的社区居住女性在平衡测力平台上检查显示，前后位移和速度减少并侧方位移和速度提高。脊柱后凸患者在姿势测量时也有较大的平衡异常。

在 1578 名居住在老年社区的男性和女性中，仰卧位测量的脊柱后凸畸形与弯腰、行走、

爬山和从椅子上站起来的自我报告功能下降呈显著的线性相关。握力也与这种姿势变化显著相关；后凸程度越大，力量越小。Katzman 等人报道，患者更大的驼背角度可导致更慢的步速（站起－行走计时测试）。

Brown 等人认为，维持下肢姿势肌肉的力量与功能性任务之间有重要关系，其中功能性任务包括散步、爬楼梯和起床以及从一个椅子上站起来。小腿肌肉的弱化加上肩胸稳定的力量不足，可导致脊柱后凸姿势增加和平衡的丧失，这特别容易发生在使用上肢向前够取时。

Menz 等人报道了足部姿势指数与行走速度和平衡障碍之间的显著相关性。足部姿势指数、舟骨下垂和足弓指数与内侧膝关节骨性关节炎显著相关。如果姿势改变导致疼痛、功能障碍或可能导致未来的功能障碍，则应进行临床干预。框表 15-1 中已列出的典型干预措施，但不是按重要性顺序列出。依据临床评估和个别患者的状况和预后，一个或多个干预措施可能是适当的。

框表 15-1　导致疼痛或功能障碍的姿势改变的临床干预
1. 支具、支撑、制动、保护
2. 热、冷、电刺激
3. 利用治疗性锻炼以增强功能性肌力、张力、长度、协调性以及主动肌和拮抗肌之间的平衡
4. 药物治疗
5. 手术

总 结

需要重点关注的是，常见的姿势变化是随着年龄的增长而发生的，并且其特征因人而异。虽然在年轻的健康成人中不存在姿势改变，但是新出现的姿势序列不一定是错误的。综上所述，姿势异常可能是对神经肌肉骨骼序列退变，或对其组成部分控制丧失的正常代偿。许多的类似退变会历经数十年而缓慢发生，如果真是这样，也许根本无法轻易改善。

（谢凌锋）

原文参考

Barbieri G, Gissot A, Perennou D 2010 Ageing of the postural vertical. Age (Dordr) 32:51–60

Barrey C, Roussouly P, Perrin G et al 2011 Sagittal balance disorders in severe degenerative spine. Can we identify the compensatory mech-anisms? Eur Spine J 20(Suppl 5):626–633

Brown M, Sinacore D, Host H 1995 The relationship of strength to function in the older adult. J Gerontol A Biol Sci Med Sci 50:55–59

Cenciarini M, Loughlin P, Sparto P et al 2010 Stiffness and damping in posture control increase with age. IEEE Trans Biomed Eng 57:267–275

Ditroilo M, Cully L, Boreham C et al 2012 Assessment of musculoarticular and muscle stiffness in young and older men. Muscle Nerve 46:559–565

Kado D, Huang M, Barrett-Connor E et al 2005 Hyperkyphotic posture and poor physical functional ability in older community-dwelling men and women: the Rancho Bernardo Study. J Gerontol A Biol Sci Med Sci 60(5):633–637

Katzman W, Vittinghoff E, Kado D 2011 Age-related hyperkyphosis,independent of spinal osteoporosis, is associated with impaired mobility in older community-dwelling women. Osteroporos Int 22:85–90

Katzman W, Cawthon P, Hicks G et al 2012 Association of spinal muscle composition and prevalence of hyperkyphosis in healthy community-dwelling older men and women. J Gerontol A Biol Sci MedSci 67:191–195

Levinger P, Menz H, Fotoohabadi M et al 2010 Foot posture in people with medial compartment knee osteroarthritis. J Foot Ankle Res 3:29 Manckoundia P, Mourey F, Perennou D, Pfitzenmeyer P 2008 Backward disequilibrium in elderly subjects. Clin Interv Aging 3:667–672

Menz H, Morris M, Lord S 2005 Foot and ankle characteristics associated with impaired balance and functional ability in older people.J Gerontol A Biol Sci Med Sci 60(12):1546–1552

Ryan S, Fried L 1997 The impact of kyphosis on daily functioning.J Am Geriatr Soc 45:1479–1486

Sinaki M, Brey R, Hughes C et al 2005 Balance disorder and increased risk of falls in osteoporosis and kyphosis: significance of kyphotic posture and muscle strength. Osteoporosis Int 16:1004–1010

第16章

肌肉无力与运动治疗

TIMOTHY L. KAUFFMAN，KAREN KEMMIS

本章内容

概　述

　　长久以来，人们普遍认为肌肉无力与衰老相关，并且是影响发病率和功能丧失的重要因素。骨骼肌可以说是人体最大的器官，最新研究还发现它具有内分泌行为。肌肉所发挥的作用不仅限于产生力量，还包括：参与运动，这对关节营养及心肺健康十分重要；协助循环系统运作，如平滑肌为血管壁提供支撑，骨骼肌在静脉回流中发挥作用；为神经系统提供动力，如肌梭初级感觉纤维对肌肉长度变化起反应；与骨健康及骨密度相关；是身体热量的主要来源；最后，还可作为缓冲垫，在外伤发生时缓冲外力伤害。

定　义

　　肌肉主要以其在力量和运动中的作用为人

所知。肌少症是骨骼肌质量、力量和功能的丧失，是衰弱综合征（Frailty Syndrome）的组成部分之一，并且可能与较高的死亡风险相关。肌肉力量可定义为肌肉收缩所产生的张力，通过力的大小来描述。力矩是角度运动的结果，是力的作用线至旋转轴垂直距离与力的大小的乘积。需注意，在研究肌肉力量时还应考虑时间对张力的影响。

　　肌肉张力的产生在很大程度上是由肌肉横截面积和运动单位募集所决定的。此外，肌肉长度、活动角度等生物力学因素，以及代谢、肌纤维类型等生理因素，也会对力量造成影响。若力量不足无法执行功能活动任务，即可考虑为无力。

　　肌肉收缩可分为多种类型。静态收缩时，肌肉长度不变，称为等长（相同长度）收缩。动态收缩时，肌肉可能发生延长或缩短，分别称为离心性收缩和向心性收缩。运动过程中肌肉张力保持恒定，则称等张（相同张力）收缩。通常情况下，提起重物时是向心性收缩，而放下重物时则是离心性收缩。另外，通过机械装置抵抗肌肉收缩产生的张力，从而控制肢体运动的速度时，就会发生等速（相同速度）收缩。Ⅱ型快肌纤维的年龄相关性损失（见第 2 章）可导致老年人无法从跌绊状态中恢复身体控制，从而增加损伤风险。因此，在临床中使用等速装置对不同速度下的力矩进行评估显得尤为重要。

评 估

肌肉力量的评估可以通过徒手肌力检查（manual muscle test，MMT）进行。尽管 MMT 属于定序尺度测量，但它可在所有治疗环境中执行，因此仍具有重大价值。在使用 MMT 时，明确所执行的收缩类型至关重要。最初的 MMT 被设计为全关节活动范围（range of motion，ROM）的力量评估，但在许多情况下，它被改良为"Make"测试，患者只需在特定关节位置进行等长收缩。MMT 的改良对于老年患者以及存在疼痛弧或活动受限等情况的患者来说十分重要。Jan 等人发现，在测量单腿负重下的足跖屈肌力量时，61~80 岁的男性、女性可分别上抬足跟 4.1 次及 2.7 次，而 21~40 岁的男性、女性可重复上抬 22.1 次及 16.1 次。记录这些细节（测试类型和位置）可使资料更加清晰。

另一种情况下，患者被要求将关节保持在特定位置，而评估人员试图对抗张力打破其稳定状态，这就是"破坏试验"。在这个过程中，主动肌由等长收缩转变为离心性收缩，可能产生更大的张力。需要注意的是，在健康的肌肉中，最大张力产生于离心性收缩后紧接着的等长收缩，最小张力产生于等张收缩。"Make"测试不同于"破坏试验"，这是在使用手持式测力计测量力量时需考虑的重要因素。在使用 MMT 评估老年个体力量时，应谨慎行事，因为经常需要调整评估体位。在老年患者中，标准手册中列举的测试体位可能因受伤或疾病而不得不进行调整。另外，测试应在更贴近功能的体位下进行，因为无力区域可能只存在于关节 ROM 的局部。这些无力区域可能是关节表面不平整或关节周围结缔组织及肌肉长度变化的结果。

手持式与等速测力计在力量评估中非常实用。评估过程中须注意避免肿胀、溃疡或萎缩区域的疼痛和损伤，并限制言语鼓励的频繁使用。此外，在使用测力计时，应考虑因关节周围结缔组织发生年龄相关性变化而增加的损伤风险（见第 4 和 61 章）。

1RM 或 10RM 是一种在研究中经常描述，但在临床上较少使用的力量评估方法。"RM（repetition maximum）"代表最大重复次数：1RM 是指能够完成一次全 ROM 关节活动（等张运动）的最大重量，10RM 则是可重复 10 次活动的最大重量。在确定初始测试重量时需要进行一些猜测，可能过重或过轻，须进行相应地调整。这些技术对老年患者是安全的，但测试过程中必须保持谨慎，以免造成损伤。Manor 等人报道了另一种评估力量（以及实际能力与耐力）的方法，使用弹力带作为阻力，记录 30s 内能够完成的关节重复活动次数。他们发现，弹力带技术与使用哑铃进行的 30s 测试以及最大等速力矩具有显著的相关性。

对运动表现的功能评估也许比直接测量肌肉收缩力量来得更加重要，比如上、下一阶台阶或将 1kg 重的食物罐头拿起并放入柜子的第 2 层。注意，"患者能够在脚趾碰撞或无法抬起下肢前登上 6 阶台阶"这样的描述，可以作为肌肉表现的功能指标。此外，耐力也是一个需要考虑的重要因素，因为它与功能结局相关。耐力是 10RM 测试中的因素之一，常通过等速装置进行测量。在日常生活活动中，耐力总是必须考虑的因素，例如，在"携带一个装满的 1 加仑水壶（3.6kg）从冰箱到餐桌"这个活动中，既需要肌肉力量，也需要肌肉耐力。

肌力训练

早在 1980 年代，关于肌力训练的研究就表明老年人仍保持了增强力量的潜能。美国物理治疗协会（American Physical Therapy Association）老年病学部的一个工作组制定了《老年人运动训练原则》（表 16-1）。采用等长、等张和等速程序进行肌力训练的益处早已得到证实。无须器械的简易徒手体操也是有效的。90 岁甚至更为年长的个体身上仍可发生肌肉增长。尽管如前文所述，肌肉块确实能起到一定的缓冲作用，但对长者而言，增肌本身并非运动的首要目的。老年康复应重视功能结局（与力量及运动表现相关），并以此作为治疗目标。

Newman 及同事报道，死亡率与肌肉大小无关，但与握力及等速股四头肌力量密切相关。Stenholm 等人报道了相似的研究结果。力量与死亡率之间究竟如何发生关联目前尚不明确，但研究者们认为对力量的评估可以从另一些重要方面评价衰老过程。肌肉减少、衰弱、营养、废用、炎症以及内分泌因素都可能影响力量。例如睾酮与胰岛素样生长因子（insulin-like growth factor，IGF），可能对肌力 - 死亡率相关性造成影响。Warburton 等人与 Kokkinos 对运动在疾病、残疾、表现以及寿命等方面的益处进行了全面的回顾。

改良的肌力训练

在为老年患者规划肌力训练程序时，必须对训练方案进行改良，以适应心肺、心血管以及神经肌肉骨骼系统的病理变化。心脏病患者的运动指南详见第 39 章。老年个体更容易遭受皮肤撕裂以及肌肉、关节和韧带损伤，但通过采取个性、合理的运动方式，可以将损伤风险最小化。须重点关注疲乏、体力低下及功能失调等问题，尤其是对兼患多种疾病的衰弱老年人，更应谨慎行事。必须避免瓦尔萨尔瓦动作。等长运动是安全的，前提是采用标准等长收缩方式，且保持时间不超过 5~10s。注意，等长收缩持续超过 30s 后将对血压产生不利影响。

以功能目标为导向的个性化指导能够帮助老年患者在运动中获益。部分个体拥有完全的认知能力，能够进行常规力量和体能运动。而另一些不具备同样的身体、认知或沟通能力的个体，要想确保效果，就必须修改运动方案。

必须监测患者对运动的反应，包括观察并记录脉搏率、呼吸率、感知消耗和运动质量。例如，"10 次重复中只能在前 6 次完成异步肌

表 16-1 老年人运动训练原则 *

原则	解释
超负荷 [a]	组织必须在负荷或应变增加的条件下才能获得功能改善 超负荷原则适用于运动处方的各个组成部分，包括频率、强度、时间以及类型（FITT 原则） 超负荷可施加于所有形式的运动当中，包括有氧 / 耐力调节；平衡恢复；协调与灵活训练；身体力学和姿势稳定；柔韧性运动；步态和移动训练；放松；以及力量、能力和耐力训练
特异性	运动的有益效果主要特定于运动涉及的身体部位、运动类型与 / 或所执行的技巧或行动
渐进性	最合适的运动水平可提供最良好的效果。每当患者 / 客户取得进步，应再次评估并适当增加特定运动的强度，使刺激达到超负荷水平，从而获得最佳运动效果
复原 / 恢复	训练安排不应过于仓促。身体需要时间进行恢复，以避免过度疲劳和 / 或损伤
使用 / 废用	经常使用可保持或提升组织功能，而废用则会导致功能丧失
运动处方组成	
频率	多久进行一次运动，常以每天的运动次数，或每周的运动天数来表示
强度	运动的难度，根据个人能力确定
时间 / 持续	每次运动持续的时间，常以分钟或重复次数表示
类型 / 方式	所进行的特定运动类型

a：来源于 American Physical Therapy Association. Guide to Physical Therapist Practice，2nd edn. Phys Ther 2001;81:9-746.

*：改编自 Certified Exercise Experts for Aging Adults Educational Program of the Section on Geriatrics，American Physical Therapy Association，2013.

肉收缩或关节全 ROM 运动"表明运动质量较低。

应在运动前、运动中和运动后测量血压，这对已知或疑似存在心血管、心肺或脑血管疾病的患者尤为重要。然而，在忙碌的门诊和家庭医疗工作中，反复使用血压计进行测量是十分烦琐的。脉冲血氧仪可用于测量血氧水平，有助于确定安全的运动界限。临床上，谈话测试是一种简单有效的保障措施，在运动过程中与患者交谈，从而避免运动负荷过量。当过量运动时，患者会出现呼吸困难，并且无法用 2~3 个单词的句子说话。

运动后低血压是头晕或晕厥患者应当关注的问题，尤其是在耐力训练之后。在这些情况下，应进一步排查心脏、心肺或其他潜在的问题。当在颈动脉触摸脉搏时，也可能因颈动脉窦过敏而诱发此类症状。颈动脉窦的压迫可能会向髓质的血管运动和心脏抑制中枢发送冲动，从而导致低血压。

训练注意事项

为了获得最佳效果，应根据个人能力和目标，为老年人制定运动处方。治疗师应全面考虑各项运动原则，并完善所有处方组成部分。这些原则和成分适用于所有类型的运动，包括有氧能力 / 耐力锻炼、肌肉表现或平衡锻炼等。此外，还应根据个体进展情况，对运动训练进行监测和调整，以达到最佳运动效果。

运动锻炼可以使用配重、弹力带、重力球或自身体重作为负荷，以等长、等张或等速收缩的形式进行。训练应遵循超负荷原则，但同时必须注意避免过度超载。一些认知或交流困难的患者可能受益于手势指导及关节活动训练，包括被动、主动辅助、主动和阻力训练，以及本体感觉神经肌肉促进术（proprioceptive neuromuscular facilitation，PNF）。身体接触不仅有助于完成目标运动，而且有助于在患者和照护者之间建立信任关系。此外，感官刺激对肌肉激活的好处已经得到重视，在对神经疾病个体的工作当中尤为如此。

反复进行的功能活动，如"从坐位站起 10 次"，不仅能增强肌肉力量，还能改善协调、耐力和运动学习。在运动皮质和脊柱水平发生的神经适应性改变，能够促进肌肉独立激活并协调肌群活动。实践训练对技能的获取十分重要（见第 5 章）。

有些患者存在病理学问题，例如慢性阻塞性肺病，或功能失调过于严重，无法有效地执行常规运动程序，如闭链式活动、渐进性阻力运动和有氧运动等，他们可能更适合采用一种结合坐位运动及移动活动的分级循环程序。巡回训练法案例见框表 16-1。可根据患者的反应，对这些简易运动的速度和重复次数进行增减，还可以增加步行运动。在循环运动程序中，有些个体只能坚持运动 1min，而其他个体能坚持 3~4min。谈话测试或自觉消耗程度有助于监测个体对运动的反应。在重复程序之前，应休息 1~5min。当脉搏率恢复到锻炼前水平后，方可安全地再次开始运动程序。运动器械显然对一些患者有益。负重训练单元、自行车、台阶踏板和划船机都是有效的。如上所述，简易徒手体操和步行是老年患者运动的支柱。在脚踝、手腕增加少量配重可加大步行运动中的体力负荷。水中运动是极佳的强化、适应和平衡再训

框表 16-1　严重病变及长期乘坐轮椅患者的循环运动范例

1. 检查运动前脉搏、呼吸频率或脉搏血氧饱和度
2. 双臂高举过头 10 次
3. 膝关节伸直 10 次（双侧交替）
4. 双臂外展 10 次
5. 髋关节屈曲 10 次（双侧交替）
6. 上肢拳击运动
7. 坐位行走，对侧上下肢相互交替屈曲
8. 重复上述程序，如果可能的话，提高速度或加入其他运动，如轮椅俯卧撑、肘关节屈伸、由坐位站起、耸肩、提臀、深吸气与用力呼气、弹力管抗阻运动以及步行等。运动量需根据患者的能力和限制情况进行调整。更加费力的运动最好在更为简单的第 2~5 项热身运动后进行
9. 检查运动后脉搏、呼吸频率或脉搏血氧饱和度
10. 休息直至心率恢复至接近运动前水平，然后，如果可以的话，重复以上程序

练方法，尤其适用于关节置换术，背部手术或疼痛性关节炎患者（见第73章）。

脑卒中后注意事项

Mount等人在研究中发现，50岁以上、脑卒中后超过6个月的个体，可以通过平衡训练和功能活动获得改善。该个案研究包含4个研究对象，每周进行2次平衡训练，为期8周。训练内容包括牵伸和瑜伽等热身活动，以及动态步行和Theraball™运动等，每次持续约1h。所有对象在干预前后均使用Berg平衡量表（berg balance scale，BBS）和以工作表现为导向的移动评估（performance oriented mobility assessment，POMA）进行测量。从这两个评估工具的结果来看，所有4名受试者在功能平衡方面都取得了进步。该研究表明，传统的治疗方法可以取得疗效。需要进一步研究来确定这种方法在改善功能平衡和减少跌倒风险/发生率方面的作用。

运动对疾病的缓解和恢复能产生良好的效果，其中许多是整体性活动的结果，大脑也参与其中。Archer发表了一篇关于运动对执行功能、认知、阿尔茨海默病以及神经元树状网络、血管再生等大脑活动的益处的精彩回顾论文。有氧运动对脑源性神经营养因子、IGF-1和神经发生具有良好的益处。每周3次或以上的运动被证明可以延缓老年痴呆的发生，并对体能表现和认知能力有益。

肌力训练效果欠佳

若老年患者执行肌力训练后，力量没有得到明显改善，其肌肉表现的提升潜力可能在多重因素的影响下受到了限制。首先，充足的营养至关重要。要进行任何运动锻炼，必须摄入足够的卡路里和蛋白质。营养不良在老年人中十分普遍，常在疾病等健康问题后发生。体力活动的减少也可能导致营养不良，此外，亲人过世、抑郁、老年痴呆和独居等都是导致食欲

下降的因素。胃肠道的变化（见第8章）和药物也可能减少食物和液体的摄入。维生素D缺乏是骨质疏松症影响因素之一，可导致背痛并继发无力。

其次，脱水是患者运动（尤其是在家中运动）时需要重点关注的因素。无论是在炎热潮湿的月份，还是寒冷干燥的时期，充足的水合作用都非常重要。脱水会改变精神状态，从而降低患者对运动的接受程度。脱水的老年患者还可能伴随头晕、晕厥和直立性低血压等症状。

使用他汀类药物治疗高胆固醇血症可能会引起肌肉症状，如无力、肌痛、肌炎甚至横纹肌溶解，这可能是致命的。这些症状的发生率为10%~20%，但如果安排6周的用药间歇，可能会有所降低。慢性肺病导致的血氧不足以及心脏反应不良或减少也可能限制肌肉对运动的反应。β-受体阻滞剂和心脏起搏器通常会降低心脏对运动产生的额外需求的反应能力，从而限制运动的效果（见第6、7、39和43章）。

血液生化不平衡

缺铁性贫血可并发于肿瘤和胃肠道出血，表现为血液生化中的血红蛋白或血细胞比容水平降低，并伴随疲劳和乏力症状。饮食合理、均衡的老年个体通常不会发生缺铁性贫血。

镁是一种对正常肌肉收缩至关重要的矿物质。镁元素缺乏常见于血清钙、钾和磷酸盐水平低下。低镁血症与肌肉兴奋性、反射亢进、手足搐搦、癫痫发作、共济失调、震颤以及无力有关。

钙调节不良也可能导致肌肉表现的变化。高钙血症通常与原发性甲状旁腺功能亢进有关，但也可能发生于Paget病或恶性肿瘤伴骨转移患者的制动之后。钙含量升高会抑制神经系统的反应，造成肌肉活动迟缓无力。低钙血症是由低血清钙或低细胞外液钙离子浓度引起的。它与甲状旁腺功能减退、肾病和维生素D缺乏症有关。可能会增加神经元膜兴奋性，导致自发放电和抽搐性收缩，表现为手足痉挛。Trousseau征用于评价低钙血症导致的手足搐

搦，其流程是在手臂上使用止血带或血压袖带，减少手部血流 3~4min 后，观察是否发生手足痉挛。手足痉挛是一种常见于糊涂、衰老个体的疾病，表现为第 3~5 掌指关节及近端指间关节的过度屈曲（图 16-1）。同时，这 3 个手指的远端指间关节通常处于伸展过度的状态，而拇指和食指则通常指向相反方向。这种情况可导致手掌部组织浸渍和溃疡。

Trousseau 征可以轻易逆转，慢性手足痉挛的治疗却往往是无效且令人沮丧的，只能预防进一步的损害。可能有所帮助的治疗包括在水中或单纯进行 ROM 运动，使用衬垫、毛巾或手指伸展器，以及对手腕和手指伸肌进行夹板固定和电刺激。

低血钾肌病是由血清钾含量降低引起的，而低血钾常继发于利尿剂的长期使用。肌肉无力会在几天到几周的时间里缓慢进展，这可能是神经肌肉超极化或手足搐搦的结果。

低磷血症即血清磷酸盐水平低下。磷酸盐通常以羟基磷灰石的形式储存于骨骼中，有助于能量代谢和细胞膜的功能及调节。磷酸盐损失可能导致肌肉无力。

低钠血症即血清钠水平过低以及相对于钠的水量过剩，常见于腹泻、呕吐或吸痰的患者。利尿剂的使用也可能导致这种情况。低钠血症可能表现为疲劳、肌肉抽筋以及肌腱深反射抑制。高钠血症即血清钠水平过高，可表现出无力、嗜睡和直立性低血压等症状。

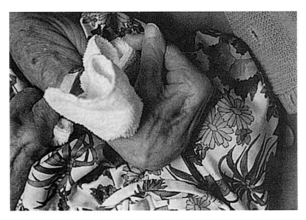

图 16-1　手足痉挛表现为腕部和第 3~5 掌指关节及近端指间关节的过度屈曲

内分泌失调

甲状腺功能亢进可引起老年患者的急性肌病，还可能导致肌纤维颤搐，主要表现为肌肉持续的起伏或颤动，此外，可能出现近端肌肉无力和肌肉疲劳。

甲状腺功能减退可表现为肌肉能量代谢受损和收缩力下降。肌质网钙吸收机制的受损还可引起疲乏、肌肉无力和肌肉抽筋等症状。

重症肌无力、库欣病或是化疗中长期使用皮质类固醇可能会导致皮质类固醇肌病。肌萎缩可累及大部分骨骼肌，但无力通常首先发作于髋部肌群和股四头肌。此外，肌肉轻度疼痛也较为常见。

乏力

乏力的定义尚不明确，其特点是普遍的无力，通常还涉及精神和身体上的疲乏。接受放疗或化疗的患者可能会伴有乏力，因此无法承受美国医保系统所规定的严格康复流程（康复单元住院患者每天 2 次治疗，门诊或居家康复患者每周至少 3 次治疗）。其他可能导致乏力的因素包括贫血、营养不良、感染、代谢紊乱和使用药物，如甲基多巴（爱道美）、复方新诺明、可达龙（地尔硫卓）、地塞米松（地卡特隆）、Donnatal、阿密曲替林（Elavil）、普萘洛尔（心得安）、地高辛（拉诺辛）、美托洛尔（Lopressor）、氢可酮、异丙嗪（非那根）、瑞力芬（萘丁美酮）、葛根素（信尼麦）和阿普唑仑（赞安诺）。乏力是影响许多衰弱患者康复的一个因素（见第 65 章）。

延展性无力

若肌肉持续停留于某一位置，就可能发生延展性无力。这与手动牵张及超等长收缩等短时快速拉伸可产生更大张力的情况形成了鲜明的对比。研究者认为这种无力表现为肌肉静息长度超过其自然生理状态。该理论建构源自临床问题，尽管生理学及形态学机制尚不明确，且未得到普遍认同，但仍然是站得住脚的。

延展性无力可能是多因素共同作用的结果，具体包括肌节长度和数量、非收缩肌腱结构长度、肌梭偏倚、关节结构及 ROM，脊髓运动神经元池兴奋性、习惯性姿势、重力以及疼痛等。牵伸无力通常还会导致原动肌与拮抗肌之间的肌肉失衡。这些因素的变化在老年个体中的确切进程尚不明确，但除非发生瘫痪或接受手术，通常会在几个月乃至几年时间里逐渐发展。Rassier 等人报道，在接受松解手术仅仅 8 周之后，实验动物（兔子）就出现了肌节数量的显著增加，其长度 – 张力曲线形状亦发生变化。但在人类中，由于关节活动及肌肉作用线的变化，应用经典的长度 – 张力曲线概念是十分困难的。须注意，力量 – 长度特性可以且将会适应肌肉承担的功能性需求。

长期处于短缩状态的肌肉会随着时间的推移逐渐丧失肌节，这将缩短肌肉静息长度。短缩肌肉的长度 – 张力曲线将发生左移。另一方面，长期处于拉长延展状态的肌肉，肌节数量会逐渐增多，肌肉的静息长度随之增加，并出现长度 – 张力曲线右移。这些曲线的移动表明，在缩短的肌肉中，较短的长度变化即可产生明显张力升高，但在被拉长的肌肉中，张力的升高需要更多的长度变化，而这可能会超出正常的姿势力线范围。

牵伸无力多见于姿势力线不良，常与关节炎及骨质疏松有关，详见表 16-2。正如 Gossman 等人所指出的，习惯性或姿势性拉长的肌肉可能会在其新的加长位置表现出更强的测试力量，但在其相对正常的静息或姿势位置上反而表现为无力状态。

久坐的风险

若患者在椅子上停留的时间过久，甚至在椅子上睡觉过夜，就可能发生牵伸无力。这种久坐姿势，涉及髋、膝和躯干屈曲，很可能会导致躯干伸肌、伸膝肌以及伸髋肌静息长度的增加。此外，髋前方以及膝后方关节周围结缔组织可能会缩短。在这些关节以及结缔组织中，还可能发生骨及软骨的变化。关节活动对维持营养十分重要，无法完成全 ROM 活动将导致关节营养减少。

通常情况下，患者在髋、膝弯曲的情况下站立时，要比正常直立站姿消耗更多能量。当在坐位下测试髋关节伸展力量时，MMT 结果为良好（4/5），但采用俯卧位标准测试位置，牵伸无力的髋伸肌处于短缩位置，MMT 结果可能会降为中等（3/5）。同样的情况也发生于伸膝活动，肌力在 ROM 的中间范围为良好，在活动终末时减弱为中等，还可能出现伸肌迟滞现象。有些患者在等长收缩测试中获得良好（4/5）甚至正常（5/5）的肌力评级，但在终末范围的动态收缩肌力评分却可能达不到良好水平。

弯曲姿势的风险

弯曲姿势在老年个体中较为常见，典型的表现包括胸椎后凸，头前移和髋、膝屈曲。弯

表 16-2　延展性无力的常见区域		
受累肌肉	影响因素及表现	相关损伤及病变
肩胛回缩或内收肌	久坐；驼背和头前移	肩关节功能障碍，关节退行性变，椎体压缩，肋骨骨折
臀大肌	久坐；腰椎变直或后凸，双足直立姿势丧失	脊柱退行性变，椎体压缩，髋关节退行性变
躯干伸展肌	久坐；直立姿势丧失，驼背	姿势控制紊乱，椎体压缩
伸膝肌	久坐；直立姿势丧失，膝关节伸展终末时的伸肌迟滞	关节退行性变
臀中肌	髋部骨折；床上躯干侧弯，代偿或未代偿的臀中肌跛行	脊柱侧弯，腿长缩短，髋关节退行性变
踝背屈肌	久坐或卧床时踝足部保持跖屈位；步行摆动相无足跟着地或足廓清不佳	跟腱缩短，步态 / 平衡紊乱

曲姿势通常伴随脊柱伸肌和踝关节屈、伸肌的肌肉失衡现象。较为严重时，胸大肌、胸小肌和屈髋肌群也可能受累。力量和关节 ROM 的变化会对步态造成进一步的干扰，导致速度下降、支撑面增加、步幅及节律下降。这些关节的异常负荷还会引发关节退变。如第 18 章所述，胸椎压缩性骨折会对呼吸能力造成负面影响。另请参阅第 15、60 及 72 章。

延展性无力的注意事项

对延展性无力的治疗应注意：①提高全关节 ROM 的肌肉力量，尤其是在合适的功能生理范围内锻炼延展性无力的肌肉；②加强主动肌与拮抗肌之间的生理平衡；③在静息及活动状态下，向正常姿势力线靠拢；④预防力量和功能的进一步损失；⑤改善平衡和步态表现；⑥使用神经生理学技术来加强运动控制。阻力训练本身不仅会增强力量，而且还可促进运动单位募集、协同肌配合，减少主动肌 - 拮抗肌同时激活，从而诱发良好的神经适应。

治疗的重点应放在运动和姿势控制，主动肌自主活动以及拮抗肌及其他软组织牵伸。必须就久坐和制动的风险向照顾者和家庭成员进行宣教。针对抗重力肌群的运动是很有价值的，包括简单的由坐位站起和关节活动等。

在上述久坐情况下，为重获膝关节终末伸展以及完全直立姿势，应强调膝关节全范围伸展，可以进行的运动包括：静态股四头肌收缩、伸膝 0° 位静态负重、伸肌推力运动、双侧或单侧足上抬（踝跖屈）以及温和的屈膝活动。被动 ROM 对全范围伸展十分重要，躯干伸展强化训练也可能有所益处。这些运动的作用包括产生额外的 ROM 和力量强化，对姿势控制机制输入本体感觉和运动觉，以及教患者学习必要的动作。理论上说，髋、膝终末伸展力量达到良好或正常（4/5 或 5/5）水平时，就能实现高效的完全直立姿势；然而情况并非总是如此，姿势的自动控制机制可能无法顺利重建，髋 / 躯干伸展可能会加重椎管狭窄等，都可能导致无法保持理想姿势。

总　结

在老年个体中，肌肉组织的丧失（肌少症）和肌肉力量的减退是影响健康、功能和生活质量的重要因素，但可以被逆转。人性化的康复治疗需关注诊断、营养和血液生化以及经典的肌肉评估。认识肌肉系统在运动中的潜在局限，从而制定更加切实可行的治疗目标和结果。

在某些情况下（尽管并非全部），尤其是当遵循表 16-1 中列出的运动训练原则时，部分个体还是可以改善的。

（赵陈宁）

原文参考

Anderson W, Xu L 2005 Endocrine myopathies. eMedicine from WEBMD. www.emedicine.com/neuro/topic125. htm

Archer T 2011 Physical exercise alleviates debilities of normal aging and Alzheimer's disease. Acta Neurol Scand 123:221–238

Balzini L, Vannucchi L, Benvenuti F et al 2003 Clinical characteristics of flexed posture in elderly women. J Am Geriatr Soc 51:1419–1426

Barry B, Carson R 2004 The consequences of resistance training for movement control in older adults. J Gerontol A Biol Sci Med Sci 59:730–754

Chawal J 2011 Stepwise approach to myopathy in systemic disease. Front Neurol 2:49

Dodd K, Taylor N, Bradley S 2004 Strength training for older peo- ple. In: Morris M, Schoo A (eds) Optimizing Exercise and Physical Activity in Older People. Butterworth–Heinemann, Edinburgh, pp. 125–157

Doria E, Buonocore D, Focarelli A et al 2012 Relationship between human aging muscle and oxidative system pathway. Oxid Med Cell Longev article number 830257.

Ertek S, Cicero A 2012 Impact of physical activity on inflammation: effects on cardiovascular disease risk and other inflammatory condi- tions. Arch Med Sci 8:794–804

Fernandez G, Spatz E, Jablecki C, Phillips P 2011 Statin myopathy: a common dilemma not reflected in clinical trials. Cleve Clin J Med 78:393–403

Frontera W, Zayas A, Rodriquez N 2012 Aging of human muscle: understanding sarcopenia at the single muscle cell level. Phys Med Rehabil Clin N Am 23:201–207

Gossman M, Sahrmann S, Rose S 1982 Review of length-associated changes in muscle. Phys Ther 62:1799–1808

Jan M, Chai H, Lin Y et al 2005 Effects of age and sex on the results of an ankle plantar-flexor manual muscle test. J Am Phys Ther Assoc 85:1078–1084

Kauffman T 1982 Association between hip extensor strength and stand-up ability in geriatric patients. Phys Occup Ther Geriatr 1(3):39–45

Kauffman T 1985 Strength training effect in young and aged women. Arch Phys Med Rehabil 66:223–226

Kendall F, McCreary E 1983 Muscles: Testing and Function, 3rd edn. Williams & Wilkins, Baltimore, MD

Kokkinos P 2012 Physical activity, health benefits and mortality risk. International Scholarly Research Network Cardiology. Article ID 718789.

Landi F, Cruz-Jentoft A, Liperoti R, Russo A 2013 Sarcopenia and mor- tality risk in frail older persons aged 80 years and older: results from the ilSIRENTE study. Age and Ageing 42:203–209

Larson E, Wang L, Brown J et al 2006 Exercise is associated with reduced risk for incident dementia among persons 65 years old and older. Ann Intern Med 144(2):73–81

Manor B, Topp R, Page P 2006 Validity and reliability of measure- ments of elbow flexion strength obtained from older adults using elastic bands. J Geriatr Phys Ther 29:16–19

The Merck Manual of Geriatrics (Beers MH, Berkow R, eds) 2011 3rd edn. [Online]. Merck & Co. Inc., Whitehouse Station, NJ. (Accessed at www.merckmanuals.com/professional/geriatrics.html December 2013)

Mount J, Bolton M, Cesari M et al 2005 Group balance skills class for people with chronic stroke: a case series. J Neurol Phys Ther 29(1):24–33

Newman A, Kupelian V, Visser M et al 2006 Strength, but not muscle mass, is associated with mortality in the Health, Aging and Body Composition Study cohort. J Gerontol A Biol Sci Med Sci 61:72–77

Rassier DE, MacIntosh BR, Herzog W 1999 Length dependence of active force production in skeletal muscle. J Appl Physiol 86:1445–1457

Stenholm S, Harkanen T, Saino P et al 2012 Long-term changes in handgrip strength in men and women accounting the effect of right censoring due to death. J Gerontol A Biol Sci Med Sci 67:1068–1074

Urbano F 2000 Signs of hypocalcemia: Chvostek's and Trousseau's signs. Hosp Physician 36:43–45

Warburton D, Nicol C, Bredin S 2006 Health benefits of physical activity: the evidence. Can Med Assoc J 174:801–809

Ziegelstein R 2004 Near-syncope after exercise. J Am Med Assoc 292:1221–1226

第 17 章

运动神经元病变：脊髓灰质炎后综合征和肌萎缩侧索硬化症

MARILYN E. MILLER

本章内容

脊髓灰质炎后综合征

脊髓灰质炎后综合征（postpolio syndrome，PPS）是指脊髓灰质炎后所伴发的衰老。Bottomley 和 Lewis 声明："神经肌肉系统疾病的衰老与正常衰老相比，脊髓灰质炎后综合征衰老过程中出现的衰老现象更快速"。研究人员估计，世界各地 33% ~80% 的脊髓灰质炎幸存者将患有脊髓灰质炎后综合征。脊髓灰质炎初始发病年龄越大，脊髓灰质炎后综合征发生率越低。据报道，脊髓灰质炎后综合征是北美最普遍的渐进性神经肌肉疾病，女性的发病率明显高于男性。在美国有超过 100 万的脊髓灰质炎后综合征幸存者，他们中多数是退休人群，当他们随着年龄的自然增长而患有其他功能障碍时，他们的需求还会增加。帮助这些幸存者避免并发症，康复专业人员需要对脊髓灰质炎后综合征的一些特殊问题保持敏感性。

脊髓灰质炎后综合征的主要临床表现为持续性新发的虚弱、肌肉疲劳、全身疲劳和疼痛。脊髓灰质炎后综合征的发病原因尚不清楚，但可能与运动神经元老化、肌肉过度使用和废用、慢性生理压力和社会经济条件的影响有关。疼痛是脊髓灰质炎后综合征患者长期存在的常见问题，突显出这一人群需要有效和可及的疼痛治疗。对于维持脊髓灰质炎后综合征患者的功能情况和维持生活质量，重点在于注意全面健康的生活方式，并在继发性疾病发展为更严重的功能障碍和 / 或残疾之前及时发现和治疗。

一项系统回顾性研究表明，不能从文献中得出关于迟发性脊髓灰质炎后综合征的功能过程或预后因素的结论；事实上，预后因素尚未确定。肌无力本身决定了脊髓灰质炎后综合征患者所经历的功能后果。很少有证据表明脊髓灰质炎后综合征中常见的疲劳与肌纤维固有疲劳性的增加有关。因此，这种脊髓灰质炎后综合征的疲劳必须考虑其他原因，目前尚不清楚，可能类似于多发性硬化症患者报告中的疲劳和其他涉及脊髓运动神经元坏死的诊断。

研究人员开发并验证了脊髓灰质炎后遗症指数（index of post-polio sequelae，IPPS），这为临床医务人员提供了一个标准化量表来评估脊髓灰质炎后综合征的严重程度。脊髓灰质炎后遗症指数量表通常报告迟发效应问题的严重程度。脊髓灰质炎后遗症指数评估了 12 个常见问题的严重程度，从最轻的（1）至最严重的（5）。12 个问题包括：肌无力的肌群、肌力正常的肌群、肌肉萎缩、关节痛、肌肉疼痛、疲劳、睡眠问题、呼吸困难、吞咽问题、寒冷耐受不良、挛缩和腕管综合征。脊髓灰质炎后综合征通常是缓慢进展的，目前尚无明确的特异性治疗。然而，跨学科的管理程序在控制脊髓灰质炎后综合征症状方面是有用的。Bartels 和 Omura 还推荐了一个跨学科的管理项目，包括：①药物治疗，仅限于抗胆碱能药物、多巴胺能药物或金刚烷胺；②适当的训练、支具和支持；③当出现延髓或呼吸系统的症状时，使用语言治疗和呼吸支持。脊髓灰质炎后综合征患者即使在脊髓灰质炎最初发作时没有吞咽问题，后续也可能会出现吞咽困难。Brehm 等人建议脊髓灰质炎后综合征患者通过运动计划和／或改善行走辅助装置来维持的身体功能，以稳定或减少体力活动的能量需求为重点。

物理治疗师特别感兴趣的是与脊髓灰质炎后综合征相关的步态问题。步态是个人独立性的重要功能决定因素。Horemans 等人研究了荷兰脊髓灰质炎后综合征人群的步行测试、日常生活中的步行活动和感知到的活动性问题之间的关系，发现脊髓灰质炎后综合征患者不一定将他们的活动模式与他们感知的移动性问题相匹配。本研究报道了脊髓灰质炎后综合征测试性能最低的患者在日常生活中步行得较少。同样的研究还发现步行活动与感知的活动性问题之间没有显著的相关性。这些研究人员进一步报道，在日常生活中行走可能比在标准条件下要求更高，这是一项重大发现，在临床上和未来研究中值得重视。在他们对步态的研究中，Hebert 和 Liggins 利用膝踝足矫形器（knee-ankle-foot orthosis，KAFO）对一名 61 岁男性脊髓灰质炎后综合征患者进行膝关节锁定 KAFO 与自动姿势控制 KAFO 比较。该病例表明，与锁定膝关节 KAFO 相比，自动姿势控制 KAFO 可以改善步态生物力学并提高能量效率。

Brehm 等人比较了成人脊髓灰质炎后综合征与健康对照组对比的能量需求；这是通过评估肌肉力量和力量不对称来完成的。研究结果表明，所有步行参数组之间存在显著差异。与健康受试者相比，脊髓灰质炎后综合征受试者能量消耗更高，且步行速度比健康受试者低 28％。此外，脊髓灰质炎后综合征受试者步行参数测量值更容易变化。行走效率降低与下肢肌肉无力程度密切相关，且与舒适的步行速度相关，占所有变量的 59％。该研究还报道了步行的能量消耗与肌肉力量不对称有关。与脊髓灰质炎麻痹严重程度相关的进行次最大活动的物理应变似乎是身体功能随时间变化的决定因素。如上所述，这些研究人员建议通过稳定或降低身体活动的能量需求来维持脊髓灰质炎后综合征患者的功能。Tiffreau 等人报告了水疗对疼痛和肌肉功能有积极影响。虽然次最大有氧训练和低强度肌肉强化对受脊髓灰质炎后综合征患者的肌肉力量和心肺系统有积极影响，但在报告严重疲劳的人中，建议对个体特定病例进行相适应的日常锻炼。

工业化国家的脊髓灰质炎几乎完全被根除了，这是世界卫生政策的一项重要成就。联合国儿童基金会于 1988 年成立了全球根除脊髓灰质炎行动，并在实现其目标方面取得了重大进展。康复专业人员和辅导员必须了解脊髓灰质炎后综合征及其对就业的可能影响。身体症状可能严重到足以影响工作状态，改变生活方式并降低生活质量。从国际功能、残疾和健康分类（ICF）模式中可以看到工作参与的重要，特别是活动和环境的组成部分。现在从脊髓灰质炎后综合征幸存者那里获得的经验教训可能有助于改善未来脊髓灰质炎后综合征幸存者的治疗。

肌萎缩侧索硬化症

肌萎缩侧索硬化症（amyotrophic lateral sclerosis，ALS），也称为运动神经元疾病，在美国有时被称为 Lou Gehrig 病，可导致脑和脊髓中的神经元坏死。Dupuis 和 Loeffler 报道它是成人最常见的运动神经元疾病。AARP 和肌萎缩侧索硬化症协会网站报告称，美国约有 3 万人患有 ALS，每年发现约 5000 例新病例。ALS 早期可导致运动问题和疲劳，进展到活动障碍、呼吸衰竭和死亡。男性患病多于女性。尽管大多数病例是随机的，大约有 10% 是家族遗传。虽然研究仍在进行，但对于具有此诊断的患者，当前可以做很多事情来管理身体和情绪症状以维持或提高生活质量。Smith 提醒我们，早期诊断不一定可取，并且在 ALS 中存在关于临床诊断方法可靠性的问题。此外，Smith 指出："直到有可能改变治疗结果，早期发现几乎无法做到"。尽管大约 10% 的 ALS 患者可能活 8 年或更长时间，但其是致命的疾病，有些患者只能活 2~5 年。患者头脑可保持警觉并控制视觉、听觉、嗅觉、触觉和味觉；肠道和膀胱功能通常不受影响；在大部分运动单位丢失之前，肌群力量的减弱在临床上并不明显。

Dadon-Nachum 等人报告，运动神经元坏死之前运动单位的损失和相关肌肉功能可能类似于"枯梢病"现象。研究表明，在早期阶段，神经末梢和运动神经元连接处部分降解，而脊髓中的细胞体大部分完整。如果与轴突变性相比，细胞体变性较晚，早期治疗可能会阻止运动神经元的丧失。应用小鼠模型的最新研究结果显示，关键的病理事件是神经肌肉接头（neuromuscular junction，NMJ）的破坏，而不是神经元坏死。这些结果表明神经肌肉接头破坏可能是整个生物体水平慢性能量缺乏的结果。Krakora 等人声明，NMJ 的重要性在 ALS 中受到的关注相对较少，可能是因为补偿机制长期掩盖了 NMJ 的损坏。研究应侧重于保留 NMJ 以延迟或预防疾病进展的潜力。Gould 和 Oppenheim 进行了相关的工作，用于研究神经营养因子（neurotrophic factor，NTF）和细胞内细胞死亡途径在调节脊髓和下运动神经元在发育、损伤和疾病反应中的存活的作用。Hefferan 等人的人类干细胞替代 / 基因置换研究认为，

临床上更加适当的治疗策略可能需要脊髓和脊髓上的靶标。Garbuzova-Davis 等强调了 ALS 的血脑屏障功能障碍的新发现——（未来的研究可能）关注运动神经元末梢，以延缓或防止这种进展性退化。

Simmons 呼吁多学科医院支持患者和照护人员进行症状管理，以优化呼吸、营养、分泌物、沟通、假性延髓病的影响、治疗和运动、痉挛和抽筋、疼痛、抑郁和自杀、认知变化、提前预示和临终关怀等领域的生活质量。Felgoise 等人报道，ALS 的心理评估以抑郁、绝望和焦虑为中心。因为心理健康影响寿命和生活质量。Felgoise 等人呼吁使用简明症状评估量表（Brief Symptom Inventory，BSI）等工具进行广泛的心理健康评估和治疗。

对照护人员健康的影响不可低估。Boerner 和 Mock 研究 ALS 患者及其照护人员对患者痛苦的两个组成部分，即患者身体症状和精神痛苦与照护人员幸福感的关系，在回归分析中发现患者的痛苦与照护人员负面影响之间存在显著相关性。患者的支持与照护人员更积极的影响有关，患者的症状和支持与照护人员获益的可能性多少有关。Boernerand 和 Mock 呼吁对照护人员和 ALS 患者进行支持沟通干预，以应对照护人员和患者之间的支持交流所面临的挑战。

ALS 很少引起疼痛。ALS 并不罕见，每 10 万人中就有 7 人患有 ALS。大多数诊断发生在 40~70 岁。目前还没有治愈方法，药物可以缓解症状，或许还能延长患者的存活时间。运动也被认为可以加强功能和延长生存时间。Kujala 声明，越来越多的证据表明，在慢性病患者中，运动疗法在改善预后危险因素方面是有效的，在某些疾病中，运动疗法可以降低死亡率。Dalbello-Haas 等人运用肌萎缩侧索硬化症功能评定量表（ALA Functional Rating Scale，AFSFRS）对 ALS 运动的随机和准随机研究中进行了系统综述，发现运动组与对照组相比有显著的改善。然而，在生活质量、疲劳和肌肉强度方面没有发现统计学上的显著差异。回顾性的研究太少，无法确定加强锻炼在多大程度

上是有益的或有害的。McCrate 和 Kaspar 的几项研究表明，适度锻炼可以提高 ALS 患者在功能测试中的得分，改善疾病症状。他们对这些发现给出了"可能是因为运动能引起运动神经元的变化，如活性组织中抗凋亡蛋白和神经营养因子的形态、肌肉 – 神经相互作用、神经胶质活化和基因表达水平的改变"的结论。

关于 ALS 患者痉挛的治疗前景，Ashworth 等人对痉挛的治疗进行了系统的综述。在回顾一项符合纳入标准的随机研究中，他们得出结论，躯干和四肢的个体化、中等强度和耐力型锻炼可能有助于减少运动神经元疾病的痉挛。重复经颅磁刺激（repetitive transcranial magnetic stimulation，rTMS）也被用于 ALS 的治疗。到目前为止，随机试验的系统回顾中还没有足够的证据证明 rTMS 治疗 ALS 的有效性和安全性。

与 ALS 相关的网站列表可以在 Medline Plus URL 找 到 ：www.nih.gov/medlineplus/amyotrophiclateralsclerosis.html。

（叶惠芬）

原文参考

Ashworth NL, Satkunam LE, Deforge D. 2006 Treatment for spastic- ity in amyotrophic lateral sclerosis/motorneuron disease. Coc-Hrane Database Syst Rev(1): CD004156.

Bartels MN, Omura A. 2005 Aging in polio. Phys Med Rehabil Clin North Am16(1):197-218.

Boerner K, Mock SE. 2012 Impact of patient suffering on caregiver well-being: the case of amyotrophic lateral sclerosis patients and their caregivers. Psychol Health Med 17(4): 457-466.

Bottomley J, Lewis C. 2008 Geriatric Rehabilitation: A Clinical Approach, 3rd edn. Pearson/Prentice Hall, Harlow, p 67.

Brehm MA, Nollet F, Harlaar J. 2006 Energy demands of walking in persons with postpoliomyelitis syndrome: relationship with muscle strength and reproducibility. Arch Phys Med Rehabil 87(1): 136-140.

Dadon-nachum M, Melamed E, Offen D. 2011 The'dying-back'phe-nomenon of motor neurons in ALS. J Mol Neurosci 43(3): 470-477.

Dalbello- Haas V, Florence JM, Krivickas LS. 2008 Therapeutic exercise for people with amyotrophic lateral sclerosis or motor neuron dise- ase. Cochrane Database Syst Rev 16(2): CD)005229.

Dupuis L, Loeffler JP. 2009 Neuromuscular junction destruction during amyotrophic lateral sclerosis: insights from transgenic models. Curr Opin Pharmacol 9(3): 342-346.

Elrod LM, Jabben M, Oswald G, et al. 2005 Vocational implications of post-polio syndrome. Work 25(2): 155-161.

Felgoise SH, Chakraborty BH, Bond E, et al. 2010 Psychological mor-bidity in ALS: the importance of psychological assessment beyond depression. Amyotroph Lateral Scler 11(4): 352-358.

Garbuzova-davis S, Saporta S, Sanberg PR. 2008 Implications of the blood-brain barrier disruption in ALS. Amyotroph Lateral Scler 9(6): 375-376.

Gould TW, Oppenheim RW. 2011 Motor neuron trophic factors: therapeutic use in ALS? Brain Res Rev 67(1-2): 1-39.

Hebert JS, Liggins AB. 2005 Gait evaluation of an automatic stance-control knee orthosis in a patient with postpoliomyelitis. Arch Phys Med Rehabil86(8): 1676-1680.

Hefferan MP, Galik J, Kakinohana O, et al. 2012 Human neural stemcell replacement therapy for amyotrophic lateral sclerosis by spinalTransplantation.PLoS One 7(8):e42614.

Horemans HL, Bussmann JB, Beelen A, et al. 2005 Walking in posto-liomyelitis syndrome: the relationships between time-scored tests, walking in daily life and perceived mobility problems. J Rehabil Med37(3):142-146.

Kalpakjian CZ. 2004 Participants, their health status and data about menopause. Post-polio Health Int 20(1: Winter).

Kalpakjian CZ, Toussaint LL, Klipp DA, et al. 2005 Development and factor analysis of an index of post-polio sequelae, Disabil Rehabil 27(20):1225-1233.

Krakora D, Macrander C, Suzuki M. 2012 Neuromuscular junction pro-tection for the potential treatment of amyotrophic lateral sclerosis Neurol Res Int Epub August 7 doi: 10. 1155/2012/379657.

Kujala UM. 2009 Evidence on the effects of exercise therapy in the treatment of chronic disease. Br J Sports Med 43(8): 550-555.

Mccrate ME, Kaspar BK. 2008 Physical activity and neuroprotection in amyotrophic lateral sclerosis. Neuromol Med 10(2): 108-117.

Ragonese P, Fierro B, Salemi G, et al. 2005 Prevalence and risk factors of post-polio syndrome in a cohort of polio survivors. J Neurol Sci 236(1-2):31-35.

Silbergleit AK, Waring WP, Sullivan MJ, et al. 1991 Evaluation, treat-ment, and follow-up results of post polio patients with dysphagia Otolaryngol Head Neck

Surg 104(3): 333-338.

Simmons Z. 2005 Management strategies for patients with amyo-trophic lateral sclerosis from diagnosis through death. Neurologist 11(5):257-270.

Smith RA. 2000 Effects of the early diagnosis of amyotrophic lateral sclerosis on the patient: disadvantages. Amyotroph Lateral Scler Other Neuron Disord 1(suppl): S75-S77.

Stoelb BL, Carter GT, Abresch RT, et al. 2008 Pain in persons with post polio syndrome: frequency, intensity, and impact. Arch Phys Med Rehabil89(10):1933-1940.

Stolwijk-swuste JM, Beelen A, Lankhorst GJ, et al. 2005 The course of functional status and muscle strength in patient with late-onset sequelae of poliomyelitis: a systematic review. Arch Phys Med Rehabil 86(8):1693-1701.

Stuifbergen AK. 2005 Secondary conditions and life satisfaction among polio survivors. Rehabil Nurs 30(5): 173-179.

Thomas CK, Ziidewind I. 2006 Fatigue or muscles weakened by death of motoneurons. Muscle Nerve 33(1): 21-41.

Tiffreau V, Rapin A, Seraf R, et al. 2010 Post-polio syndrome and reha-bilitation. Ann Phys Rehabil Med 53(1): 42-50.

Trojan DA, Cashman NR. 2005 Post-poliomyelitis syndrome. Muscle Nerve 31(1):97-106.

UNICEF. 2006 Immunization plus. Available at:www.unicef. org/immuniztion/index_polio. html. Accessed April 2006.

Zeilig G, Weingarten H, Shemesh Y, et al. 2012 Functional and envi-ronmental factors affecting work status in individuals with long-standing poliomyelitis. J Spinal Cord Med 35(1): 22-27.

第 18 章

骨质疏松症和脊柱骨折

STEPHEN BRUNTON，BLAINE CARMICHAEL，DEBORAH GOLD，BARRY HULL，
TIMOTHY L. KAUFFMAN，BARBARA KOEHLER，ALEXANDRA PAPAIOANNOU，
RANDOLPH RASCH，HILMAR H.G. STRACKE，EERIC TRUUMEES

本章内容

概　述

　　骨质疏松症是人类最常见的骨骼疾病，是老年人的主要关注点，并且对发病率和死亡率具有重要意义。骨质疏松症定义为由骨密度和骨质量决定的骨强度受损的骨骼疾病。具体而言，低于年轻人髋部或脊柱骨矿物质密度（bone mineral density，BMD）的正常平均值以下 2.5 个标准差或更低的被视为骨质疏松症，并且骨质减少 1~2.5 个标准差。美国 2005 年骨质疏松症相关的骨折预计医疗费用为 170 亿美元。全世界每年有近 900 万例骨质疏松相关骨折患者。有很多危险因素可以导致骨折，这些危险因素中有一些是因生活方式导致的，如框表 18-1 所示。

　　骨质疏松性椎体压缩性骨折（vertebral compression fractures，VCF）是社会和健康服务传送系统的重大挑战。患有 VCF 的个体生活质量（quality of life，QOL）下降，并且还表现出消化和呼吸道疾病、焦虑、抑郁和死亡的增加。最重要的是，这些患者在最初骨折的 1 年

框表 18-1　骨质疏松症的危险因素

- 雌激素、维生素 D 和钙缺乏
- 吸烟
- 过度酒精摄入
- 缺乏运动
- 摄入高咖啡因、盐或铝（抗酸物质）
- 癌症和化疗
- 常规使用糖皮质激素
- 胃肠道疾病
- 甲状旁腺功能亢进
- 糖尿病

引自 NOF，2010 and US Department of Health and Human Services 2004 Bone health and osteoporosis: a report of the Surgeon General. Available at: www.surgeongeneral.gov/library/bonehealth. Accessed 26 July 2005.

内发生再次骨折的风险增加了 5 倍。高达 2/3 的 VCF 未被诊断，即使被诊断出，许多患者也只是进行急性期治疗；很少进行长期管理来预防骨折，因此，关于骨质疏松症的这一章将重点关注 VCF。

根据国家骨质疏松症基金会的标准，初级保健医生（primary care physicians，PCP）应在评估 VCF 的风险或存在以及维持或改善一般骨骼健康方面发挥积极作用。许多患者认为背部疼痛是衰老的正常部分，不与医生讨论。此外，PCP 需要作为患有 VCF 患者治疗的关键专业人员，并与脊柱医生、物理治疗师、临床社会工作者、药剂师和营养师一起工作以提供最佳管理。为了优化旨在维持功能和减少残疾的干预措施，所有在该领域工作的医疗专业人员应深入了解患者的功能和健康状况，以及指导医疗专业人员、临床研究和患者治疗之间沟通的概念框架。为满足这一需求，世界卫生组织（WHO）推出了国际功能、残疾和健康分类（ICF）。

WHO 的 ICF 是一个概念框架，应该用于医疗专业人员、临床研究人员和患者照护相关人员之间的沟通。

要点和建议

关于 VCF 的要点和建议总结如下：

• VCF 是常见的但通常是骨质疏松症的潜在后果［推荐强度（SOR）：A］。

• 在 VCF 之后的 1 年中，死亡风险增加了数倍（SOR：B）。

• 钙和维生素 D 补充剂，抗吸收和合成代谢剂以及负重运动有助于预防继发性 VCF（SOR：A）。

• 使用药物治疗可以使骨折的发生率降低 40%~60%（SOR：A）。

• 脊柱的磁共振成像可能是评估骨折的最有用的测试（SOR：C）。

• 对于出现进行性脊柱后凸畸形或难治性疼痛的患者，应考虑椎体成形术或椎体后凸成形术（SOR：A）。

SOR：A = 一致且质量好的证据。SOR：B = 质量证据不一致或有限。SOR C：= 共识，通常的做法、意见、以疾病为导向的证据。

VCF 的发病率

在全世界每年发生的近 900 万例骨折中，超过 140 万例是脊柱骨折。1/2 的女性和 1/5 的 50 岁及以上的男性将发生骨质疏松症相关的骨折。随着年龄的增长，VCF 的发病率逐渐增加，并且 65 岁以上男性的风险增加。VCF 在亚洲人中与白人女性一样普遍，而在非洲裔美国女性中则较少见。

VCF 的临床后果

积极努力地诊断 VCF 是至关重要的，因为只有约 1/3 经影像学诊断的 VCF 会引起症状，通常只是中度背痛。然而，椎骨和其他骨质疏松性骨折会产生累积性且往往不可逆转的损伤，骨折相关的医疗问题和死亡风险增加。例如，胸椎或腰椎骨折患者的肺功能明显降低：一次胸椎压缩性骨折可导致 9% 的用力肺活量（forced vital capacity，FVC）损失。据报道，慢性阻塞性肺病患者的严重 VCF 患病率高于配对对照组 4 倍，并且通过 FVC 降低百分比测量肺功能障碍程度。

多个 VCF 可导致身高下降，胸椎过度后凸，腰椎前凸丧失以及伴随的内脏器官受压，因为脊柱此时无法保持身体直立姿势。胸腔压迫骨盆，胸腔和腹腔容积减少；患有严重疾病的患者，这个空间可能测还不到两个手指宽。框表 18-2 提供了 VCF 对患者生命其他影响的一些例子。

评估和诊断

症状性 VCF 通常表现为急性胸痛或腰背痛。重要的是，椎体塌陷程度与疼痛程度之间几乎没有相关性。评估患者的风险，记录病史，

框表 18-2　VCF 的临床后果

- 腹部突出
- 因驼背、腹部突出而难以穿衣服
- 背痛（急性和慢性）
- 身高降低
- 反流
- 早饱
- 体重下降
- 肺功能降低
- 呼吸短促

- 身体功能障碍
- 害怕骨折和跌倒
- 日常生活活动受损（如洗澡、穿衣）
- 沮丧
- 睡眠障碍
- 弯曲、支撑、下楼梯、烹饪困难
- 骨折相关住院时间延长 2d
- 死亡率上升

引自 Papioannou et al., 2001，2002，2003b; Yamaguchi，2005.

进行体格检查和进行影像学研究是评估和诊断可疑 VCF 的重要部分（图 18-1）。

形式表 18-1 显示了使用 ICF 核心框架进行骨质疏松症的标准化评估和结局测量（简要版

本），该框架由 WHO 推荐用于临床实践的修改版本。形式表 18-2 使用案例研究 B 中的信息，通过使用 ICF 核心框架显示操作之前和之后可能发生的变化。

形式表 18-1　用于骨质疏松症的 ICF 核心框架简要版本作为评估和结局测量的工具

	前					后				
	0	1	2	3	4	0	1	2	3	4
身体功能 = 身体系统的生理功能（包括心理功能）										
b152　情感功能										
b280　疼痛感觉										
b710　关节活动功能										
b730　肌肉力量功能										
身体结构 = 身体解剖结构，如器官、肢体及其组成成分										
s750　下肢结构										
s760　躯干结构										
活动和参与 = 个人执行任务或行动并参与生活状况										
d430　支撑或拿物品										
d450　步行										
d920　休闲和娱乐										
环境因素 = 构成人们生活和生活的物质，社会和态度环境，+/-										
e110　个人消费的产品或物质										
e335　医疗专业人员										
e580　健康服务、系统和政策										
其他问题										

b，身体功能；s，身体结构；d，活动和参与；e，环境因素。

0= 无问题（0~4%），1= 轻度问题（5%~24%），2= 中等程度问题（25%~49%），3= 严重问题（50%~95%）4= 完全问题（96%~100%）。+ 或 − 意为（−）问题或（+）影响健康问题的资源。改编自 Koehler，2011

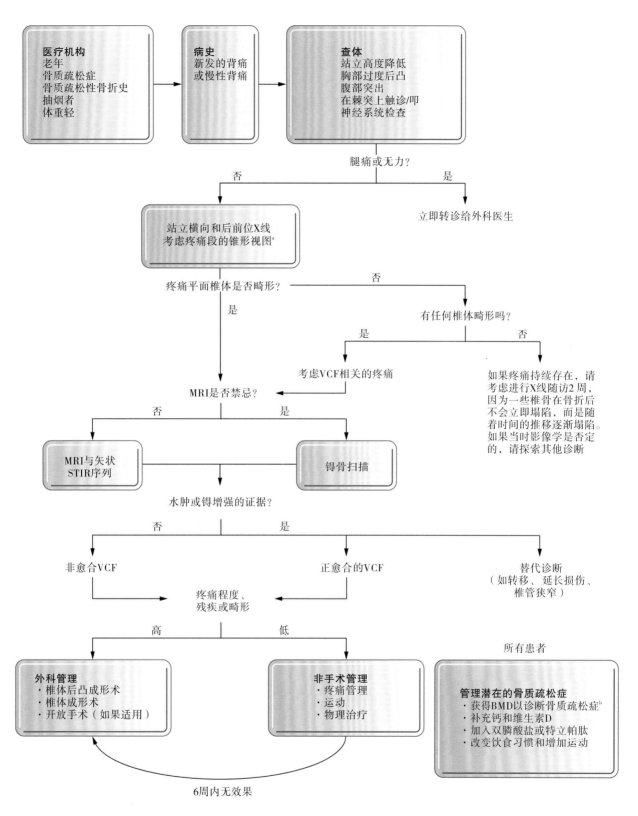

图 18.1　急性疼痛性 VCFs 的管理推理。a，T11~L1 隐性骨折可能会被漏诊，因为它们位于胸椎的下端和腰椎的顶部。此外，X 线片的边缘模糊了解剖细节造成视差；b，如果没有骨质疏松，则考虑恶性肿瘤或其他创伤。BMD，骨密度；MRI，磁共振成像；STIR，短时回复序列；VCF，椎体压缩性骨折

形式表 18-2　案例研究 B 使用 ICF 核心框架进行手术前后骨质疏松症评估的简要版本

	前					后				
	0	1	2	3	4	0	1	2	3	4
身体功能 = 身体系统的生理功能（包括心理功能）										
b152　情感功能										
b280　疼痛感觉										
b710　关节活动功能										
b730　肌肉力量功能										
身体结构 = 身体解剖结构，如器官、肢体及其组成成分										
s750　下肢结构										
s760　躯干结构										
活动和参与 = 个人执行任务或行动并参与生活状况										
d430　支撑或拿物品										
d450　步行										
d920　休闲和娱乐										
环境因素 = 构成人们生活和生活的物质，社会和态度环境，+/-										
e110　个人消费的产品或物质					–			+		
e335　医疗专业人员					+		+			
e580　健康服务、系统和政策					+		+			
其他问题										

b，身体功能；s，身体结构；d，活动和参与；e，环境因素。

0= 无问题（0~4%），1= 轻度问题（5%~24%），2= 中等程度问题（25%~49%），3= 严重问题（50%~95%），4= 完全问题（96%~100%）。+ 或 – 意为（–）问题或（+）影响健康问题的资源

危险因素

骨密度低

除非存在危险因素（框表 18-1），应该测试 65 岁以上的女性和 70 岁以上男性的 BMD，在这些人群中可以起到提前预测的作用。BMD 是骨质疏松性骨折的更好预测因素，胆固醇用于冠心病或血压用于脑卒中。如果患者出现骨折，PCP 应确定患者是否进行了骨质疏松症的检查或诊断；在没有先前诊断为骨质疏松症的情况下，应对患者进行检测。许多 VCF 发生在 BMD 评分正常或骨质疏松的女性中，这表明存在促成 VCF 的危险因素，包括长期使用皮质类固醇。

病史

先前骨折

VCF 和其他骨折（如腕关节）的病史也是后续 VCF 的强预测因子。

诊断

体格检查

应该在患者站立的情况下进行体格检查，以使骨质疏松症的症状更加明显，如脊柱后凸。推荐的检查程序如下。从头顶部开始向下检查，将拇指压在棘突上或棘突上方以检查脊柱。尽管 VCF 可以发生在枕骨到骶骨的任何部位，但它们通常发生在中胸段及胸腰椎交界处。让患者指出是否存在疼痛；必要时重复脊柱检查以

确定实际的疼痛位置。与脊柱触诊相关的疼痛可能表明有压缩性骨折。脊柱畸形的存在本身并不表明骨折的原因或时间。如果没有可识别的剧烈疼痛，则怀疑其他与年龄相关的脊柱问题。让患者弯曲并伸展脊柱；这些运动往往加剧了 VCF 带来的痛苦。当脊柱的抗重力肌肉试图释放楔形前部椎体上的压力时，可能发生中度肌肉痉挛或僵直。可以使用活动标尺进行姿势记录，可用电脑检测平衡功能障碍。还应进行神经系统检查。在极少数情况下，骨髓炎与 VCF 的症状很相似。

框表 18-3 列出了与骨质疏松症或脊柱骨折风险增加相关的其他发现。

影像学

在体格检查期间，可以在最疼痛区域旁边的皮肤上施加不透射线的标记物；然而，这可能会干扰骨髓炎肿瘤或终板糜烂的证据。可以拍摄常规的后前位和侧位 X 线检查，并向影像科医生说明目标是排除 VCF。有症状的 VCF 并不总是在初始 X 线片上显示骨折塌陷，并且可能需要磁共振成像（MRI）。

磁共振成像

如果疼痛的来源仍未确定，MRI 可以排除恶性肿瘤，确定骨折的存在并帮助确定适当的治疗方法（见第 14 章）。急性骨折的 T1 序列比其他椎体更暗；T2 序列会更亮。STIR 序列是理想的检测方法，因为它对 VCF 后的骨水肿非常敏感。由于费用昂贵，整个脊柱的常规成像可能不合适。如果 MRI 没有显示水肿，则骨

折有可能愈合并且其不是疼痛的原因。当 MRI 是检查禁忌时，可以使用锝骨扫描。

VCF 的主要医疗管理

对于骨质疏松性骨折患者，治疗应针对恢复及预防二次骨折。PCP 应寻求通过非药物和药物治疗以及改变生活方式和其他保护骨骼的方法来预防或恢复骨折（框表 18-4）。管理指南应侧重于：①减轻疼痛；②保留或增加功能；③防止其他部位的骨折；④如果可能，恢复脊柱对位（表 18-1）。

在过去，常规治疗包括卧床、阿片类镇痛药和背部支撑支具以减轻疼痛。不幸的是，长时间的卧床可能导致进一步的骨质流失，从而增加了后续骨折的风险。在保守治疗中，活动能力、平衡再训练联合力量强化，呼吸和姿势训练的效果并不突出。阿片类镇痛药应谨慎使用，因为它们的中枢神经系统影响可能会增加跌倒的风险。

非药物预防策略

运动

据报道，负重、平衡、有氧和阻力运动可以维持或增加 BMD 并促进活动性，敏捷性、肌肉力量和姿势稳定性。Cheung 和 Giangregorio

---

框表 18-3　提示多发性骨质疏松性椎体压缩性骨折的体检结果

- 肋骨 - 骨盆距离：肋骨下缘在腋中线处与骨盆上表面之间有两个手指宽度
- 驼背的自我报告
- 牙齿数不到 20 颗
- 枕骨距离：当后背和脚后跟贴墙站立时，无法将枕骨接触到墙壁
- 体重小于 51kg（女）

框表 18-4　VCF 患者慢性背痛的康复治疗

- 练习良好的身体力学
- 避免诸如向前弯曲等增加椎骨受压的活动
- 规定适当的治疗运动计划
- 加强躯干、骨盆和下肢的锻炼
- 重点应放在躯干伸展和避免躯干屈曲和旋转上
- 太极拳活动已被证明有助于增加力量、平衡和姿势
- 轻柔的有氧运动，包括步行，即使使用带手刹的轮式助行器，也可以提高移动能力
- 每周至少锻炼 3 次，每次至少 30min
- 使用适当的药物治疗疼痛和进行骨骼强化
- 根据需要评估和治疗任何社会心理问题
- 使用物理因子进行疼痛控制并作为锻炼的辅助手段
- 利用社区支持来补充患者的知识和对疾病的理解
　　考虑补充和替代治疗方法，如针灸、可视化引导、放松技术或生物反馈等

改编自 Katzman et al., 2010; NOF, 2010

总结说，老年人参加力量训练活动可以提高他们的骨密度，而挑战平衡的训练可以降低跌倒和骨折的风险。Gomez-Cabello 等人对老年男性和成年女性的训练对骨量的影响进行了系统评价。他们的结论是，有氧运动如步行，相对于力量训练和多组分训练活动对 BMD 的影响较小。鼓励在年轻时开始积极的生活方式。骑自行车的好处很多，但它们似乎对髋部 BMD 没有好处。

饮食

每日摄入足够的膳食或补充维生素 D 和钙是必不可少的。最近有一些人担心钙补充剂可能与不良心血管事件的少量增加有关；然而，无法通过无可挑剔的研究证据来确立这一点。仔细审查数据后，Heaney 等人主张继续使用表 18-1 中列出的指南。

患者宣教和咨询

由于遵守运动计划或药物治疗方案的效果早在开始后 1 年就会下降，因此患者的宣教至关重要。转诊给临床社会工作者可能有助于识别病前焦虑和抑郁。ICF 核心框架是评估和结局测量的工具，通过获得患者的观点并提供教育方面详见表 18-1。

物理治疗

物理治疗对于通过加强抗重力肌肉和促进姿势再训练来预防畸形是至关重要的。呼吸训练可促进胸廓扩张，改善肺功能并降低肺部受损的风险。第 24 章提供了脊柱骨折康复的相关内容。

支具

为了允许早期物理治疗和控制疼痛，可以使用限制性接触支具。但是，不鼓励长期支撑。对支撑的依从性很低，尤其是刚性身体护套或 Knight-Taylor 矫形器。轻便的胸腰椎支架（更容易穿上和脱下）可以提高顺应性。对于腰椎骨折，建议使用椅背支具；而十字形前脊

表 18-1 VCF 的医疗管理	
	管理
谁筛选患者类型	女性 > 65 岁，没有其他风险；有既往骨折史的成年女性；女性和男性使用皮质激素 > 3 个月
从 BMD 发现中发现什么	平均 1 SD 内：诊断正常；比平均值低 1~2.5 SD：诊断骨质减少；低于平均值至少 2.5 SD：诊断骨质疏松症。骨折的风险随着年龄的增长而增加，并且每个 SD 低于平均值。至少需要 2 年才能可靠地测量 BMD 的变化，但较长的间隔可能足以重复筛查以确定新的骨质疏松症病例
其他突出的危险因素（见框表 18-1）	既往骨折、体重低、持续性腰痛
所有患者需要做什么	每日提供 1200~1500mg 钙，每日 800~1000 IU 维生素 D 和负重运动；宣教良好运动和钙摄入的重要性；规定并鼓励增加 BMD 的药物；如果需要帮助制定促进骨质疏松症的锻炼计划，请参考物理治疗；通过实验室检查来确定导致骨质流失（库欣综合征、糖尿病、炎症性肠综合征、多发性骨髓瘤、终末期肾病、慢性代谢性酸中毒）的任何伴发疾病，包括：全血细胞计数；脊柱片；化学特征（钙、总蛋白、白蛋白、LFT、肌酐、电解质）；24 小时尿钙；维生素 D 水平（25-羟基维生素 D，二羟维生素 D-25 水平）；促甲状腺激素；红细胞沉降率；碱性磷酸酶；磷
急性治疗	卧床（长时间卧床可导致进一步的骨质流失）；镇痛药（NSAIDs 可能会抑制骨折的修复，而阿片类药物可能会引起便秘）；支具；骨质疏松症的药物治疗；对于持续性腰痛患者，请咨询脊柱专科医生进行椎体成形术或椎体后凸成形术
长期管理	患者可能需要家庭护理来评估在家中跌倒的风险；请注意，VCF 可能导致患者身体功能丧失和抑郁；准备好进行咨询，以评估社会和身体功能
预防策略	物理治疗：步态和背部加强，适当支撑教育等，适当使用助行器或手杖；患者教育：戒烟，补充钙和维生素 D，服药，BMD 结果的重要性，运动；环境评估：照明，地毯，生活在一楼 vs 多层楼

柱过伸（cruciform anterior spinal hyperextension CASH）或 Jewett 支具适用于胸椎骨折。不推荐使用腰部紧身胸衣，因为它们会对胸腰椎交界处的骨折施加额外的压力（见第 69 章）。矫形器师和治疗师需根据患者的功能情况调整支具，可从一些矫正机构定制支具。

药物治疗

药物治疗是骨质疏松症患者治疗的重要组成部分。除了急性疼痛治疗外，药物治疗的作用是维持或增加 BMD 并降低未来骨折的风险。有许多可用的药物，包括雌激素、雌激素受体激动剂 / 拮抗剂，也被称为选择性雌激素受体调节剂（selective estrogen receptor modulators, SERMs）、甲状旁腺激素和双膦酸盐，但也存在一些潜在的副作用。自 1980 年代以来，在美国批准上市的降钙素最近有报道称可能使癌症风险增加，并且骨折减少的效果尚未明确。因此，欧洲药品管理局和有些学者建议降钙素不用于骨质疏松症和骨折预防。雷奈酸锶在欧洲使用，但在撰写本文时并未在美国使用。Denosumab 是最新批准在美国使用的骨质增强药物。特定药物的选择取决于患者的骨折风险、耐受性和药物副作用，但药物应始终与运动、身体力学指导、良好姿势、钙和维生素 D 结合使用。

VCF 的外科处理

椎体后凸成形术和椎体成形术，这两种微创手术可稳定 VCF，减轻疼痛，增加脊柱功能，恢复正常的日常功能。开放式手术治疗可以解决畸形，但只适用于存在神经功能障碍的病例。在许多情况下，骨强度差会妨碍使用整形外科螺钉或其他开放式手术治疗。椎体后凸成形术和椎体成形术由矫形外科医生、神经外科医生和介入放射科医生进行。两种手术均为切口小于 1cm，并且可以在局部或全身麻醉下在住院或门诊患者上进行。椎体后凸成形术可恢复脊柱排列，从理论上降低了后续骨折的风险。

这些处理存在一些风险和争议，主要是水泥渗漏和新骨折风险增加。Klazen 等人报道，与非手术治疗相比，椎体成形术后 1 年 VCF 没有显著增加。椎体成形术后的背部锻炼计划在视觉模拟疼痛量表和 Oswestry 残疾指数的 1 年和 2 年时显示出有更好的结果。但是，Kallmes 等人报道，在比较椎体成形术或模拟手术而不注射骨水泥的患者时，在疼痛减轻或 Roland Morris 残疾问卷得分方面并无明显优势。

椎体后凸成形术：简介

椎体后凸成形术涉及使用骨水泥（聚甲基丙烯酸甲酯，PMMA）稳定骨折。通过在荧光镜引导下将球囊夯实器插入椎体中来启动该过程。球囊充气，恢复椎体高度并向后移动负重轴以减少脊柱畸形（图 18-2）。确定由球囊产生的空隙的大小，移除球囊并在低压下用精确量的骨水泥填充空隙并将外渗最小化。术后 60% ~97% 的患者疼痛减轻，日常活动水平和生活质量迅速提高；效应至少持续 2 年。在一项研究中，只有 8% 的患者在 2 年内发生了随后的骨折。患者的身体功能也显示有显著的改善，Short Form 36 的身体功能子量表得分从 12 增加到 47，Short Form 36 是一项评估 8 个不同领域健康状况的调查表，包括身体功能、身体疼痛和一般心理健康等。

骨折畸形矫正的程度在不同的研究中以角度矫正（即 Cobb 角）、矫正量或椎体恢复到预期高度的程度来表达。总的来说，平均有 50% 的丢失高度恢复了。急性或"易复位"的骨折通常被矫正到其骨折前高度的 90%。早期转诊合适的患者很重要，因为高度恢复的可能性会在受伤后随着时间的推移而降低。然而，如果骨折是伴随疼痛的，并且 MRI STIR 序列显示原因是椎骨水肿，则骨折与年龄无关。与手术相关的并发症发生率从 0.2% 到 0.7% 不等，包括外渗、栓塞和神经根损伤。

椎体成形术：简介

椎体成形术最初用于治疗椎体的症状性血管瘤，现在更常用于治疗引起疼痛的骨质疏松

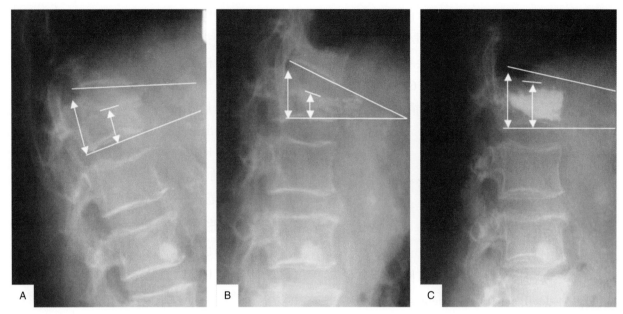

图 18.2 椎体后凸成形术：对椎体高度的影响和纠正脊柱畸形。（A）骨折后立即，脊柱后凸 =16°；（B）骨折后 4d，脊柱后凸 =25°；（C）椎体后凸成形术，脊柱后凸 =10°（经 Isador Lieberman 博士许可转载）

VCF。与椎体后凸成形术不同，椎体成形术不涉及气囊夯实，因此可能无法恢复身高或减少脊柱畸形。将骨水泥在荧光镜引导下注射到椎体中以使骨折稳定在其当前的位置。椎体成形术可使疼痛缓解。但在一项研究中，18% 的患者出现了新的椎骨骨折，并接受了再次的椎体成形术。不幸的是，虽然骨折固定在适当的位置，但脊柱畸形仍然存在。椎体成形术的失败率和并发症发生率较低，33% 的病例发生骨水泥外

渗到静脉、软组织和椎间盘中，几乎没有并发症发生。但是有学者担心骨水泥渗漏会导致神经损伤和栓塞。

Tanigawa 等人报道椎体成形术后 1 个月肺活量（VC）和 FVC 显著改善。这是很重要的，因为 VCF 的长期影响是肺部损害，这可能是致命的。在任何一种治疗方法中，很重要的是应用钙、维生素 D 和其他药物和康复措施以防止继发性 VCF。

案例学习 A

椎体后凸成形术

一名 69 岁的女性在冰上滑倒后出现难以忍受的紧急疼痛。X 线片显示 L2 椎骨明显塌陷。支具非手术治疗、鼻腔用莫沙林、阿片类药物、相对休息和物理治疗均无法控制疼痛。患者无法行走。MRI STIR 序列显示 L2 椎体信号，而 T1 骨髓信号减少。随后的 X 线片显示椎骨进一步塌陷。由于进行性畸形和剧烈疼痛，对患者行椎体后凸成形术，在局部麻醉下将气囊插入 L2 椎体。气囊连续充气可以恢复丢失的椎体高度；用 PMMA 稳定骨折。术后 CT 扫描显示椎体形态恢复良好，没有骨水泥渗漏。同时开始使用双膦酸盐、维生素 D 和钙进行长期治疗。

案例学习 B

椎体成形术

一名患有原发性骨质疏松症的 74 岁女性主诉在捡起盆栽植物后 4 周腰痛逐渐增强。X 线片显示 L3 终板轻度骨折。初始管理（支具、物理治疗和止痛药）无法缓解疼痛。患者的起搏器使其无法行 MRI 检查。骨扫描和 CT 扫描显示强信号，提示急性骨折，没有裂解病变或椎管损害的证据。为了缓解难治性疼痛，在局部麻醉下进行椎体成形术。患者的疼痛立即缓解。术后平片和 CT 扫描显示水泥外套合适，仅有轻微的血管内渗漏。患者同时开始使用双膦酸盐、维生素 D 和钙进行长期治疗。

总 结

VCF是骨质疏松症的一种相对常见的后果。背痛是典型的症状；患有急性背痛的 50 岁以上的患者应进行 VCF 的临床检查。初级保健医生在骨骼健康教育和药物治疗提供方面具有重要作用。此外，他们对于协调患者与 VCF 的多学科治疗至关重要。椎体后凸成形术和椎体成形术可稳定 VCF，增加脊柱功能并使其恢复正常的日常功能。这两种手术可迅速改善疼痛，且并发症的发生率低。椎体高度的恢复是椎体后凸成形术的另一个好处。使用 WHO 的 ICF 核心框架的标准化国际和多学科评估和结局测量可用于日常实践以及研究和开发。

致谢

改编自 Brunton S，Carmichael B，Gold D 等人 2005 年发表的——椎体压缩性骨折的初级保健：来自共识小组的建议。该出版物的建议源于对文献和小组成员临床经验的回顾。重点介绍了 VCF 对整体生活质量的影响，VCF 的危险因素以及 VCF 患者管理方案的讨论。

（杨振辉）

原文参考

Al-Ali F, Barrow T, Luke K 2009 Vertebroplasty: what is important and what is not. AJNR Am J Neuroradiol 30:1835–1839 Alexandru D, So W 2012 Evaluation and management of vertebral compression fractures. Perm J 16:46–51

Black DM, Cummings SR, Karpf DB et al 1996 Randomised trial of effect of alendronate on risk of fracture in women with existing vertebral fractures. Fracture Intervention Trial Research Group. Lancet 348:1535–1541

Chen B, Zhong Y, Huang Y et al 2012 Systematic back muscle exercise after percutaneous vertebroplasty for spinal osteoporotic compression fracture patients: a randomized controlled trial. Clin Rehabil 26:483–492

Cheung A, Giangregorio L 2012 Mechanical stimuli and bone health: what is the evidence? Curr Opin Rheumatol 24:561–566

Edidin A, Ong K, Lau E et al 2013 Life expectancy following diagnosis of a vertebral compression fracture. Osteroporos Int 24:451–458

Eisman J, Bogoch E, Dell R et al 2012 Making the first fracture the last fracture: ASBMR task force on secondary fracture prevention. J Bone Miner Res 27:2039–2046

Giannotti S, Carmassi F, Bottai V et al 2012 Comparison of 50 vertebral compression fractures treated with surgical (kyphoplasty) or nonsurgical approach. Clin Cases Miner Bone Metab 9:184–186

Gold DT 2003 Osteoporosis and quality of life, psychosocial outcomes and interventions for individual patients. Clin Geriatr Med 19:271–280

Gomez-Cabello A, Gonzalez-Aguero A, Casajus JA et al 2012 Effects of training on bone mass in older adults a systemic review. Sports Med 42:301–325

Gradinger F, Koehler B, Khatami R et al 2011 Problems in functioning from the patient perspective using the International Classification of Functioning, Disability and Health (ICF) as a reference. J Sleep Res 20(1 Pt 2):171–182

Green A, Colon-Emeric C, Bastian L et al 2004 Does this woman have osteoporosis? JAMA 292:2890–2900

Heaney R, Kopecky S, Maki KC et al 2012 A review of calcium supplements and cardiovascular disease risk. Adv Nutr 2(6):763–771

Kallmes D, Comstock B, Heagerty P et al 2009 A randomized trial of vertebroplasty for osteoporotic spinal fractures. N Engl J Med 361:569–579

Katzman W, Wanek L, Shepherd J et al 2010 Age-related hyperkyphosis: its causes, consequences and management. J Ortho Sports Phys Ther 40:352–360

Kemmler W, Hänerle L, von Stengel S 2013 Effects of exercise on fracture reduction in older adults a systematic review and meta-analysis. Osteoporos Int 24(7):1937–1950

Klazen C, Venman A, de Vries J et al 2010 Percutaneous vertebroplasty is not a risk factor for new osteoporotic compression fractures: results from VERTOS II. AJNR Am J Neuroradiol 31:1447–1450

Koehler B, Kirchberger I, Glaessel A et al 2011 Validation of the International Classification of Functioning, Disability and Health Comprehensive Core Set for Osteoporosis: the perspective of physical therapists. J Geriatric Phys Ther 34:117–130

Leech JA, Dulberg C, Kellie S et al 1990 Relationship of lung function to severity of osteoporosis in women. Am Rev Respir Dis 14:68–71

Lieberman IH, Dudeney S, Reinhardt MK et al 2001 Initial outcome and efficacy of 'kyphoplasty' in the treatment of painful osteoporotic vertebral compression fractures. Spine 26:1631–1638

Lindsay R, Silverman SL, Cooper C et al 2001 Risk of new vertebral fracture in the year following a fracture. JAMA 285:320–323

NICE (National Institute for Health and Care Excellence) 2012. Osteoporosis: assessing the risk of fragility fracture.

NICE Clinical Guideline 146. NICE, UK. (Accessed at guidance.nice.org.uk/cg146 March 2014)

NOF (National Osteoporosis Foundation) 2010 Clinician's Guide to Prevention and Treatment of Osteoporosis. NOF, Washington DC Overman R, Borse M, Gourlay M 2013 Salmon calcitonin use and associated cancer risk. Ann Pharmacother 47:1675–1684

Papaioannou A, Adachi JD, Parkinson W et al 2001 Lengthy hospitalization associated with vertebral fractures despite control for comorbid conditions. Osteoporos Int 12:870–874

Papaioannou A, Watts NB, Kendler DL et al 2002 Diagnosis and management of vertebral fractures in elderly adults. Am J Med 113:220–228

Papaioannou A, Adachi JD, Winegard K et al 2003a Efficacy of home-based exercise for improving quality of life among elderly women with symptomatic osteoporosis related vertebral fractures. Osteoporos Int 14:677–682

Papaioannou A, Parkinson W, Ferko N et al 2003b Prevalence of vertebral fractures among patients with chronic obstructive pulmonary disease in Canada. Osteoporos Int 14:913–917

Tanigawa N, Kariya S, Komemushi A et al 2012 Added value or percutaneous vertebroplasty: effects on respiratory function. AJR Am J Neuroradiol 198:W51–W54

Tosi LL, Bouxsein ML, Johnell O 2004 Commentary on the AAOS position statement: recommendations for enhancing the care for patients with fragility fractures. Techniques Orthopediques 19:121–125

WHO (World Health Organization) 2007 Scientific Group on the Assessment of Osteoporosis at Primary Health Care Level. WHO, Geneva

Yamaguchi T, Sugimoto T, Yamauchi M et al 2005 Multiple vertebral fractures are associated with refractory reflux esophagitis in postmenopausal women. J Bone Miner Metab 23:36–40

第 19 章

风湿性关节炎

JUNE E. HANKS，DAVID LEVINE

本章内容

概　述

俗称关节炎的风湿性疾病会影响关节和软组织。在全球范围包括美国,关节炎相关的骨骼肌肉系统紊乱显著导致了功能障碍。预计到2030 年，将有 1/4 的美国人患有关节炎，其中女性比男性更易患病。应更加关注患者的临床表现、实验室检查、影像学资料以及药物治疗的反应，在此基础上确立关节炎的诊断体系。通常情况下，关节炎与年龄因素有关。下面从病理生理学、药物治疗以及推荐的疗法等方面对以下疾病进行描述: 骨关节炎、类风湿关节炎、系统性红斑狼疮、痛风、假性痛风、风湿性多肌痛、滑囊炎和肌腱炎。

骨关节炎

骨关节炎（osteoarthritis，OA），又称骨关节病和退行性关节病，是一种常见的关节疾病，是导致老年人功能障碍的一个重要原因。这种疾病将造成软骨退化、软骨下骨性结构破坏以及关节边缘骨质增生，也可发生关节滑膜和关节囊的积液和肥厚。女性比男性更易患病，并且两者患病率均随着年龄增长而显著升高。最易受影响的关节是下肢和脊柱的承重滑膜关节、手的腕掌关节以及远端指间关节。

原发性骨关节炎是指没有诱因疾病的骨关节炎；继发性骨关节炎由局部或者系统性诱因而诱发，例如肿瘤、发育畸形、感染，再由其他疾病或其他类型的关节炎引起的软骨破坏后产生。骨关节炎的疾病病程会影响包括关节软骨、滑膜、软骨下骨以及周围支持结缔组织在内的整个关节。在正常关节内，关节软骨提供润滑、几乎无摩擦、能分散并最小化负荷的承重关节面。在正常关节软骨和软骨下骨上的反复过度的负荷或异常软骨和软骨下骨上的正常负荷可能会造成其的微小裂缝和软骨细胞分布不均。退变的关节软骨不能分散应力，导致传递至软骨下骨应力显著增大，致使软骨下骨硬化，在关节边缘形成骨赘或骨刺。由于关节面退化，关节囊变得松弛，导致关节不稳。骨关节炎的影像学证据支持有：关节面减小、骨赘形成、软骨下骨硬化和骨小梁结构形成。尽管并不是所有人都有临床症状，但在绝大多数老年人中均能发现骨关节炎的影像学证据；尽管如此，影像图片发现与临床表现间有着较高的正性关系。导致骨关节炎的因素包括年龄、过重的体重、运动损伤以及新陈代谢或内分泌疾病。

临床症状的特征包括关节疼痛、僵硬、压痛、失稳和关节增大。关节周围肌肉挛缩无力，导致功能障碍。在疾病早期，活动会加重疼痛，休息可减轻。随着疾病的发展，经常在休息时发生疼痛，可导致明显的功能障碍。由于关节软骨中无神经末梢，所以骨关节炎疼痛产生于关节间或关节周围有神经末梢支配的结构。在脊柱中，过度的骨质增生可能会侵及神经根而产生疼痛。僵硬发生于疾病的早期和中期，可通过运动缓解。活动受限可由关节软骨退变导致的异常关节面运动、疼痛引起的肌肉痉挛、失用性肌无力以及形成的骨赘引起。捻发音是一种细微的连续摩擦弹响，在活动关节时产生。关节变大是由于滑膜炎、关节渗出物、连接组织的增生或骨赘增生引起的。关节结构间不正确的力分散可造成关节畸形。

炎症不是骨性关节炎的典型特征，但可能是由于发炎的滑膜有助于软骨细胞的激活，从而产生广泛的炎症介质，释放软骨损伤产物。软骨细胞的合成与降解的不平衡刺激促炎症反应介质和蛋白酶的进一步产生。自发性组织抑制因子覆盖于退化的软骨上并结晶，有时会脱落至关节内造成急性或慢性炎症反应。

治疗的目标是为了缓解症状、维持并提高功能，限制功能障碍的程度。骨关节炎的代表性治疗包括宣教、休息、药物治疗、锻炼、减肥和手术。应指导患者进行关节保护，利用节能技术来防止患者造成能量急速燃烧的快速运动，减小关节间的应力与疼痛。规律用药包括止痛药和非甾体抗炎药（NSAIDs）。关节内皮质类固醇注射对于急性关节炎症是有效的。

康复应包括正确的负重和不负重下锻炼。尽管在锻炼外额外施加手法治疗可能会降低疼痛，《Ottawa Pannel 循证临床锻炼指南》推荐：运动治疗，尤其是肌力训练和一般活动，应用或不应用手法治疗均对处理疼痛与骨关节炎的功能障碍有效。个体化治疗方案应包含肌力训练、关节活动度训练和心肺势能训练。为了降低关节应力，肌力训练治疗应在低负重、高频次下完成。水疗、椭圆机训练和功率自行车是患者在减小承受应力的情况下进行有氧运动的有效方式。由于浮力减小了重力和关节面间负荷的影响，在水中锻炼是一种极好的运动方式。进行抗阻训练时若在运动中或运动后疼痛加重，提示其抗阻量可能过大、在活动时在不正确的活动位置施加了应力或训练方式不合适。结合低负荷延长牵伸的牵伸训练，每天 3 次或 3 次以上可改善受影响关节周围肌肉的长度 - 张力关系，减小关节内和关节结构周围的应力。家庭康复必须被良好地规划并监管。热疗可减轻疼痛和僵硬，冷疗能够减少疼痛和感染。夹板、支具和步行设备有助于减少关节应力。

诸如关节镜、关节成形术和成角截骨术等手术治疗也可减轻症状，改善活动，提高关节的生物力学能力。老年人最主要的矫形治疗是解决由骨关节炎造成的骨折或疼痛的髋关节手术。骨关节炎是一大部分髋关节和膝关节置换的原因。老年人比年轻人患病风险更高，绝大多数老年人有着较好的治疗效果。尽管一些试验阶段的手术方式能够刺激软骨修复或软骨移植对一部分局灶病变的患者有效，通常情况下这些手术方式并不成功。

类风湿性关节炎

类风湿性关节炎（rheumatoid arthritis, RA）是一种慢性、系统性、炎症性的自我免疫性疾病，是风湿性疾病中最常见的一种。不同个体间以及同一个体不同疾病时期内其临床表现差异性较大。类风湿性关节炎的标志性特征是滑膜、周围关节软骨和软骨下骨间隙内的慢性炎症。由于炎症反应，关节翳形成，侵蚀关节软骨。在疾病早期，可发现关节滑膜发热和肿胀。随着疾病的发展，关节的僵硬以及滑膜血管分布的减少导致炎症的程度更难被探明。韧带腱鞘的炎症将导致韧带磨损和断裂。滑液炎症的临床表现是在晨起后长于 2h 的晨僵。作为一种系统性结缔组织疾病，在一些患者中，类风湿性关节炎可导致系统性的关节外病理学改变，包括肌肉纤维化与萎缩、血管炎、心包炎、疲劳、体重下降、整体僵硬、发热、贫血、胸膜积液、肺间质疾病、角膜－结膜炎、更易感染以及导致感觉运动丧失的神经病学产物，并在前臂伸面或者其他受压区域形成皮下无压痛的小节结。类风湿关节炎的影响是广泛的，较轻的症状为仅有疼痛和不适、功能轻微下降，较重的症状为显著疼痛、功能下降和关节畸形。

类风湿性关节炎的患病率随着年龄增加而升高，其中女性是男性的 2~3 倍，在 60 岁时患病率最高。类风湿性关节炎可以快速起病，但通常情况下是隐匿的，其临床病程多变且不易预测。吸烟、患糖尿病或躯体不便的类风湿性关节炎患者更易罹患如心血管疾病和呼吸疾病的并发症。在疾病初期，关节疼痛与僵硬较为常见，早晨更易出现。随着疾病发展，运动进一步受限，可能会产生关节强直。在整个病程中均可发现这种疾病的影像学证据。由于疾病自身可恶化或缓解，很难判断其有效的治疗手段。

类风湿性关节炎的病因学不明确，有证据表明这种疾病可由细菌或病毒诱发基因遗传缺陷而产生。类风湿性关节炎的发病机制较为明确：最初发生特征性慢性炎症的滑膜炎，随后毛细血管内皮细胞水肿充血。随着疾病的发展，滑膜进一步水肿、增厚，突出的滑膜组织侵入关节腔。骨翳，肉芽组织增厚层如肿瘤般渗入关节，可破坏关节周骨与软骨；最终可导致纤维化关节强直，同时伴有骨骼排列不齐，肉眼

可见畸形、肌肉萎缩以及关节半脱位。在类风湿性关节炎晚期可发生明显的功能障碍。

由于没有类风湿性关节炎的特殊实验室检查，可通过结合临床表现与实验室发现确诊。常用的类风湿性关节炎患者的实验室结果包括：红细胞计数下降、红细胞沉降率（erythrocyte sedimentation rates，ESR）上升、类风湿因子（rheumatoid factor，RF）阳性。类风湿因子在一小部分正常个体或其他自我免疫类疾病患者中均可发现，因此类风湿因子阳性不能作为特征性诊断指标。然而长远看来，类风湿因子阳性与发生类风湿性关节炎风险有着较高的关联。

关节症状表现为累及双侧手足的小关节、踝、膝、腕、肘和肩关节。典型表现为累及掌指关节和近端指间关节而不累及远端指间关节。在所涉及的脊柱中，上颈段受累最为严重。寰椎横韧带的腱鞘炎与颈椎关节突关节的疾病将导致颈椎不稳和脊髓受压。需要进行彻底的神经学检查来判断累及部位。绝大部分受累关节将在疾病发病第一年内被累及。

关节畸形是因滑膜炎、骨翳、软骨破坏和因疼痛引起的关节制动而产生的。由软骨退化以及慢性滑膜炎的侵及影响导致的关节力学改变可造成韧带松弛。力学改变造成肌腱的异常力线，导致关节畸形。另外，可发生腱鞘炎，引起肌腱在腱鞘内的运动阻滞或肌腱断裂。可发生结节性增厚，引起被锁感和韧带的断裂。滑膜炎可引起神经受压，尤其是在腕管处，少见于跗管，尺神经可在肘部或者手部受压。

常见的手部畸形包括腕部桡偏，腕掌关节尺偏以及手指畸形。肘关节屈曲畸形和肩关节活动受限也较为常见。由于下肢需要承重，特别是在脚趾和踝关节，可导致最主要的功能障碍。足趾锤状畸形、跖骨头松弛合并掌指关节脂肪垫位移造成步行过程中疼痛明显。

类风湿性关节炎的治疗目的是减轻炎症、缓解疼痛、维持并重建关节功能、减轻关节畸形的进一步发展。药物治疗包括 NSAIDs，皮质类固醇，慢反应抗风湿药物和抗风湿药物（disease-modifying antirheumatic drugs，

DMARDs）。患者必须均衡活动与休息，可以通过晚上 8~10h 睡眠或午睡等适当休息减轻疲劳。患者需要为日常活动节省能量，延长卧床时间并不是有效的。运动治疗并不能改变疾病病程，但是能够预防畸形、活动减少与肌力下降。由 Ottawa Panel 制定的临床训练指南中强调对肩关节、手、膝关节和整个身体进行低强度的功能性力量训练。通过规律进行主动、被动关节活动训练、无痛等长收缩和正确体位摆放与姿势达到功能性目标，应避免关节加压的活动。在水温比通常情况下较高的水疗进行单独或者小组活动对于类风湿性关节炎患者而言非常合适。可以使用支具或辅助设备保护关节。在炎症反应期，训练时要格外小心、保护好关节。应避免负荷过大的抗阻训练，否则会增加疼痛、造成关节损伤。由于关节囊鼓胀和不粘连使活动受限，应避免过重的牵伸。在缓解期，可以进行无负荷或低负荷的有氧训练，例如游泳和在患者的耐受下进行功率自行车训练。这个时期可以施加轻柔的牵伸，也经常使用放松训练来缓解肌肉的紧张。

治疗类风湿性关节炎有临床证据支持的治疗方式有：低强度激光治疗、超声波治疗、热疗和经皮电刺激。可以通过手术治疗减轻疼痛、提高功能、纠正失稳和畸形。常见的手术包括腱鞘切除术、肌腱修补术、滑膜切除术、关节固定与关节成形术。

系统性红斑狼疮

系统性红斑狼疮（systemic lupus erythematosus，SLE）是一种主要影响年轻女性的自我免疫疾病，好发于 15~40 岁。年轻人和老年人均可患病，男女比例为 1∶10。病程差异较大，相对程度较好的患者影响其生活，大多数患者死于感染。

系统性红斑狼疮的病因学并不明确，可能包含免疫学、环境因素、激素和基因因素。主要机制认为自我免疫产生抗体破坏自身组织，如血管、红细胞、淋巴细胞和多种器官。在大多数系统性红斑狼疮患者体内发现直接破坏细胞核的抗核抗体（antinuclear antibodies，ANA）。

抗核抗体的两种分子：ANA-DNA 和 ANA-Sm 是系统性红斑狼疮特有的，可以作为诊断标准。系统性红斑狼疮的诊断基于临床表现，由实验室检查支持。确诊系统性红斑狼疮的临床标准包括：皮疹、肾功能不全、血液疾病、关节炎、心肺功能不全、神经病学/精神病学问题和异常免疫学检查。临床上很多患者患有肾炎，可通过组织活检来确定肾损伤的程度。在系统性红斑狼疮患者中，光敏皮肤病也较为常见，特别是在面部颧骨区域的蝴蝶斑或上肢和躯干的急性炎性皮疹，也可出现亚急性对称广泛损伤或慢性、盘状鳞性损伤。患者也常出现不同严重程度的胸膜炎、心包炎、慢性肺间质炎症、心脏瓣膜疾病和血栓。精神/神经病学症状表现为癫痫和精神错乱，胃肠症状包括弥漫性腹痛、恶心、呕吐和厌食症。系统性红斑狼疮患者患有对称或不对称性关节炎，典型症状为影响手的小关节、腕关节和膝关节，此种关节炎没有侵蚀性但会形成畸形关节病，特别是在手部的反复炎症后出现。

尽管近年来对此种疾病短期预后已有较准确的预测，由于患者患有复杂的并发症，其长期预后并不可知。其晚期并发症包括晚期肾脏疾病、动脉粥样硬化、肺栓塞、静脉综合征、缺血性坏死、神经心理学障碍和菌血症。

根据系统性红斑狼疮患者的疾病表现与严重程度进行治疗。通常需要使用药物抑制炎症和免疫系统功能，非甾体抗炎药（NSAIDs）可治疗骨骼肌肉系统并发症，皮质类固醇和抗疟药可治疗皮肤损伤，非甾体抗炎药可治疗并发的心包炎、肾炎、血管炎和所涉及的中枢神经损伤。在一些患者中还可使用如氨甲蝶呤、硫唑嘌呤和环磷酰胺等细胞毒性药物。在没有狼疮性肾炎或神经精神性狼疮的情况下，贝利姆单抗似乎有效且耐受性良好。

对系统性红斑狼疮患者的首要治疗是宣教。患者必须理解缓解期和典型恶化。光敏的患者必须记得最大可能避免或者减少阳光直射。

由于发热会增加感染的风险，应对患者强调必须实时评估其发热情况。可以通过心肺功能训练和肌肉力量训练减少系统性红斑狼疮患者的疲劳状况，可以使用热疗减少关节疼痛和僵硬，可通过规律主动训练预防挛缩。

痛风

痛风是一种结缔组织沉积尿酸钠结晶的代谢类疾病，可引起较为疼痛的关节炎。痛风患者的高尿酸血症可由多种因素引起，其中一种为嘌呤代谢基因缺陷导致尿素过度分泌，其他原因包括：肥胖、饮食、生活习惯、肾功能障碍以及血红蛋白水平。利尿剂可导致尿酸排泄不足，是其发病机制的一个原因。原发性痛风常见于男性，在 50 岁左右高发，可引起短暂的功能障碍；可见于女性绝经后，尤其是在其使用利尿剂后。继发性痛风常见于老年人和绝经后糖尿病和高血压患者。其发病机制并不明确，但很有可能是因为肾功能不全、脱水、组织灌注不足或某些药物导致尿素过度产生或排泄不足。由于器官移植的受体需要使用环孢霉素、减弱肾功能来削减器官移植的排斥反应，因此常常会发生痛风。

痛风的临床病程典型分为四个时期：无症状期、急性期、临界期和慢性期。无症状期是尿酸在结缔组织中堆积直到首次出现痛风性关节炎的时期。最初痛风典型偶发，且经常在夜间发作，患者会因不明原因的严重关节疼痛和肿胀醒来。常见第一掌指关节受累，也常累及踝关节、跗骨关节和膝关节。外伤、酒精、药物以及急性疾病可诱发急性痛风。临界期是一个可持续数月至数年的无症状时期，这一时期结晶持续存在，可通过抽取滑液进行确诊。慢性期以痛风石、关节骨骼或周围软组织下大量尿素堆积为特征。少见器官内形成痛风石。痛风石参与关节侵蚀和韧带断裂过程。慢性痛风的关节炎临床表现与类风湿性关节炎患者相似，但痛风症状往往不对称且可以影响任何关节。

并不是所有高尿酸血症患者都患有痛风，

在滑液中发现尿酸钠结晶是确诊痛风的金标准，即便是在无症状期，在先前累及的关节滑液中也可发现尿酸钠结晶。血尿酸钠水平尤其在急性期内并不是确诊标准，但最终其水平升高。

痛风治疗的目的在于治疗早期急性发作、减轻高尿酸血症、预防复发、预防关节侵蚀性损害以及肾脏并发症。在急性发作时使用 NSAIDs、秋水仙碱或皮质类固醇来缓解症状。低尿酸治疗对于长期控制有着较好的效果，治疗包括：食疗、卧床休息、关节制动、炎症关节局部冷疗等。可以通过饮食控制和改变生活方式降低发作频次。推荐的饮食控制包括避免饮用酒精和食用如肝脏、肾脏、贝类、三文鱼、大豆、豌豆、菠菜等高嘌呤食物。减重以及防止反复外伤是避免在临界期使用药物治疗的有效预防方式。感染或破溃的痛风结节需要被切除。

实际问题包括使用床上支具避免受累关节被挤压、摄入足够量水避免肾结石、急性发作时及时治疗以及关注药物治疗的副作用，可以使用辅助器具减轻受累关节的应力。

假性痛风

假性痛风（pseudogout，PG），是一种二羟焦磷酸（calcium pyrophosphate dehydrate，CPPD）晶体在关节和关节周围组织沉积、与痛风相似的反复发作的慢性关节炎。CPPD 晶体在关节组织中沉淀常见于老年人，与关节疼痛的没有显著联系。CPPD 相关性疾病的风险随着年龄增加而增加，但发病率仅有痛风的一半且男女患病率相同。受累关节是对称的，但可能一侧更为严重。急性假性痛风以自限性急性关节疼痛和肿胀为特征，任何滑膜关节均可被累及，膝关节受累最为常见。此种疾病引起的疼痛程度轻于痛风引起的疼痛。腕关节和膝关节由 CPPD 晶体引起的钙化可由影像学图片特异性显影。手术、外伤和其他严重疾病可引起其急性发作。关节炎症和破坏可同时或单独发生，因此表现与其他风湿类疾病相似。急性发作时可以通过关节抽引手术减压、注射类固醇药物、服用镇痛药和 NSAIDs、口服或者注射秋水仙碱。

假性痛风患者可患有涉及多关节持续数周或数月的低程度炎症问题。晨僵、疲劳、滑膜增厚以及屈曲挛缩的假性痛风患者可被误诊为类风湿性关节炎。假性痛风患者关节退变的模式与骨关节炎患者不同的地方为其对称性。其康复应关注于在急性发作时保护关节、维持关节活动度、进行节能训练。

风湿性多肌痛

风湿性多肌痛（polymyalgia rheumatica，PMR）是一种以近端肌肉渐进性发展的持续性疼痛、无力和僵硬，合并发热、体重减轻、红细胞沉降率上升为特征的常见的老年人系统性炎症疾病。其中女性患者多于男性，好发于 50 岁以上，高发于 60~75 岁。临床症状通常是对称的，发病迅速。晨起后僵硬较重，肩关节、颈椎和骨盆带肌肉压痛和僵硬最为常见，但也可见于膝关节、腕关节和手。风湿性多肌痛与甲状腺功能减退症、恶性肿瘤、RA、SLE 和感染性疾病的鉴别诊断是非常关键的。巨细胞动脉炎（giant cell arteritis，GCA）是一种颞动脉炎症，是影响中大血管的系统性炎症疾病，其引起的疼痛与风湿性多肌痛相似且可共存。GCA 引起的血管炎可导致严重的血管闭塞性疾病，最终导致脑卒中和失明。临床症状包括头痛、视觉障碍、头皮压痛以及颞动脉异常。

风湿性多肌痛的诊断基于临床表现，由 ESR 上升、C 反应蛋白等实验室检查支持。肌酶实验、组织活检以及常规影像学检查对于鉴别诊断没有意义。泼尼松治疗对风湿性多肌痛有显著疗效。因此治疗反应也作为诊断的指标。采用最低剂量的泼尼松控制症状是最佳治疗，应监控并治疗长期服药可带来的关节炎、糖尿病、高血压和胃肠问题。此种疾病是自限性的，持续 2~7 年，患者应该警觉 GCA 的症状和体征。在这种疾病后期，牵伸训练和肌力训练是有效

的。冰敷和电刺激能减轻疼痛，使用辅助器具能降低跌倒的风险。

滑囊炎

滑囊是一个微小的有滑膜般结构的囊，其中包含的液体与滑液很难区分。黏液囊炎位于可能摩擦的区域，经常位于骨骼与韧带、皮肤或肌肉之间，例如坐骨黏液囊炎位于坐骨结节与臀大肌之间。黏液囊炎是一种炎症疾病，可能发生在肩关节囊、大转子、膝关节、肘关节或坐骨结节深层囊、髂腰肌或腘窝。作为炎症的反应，衬膜分泌过多的液体引起囊的扩大。

黏液囊炎可由急性创伤引起，直接在受伤部位产生，例如当跌倒创伤大转子时形成转子间黏液囊炎。慢性创伤也可引起黏液囊炎，例如经常伸肘造成其过度使用而产生鹰嘴滑囊炎。化脓性滑囊炎继发于穿刺伤口的细菌感染或由其他例如 RA、痛风、结核、梅毒等引起的破溃滑囊炎。滑囊炎的液体可由抽吸并判断其有无感染。

临床特征包括关节鼓胀（渗出）、疼痛、发红、局温较高以及受累关节功能丧失，受累关节活动后疼痛加重，休息后疼痛减轻，但疼痛也可能在休息时略好但持续存在。疼痛可典型描述为深部疼痛不适，通常主动关节活动（AROM）和被动关节活动（PROM）均为正常，但在活动末端加压滑囊时引起疼痛。如果疾病急性发作，滑液囊在活动时被挤压，关节活动范围可能因疼痛而受限。由于滑液囊并不是可收缩组织，抗阻训练通常是无效的，且可能会由周围肌肉收缩压迫肿大的滑液囊而产生疼痛，触诊此区域会诱发显著疼痛。

急性滑囊炎的治疗包括局部的保护与休息、冰敷、使用抗炎药物、电导或超声导入倍他米松或地塞米松、通过改变姿势或改善环境因素来缓解其症状。例如，使用轮椅前臂休息垫或穿戴肘关节保护垫减轻外伤所致的鹰嘴滑囊炎。口服 NSAIDs 或者局部注射皮质类固醇能减轻炎症和疼痛。当急性炎症减轻后，鼓励患者进行无痛范围内主动关节活动度训练有助

于促进局部代谢、减轻水肿。至于慢性滑囊炎，判断引起症状的原因最为重要。慢性大转子滑囊炎可以通过牵伸紧张的髂径束来缓解。由于此种疾病的特点和程度，不常采用手术治疗。手术的目的是为组织结构创造更大的活动空间，例如肩峰成形术或移除肩峰表面下或肩锁关节的增生骨赘。

肌腱炎

肌腱炎（tendinitis）定义为肌腱的炎症；腱鞘炎定义为肌腱和腱鞘的炎症。多个区域的肌腱可以由于不同的原因导致炎症。炎症可以在肌腱自身发生，也可在肌腱与肌肉连接区域（肌肉肌腱联合）或肌腱与骨的附着点（肌腱-骨联合）发生。由于有效的治疗需要施加在准确的损伤部位，确定损伤的准确位置非常重要。在过度使用、不经常的活动、穿刺伤后可发生腱鞘炎。由于没有明显外伤，腱鞘炎可能提示一个系统性的炎症过程。

引起肌腱炎的主要原因是解剖学或生物力学机制上的肌腱的受限，例如冈上肌肌腱在喙肩弓区域损伤。其他常见的机制包括反复负重后造成的微创伤，例如手反复使用键盘造成屈肌腱微创伤。当钙在韧带沉积时发生韧带钙化，导致韧带血供减少。常见的受累韧带包括跟腱、肩袖、肱二头肌肌腱、髌韧带、伸腕肌群韧带以及胫后肌韧带。在老年人群中，来源于跟腱和胫后肌的疼痛需与血管源性疼痛（如血栓或血栓性静脉炎）鉴别。腓肠肌深静脉炎可以通过 Homan 试验的结果或彩超进行鉴别。

肌腱炎的临床特征包括疼痛、水肿、发红、局温升高以及受累关节功能下降。典型表现为使用受累韧带时症状加重，尤其是在韧带承受离心性负荷时更为明显，例如下楼梯时髌韧带疼痛加重。在韧带受伤的活动范围内进行活动可以诱发患者的疼痛。即便通常可以通过休息放松，但在急性期时疼痛可依旧存在。引起受累韧带相关肌肉的主动收缩的活动会诱发疼痛。被动活动也会产生疼痛，特别是拉长受累韧带

的活动，例如肩关节完全后伸、肘关节完全伸展、肱二头肌肌腱炎时前臂旋前。抗阻试验是临床确诊的关键，在测试中韧带拉紧并产生疼痛，直接触诊受累韧带通常也会诱发疼痛，在韧带部分撕裂时进行抗阻运动，患者会表现出无力和疼痛。

对急性肌腱炎的治疗包括制动保护、局部休息、冰敷以及应用抗炎药物。通过改变工作或环境因素而解决导致疾病的任何病因，例如，有腕关节尺偏肌腱炎的办公室职员，打字可能会持续加重其症状。急性患者对韧带或腱鞘进行皮质类固醇注射是有效的。

当急性炎症得到缓解后，鼓励患者进行无痛主动活动来保证局部营养、减轻水肿。对于慢性肌腱炎患者，为达到有效治疗确定病因最为重要。如果患者患慢性冈上肌肌腱炎，需与患者外旋肌无力或肩峰内侧骨刺进行鉴别诊断。常因受损区域局部血供不足、局部压力过高不利于组织愈合而造成慢性肌腱炎。对于慢性肌腱炎的患者，可采用横向按摩治疗增加瘢痕组织的活动性，刺激瘢痕形成正常的纤维连接。只有当保守治疗不能改善患者症状时才采取手术治疗，其目的是局部松解，例如肩峰成形术等。

总 结

随着老年人群中类风湿性疾病患病率的增加，治疗师需要知道其症状、体征、最新研究、药物治疗以及其他治疗方式。应注意存在超过100种类型的关节炎，并且许多人有慢性关节症状却没有确诊疾病。医生应从预防和个人管理宣教着手，正确将患者转诊至其他医疗机构，了解临床治疗、手术和康复治疗的进展。

（董治兵）

原文参考

Alves AC, de Carvalho PD, Parente M, et al. 2013 Low level laser ther-apy in different stages of rheumatoid arthritis: a histological study.Lasers Med Sci, 28(2):529–536

Ayan C, Martin V.2007 Systemic lupus erythematosus and exercise.Lupus, 16:5–9

Bálint G, Barabas K, Zeitler Z, et al.2011 Ex vivo soft-laser treatmentinhibits the synovial expression of vimentin andα-enolase, poten-tial autoantigens in rheumatoid arthritis. Phys Ther, 91(5):665–674

Boyce EG, Fusco BE. 2012 Belimumab: review of use in systemic lupuserythematosus. Clin Ther, 34:1006–1022

Brosseau L, Welch V, Wells GA, et al. 2005 Low level laser therapy(Classes I, II and III)for treating rheumatoid arthritis. Cochrane Database Syst Rev 2005(4):CD002049, doi: http://dx.doi.org/10.1002/14651858.CD002049.pub2

CDC (Centers for Disease Control and Prevention) 2013a Osteoarthritis.[Online] Available at: www.cdc.gov/arthritis/basics/osteoarthritis.htm.Accessed January 2013

CDC (Centersfor Disease Control and Prevention) 2013b Rheumatoidarthritis. [Online] Available at: www.cdc.gov/arthritis/basics/rheu-matoid.htm. Accessed January 2013

Charlton R.2008 Polymyalgia rheumatica and its links with giant cellarteritis. Clin Med, 8:498–501

Chen MJ, Tseng HM, Huang YL, et al.2008 Long-term outcome andshort-term survival of patients with systemic lupus erythematosusafter bacteraemia episodes: 6-yr follow-up. Rheumatology (Oxford), 47:1352–1357

Cheng YJ, Hootman JM, Murphy LB, et al.2010 Prevalence of doc-tor-diagnosed arthritis and arthritis-attributable activity limitation–United States, 2007–2009. MMWR Morbid Mortal Wkly Rep, 59(39):1261–1265

Deyle GD, Gill NW, Allison SC, et al.2012 Knee OA: which patientsare unlikely to benefit from manual PT and exercise? J Fam Pract, 61:E1–E8

Doghramji PP, Mandell BF, Pop RS.2012 Casebook consults: improvingoutcomes in gout (multimedia activity). Am J Med, 125:S1

Egloff C, Hugle T, Valderrabano V.2012 Biomechanics andpathomechanisms of osteoarthritis. Swiss Med Wkly 142:w13583, doi: http://dx.doi.org/10.4414/smw.2012.13583

Hootman J, Bolen J, Helmick C, et al.2006 Prevalence of doctor-diag-nosed arthritis and arthritis-attributable activity limitation–UnitedStates, 2003–2005. MMWR Morbid Mortal Wkly Rep, 55:1089–1092

Jacobs JW.2009 How to perform local soft-tissue glucocorticoid injec-tions. Best Pract Res Clin Rheumatol, 23:193–219

Jansen MJ, Viechtbauer W, Lenssen AF. 2011 Strength training alone, exercise therapy alone, and exercise therapy with passive manualmobilisation each reduce pain and disability in people with kneeosteoarthritis: a systematic review. J Physiother, 57:11–20

Kreuz PC, Muller S, Osssendorf C, et al.2009 Treatment of

focal degen-erative cartilage defects with polymer-based autologous chondro-cyte grafts: four-year clinical results. Arthritis Res Ther, 11:R33

Nielsen SF, Bojesen SE, Schnohr P, et al.2012 Elevated rheumatoid fac-tor and long term risk of rheumatoid arthritis: a prospective cohortstudy. BMJ, 345:e5244

Ottawa Panel.2004a Ottawa Panel Evidence-based Clinical PracticeGuidelines for therapeutic exercises in the management of rheuma-toid arthritis in adults. Phys Ther, 84:934–972

Ottawa Panel.2004b Ottawa Panel Evidence-based Clinical PracticeGuidelines for electrotherapy and thermotherapy interventionsin management of rheumatoid arthritis in adults. Phys Ther, 84:1016–1043

Ottawa Panel.2005 Ottawa Panel Evidence-based Clinical PracticeGuidelines for therapeutic exercises and manual therapy in themanagement of osteoarthritis. Phys Ther, 85:907–971

Petri M, Orbai A, Alarcon GS, et al.2012 Derivation and validationof the Systemic Lupus International Collaborating Clinics clas-sification criteria for systemic lupus erythematosus. Arthr Rheum, 64:2677–2688

Rakieh C, Conaghan PG.2011 Diagnosis and treatment of gout in pri-mary care. Practitioner 255:17–20

Robbins L (ed).2001 Clinical Care in the Rheumatic Diseases, 2ndedn. Atlanta, GA, American College of Rheumatology, 2001

Singh JA, Cameron DR.2012 Summary of AHRQ's comparative effec-tiveness review of drug therapy for rheumatoid arthritis (RA) inadults – an update 2012. J Manag Care Pharm, 18(4 Supp C):S1–S18

Sinusas K.2012 Osteoarthritis: diagnosis and treatment. Am Fam Phys, 85:49–56

Verstappen SM, Symmons DP.2011 What is the outcome of RA in 2011 and can we predict it? Best Pract Res Clin Rheumatol, 25:485–496

Vos T, Flaxman AD, Naghavi M, et al.2012 Years lived with disability(YLDs) for 1160 sequelae of 289 diseases and injuries 1990—2010:a systematic analysis for the Global Burden of Disease Study 2010.Lancet, 380:2163–2196

Walker JM, Helewa A.2004 Physical Rehabilitation in Arthritis, 2ndedn. Saunders, St Louis, MO, p 67

Weyand CM, Liao YJ, Goronzy JJ.2012 The immunopa-thologyof giant cell arteritis: diagnostic and therapeutic implications.J Neuroophthalmol, 32:259–265

Yuen YK, Holthaus K, Kamen DL, et al.2011 Using Wii Fit to reducefatigue among African American women with systemic lupus ery-thematosus: a pilot study. Lupus, 20:1293–1299

第 20 章

肩关节

EDMUND MKOSMAHL

本章内容

概　述

肩痛和功能障碍是老年人常见的问题。肩部肌肉骨骼疾病的患病率为 14.3%~32%，报告中提到 21% 的患者有双侧症状。肩部疾病与功能受限相关，功能受限的原因是主动肩部运动时疼痛。疼痛和肩活动受限与长期生活质量下降显著相关，如进食、穿衣和个人卫生等重要活动都可能受到影响。

由于肩关节损伤和疼痛会产生功能限制，因此应将肩关节疼痛、损伤和功能受限的测量纳入老龄人口的检查中。视觉模拟评分是有效和可靠的疼痛测量方法。肩部疼痛和残疾指数以及手臂、肩部和手部残疾结果问卷是对肩部功能的测量，其有效性和可靠性均已得到认可。本章的目的是回顾以下可能导致老年人疼痛和功能障碍的肩部问题，确定康复概念及方法：①退变性肩袖；②肱骨近端骨折；③关节置换术；④偏瘫后肩痛。

退变性肩袖

肩袖由冈上肌、冈下肌、小圆肌和肩胛下肌的肌腱组成。这些结构对几乎所有的肩部功能都很重要，尤其是需要抬臂过头的活动。肩袖的病理学改变是成人肩部最常见的疾病。

肩袖肌腱退行性病变与年龄的增长高度相关，也是最主要的致病因素。生命周期中的所有活动均可导致肩袖退变，与盂肱关节和肩锁关节的骨关节炎有关。退行性病变可导致肩袖部分或全层撕裂。

肩袖退变可能与肩峰下撞击综合征有关。肩峰下撞击综合征患者的胸椎和肩胛骨活动性降低。理论上，过多的胸部后凸和肩胛骨外展可诱发肩峰下撞击。这种姿势将肩胛盂和肩峰置于向下和向前的对线不良位置，当手臂抬高时，这种姿势可能会诱发肩峰下撞击（图 20-1；见第 15 章）。当存在关节活动范围（range of motion，ROM）受限和姿势对线不良时，干预措施应包括提高关节活动范围和建立正常的直立姿势。

为退化的肩袖制定训练方案时，应避免整个过程中使亚急性炎症恶化。治疗师所采用的训练应避免造成肩峰下撞击和疼痛。表 20-1 总结了无撕裂的退变性肩袖的康复干预措施。

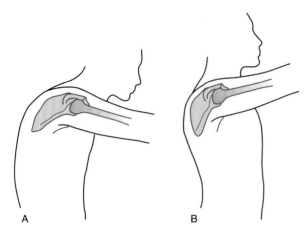

图 20-1 过度的胸部后凸（A）导致手臂抬高时肩峰下间隙撞击。直立姿势（B）可使手臂在不受撞击的情况下抬升

当退变性肩袖撕裂时，典型的病史和表现有：患者无外伤；通常在功能活动期间突然无法将手臂举过头顶；有可能主诉有疼痛，也可能没有；患者无法将手臂保持在 90° 外展位置（落臂试验阳性）。由于退行性组织的条件较差，很少考虑会对老年人进行肩袖撕裂的手术修复。对于 65 岁以上的人，外科修复的结果并不令人满意。"尝试将煮熟的意大利面吻合"的比喻可能有助于理解非手术治疗退变性肩袖撕裂的理论基础。

肩袖撕裂非手术治疗的成功与最初的关节活动范围和力量有关。因此，对于在初次评估时不能主动将手臂举过头顶的退变性肩袖撕裂患者，期望其完全功能恢复是不合理的。治疗的目的应该是减少炎症和疼痛（当存在时），保持被动的全范围关节活动范围，最大限度地提高力量和功能。表 20-1 总结了干预措施：适用于患有退变性肩袖撕裂的患者。由于这些患者不太可能恢复完全的、主动的、手臂过头的活动，因此必须长期持续进行辅助性 ROM 训练。这对于预防继发的病理变化很重要，如粘连性关节囊炎。

肱骨近端骨折

75% 的肱骨近端骨折发生在老年人身上，其中 75% 发生在女性身上。低骨量、跌倒和体质虚弱是危险因素。92% 的肱骨近端骨折是跌倒的直接结果。这些现实表明，对跌倒风险、虚弱和骨骼健康的筛查和干预是值得采取的预防措施，并且应该考虑其成为肱骨近端骨折后综合康复计划的一部分。

大多数肱骨近端骨折是非移位或轻微移位的，可以做保守治疗。管理涉及一段时间的吊索固定，然后进行早期 ROM 练习。不运动时穿吊带。关于在开始运动之前固定使用的时间长度，现在还没有明确的共识。早期开始运动可以减轻疼痛并改善肩部活动。尽管骨痂的初始形成大约需要 3 周的时间，但有证据表明，1 周而非第 3 周开始的活动可以缓解短期疼痛，同时不会影响长期愈合。我们应该预测到关节囊和肩部肌肉的僵硬。这是纤维粘连的一种表现，可能在关节囊出血时发生。

运动计划应从疼痛耐受范围内的主动辅助运动开始。在有骨折愈合的影像学证据（通常约 6 周）之前进行被动拉伸是不明智的。同时在此期间应避免进行抗阻运动。如果肌肉收缩不会增加骨折碎片移位的风险，则可考虑从受伤时开始进行等长运动。如果骨折累及较大或

表 20-1 退变性肩袖的干预措施

损伤	干预
疼痛和炎症	休息、物理因子（冷、无热超声波、电刺激）
过度的胸椎后凸和活动能力受限	胸椎伸展运动
肩胛骨外展，活动受限	肩胛骨回缩训练
肩 ROM 减少	被动和辅助 ROM 训练（辅助来自患侧上肢、头顶滑轮以及手杖的辅助）
肩部肌肉力量下降	等长训练，侧卧位内和外旋等张训练，辅助的离心的手臂从头顶下降训练
功能减退	逐步实施：摸摸头顶、后颈、后腰——根据功能调整日常生活活动

较小的结节时，这会是一个难点。可能可以采用亚最大等长运动，以鼓励肌肉收缩，而不产生骨折碎片移位的风险。非手术性肱骨近端骨折的一般运动干预概述见表 20-2。

肱骨近端骨折约 15% 涉及超过 1cm 的碎片位移或超过 45° 的碎片成角。四个重要的骨折碎片是：①肱骨头；②大结节；③小结节；④肱骨干。这些骨折通常需要手术复位和内固定（operative reduction and internal fixation，ORIF），以使骨折愈合和功能恢复。更严重的骨折会中断肱骨头的血液供应。这种中断可能导致坏死，这可能需要部分关节置换术。

ORIF 后的康复取决于损伤的类型（表 20-3）和固定的稳定性。与外科医生的密切沟通可以促进康复计划的正确进展，而不会有延迟愈合或再次受伤的风险。一些老年患者可能不是 ORIF 的合适人选，因为他们不能被期望忍受（或存活）于麻醉。在其他情况下，骨质疏松症可能会使骨存量减少到无法实现硬件固定的程度。对这些患者来说，完全恢复功能可能是不现实的目标。在过去的 10 年中，锁定钢板技术被用于骨折的稳定固定，尽管存在骨质疏松性骨功能减弱的风险。应尽一切努力最大限度地提高功能（如着装和梳洗）。

肩关节置换术

肩关节置换术的选择包括全肩关节置换术（total shoulder arthroplasty,TSA）、茎状半关节置换术、表面置换和逆向 TSA。表 20-4 包含了这些手术的细节。

半关节置换术通常是老年人 3~4 部分骨折的首选手术，尤其是当肱骨关节面受到严重损伤，或出现严重骨质疏松时。TSA 的主要手术指征是与肩关节炎相关的严重、慢性和进行性疼痛有关。当肩袖缺损与关节置换术指征并存时，逆向 TSA 更受欢迎。

关节置换术后康复期间的重要注意事项包括软组织状况、软组织是否修复、术前功能和手术方法等。康复方案通常分阶段实施，进展取决

表 20-2 非手术性肱骨近端骨折的一般运动干预

问题	训练	时间线
维持和增加 ROM	辅助 ROM（手杖、爬墙、钟摆）	7~14d，或有影像学报告支持（通常 3 周）
	被动 ROM，牵伸（头顶滑轮）	结合影像学证据，通常为 6 周
维持和增加力量	亚最大等长收缩训练	没有碎片移位的风险，通常是立即开始
	全范围主动抗重力 ROM	结合影像学证据，通常为 6 周
	外旋等张抗阻训练	能够在重力作用下进行完全活动的 ROM，结合影像学证据，通常为 6 周
最大化功能	触摸头顶，颈部后侧，腰部	辅助下活动 需要结合并有影像学证据，通常为 3 周；无辅助下活动，结合影像学证据，通常为 6 周

表 20-3 肱骨近端骨折的 NEER 分类

类别	说明
Ⅰ 型一个部分	无位移或最小位移
Ⅱ 型两个部分	一部分位移大于 1cm 或成角大于 45°
Ⅲ 型三个部分	两个部分相互位移和 / 或成角，以及从尾部部分
Ⅳ 型四个部分	四个部分相互位移和 / 或成角度
Ⅴ 型骨折脱位	肱骨头关节间隙移位伴骨折

改编自 Neer CS II. Displaced proximal humeral fractures: I. Classification and evaluation. J Bone Joint Surg 1970;52A:1077

于软组织愈合的时间和临床标准的实现。TSA 与半关节置换术后的康复原则相似（表 20-5）。

由于 TSA 或半关节置换术治疗伴有肩袖缺损患者的结果并不理想，因此，反置式全肩关节置换术（reverse total shoulder arthroplasty, RTSA）已成为这些患者的普遍选择。肩袖缺损改变了肩关节的生物力学，使得 TSA 肱骨头组件在抬高时向上移动，从而导致功能障碍和组件松动。RTSA 假体使用凸肩关节组件和凹肱骨组件。旋转中心向下和内侧移动，提高了三角肌的机械优势。这被认为可以提高三角肌提升手臂的能力，而不会造成肱骨组件的上移。经逆向 TSA 后，肩袖缺损患者的抬高的活动性从 100° 恢复到 138°，高于 TSA 后。

RTSA 的康复原则和预防措施与 TSA 或半关节置换术不同，因为 RTSA 假体设计的稳定性可能较低。RTSA 比传统的 TSA 更容易脱位。RTSA 术后如发生脱位，其发生位置为内旋、内收、外伸，与 TSA 或半关节置换术（外旋、外展）不同。因此，应避免从背后伸手。

由于 RTSA 患者的肩关节是典型的肩袖损伤，三角肌和肩胛肌的力量对于关节稳定和功能恢复变得更重要。如果小圆肌功能不足，患者恢复主动外旋功能的预期将减少。患者的功能预后与肩袖的状态相关，因此康复计划必须强调这些肌肉的训练。一般来说，大多数患者应该能够恢复 105° 的活动高度。RTSA 后的康复分为软组织愈合和进展标准指导的阶段（详见表 20-6）。

我们可以从前面的信息中了解到，有许多手术变量可能影响术后康复过程。治疗师必须与外科医生仔细沟通，以确保充分了解每个病例的细节。要在肩关节置换术后获得成功的功能结局，需要良好的协调以及患者、外科医生和治疗师的一致努力。如果疼痛减轻到不影响睡眠，患者可能会认为结果是成功的。术前显著的功能丧失，与其相应的退化性肩袖疾病特别相关，其必然限制对功能结局的预期。

偏瘫后肩痛

Cailliet 在他的书的序言中谈道："偏瘫患者可以通过治疗来改善他的步行、交流、平衡和自我照顾等能力，但在功能恢复的总体情况下，肩部的恢复仍然是一个谜。"不幸的是，在理解原因和主动干预效果方面，这几年的介入几乎没有增加什么更针对性的方法来解决偏瘫患者的肩痛。

表 20-4　肩关节置换术的程序

程序	手术	适应证	其他
全肩关节置换术	肱骨头假体：金属柄及球头，可以是骨水泥型的。关节盂假体：塑料杯，通常是骨水泥型的	肩袖完整的骨关节炎	与半关节置换术相比，疼痛缓解效果更好
茎状半关节置换术	仅限肱骨组件：金属杆和球，可能还有骨水泥黏合	仅累及肱骨的关节炎或严重骨折（关节软骨完好）重度关节炎伴严重肩袖肌腱撕裂	与全肩关节置换术相比，疼痛缓解更少
表面置换术	仅限肱骨假体：假体修复体重建肱骨（无茎）	关节盂窝软骨完整无肱骨骨折保留肱骨	减少组件磨损和松动的风险将来更容易转换为 TSA
反置式全肩关节置换术	肱骨组件：金属杆上的塑料杯关节盂窝组件：金属球	肩袖撕裂关节病（肩袖完全撕裂的关节炎，无法将手臂抬高 90° 以上）修复失败的全肩关节病	组件的反转移动旋转中心，使三角肌具有更好的机械优势来提升手臂

改编自 Shoulder joint replacement. American Academy of Orthopaedic Surgeons. Available at: http://orthoinfo.aaos.org/topic.cfm?topic=A00094. Accessed July 2012.

表 20-5　全肩关节置换术和半肩关节置换术的康复原则

第一阶段：术后即刻（术后 4~6 周）

目标	注意事项	干预措施
软组织愈合 恢复被动范围（肩部） 恢复活动范围（远端关节） 控制疼痛、炎症	不要主动活动、牵伸或提升 避免过度伸展，极端旋转	吊带 3~4 周 被动抬高（肩胛平面） IR（内旋）到胸部，ER（外旋）30° 主动运动（远端关节） 冷冻疗法 肩胛骨等长收缩 钟摆运动

进展标准

可承受锻炼计划

PROM（被动关节活动度）：PROM 高度 90°，肩胛骨平面 45°ER（外旋），肩胛骨平面 70°IR（内旋）

第二阶段：早期强化（不是在术后 4 周）

目标	注意事项	干预措施
避免过度应力影响软组织愈合 被动全范围 恢复主动活动范围 控制疼痛、炎症 动态肩部稳定性	不能提物 避免过度伸展 在进行积极的抗重力训练之前建立适当的力学	睡觉时使用吊带 无痛范围内的主动运动 次最大等长练习（无痛） 冷冻疗法 肩胛骨和远端强化（阻力）

进展标准

可承受锻炼计划

PROM（被动关节活动度）140° 屈曲，120° 外展，60°ER（外旋）和肩胛骨平面 70°IR（内旋）

合乎力学姿势下抗重力进行 100° 主动上提

第三阶段：适度加强（不在术前 6 周）

目标	注意事项	干预措施
恢复力量，肌力和耐力 优化神经肌肉控制 恢复功能	无负重（>3kg），突然提起，不稳定地举起、推、拉	去除吊带 加强（阻力）所有肌肉群

进展标准

可承受锻炼计划

合乎力学姿势下抗重力进行 120° 主动上提

第四阶段：高级强化（不是在术后 12 周之前）

目标	注意事项	干预措施
恢复力量，肌力和耐力 恢复功能	应避免对前囊造成压力	进展力量练习 适度挑战功能和娱乐活动 家庭训练计划

出院标准

无痛苦的 AROM（主动关节活动）

最大恢复预期功能，力量，功率和耐力

改编自 Wilcox R III，Arslanian LE，Millett PJ. Rehabilitation following total shoulder arthroplasty. J Orthop Sports Phys Ther 2005;35（12）:821-36.

表 20-6　反向全肩关节置换术的康复原则

第一阶段：术后即刻（术后6周）		
目标	注意事项	干预措施
保护关节 软组织愈合 部分被动关节活动（肩部） 恢复主动活动（远端关节） 控制疼痛，炎症 辅助的功能活动	没有内旋/内收/伸展 无主动活动，拉伸或提物	吊带3~4周 被动抬高（肩胛面），ER（外旋）30° 主动运动（远端关节） 冷冻疗法 次最大，无痛的等长训练（肩胛骨第1天，三角肌第21天） 钟摆运动
进展标准		
可承受锻炼计划		
能够激活肩胛骨平面的三角肌和肩胛骨肌肉		

第二阶段：主动活动和早期强化（术后6~12周）		
目标	注意事项	干预措施
避免过度压力影响软组织愈合 部分被动和主动范围 控制疼痛，炎症 动态肩部稳定性	不能提重 > 0.5kg 避免过度伸展 针对抗重力的积极锻炼要建立在适当的力学机制下	无痛范围内的主动运动 次最大，无痛的等长训练（外旋和内旋） 冷冻疗法 轻柔的三角肌，肩胛骨和远端强化（阻力）
进展标准		
可承受锻炼计划		
三角肌和肩胛肌的等张活动		

第三阶段：适度力量训练（术后12周）		
目标	注意事项	干预措施
提高力量返回功能	不能提重（>2.7kg），突然，不稳定地举起、推、拉	所有肌肉群适度的力量训练（阻力）
进展标准		
可承受锻炼计划		
在符合的力学机制下进行力量和活动训练		

第四阶段：家庭计划（16周后）		
目标	注意事项	干预措施
恢复力量 恢复功能（轻家务劳动和娱乐活动）	避免压力到后囊	力量训练 适度挑战功能和娱乐活动 家庭训练计划
出院标准		
无痛苦的AROM（主动关节活动度）		
提高80°~120°，外旋30°		

改编自 Boudreau et al. Rehabilitation following reverse total shoulder arthroplasty. J Orthop Sports Phys Ther 2007;37（12）:734–43.

关于这个问题发生率的报道各不相同，从5%到84%不等。用于定义患者症状归类的术语不同，可能是造成这些差异的原因。例如，"疼痛""压痛""轻度肩关节不适"和"粘连性关节囊炎"都是用来鉴别偏瘫和肩关节疼痛患者的术语。

偏瘫后肩痛的原因尚不清楚。多种因素组合可能是其障碍的原因。不幸的是，几乎没有确实证据支持或驳斥这些相关因素的因果关系。然而，偏瘫后肩痛与下列相关因素之间似乎存在统计学上的显著关系：运动时的 ROM 受限，特别是外旋或肩胛向上旋转；功能恢复不良；肱二头肌或冈上肌腱病变；肩关节半脱位和复杂的局部疼痛综合征。值得注意的是，统计上显著的关系并不意味着因果关系。针对这些原因而进行的治疗、干预是否会降低偏瘫后肩痛的发生率尚有待证实。

对于偏瘫后肩痛的原因尚不清楚，应通过临床观察指导干预。必须持续使用对干预措施的体征、症状和反应的评估和重新评估来重新制定干预计划。应评估患者是否有肌肉骨骼损伤的迹象（关节囊炎、肩袖退化和撕裂、肌腱炎、滑囊炎等）。对这些损伤的干预应类似于对非偏瘫、有肌肉骨骼损伤的患者的干预方案。预防因关节囊炎引起的外旋 ROM 受限，似乎是一个特别重要的治疗目标。运动和物理因子治疗的准确使用，应该会对因肌肉骨骼原因导致偏瘫后肩关节痛的患者有益处。

因肩关节半脱位导致偏瘫后肩关节疼痛是一个复杂的问题。理论上，关节半脱位会对关节周围的结构施加异常应力，导致疼痛。半脱位产生的张力可导致缺血，这被认为会引起炎症和疼痛。有建议指出，使用不同类型的肩带来减少肩关节半脱位。虽然肩带可以减少半脱位，但它可能延迟自主肌肉控制的恢复。由于肌肉松弛是导致肩痛的一个可疑原因，使用肩带来减少半脱位所带来的预期效果可能会因此延迟了自主肌肉控制的恢复。另一些肩带旨在减少半脱位，同时又允许肢体的功能性使用。这些比固定的肩带更可取。

另一种治疗肩关节半脱位的方法，则将问题集中在恢复肌肉的自主控制上。帮助向上旋转肩胛骨(斜方肌和前锯齿肌)和抬高肱骨头(冈上肌和三角肌）的肌肉力量的恢复是这种方法的目标。肩胛肌对于保持盂窝垂直位置很重要。只要肩胛盂不向下旋转，提肱骨肌就可以保持肱骨头在盂窝内。这些肌肉群之间的协同作用表明，如果其中任何一块功能失调（弛缓或痉挛），则可能发生半脱位。针对这一问题的治疗干预包括运动、肌电生物反馈和功能性电刺激。干预措施设计时应考虑恢复对这些肌肉的正常自主控制。

Renzenbrink 和 Ijzerman 的研究表明经皮电刺激介入治疗 18 周后可显著改善疼痛、半脱位、无痛外旋范围和 Fugl-Myer 运动测试评分。他们在冈上肌、上斜方肌、三角肌后束和三角肌中束使用留置电极，每天 6h 连续 6 周提供双相平衡脉冲（20ms、12Hz、10~200μs、10s 开 / 10s 关）。相比之下，Yelnik 等人证明了肉毒杆菌毒素注射在痉挛性肩胛下肌中的有效性，可减轻肩痛和增加 ROM。这两种成功的康复方法，强调了在康复过程中需要仔细评估每个人的体征和症状。显然，弛缓性瘫痪患者的治疗必然不同于痉挛性瘫痪患者。

另一个需要考虑的问题是患侧上肢的摆位和处理不当。尽管没有经验证明，但许多人认为处理不当会造成创伤并引起疼痛。这被认为是弛缓性瘫痪患者的一个更大的问题。除非另有证明，否则应要求照护人员在定位和处理患侧上肢时应尽量谨慎。患侧上肢的体位摆放应使肩胛骨后缩，肩关节略微前屈和外展，手腕和手指略微伸展。可将枕头、搭板和吊索用于干预措施中。在协助转移或移动时，照护人员不应牵拉患侧上肢。对于弛缓性瘫痪的患者，快速恢复自主运动控制应该是治疗目标中的重要一环。

由于对偏瘫后肩痛的理解不够，对原因缺乏深入的了解，干预措施可能是变化的。偏瘫和肩痛患者应评估存在所有可能的原因。干预治疗旨在减少可能的原因，这些原因可以根据具体情况加以确定。

（彭琪媛）

原文参考

Barbieri G, Gissot A, Perennou D.2010 Ageing of the postural vertical. Age (Dordr), 32:51–60

Barrey C, Roussouly P, Perrin G, et al.2011 Sagittal balance disorders in severe degenerative spine. Can we identify the compensatory mech- anisms? Eur Spine J, 20(Suppl 5):626–633

Brown M, Sinacore D, Host H.1995 The relationship of strength to function in the older adult. J Gerontol A Biol Sci Med Sci, 50:55–59

Cenciarini M, Loughlin P, Sparto P, et al.2010 Stiffness and damping in posture control increase with age. IEEE Trans Biomed Eng, 57:267–275

Ditroilo M, Cully L, Boreham C, et al.2012 Assessment of musculo- articular and muscle stiffness in young and older men. Muscle Nerve, 46:559–565

Kado D, Huang M, Barrett-Connor E, et al.2005 Hyperkyphotic posture and poor physical functional ability in older community-dwelling men and women: the Rancho Bernardo Study. J Gerontol A Biol Sci Med Sci, 60(5):633–637

Katzman W, Vittinghoff E, Kado D.2011 Age-related hyperkyphosis, independent of spinal osteoporosis, is associated with impaired mobility in older community-dwelling women. Osteroporos Int, 22:85–90

Katzman W, Cawthon P, Hicks G, et al.2012 Association of spinal muscle composition and prevalence of hyperkyphosis in healthy com- munity-dwelling older men and women. J Gerontol A Biol Sci Med Sci, 67:191–195

Levinger P, Menz H, Fotoohabadi M, et al.2010 Foot posture in people with medial compartment knee osteoarthritis. J Foot Ankle Res, 3:29

Manckoundia P, Mourey F, Perennou D, Pfitzenmeyer P.2008 Backward disequilibrium in elderly subjects. Clin Interv Aging, 3:667–672

Menz H, Morris M, Lord S.2005 Foot and ankle characteristics associated with impaired balance and functional ability in older people. J Gerontol A Biol Sci Med Sci, 60(12):1546–1552

Ryan S, Fried L.1997 The impact of kyphosis on daily functioning. J Am Geriatr Soc, 45:1479–1486

Sinaki M, Brey R, Hughes C, et al.2005 Balance disorder and increased risk of falls in osteoporosis and kyphosis: significance of kyphotic posture and muscle strength. Osteoporosis Int, 16:1004–1010

第 21 章

全髋关节置换术

MARK A. BRIMER

本章内容

概 述

全髋关节置换术（total hip arthroplasty，THA）是一种骨科手术，在美国每年进行约280000 例。在全世界，全髋关节置换术都是最常见的外科手术之一。严重和持续的疼痛、功能障碍，以及无法完成工作或参与社交和休闲活动，通常使患者和外科医生更容易做出手术的决定。全髋关节置换术通常被认为是一种安全的手术，主要并发症的发生率在初次手术中约为 3%，在翻修手术中约为 8%。总体而言，由于社会老龄化，预计将有越来越多的老年人将接受全髋关节置换术。

全髋关节置换术的适应证

全髋关节置换术的主要适应证是：

- 严重的骨关节炎
- 类风湿性关节炎
- 缺血性坏死
- 创伤性关节炎
- 髋关节骨折

- 良性和恶性骨肿瘤
- 与 Paget 病相关的关节炎
- 强直性脊柱炎
- 幼年型类风湿性关节炎

除了活动性局部或全身感染，以及其他增加围手术期并发症或死亡风险的疾病（如糖尿病、外周血管疾病）外，全髋关节置换术的禁忌证相对较少。当髋臼软骨完整且关节病理学变化仅局限于关节的股骨侧时，就进行半髋关节成形术或髋部的部分重建即可。

在之前，因为报道较重患者术后的机械性故障率较高，所以肥胖被认为是该手术的禁忌证。然而，对于较重患者而言，减轻疼痛和功能障碍的长远预期可能会抵消潜在机械性故障相关的风险。

数据显示，女性在美国进行的所有全髋关节置换手术中占 62%，年龄 65 岁以上的患者占 2/3。男性全髋关节置换术的最高年龄在 65~74 岁；而女性的最高年龄为 75~84 岁。

如果患者希望做双侧髋关节置换术，建议他或她在两次手术之间至少间隔 6 周，以避免因第一次手术中存在隐匿性静脉血栓而增加并发症的风险。在其他方面，双侧手术不会增加术后并发症的发生率。

从既往病例来看，植入部件的无菌性松动被认为是全髋关节置换术的主要问题。这个问题在年轻且活动较多和经历过翻修手术的患者中尤为普遍。然而，在过去 20 年中，涉及机械性松动的并发症数量显著下降。由于固定技术的改进，机械性松动的发生率已经降低，超过90%的手术都不用翻修。

全髋关节置换术的手术路径

全髋关节置换术的主要手术方式是前外侧和后侧入路。手术方法的选择通常取决于医生的手术培训情况。前外侧入路的许多困难与臀中肌的前 1/3 有关，部分地阻碍了假体组件插入股骨干中。随着非骨水泥技术的引入，这已成为一个更为关键的因素。然而，前外侧入路确实使髋臼暴露良好，这就是有些外科医生喜欢此种手术方式的原因。此外，一些数据表明，接受前路全髋关节置换术的患者往往恢复得更快并且可以早期改善，且脱位率低于 1%。

无论采取何种手术方式，可能都会遇到困难。当使用后侧入路时，存在将股骨假体置于小于正常前倾角的趋势，从而由于存在完整的前囊而导致较小的外旋。采取前外侧入路的患者通常表现出较小的术后内旋和较弱的髋外展肌，这与外科手术干扰了外展肌的功能有关。

有研究报道了微创方法对全髋关节置换术的有效性。全髋关节置换术的微创方法旨在减少横切髋部的肌肉和肌腱。因此，有望减少住院时间、疼痛水平、促进更快的恢复和达到更好的美容外观。现已确定进行微创手术的总失血量少于常规关节成形术。研究表明，使用这种手术方式并不会增加术后脱位的发生率。

骨水泥和非骨水泥技术

有两种适合固定髋臼和股骨干假体的手术方式。骨水泥技术使用聚甲基丙烯酸甲酯将1~2 种置换假体黏附到骨表面。非骨水泥技术依赖于骨骼生长进入多孔假体或其粗糙表面上以进行固定。

特定患者可以依据个体的体力活动水平、年龄、健康状况以及骨密度的情况来决定选择哪一种方式。据报道，使用现代技术评估两种类型的手术，10 年内对于骨水泥固定假体后翻修的比例小于 5%。在 7 年的随访中需要翻修的非骨水泥髋臼假体的数量约为 2%。

非骨水泥植入物的主要关注重点是机械负荷的精准转移。如果股骨近端的植入太松而远端太紧，那么假体的近端部分将受到应力屏蔽，这可能会导致孔隙率增加或骨质流失。如果近端很好地植入但远端在骨髓腔填充不足，那么患者可能在负重下表现出远端紧绷，这会导致大腿疼痛持续存在。

康 复

术前治疗对某些患者有益，但对照研究尚未支持这一观点，因此最好由外科医生和患者决定是否进行。

住院患者术后康复的注意事项

全髋关节置换术后的主要问题是让患者开始行走。对于不太复杂的全髋关节置换术患者，通常鼓励其从术后第 1 天即开始行走。虽然行走的时间可能很短暂，但治疗师的作用是鼓励患者活动、自我照顾和适当的负重及步态正常化，并教导患者如何以适当的方式上下床（表21-1）。

在最初阶段，大多数外科医生建议患者在手术后髋屈曲不超过 90°。特别是如果是进行了后侧入路手术，指导患者避免髋内旋和内收是很重要的。这些运动单独或组合都可能会导致髋关节脱位。髋关节脱位的并发症更可能发生在患有神经系统疾病或精神错乱的患者身上。防止脱位的常见方法是使用外展枕。一般来说，外展枕需要使用 1 个月（框表 21-1）。

医院康复部门应该解决患者所处的环境问题，为患者重返家庭或专业护理机构做准备。

表 21-1　全髋关节置换术后步态和关节活动度训练指南

	关节置换			
	传统（骨水泥全髋关节置换术）	双侧骨赘生长	多孔涂层	转子截骨术[a]
下床活动	术后 1~2d	术后 2d	术后 2d	术后 2~5d
步行、负重	出院前根据耐受由部分负重到完全负重	（多孔涂层杆，双极头）部分负重 18~22kg	部分负重 18~22kg	部分负重
髋屈曲活动度	同样标准：术后 2d 到 30°；术后 4~6d 到 60°；术后 6~10d 到 90°			
注意事项	避免使髋关节脱位的力：包括髋屈曲、内收、内旋的组合运动；髋屈曲不超过 90°。不做髋外展抗阻，初期步行时保持髋稍外展			

a, 无主动外展（经惠允引自 K.Lawrence，Otrhopedic Team Supervisor of Physical Therapy Department，Medical College of Virginia，Richmond，VA）

框表 21-1　全髋关节置换术后的注意事项

- 建议治疗师根据患者术后的情况，通过增加或减少运动来制定出个体化的运动方案。下列术后需要注意的事项应告知患者：
1. 大多数全髋置换术后的患者躺在床上或坐在轮椅上时，均需要在两腿之间放置一个外展枕或楔形垫
2. 提醒患者手术侧屈髋不能超过 90°
3. 引起髋部疼痛的被动或强制运动均应被禁止
4. 髋内旋和内收应被禁止
5. 鼓励患者在术后最初几天经常进行主动踝关节锻炼（节律性背伸和跖屈）以预防血栓性静脉炎
6. 如果没有物理治疗师监督指导，患者不能做负重和站立训练
7. 进行转移和轴向翻身时，患侧腿由照护者辅助下向健侧转移和翻身

经惠允引自 Echternach J 1990 Physical Therapy of the Hip. Churchill Livingstone, New York.

例如，重返家庭的患者应该充分了解如何正确使用马桶，遇到台阶或楼梯时的应对策略，以及在外面遇到铺有地毯的表面如何应对。特别重要的是，患者应理解睡眠的正确位置，以及哪些类型的椅子太低而不能舒适和安全地使用。计划复诊的患者必须被告知如何正确地进出汽车以避免髋部过度屈曲。

应与患者和直接照护者讨论日常生活活动。由于大多数全髋关节置换手术是在老年人中进行的，因此应特别考虑可能发生的视力、平衡和耐力减退。长期以来，患者一直被鼓励使用安全的活动技巧，直到可以到门诊进行步行康复训练。

门诊和家庭康复的注意事项

在门诊或家庭康复的环境中，重点是恢复日常生活活动和安全步行的能力（框表 21-2）。在初始阶段（0~6 周），应建议患者遵循所有脱位注意事项；包括避免过度髋屈曲，并且在后侧入路的情况下避免过度髋内收和内旋。患者应继续使用升高的椅子和马桶座，直到外科医生告知可以不需要这样做了。

框表 21-2　全髋关节置换术患者家庭照护说明

术后的前 6 周：
不要做
- 坐矮椅或沙发
- 双腿交叉
- 强迫患侧髋关节屈曲或旋转
- 坐下到浴缸的地板上
- 躯干前倾或腿抬高时膝关节高度超过髋关节
- 放弃使用辅助行走装置，除非被允许
- 驾驶汽车直到被允许
- 强制髋外展、内旋或后伸，如果你的医生进行了前外侧入路手术

可以做
- 使用辅助器具穿上鞋子和长袜
- 使用你的弹力袜
- 按照指示做运动
- 睡觉时仰卧
- 坐着或睡觉时，在两腿之间放一个枕头
- 坐着手伸向地板或手术侧的电话 / 桌子时要小心，这些运动使髋关节屈曲和内收，是保护手术侧不应做的运动
- 上下床和坐马桶都要小心
- 如果医生采取的是后外侧入路手术，避免髋关节内收、内旋和屈曲超过 90°

在手术后的 6 周内，康复应该集中在髋关节外展（假设没有禁忌证）和适度髋屈肌和伸肌肌力训练。如外科医生允许，患者可进展到完全负重。非骨水泥固定的患者可能需要保持有限的负重，直到医生在 X 线片上看到足够的新骨生长。跌倒风险评估应成为康复期间持续再评估过程的一部分。

全髋关节置换术患者理想的康复效果

大多数接受全髋关节置换术的患者恢复正常的步态模式前只需要进行数次门诊物理治疗。家庭康复训练计划以及一般常规的运动训练可使患者快速恢复正常活动。步行可根据患者的耐受程度，从使用助行器过渡到使用手杖，最后不使用辅助装置。应评估腿长的差异，如果步态持续异常，建议配上鞋垫。一旦获得假体稳定性并且潜在脱位可能性减小，这时许多外科医生会鼓励患者增加髋关节活动范围（ROM）。他们通常会鼓励患者适度地恢复体育活动，例如打高尔夫、网球、骑自行车和散步。

形式表 21-1 中显示的自我管理髋关节评分问卷已被用于评估患者对全髋关节置换术后情况的看法。从图 21-1 中可以看出，多数恢复是在 6 个月内获得的，并且一些有利的变化发生在 6 个月之后。最大的功能改善是上下楼梯、穿普通鞋以及良好的家务劳动能力。

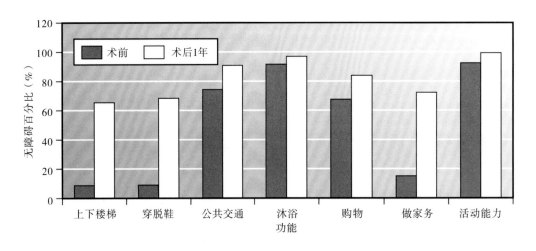

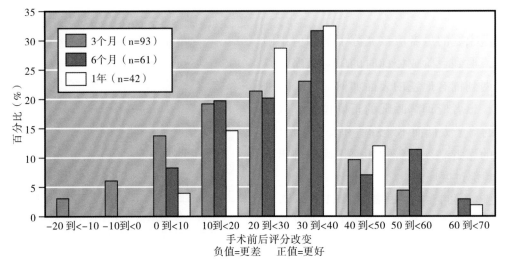

图 21-1 全髋关节置换术后功能改变。上图显示日常生活活动能力改变。下图显示术后 3，6 及 12 个月功能评分改变。（经 Elsevier 惠允引自 Johanson NA,Charlson ME,Szatrowski TP et al.,1992A self-administered hip-rating questionnaire for the assessment of outcome after total hip replacement.J Bone Joint Surg Am 74:587-97）

形式表 21-1　自我管理髋关节评分问卷

问题	评分
1. 请描述你髋部的疼痛：	
A. 无痛	44
B. 轻微疼痛或偶尔疼痛	40
C. 轻度，一般活动无影响，特殊活动后疼痛，使用阿司匹林或类似药物	30
D. 中度疼痛，需要止痛药比阿司匹林 / 类似药物更强。我很活跃，但由于疼痛不得不进行改良和 / 或放弃一些活动	20
E. 明显或严重的疼痛，会限制活动并且需要经常使用止痛药	10
F. 完全功能障碍——限制在轮椅或床上	0
2. 使用辅助器和类型：	
A. 无	11
B. 长距离行走使用手杖	7
C. 一直使用手杖	5
D. 2 支手杖	2
E. 1 支拐杖	3
F. 2 支拐杖或助行架	0
G. 不能行走	0
3. 跛行。这应该在使用问题 2 中选择的辅助器长距离步行结时来判断：	
A. 没有	11
B. 轻度	8
C. 中度	5
D. 重度	0
4. 你可以行走的距离。若你使用辅助器，则根据使用辅助器来判断：	
A. 不受限制	11
B. 5~6 个街区	8
C. 1~4 个街区	5
D. 室内行走	2
E. 不能行走	0
5. 上楼梯：	
A. 正常	4
B. 需要栏杆或手杖或拐杖	2
C. 必须双脚上每一级台阶 / 上楼梯严重困难	1
D. 不能上楼梯	5
6. 鞋和袜子：	
A. 可以轻松穿袜子和系鞋带	4
B. 穿袜子和系鞋带有困难	2
C. 不能穿袜子和系鞋带	0
7. 坐：	
A. 坐任何椅子都舒服	5
B. 只是坐高脚椅舒服，或仅舒服地坐 0.5h	3
C. 因为痛不能坐 0.5h	0

经 Elsevier 惠允引自 Mahomed N et al., 2001 The Harris Hip Score: comparison of patient self-report with surgeon assessment.J Arthroplasty 16:575-580

总　结

当对接受全髋关节置换术的患者进行康复时，重要的是要了解手术具体过程和正确的转移、负重及关节活动度训练的指导方针。必须遵循正常的恢复时间表和进度，特别要注意医生的建议。预计 6~12 个月内将取得较好的功能结局。

（曹永武）

原文参考

Barrett J, Losina E, Baron JA et al 2005 Survival following total hip replacement. J Bone Joint Surg Am 87:1965-

1971.

Berger RA 2004 Mini-incision total hip replacement using an anterolateral approach: technique and results. Orthop Clin North Am 35:143–151.

Cram P, Lu X, Callaghan JJ et al 2012 Long term trends in hip arthroplasty utilization and volume. J Arthroplasty 27(2):278–285e2

Dalury DF 2005 The technique of cemented total hip replacement.Orthopedics 28:s853–856.

Higuchi F, Gotoh M, Yamaguchi N et al 2003 Minimally invasive uncemented total hip arthroplasty through an anterolateral approach with a shorter skin incision. J Orthop Sci 6:812–817.

Jagmin MG 1998 Postoperative mental status in elderly hip surgery patients. Orthop Nurs 17:32–42.

Khatod M, Inacio M, Paxton EW 2008 Knee replacement epidemiology, outcomes, and trends in Southern California: 17, 080 replacements from 1995 through 2004. Acta Orthop 79(6):812–819.

Lohmander L, Engesaeter LB, Herberts P et al 2006 Standardized incidence rates of total hip replacement for primary hip osteoarthritis in the 5 Nordic countries: similarities and differences. Acta Orthop 77(5):733–740.

Moskal J, Capps SG, Scanelli JA 2013 Anterior muscle sparing approach for total hip arthroplasty. World J Orthop 4(1):12–18.

Phillips CB, Barrett JA, Losina E et al 2003 Incidence rates of dislocation, pulmonary embolism, and deep infection during the first six months after elective total hip replacement. J Bone Joint Surg Am 85:20–26.

Reininga IH, Stevens M, Wagenmakers R et al 2012 Minimally invasive total hip and knee arthroplast-implications for the elderly patient. Clin Geriatric Med 28(3):447–458.

Siguier T, Siguier M, Brumpt B 2004 Mini-incision anterior approach does not increase dislocation rate: a study of 1037 total hip replacements. Clin Orthop Rel Res 426:164–173.

Wright JM 2004 Mini-incision for total hip arthroplasty: a prospective, controlled investigation with 5-year follow-up evaluation. J Arthroplasty 5:538–545.

第 22 章

全膝关节置换术

MARK A. BRIMER

本章内容

概　述

全膝关节置换术（total knee replacement，TKR），也称为全膝关节成形术（total knee arthroplasty，TKA），是治疗严重膝关节炎患者最常用的手术方法之一。1991—2010 年，每年进行初次全膝关节置换术的患者从 93230 例增加到 243802 例，增长了 161％；全膝关节置换术的翻修术从 9650 例增加到 19871 例，增长了 109％。目前市场上虽然有超过 150 种品牌植入物以及定制的假体，但它们可分为三类：连接假体、表面置换假体和高形合假体。

三类植入假体

在连接假体中，股骨和胫骨部件在制造时或在外科手术过程中被固定在一起。连接假体受到约束，从而仅允许屈曲和伸展，或者允许屈曲、伸展和有限的旋转。连接假体最初用于 1970 年代，由于对膝关节的胫骨侧施加应力时发生假体松动，因此连接假体不常被使用。然而，连接假体可用于膝关节明显不稳定、一次或多次膝关节成形术失败的患者。

表面置换假体具有平坦的聚乙烯胫骨表面，与金属股骨髁部件连接。表面置换假体需要对侧副韧带和交叉韧带进行适当的平衡，因此不适合交叉韧带或侧副韧带缺失或损伤的情况。由于大量晚期关节炎患者的交叉韧带缺失或减弱，软组织平衡受损，而这是手术成功所必需的，因此，许多外科医生并不是首选的表面置换假体。

高形合假体由金属股骨髁部件和聚乙烯胫骨部件组成，设计用于抵抗平移和剪切应力，它们有很长的使用记录：占全膝关节置换术的 95％。高形合假体的设计需要手术牺牲前交叉韧带，并且在某些情况下取决于特定植入假体的设计，可能也需要牺牲后交叉韧带。在患者出现 15°~20° 的固定内翻或外翻挛缩以及相关的固定屈曲畸形的情况下，后交叉韧带几乎总是被切除。

植入假体的固定

多年来，典型的手术方法是常规方法。最

近，已经研究了计算机引导下的全膝关节置换术。Kim 等人报道，与传统的全膝关节置换术相比，接受计算机引导组件的对位或假体存活率在临床功能方面没有差异。无论采用何种方法，所有膝关节部件的外科固定都是通过两种方法之一完成的。第一种涉及使用聚甲基丙烯酸甲酯骨水泥，将一个或两个组件黏合到骨表面。在第二种方法中，插入假体并且将一个或两个部件以非骨水泥方式连接。尽管仍然使用黏合膝部件，但首选的连接机制是非骨水泥的。使用黏合部件已经发现的一些问题包括以下情况：

1. 聚甲基丙烯酸甲酯骨水泥会变脆。如果骨水泥在关节处碎裂，它可能会被夹在假体之间，从而导致假体过度磨损。

2. 随着聚甲基丙烯酸甲酯硬化，其对邻近的骨细胞具有热毒性。并且还会减少白细胞（吸引白细胞）增加植入部位感染的风险。

3. 骨水泥的使用使得手术翻修更加困难。

非骨水泥技术依赖于骨骼生长到多孔假体或粗糙表面以牢固固定。如果要获得牢固的假体附着，则必须对非骨水泥假体进行适当且精确的手术放置。研究表明，骨骼不会跨越超过 1~2mm 的间隙生长。

假体的选择可以基于患者的体力活动、年龄、健康状况以及骨密度的水平。使用非骨水泥成分的主要禁忌证是严重的骨质疏松症。胫骨托的松动被认为是全膝关节置换术失败最常见的原因，但机制尚不清楚。在全球关节成形术登记系统中，与全膝关节置换术相比，单室膝关节置换术的生存率始终较差。

因为大量异物植入了关节中，所以监测潜在感染风险在全膝关节置换术中尤为重要。虽然全膝关节置换术是一种相对安全的外科手术，但偶尔也会出现伤口愈合困难，包括伤口边缘坏死、皮肤脱落、窦道形成和血肿形成等问题。任何这些并发症的存在可能会对治疗效果产生不利影响，对于关节活动度尤其如此；某些情况治疗必须停止直到并发症的问题得以解决。使用微创全膝关节置换术可减少术后并发症的

可能性。然而，最近的研究并未一致报告针对老年患者微创方法的优势。

康　复

术前治疗对某些患者有益，但尚未在对照研究中支持这一观点，因此最好由外科医生和患者来确定。

住院患者术后康复的注意事项

全膝关节置换术后主要关心是患者开始行走。通常鼓励不复杂的全膝关节置换术的患者在术后第 1 天即开始行走，即使行走的时间较为短暂。治疗师的作用是鼓励患者活动、自我照料、适当的负重和步行并以恰当的方式上下床。股四头肌肌力是身体功能的重要决定因素，因此改善股四头肌无力是外科医生和康复专业人员的重要目标。

在术后的最初几天，许多外科医生要求他们的患者使用持续被动运动（continuous passive motion，CPM）装置以使关节活动度最大化。这种装置与物理运动治疗、关节活动度训练以及步态训练同时进行，每天 2~3 次。除了参与物理治疗或休息外，通常鼓励患者持续使用 CPM。

患者准备回家或将转至专业护理机构时，医院康复部门的工作人员应考虑患者出院的环境。例如，预备回家的患者应该接受训练，包括如何应对台阶和楼梯、地毯以及在室外可能遇到的不同地表。特别重要的是，患者在睡眠期间要注意膝关节的正确摆位以防止不必要的挛缩。

应与患者和直接照护者讨论日常生活活动的表现。由于大部分全膝关节置换手术是在老年人群中进行的，因此应特别注意可能发生的视力、平衡或耐力的下降。应进行跌倒风险评估并记录。应鼓励患者每天监测伤口部位的完整性，并使用安全的移动技巧，直到可以到门诊进行步态训练。

门诊和家庭康复的注意事项

在门诊或家庭康复环境中，重点是恢复

日常生活活动能力、膝关节活动度和教会患者安全转移。在最初阶段（0~4 周），重要的是使关节活动度最大化。功能活动范围是指屈曲 110°~120° 和完全伸展。患者应积极参与家庭康复训练计划，重点是预防膝关节屈曲或伸展挛缩。全膝关节置换术后神经肌肉电刺激（neuromuscular electrical stimulation，NMES）可促进股四头肌力量的恢复，但尚未确定 NMES 的最佳强度（剂量）。

在手术后 0~4 周的时间内，康复应该集中在股四头肌、腘绳肌、髋屈肌和髋伸肌的力量增加上。如医生许可，患者可逐渐进行完全负重的行走。接受非骨水泥技术置换的患者可以在术后耐受允许范围内立即负重，或者可能需要在 4~6 周的时间内保持有限的负重或者直到可以在 X 线片上看到足够的新骨生长。

全膝关节置换术患者理想的康复效果

全膝关节置换术患者通常需要大约 6 周的门诊物理治疗以使膝关节活动范围最大化。肿胀可持续数月，直至产生足够的侧支循环。家庭关节活动度训练以及常规运动练习可使患者快速恢复正常活动。在医生允许之前，应避免剧烈运动。膝关节评估量表见表 22-1，它可能有助于记录术后结果。

患者可根据个人耐受情况从使用助行器进展到使用手杖，然后在没有辅助器具的情况下独立行走。应评估腿长的差异，如果步态持续异常，建议选配鞋垫。几个月后，通常鼓励患者适度恢复体育活动，如打高尔夫、打网球、骑自行车和散步。

表 22-1　膝关节学会的临床评估量表

患者类别

A. 单侧或双侧（对侧膝关节成功置换）
B. 单侧，另一侧膝关节有症状
C. 多发性关节炎或疾病

疼痛	评分	功能	评分
无痛	50	步行	
轻微或偶尔疼痛	45	不受限制	50
仅上下楼梯	40	超过 10 个街区	40
行走和上下楼梯	30	5~10 个街区	30
中度疼痛		少于 5 个街区	20
偶尔	20	室内步行	10
持续	10	不能步行	0
重度疼痛	0	上下楼梯	
关节活动度（5°=1 分）	25	正常上下	50
稳定性（在某方向最大位移）		正常上；下使用扶手	40
		上下使用扶手	30
前后向		使用扶手上；不能下	15
<5mm	10	不能上下	0
5~10mm	5	小计	
10mm	0		
内外向		扣除项（减）	
<5°	15	使用手杖	5
6°~9°	10	使用 2 支手杖	10
10°~14°	5	使用拐杖或助行器	20
15°	0		
小计		所有扣分	

扣除项（减）		功能评分	
屈曲挛缩			
5°~10°	2		
10°~15°	5		
16°~20°	10		
>20°	15		
伸展不足			
<10°	5		
10°~20°	10		
>20°	15		
力线			
5°~10°	0		
0°~4°（每度 3 分）	15		
11°~15°（每度 3 分）	15		
其他	20		
所有扣分			
膝关节评分（如果总分为负数，则评分为 0）			

经惠允引自 Insall JN，Dorr LD，Scott RD et al.，1989 Rationale of the knee society clinical rating system. Clin Orthop 248:13–14.

总　结

全膝关节置换术是一种常用于膝关节炎后期的外科手术。植入假体可分为三类：连接假体、表面置换假体和高形合假体。膝关节置换的假体可以用骨水泥或非骨水泥手术固定。使用这两种方法手术后的康复相似，但是进行非骨水泥手术的患者可能在 4~6 周内负重受到限制。患者出院后，应该继续康复促进功能性活动，恢复正常的关节活动范围（理想的角度是屈曲 110°~120° 和完全伸展），并确保安全步行。手术后几个月即可恢复正常的身体活动。

（曹永武）

原文参考

Baker PN, Petheram T, Avery PJ et al 2012 Revision for unexplained pain following unicompartmental and total knee replacement. J Bone Joint Surg Am 94(17):e1261–e1267.

Bonutti PM, Mont MA, McMahon M et al 2004 Minimally invasive total knee arthroplasty. J Bone Joint Surg Am 86:26–32.

Bush JL, Wilson JB, Vail TP 2006 Management of bone loss in revision total knee arthroplasty. Clin Orthop Rel Res 452:186–192.

Cram P, Lu X, Kates SL et al 2012 Total knee arthroplasty volume, utilization, and outcomes among Medicare beneficiaries, 1991–2010. JAMA 308(12):1227–1236.

Gebert de Uhlenbrock A, Puschel V, Puschel K et al 2012 Influence of time in-situ and implant type on fixation strength of cemented tibial trays – a post mortem retrieval analysis. Clin Biomech 27(9):929–935.

Heck DA, Melfi CA, Mamlin LA et al 1998 Revision rates after knee replacement in the United States. Med Care 26:661–669.

Kane RL, Saleh KJ, Wilt TJ et al 2005 The functional outcomes of total knee arthroplasty. J Bone Joint Surg 87:1719–1724.

Katz JN, Barrett J, Mahomed NN et al 2004 Association between hospital and surgeon procedure volume and the outcomes of total knee replacement. J Bone Joint Surg Am 86:1909–1916.

Kim YH, Park JW, Kim JS 2012 Computer-navigated versus conventional total knee arthroplasty a prospective randomized trial. J Bone Joint Surg 94(22):2017–2024.

Liebensteiner MC, Krismer M, Koller A et al 2012 Does minimally invasive total knee arthroplasty improve isokinetic torque? Clin Orthop Rel Res 470(11):3233–3239.

Lingard EA, Katz JN, Wright EA et al 2004 Predicting the outcomes of total knee arthroplasty. J Bone Joint Surg Am 86:2179–2186.

Mahomed NN, Barrett J, Katz JN et al 2005 Epidemiology of total knee replacement in the United States Medicare population. J Bone Joint Surg 87:1222–1228.

Norton EC, Garfinkel SA, McQuay LJ et al 1998 The effect of

hospital volume on the in-patient complication rate in knee replacement patients. Health Serv Res 33:1191–1210.

Reininga IH, Stevens M, Wagenmakers R et al 2012 Minimally invasive total hip and knee arthroplasty – implications for the elderly patient. Clin Geriatr Med 28(3):447–458.

Saleh KJ, Lee LW, Gandhi R et al 2010 Quadriceps strength in relation to total knee arthroplasty outcomes. Instr Course Lect 59:119–130.

Southern Illinois University, Springfield, Illinois, USA Stevens-Lapsley JE, Balter JE, Wolfe P et al 2012 Relationship between intensity of quadriceps muscle neuromuscular electrical stimulation and strength recovery after total knee arthroplasty. Phys Ther 92(9):1187–1196.

第23章

老化的胸部骨骼

STEVEN PHEASANT

本章内容

概　述

　　胸部骨骼的首要功能是保护循环和呼吸器官。同时对肝脏和胃也起部分保护作用。再者，胸部骨骼也通过与肋骨相连的呼吸肌参与呼吸机制。这些内容详见图23-1。最后，胸部骨骼是完成复杂肩部运动的基础，因此也影响上肢的效能。

　　胸廓是由后方的12块胸椎和前方的胸骨以及12对肋骨组成，共同包绕成胸廓。上7对肋骨为真肋，借关节与胸椎和胸骨相连。下5对肋骨因为没有与胸骨直接相连而被称为假肋。第8、9和10对肋骨借肋软骨与第7对肋骨相连进而与胸骨相连。第11和12对肋骨前端游离，又称游肋。这些骨性结构的关系详见图23-2与图23-3。

　　胸骨由三部分组成：胸骨柄、胸骨体和剑突，这三部借纤维软骨相互结合。胸骨柄位于最上方并有锁切迹。胸骨体是一块细长的柔性骨，是用于心外按压的一部分。剑突与远端胸骨体相连。

　　每个肋骨在后端都有一个小头，该小头由顶部分开呈上、下两个关节面。每个关节面与相邻的椎体形成关节。肋骨的下一部分即肋结节，则与相对应的椎骨横突相连接。肋骨的曲度缓慢地从肋颈开始到出现突然的弯曲，这个弯曲被称为肋角。相邻的肋骨被肋间肌填充的肋间隙分隔开。每个肋骨的下缘有肋沟，肋沟中有肋神经和血管经过。

运动功能学

肋骨的力学

　　肋骨有两种基本的运动。泵柄运动发生在上肋，这种运动受到前后关节连接的限制。当上肋骨向上移动时，由于胸肋关节的原因，胸骨跟着向前移动和向上滑动。这种胸部运动增加了胸部的前后径和深度。

　　下肋骨在吸气时向外和向上移动。这种运动增加了胸部的左右径。这种运动模式类似于桶柄运动，因此得名。这两种运动（泵柄运动和桶柄运动）增加了胸腔的体积，这有助于在吸气期间维持气体交换时的负压。

随着年龄的增长，安静呼吸和深呼吸时肋骨的移动都逐渐减少。这种减少特别体现在深呼吸时上肋的移动，并且会影响泵柄运动；而在安静呼吸时下肋运动的减少则会影响桶柄运动。肋骨偏移的减少表明这时由于胸部老化导致的吸气能力降低。

胸部的肌肉

人体主要的呼吸肌是大穹隆形的膈肌，它把胸腔和腹腔分隔开。膈肌有两半，在前侧的每一半膈肌附着于胸骨的剑突后方。外侧的膈肌起于下肋的内侧面和下 6 个肋软骨处。后侧的膈肌附着于上 3 个腰椎以及腰大肌和腰方肌的肌筋膜。从膈肌广泛的起点来看，膈肌横跨腹部，止于穹顶顶端的中心腱。膈肌随着收缩而下降，此时增加了胸腔的上下径，这有助于形成负压，从而促进吸气期间的空气交换。

肋间肌在吸气过程中也起作用，肋间肌由 3 层肌肉组成，并占据相邻肋骨的肋间隙。最浅层由肋间外肌构成，肋间外肌的纤维方向与腹外斜肌的方向相似，由下方斜向内侧。肋间外肌包括 11 对，对应于每个肋间隙，并从上肋下缘连接到下肋上缘。中间层由肋间内肌构成，具有类似于腹内斜肌的纤维走向，由下方斜向外侧，并且也由 11 对组成。肋间肌的最深层是肋间内膜。虽然没有明确定义，但是它们的纤维方向与肋间内肌相似。这 11 对肋间外肌和 11 对肋间内肌，以及竖脊肌、腹直肌、腹内斜肌和腹横肌都参与人体的呼吸。

已经有研究表明肋间外肌和部分肋间内肌有助于泵柄运动和桶柄运动时肋骨的抬高，因此有助于在安静吸气期间增加胸部的前 / 后径和侧径，进一步降低胸内负压并帮助空气流入肺部。

胸椎的姿势应力

人体的胸椎有一个自然的后凸。后凸在某种程度上是由于胸椎的形状为楔形（背侧较高，腹侧较低）而形成的。胸椎后凸程度的大小和由此产生的施加在椎体上的姿势压力，都随着头向前倾的姿势而逐渐增加。增加的姿势压力容易使胸椎发生压缩性骨折，尤其是骨质疏松

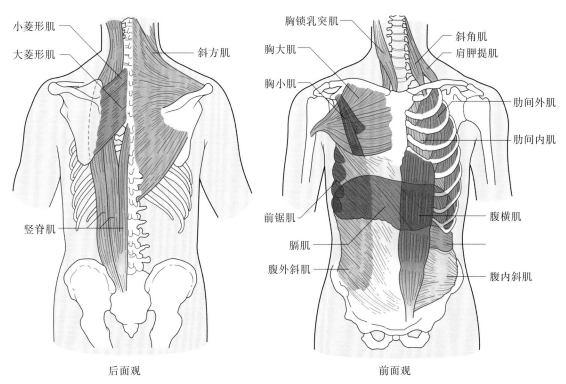

后面观　　　　　　　　　　　　前面观

图 23-1　呼吸肌群，后面观和前面观（经惠允引自 Starr JA 1995 Pulmonary system.In： Sgarlat-Myers R（ed），Saunders Manual of Physical Therapy Practice. WB Saunders，Philadelphia，PA，259）

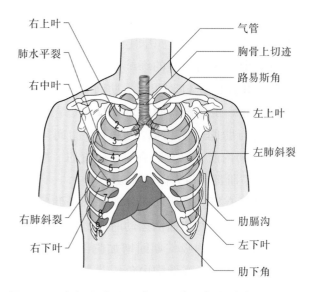

图 23-2 胸部的骨骼，前面观（经惠允引自 Starr JA 1995 Pulmonary system.In：Sgarlat-Myers R（ed），Saunders Manual of Physical Therapy Practice. WB Saunders，Philadelphia，PA，259）

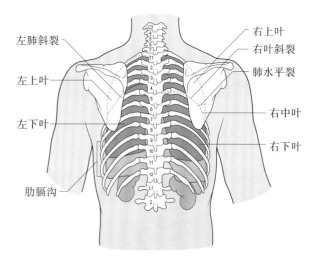

图 23-3 胸部的骨骼，后面观（经惠允引自 Starr JA 1995 Pulmonary system.In：Sgarlat-Myers R（ed），Saunders Manual of Physical Therapy Practice. WB Saunders，Philadelphia，PA，259）

症患者。胸椎压缩性骨折可导致椎体的形状进一步向楔形发展，由此出现更大的姿势压力和进行性的胸椎后凸，从而加重损伤。70 岁以上者胸椎压缩性骨折的发生率为 19%，其中 30% 将很大程度上因上述生物力学因素而发生多发性骨折。关于椎体压缩性骨折的治疗和康复的内容可见本书第 24 章及第 25 章。

胸部骨骼的病理学

阻塞性肺疾病

阻塞性肺疾病导致肺部过度膨胀。胸廓会趋向于采取吸气时的位置，此时膈肌降低且变得平坦。胸廓的前后径和横径增大，肋骨和胸骨始终处于部分或完全扩张的状态。在这类人群中，腹部肌肉组织会迫使膈肌回到其休息位来辅助呼气。这种增加的腹部活动以及由此产生的躯干屈曲运动，在某种程度上，可能是导致慢性阻塞性肺疾病（chronic obstructive pulmonary disease，COPD）患者椎体压缩性骨折的发病率高于正常人 4 倍的原因。

限制性肺疾病

在限制性肺疾病中，由于肺组织、胸膜、肌肉、肋骨或胸骨的限制，肺不能充分扩张。正常情况下胸部的前后径和横径应该随着吸气而增加，但是在患有限制性肺疾病时胸部的前后径和横径不会增加到正常水平。间质纤维化、结节病和肺尘埃沉着病是疾病过程中的肺组织弹性（或顺应性）降低的例子。

胸膜组织的肿瘤或异常，如胸膜炎、肋膜炎和胸腔积液，会引起肺部压迫。任何抬高膈肌并阻止膈肌充分舒张的情况都会降低胸部扩张的能力。腹痛、肥胖和任何类型的腹部肿瘤都是这种情况的例子。

许多肌肉骨骼疾病会导致呼吸力学的紊乱。自身免疫性（胶原蛋白）疾病可能影响身体的任何关节，包括肋软骨和肋椎关节。此外，这些都是系统性疾病，因此也可能涉及胸膜或肺组织，例如类风湿性关节炎、系统性红斑狼疮和硬皮病。其他较轻的自身免疫性疾病，如纤维肌痛和皮肌炎，也可能影响肌肉组织，并可引起疼痛和使肌筋膜结构受限，从而限制胸部扩张。

肋软骨炎是另一种常见的影响胸壁的疾病。肋软骨结合部的炎症常见于 40 岁以上的人群，并可由咳嗽、剧烈运动或引起上肢紧张的体育活动引起。肋软骨炎是一种自限性疾病，但也会导致胸痛，因此可能误诊为心肌梗死。它也可能与较不常见的 Teitze 综合征相混淆，后者往往出现在年轻人群中。

骨科疾病如脊柱后凸、脊柱侧弯和脊柱前凸主要影响的是椎体节段和肋椎关节。即使脊柱序列发生轻微改变，肋骨和胸骨的力学也会改变。在严重病例中，肺组织、心脏和主要血管也可能因畸形和力学改变而受到影响。

脊柱驼背后凸症（舒尔曼病）的特征是胸椎后凸畸形，虽然在青少年表现较为典型，但也可能直到成年才出现。脊柱驼背后凸症的定义是 3 个连续的胸椎显示前楔形 >5°，其治疗方法决定于畸形的大小。在对患有脊柱驼背后凸症所致胸廓畸形的个体进行长期随访时，发现这些患者有胸痛增加的倾向，胸椎伸展的 ROM 降低和胸椎伸展肌群肌力下降。由于呼吸力学受到影响，胸椎后凸超过 100° 的患者也被证明用力肺活量降低。

强直性脊柱炎可以考虑归类于自身免疫和骨科疾病。在这里我们单独考虑该疾病，因为它可能对胸部造成严重后果。在强直性脊柱炎这种情况下，脊柱的关节突关节逐渐融合，且通常开始于骶髂关节。随着越来越多的脊柱受累，X 线片显示出竹子样的图像（竹子样脊柱）。脊柱节段以及肋椎关节的钙化，会严重限制胸部扩张。

Paget 病是一种慢性疾病，会导致异常的骨降解和再生。骨骼会出现不良结构，并且常常导致骨畸形。虽然这种后果不单单针对脊柱，但是胸椎肯定会受到影响，而且这种疾病应该被认为是脊柱老化的病理来源。

创伤、意外或手术都可引起肌肉制动，这可能限制胸部扩张或放松。在胸部和心血管手术后，患者会出现浅而快且小心翼翼的呼吸模式，通常不是膈肌做功，而是使用辅助肌肉如斜角肌和胸锁乳突肌做功。甚至在痊愈后，这些患者的姿势也经常改变，并显示为胸椎后凸增加、明显的头前倾、肩胛带前伸以及肩内收内旋的姿势。这种获得性姿势不仅损害脊柱和呼吸功能，而且影响上肢的功能。

另一类胸部创伤，通常不认为常被忽略的是在机动车事故中发生的损伤。如果在事故发生时正在使用安全带/肩带这一类的保护措施，则肩带可能对胸筋膜结构、肌肉或胸骨和肋骨造成损伤以及导致骨折。然而，软组织和关节损伤常常会被忽视，即使它们可能会导致疼痛姿势和呼吸功能障碍。

胸椎压缩性骨折在老年人群中很常见。由于胸椎压缩性骨折后出现的头前倾、圆肩及脊柱后凸姿势导致的机械应力增加，使患者的疼痛可能进一步增加、脊椎运动减少和呼吸功能障碍（见第 24 和 25 章）。据报道，胸椎压缩性骨折会导致用力肺活量减少 9%。此外，多发性压缩性骨折不仅可能导致疼痛的增加，而且可能使腹部突出，从而减少腹腔空间。这会导致消化困难。由于多发性压缩性骨折导致的畸形也可能使浮肋置于髂嵴上，从而引起另一种潜在的疼痛。

当肌肉、筋膜、脊柱、肋骨或胸骨是限制肺容量的原因时，物理治疗可能对患者有效，物理治疗可改善力学并减少疼痛因素，从而改善生活质量，而无须理会潜在的病变过程。

评　估

患者的病史很重要。了解创伤的潜在的病变过程或机制可以帮助特定的患者确定问题清单和目标。目前疾病的病史以及过去的内外科的问题是合理检查和治疗的关键。应该收集实验室和影像学资料，药物清单，特别是肺和心脏用药，以及心理社会信息。

检查可以分成几个部分，从总体外观开始（表 23-1）。这包括评估意识水平，它可以提示脑组织充足氧合。体型评估分为正常、肥胖或恶病质。肥胖的人即使是对于简单的活动也会有更高的能量需求。同时总体外观也可以看出此人是否未受过训练。此外，一些呼吸道疾病是由体重过重引起的，体重过重会导致膈肌受限。恶病质患者可能因患癌症而导致体重减轻，或者吃东西消耗太多的能量，所以热量的摄取变得不足。

在评估姿势时，治疗师应注意任何异常姿势的脊柱对位对线。四肢有尼古丁染色（表明有重度吸烟史）、手指或脚趾抽搐（心肺或小肠疾病的征兆）、关节肿胀、震颤和水肿等，这些参数中的任何一个都可能提示呼吸系统损害。

也需注意患者皮肤和面部的颜色。患者黏膜或指甲床可能显示为淡蓝色，这提示严重的血氧不饱和。

首先要注意姿势，尤其是坐姿和站姿。在慢性阻塞性肺疾病患者中，通常会有头前倾、胸椎后凸增加，以及肩胛带的外展和伸展的姿势。如果髂嵴与下肋骨之间的指间距小于两个手指，则应怀疑有骨质疏松的情况，并应考虑进一步的适当锻炼和治疗。如果辅助呼吸肌起主要呼吸作用，那么肩胛带也可能因此抬高。随着脊柱的屈曲，从矢状面和正面观察其姿势也会有所变化。当创伤是功能障碍的机制时，可以看到上述任意或所有的情况，以及与关节功能障碍和相关受累肌肉的变化。

依赖辅助呼吸肌进行呼吸可能导致辅助呼吸肌肥大和劳损，导致关节活动度受限和疼痛。在呼吸窘迫的患者中，也可能采用支撑姿势或稍微向前屈曲的姿势来辅助呼吸。虽然可以假定这些姿势有助于呼吸，但是由于伴随着机械压力，这些姿势本身可能就是疼痛的来源。

应该观察吸气的深度以及呼气是否被动（与休息时呼气一样）或者用力呼气。注意生命体征，包括血压、心率和节律，以及呼吸频率和节律。在休息时和用力呼吸时评估这些生命体征是比较恰当的。肺功能须通过肺活量来评估。呼吸模式不仅包括呼吸速率和呼吸节奏，而且还包括辨别用于呼吸的特定肌肉。

胸壁偏移可以通过用卷尺在腋窝底部、剑突尖端和第 10 肋骨腋下线的下肋缘处进行周长测量来记录。这些测量应该在安静的呼气和吸气期间、最大吸气和用力呼气期间进行。这些体表标志（或治疗师其他的选择）应该是前后一致并且可重复的。

听诊或者听呼吸声是评估的另一个重要方面。如果可能的话，在检查时患者应面向前坐。肺前叶和中叶最好在患者前面听诊，而后叶最好在患者背部听诊。患者应该张开嘴吸气呼气。应该比较每个肺段的呼吸声，包括评估强度、音高和质量。

一个命名系统有助于我们使用这些标准术语。特征可被描述为缺失、减少、正常或支气管的。如果听到不正常的声音，它们可以进一步被描述为湿啰音、啰音、哮鸣音或干啰音。在发声过程中，声音可以是正常的、增强的或减弱的。以上内容有助于明确胸部和肺部与病理相关的区域。还可以听到胸膜或心包摩擦音。听诊部位详见图 23-4。

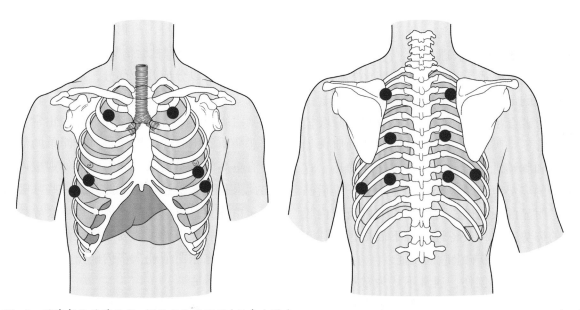

图 23-4　听诊部位的前面观，侧面观和后面观（经惠允引自 Starr JA 1995 Pulmonary system.In:Sgarlat-Myers R（ed），Saunders Manual of Physical Therapy Practice. WB Saunders，Philadelphia，PA，270）

表 23-1　呼吸功能障碍患者的临床评估步骤
1. 总体外观 　意识水平 　体型：肥胖、恶病质
2. 姿势
3. 皮肤和颜色 　面部 　手指
4. 生命体征
5. 呼吸模式 　速率 　节律
6. 胸壁运动 　腋窝 　剑突尖端 　下肋缘
7. 关节活动度 　颈 　上肢 　躯干 　下肢
8. 听诊
9. 肌力 　躯干姿势
10. 功能 　日常生活活动 　步态
11. 触诊 　皮肤 　筋膜 　肌肉
12. 关节活动度 　胸肋关节 　肋椎关节 　脊柱
13. 社会心理因素 　患者目标 　家庭目标

常规的和功能性的关节活动度评估，应该包括头、颈、上肢、下肢和躯干。值得强调的是，特定区域可能会根据病理改变而改变。然而，由于颈部、上背部和肩胛带在很大程度上会互相影响，这些区域必须被持续地准确评估。灵活性是另一个重要参数，尤其是胸前的肌群。

胸大肌和胸小肌、胸锁乳突肌和斜角肌都可以出现缩短或过度使用的情况。除非这些肌肉能恢复正常的长度，否则姿势不能恢复正常。

应对肌力进行独立性和功能性测试。在大多数情况下，测试功能性肌力是有必要的。但是在进行姿势矫正时，可能需要单独地对斜方肌、菱形肌和肩袖旋转肌以及颈部和背部伸肌进行测试。也应检查肌肉群之间的协调性。

注意到功能活动是极其重要的，因为我们最关心的评估结果是这些活动。考虑到基本的活动如床上活动、转移、进食、洗澡和如厕可能可以实现，但是较高层次的功能活动，如家务、准备食物和购物可能会受限。无论受限的功能是什么，重要的是以可测量的方式来记录它们。评估步态平衡、耐力和辅助装置也是有必要的。功能性移动是指在测量的时间内移动特定的距离的能力。例如，Brown 等人在报告中指出 200 米的步行耐力，是作为社区步行的基准目标。类似地，在另一份报告中指出每分钟 30 米的行走速度是允许安全过马路的最低限度。这两项指征对于社区居民个人来说都特别重要。

在触诊时，应该感觉到皮肤、筋膜和每一层组织都是柔韧的、可延展的，并且每一层都与相邻的层分开。如果没有感受到这些特点，那么这些组织层或平面的运动由于产生保护机制或痉挛，有可能出现受限和疼痛，这可能影响正常的关节运动和活动性。

关节活动度可能受到手术、创伤或软组织情况的限制。胸肋关节和肋椎关节可能受累，因此限制了肋骨在向上和向下运动中的正常活动度。胸骨的滑动也可能因为软组织受限或者单侧或双侧的胸锁关节和肋锁关节的功能障碍而受限。虽然影响程度较小，但是对颈椎和胸椎活动度的影响仍然很重要。肩胸关节也会影响肋骨的活动度，同时也会影响姿势。

关节可以通过被动活动度测试评估，包括在胸肋关节、肋椎关节、颈椎和胸椎做前后向（A-P）、后前向（P-A）的按压。在吸气和呼气期间观察每个肋骨的前侧和 / 或侧向移动可能显示出的任何功能障碍。在第 1 肋骨平锁骨中线处做头尾向按压和前后向和后前向按压可用于评估关节活动度。肩胛骨在各个平面的滑动可用于检测肩胛胸壁关节的紊乱。在评估骨质疏松症患者椎体和肋骨结构的被动关节活动度时，应特别小心。

心理因素也会影响患者的病情、目标、治疗计划和测量结果。应记录患者的家庭状况、照顾者的有效时间和住所类型。患者和家庭对疾病过程的反应也可能影响病理学和治疗结果，因此允许患者讨论问题和关心自己的情况非常重要。同时也希望患者和家庭的目标与医疗专业人员的目标一致。

干 预

最佳的呼吸模式是膈肌呼吸，吸气时向远侧偏移，呼气时恢复到基线位置或在抬高、正常或下降的位置。引起吸气时胸部和腹部下部扩张，呼气时这些区域收缩。应该鼓励患者通过鼻子吸气（具有过滤、温暖、保湿和通气的作用），并通过噘起的嘴唇呼气，以确保肺泡排空。

在慢性阻塞性肺疾病的患者群体中，用膈肌和噘嘴的方式呼吸和定时呼吸训练后在6分钟步行测试中显示出良好的效果。然而，在同样的人群中，通气反馈训练不如运动训练有效。

肋骨的侧向扩张也可以被增加，因为这需要肋骨以桶柄运动的方式移动，并且可以提高活动度。在膈肌或侧肋缘上用触觉刺激的方法可以促进一定的功能。阻力也可以通过在膈肌施加重力或通过弹力带或弹力管来抵抗胸部扩张。当肺的某个特定区域没有扩张时，可以用分段呼吸训练的办法。同样，触觉刺激可以提供感觉输入，从而促进该区域的扩张。

结合适当的呼吸技术，姿势矫正训练可以帮助形成更有效的呼吸模式。但是，在慢性心肺疾病的情况下，之前提到的姿势代偿可能已经形成以协助气体交换，如果是这样，这些姿势代偿可能对患者的整体状况有害。必须根据个体的具体情况来考虑。

为了改善姿势，必须考虑几个因素。有一些肌肉会缩短，而另一些则被过度拉长和变弱。关节在一个或多个平面上的被动活动度可能会降低。身体意识和本体感觉可能受损，所以患者高水平动机、长期的运动意识和身体意识是必要的。关节活动度、肌力和灵活性训练对于体位改变、功能改善和整体的健康至关重要。应该考虑身体的所有部位，但是从实际角度出发应强调对最严重部位的锻炼。当肺部疾病出现时，通过加强运动可以提高肌肉利用氧气的能力。氧气利用能力的提高可以使患者在日常活动中具有更好的效率和耐力。

肌力训练可以包括下列各项中的任何一项：主动关节活动度训练，逐渐增加重量和重复的渐进式抗阻运动，以及使用运动器材的训练，如自行车测力计、跑步机、划船机或滑雪机。本体感觉神经肌肉促通技术和闭链运动或随着时间和难度增加的功能性运动也可增强肌力和体能。

对于胸部或肋骨处有肌肉骨骼疾病的患者，可以采用热疗法、冷疗法、超声疗法和电刺激疗法（见第66和67章）。

如果在评估过程中，确认有皮肤、筋膜或肌肉的限制，可以通过手法来恢复组织的可延展性。治疗技术由许多不同的名称来标识，但是所有这些技术的目标是相同的——提高组织的可延展性并允许每一层与相邻层分开移动。

关节松动术对于恢复正常的关节活动度、充分的灵活性和正确的姿势是有必要的。可以根据患者的情况和耐受性在第1肋骨以及胸肋关节和肋椎关节进行Ⅰ～Ⅳ级的关节松动。在肋骨上使用关节松动术可以增强肋骨上抬和下压的活动度。

总 结

在治疗老年患者时，除非有明确的病理学表现，老化的胸部骨骼常常被忽略。除了胸部的显著病理学外，与年龄相关的潜在老化还会导致结构和功能上的改变，这需要进行彻底的评估。呼吸、姿势、活动和肌力训练是重要的康复干预措施。

（郑逸逸）

原文参考

Andrews A, Chinworth S, Bourassa M et al. 2010 Update on distance and velocity requirements for community ambulation. J Ceriatr Phys Ther, 33(3): 128-134

Braveman SE.2008 Ankylosing spondylitis//Frontera WR.Essentials of Physical Medicine and Rehabilitation: Musculoskeletal Disorders, Pain, and Rehablitation, 2nd edn. Philadelphia: Saunders Elsevier, PA, 2008

Brown CJ, Bradberry C, Howze SG et al. 2010 Defining community ambulation from the perspective of the older adult. J Geriatr Phys Ther, 33(2):56-63

Brunton S, Carmichael B, Gold D et al. 2005 Vertebral compression fractures in primary care. Supplement to J Fam Pract. [Online] 54(9):781-8.(Accessed at www. jfponline.com January 2013)

Edmondston S, Ferguson A, Ippersiel P et al.2012 Clinical and radiological investigation of thoracic spine extension motion during bilateral arm elevation. J Orthop Sorts Phys Ther, 42(10):861-869

Frownfelter D, Dean E. 2006 Principles and Practice of Cardiopulmonary Physical Therapy, 4th edn. St Louis: Mosby Elsevier, MO, 2006

Holland AE, Hill CJ, Jones AY et al. 2012 Breathing exercise for chronic obstructive pulmonary disease: review. Cochrane Database Syst Rev 10: CD008250, dol: http://dx.doi.org/10.1002/14651858.CD008250.pub2

Jenkins D. 2009 Hollinshead Functional Anatomy of the Limbs and Back, 9th edn.St Louis: Saunders, MO, 2009

Kaneko H, Horie J. 2012 Breathing movements of the chest and abdominal wall in healthy subjects. Respiratory Care, 57(9):1442-1451

Katzman WB, Wanek L, Shepherd JA et al. 2010 Age-related hyperkyphosis:its causes, consequences, and management. J Orthop Sports Phys Ther 40(6):352-360

Lane N. 2009 Paget's disease of bone, 8th edn//Firestein GS(ed) Kelley's Textbook of Rheumatology, vol.2. Philadelphia: Saunders Elsevier, 2009 PA, pp.1593-1595

NEumann DA. 2010 Kinesiology of the Musculoskeletal System, Foundations for Rehabilitation, 2nd edn. Mosby Elevier, St Louis, MO

Ortega F, Toral K, Cejudo P et al. 2002 Comparison of effects of strength and endurance training in pattents with chronic obstructive pulmonary disease. Am J Respir Crit Care Med, 166(5):669-674

Proulx AM, Zryd TW.2009 Costochondritis: diagnosis and treatment. Am Fam Physician, 80(6):617-620

Watchie J. 2010 Cardiopulmonary Physical Therapy, 2nd edn. WB Saunders, Philadelphia, PA

Waterloo S, Ahmed I., Center J et al. 2012 Prevalence of vertebral fractures in young women and men in the population-based Tromso study. BMC Musculoskelet Disord, 13(3) Epub 17 January 2012. doi:http://dx.doi.org/10.1186/1471-2474-13-3, PMCID:PMC3273434

Wood KB, Melikian R, Villamil F. 2012 Adult Scheuermann kyphosis: evaluation, management, and new developments. J Am Acad Orthop Surg, 20(2):113-121

第 24 章

老年脊柱

TIMOTHY L. KAUFFMAN，RICHARD HAYDT

本章内容

概　述

老化的过程在字面上和具象上都可以是"颈痛"或"背痛"。20 世纪早期，Schmorl和 Junghann 报道 90% 超过 50 岁的男性和 90%超过 60 岁的女性都有脊柱退化的影像学证据。

关于腰椎，约 75% 的男性和 60% 的女性在 45~50 岁时出现腰椎间盘的 1~4 级退变，而约 90% 男性和 80% 的女性在 65 岁时的退变上升到 3~4 级。除了腰椎间盘退变，小关节突关节或关节突关节的退变和粘连也很常见。关于颈椎，老年人的颈椎症状很常见，其中大多数与颈椎病或颈椎的退行性疾病相关。

脊柱的疾病通常由椎间盘退变引起，伴随着椎间盘内部的含水量丢失和随后的椎间盘塌陷。由此诸如小关节突关节、钩椎关节和椎体的脊柱骨性结构的负荷增加，可导致这些结构的骨质增生。退行性椎间盘膨出、骨质增生和黄韧带增厚可卡压椎间孔的神经根，或中央管的脊髓。Lee 等人报告说，在最近的 5~25 年

间，美国人口颈椎和腰椎退变的累计发生率从12.7% 到 51.5% 不等。

颈　椎

常见临床症状

颈　痛

颈痛，定义为颈部疼痛，往往定位于椎旁肌群的后侧区域。驾驶、使用电脑和缺乏体力活动很容易加重这种情况。患者经常抱怨枕部头痛以及两侧肩胛骨间疼痛。颈部运动和上肢完全外展会加剧症状。各种治疗方式都可缓解症状，包括热敷袋、超声波、电刺激、牵引、关节松动与软组织的手法治疗技术。颈椎矫形器辅助的制动以及颈部力量训练可能有帮助。然而，应当指出的是，老年患者很难穿上柔软的颈托，因为它往往太大和不舒服。很少使用刚性支撑的颈托。

神经根病

神经根病定义为具体的神经根分布区域的疼痛，可能是由于椎间盘突出或挤压引起的，因为骨质增生影响了神经根所在椎间孔。下运动神经元体征和症状可能会出现。临床上，它的特点是沿着涉及的神经根皮节的近端和远端出现的疼痛和感觉异常。在多皮节中发现重叠症状的情况并不少见。此外，可存在相应肌节的无力，其中 $C_5 \sim C_6$ 和 $C_6 \sim C_7$ 的间隙最常见。

脊髓病

脊髓病经常被忽略，但在 55 岁以上的患者中更常见。影像学显示典型的骨质增生和椎间盘间隙狭窄。如果椎管直径小于 10mm，脊髓可能会受到压迫。典型的神经学检查发现包括：损伤水平以下的下运动神经元和反射的改变，以及损伤水平以上的上运动神经元改变。由于脊髓受压，痉挛步态或其他步态异常是最常见的临床问题。脊髓病往往起病隐袭，并在很长一段时间内逐渐发展。

病史、体格检查和影像检查

在病史采集和体格检查中，区分颈椎神经根病和脊髓型颈椎病是很重要的。区分疼痛的类型及其解剖分布极为重要。特别是双侧或在上肢和下肢的深部疼痛和灼烧感，提示病变与脊髓相关。许多患者手的灵活性降低。

大多数患者出现颈部 ROM 减少和椎旁肌群痉挛的情况。直接按压棘突可能有压痛。神经根疼痛经常通过活动颈部或肩部而加剧，疼痛通常放射到手臂和肩胛区域的特定神经分布内，或接近枕骨部。一项临床预测规则（clinical prediction rule，CPR）可帮助医务人员诊断神经根型颈椎病。预测变量有：①颈椎向相关侧旋转 <60°；②上肢张力试验呈阳性；③颈椎牵拉试验阳性（症状缓解）；④椎间孔挤压试验阳性。发现 3 个或以上的预测变量提示，使用针式肌电图检测患者神经根型颈椎病阳性的概率略有增加。在脊髓型颈椎病的病例中，应进行相应病变区域上方和下方的神经学检查。成像方式在区分各种颈椎病方面非常有用。可能

最有用的成像检查是可对比硬膜内结构的 CT，它拥有良好的鉴别骨和软组织病变的能力，并能准确地显示管径和椎管狭窄。MRI 是一种有用的非侵入性的评估脊髓、软组织和神经结构的方法。X 线平片可以显示骨性变化和明显的椎间孔狭窄，往往更常用（见第 14 章）。

鉴别诊断

在对老年人做出一个鉴别诊断时，应考虑其他疾病。癌性疾病可在颈部产生牵涉痛，包括转移性病变、白血病、颈椎或脊髓肿瘤、肺癌、肺上沟癌、食管癌和甲状腺癌。肿瘤，最常见的是来自乳腺癌、前列腺癌、肾癌或甲状腺癌等转移性肿瘤，应该寻找病因。转移性疾病引起的疼痛在夜间往往更加剧烈，而且常常是持续的。诊断时应排除心绞痛、心肌梗死或主动脉瘤等内脏源性疾病。此外，也应排除气胸、肺炎和气管支气管刺激等肺部疾病。

骨骼败血症很少发生在颈椎，但常见于腰骶椎，并可能发生于泌尿生殖系统感染后。在 65 岁以上的患者中，皮肤、软组织和骨骼的败血症占所有败血症住院患者的 4.4%。其他炎症性疾病也会导致脊髓病：包括类风湿性关节炎、强直性脊柱炎、Reiters 综合征和弥漫性特发性骨骼肥大（diffuse idiopathic skeletal hypertrophy，DISH）。然而，大多数患有此类疾病的患者在疾病侵入颈椎之前都有过其他关节症状。

颈椎间盘疾病必须与原发性肩关节疾病区分开。肩袖肌腱炎、肩峰下滑囊炎和肩锁关节问题的出现可能伴随着肩部疼痛，并放射到脊旁肌肉区域。患者有可能同时患有原发性肩关节疾病和颈椎退行性椎间盘疾病。选择性注射，特别是注射入肩峰下间隙或盂肱关节，有助于鉴别诊断。当老年患者在早晨出现明显的近端疼痛和僵硬时，也应考虑风湿性多肌痛。如果患者发展为颞动脉炎和视觉困难，就可能发展成为急症。出现这些症状的患者应立即转诊给医生进行评估和治疗。

其他可能与颈椎神经病变相混淆的神经学

发现包括压迫性神经病变（如肩胛上神经压迫）、肩胛骨区域上方的疼痛和肩袖肌群的萎缩。正中神经卡压、尺神经卡压和胸腔出口综合征也存在肩痛以及感觉异常或无力。可以通过神经传导功能检查或肌电图来进行鉴别诊断（见第32章和第33章）。

双侧椎动脉通过横突孔，形成基底动脉，并为Willis动脉环供血。与年龄有关的颈椎退行性改变可能会损害这种循环，特别是在颈部伸展的情况下，可能导致头晕或平衡问题。

治疗

老年患者的大部分颈椎症状可以通过物理治疗和精细化管理来治疗。手术主要适用于脊髓病、渐进性脊髓压迫或明显的神经根卡压，这些疾病可导致特定神经分布区域的疼痛和进行性肌无力。在一项涉及55岁以上患者的研究中，通过3周的机械牵引和运动治疗，颈部疼痛有所改善。Escortell等人对90名亚急性或慢性颈部疼痛患者进行了研究，其中47例被随机分配为手法治疗组，43例被随机分配为经皮电刺激组。尽管两组之间没有统计学差异，手法治疗和经皮电刺激都被发现可以减少颈部疼痛。手法治疗如关节松动和牵伸，往往是有帮助的，但是必须排除椎基底动脉的问题。临床上，颈椎病特别是伴随椎动脉损伤的，可能会限制颈椎的关节活动度训练、关节松动、复位和Hallpike测试的使用。应该极为谨慎地使用颈椎复位，因为存在椎动脉卡压的风险和发生脑卒中的可能性。

如果脊髓型或神经根型颈椎病的症状对保守治疗没有反应，通常会进行颈椎前路减压植骨融合术（anterior cervical discectomy and fusion，ACDF）。88%~94%接受ACDF手术的患者取得了良好的效果。全椎间盘置换术（关节置换术）手术最近被发展和实施，研究显示有相当甚至更好的结果。在一项系统性的荟萃分析中，Fouyas等人报告了治疗神经根型颈椎病或脊髓病的颈椎手术，并没有比1年或2年保守治疗带来更大的好处。

胸 椎

胸椎功能紊乱

老年患者胸椎最常见的功能紊乱是由骨质疏松症引起的。近4400万美国人患有骨质疏松症，50岁以上50%的女性和20%的男性将因骨质疏松症而发生骨折。随着老年人骨量的减少，椎体特别容易发生压缩性骨折。胸椎多处压缩性骨折的患者可能会出现严重的脊柱后凸畸形（老妇驼背症）。在骨密度低的老年人群中，微小创伤或根本没有创伤都有可能造成脆性骨折（参见第18章和第60章）。在一个新发骨折的部位，棘突和痉挛的脊旁肌肉有明显的压痛。神经学检查通常完好无损。

必须从新鲜骨折中区分出陈旧性骨折，并且从恶性肿瘤中区分出压缩性骨折。平片影像学不是"金标准"（见第14章，图14-13）。多发性骨髓瘤或转移性疾病患者出现压缩性骨折的情况并不少见。骨扫描可能会显示在其他骨骼区域的病变，有效区分恶性肿瘤和骨质疏松症所至的压缩性骨折。

其他胸椎异常包括感染和退行性椎间盘疾病。在胸椎发现DISH是很常见的，表现为僵硬和局部疼痛。其他内脏问题可能表现为老年患者的急性胸背痛，特别是主动脉瘤破裂、心绞痛、心肌梗死、纵隔肿瘤、乳腺癌、肺部感染、急性肺炎、气胸、消化性溃疡、肾病、胰腺疾病和急性胆囊炎。仔细的体格检查、实验室和诊断性检查可以鉴别内脏和脊柱疾病。

压缩性骨折的治疗

治疗压缩性骨折涉及止痛药和短暂的卧床休息，然后逐步活动，如果需要的话，在辅助设备的帮助下负重。必须谨慎行事，因为扶起步行者时，其生物力学的变化（杠杆长臂）实际上会诱发胸痛的加重。使用轮式助行器可减少生物力学应力。长时间的卧床会导致进一步的骨质疏松，导致废用和其他并发症，包括肺炎和尿失禁。如果镇痛药不能解决这些症状，或者如果多重用药是一个问题，经皮神经电刺激（transcutaneous electrical nerve stimulation，TENS）可能有助于缓解疼痛。对于这些患者，外部固定如 Jewett 或其他过伸支具往往很少使用，因为佩戴非常不舒服，并且经常导致胸部压迫和由此造成的肺扩张和呼吸困难。如有必要，可以使用简单的可扩张的紧身胸衣进行支持。Spinomed 轻质可塑性支具已被证明可以提高躯干力量，提高用力呼吸量，减少脊柱畸形、疼痛和姿势晃动。在 1~2 周的时间内，一旦症状得到解决，延长训练可能有助于防止进一步的椎体后凸畸形。

如果疼痛持续时间超过 2~3 个月，椎体后凸成形术或椎体成形术的手术干预可能是有益的（见第 18 章）。然而，效益并没有得到明确的证实。Chen 等人报告说，在 2 年内，与非运动组的患者相比，椎体成形术后的背部运动训练组的患者的日常活动功能更好。将手术干预和运动、姿势和人体力学相结合的新研究是必须的。维生素 D 缺乏是骨质疏松性骨折和极度脊柱后凸的危险因素，能导致肌无力和活动功能障碍，是应该干预的。

腰　椎

腰骶功能紊乱

临床上，老化的脊柱会使人出现身高缩短和活动性下降的情况。椎间盘和小关节突关节的退行性变是很常见的，早在生命的第 2 个 10 年就开始发生了变化，并随着年龄的发展而发展。据估计，到 45 岁时，大约 75% 的男性和 60% 的女性出现了一些 1~4 级腰椎间盘退化。到 65 岁时，这一数额分别增加到 90% 以上和 80% 的 3~4 级退化。这些变化包括含水量丢失，从出生时的近 90% 减少到 75 岁时的 65%~71%。胶原蛋白多糖和胶原蛋白的数量和结构也会减少，从而降低了椎间盘的柔韧性，导致椎间盘塌陷和突出。随着椎间盘的塌陷，相邻椎骨出现不稳定，往往会造成机械性的下背部问题。此外，关节炎的显著变化可导致中央椎管或神经根所在的椎间孔狭窄。

脊柱椎管狭窄的患者往往有一个典型的表现。通常情况下，在短暂行走后，就出现下背部疼痛或疼痛放射至双下肢。症状可以通过坐或脊柱屈曲得到缓解，但是在恢复行走时又会复发。这些神经源性跛行的症状类似于由血管损害引起的下肢跛行的体验。然而，伴随着血管性跛行，当肌肉血流的需求不足时，下肢疼痛的症状可由体力活动诱发；但是当肌肉血流的需求减少时，则可以通过休息来缓解。与神经源性跛行不同，血管性跛行不受脊柱姿势的影响。医务人员经常使用自行车测试来区分神经源性和血管性跛行。保持脊柱伸展骑自行车时，神经源性跛行的下肢症状通常会表现出来，然而脊柱屈曲时可以缓解。血管性跛行的下肢症状不受姿势影响，但是休息可以缓解。Fritz 等人使用两级跑步机来区分血管和神经源性跛行。在 15° 倾斜（弯曲的脊柱的姿势）的跑步机上行走，可以提高与水平（伸展脊柱的姿势）跑步机行走相比的耐受性。神经源性跛行的恢复时间更长。椎管狭窄患者的体格检查往往发现脊柱过度伸展，因为过度伸展导致腰骶区域的椎管狭窄，从而引起脊髓压迫。椎间孔狭窄也可能加重症状，这往往导致神经根症状和跛行。

在治疗严重椎管狭窄的病例时几乎总是选择手术治疗，但是与年龄相关的合并症可能会限制这个选择。通常情况下，多个椎体都需要减压，并且脊柱融合需要脊椎内固定器，以提供脊柱的刚性和稳定性，直到椎体融合。椎管狭窄的脊柱减压术的结果往往比保守治疗有更好的疗效，但是手术的长期效果是变化的。因此，保守治疗如手法治疗和力量训练，可以成为替代方案。

实施微创手术，以维持椎管和椎间孔的容积。手术中放置棘突间牵张器，以防止椎管狭窄、椎间孔狭窄和脊柱神经受压。这种装置允许运动，但是限制了节段性的脊柱伸展。Nandakumar 等人报告说，Xstop 装置在 2 年后对狭窄段进行减压仍是有效的。这些微创技术的疗效在有许多合并症的老年人口中非常不确定。

在轻度病例中，应用非甾体抗炎药和偶尔的硬膜外类固醇阻滞可能有助于缓解患者的症状。除了病史和体格检查，脊柱狭窄的诊断可以很容易地通过使用有或无硬膜内造影的 CT 检查来确定。腰骶支具和紧身胸衣往往不舒服，几乎没有任何缓解症状的作用。腹部锻炼和牵伸训练为患有机械性腰痛的患者提供了最大程度的缓解。按摩、热敷和超声波在缓解症状方面偶尔也是有用的。在水疗池中或陆地上的悬吊减重行走已被证明可缓解症状和提高运动耐受性。重要的是要注意，许多椎管狭窄的患者有骨质疏松症，以及伴随的退行性变，因此，治疗性运动计划应该是个体化的。该计划应该包括姿势再训练、全身肌力训练和状态调整，屈曲利于狭窄和伸展利于骨质疏松症（见第 60 章）。

病史与鉴别诊断

回顾系统内脏源性的下背痛是必要的。心血管、胃肠道、肾脏、泌尿系统和妇科疾病往往会导致下背痛。所以，病史是非常重要的，因为下背痛可能是由特定结构的病变引起的，如主动脉（尤其是动脉瘤）、肾脏、肠、子宫或前列腺。当患者在没有外伤的情况下出现急性下背痛时，必须考虑隐性压缩性骨折、感染或肿瘤。影像学和实验室检查可区分异常。

不明原因的体重下降和无原因的疼痛可能会引起人们对患癌症的怀疑。多发性骨髓瘤是一种涉及骨髓中未成熟的浆细胞的肿瘤，通常会引起背部或肋骨疼痛。非霍奇金淋巴瘤也可能牵涉到骨骼。原发性乳腺癌或前列腺癌的转移性骨病经常发生在腰椎，并可能以各种方式出现。结肠癌的转移不太常见，但是也可能会发生。肿瘤骨痛通常是一种剧痛，经常在夜间使患者痛醒；休息并不能减轻疼痛。这些症状在有癌症史的患者中意义重大。还可能伴随虚弱和疲劳。

必须排除骨髓炎、椎间盘炎和其他脊柱感染，特别是退行性变的影像学证据在脊柱老化中很常见（见第 14 章）。Lurie 和同事报告了一名 80 岁男性脊柱和髋关节的炎性改变的病例，包括严重的椎管狭窄。休息和药物治疗包括可待因无效。患者进行了椎板切除减压术，症状没有缓解。经过进一步的病情检查和良好的临床推理，患者开始使用静脉注射抗生素治疗脊柱感染，使其症状逐步改善。需要注意的是，脊柱感染类似背痛和神经根的问题，但是它们并不总是存在典型的感染特征。幸运的是，脊柱感染并不常见，约占基础医疗病例的 0.01%。

骨软化

骨软化是指"软骨"，涉及新形成或重塑的骨不能矿化，导致过多的未矿化骨基质（类骨质）。骨软化症是指这种情况的成人形式；佝偻病是相同的疾病过程，但是其目标是生长中骨骼的骨骺。成熟的骨皮质和骨松质的不恰当的或延迟的矿化可引起骨软化；这是因为 1,25- 二羟维生素 D3（维生素 D3）和磷酸盐的损失、摄入量改变或代谢改变。

骨软化的组织病理学和影像学异常是许多不同疾病的常见结果。一般来说，骨软化通常被认为是由维生素 D3 或磷酸盐或两者的代谢改变引起的，在这种情况下，老年人群有特殊的风险。最近在认识维生素 D3 代谢的生物化学方面的进展为这一情况提供了新的见解。在发达国家，老年人，特别是在家或被收容的人，容易受到骨软化的影响。

维生素 D3 缺乏可能是由于维生素 D3 摄入量不足、很少或根本没有接触紫外线辐射，或肠道维生素 D3 吸收不足造成的，如空肠回肠旁路术或腹腔疾病等吸收不良综合征中观察到的。此外，可能存在与年龄相关的、肠道对维生素 D3 的反应减弱。在正常个体中，维生素 D3 的主要来源是皮肤合成。维生素 D3 的前体 7- 二氢胆固醇的皮肤合成随年龄的增加而减少。如果维生素 D3 代谢有缺陷，则可能出现缺乏。大多数疾病不是由简单的维生素 D3 缺乏引起的，而是涉及肝脏或肾脏的合成异常或调节异常。

肾脏疾病是导致磷酸盐代谢困难的主要原因。当磷酸盐耗尽是导致骨软化的致病因子时，血清磷浓度明显下降。在骨软化患者中，常见的是发现血浆磷酸盐水平很低。消化磷酸盐的能力不足还受维生素 D3 缺乏所影响。维生素 D3 促进空肠磷酸盐吸收和肾脏磷酸盐重新吸收。

患者可能有模糊的全身性骨痛、多处骨折、胸椎后凸和因多处椎体压缩性骨折导致的身高下降，以及因假性骨折引起的畸形愈合或弯曲导致的下肢畸形。骨软化会影响骨的代谢，以至于骨折发生在可能只构成最小至中等冲击应力的情况下。腰椎脊柱侧弯可能会发展，因为受影响椎体的双凹面的形状改变。患者可能会抱怨全身钝性的骨酸痛和肌肉无力，特别是在下肢的近端肌肉群（称为骨盆带肌病）和背部。这种弥漫性骨骼疼痛通常因体力活动而加剧，触摸可能会引起疼痛。肌肉无力是维生素 D3 长期缺乏的常见并发症。这种情况下表现为摇摇摆摆的步态和明显的全身肌肉萎缩。跌倒风险增加，爬楼梯和行走等功能活动可能变得困难。

针对具体潜在畸形的适当治疗，可以治愈或改善骨软化的典型表现。虽然这种骨骼疾病可能有不同的根本原因，大多数体征和症状可通过补充维生素 D3 而解决，补充旨在恢复血浆钙和磷酸盐的正常水平。在进行适当的药物治疗的同时，物理治疗的管理策略应包括姿势和肌力训练和步态再训练，以达到最大的功能状态。没有明显的禁忌证，但是在用超声波、电刺激、热疗或冷疗或用负重来增加骨骼负荷和用抗阻训练来治疗骨软化患者时，应采取正确的判断和适当的预防措施。

Paget 病

Paget 病，也被称为畸形性骨炎，是老年人常见的骨病；它很少影响 40 岁以下的人。大约 60% 的受影响者是男性。Paget 病是一种慢性不对称的局灶性骨病，其特点是破骨细胞骨吸收增强，次生成骨细胞成骨异常，是继骨质疏松症之后第二常见的代谢性骨紊乱。

骨骼的整体结构显示了一种镶嵌形式，即在破骨吸收阶段后，将包裹着的骨聚集在一起。骨被封闭在自己的包裹中，包裹包括真正的编织骨以及层状骨。有明显的网状骨形成，这基本上是正常的。骨活检仍然是区分恶性肿瘤和 Paget 病的重要方法。

与骨软化不同的是，X 线片和骨扫描在揭示 Paget 病的活跃过程方面是最佳的。Paget 病典型的局限性特点和在个体骨骼中的传播程度使骨扫描有助于区分 Paget 病和其他骨骼系统疾病，包括转移癌。骨扫描可显示病变部位同位素的吸收增加，反映了骨形成的活动。

影像学改变的具体模式是有特点的，包括 X 线可透区域的杂乱无章的排列，表明骨吸收增加，以及以骨皮质和骨松质增厚和硬化为代表的局部骨形成过程的证据，和不均匀宽度的受累骨骼。典型的 Paget 病的分布不匀的吸收区被称为骨质疏松症的环周。在骨盆，可能有沿着髂耻硬化的证据。在椎骨，骨皮质增厚和扩张是独特的，但是这种表现可能很难区分成骨细胞转移瘤，这种转移瘤并没有皮质增厚。对于有 Paget 病的骨，肿瘤改变发生在不到 1% 的病例中，但是骨肉瘤与老年人的 Paget 病有关。此外，可能会发生纤维肉瘤和软骨肉瘤。

临床表现

大约 90% 受 Paget 病影响的人是无症状的。诊断通常是通过骨痛或畸形的报告、影像学或基于常规生化检测的血清碱性磷酸酶水平升高。最常见的主诉是疼痛、骨畸形和皮肤温度的变化。其他临床表现包括活动能力下降和步态不稳定；在更严重的 Paget 病的病例中，可能会有病理性骨折。主要临床特征见表 24-1。

骨痛通常发生在夜间，被认为是骨膜压力增加或引起充血的结果。如果病变骨涉及神经孔，其他导致疼痛的原因可能是神经根受压或神经卡压。Paget 病的根深蒂固的疼痛往往对简单的镇痛药毫无反应，休息比运动更可能感受到疼痛。物理因子治疗在治疗 Paget 疼痛的疗

表24-1　晚期 Paget 病的主要临床特征

骨	临床特征
颅骨	疼痛，耳聋，头骨体积增大，脑神经麻痹
面骨	畸形，牙齿问题
椎骨	神经根压迫，脊髓压迫
长骨	畸形，例如胫骨（前侧）或股骨（外侧）弯曲 继发性骨性关节炎 渐进性裂缝骨折 过度手术出血
普通骨	骨痛 乏力 制动 畸形 骨肉瘤 受累骨骼发热 高输出性心力衰竭

经惠允引自 Anderson DC, Richardson PC 1992 Paget's disease of bone. In: Brocklehurst JC, Tallis RC, Fillit UM（eds）Textbook of Geriatrics and Gerontology. Churchill Livingstone，New York，pp. 783–791

效方面尚不清楚，最好根据个人的基础情况而使用。混合性感觉神经损伤和传导性听力损失是 Paget 病的常见临床表现。当 Paget 病涉及颞骨岩部时，就会发生听觉神经压迫，以及内耳道的卡压可能使第8脑神经受压，导致听力损失。传导性耳聋可能是由耳硬化或耳蜗或听小骨的间接参与引起的，也是 Paget 病患者的常见症状。由于 Paget 病发展过程中固有的骨重塑过程出现异常，所以在疾病晚期患者中，骨结构会出现扭曲。活动变得困难，因为负重加剧了畸形的发展，病理性骨折最常见发生在下肢的长期负重的骨（股骨颈和股骨粗隆下和胫骨）。颅骨大小的增加、长骨（尤其是胫骨、股骨和肱骨）的侧向弯曲和背侧后凸是 Paget 病患者的典型畸形。

总　结

脊柱老化的常见疾病是骨质疏松和退行性变的结果。然而，必须通过适当的实验室和影像学检查来调查患者主诉的原因，因为其他骨骼疾病、转移性疾病和内脏问题可能会表现为脊柱疼痛。

大多数情况下，应该尽快使患有任何类型的脊柱疾病的老年患者活动起来，防止进一步的废用，包括肌肉无力、深静脉血栓形成和肺炎，这一点极为重要。应努力提供适当的辅助装置，使患者能够尽快步行，康复干预措施必须是个性化的。

（林武剑）

原文参考

Badley E. 1987 Epidemiological aspects of the ageing spine. In: Hulkins D, Nelson M (eds). The Ageing Spine. Manchester University Press, Manchester, pp. 1–18

Beers M, Berkow R, et al. (eds) 2011 Merck Manual of Geriatrics, 3rd edn. Merck & Co., Inc., Whitehouse Station, NJ. www.freebooks-4doctors.com

Boucher B.2012 The problems of vitamin deficiency in older people. Aging Dis.3:313–329

Carlesso LC, MacDermid JC, Santaguida LP. 2010 Standardization of adverse event terminology and reporting in orthopaedic physical therapy: application to the cervical spine. J Orthop Sports Phys Ther. 40:455–463

Chen B, Zhong Y, Huang Y, et al. 2011 Systemic back muscular exercise after percutaneous vertebroplasty for spinal osteoporetic compression fracture patients: a randomized controlled trial. Clin Rehabil. 26(6):483–492

Escortell ME, Lebrijo PG, Perez MY, et al. 2008 Randomized clinical trial for primary care patients with neck pain: manual therapy versus electrical stimulation. Spanish Med Soc Primary Care Fam Commun. 40(7):337–343

Fouyas IP, Stratham PF, Sandercock PA. 2002 Cochrane review on the role of surgery in cervical spondylotic radiculomyelopathy. Spine. 27(7):736–747

Fritz J, Ernhard R, Delitto A, et al. 1997a Preliminary results of the use of a two stage treadmill test as a diagnostic tool in the differential diagnosis of lumbar spinal stenosis. J Spinal Disord. 10:410–416

Fritz J, Erhard R, Vignovic M. 1997b A nonsurgical treatment approach for patients with lumbar spinal stenosis. Phys Ther. 77:962–973

Goodman C, Snyder TE. 2013 Differential diagnosis for physical therapists: screening for referral. Saunders Elsevier, Philadelphia, PA, pp. 547, 558.

Kallmes DF, Comstock BA, Heagerty PJ, et al. 2009 A randomized trial of vertebroplasty for osteoporotic spinal fractures. N Engl J Med. 361:569–579

Katzman W, Wanek L, Shepherd JA, et al. 2010 Age related hyperkyphosis: its causes, consequences and management. J Orthop Sports Phys Ther. 40(6):352–360

Kesson M, Atkins E. 2005 Orthopaedic Medicine: A Practical Approach. Elsevier, Oxford, pp. 267–352, 515–576

Lee M, Dettori JR, Standaert CJ, et al. 2012 The natural history of degeneration of the lumbar and cervical spines. Spine. 37:pS18–pS30

Lurie J, Gerber P, Sox H. 2000 A pain in the back. N Engl J Med. 343:723–726

Martin G, Mannino D, Moss M. 2006 The effect of age on the development and outcome of adult sepsis. Crit Care Med. 34:15–21

May S, Cromer C. 2013 Is surgery more effective than non-surgical treatment for spinal stenosis and which non-surgical treatment is more effective? A systematic review. Physiother. 99:12–20

Modic MT, Ross J, Masaryk T. 1989 Imaging of degenerative disease of the cervical spine. Clin Orthop Relat Res. 239:109–120

Nandakumar A, Clark NA, Peehal JP, et al. 2010 The increase in dural sac area is maintained at 2 years after X-stop implantation for the treatment of spinal stenosis with no significant alteration in lumbar spine range of movement. Spine. 10(9):762–768

NOF(National Osteoporosis Foundation). 2010 Clinician's Guide to Treatment and Prevention of Osteroporosis. NOF, Washington, DC

Pearson A, Lurie J, Tosteson T, et al. 2012 Who should have surgery for spinal stenosis? Spine. 37:1791–1802

Pfeifer D, Begerow B, Minnie H. 2004 Effects of a new spinal orthosis on posture, trunk strength, and quality of life in women with post-menopausal osteoporosis: a randomized trial. Am J Phys Med Rehabil. 83:177–186

Rana S. 2011 Diagnosis and management of cervical spondylosis. In: Gellman H (ed) Orthopedic Surgery. Medscape Reference

Raney NH, Peterson EJ, Smith TA, et al. 2009 Development of a clinical prediction rule to identify patients with neck pain likely to benefit from cervical traction and exercise. Euro Spine J. 18(3):382–391

Schmorl G, Junghann S. 1932 Die gesunde und Kranke Wirtel Saule im Rontgenbild. Georg Thieme, Leipzig

Siemionow K, Masuda K, Anderson G, et al. 2011 The effects of age, sex ethnicity and spinal level on the rate of intervertebral disc degeneration: a review of 1712 intervertebral discs. Spine (Phila PA 1976). 36(17):1333–1339

Smith JS, Helgeson MD, Albert TJ. 2012 The argument for anterior cervical discectomy and fusion over total disc replacement. Semin Spine Surgery. 24:2–7

Wainner RS, Fritz JM, Irrgang JJ, et al. 2003 Reliability and diagnostic accuracy of the clinical examination and patient self report measures for cervical radiculopathy. Spine. 28:52–62

第 25 章

骨科创伤

P. CHRISTOPHER METZGER，MARK LOMBARDI

本章内容

概　述

随着美国人平均预期寿命接近 80 岁，肌肉骨骼损伤的数量预计也会增加。这一声明产生了重大后果，因为人们知道，估计有 7800 万"婴儿潮一代"要么已经是 70 岁，要么正在迅速接近。根据美国人口普查局的数据，婴儿潮一代人口包括 1946—1964 年出生的人。今天，许多老年患者比以往任何时候都过着非常积极和富有成就的生活。不幸的是，这种生活方式可能会受到意外滑倒或跌倒的严重影响，从而可能导致骨科创伤。随着这些伤害变得更加普遍，可以预期它们将对社会及已经紧张的医疗系统产生深远的影响。本章的重点是老年人群骨科创伤的康复问题。

康复可界定为在受伤或生病后恢复正常方式和功能。"正常方式和功能"的含义因人而异。受伤患者的预期目标是让他们恢复受伤前的活动，尽管他们知道这并不总是可能的。

股骨近端骨折是住院的常见原因，也是越来越多见的原因。2004 年，美国有超过 32 万人因髋部骨折而需要住院。据预测，到 2040 年，将有 50 多万例髋部骨折。每个患者花费大约 27000 美元，人们可以看到这种伤害造成的惊人的经济负担。在美国，大约 4% 的受伤死亡是由髋部骨折造成的。在老年人群中，髋部骨折通常与低能量创伤有关。当制动或术后并发症所致的医疗合并症（如糖尿病、冠状动脉疾病、慢性阻塞性肺疾病等）加重时，可能会发生死亡。这些患者中只有 25% 会完全康复，30% 的患者需要养老院照料，50% 的患者需要使用拐杖或助行器。在大约 12 个月内，这些患者中将有 30% 死亡。来自欧洲的数据表明，髋部骨折也带来了同样的问题。这些统计数字指出我们需要专家的介入和高效的肌肉骨骼康复。

这个年龄组骨折康复的目标是早期活动和最终功能重建。长期的制动会增加深静脉血栓形成（deep vein thrombosis，DVT）、肺栓塞、压疮、肺炎和关节挛缩的风险。必要时，如果患者被认为情况稳定，最好在受伤后 48h 内进行手术干预。患者、家属、骨科医生和所有提供辅助性服务的人都必须明白，老年患者的治愈潜力往往会下降（见第 60 章）。

康复的基本原则

康复的目标是：①控制和减少炎症；②重建运动；③发展运动控制和协调；④恢复力量；⑤重建功能。骨盆或下肢损伤的康复过程是通过活动患者开始的。这包括让患者从床上坐到椅子上，然后在外部支持下（拐杖、腋拐或助行器）移动。同时，必须恢复关节的运动和柔软性。这是通过主动、主动 - 辅助和被动 ROM 训练来完成的。随着移动性和 ROM 的恢复，必须强调重获肌力、关节稳定性、运动控制、本体感觉和协调。

一旦患者的健康状况允许，就应该立即开始活动。学习用拐杖或助行器以部分负重的方式行走对大多数人来说是一个挑战。执行部分负重所需的能量比正常移动所需的能量高出 30%~50%。这种增加的需求对老年人来说可能特别费力，尤其是在心肺功能储备减少的情况下。

在上肢损伤时，患者的活动通常并不那么难实现。唯一必要的指示可能是保持手臂抬高，教育患者如何在不对受伤的四肢施加压力的情况下进出床和椅子。一般来说，较严重的损伤，即涉及上肢和下肢的损伤，会对活动造成更大的障碍。在这种情况下，最初的注意力可能必须集中在从床到椅子的简单转移上，因为移动可能是不容易的。使用自适应设备如辅助设备上的前臂支具，可能是必要的。老年患者可能已经有一些预先存在的活动障碍，必须加以考虑。康复的目标是尽可能让患者恢复到受伤前的状态。

运　动

治疗师的职责之一是指导和协助患者在受伤后恢复 ROM。在任何时候，医生都应该与治疗师沟通，了解任何预防措施或受限。这种沟通应定期进行，而且必须始终有文件记录。

运动控制和协调能力

在任何主动运动开始或推进之前，运动控制是必要的。有时需要电刺激来激活出现萎缩、肌肉抑制或疼痛僵硬的肌肉。协调对运动控制至关重要。它涉及在运动链中关节运动的平稳与准确。同侧和对侧关节运动的时间和顺序需要神经控制和肌肉骨骼完整性。例如，肱骨骨折破坏了所涉及手臂的协调运动，也减少了在正常交替步态的对侧手臂摆动。适当的呼吸，可通过减少上肢或下肢的肌肉僵硬和不正常的屈肌与内收肌的张力，促进肌肉活动和协调的改善。

力量训练

当达到一定程度的舒适运动和肌肉控制时，就可以开始力量训练。力量的增加通常会引起活动的增加。事实表明，年龄并不是恢复甚至增加力量的障碍（见第 61 章）。

一种有效的肌力训练方法是渐进性抗阻运动（progressive resistive exercise，PRE）。肌力训练的初步努力可以从等长训练开始。随着 ROM 的增加，等长力量训练可以提供更高的关节稳定性，促进关节运动的改善。随着患者力量的增加，治疗师可以选择 20~30 次重复的有足够阻力施于每个肌肉群的技术，来进行渐进性肌力训练。建议治疗师将患者的训练分为更多的组或次以便更易于管理，从而防止导致表现不佳或受伤的疲劳。一旦可以实现 30 次重复，就可以增加阻力，逐渐重复 20~30 次的训练。另一种方法是患者完成 3 组 10~15 次重复，减少每组的阻力；或使用相同阻力的 3 组，但是减少重复的次数（即从 20 次到 15 次到 10 次）。

适　应

在康复过程中的某个时候，很明显，会有一些永久性的功能受限或残疾。由于损伤而导致的解剖和功能的变化，可能会迫使患者的运动模式发生变化，从而影响他们的生活方式。为了适应这些变化，可能需要不同的训练技术或设备。例如，如果出现重大截肢，这些需求在康复早期就可能显现出来。在其他情况下，在康复过程中会变得很明显，关节运动或力量永久丧失是不可避免的，工作或娱乐时需要代偿。对于关节运动丧失的情况，康复期间应不断地与医生沟通，以尽量减少丧失的角度或严重程度。

能够重建受伤肢体的某种形式的有益活动是康复的主要目标之一，尽管它可能并不总是可以实现的。可能是患者需要适应久坐不动的生活方式，或者从事体力要求较低的活动。学会接受这些限制是重新获得有意义生活的一部分。

骨质疏松的治疗

骨质疏松是一种以骨量和骨质量下降为特征的代谢性骨病。骨密度（bone mineral density，BMD）和质量的变化增加了患者脆性骨折的风险。骨质疏松是一种"无声"的状况，通常是无症状的，直到骨折发生。它的定义是BMD比正常年轻成人的标准差低2.5或更多。据估计，在美国，有400万~600万50岁以上的女性和100万~200万50岁以上的男性患有骨质疏松。2005年，美国治疗骨质疏松性骨折的费用为170亿美元，预计到2025年将增加50%。因此可以看出，早期发现和治疗骨质疏松将在降低医疗费用方面发挥至关重要的作用（见第18章）。

通过补钙、摄入足够的维生素D以及使用双膦酸盐、雌激素和黄体酮（激素替代疗法）、降钙素、特立帕肽和睾酮治疗骨质疏松和骨质减少，取得了可喜的成果。药物干预并非没有风险，治疗师应与患者、医生和营养师合作，确保患者得到适当的监测和进步。如有可能，定期进行体育锻炼，包括负重运动和抗阻运动。如果适当遵循推荐的指南，对骨质疏松/骨质减少的患者进行安全锻炼，也可能有帮助。

特定的损伤后康复

肱骨近端骨折

肱骨近端原发性骨折是老年人群中第三位最常见的骨折，前两位分别是髋骨骨折和桡骨远端骨折。这种骨折在老年人中频繁发生，充分

表明它与骨质疏松和平衡障碍有关。跌倒时伸出手（fall onto an outstretched hand，FOOSH）是这些骨折最常见的损伤机制。幸运的是，这些骨折中大约85%是非移位或最低程度移位的。这些骨折可以通过悬吊和绑带制动治疗10~14d，然后进行柔和的ROM训练。在固定期可以开始肘关节屈曲和伸展，以及前臂的旋前和旋后。在启动肩关节锻炼计划之前，必须保证临床连续性（骨折部位作为一个单元来移动）。

如果骨折部位有稳定性，被动和主动辅助ROM训练就会提前启动。这包括钟摆训练和使用棍子做盂肱关节外旋。骨折发生后约3~4周，可添加主动辅助向前举高运动、滑轮运动、伸展运动和等长收缩运动。在第一阶段完成后，主动和早期的抗阻训练变得很重要。弹力带经常被用来强化肩部旋转肌群和三角肌。骨折3个月后，强调进一步牵伸和肌力训练的治疗计划是合适的。

在骨折愈合的早期阶段，重要的是在进出床或椅子时避免使用受影响的手臂。这样的行为可以使骨折移位，即使是有稳定的内固定。移位更容易发生在多处受伤或认知能力有限的患者身上。在整个康复计划中，治疗师应关注并评估颈椎、肩胛骨、肘部、腕关节和手的功能活动。大多数肱骨近端骨折的患者确实取得了满意的结果；然而，必须理解的是，肱骨近端骨折通常会造成部分运动和肌力的损失。并发症包括愈合不良、延迟愈合、骨不连、运动丧失、僵硬和创伤后关节炎。

在不能减少移位骨折的情况下，开放性治疗可能证明是必要的。治疗方案包括通过经皮固定进行闭合式复位、使用预制的锁定板进行内固定的开放式复位或半关节置换术（当关节表面不可重建时）。

当手术技术被恰当使用，肱骨近端的内固定开放式复位的效果就会比较良好。Brunner等人报告说，术后最常见的并发症是螺钉穿孔到盂肱关节。基本的半关节置换术通常能成功地消除疼痛；然而，在许多情况下，只获得了适

度的功能和较差的肌力水平。据认为，功能降低的原因是缺乏肩袖肌群的完整性。

桡骨远端骨折

桡骨远端骨折约占所有骨折的 20%，因此是上肢最常见的骨折。这种骨折通常发生在 FOOSH 之后，在老年人中经常会出现，特别是患有骨质疏松的女性。Colles 骨折涉及远端的干骺端，并表现为背侧成角和位移。通常可能有粉碎和关节内伸展骨折。Smith 骨折表现为桡骨远端的掌侧成角，从而导致不稳定。

这些骨折的治疗方案包括简单的石膏固定、石膏下的闭合性复位、外固定的闭合性复位和内固定的开放性复位。当今趋势是使用掌侧固定成角的锁定钢板，对移位性关节内骨折的开放性复位和内固定。适应证通常是超过 3mm 的桡侧短缩，背侧倾斜大于 10°，或超过 2mm 关节内位移。这种具体类型的骨折可能会引起包括延迟愈合、骨不连、愈合不良、正中神经压迫、肌腱损伤、创伤后关节炎和运动丧失等并发症。

运动和肌力的恢复可改善功能，对骨折康复是至关重要的。早期康复包括疼痛和水肿的管理、手指 ROM 和手术部位的治疗。在与主治医生进行适当会诊后，如有可能，应立即启动上肢未制动部位的 ROM 训练和肌力训练，以防止肩部、肘部和手的僵硬。一旦不再需要制动，应鼓励所有 6 个方向的主动 - 辅助和主动训练：屈曲、伸展、桡偏和尺偏、旋前和旋后。水疗、电刺激、热疗、冷疗或超声波等物理因子治疗可能会有所帮助。根据骨折愈合的状态和僵硬程度，治疗师可能会采用特定的关节松动技术来增加 ROM。当运动疼痛时，肌肉控制和协调的启动可能会很困难。除了处理这些导致疼痛和肿胀的炎症，治疗师应注意头部、颈部和躯干的姿势，因为这可能导致患者的不适和限制运动。随着手腕 ROM 的增加，应在治疗计划中使用抗阻力的肌力训练。最终的目标应该是恢复 ROM 和受伤手腕的肌力回到受伤前水平。不幸的是，这并不总是可能的，而且可能会遗留一定程度的功能障碍，因为严重损伤后正常的骨结构可能会被重建。

当康复掌侧钢板内固定开放性复位的患者时，必须相应地关注限制前臂旋前的旋前方肌的挛缩。

股骨粗隆间骨折

股骨粗隆间骨折发生在位于大转子和小转子之间的线上。这些骨折最常发生于老年人，通常是跌倒的结果。这种特殊类型骨折的治疗目标应该是尽快使患者恢复到受伤前的状态。手术干预的潜在好处包括快速松解、易于护理、缩短住院时间、降低死亡率和重建功能。

稳定的股骨粗隆间骨折的最好治疗仍然是用滑动螺钉。不稳定的股骨粗隆间骨折的治疗仍有一定争议，但是往往需要使用头端髓内钉。如果有可能，手术应在前 48h 内进行。外科手术的成功在很大程度上取决于：①骨质量；②骨折模式；③复位的准确性；④内固定的充分性。

股骨粗隆间骨折后康复的主要目标是使患者能够行走，特别是他们在受伤前是可走动的。手术结束后，应立即开始使患者运动。一旦最初的疼痛消退，患者可以安全地与物理治疗师合作，就要鼓励 ROM 训练。建议在关节各个方向进行 ROM 训练，以防止使移动更困难的屈曲挛缩和内收挛缩。使患者控制受伤肢体达到一定水平是至关重要的，这样有利于在床上有足够的活动能力，防止和 / 或减少压疮的发生、允许独立地进出床的转移，以及促进负重的开始和重建步行功能。在所有的康复阶段，平衡和协调指导都应同时进行。

通常情况下，患者应在手术后的第 2 天离床并转移到椅子上。对于股骨粗隆间骨折，部分负重往往是有必要的。负重状态是由手术时复位的准确性和稳定性、骨质量、病前状态和大脑灵敏度决定的。没有足够的能力来管理部分负重或没有足够的清晰易懂地理解治疗师指示的患者，可能仅限于轮椅和 / 或预步态的活动，如坐站的转移和重心转移的静态站立，直到他们更强或直到骨折已经愈合到足够允许充分的负重。患肢的步态性早期辅助摆动（滑动）训练，将来可能有助于促进适当的负重和恢复功能性步态。通过以下方法可以锻炼得到：患者站在双杠或助行器中，简单摆动患腿的脚向前和向后，或提高患腿越过一个较低的障碍（棍棒、杯子或锥形桶），这个障碍物要放置在患者面前的地板上。

髋关节外展肌群肌力训练逐渐减少髋部骨折后常见的 Trendelenburg 步态模式。使用 PREs，从站立的外展或仰卧位下使用滑板开始。随着力量的增加，患者被要求在侧卧位进行训练，从而在抗重力下进行外展。合并有肌肉骨骼和心血管疾患可能需要调整体位。一旦可以进行 20~30 次重复，就可以逐渐增加阻力。加强髋关节屈肌、伸肌、旋转和内收肌群的力量训练也是很重要的，从而确保能够恢复肌肉力量、柔韧性和耐力，以利于步态的改进。

骨折愈合完成后和康复完成后，最终结果偶尔是行动不便。患者的适应可能包括必须接受长期使用拐杖或助行器来保持平衡，减少与步态中与外展肌力弱有关的 Trendelenburg 步态，并增加患者的信心、安全和行动能力。股骨粗隆间骨折的患者在出院回家前应独立转移和步行。如果做不到这一点，可能有必要将其安置在有辅助看护的养老院或护理院。

股骨颈骨折

股骨颈骨折最常发生在生命的第 8 个 10 年，是由于骨质疏松或骨软化的骨变弱引起。最常见的损伤机制要么是对大转子造成直接冲击的跌倒，要么是下肢被暴力迫使向外旋转。如果骨折移位，通常股骨头近端的动脉供应中断，从而形成利于不愈合或缺血性坏死发展的环境。

老年患者的非移位或受外翻冲击的骨折可以通过使用空心螺钉经皮穿针固定来治疗。移位骨折最好用骨水泥柄进行半关节置换术来处理。如今，有一种建议，对于功能较好的老年患者来说，全髋关节置换术可能比简单的半髋关节置换术更有利。

如果在进行半髋关节置换术或全髋关节置换术时使用后路进入，则在前几周必须谨慎地使用，以防止髋关节脱位（见第 21 章）。脱位可能发生于髋关节过度屈曲、内收和内旋的复合动作。在术后早期避免这种体位是当务之急。当患者穿长袜和鞋子，躺在床上，从椅子或躺椅上坐起或站起来时，也必须采取安全措施。在假体稳定性受到质疑的情况下，防止内收的枕头是非常有帮助的。还应该指示患者坐在一个靠背的椅子上，使髋关节屈曲不超过 90°。在大多数情况下，当插入假体时，就提示可开展渐进性负重计划。

最近的研究表明，治疗师与医疗小组合作，可以更好地解决股颈骨折患者的一些可识别的变化。

股骨髁上骨折

股骨远端的髁上区域经常被骨质疏松症削弱，因此即使是低能力量也会产生复杂的骨折模式。由此造成的往往是粉碎性、移位和关节内的骨折，使治疗相当困难。许多年前的治疗包括牵引和石膏固定，不幸的是，这往往导致关节活动的减少。如今，内固定技术（髓内钉或钢板固定）已经发展起来，可以对股骨远端进行解剖重建，获得更坚固的内固定和使患者更早地活动，从而提高 ROM 和功能。非手术治疗的适应证包括非移位骨折、非手术患者的骨折以及患者不可活动的骨折。

如果在手术时实现了坚固的内固定，持续被动运动器械的使用往往被证明是相当有帮助的。这样促进了运动的增加，减少术后肿胀，并减少股四头肌粘连的发生率。在前 6 周，如果内固定是稳固的，才允许使用助行器进行部分负重。在 6 周的时候，如果存在影像学上愈合的证据，就可以将负重增加到可耐受的程度。外部支持下的完全负重往往是不可能的，要等到第 12 周才可以。在没有达到稳定固定的情况下，用石膏提供额外的支持可能是有必要的。

支配运动控制、协调训练、肌力训练和近端股骨骨折的适应的原则，同样适用于股骨远端骨折。此外，需要注意下肢远端的疼痛、无力和 ROM 减少。治疗师应意识到并积极主动地管理任何患者的负重限制和行动不便，这些问题可以是下肢骨折和手术引起的 DVT 或肺栓塞（pulmonary emboli，PE）的结果。虽然 Homan 体征只是治疗师可以用来评估 DVT 的一个工具，但是他们需要意识到该测试的敏感性很低(＜50%)，并且需要熟悉患者评估和监测的其他方法。

胫骨平台骨折

胫骨平台骨折（图 25-1）涉及胫骨关节近端表面。骨折的类型差别很大。有时相关的软组织损伤可能是相当严重的。在老年人中，往往低能量的损伤机制会产生这样的骨折。治疗的目标应该是实现准确的复位，如果有可能的话，应该制定早期的 ROM 训练。延迟负重往往是必要的，可以防止骨折部位的塌陷。

对于能抵抗内翻和外翻应力的胫骨近端非移位骨折，非手术治疗是合适的。这种治疗被证明对不可移动或病情不稳定的个体是必要的。最初，使用一个铰链膝支具，使膝关节被锁定在伸展位。受伤后约 2 周，如果个体的临床情况允许，应该调整支具以允许早期温和的 ROM 训练。负重必须推迟到 6~12 周，这取决于粉碎量和影像学愈合的速度。

当 X 线片显示关节偏离 2mm 或更大时，通常会进行手术干预。手术的目标是恢复骨的解剖，实现骨和软组织愈合且没有并发症，并提供足够的固定，允许早期关节运动。如果觉得合适，早期关节 ROM 应尽早启动，以尽量减少术后僵硬。通常情况下，对于一个明显的干骺端的缺陷，额外的骨移植很可能是必要的。与非移位骨折一样，负重很可能会延迟 6~12 周。

胫骨平台骨折的并发症包括不愈合、延迟愈合、愈合不良、创伤后关节炎、DVT、术后感染和活动减少。康复应强调疼痛控制，恢复 ROM 和肌力，并恢复到受伤前状态。同样，对于所有创伤性下肢骨折导致的行动不便和负重受限，治疗师都需要敏锐地意识到 DVT 和 / 或 PE 的体征或症状。

脊柱压缩性骨折

与老年人的其他骨折一样，骨质疏松在椎体压缩性骨折中起着主要的作用。椎体压缩性骨折是最常见的骨质疏松性骨折，其发病率预计会随着婴儿潮一代的人口老龄化而增加。这

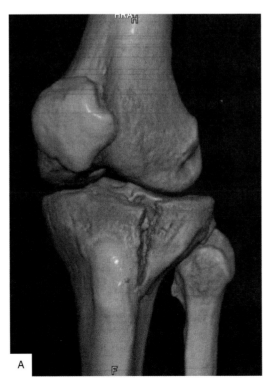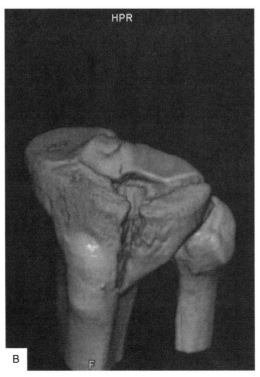

图 25-1 A.CT 显示胫骨平台外侧骨折的分离成分。B. 同一检查显示胫骨平台外侧明显凹陷

些骨折在女性中比男性中更常见，虽然往往是跌倒时臀部着地造成的，但是这些骨折可能是通过运动自发的，是患者骨质疏松的最初体征。

最初的非手术治疗包括适当的活动改变，采取温和的镇痛和支具固定。一旦疼痛开始消退，就鼓励患者开始运动（见第18章和第60章）。物理治疗应注重加强患者对安全、姿势、转移、日常生活活动表现和行走的认识。注意避免强烈的屈曲，因为这往往重复了损伤的机制。温和的伸展和躯干的锻炼是有用的，可保持患者的活动性。姿势运动应包括肩关节和肩胛骨的活动，以确保全面的肌力训练和脊柱稳定。有时佩戴腰椎或胸腰椎支具可能是有帮助的。

对于脊柱后凸畸形所致的神经损伤的患者，手术治疗可能是需要的。治疗方案包括椎体成形术或椎体后凸成形术，以及开放性手术。

总　结

婴儿潮一代的人口老龄化，加上预期寿命的延长，肯定会导致老年人口肌肉骨骼损伤的增加。随着时间的推移，优秀和高效的骨科治疗将变得更加重要。这种治疗将使患者能够达到尽可能高的功能、满意度、舒适性和生活质量。

（林武剑）

原文参考

American Academy of Orthopedic Surgeons. 2011 www.aaos.org

Bergen G, Chen L, Warner M, et al. 2008 Injury in the United States: 2007 Chartbook. National Center for Health Statistics, Hyattsville, MD

Brunner F, Sommer C, Bohrs C, et al. 2009 Open reduction and internal fixation of proximal humerus fractures using a proximal humeral locked plate: a prospective multicenter analysis. J Orthop Trauma, 23(3):163–172

Bucholz RW, Heckman JD, Court-Brown CM, et al. 2009 Rockwood and Green's Fractures in Adults, 2 vols. Lippincott, Williams & Wilkins, Philadelphia, PA

CDC (Centers for Disease Control and Prevention). 2010 Older adult falls data and statistics. www.cdc.gov/homeandrecreationalsafety/Falls/data.html

Dirckx JH (ed). 2001 Stedman's Concise Medical Dictionary for the Health Profession, 4th edn. Lippincott, Williams & Wilkins, Philadelphia, PA

Flynn J.2011 Orthopedic Knowledge Update 10. American Academy of Orthopedic Surgeons, Rosemont, IL

Gronhagen CM, Abbaszaden H, Revay SA, et al. 2007 Medium term results after primary hemi-arthroplasty for comminuted proximal humerus fractures: a study of 46 patients followed up for an average of 4.4 years. J Shoulder Elbow Surg. 16(6):766–773

Hopkins JT, Ingersoll CD. 2000 Arthrogenic muscle inhibition: a limiting factor in joint rehabilitation. J Sport Rehabil. 9(2):135–159

Hsu J, Michael J, Fisk J. 2008 AAOS Atlas of Orthoses and Assisted Devices, 4th edn. Mosby/Elsevier, Philadelphia PA

Kagaya H, Shimada Y. 2007 Treatment and rehabilitation after hip fracture in the elderly. Crit Rev Phys Rehabil Med. 19(2):97–113

Lim LS, Horksene LJ, Sherin KA. 2009 CPM prevention practice committee: screening for osteoporosis in the adult US population: ACPM position statement on preventative practice. AM Prev Med. 36(4):366–375

Lippuner K, Hauselmann HJ, Szucs TD. 2005 A model on osteoporosis impact in Switzerland 2000–2020. Osteoporosis Int. 16(6):659–671

Martin M. 2012 Working with Osteoporosis and Osteopenia: Part A. MelioGuide. MedBridge Education. www.medbridge.com

Moran CG, Wenn RT. 2005 Early mortality after hip fracture: is delay before surgery important? J Bone Joint Surg.87(3):483–489

Olofsson B, Lundstrom M, Borssen B, et al. 2005 Delerium is associated with poor rehabilitation outcome in elderly patients treated for femoral neck fractures. Scand J Caring Sci. 19(2):119–127

Riddle D, Wells P.2004 Diagnosis of lower-extremity deep vein thrombosis in outpatients. Phys Ther.84:729–735

Sinaki M. 2003 Critical appraisal of physical rehabilitation measures after osteoporotic vertebral fracture. Osteoporos Int.14:773–779

Smith D, Brou K, Henry M. 2004 Early active rehabilitation for operatively stabilized distal radius fractures. J Hand Ther. 17:43–49

WHO (World Health Organization).2003 Prevention and management of osteoporosis.WHO, Geneva, Technical Report Series No.921

Withrow P, Stoecker J, Stevens K, et al. 2010 Non-operative management of a patient with a two-part minimally displaced proximal humerus fracture: a case report. Physiother Theory Pract. 26(2):120–133

第 3 部分

神经肌肉与神经系统疾病

第 26 章

神经创伤

DENNIS W. KLIMA

本章内容

概　述

　　老年康复的一个关键组成部分包括对患有脑外伤或脊髓损伤（神经性创伤）老年患者的治疗管理。治疗师必须考虑这些损伤对患者的影响有多大，以及老龄化过程中发生的相对应神经变化。脊髓损伤（spinal cord injury，SCI）和脑外伤（traumatic brain injury，TBI）老年患者的管理都要求整合肌肉骨骼、神经肌肉和认知干预方法，来帮助他们有效地完成既定目标。

　　首先必须向患者或家属详细了解病史，确定发病前的功能处于什么水平。随后进行下一步系统检查，确定损伤对身体状态、认知造成的影响。通常会结合传统检查和 TBI 或 SCI 的特异性评估量表对患者进行检查，制定出总结性评价，以及进行适当的康复诊断和预后判断。TBI 和 SCI 患者的康复诊断都受多种因素的影响，如器官系统的年龄相关变化，异位骨化等损伤并发症以及自主神经系统功能障碍。

　　《国际功能、残疾和健康分类模型》（ICF）说明了 TBI 和 SCI 是如何影响老年患者执行功能任务和参与社区相关活动和就业的能力（图26-1）。实施策略性功能活动干预是为了实现身体结构 / 功能、活动和参与领域内的所有既定目标。结果可通过各种工具量表来衡量，包括功能性独立量表（functional independence measure，FIM），为 SCI 和 TBI 患者提供适当的心理测量的支持。

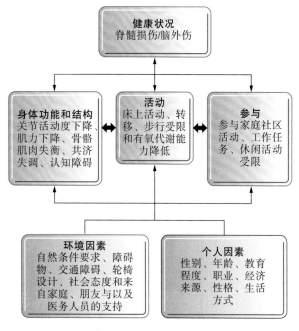

图 26-1　ICF：脊髓损伤与脑外伤

脑外伤

在美国，每年有100多万脑外伤患者，此外在各类外伤导致的死亡原因中，脑外伤占1/3以上。65岁及以上老年人群的跌倒相关事件是造成脑外伤的主要原因。目前80岁以上头部损伤人群住院率继续上升。在全球范围内，脑损伤是引起癫痫的主要原因，1993年世界卫生组织调整了头部损伤的监测标准。

脑外伤后遗症对老年患者来说是毁灭性的，几乎影响到生活质量的每个部分，包括自我照顾、就业和日常休闲活动等。如果对患者的照顾需求超出了家庭可用资源，这类不良预后就要求社会给予患者适当的安置。对于老年患者而言，学习如何预防跌倒对于预防脑外伤是非常重要的。老年人群跌倒有内在因素和外在因素，内在因素包括感觉功能变化或阻碍平衡功能的前庭病变。环境障碍物造成的绊倒或跌倒则属于外在因素。遴选合适的平衡功能，如 Berg 平衡量表（Berg balance scale，BBS）或起立 – 行走计时测试可以帮助筛查那些最有可能跌倒的人群。

头部受伤可能是开放性的，也可能是闭合性的；开放性头部损伤涉及颅骨开放性骨折。创伤导致脑部直接受到撞击称为直接撞击伤。由于反弹效应，颅骨在最初受到撞击后并再次造成损伤称为间接损伤（图 26-2）。患者也可能因为颅骨骨折或血肿诱发其他并发症。颅骨骨折根据损伤的情况，可分为从相对无重要伤害的简单线性骨折到需要进行颅骨成形术的大范围粉碎性骨折等不同分型（图 26-3）。此外，患者还可能会合并有内脏器官损伤，或者伴有脊柱与四肢骨折。患者可因不受控制的颅内压升高或引起癫痫而需要重症监护。

创伤评估最早可使用格拉斯哥昏迷量表（Glasgow Coma Scale，GCS）。该量表由三部分组成，用于评估脑外伤后个体的三部分功能：运动表现、睁眼和言语反应（表 26-1）。13~15 分为轻度损伤，9~12 分为中度损伤，3~8 分为重度损伤。康复团队应了解 GCS 的初始评分和受伤后续情况，以便于任何检查或干预活动调整。患者的功能预后可通过最初的 FIM 评分和 GCS 评分，创伤后记忆功能缺失 – 持续时间来预测。

针对 TBI 老年患者的干预包括认知和神经肌肉损伤的整合策略。脑损伤进入恢复时期后，

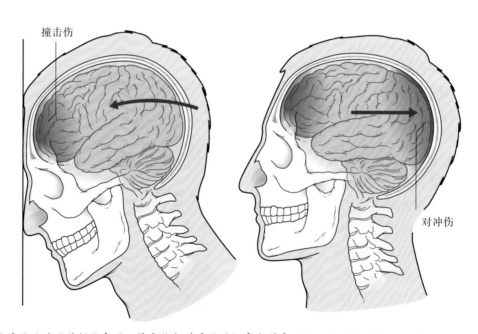

图 26-2　脑外伤后的两种损伤表现：撞击伤与对冲伤（经惠允引自 Klima D 2006 Clients with traumatic brain injury. In: Umphred D，Carlson C（eds）Neurorehabilitation for the Physical Therapist Assistant. Slack，Thorofare，NJ. Illustration by Tim Phelps，CMI.）

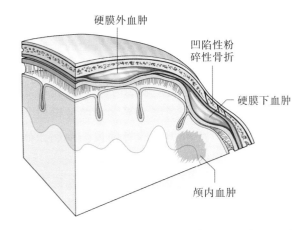

图 26-3　脑外伤后的血肿与颅骨骨折（经惠允引自 Klima D 2006 Clients with traumatic brain injury. In: Umphred D，Carlson C（eds）Neurorehabilitation for the Physical Therapist Assistant. Slack，Thorofare，NJ. Illustration by Tim Phelps，CMI.）

患者可根据与 Rancho Los Amigos 级别相关的行为认知功能进行分类。该分类由八个阶段组成，详细说明了从最低行为反应到接近完全认知恢复的逐步改善（表 26-2）。这个评定方法已广泛用于跟踪患者的功能恢复和住院时间等结果。

第一级至第三级：昏迷出现

　　早期表现为昏迷的急性行为表现。患者可能会从最初表现出无反应的状态发展到表现出各种局部反应，如手部抓握或面部表情痛苦。康复团队成员可以选择标准化昏迷等级评估来跟踪进展情况，如 JFK 昏迷恢复量表 - 修订版。神经行为评估有助于描述区分最低意识状态和植物状态的诊断标准。在这些测评中达到最高评分的患者可以制定更高级的目标和实施干预计划。患者从最低反应状态通过站斜床或站立架逐渐恢复。患者从开始坐位训练逐步增加坐位训练时间。通过各种丰富的感官刺激活动可以设计各种功能性任务。对于老年患者则必须注意充分利用医疗设备监测生命体征的变化，观察重症监护病房长期卧床的不良影响。

第四级：焦虑不安的患者

　　四级描述的是焦躁不安的患者，他们无法从当下环境中体验到丰富的感官体验。处于此阶段的个体倾向于表现出不安、焦虑行为，这

表 26-1　格拉斯哥昏迷量表		
反应		得分
睁眼反应	自动睁眼	4
	呼唤睁眼	3
	疼痛刺激后睁眼	2
	无睁眼反应	1
最佳运动反应		
言语刺激下	遵嘱动作	6
	定位疼痛	5
疼痛刺激下	屈曲回缩	4
	反射性上肢屈曲、下肢伸展性运动	3
	反射性上下肢皆为伸展性运动	2
	无反应	1
最佳言语反应	有条理的谈话	5
	谈话语无伦次、答非所问	4
	只能说一些不适当的单字、词	3
	只能发出无法分辨的声音	2
	无发声反应	1
总计		3~15

表 26-2　Rancho Los Amigos 认知功能评分	
Ⅰ级	没有反应
Ⅱ级	一般反应
Ⅲ级	局部反应
Ⅳ级	烦躁反应
Ⅴ级	错乱反应
Ⅵ级	适当反应
Ⅶ级	自主反应
Ⅷ级	有目的反应

往往会升级为有敌意的爆发。治疗师必须通过安排较短的治疗时间节段来调整治疗活动，可在安静区域以避免感觉过敏。治疗师也应模仿表现出平静的行为，让焦躁的患者感觉到他们有能力控制眼前不安的情况。治疗疗程中避免或尽量最小化在活动中的痛苦或恐惧。可以使用焦虑行为量表评估 TBI 患者的焦虑水平。

第五至第八级：渐进恢复认知

在第五至第八级中，认知恢复从模糊混乱和不恰当的行为阶段发展到最终的适当和有目的行为阶段。不幸的是，严重损伤以及合并有其他并发症的老年患者可能无法完全恢复。此外，认知和神经肌肉的恢复可能并不同步。老年脑外伤康复的首要挑战是专注于将认知和功能训练策略结合起来，有效地引导患者达到最大化的功能独立。认知方面的治疗干预增加了治疗复杂性，需要专业技能来促进心理活动技能的获得和重新融入社区。

TBI 后的认知障碍可能是暂时的，患者表现出较慢的恢复速度，因此需要更多时间来优化任务表现（把任务做得更好）。注意力持续时间下降是明显的，患者需要不断地将注意力转移到指定的任务。功能性技能学习速度降低，适当的时间分配和提示序列必须在治疗期间设计使用以优化技能获取。记忆力下降可能仍是个难题，此外康复医生必须意识到患者在 Rancho continuum 的后期阶段，判断力受损问题也很明显。即便是那些活动功能恢复较好的患者，可能也无法应对突发性事件。

认知干预与功能干预以不同的方式合并。例如，双重任务活动用于评估患者在功能性任务中解决问题的能力。在出现突发性事件时，要求患者做出相应的反应。此外，在早期阶段，通过观察和加强安全策略来整合记忆力训练。患者可能还会面临步态和平衡活动的困难（没有列举活动），因此在出院时应给予患者家属适当的训练和指导，更好的帮助 TBI 患者恢复。

脊髓损伤

据估计，当前美国有 20 万人因脊髓损伤导致活动和参与受限，每年有超过 12000 个新发病例，这其中包括 65 岁及以上人群。全球范围内造成 SCI 的主要原因包括机动车事故、暴力行为和娱乐活动。此外在发展中国家，典型原因包括树木坠落、建筑工地受伤和头部过度负重时造成的脊柱受伤。颈髓损伤常导致四肢瘫（也称为四肢瘫），包含四肢、躯干和盆腔器官的损伤。截瘫一词表示由指定的病变引起的下肢麻痹，发生在颈椎以下，躯干受累程度与病变平面不同相关（表 26-3）。损伤后功能性结果对应于特定功能水平和参照关键肌，老年患者可能也会有类似的脊髓损伤疾病，如椎管肿瘤或椎管狭窄症。

全面的检查可显示老年脊髓损伤患者的所有因 TBI 造成的情况：损伤（身体结构/功能）、活动限制和残疾（参与）。检查策略是针对性的，是美国脊髓损伤协会（ASIA）检查的主要组成部分（图 26-4），包括显示重要平面的关键肌肉。ASIA 损伤量表可将残余肌功能与感觉完整性（表 26-4）相联系，以识别完全或不完全性损伤。全面的肌肉骨骼评估可以确定是否存在未受损的肌肉，以及主要肌肉群在多大程度上能够协助功能活动。准确的关节活动范围（ROM）检查可以识别相关关节的损伤受限程度。感觉检查可以确定那些未受损的、受损的或缺失的皮节区域。最后，全面运动检查可鉴别检测患者执行重要功能活动的能力，如转移、减压、轮椅推进和床上移动任务。有氧能力是通过重要生命体征反应、脉搏血氧测定法和对所有活动的耐受性；此外，对患者呼吸功能的检查应包括对患者呼吸模式、呼吸肌肌力的评估和综合咳嗽的质量。

表 26-3　用于判断脊髓损伤神经平面的关键肌（ASIA）

神经平面	关键肌（群）
C5	屈肘肌（肱二头肌）
C6	伸腕肌（桡侧伸腕长肌和短肌）
C7	伸肘肌（肱三头肌）
C8	中指屈指肌（指深屈肌）
T1	小指展肌
L2	屈髋肌（髂腰肌）
L3	伸膝肌（股四头肌）
L4	踝背伸肌（胫前肌）
L5	伸趾肌（趾长伸肌）
S1	踝趾屈肌（腓肠肌、比目鱼肌）

利用感觉平面确定 C1~C4,T2~L1,S2~S5 节段的神经损伤平面

表 26-4　ASIA 损伤量表

A= 完全损伤。鞍区 S4 ~S5 无任何感觉或运动功能保留

B= 不完全感觉损伤。神经损伤平面以下包括鞍区 S4/S5 无运动但有感觉功能保留（S4/S5 保留有轻触觉、针刺觉或者 DAP），且身体任何一侧运动平面以下无 3 个节段以上的运动功能保留

C= 不完全运动损伤。神经损伤平面以下有运动功能保留，且 NLI 以下超过一半的关键肌肌力 <3 级（0 ~2 级）

D= 不完全运动损伤。神经损伤平面以下有运动功能保留，且 NLI 以下至少有一半以上（一半或更多）的关键肌肌力 ≥ 3 级

E= 正常。使用 ISNCSCI 检查所有节段的感觉和运动功能均正常，且患者既往有神经功能障碍，则 ASIA 分级为 E 级。既往无脊髓损伤者不适于使用 ASIA 评级

ASIA：美国脊髓损伤协会；DAP：肛门深压觉；NLI：神经损伤平面；ISNCSCI：国际脊髓损伤神经生理学分类标准

功能训练

对于患有脊髓损伤的老年人来说，最重要的是向轮椅移动的过渡。在医疗稳定之后，康复中的患者依据其脊髓损伤程度和残余肌肉功能学习轮椅推进技巧。例如，C6 水平以下病变的患者学会手动推轮椅；然而，高位病变可能需要操作电动轮椅。耐力和肌力受损可能会阻碍老年患者顺利地回归家庭和社区，环境和目标可能需要调整。

对于康复医生来说，患有脊髓损伤的老年人面临着重大挑战。通常情况下，由于先前存在的合并症，患者在达到目标功能结果方面速度较慢；相关因素和个人因素加大康复的难度。例如，在 C7 水平或以下受伤的患者可独立完成所有床上运动。然而，老年患者上肢力量不足，要达到既定的结果可能要慢一些。使用床档和其他适应性设备将有助于患者进行有效的换位：从仰卧位到坐位。某些有呼吸道疾病的老年患者无法忍受俯卧位，因此需要适应治疗、锻炼计划和床的移动训练。

患有 SCI 的老年患者的两个主要优先任务是减压和继续加强锻炼计划。在脊髓损伤后老年人更容易受到压力溃疡（压疮）的影响，并应强调持续存在的压力缓解机制。对于损伤超过 C7 水平的人，压力缓解包括将上肢抓握挂钩，加上身体向对侧倾斜。需要更多依赖的患者必须使用变换位置倾斜策略或在轮椅内倾斜动作。C7 水平损伤或更低的患者可结合完整推举动作。压力缓解策略应定时实施，以避免压力性溃疡（压疮）的发展。

SCI 老年患者的治疗性锻炼干预措施包括牵伸和力量活动，关键肌群如四肢瘫的指屈肌和截瘫的躯干伸肌应保持紧绷。然而，腘绳肌的柔韧性能促进转移和更衣活动。考虑上肢每天使用轮椅把手可能多达 3500 次，肩胛带力量在康复中应最大化，以完成正在进行的轮椅推进的任务。截瘫和四肢瘫痪患者主要的肩部肌肉都有参与轮椅推进的推动和倒车过程（表 26-5）。不幸的是，长期患病的老年患者，肩关节反复性损伤或疼痛综合征会严重阻碍轮椅的使用。上肢治疗性运动计划在减少 SCI 患者肩痛发生率方面已取得显著的效果。

表 26-5　脊髓损伤患者驱动轮椅时肩部肌群激活模式

驱动阶段（推进原来的地面接触）	恢复阶段（回到把手）
三角肌前束	三角肌中束
胸大肌	三角肌后束
冈上肌	冈上肌
肩胛下肌（四肢瘫）	肩胛下肌（截瘫）
冈下肌	斜方肌中束
前锯肌	肱三头肌
肱二头肌	

在 SCI 老年患者中，步行问题是多方面的。患者必须具备必要的力量、耐力和控制能力才能佩戴上护具或设备站起来，用适当的步态行走。患者在这些任何方面都可能缺乏足够的要求。在 L3~L5 水平受伤的患者至少需要踝足矫

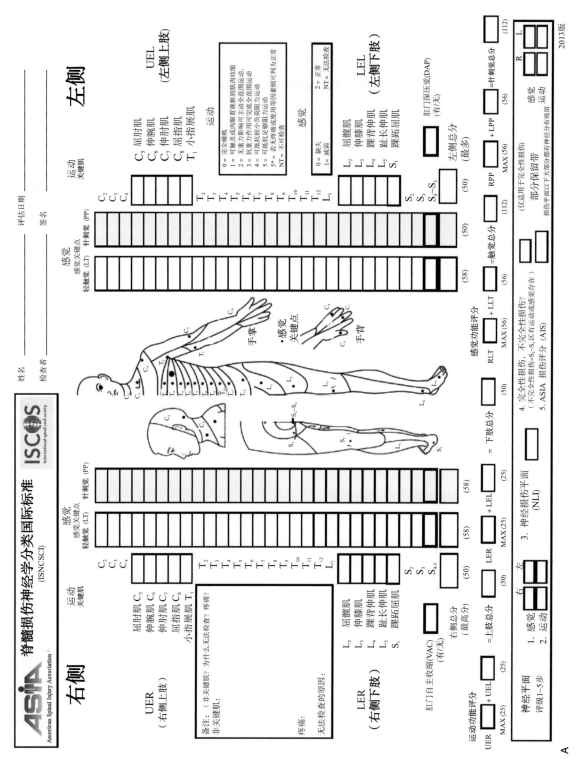

图 26-4 ASIA 检查工具

肌力分级

0 = 完全瘫痪

1 = 可触及或可见的肌肉收缩

2 = 不抗重力可以完成关节全范围活动

3 = 抗重力可以主动完成关节全范围活动

4 = 抗重力可以主动完成关节全范围活动，且可抵抗中等强度的阻力

5 = 肌力正常，抗重力可以完成关节全范围活动，在功能位上可抵抗足够的阻力，尤其是来自他人的外力

5* = 肌力正常，在无其他影响因素（如疼痛或废用）下，可抵抗足够阻力完成关节全范围活动

NT = 无法检查（如：制动，严重疼痛，截肢，关节挛缩，关节挛缩>50%ROM等）

感觉分级

0 = 缺失

1 = 改变，包括感觉减退或过敏感

2 = 正常

NT = 无法检查

非关键肌功能（可选）

可用于判断和区分运动功能 AIS B级和C级

运动	神经平面
肩关节：屈，伸，外展，内收，内旋，外旋 肘关节：旋后	C₅
肘关节：旋前 腕关节：屈	C₆
手指：屈，伸展近端指间关节 拇指：屈，伸展和拇指水平外展	C₇
手指：掌指关节屈曲 拇指：对掌，内收，外展至手掌垂直位	C₈
手指：食指外展	T₁
髋关节：内收	L₂
髋关节：外旋	L₃
髋关节：伸展，外展，内旋 膝关节：屈曲 踝关节：内翻，外翻	L₄
足趾：足跖趾和趾间关节伸展	L₅
踝趾和足趾：近趾趾间关节屈曲，足趾外展 踝趾：内收	S₁

B

ASIA损伤程度分级（AIS）

A = 完全性损伤骶部（S4~S5）无感觉或运动功能保留。

B = 感觉不完全性损伤平面以下，包括骶段（S4~S5）有感觉功能（轻触觉、针刺觉或肛门深压觉）保留，但无运动功能，且身体两侧神经损伤平面以下运动功能保留均不超过3个节段。

C = 运动不完全性损伤神经，损伤平面以下有运动功能保留**，且超过半数关键肌肌力小于3级（0~2级）

D = 运动不完全性损伤，神经损伤平面以下有运动功能保留**，至少半数关键肌肌力大于或等于3级。

E = 正常If ISNCSCI检查各节段感觉和运动功能正常，但之前有神经功能异常病史中可诊为AIS E级。如果没有AIS E级，如果之前检查所有节段感觉和运动功能均无异常，则不做AIS分级。

**若患者被诊为C级或D级，即：运动功能不完全性损伤，则必须有（1）肛门括约肌随意收缩；或者（2）骶部感觉有保留，且运动功能有保留在...且骶部感觉保留，但身体一侧运动损伤平面以下超过3个平面的关键肌运动功能程度（AIS B级或C级）

注意：评定损伤平面以下运动功能残留范围以区别AIS B级或C级时，身体每侧的运动平面都需要评估。当区别AIS C级和D级时，关键肌肌力达3级或以上的比例）时需使用神经损伤平面。

分级步骤

对脊髓损伤分级时推荐以下鉴别程序：

1. 确定身体左右两侧的感觉损伤平面
感觉平面是身体两侧最靠近低水平轻触觉和针刺觉都正常的感觉皮节段。

2. 确定身体左右两侧的运动损伤平面
根据身体所有评估肌力大于或等于3级（仰卧位）的最低关键肌决定，但该节段以上的运动功能须正常。
注：在上一节无可评估肌力的节段区域，运动平面可同感觉平面，但该区域以上的运动功能须正常。

3. 确定神经损伤平面(NLI)
神经损伤平面是指感觉功能正常和具备抗重力功能（肌力大于或等于3级）肌肉的最低神经平面，但近端身体双侧的感觉和运动功能需正常。
NLI是根据1、2两步确定的最高感觉和运动平面。

4. 判断是否为完全性损伤
（是否存在骶部保留？）
如果肛门深压觉和肛门收缩消失，则为完全性损伤。

5. 判断损伤等级：

（是否感觉不完全损伤的患者有肛门随意收缩或运动损伤平面以下有超过3个节段的运动功能保留）

AIS是否为完全损伤？

是 → AIS=A 记录感觉保留ZPP（身体每侧残留的最低皮节和肌节）

否 → 感觉不完全损伤？

是 → AIS=B

否 → 运动功能完全损伤？

是 → 神经损伤平面以下有半数（含）以上的关键肌肌力达3级或以上？

否 → AIS=C / AIS=D

AIS E 用于评估既往有文件资料记录的脊髓损伤恢复至正常功能，如果开始就没有发现神经功能的缺损，则认为该患者神经没有损伤，本表则不适用。

ASiA American Spinal Injury Association

ISCoS International spinal cord society

脊髓损伤神经学分类国际标准

续图 26-4 ASIA 检查工具

形器和上肢辅助装置方可步行。较高的病变需要更广泛的支具。在一项对41例50岁或以上的脊髓损伤患者的研究中，达到行走功能的患者是那些ASIA分级中C级或D级的。目前应该使用体重支持踏车训练和机器人辅助设备的干预措施，和以任务为导向的运动训练相衔接而不是代替，这样才有助于促进有SCI的老年患者踏步和行走。

脊髓损伤与脑外伤患者的常见问题管理

上运动神经元损伤可能会导致老年患者的痉挛，而张力管理则成为一个必不可少的优先事项。改良Ashworth量表用于对高张力肌群进行分级，在对有问题的肌群实施具体干预时更应使用。支具和夹板技术常用来治疗严重的痉挛，治疗师还要注意那些有糖尿病或损害皮肤完整性疾病的老年患者使用支具对其的影响。肌张力过高使用的药物包括使用解痉药，例如利泊酚、地西泮（安定）或直接作用于肌肉组织的药物，如丹曲林钠。

康复团队成员应注意继发于TBI或SCI的异位骨化症（也称为骨化性肌炎）。由于异位骨的形成，导致明显的关节疼痛和ROM限制。治疗师进行运动治疗时应注意所有关节末端的异常感觉。常见受影响的关节包括髋、膝、肩、肘。二磷酸盐在药理学上被用来抑制钙代谢异常。轻度异位骨化不会造成严重功能限制，尽管关节进展为强直会阻碍有效的活动。

对康复专业人员来说，中枢神经系统创伤和自主神经并发症的治疗管理都是优先考虑的。这些情况可能会引发医疗紧急情况。例如脊髓病变超过T6水平的患者可能会有自主神经反射障碍的发作，作为对有害刺激的反应，患者可能经常出现头痛、寒战和大量出汗。引发自主神经反射障碍的事件包括限制性衣物、导尿管打结和粪便嵌塞。治疗师应尽可能识别和消除有害刺激。此外，患者可采取坐姿，以减轻血压危险性地升高。

TBI和SCI患者都应监测直立性低血压的发作情况。下肢瘫痪和卧床时间延长是常见的直立性低血压的诱发因素。老年患者尤其危险，应当预防性逐渐改变体位直至适应垂直位置，患者可以使用倾斜轮椅座椅系统和电动起立床。持续皮肤检查可及早发现不良肿胀或深静脉血栓形成。

神经损伤通常包括周围神经系统的损伤。周围神经损伤常见于跌倒。例如，腋神经损伤是肱骨骨折的一种并发症，骶神经丛损伤和骨盆骨折常见于高速损伤，如机动车事故等。另外，臂丛神经病变也可源于创伤。治疗师必须在检查患者时保持警惕，以确定在检查后最初没有发现的其他周围神经损伤情况。

总 结

综合管理老年患者的神经创伤需要有策略的实施干预措施，以改善功能障碍、活动受限；同时，整合老年患者的病前状态和器官系统中与年龄有关的变化所造成的限制。采用适当的结局指标进行跟踪和预测患者在连续康复过程中的状态。SCI和TBI的常见并发症，如异位骨化症和痉挛，必须承认运动治疗要进行有根据的调整。有效的管理将把目前基于证据的活动纳入治疗计划，并认识到脑损伤或脊髓损伤老年患者的独特需要。

（吴 伟）

原文参考

Alander D, Parker J, Stauffer E 1997 Intermediate-term outcome of cervical spinal cord-injured patients older than 50 years of age. Spine 22(11):1189–1192;

ASIA (American Spinal Injury Association) 2000 International Standards for Neurological and Functional Classifcation of Spinal Cord Injury. American Spinal Injury Association, Chicago, IL;

Berg K, Wood-Dauphine SL, Williams JI et al 1992 Measuring balance in the elderly: validation of an instrument. Can J Public Health 83:S9–11

Bernhard M, Gries A, Kremer P et al 2005 Spinal cord injury (SCI) – prehospital management. Resuscitation 66(2):127–139;

Bhullar IS, Roberts EE, Brown L et al 2010 The effect of

age on blunt traumatic brain-injured patients. Am Surg 76(9):966–968;

Bogner JA, Corrigan JD, Bode RK et al 2000 Rating scale analysis of the Agitated Behavior Scale. J Head Trauma Rehabil 15(1):656–669;

Bohannon RW, Smith MB 1987 Interrater reliability of a modifed Ashworth scale of muscle spasticity. Phys Ther 67:53–54;

Boninger ML, Baldwin M, Cooper RA et al 2000 Manual wheelchair pushrim mechanics and axle position. Arch Phys Med Rehabil 81:608–613;

Brain Injury Association of America 2012. www.biausa.org/Pages/cdc_report.html;

Chen Y, Devivo MJ, Jackson AB 2005 Pressure ulcer prevalence in peo-ple with spinal cord injury: age-period-duration effects. Arch Phys Med Rehabil 86(6):1208–1213;

Corrigan JD, Smith-Knapp K, Granger CV 1997 Validity of the Functional Independence Measure for persons with traumatic brain injury. Arch Phys Med Rehabil 78:828–834;

Dobkin BH, Duncan PW 2012 Should body weight-supported tread-mill training and robotic-assistive steppers for locomotor train-ing trot back to the starting gait? Neurorehabil Neural Repair 26(4):308–317;

Fakhry SM, Trask AL, Waller MA, (Neurotrama Task Force) 2004 Management of brain injured patients by an evidence-based medi-cine protocol improves outcomes and decreases hospital charges. J Trauma 56(3):492–500;

Faul M, Xu L, Wald MM et al 2010 Traumatic Brain Injury in the United States: Emergency Department Visits, Hospitalizations, and Deaths. Centers for Disease Control and Prevention, National Center for Injury Prevention and Control, Atlanta, GA;

Franceschini M, Cerrel Bazo H, Lauretani F et al 2011 Age infuences rehabilitative outcomes in patients with spinal cord injury (SCI). Aging Clin Exp Res 3(3):202–208;

Lee BB, Cripps RA, Fitzharris M et al 2013 The global map for trau-matic spinal cord injury epidemiology: update 2011, global inci-dence rate. Spinal Cord:1–7, doi:10.1038/sc.2012.158;

Mulroy BJ, Farrokhi S, Newsam CJ et al 2004 Effects of spinal cord injury level on the activity of shoulder muscles during wheelchair propulsion: an electromyographic study. Arch Phys Med Rehabil 85:925–934;

Nash MS 2005 Exercise as a health-promoting activity following spinal cord injury. J Neurol Phys Ther 29:87–103;

Pickett TC, Radfar-Baublitz LS, McDonald SD et al 2007 Objectively assessing balance defcits after TBI: role of computerized posturography. J Rehabil Res Dev 44(7):983–990;

Posiadlo D, Richardson S 1991 The Timed 'Up and Go': a test of basic functional mobility for frail elderly persons. J Am Geriatr Soc 39:142–147;

Salter K, McClure JA, Foley NC et al 2011 Community integration following TBI: an examination of community integration measures within the ICF framework. Brain Inj 25(12):1147–1154;

Sandhaug M, Andelic N, Vatne A et al 2010 Functional level during sub-acute rehabilitation after traumatic brain injury: course and predictors of outcome. Brain Inj 24(5):740–747;

Schnakers C, Vanhaudenhuyse A, Giacino J et al 2009 Diagnostic accuracy of the vegetative and minimally conscious state: clinical consensus versus standardized neurobehavioral assessment. BMC Neurol 9:35, doi:10.1186/1471-2377-9-35;

Teasdale G, Jennett B 1974 Assessment of coma and impaired consciousness: a practical scale. Lancet 2:81–84;

Teeter L, Gassaway J, Taylor S et al 2012 Relationship of physical therapy inpatient rehabilitation interventions and patient characteristics to outcomes following spinal cord injury: the SCIRehab project. J Spinal Cord Med 35(6):503–526;

Walker WC, Pickett TC 2007 Motor impairment after severe traumatic brain injury: a longitudinal multicentre study. J Rehabil Res Dev 44(7):975–982;

Williams G, Schnache AG, Morris ME 2012 Self-selected walking speed predicts ability to run following traumatic brain injury. J Head Trauma Rehabil 28(5):379–385;

第27章

脑卒中后的康复

MAUREEN ROMANOW PASCAL，SUSAN BARKER

本章内容

概　述

脑血管意外（CVA），通常指的是脑卒中，是由于脑组织中的血流被阻断而引起的。缺氧的脑组织会受损甚至死亡。根据世界卫生组织（WHO）规定，脑卒中的标准定义是"突发的、局部的（或者有时候是全部的）神经受损，持续时间多于 24h（或者直至死亡），并有一定的血管源性因素"。脑卒中可以是缺血性的或出血性的。缺血性脑卒中是最常见的类型，占脑血管意外的 88%。缺血性脑卒中可以是血栓形成或者是血管栓塞。血栓形成型脑血管意外是由于供应大脑的动脉中形成血栓导致的。血管栓塞型脑血管意外要么发生在大脑内部，要么发生在蛛网膜下腔。大脑内部血管栓塞是脑组织被渗入血引起的结果。蛛网膜下腔血管栓塞是蛛网膜和软脑膜之间的空隙被渗入血引起的结果。

在全球，脑卒中是发达国家中致残的主要原因。按照估计，在全球范围约有 1260 万的脑卒中患者。其中，有约 890 万患者居住在低收入和中等收入国家。非洲和北亚地区的国家集中居住着最多的属于残疾或伤残调整生命年（DALYS）的人群，包括男性和女性。与高收入国家相比，中低收入国家的脑卒中是第二大死亡原因，占总死亡的 85% 以上（图 27-1）。发达国家因脑卒中而导致的死亡率预计将下降，但残疾负担预计将增加。这表明有质量的脑卒中康复有着日益增长的需要，但是更重要的是，要在全球降低脑卒中的发病率。

危险因素

脑卒中的一些危险因素是不可改变的。这些包括年龄、性别、种族、家族史和既往脑卒中或心脏病发作史。年龄超过 55 岁，患 CVA 的风险每 10 年就会翻一番。CVA 在男性中比女性更常见，非洲裔和西班牙裔患 CVA 的风险高于白种人。如果一个人的直系亲属患有 CVA，那么他患 CVA 的风险就会增加。在可改变的 CVA 危险因素中，高血压是最重要的，因为大多数国家约 30% 的成年人患有高血压。患有高血压的患者占所有脑卒中患者的 54%。房颤患者患脑卒中的风险是正常人的 5 倍，但抗凝血药物治疗可以将这一风险降低 2/3。缺乏运动会增加脑卒中的风险，即使是轻微的运动也可以降低这一风险。其他可改变的危险因素包括吸烟或使用其他烟草，低含量水果和蔬菜的饮食，酗酒，超重或肥胖，高胆固醇和吸烟与口服避孕药联合使用。

症状和体征

可能的 CVA 的症状和体征和症状包括面部、手臂和 / 或腿部的无力或感觉改变、头痛、视力变化（视野受损、模糊）、意识混乱、头晕和言语变化。这些体征或症状的发展表明个人应立即就医。其他症状可能包括头痛、头晕或眩晕、癫痫发作或吞咽困难。如果这些症状与虚弱或感觉变化相结合，那么这个人很可能是患了脑卒中。如果脑卒中是缺血性的，血液供应可能会通过溶栓剂恢复，如组织纤溶酶原激活剂；然而，只有在意外发生后的前 3h 内实施这种治疗，才有证据证明其可以改善预后。

诊　断

根据世界卫生组织的脑卒中手册，"脑卒中是一种临床诊断，而不是基于影像学上的发现"。然而，在大多数发达国家，脑卒中的确诊通常是基于 CT 或 MRI 的扫描结果。CT 的使用比 MRI 更为普遍，因为 CT 通常比 MRI 更容易获得，而且更便宜。CT 和 MRI 都可以提供梗死或出血区域的信息。弥散加权 MRI 已被证明在急性缺血性脑卒中的诊断中具有优势，这是决定是否使用溶栓药物的一个重要因素。然而，由于 CT 可以排除掉出血性脑卒中的诊断，可以比 MRI 更快进行、更容易获得，因此 CT 仍是较为常见的成像方式。除了 CT 和 MRI，超声心动图和超声波也可以用来确定导致缺血事件的血块的位置。

预　后

脑卒中后运动功能障碍可能导致长期残疾。运动功能的早期恢复是未来功能改善的一个很好的预后指标。脑卒中后 7d 内恢复主动的肩和手指移动，与手臂功能的良好恢复有关。1 周内腿部力量的恢复是恢复自主行走的一个很好的预测因素。在荷兰进行的一项研究中，Kwakkel 等人发现，在脑卒中后 5 周，物理治疗师和作业治疗师能够准确预测患者卒中后 6 个月的行走能力和手的灵活度。

影像学检查可用于确定脑卒中后的进展。作为预测工具，功能性磁共振成像（fMRI）和经颅磁刺激（TMS）都表现出更为广泛应用的潜力。功能性核磁共振成像可以用来评估执行

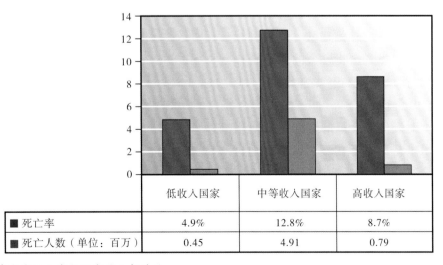

	低收入国家	中等收入国家	高收入国家
■ 死亡率	4.9%	12.8%	8.7%
■ 死亡人数（单位：百万）	0.45	4.91	0.79

图 27-1　脑血管疾病死亡率与国家收入相关性

功能性运动的皮质激活模式。脑卒中后患者使用的模式与恢复程度和康复结局的水平密切相关。那些表现出与对照组相似的激活图的患者（即他们激活左皮质进行右侧运动）损伤较少。表现出病变同侧原发性运动皮质激活，以及双侧补充区激活的患者，通常有更大的损伤和较差的预后。由于 fMRI 的可用性和成本有限，目前还没有得到广泛的应用。

TMS 是一种影像学检查方式，对未来的预后有一定的潜在价值。TMS 可以刺激初级运动皮质，并在外围引起运动反应。目标肌肉中是否存在诱发电位为皮质通路的完整性提供了信息。与 fMRI 类似，这项测试着眼于患者使用大脑中受脑卒中影响最严重一侧的皮质来控制对侧肢体的能力。与 fMRI 一样，利用同侧皮质激发运动功能的能力与改善功能结局相关。fMRI 和 TMS 都是用于测试上肢而不是下肢功能。

脑卒中的严重程度对预后有影响。严重大脑中动脉卒中患者的上肢功能性使用预后较差。如果患者需要更长的时间来获得功能性增益或恢复积极的手部运动，康复的概率就会降低。

影响患者脑卒中后预后的因素还有很多，包括是否存在高血压、糖尿病、超重和肥胖等并发症。认知或知觉受限的存在可能会限制对方向的理解，对患者的动机或对脑卒中缺陷的认识产生负面影响。这些因素都不能排除良好的结局，但它们可能会增加患者在康复过程中显示功能改善的时间。一个可能延长康复时间的具体问题是倾倒综合征，这是一种与脑卒中有关的疾病，影响左右后外侧丘脑。在倾倒综合征或逆行推动中，患者会将过多的体重转移到患侧，导致维持直立的坐立和站位困难。患者感知到垂直能力受损，不尝试纠正错误姿势，拒绝他人纠正。对倾倒综合征的干预包括使用地标或视觉提示来帮助患者在环境中识别垂直方向。倾倒综合征很少在脑卒中后持续超过 6个月，所以虽然康复需要更长时间，但长期的结果往往不会受到很大影响。

影响结局的一种并发症是代谢综合征（见第 46 章）。代谢综合征会增加患糖尿病、心脏病和脑卒中的风险。代谢综合征患者至少具有以下因素之一：腰围粗、甘油三酯高、高密度脂蛋白胆固醇低、胰岛素抵抗和 / 或高血压。Mi 等人最近的一项研究发现，中国代谢综合征患者，尤其是向心性肥胖患者，在首次脑卒中后一年内再次脑卒中的风险更高。这一发现对脑卒中前后患者健康生活方式的教育有一定意义。

另一个影响预后的因素是患者是否有机会参加高质量的康复计划。世界卫生组织和世界脑卒中组织都建议在专门治疗脑卒中的中心提供康复服务。下面将讨论可能用于促进康复的干预措施。

干 预

脑卒中后可能会出现一些损伤和功能受限。偏瘫涉及上肢或下肢，或两者兼而有之，是最常见的损害之一，可能需要作业治疗师和物理治疗师来处理。患者也可能会出现感觉丧失或受脑卒中影响而感觉改变的部位。其他常见的损害包括平衡感下降，感觉、视觉和知觉障碍，认知能力障碍，沟通能力障碍，协调性下降，张力和痉挛增加，运动控制变差等。功能受限通常包括床上活动能力下降、转移、步态和日常生活活动（ADLs），尤其是那些通常是双手的活动，如穿衣和洗澡。身体结构或功能方面可能存在的各种损伤、活动受限和参与受限，这是团队疗法对康复疗法至关重要的原因，团队疗法包括物理和作业治疗师、语言病理学家、医生、护士和其他医疗职业。

脑卒中后瘫痪的发生与脑卒中后发生的几种结构和生理变化有关，包括肌纤维数量减少、肌纤维类型和肌肉募集模式改变、周围神经传导速度降低。其功能结局是产生足够肌肉力量的能力下降。

脑卒中后机体功能的改善对生活质量起着重要作用。Duncan 等研究了脑卒中患者的生活质量，发现体能的下降对脑卒中后的生活质量影响最大。手功能丧失被认为是最严重的致残。

脑卒中后康复治疗中最常用的治疗手段之一是 Bobath 方法，即神经发育疗法。这种方法侧重于鼓励或促进正常运动和抑制不正常的运动模式。Bobath 方法的优点是，许多治疗技术被设计成为了鼓励增加功能性活动，治疗通常在功能位置进行。许多使用 Bobath 方法的经验丰富的治疗师在功能性活动中应用运动学习原理和技巧。这种方法的另一个优点是，它可以用最少的设备来完成，这使它成为资源有限的治疗师的一个很好的选择。Bobath 方法已经发展到不再关注正常运动的重新获得，而是更多地关注在功能性任务中使用问题解决策略，专注于鼓励姿势控制。尽管被广泛使用，目前没有证据表明 Bobath 方法比其他方法更有效地用于脑卒中恢复的治疗。相反，也没有证据表明它是一种无效的方法。由于所涉及的训练以及 Bobath 方法可能采用的各种技术，研究人员发现很难对这种方法进行对照研究。

其他常用的脑卒中干预方法包括本体感觉神经肌肉促进术，以及由 Brunnstrom、Rood、Johnstone 和 Ayres 设计发展形成的干预技术。与 Bobath 方法一样，这些策略的有效性或无效性并没有得到控制性研究的支持。与 Bobath 技术类似，这些干预措施可以用很少的设备进行。

现在人们普遍认为，脑卒中的康复必须设计成最大限度地利用神经可塑性来试图恢复神经系统。促进神经可塑性和康复的一个重要因素是使康复活动突出、具有特异性和功能性。这些活动需要有足够的强度和重复来促进学习。任务导向疗法是基于学习是面向目标的这一概念。虽然面向任务的方法不排除动手操作，但它确实意味着患者参与了任务的一些探索，包括反复试验。任务导向型技术的一种具体方法是运动再学习方案。挪威的一项研究表明，这种方法可以有效地改善急性脑卒中患者的运动功能和 ADLs 的表现。

由于脑卒中导致的瘫痪与功能障碍有关，肌力训练是脑卒中后康复中可能适用的一种干预措施。多项研究表明，在同时参加肌力训练和任务导向功能训练的患者中，功能得到了改善。肌力训练和增强痉挛之间似乎没有联系。

脑卒中康复常用的物理因子治疗包括功能性电刺激（FES）和神经肌肉电刺激（NMES）。最近，FES 用于下肢的一项创新是一种神经假体，一种患者佩戴的设备，用来代替踝足矫形器或手夹板。该装置结合了 FES，以促进功能活动期间肌肉在适当的时机收缩。在下肢，它被设计为刺激步态摆动期的踝关节背屈肌群，以帮助减少或消除足下垂。一些下肢神经假体也可以在站立结束时刺激踝关节跖屈肌，以改善推离。目前使用 FES 增加下肢肌肉力量和 NMES 增加上肢肌肉力量的证据有限。有强有力的证据支持使用 NMES 减少盂肱关节向下半脱位，增加肩外部旋转的被动运动范围。

一些新干预措施是为发病后有特定性受损或功能受限的脑卒中患者康复而开发发展起来的。其中一种是强制性运动疗法（CIT），也称为强制性诱导运动疗法。这种干预的目标是偏瘫侧的上肢。一种约束装置，如吊索或手套适用于较强的上肢，以促进更多的使用受影响的手臂。当前的方案要求"在功能活动中受影响的手臂越多，在训练练习中形成的任务越多，受影响较小的手臂的约束达到醒着时间的 90% 的目标"。对于那些腕关节和手指伸展能力受影响的患者，该方案是最成功的。对于只能产生少量主动运动的患者则成功概率较低，尽管仍有改善的可能。Wolf 等证实 CIT 可以促进脑卒中发病 1 年患者手部功能的恢复。

一种专门针对步行能力的干预是减重的跑步机训练（BWS-TT）。在这种干预中，通过使用吊索连接到一个超过头部的吊带可减除一部分患者的体重。然后在跑步机上帮助患者进行步态训练。几项随机对照试验结果表明，BWS-TT 有助于提高步行耐力和步态速度。目前的证据并不支持使用这种方法来提高行走能力或姿势控制，除非使用专门的分带跑步机。相比之下，在没有体重支撑的跑步机上进行步态训练已经被证明可以提高行走能力。

目前正在研究的一些干预措施使用先进技术帮助减少脑卒中后的受损和功能受限。其中包括利用机器人训练来改善步态、上肢运动控制训练和虚拟现实训练。一些干预措施，如镜像疗法和水疗法，需要较简单的技术和最近的研究支持他们的使用。随着这些领域的研究不断深入，它们很可能成为当前物理治疗实践中有潜力的方法。

总　结

脑卒中是一个全球性的问题，可导致多种损伤和功能受限。提高医疗卫生水平和公众对减少危险因素的重要性的认识，可能有助于降低这种疾病的发病率和严重程度，并减轻这种非传染性疾病的全球负担。目前有许多类型的物理治疗方法用于提高脑卒中后患者的功能能力。在这一领域需要更多的随机对照临床研究，以便帮助治疗师在知情的情况下决定哪些干预措施最适合他们在工作中遇到的患者。

（关　伟）

原文参考

Calautti C, Jean-Claude B 2003 Functional recovery after stroke in adults. Stroke 34:1553–1575

Canning CG, Ada L, Adams R et al 2004 Loss of strength contributes more to physical disability after a stroke than loss of dexterity. Clin Rehabil 18:300–308

Carey JR, Kimberley TJ, Lewis SM et al 2002 Analysis of fMRI and fnger tracking training in subject with chronic stroke. Brain 125:773–778

Chon SC, Oh DW, Shim JH 2009 Watsu approach for improving spas-ticity and ambulatory function in hemiparetic patients with stroke. Physiother Res Intern 14(2):128–136

Clark WM, Wissman S, Albers GW et al 1999 Recombinant tissue-type plasminogen activator (altepase) for ischemic stroke 3 to 5 hours after symptom onset. JAMA 282(21):2019–2026

Deutsch JE, Merians AS, Adamovich S et al 2004 Development and application of virtual reality technology to improve hand use and gait of individuals post stroke. Restor Neurol Neurosci 22:371–386

Duncan PW, Bode RK, Min Lai S et al 2003 Rasch analysis of a new stroke-specifc outcome scale: the Stroke Impact Scale. Arch Phys Med Rehabil 84(7):950–963

Edlow JA 2011 Evidence-based guideline: the role of diffusion and perfusion MRI for the diagnosis of acute ischemic stroke: report of the therapeutics and technology subcommittee of the American ;Academy of Neurology. Neurology 76:2036–2038

Embrey DG, Holtz SL, Alon G et al 2010 Functional electrical stimula-tion to dorsifexors and plantar fexors during gait to improve walking in adults with chronic hemiplegia. Arch Phys Med Rehabil 91:687–696

Etgen T, Grafn von Einsiedel H, Rottinger M et al 2004 Detection of acute brainstem infarction by using DWI/MRI. Eur Neurol 3(52):145–150

Ferrante S, Pedrocchi A, Ferrigno G et al 2008 Cycling induced by functional electrical stimulation improves the muscular strength and the motor control of individuals with post-acute stroke. Eur J Phys Rehabil Med 44:159–167

Forrester LW, Wheaton LA, Luft AR 2008 Exercise-mediated locomotor recovery and lower-limb neuroplasticity after stroke. J Rehabil Res Devel 45(2):205–220

Frick EM, Alberts JL 2006 Combined use of repetitive task practice and an assistive robotic device in a patient with subacute stroke. Phys Ther 86(10):1378–1386

Goodman CC, Fuller K 2009 Pathology: Implications for the Physical Therapist, 3rd edn. WB Saunders, St Louis, MO Gordon J 2000 Assumptions underlying physical therapy intervention: theoretical and historical perspectives. In: Carr J, Shepherd R, Gaithersburg MD (eds) Movement science: foundations for physical therapy in rehabilitation. Aspen Publishers Inc., New York Gunaratne PS 2012 Stroke Care. S Godage & Brothers (Pvt) Ltd, Colombo, Sri Lanka Hachinski V, Donnan GA, Gorelick PB et al 2010 Stroke: working toward a prioritized world agenda. Int J Stroke 5(4):238–256

Hesse S 2004 Recovery of gait and other motor functions after stroke: novel physical and pharmacological treatment strategies. Restor Neurol Neurosci 22:359–369

Huseyinsinoglu BE, Ozdincler AR, Krespi Y 2012 Bobath concept versus constraint–induced movement therapy to improve arm functional recovery in stroke patients: a randomized controlled trial. Clin Rehabil 26(8):705–715

Jørgensen JR, Bech-Pedersen DT, Zeeman P et al 2010 Effect of intensive outpatient physical training on gait performance and cardiovascular health in people with hemiparesis after stroke. Phys Ther 90:527–537

Karnath H-O, Broetz D 2003 Understanding and treating 'pusher syndrome'. Phys Ther 83:1119–1125

Kidwell CS, Chalela JA, Saver JL et al 2004 Comparison of MRI and CT for detection of acute intracerebral hemorrhage. JAMA 292(15):1823–1830

Kleim JA, Jones TA 2008 Principles of experience-dependent neural plasticity: implications for rehabilitation after brain damage. J Speech Lang Hearing Res 51:S225–S239

Kwakkel G, van Dijk GM, Wagenaar RC 2000 Accuracy of physical and occupational therapists' early predictions of recovery after severe middle cerebral artery stroke. Clin Rehabil 14:28–41

Kwiatkowski TG, Libman RB, Frankel M et al 1999 Effects of tissue plasminogen activator for acute ischemic stroke at one year. N Engl J Med 340:1781–1787

Langhammer B, Stanghalle JK 2000 Bobath or motor relearning programme? A comparison of two different approaches of physiotherapy in stroke rehabilitation: a randomized controlled study. Clin Rehabil 14:361–369

Lawes CMM, Vander Hoorn S, Rodgers A 2008 Global burden of blood-pressure-related disease, 2001. Lancet 371:1513–1516

Lennon S, Ashburn A 2000 The Bobath concept in stroke rehabilitation: a focus group study of the experienced physiotherapist's perspective. Disabil Rehabil 22(15):665–674

Lin K-C, Chung H-Y, Wu C-Y et al 2010 Constraint-induced therapy versus control intervention in patients with stroke: a functional magnetic resonance imaging study. Am J Phys Med Rehabil 89:177–185

Lindquist ARR, Prado CL, Barros RML et al 2007 Gait training combining partial body-weight support, a treadmill, and functional electrical stimulation: effects on poststroke gait. Phys Ther 87:1144–1154

Luft AR, Macko RF, Forrester LW et al 2008 Treadmill exercise activates subcortical neural networks and improves walking after stroke. Stroke 39:3341–3350

Lum PS, Burgur CG, Shor PC et al 2002 Robot-assisted movement training compared with conventional therapy techniques for the rehabilitation of upper-limb motor function after stroke. Arch Phys Med Rehabil 83(7):952–959

McCain KJ, Smith PS 2007 Locomotor treadmill training with bodyweight support prior to over-ground gait: promoting symmetrical gait in a subject with acute stroke. Top Stroke Rehabil 14(5):18–27

Mackay J, Mensah G 2004 Atlas of heart disease and stroke. WHO Press, Geneva, Switzerland Mark VW, Taub E 2002 Constraint-induced movement therapy for chronic stroke hemiparesis and other disabilities. Restor Neurol Neurosci 22:317–336

Mendis S, Puska P, Norrving Bet al (eds) 2011 Global Atlas on Cardiovascular Disease Prevention and Control. World Health Organization, GenevaMerians AS, Jack D, Boian R et al 2002 Virtual reality-augmented rehabilitation for patients following stroke. Phys Ther 82:898–915

Mesci N, Ozdemir F, Kabayel DD et al 2009 The effects of neuromuscular electrical stimulation on clinical improvement in hemiplegic lower extremity rehabilitation in chronic stroke: a single-blind, randomized, controlled trial. Disabil Rehabil 31(24):2047–2054

Mi D, Zhang L, Wang C et al 2012 Impact of metabolic syndrome on the prognosis of ischemic stroke secondary to intracranial atherosclerosis in Chinese patients. PLoS ONE 7(12):1–5, doi: 10.1371/journal.pone.0051421 (accessed 28 February 2013)

Morris SL, Dodd KJ, Morris ME 2004 Outcomes of progressive resistance strength training following stroke: a systematic review. Clin Rehabil 18:27–39

National Heart, Lung, and Blood Institute 2011 What is metabolic syndrome? Available at: www.nhlbi.nih.gov/health/health-topics/topics/ms/. Accessed February 2013

第 28 章

神经认知障碍

JAMES SIBERSKI

本章内容

概　述

2010 年，全世界有 3600 万人罹患痴呆；到 2030 年人数将增至 6500 万，除非加强干预措施，否则该人数还会继续上升。单就阿尔茨海默病（Alzheimer's disease，AD）而言，无酬劳照护者提供了价值 2100 亿美元的护理；到 2050 年，所有痴呆患者的医疗报销费用总额预计为 11000 亿美元（以 2012 年的美元价值计算）。可以说痴呆的危机已经来临。

当我们讨论被诊断为精神失常患者的康复问题时，需要确定什么是痴呆。2013 年，美国精神病协会出版了最新的诊断和统计手册（diagnostic and statistical manual,DSM），即 DSM 5，用术语"神经认知障碍（neurocognitive disorder，NCD）"取代痴呆一词。同时，DSM 5 把 NCD 划分为三大综合征：谵妄、轻度 NCD 和重度 NCD。

对谵妄提议的修订是：

A. 注意障碍（即注意力的指向、集中、维持和转移能力降低）和环境定向障碍。

B. 这种障碍在短时间内（通常是数小时至数天）出现，标志着相对于基线状态的急剧变化，这种变化不能完全归因于另一种神经认知障碍，而且在一天内严重程度会有波动。

C. 其他的认知域变化，如记忆障碍、定向障碍、言语障碍或感知觉障碍，不能用先前存在的、已确定了的或正在变化的其他神经认知障碍来更好地解释。

D. 标准 A 和 C 中的障碍不能出现在醒觉水平严重低下，如昏迷的情况下。

对轻度神经认知障碍提议的修订是：

A. 有证据显示上述一个或多个认知域的表现水平较前略有下降，其依据是：

①患者本人、有经验的信息提供者或医务人员都认为患者认知功能轻度下降；且②神经认知功能的降低，通常在正式测试或同等临床评估中，其测试结果低于正常范围 1~2 个标准差（即第 3~16 百分位）

B. 认知障碍不足以影响独立性 [即保留工具性日常生活活动（较为复杂的任务，如支付账单或药品管理）]，但为了保持独立性可能需要付出更多的努力，采用补偿策略或调节机制。

C. 认知障碍不仅仅在谵妄状态时发生。

D. 认知障碍不能主要归因于另一种精神障碍（例如重度抑郁障碍、精神分裂症）。

对重度神经认知障碍提议的修订是：

A. 有证据显示上述一个或多个认知域的水平较前明显降低，其依据是：

①患者本人、有经验的信息提供者或医务人员都认为患者认知功能明显下降；

②神经认知功能的降低，通常在正式测试或同等临床评估中，其测试结果低于正常范围 2 个或以上标准差（即第 3 百分位之下）。

B. 认知障碍足以影响独立性 [即至少在工具性日常生活活动上需要帮助（较为复杂的任务，如支付账单或药品管理）]。

C. 认知障碍不仅仅在谵妄状态时发生。

D. 认知障碍不能主要归因于另一种精神障碍（例如重度抑郁障碍、精神分裂症）。

一旦诊断了轻度 NCD 或重度 NCD，医务人员就必须利用下面列出的推荐标准对轻度和重度 NCD 进行病因学分类：

阿尔茨海默病所致神经认知障碍

额颞叶神经认知障碍

路易体神经认知障碍

血管性神经认知障碍

脑外伤所致神经认知障碍

药物引起的神经认知障碍

艾滋病病毒感染所致神经认知障碍

朊病毒病所致神经认知障碍

帕金森病所致神经认知障碍

亨廷顿病所致神经认知障碍

其他疾病所致的神经认知障碍

多重病因所致的重度或轻度神经认知障碍

非特指的神经认知障碍

（DSM5，2012）

许多学者对于 DSM 5 提议的修改意见表示赞同或反对。总而言之，对于专业人员和患者来说，改变总是困难、花费更多和令人困惑的。

专业人员需要逐渐熟悉 DSM5 的 NCD，以便向他们的患者解释这些变化。

更让人感到困惑不解的是，这是阿尔茨海默病协会和美国国家老化研究所（national institute on aging，NIA）时隔 27 年首次修改 AD 分期。近期研究结果显示，AD 的发展经历三个阶段。在临床前期患者没有任何症状的时候大脑就发生了变化，如果没有几十年的话，当大脑开始发生变化的数年间，AD 的早期症状不会明显出现。本章的下一节将详细阐述生活方式的康复。中期又叫轻度认知障碍（mild cognitive impairment，MCI），DSM 5 中未使用这个术语，这最初可能使专业人员感到困惑不解，然后肯定会困扰患者。终末期又叫 AD，以认知减退或痴呆的症状作为标志。阿尔茨海默病协会和 NIA 分期法采用了痴呆术语，但 DSM 5 没有使用该术语，这可能会造成更多的混乱。

神经认知障碍的评估

一项康复方案应该从合格的评估开始，主要目的是获得准确的和早期的诊断。必须首先确定是否有 NCD，或者出现的问题是否是年龄相关的正常变化，或者甚至可能是谵妄，因为治疗策略与 NCD 不同。一旦诊断为 NCD，就必须确定轻度／重度 NCD 的病因，以便启动康复进程。在皮质 NCD 如阿尔茨海默病，患者的执行功能可能正常，尤其是在疾病的早期阶段。在额叶－皮质下 NCD 如路易体所致的 NCD，执行功能就会受损。这些信息对于治疗师可能采用的治疗和康复策略很重要。诊断性检查应包括下列部分：

综合分析病史以了解认知和功能障碍情况；

体格检查和神经系统检查（包括实验室检验和脑成像），以排除 NCD 的可治疗性病因；

药物审核，以了解功能障碍是否由药物所致；

精神状态检查，以支持／排除抑郁或与 AD 有类似症状的其他精神疾病；

认知和神经心理学测试以确定认知功能，此环节可以包括由神经心理学家进行的一系列测试，计算机化的测试或被很多医务人员使用的简易精神状态量表（mini mental status exam，MMSE），或蒙特利尔认知评估量表（Montreal cognitive assessment，MOCA）

较新的检测工具如蒙特利尔认知评估量表（图 28-1），是一种帮助医务人员检测 MCI 的筛查工具，而 MMSE 无法筛选 MCI。蒙特利尔认知评估量表因敏感度增加和对文化及教育偏见的易感性降低，而逐渐获得了可信度。MOCA 用一种简易的评分系统提供了测试多个认知领域的优势，且能免费用于临床（www.mocatest.org）。MOCA 可以探查大脑的所有四个脑叶。MOCA 有多种不同的语言版本，并附有说明和评分标准。

神经认知障碍的康复

认知康复的有效定义是"认知康复（cognitive rehabilitation，CR）旨在通过帮助认知障碍患者减少大脑损伤所致的功能障碍，使其能够达到理想的健康水平"。

不同的临床医务人员如物理治疗师、作业治疗师和护士，通过在患者认知功能减退的任何阶段提供干预来发挥作用，以促进患者参与日常生活活动（activities of daily living，ADLs）和使用交流能力，尽量减少照护者的身心疲惫。关键策略是为患者的包括改良 ADL 在内的任务建立完整的技能，探索新的交流方式的可能性，以及创造安全感和乐趣。与患者交流最明确的方式是采用让人情感上感觉安全的沟通途径，并通过一种能让患者感受到鼓励和支持的有情感的语调建立交流关系。

在患者与照护者和家人互动时被赋予权利，意味着具备个人特性和安全感，能自我做决定是每次交流最重要的结果。如果照护者的目的是对患者的信心和自尊给予支持，那么对医务人员和家人而言，这意味着他们需要逐渐意识到什么适合患者，以及患者在情感上能感受到什么。

NCD 患者所需要的治疗性干预措施迫使治疗师接受超出入门水平的培训。当治疗师或治疗助理对治疗老年认知障碍患者感兴趣时，有必要在动觉接触、沟通交流、程序性学习、神经康复和解决问题技能方面进行高级培训。强调掌握神经康复技术，使患者通过功能锻炼和动觉暗示以强化能力至关重要。治疗师与照护者密切配合，以提高对患者来说很重要的完成日常任务的效力。如果可能的话，应该总是让患者在他们自己的环境中接受治疗，任何新的治疗师都应该由某个与患者有过数月紧密接触的人介绍给患者。

重建生活方式

在开发出能够预防或阻止 NCD 发展进程的药物之前，人们认为改变危险因素是预防 NCD 的基础。为了做到这一点，患者必须重建他们的生活方式。有证据显示，引起心血管疾病的生活方式是导致各种 NCD 发展的因素，尤其是 AD 和血管性疾病所致的 NCD。用于解决肥胖、高胆固醇血症、糖尿病、高血压和吸烟等问题的生活方式康复，可以有效地预防或延缓 NCD 的发展。Gary Small 博士是 UCLA 长寿中心主任，在他的书籍《阿尔茨海默病的预防计划》中提到，预防 AD 的三个最重要的词汇是时机、时机、时机。Small 博士在书中指出：

在某个时间点有效的特殊脑保护疗法，如果我们延后一段时间再用，有效性就会降低。事实上，如果时机不对，一些疗法甚至可能是有害的。使用某种疗法最有效的时间点，可能是在出现明显智力减退症状之前的数年、甚至数十年。

通过重建患者包括改变饮食在内的生活方式，如连续 4 年食用水果和蔬菜，可以减少 44% 的 NCD 患病风险。患者在中年时从事复杂智力活动和 / 或学习新事物，可以降低 48% 的 NCD 患病风险。根据患者开始改变生活方式的时间点，他 / 她可能会有长达 4 年的无症状生活。为了重建生活方式，患者需要获得上述讨论的信息。康复治疗师会有很多机会传递这个信息，在定期检查时向患者和医生传递信息，在为中年患者提供治疗时给物理治疗师、作业

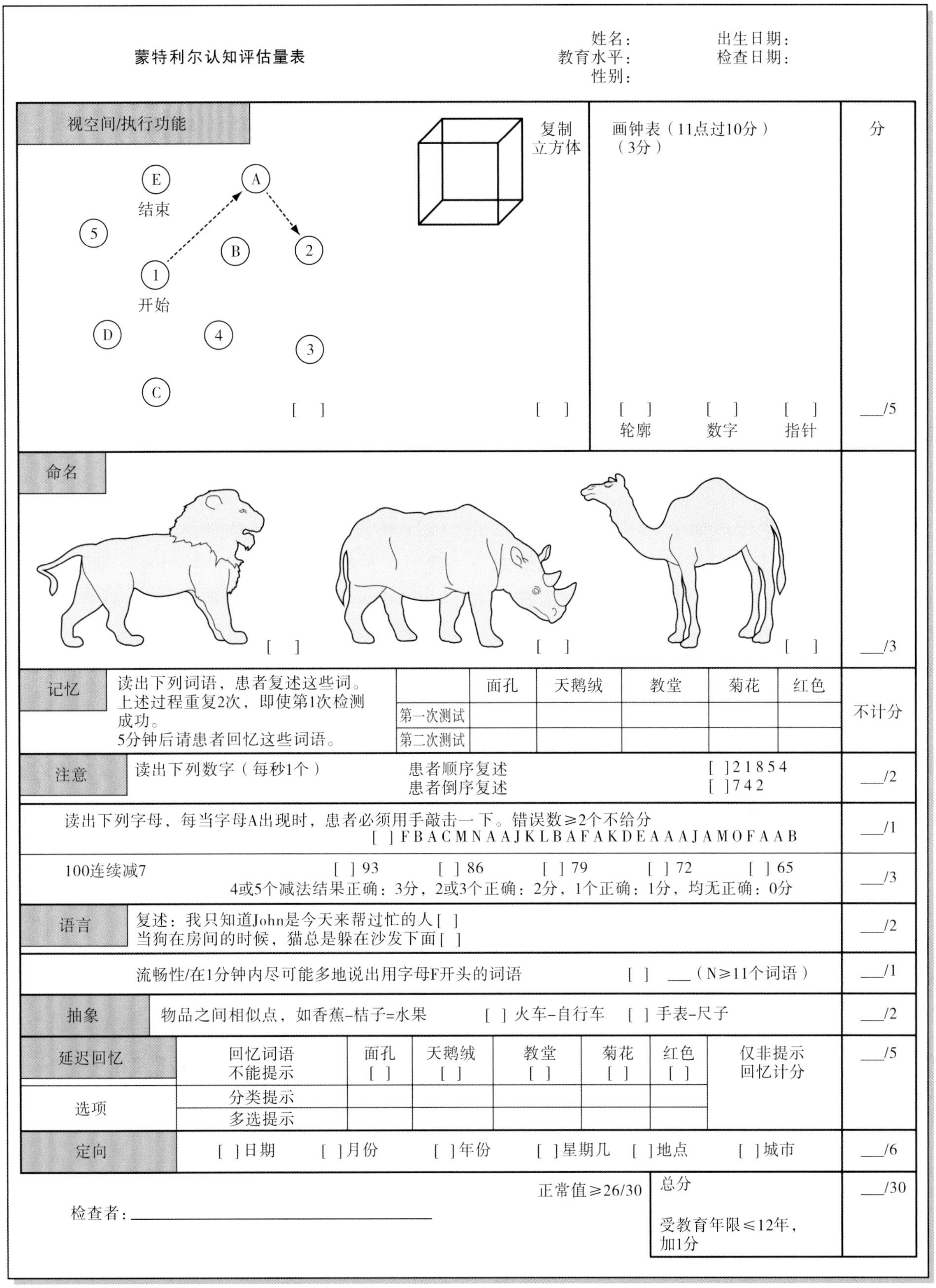

蒙特利尔认知评估量表		姓名：　　　　　　　　出生日期： 教育水平：　　　　　　检查日期： 性别：	

视空间/执行功能

E 结束　　A

5

1 开始　　B　　2

D　　4

C　　3

[ ]

复制立方体

[ ]

画钟表（11点过10分）（3分）

[ ]　　[ ]　　[ ]
轮廓　数字　指针

分

___/5

命名

[ ]　　[ ]　　[ ]　　___/3

记忆	读出下列词语，患者复述这些词。 上述过程重复2次，即使第1次检测成功。 5分钟后请患者回忆这些词语。		面孔	天鹅绒	教堂	菊花	红色	不计分
		第一次测试						
		第二次测试						

注意	读出下列数字（每秒1个）　　患者顺序复述　　[ ] 2 1 8 5 4 　　　　　　　　　　　　患者倒序复述　　[ ] 7 4 2	___/2

读出下列字母，每当字母A出现时，患者必须用手敲击一下。错误数≥2个不给分 [ ] F B A C M N A A J K L B A F A K D E A A A J A M O F A A B	___/1

100连续减7　　　　[ ] 93　　[ ] 86　　[ ] 79　　[ ] 72　　[ ] 65 4或5个减法结果正确：3分，2或3个正确：2分，1个正确：1分，均无正确：0分	___/3

语言	复述：我只知道John是今天来帮过忙的人 [ ] 当狗在房间的时候，猫总是躲在沙发下面 [ ]	___/2

流畅性/在1分钟内尽可能多地说出用字母F开头的词语　　　　[ ] ___（N≥11个词语）	___/1

抽象	物品之间相似点，如香蕉-桔子=水果　　[ ] 火车-自行车　[ ] 手表-尺子	___/2

延迟回忆	回忆词语 不能提示	面孔 [ ]	天鹅绒 [ ]	教堂 [ ]	菊花 [ ]	红色 [ ]	仅非提示 回忆计分	___/5
选项	分类提示							
	多选提示							

定向	[ ]日期　　[ ]月份　　[ ]年份　　[ ]星期几　[ ]地点　　[ ]城市	___/6

检查者：_____	正常值≥26/30	总分 受教育年限≤12年，加1分	___/30

图 28-1　蒙特利尔认知评估量表（MOCA）（www.mocatest.org/）

治疗师、护士等传递信息，还可以在研讨班和专业会议期间向所有康复治疗师传递信息。

生活质量支持

维持每位患者良好生活质量所必需的干预措施分为几个类别，包括治疗过度残疾[1]、减轻患者压力和创造支持性环境。家庭成员往往需要转介到家庭支持小组或接受正规心理咨询，以使他们能应付自己的情感反应（如悲伤和愤怒）。心理咨询通常有助于回答孙辈们提出的问题，这些孙辈可能没有亲眼看见祖父母逐渐衰老的过程，却被介绍给了一个长得像祖父母但完全不认识他们的人。如果能给予患者合适的工具和支持使之在这种情况下感到舒适和安全，孩子们通常很容易接受亲属能力受限的状况。

神经可塑性、神经再生、突触发生

对于 NCD 及其康复，重要的是要认识到大脑在任何年龄都可以发生改变，这被称为神经可塑性。尽管老年人大脑萎缩、改变的能力可能性较小，但仍然存在。为了实现这种变化，他们的认知、感觉和运动活动必须努力地、持续地接受挑战。神经再生是个体产生新的神经元时出现的神经可塑性。对神经再生的治疗性刺激可能对以后的大脑修复产生积极影响，包括对病损大脑的修复。突触发生是神经系统中神经元之间的突触形成，在整个生命周期中持续存在。动物研究显示，丰富环境增加高达 150%~200% 的突触发生。人类研究表明，丰富环境可以促进成年人海马的神经再生。挑战性活动、新的学习和运动都可以修复大脑。有证据表明，学习和其他具有挑战性的活动会促使大脑生长。康复治疗师在使用康复技术时将会利用到神经可塑性、神经再生和突触发生。

康复干预

就提供最佳临床实践而言，康复治疗师始终有义务通过深入研究康复技术、康复治疗和干预措施以尽职尽责。下一步是制定认知康复治疗计划，从以下开始：

- 诊断——即正在接受治疗的 NCD 类型。
- 评估——即确定患者的优势和康复需求。利用优势来满足康复需求，且优先考虑需求。
- 长期和短期目标——这是患者的目标，不是治疗师的目标。患者/家人应该有适当的参与。
- 干预、方法、疗法——即治疗师用来帮助患者实现目标的措施。
- 疗效评估——即目标是否实现，并制定新的目标。如果目标未能实现，要监测治疗进展，以确定是否应继续该目标或以新的目标取代。

治疗方法

目前，有 4 种药物用于多种 NCD 的治疗。这些药物可以减缓 NCD 的进展，特别是对 AD。近期，人们发现安理申（Aricept）对治疗路易体所致 NCD 有效。4 种药物中的 3 种——安理申、艾斯能（Exelon）和加兰他敏（Razadyne），都是胆碱酯酶抑制剂。有研究表明，这些药物可以对患者的日常生活活动产生积极的影响，能改善行为并帮助提升认知功能。根据 NIA 网站介绍，盐酸美金刚（Namenda）即第 4 种药物：

……被用于治疗阿尔茨海默病的症状。盐酸美金刚（盐酸美金刚缓释胶囊）是一类叫作 NMDA 受体拮抗剂的药物，它通过减少大脑的异常活动起作用。盐酸美金刚可以帮助阿尔茨海默病患者更清晰地思考，更容易从事日常活动，但不能治愈疾病，也不能阻止疾病的进展（www.nia.nih.gov/）。

AD 所致的晚期 NCD 患者通常被批准开出一种胆碱酯酶抑制剂处方。当医生为 NCD 患者开出其中的一种药物时，就应当能通过减缓 NCD 的进展来帮助患者康复。

无论是哪种 NCD 诊断，所有表现出记忆问题的患者都应该接受感觉系统的评估。感觉记忆是所有记忆类型中持续时间最短的，可能取决于患者的听力。如果感觉系统不能正常工作，将对记忆和康复预期产生负面影响。需要

译者注：[1] 过度残疾是指一个人的功能受限程度超过损害所造成的客观程度时存在的差异。

进行视觉评估、听力测试等。如果通过评估发现了这些方面的障碍，就应开始尝试修复或改进功能。

治疗师也可以尝试利用残存的情景记忆进行训练，这是一种能使患者记住具有个人意义的事件和经历的长期记忆。目的是在残存的情景记忆基础上，鼓励患者学习重要的新信息或重新学习以前已掌握的信息。

另一种方法是使用程序记忆，即执行技能和任务的记忆。外显记忆是有意识的回忆，而内隐记忆是无意识的。内隐记忆或程序记忆通常比外显记忆强大。使用程序记忆的目的是恢复从事选择性日常生活活动的能力。事实证明，患者通过训练可以学到新的技能。

治疗师也可以为那些额颞叶病变所致 NCD 的功能障碍患者实施行为调整和环境改造。由于此类患者无法克制自己的行为，可能会出现很多功能障碍问题，给自己造成困难，并使家人和同事感到痛苦。

睡　眠

康复治疗师需要评估患者的睡眠模式，并确保患者获得有质量的睡眠。睡眠不足与记忆力、注意力和专注力的下降有关。只有当一个人睡着时，他们的记忆才能得到巩固。通过记忆加固过程，新获得的、不稳定的记忆痕被重新配置为更持久的长期存储形式。康复治疗师需要评估患者的睡眠，一旦发现有问题，就应当尝试去纠正以改善患者的认知功能。有证据显示，睡眠对大脑的突触可塑性有调节作用，老年人睡眠不足会抑制神经再生。老年患者可以出现多种睡眠障碍，如呼吸暂停和不宁腿综合征。

计算机化认知训练项目

目前，探索基于计算机的认知训练项目的工作已取得了很大进展。诸如 Cognifit 和 Posit Science 之类的公司，已开发出分级认知训练以

提高大脑可塑性。这些公司和其他公司开发的项目，在提高认知能力方面已呈现效益。认知训练可能提高冠状动脉搭桥术（coronary artery bypass grafting，CABG）后患者的认知功能。有证据显示，经历了 CABG 术后认知功能下降的老年患者，认知训练可以提高他们的记忆力和注意力。研究结果提示，这种训练方式可以成为一种有用的康复方法。另一项在 65 岁及以上人群中进行的研究表明，相比于对照组，一种利用基于计算机的训练项目配合纸笔的训练方式——整合认知刺激与训练计划（integrated cognitive stimulation and training program，ICSTP），通常在认知和记忆功能得分上取得正性效应。在没有额外治疗的情况下，这些效应可以持续 8 周。参与治疗的轻度和中度认知障碍患者的痴呆评定量表得分的提高有统计学意义。基于计算机的认知训练项目正在不断改进，治疗师需要探索这些项目可以给不同的 NCD 患者提供可能性的范畴。

验证疗法、现实取向疗法、怀旧治疗和再激发治疗

康复治疗师决不能忽略社会心理的群体性治疗，这些治疗旨在保持患者的言语能力，防止因废用等导致的过度残疾。如果我们听任患者的言语功能、参与群体活动、社交等技能衰退，就不可能使认知障碍患者获得最佳的身心健康水平。我们的目标是减少大脑损害造成的功能障碍。有几种疗法可以保持身心健康。当长期护理机构的工作人员使用验证疗法[2]时，可以增加积极的感受，减少消极感受。由于患者的感受不会被忽略，因此也减少了患者的压力。验证疗法通过验证感受的真实性而非针对事实的真实性来达到治疗目的。现实取向疗法帮助患者处理时间、地点和个人问题，一些研究显示该疗法可以减少消极行为并增加自我控制能力。怀旧治疗利用了 NCD 患者相对闲置的长

译者注：[2] 验证疗法是 Naomi Feil 为有认知障碍和痴呆的老年人开发的疗法。基本原则是相互尊重的交流，表明对方的意见得到承认、尊重和听取（无论听者是否实际同意其中的内容），患者受到真正的尊重，他们的感受被视为合理的表达，而不是被边缘化或被排斥。

期记忆。在团队中，同伴可以帮助、鼓励和支持其他成员体验利他行为[3]，患者的言语能力和社交技能由此获得加强和促进。再激发治疗（remotivation therapy，RT）是一种简单的、具有客观性的群体疗法（5个基本步骤），采用诸如鲜花、烹饪、钓鱼等话题努力达到患者人格中未损伤的区域（优势区域），以鼓励他们思考与己有关的现实问题。RT可以用于NCD患者，尤其是AD。该疗法还有助于防止过度残疾，注重能力而非薄弱之处，支持患者想获得的行为，并在言语和非言语层面上激发交流。验证疗法、现实取向疗法、怀旧治疗和再激发治疗均可调节具有较多认知障碍的患者。然而，验证疗法对功能障碍程度最大的患者最为有效。现实取向疗法对那些中度认知障碍患者以及对益智药物反应良好的患者更有益。怀旧治疗对较高至较低功能状态的患者都有效，因为它利用了长期记忆，这些记忆在多数NCD患者中可以保留至病情晚期。虽然再激发治疗适合于中等至较高功能状态的患者，但它也适用于各种各样的不同人群。

运动和认知障碍

运动给大脑提供更多的氧气以改善脑部健康和提高额叶的可塑性，有证据显示，运动还可以增加海马神经元数量。认知障碍患者的康复构成应该包括运动。有规律的运动对成功老化很重要，并且能保护老年人的大脑。为了更好地理解老化和痴呆之间的关系，需要更多的对照研究。然而，临床上可以看到，减少社会参与以及很少或没有适当刺激的患者往往表现出退缩、困惑、躯体攻击性和抑郁。大约20%，也可能高达86%的痴呆患者患有抑郁；然而，在接受社会活动和体力活动（每天步行15~20min）后，患者的行为和认知可能会表现得较为合适。抑郁症是一种可治愈的疾病，在痴呆患者中很常见；这一点很重要，因为抑郁的人，其躯体功能更有可能会下降。正如

Crooks和Geldmacher所倡导的，物理治疗可以减少躯体功能的丧失。

Teri等人对153名住在社区内、诊断为AD的患者进行了随机对照研究。他们的干预措施是对照护者进行有关行为管理、运动支持和鼓励的培训。在第3个月时，接受每周60 min有氧训练、肌力训练、平衡训练和柔韧性训练的运动组，其躯体功能和抑郁测试的得分均显著好于接受常规医疗的对照组。2年后，他们的体能得分仍然显著高于常规医疗组，因行为问题入住专门机构的概率降低了19%~50%。

随着世界老龄化的发展，这3项研究的结论值得进一步思考和研究。每周运动至少3次和女性每周至少步行1.5h的方案，与较好的躯体功能、认知功能以及NCD的延迟发生均有显著的相关性。每天步行少于402.34米（0.25英里）的男性，罹患痴呆的风险是每天步行超过3218.69米（2英里）的男性的1.8倍。

抗胆碱药

NCD患者的康复需要由一位有资格为老年患者开具处方的专业医生进行药物审核。许多抗胆碱药对NCD患者的认知能力有负面影响。这些药物可以治疗眩晕、偏头痛、帕金森病、抑郁症、腹泻、过敏、尿失禁、睡眠问题、精神错乱和其他疾病。常见的抗胆碱药的副作用包括口干、便秘、头痛、精神变化和眩晕。抗胆碱药对中枢神经系统（central nervous system，CNS）的副作用包括镇静、专注力下降、健忘、跌倒、意识模糊和谵妄。抗胆碱能药物可以使轻度和重度NCD患者的记忆障碍恶化，导致记忆障碍、意识模糊和定向障碍、焦虑、幻觉和谵妄的发生率增加。在美国，人们对抗胆碱药的使用非常普遍，74%的居住在养老院的老年痴呆患者服用抗胆碱药。康复治疗师需要对NCD患者服用的抗胆碱药进行评估，是处方药还是非处方药，如泰诺、苯海拉明等。用于治疗各种NCD尤其是AD的胆碱酯酶抑制剂

译者注：[3] 利他行为是替代性而建设性地为他人服务，并且本能地使自己感到满足。

（安理申、艾斯能、加兰他敏），可以对抗抗胆碱药的作用。因此，应避免这种药物组合，因为如果有任何程度的康复预期的话，它都将对 NCD 患者的康复努力造成损害。

个案研究

简要病史

Jack 是一位 77 岁的成功商人，有配偶和几个孩子，他们都关心 Jack 的记忆力。Jack 的记忆力变差已经有一段时间，而且越来越差。Jack 有脑卒中、糖尿病、抑郁症的病史，而且他很容易哭。他听力不好，睡眠差。过去，当他被诊断出 AD 时，他一直在服用安理申和盐酸美金刚，但现在没有服用。他整天坐在椅子里打盹。他仍保留一个办公室，但对工作不感兴趣。在治疗开始时，他会自己早上喝咖啡、吃早餐，但穿衣和其他 ADL 活动需要帮助。

所采取的措施

综合评估（图 28-1）显示他患有血管问题所致的重度 NCD 伴抑郁症。在计算机化认知评估中，Jack 有数个认知域的得分比正常值低了 2 个标准差，言语能力得分高出正常值 1 个标准差，还有 1 个或 2 个其他认知域接近正常。他的抑郁症被评估为严重。有记录的几次脑卒中显示，最近 2 次脑卒中当中的 1 次发生在大脑额叶部位。

治疗计划和结果

所有的医疗问题都获得了解决，并按要求进行了调整。Jack 及其家人都被告知了评估结果，并接受了血管问题所致 NCD 是怎么回事及其转归预期的相关教育。医生与 Jack 及其家人讨论了治疗方案，并向他们介绍了调整药物的情况。抗抑郁药起初以最小剂量逐渐增加，后来再次加量，取得了良好效果。Jack 开始自己穿衣、收拾东西，渴望出去钓鱼，除了会哭泣外，并不显得沮丧和冷漠。Jack 一直是一个容易激动的人，喜欢哽咽而不是号啕大哭。人们认为哭泣与抑郁症无关，而是脑卒中损害所致，尤其是额叶的损害，阻止了抑制哭泣的行为。最终，Jack 参与了一个由一名研究生主持的记忆

医疗项目，每周 2 天，每天 1 小时，为期 6 周。该项目提供了分级计算机化认知训练，配合纸笔书写训练和社交活动。尽管 Jack 声称他不喜欢游戏、拼图和电脑，但他还是不断好转。他从不在项目训练时哭泣，甚至平时哭泣的次数也减少了。Jack 说他很享受这个项目，并一度向其他成员宣称"这是一天当中过得最快的时光"。过去，当 Jack 记不住诸如日期、日常事务清单等事情时经常会感到沮丧。医疗专业人员在他的盥洗室外面安装了一块白色写字板（现实取向）后，Jack 开始每天检查上面的内容，逐渐有导向性，不那么心烦意乱了。他也配合佩戴了 2 只助听器，解决了听觉问题。目前，Jack 一直保持着他或家人都无法想象的独立性。他的生活质量提高了。尽管现在并不完美，也不是 Jack 最想要的水平，但比他最初担心可能出现的状态要好。

该治疗计划的目标是 Jack 必须：

同意全天按时服药以控制医疗和精神疾病，提高生活质量（已达到，需要继续监测）；

每周 2 次参加认知康复项目，以避免过早丧失认知功能（过度残疾），并提高其独立性（已实现，在本项目完成后需要另行安排）；

对他的听力进行评估，必要时佩戴助听器（已实现）；

每天检查白色书写板，以确定他的日程安排，以及为了保持在正轨上需要做的事情（部分完成）。

总　结

NCD 患者的认知康复在目前是可能的。随着"婴儿潮一代"变老并需要更好的认知医疗时，认知康复技术将会获得改善。由于"婴儿潮一代"的人数超过医疗和康复群体的人数之和，以及 AD 所致 NCD 人群的预期增长等原因，医疗和康复界将不堪重负，因此需要大力开展重建生活方式康复。需要有更多的研究来改进技术和干预措施。认知障碍可能是由可以被逆转的暂时性疾病所致，认识到这一点至关重要。

当 NCD 的缺陷不断进展时，其发展分期会影响干预治疗。由于患者家人和照护者的参与至关重要，因此必须优先对他们进行教育。每一种能够增强患者的疗效、促进他们参与自理活动并提高生活质量的改变，都具有极大的价值。从事认知障碍康复工作的康复治疗师都可以欣赏自己做出的贡献，因为这不仅仅是值得的，他们还会发现，就像个案研究中的 Jack 一样，这项工作会成为患者一天当中最快度过的时光。

（朱晓军）

原文参考

Abbott R, White L, Ross G, et al.2004 Walking and dementia in physi- cally capable elderly men. J Am Med Assoc, 292:1447–1453

Alzheimer's Association 2012 Alzheimer's disease facts and figures. Alzheimer's & Dementia, 8:2

Bherer L.2012 Cognitive training after CABG found beneficial in elderly population. J Behav Med, 35:557–568

Brauser D.2011 Meds prescribed for Alzheimer's may cancel each other out. Medscape 7 November. Available at: www.medscape.com/ viewarticle/753019. Accessed.2013 November

Bucher M, Siberski J.2009 Preserving cognition through an integrated cognitive stimulation and training program. Am J Alzheimer's Dis Other Dement, 24(3):234–245

Chatterjee S, Mehta S, ShererJT, et al.2010 Prevalence and predictors of anticholinergic medication use in elderly nursing home residents with dementia. Drugs Aging, 27(12):987–997

Chow TW, MacLean CH.2001 Quality indicators for dementia in vulnerable community-dwelling and hospitalized elders. Ann Intern Med, 135:668–676

Clare L.2012 Cognitive rehabilitation and people with dementia. In: Stone JH, BlouinM.International Encyclopedia of Rehabilitation. Center for International Rehabilitation Research Information and Exchange (CIRRIE), Buffalo, NY

Cobert J.2012 Tarascon Adult Psychiatrica. Jones & Bartlett, Sudbury, MA

Cozolino L.2008 The Healthy Aging Brain. WW Norton, New York Crooks EA, Geldmacher DS.2004 Interdisciplinary approaches to Alzheimer's disease management. ClinGeriatr Med, 20:121–139 Davis LA.2005 Educating individuals with dementia. Top Geriatric Rehabil, 21(4):304–314

Desai AK.2010 Healthy Brain Aging: Evidence Based Methods to Preserve Brain Function and Prevent Dementia. ClinGeriatr Med 26(1):xi–xii

Diagnostic and Statistical Manual of Mental Disorders, 5th edn. (DSM 5) 2013 American Psychiatric Association, Arlington, VA

Galvin JE, Sadowsky CH.2012 Practical guidelines for the recognition and diagnosis of dementia. J Am Board Fam Med, 25(3):367–382

Holtzer R, Stern Y, Rakitin BC.2004 Age related differences in executive control of working memory. Mem Cognit, 8:1333–1345

Hughes JC.2011 Alzheimer's and other dementias. New York :Oxford University Press

Kemper RF, Steiner V, Hicks B, et al.2007 Anticholinergic medications use among older adults with memory problems. J Gerontol Nurs, 33(1):21–31

Larson E, Wang L, Bowen J, et al.2006 Exercise is associated with reduced risk for incident dementia among persons 65 years of age and older. Ann Intern Med, 144(2):73–81

Levi O, Jongen-Relo A, FeldonJ, et al.2003 ApoE4 impairs hippocampal plasticity isoform-specifically and blocks the environmental stimulation of synaptogenesis and memory. Neurobiol Dis, 13:273–282

Mendez MF, Cummings JL.2003 Dementia: A Clinical Approach. Butterworth–Heinemann, Philadelphia, PA

Merck Manual 2000. // Beers M, BerkowR, etal.The Merck Manual of Geriatrics, 3rd edn. Merck & Co., Inc., Whitehouse Station, NJ, pp. 357–377

Mori E, Ikeda M, KosakaK, et al.2012 Donepezil for dementia with Lewy bodies: a randomized, placebo-controlled trial. Ann Neurology, 72(1):41–52

Siberski J.2012 Dementia and DSM 5: changes, cost, and confusion. Aging Well, 5(6):12–16

Small G, Vorgan G.2011 Alzheimer's Prevention Program. New York :Workman Publishers,

Teri L, Wagner A.1992 Alzheimer's disease and depression. J Consult ClinPsychol, 60:379–391

Teri L, Gibbons L, McCurry S, et al.2003 Exercise plus behavioral management in patients with Alzheimer disease. JAMA, 290:2015–2022 Van Wynn EA.2001 A key to successful aging: learning-style patterns of older adults. J Gerontol Nurs, 9:6–15

Weiss D, Morgan MJ, Kinnealey M.2012 A Practitioner's Guide to Clinical Occupational Therapy. Austin, TX, Proed

Weuve J, Kang J, Manson J, et al.2004 Physical activity, including walking, and cognitive function in older women. JAMA, 292:1454–1461

Willingham DB, Peterson EW, Manning C, et al.1997 Patients with Alzheimer's disease who cannot perform some motor skills show normal learning of other motor skills. Neuropsychology, 11(2):262–271

第 29 章

多发性硬化症

DIANE MADRAS

本章内容

概　述

随着一般人群预期寿命的增加，残疾老年人群的预期寿命也随之增加。多发性硬化症（multiple sclerosis，MS）患者的预期寿命相对正常，但有一些研究报告说其寿命可能会缩短6年~14年。因此，MS患者的衰老对物理治疗师和患者来说都是独特的挑战。老年MS人群的问题涉及尽量减少残疾和降低发病率，促进功能独立和最大限度地提高生活质量。

尽管有MS所有后遗症的相关数据，但该病的早期研究大多涉及较年轻的研究对象。现在有研究开始剖析衰老对MS人群的影响。许多老化过程的生理变化与MS产生的影响类似，包括肌肉萎缩、心肺储备减少、温度调节能力下降和抑郁。

本章将重点介绍与MS有关的体征和症状，并确定在老年MS患者康复过程中应解决的问题。

流行病学

MS是年轻人中最常见的致残性神经系统疾病，也是20岁~40岁之间最常见的疾病诊断。尽管原因尚不清楚，但已经确定了数个诱发因素。最近确认了儿童期的健康状态是一个诱发因素。女性患MS的概率是男性的2倍，而有MS家族史的则患病风险增加了10倍。MS可能是遗传易感性的结果，也可能由病毒或环境的因素引发。环境因素可能对症状的出现产生影响，因为MS在北美和欧洲的寒冷气候中的患病率比在热带地区高5倍。

自然病程 / 分型

MS是一种以慢性中枢神经系统（central nervous system，CNS）感染、脱髓鞘和轴突损伤为特征的进行性自身免疫性疾病。脱髓鞘导致瘢痕（神经胶质增生）形成，最终发展为斑块。斑块（病灶）遍布于 CNS 的白质，引发多种大脑和脊髓综合征。斑块延缓或阻断神经元冲动的传输，造成运动和感觉障碍及其他症状，如疲劳、抑郁和疼痛。临床上，患者可表现为无力、共济失调、视觉障碍、麻木、感觉异常、热耐受不良、疲劳、抑郁、疼痛、肠道和泌尿系统功能障碍。这些症状会发生变化，使 MS 的发展进程具有高度不可预测性。MS 的进展与几个因素有关，包括发病 2 年后的神经系统状况，以及病情恶化和缓解的频率和严重程度。疾病修饰治疗药物可以降低病情恶化的频率和严重程度，疗效参差不齐。

大约 85% 的患者急骤起病。根据 MS 患者随时间推移出现不同体征和症状的临床病程来对疾病进行分类。大约 80%~85% 的患者最初被诊断为复发－缓解型 MS，其特点是症状急剧恶化（称为复发期或恶化期）伴有功能完全或不完全的恢复。复发－缓解型 MS（最常见的形式）的特点是症状在数小时至数天内出现，随后是完全或不完全的恢复，两次复发期之间的稳定病程称为"缓解期"。

近 50% 的复发－缓解型 MS 患者最终会发展为继发进展型 MS（secondary progressive MS，SP-MS），其特点是神经功能逐渐退化伴或不伴有叠加的急性复发。大约 10% 的被诊断为 MS 的 40 岁以上患者从一开始病情就持续进展，而功能上只有轻微波动，被归为原发进展型 MS（primary progressive MS，PP-MS）。

进展－复发型 MS 是一种罕见的疾病形式，其特点是从症状发作伊始就逐渐出现神经功能退化，随后再叠加复发。一种相对新的 MS 分型已确立，称为临床孤立综合征（clinically isolated syndrome，CIS），患者的 MRI 提示 MS 且只有 1 次发作，然后是良性疾病过程。表 29-1 概括了 MS 的各主要亚型。

诊断 / 医疗管理

诊断

随着诊断标准不断完善，MRI 技术得到改进，MS 的患病率在全球范围内不断上升。MS 的诊断通常基于多种信息来源，如详尽的病史、体格检查、神经系统和实验室检查，也可能是影像学检查。通常，患者会向医疗专业人员报告一个或多个症状，这些症状随着时间推移间歇性出现。当体格检查发现异常时，就会增加对 MS 的疑诊，含钆 MRI 检查可以显示病灶在时间和空间上的播散。尽管诊断标准仍有争议，但使用 Poser 和修订的 McDonald 标准可以在全球范围内提高 CIS 和 MS 的诊断准确性。在 MRI 上可以见到的 MS 病变被认为是白质病变，提示在 MS 急性活动期内（症状的出现少于 6 周）发生了血脑屏障破裂。正常老化的生理过程也会在 MRI 的皮质下区域产生高信号影，因此老年 MS 患者在区分新的疾病活动、正常老化和脑卒中方面存在挑战。大脑和脊髓的影像都有助于 MS 或其他神经系统疾病过程的鉴别诊断。目前采用 Kurtzke 在 1983 年发表的扩展致残量表对 MS 患者进行分类。

MS 治疗

自 1993 年以来，疾病修饰治疗药物的供应有所增加，目前有 9 种治疗性药物，包括 2 种口服药——特立氟胺（Aubagio）和芬戈莫德（Gilenya），4 种皮下注射药物——2 种干扰素 β-1b（Betaseron 和 Extavia）、醋酸格拉替雷

表 29-1　基于临床病程的 MS 分型

复发缓解型	病程波动；突然出现新的症状或以前的症状再次出现，随后是完全或不完全恢复。功能障碍缓慢累积
继发进展型	症状和功能障碍累积的进展速度较快，无缓解期；由复发—缓解的病程发展而来
原发进展型	症状从起病开始即缓慢进展，无症状缓解期，功能障碍稳定累积
临床孤立综合征	MRI 证据和单独 1 次的 MS 恶化期，随后是功能障碍非常缓慢或少量的累积

（Copaxone）和干扰素 β-1a（Rebif），1 种肌内注射药物——干扰素 β-1a（Avonex）和 2 种输液用药——米托蒽醌（Novantrone）和那他珠单抗（Tysabri）。

恶化管理

在 MS 患者病情恶化期间进行医疗管理的目标，是尽量缩短病情恶化（或发作）的持续时间和降低严重程度。急性发作期首选用药是甲强龙注射剂（甲基泼尼松龙）、地塞米松或促肾上腺皮质激素（adrenocorticotropic hormone，ACTH）。由于皮质类固醇潜在的副作用，包括免疫抑制和加重因缺乏活动导致的骨质疏松，使该药物在老年患者中的应用可能成为问题。

多发性硬化症的年龄和临床特点

衰老和 MS 会共有许多临床表现，如眼科疾病、认知障碍、肠道和膀胱功能障碍、感觉障碍、平衡障碍和性功能障碍，所有这些都可能导致生活质量下降。

衰老过程中发生的生理变化给 MS 患者、照护者和医疗专业人员带来了额外的挑战。虽然许多传统的物理治疗方法在管理衰老相关性疾病方面有效，但老年 MS 患者需要特殊考量。对于老年人要考量的一个方面是，由于生理储备减少影响了肝肾功能，他们对药物的副作用极为敏感。表 29-2 概述了与老年 MS 患者有关的各种表现和需要特殊考量的问题。

疲劳是 MS 的标志之一。MS 患者经常在日常生活活动（ADLs）、就业、社会关系、自我照顾和活动方面受到限制。对于医疗专业人员和患者来说，最大的挑战是确定什么是"正常疲劳"，什么是与疾病状态相关的"病理性疲劳"。无论什么原因，疲劳都会限制 60% 以上的即时功能。持续时间少于 6 周为急性疲劳，持续时间超过 6 周为慢性疲劳。内在的（MS 相关性）疲劳会因高温而加重，且常常是 MS 复发前的首发症状之一。疲劳的病理生理学机制很复杂，可能与免疫系统失调以及诸如神经内分泌或神经传递加工方面的 CNS 病变有关。MS 患者由于夜间肌肉痉挛、大小便失禁、疼痛、体力活动减少、功能失调或药物副作用等原因导致睡眠障碍，因此有人认为疲劳可能是继发于睡眠障碍的 MS 并发症。抑郁和不活动也似乎与疲劳有关。

疲劳与热耐受不良密切相关。高温会使 MS 症状恶化。天气、运动或过度用力会加重症状。由于正常老年人的汗腺减少、温度调节功能下降，因此老年 MS 患者更容易受到高温的影响。

老年 MS 患者的抑郁可能与神经解剖学、神经化学变化有关，或与应对潜在的长期残疾所造成的影响有关。抑郁是 MS 最常见的心境障碍之一，MS 患者抑郁的发生率比一般人群高 3 倍。尽管自杀率与 MS 的持续时间或严重程度无关，而与酗酒和独居有关，但 MS 患者的自杀风险比一般人群要高出 7.5 倍。

MS 的其他行为变化和认知功能障碍包括情绪不稳和欣快症。目前，与 CNS 受累有关的行为反应，或由于功能受限和残疾引发的心理压力所导致的行为反应，基本机制均不清楚。

感觉和视觉的变化、下肢无力、痉挛、小脑和皮质脊髓受累、热耐受不良和疲劳在 MS 患者中通常合并出现，这些体征和症状可能是导致诸如骨质疏松和心脏病等并发症的持续衰弱状态的重要特征。与 MS 相关的医疗问题和后遗症与大量的首选诊疗模式（preferred practice patterns，PPP）相对应。特殊诊疗模式及其应用的进一步阐述将在下节的物理治疗检查中讨论。

一个人保持平衡的能力需要多种感觉和运动系统的整合。视觉障碍、本体感觉丧失和前庭功能障碍导致针对任何特定环境下的姿势控制的信息减少。运动控制在小脑中完成，前庭脊髓输入和皮质脊髓信号对维持平衡中也很重要。痉挛和下肢无力导致 MS 患者的平衡和步态周期改变，而这反过来又会引起能量消耗的增加，造成疲劳和活动受限。疲劳增加和活动受限会导致抑郁，进而导致体力活动减少，使有氧运动能力降低，形成活动减少、抑郁的恶

表 29-2　老年 MS 患者的临床表现和特别注意事项

临床特征	描述	衰老的影响	治疗注意事项
眼科症状	影响 80% 的患者。导致 ADL 能力下降和就业机会减少。最常见的有：视神经炎，核间性眼肌麻痹和眼球震颤。症状：视力模糊，暗点，色觉和对比敏感性受损，眼球运动疼痛	老年人会出现老花眼、白内障、黄斑变性和青光眼的复合性视觉障碍。导致进一步的孤立和自我照顾能力下降	环境适应性包括显现大门和楼梯的轮廓。减少强光照射，使用放大镜。复视：眼罩遮盖或佩戴棱镜眼镜
疲劳	这是最令人虚弱的症状之一，超过 2/3 的患者会出现。包括体能下降，萎靡不振，持续性活动中运动无力，和难以集中注意力。对工作、家庭和社交生活造成干扰	寻找继发原因，如感染，癌症，贫血，甲状腺功能减退，风湿病，心血管、肺、肾脏或肝脏等系统的疾病。其他因素包括抑郁、疼痛、功能失调或暴露在高温环境中	药物副作用也有影响：TCAs、苯二氮䓬类、抗惊厥药、β 受体阻滞剂、干扰素、抗痉挛药物。干预措施包括能量保存和有氧运动。药物治疗：对老年人要谨慎，例如兴奋剂的使用，即盐酸金刚烷胺，有导致心脏副作用的风险
热耐受不良	通常与症状严重程度的增加有关。过热由天气、过度运动或发热所致	由于失去稳态温度调节功能、ANS 功能下降、汗腺功能下降、皮下脂肪丢失等原因，老年人容易出现高温症	户外活动应在清晨进行；在家里和汽车中使用空调；穿轻便的衣服或冷却背心；避免桑拿、热水浴。理想泳池温度是 85℃（29.4℃）
抑郁	是最常见的心境障碍，由神经解剖学或神经化学变化引起。其发病率比一般人群高 3 倍	由于疲劳、活动水平和专注力下降等原因常被忽视。抑郁量表在 MS 人群中的效用有限	抗抑郁药的使用也有助于疼痛管理。有抑郁副作用的其他药物包括抗焦虑药、β 受体阻滞剂、甲基多巴、可乐定、利血平、类固醇等。高达 7.5 倍的自杀风险；导致自杀的原因不是疾病的持续时间和严重程度，而是重度抑郁、独居和酗酒
认知障碍	为轻度认知障碍；5%~10% 的患者病情严重。功能障碍包括短时记忆、推理、言语流畅性、抽象推理和信息处理速度下降。智力功能尚完整	老年人额叶处理问题的速度减缓导致学习效率下降。老年 MS 患者认知障碍风险较大	药物也可能是一个因素，例如抗胆碱药、抗痉挛药、阿片类、苯二氮䓬类、TCAs。使用清单、日历和日记对记忆障碍患者有帮助
运动障碍和痉挛	见于 >60% 的患者；皮质脊髓受累所致。下肢比上肢多。伴有痉挛的活动使能量需求增加	下运动神经元失神经支配和萎缩导致衰老相关性无力。老年肌痉挛患者要排除继发因素：感染、皮肤破裂、椎管狭窄伴脊髓病变	必须密切监测口服抗痉挛药。巴氯芬：较低的初始剂量和缓慢加量，可以降低镇静和意识模糊的风险。苯二氮䓬类：半衰期延长，与激动和失衡高度关联
膀胱功能障碍	> 10 年病史的患者中，96% 受影响；逼尿症反射亢进最常见。尿路功能障碍可导致膀胱或肾结石，以及频繁的 UTI	衰老引起的解剖和生理变化会导致尿频、排尿踌躇、尿潴留和夜尿症。谵妄、萎缩性阴道炎、前列腺肥大、便秘可引起尿失禁	老年人对治疗 MS 药物的泌尿系统副作用很敏感。要考虑残疾程度、手的灵巧性、其他医疗问题，为患者决定是间歇导尿还是插留置导尿管提供社会支持
肠道功能障碍	便秘最常见，因盆底肌痉挛、胃直肠反射减弱、水合作用降低、药物治疗、不活动、腹肌无力所致	老年人胃肠道蠕动减慢	药物（抗胆碱药、TCAs、降压药、铁剂、钙剂、阿片类）可能加剧老年人的便秘；定时排便是必要的；增加活动的康复训练也有益处

临床特征	描述	衰老的影响	治疗注意事项
感觉障碍	是最常见的初始症状；>50% 的患者受影响。包括感觉异常、麻木、本体感觉丧失、神经病理性疼痛、炎症所致的急性疼痛、肌张力增高或肌肉骨骼病变引起的慢性疼痛	见于病程较长的患者，因此老年患者中常见。与肌肉骨骼变性相关的老化可能使症状加重。对于老年患者，需排除引起疼痛的其他病因，如颈椎病；寻找颈部疼痛和放射痛，肌肉萎缩，深部肌腱反射减弱	MS 患者常因疼痛而治疗不足。阿片镇痛剂和 NSAIDs，抗癫痫药，抗抑郁药和抗特异性药物可以治疗疼痛。鞘内巴氯芬泵对顽固性疼痛和肌痉挛可能有效。评估姿势和轮椅座椅。如果发现无效步态，要使用适当的辅助设备以减少对肌肉的压力和过度使用。感觉缺失时要评估皮肤的完整性
小脑症状	见于 1/3 的患者。使人致残的震颤可以影响到任何肌肉群。能量消耗增加导致疲劳增加	衰老也会影响一般人群的平衡功能；小脑症状可能进一步增加跌倒的风险	没有有效的药物。审查防跌倒措施。家庭评估可能有助于提高安全性

ANS，自主神经系统；NSAIDs，非甾体抗炎药；TCA，三环类抗抑郁药；UTI，尿路感染

性循环，导致心脏病风险增加。

值得注意的是，吞咽障碍会对超过 20% 的 MS 患者造成影响。年龄的增长会使食管反流和食管裂孔疝的发生增加，对老年 MS 患者的营养摄入产生负面影响。

高龄 MS 患者的性功能障碍可能是原发性（MS 所致）或继发性的。原发性性功能障碍由 CNS 病变所致，这些病变使男性的生殖器感觉、性高潮反应、勃起功能减退，以及女性的阴道润滑度降低。继发性性功能障碍由 MS 的其他症状所致，如痉挛、肠道和膀胱功能障碍。

随着人们年龄的增长和活动的减少，骨密度降低是一个常见的风险，尤其是在脊柱和股骨颈。在老年 MS 患者中，皮质类固醇的使用会导致骨质疏松的形成，当同时存在平衡功能降低时，就会增加跌倒损伤的风险。在治疗 MS 患者时，这一事实尤其令人不安，因为骨密度差的患者跌倒会导致灾难性事件。

生活质量

在老年 MS 患者的干预措施中，生活质量很重要，因为进展性残疾的不可预测性对医疗专业人员和患者都可以构成挑战。老年 MS 患者的医疗需求与一般人群不同。威胁生活质量的问题包括：①担心进一步丧失活动能力和独立性；②在身体上、经济上或是心理上，都成为家人和照护者的负担；③养老院的安置，因为 MS 患者的安置时间安排较早。通常，人们在 70 多岁时就会做出与长期护理有关的决定；然而，对 MS 患者来说做决定的时间更早，接近 55 岁。为了有效管理 MS 患者的整个生命周期，任何干预的结局都需要包括生活质量评估。

功能量表

通常采用 3 种量表来量化评估 MS 患者的功能。Kurtzke 扩展残疾状况量表（expanded disability status scale，EDSS）根据神经系统检查中观察到的体征和症状来量化评估 MS 患者的功能障碍。多发性硬化功能复合量表包括 7.62 米（25 英尺）步行，九孔柱测试和同步序列听觉加法测试（paced auditory serial addition test，PASAT）。MS 生活质量调查问卷（MS quality of life inventory，MSQLI）采用 10 种通用性和 MS 特异性量表进行评估。这些量表在研究康复和运动的疗效方面也很有用。

体格检查

对 MS 患者的检查应包括病史、系统回顾和体格检查。体格检查应针对心肺功能和耐力、感觉和运动状态、姿势、平衡和协调功能、步态和行走状态、轮椅座椅和活动能力。病史采

集/问诊将有助于确定进行哪些测试和测量，并区分优先顺序。优先选择第一阶段的检查内容和可以完成的数量至关重要，因为MS患者的耐力可能受限，尤其是那些高龄老人。获得力量、平衡、耐力、步态、转移和社区内活动能力的基线测量值，对于现阶段和今后的医疗活动，都是必不可少的。应该评估肺功能，即使只能进行简单的测量，如用力肺活量。由于MS患者的病程都具有个体化和不可预测性，因此在康复开始之前，医生和患者都需要对患者的临床状况有一个明确的了解，以便在稍后的复评时进行回顾。这一信息可能有助于识别复发期或缓解期，对身体活动能力的逐渐恶化进行量化，并衡量患者对医疗干预措施的反应。框表29-1列出了在检查MS患者时常用的一些合适的测试和测量方法。与对任何患者检查一样，选择适宜测试项目也应满足患者的需求。任何测量方法的明智使用都必须考虑每位患者的躯体、情感和功能方面的特点。

检查量表和干预策略整体来源于《物理治疗师实践指南》。该指南描述了物理治疗师的实际操作技术，阐明了物理治疗师在众多环境中的作用，并划定了物理治疗师实践中所使用的测试、测量和干预措施。该指南将MS与5种首选物理治疗师实践模式联系起来，并给诊断为MS的患者列出了一系列最新的治疗备选方案。

物理治疗干预

老年MS患者的康复应根据患者的特定需要进行调整。一般而言，干预的目的应是最大限度地提高患者的活动能力；教育患者和照护者在不加重疲劳的情况下保持或提高有氧运动能力和耐力；并使患者能够保持独立性。应以改善功能和尽量减少残疾为目标，解决患者所有的功能障碍。此外，需要考虑所有的经常伴随老年MS患者的并发医疗问题。除了MS出现的神经功能障碍外，老年人的肌肉骨骼和心肺功能退行性改变也需要在医疗过程中加以识别和处理。

整个医疗过程都有可能需要进行调整，例如，患者在平衡泡沫上进行平衡再训练，对于膝关节和踝关节都有严重的退行性关节病（degenerative joint disease，DJD）的老年患者来说可能较为困难，需要调整；而对佩戴起搏器的老年MS患者进行有氧训练，则需要更为密切的监测。需要更仔细地审查家庭训练计划，将其写得清晰明了，尽可能地扩展内容，使患者能达到最佳的理解和坚持。应定期审查家庭训练计划，排除任何因疼痛或呼吸短促而可能加重病情的活动。

由于一般老年人群对跌倒和不平衡的恐惧都很关注，因此在大多数老年MS患者的康复中，应包括预防跌倒和跌倒的风险调控措施。框表29-2提供了一个可调控的内在和外在因素列表，可以用来降低跌倒风险。

康复训练在治疗MS患者的缺陷和改善患者功能方面发挥了重要作用。运动被认为是治疗疲劳的首要干预措施。运动不仅能消除不活动造成的功能失调，还有助于提高自尊，改善情绪，消除社会孤立，降低罹患心血管疾病的风险和精神衰退。许多研究支持传统的治疗活动和有氧运动，认为这是提高老年MS患者的耐力、功能活动和生活质量的一种可行的手段。

框表29-1　常用于MS患者检查的标准化测试和测量项目

疲劳
- 疲劳严重程度量表

平衡
- Berg功能评定量表
- Tinetti平衡与步态量表
- 上肢向前够物
- 动态姿势图
- 眩晕障碍评分表
- 特异性活动平衡信心跌倒量表
- 平衡评价系统测试
- 30秒座椅起立试验
- 坐站转移测试

步态
- 步态异常等级表
- 动态步态指数
- 2分钟步行试验
- 10米步行速度

框表 29-2　老年人跌倒危险因素
内在因素
女性 > 男性
> 80 岁
大小便失禁
医疗疾病
药物使用
低或高的体力活动水平 / 运动 *
感觉：视觉，本体感觉，前庭觉 *
肌无力：髋，膝，踝 *
活动范围下降 *
平衡障碍和步态不良 *
对安全性、实际障碍和风险承担有深刻认识 *
外在因素 *
光线暗淡
衣物过长
不合适的鞋袜
楼梯
人行道边石
斜坡
冰，雪
潮湿路面
障碍物，杂乱的物品

* 可调控的因素条目

各种物理治疗方案，包括感知运动适应性训练、治疗活动的个性化方案、抗阻训练、平衡和步态训练和利用固定自行车进行的有氧运动，都已经对各个年龄层的 MS 人群产生了显著的积极作用。这些研究的结果包括增强耐力，步行更长距离的能力，减少疲劳、抑郁和功能障碍，并可能提高生活质量。

虽然发现了许多正性的结果，但在对老年MS 患者实施康复治疗时仍应给予特别关注，他们在运动后可能需要增加恢复休整的时间。罹患神经肌肉疾病的患者，其训练能力也有所下降。与医疗保险相关的严格规定，即患者每天需要接受 3h 的物理治疗，有可能对老年 MS 患者的病情发展产生不利影响，因为过度运动可能会加重疲劳。应针对每个患者仔细制定运动处方；康复教育应包括指导患者如何以适当的方式监测活动和疲劳。在体力活动和居家运动期间监测疲劳、耐力和有氧能力的方案，强调了保持体力活动与能量保存技术之间平衡的重

要性。而 Borg 主观用力程度量表可以帮助患者评估他们对运动的耐受性（见第 39 章）。

步态障碍通常因肌无力、共济失调、感觉丧失和痉挛所致，可以通过各种辅助装置和步态训练来实现行动能力的独立性。患者的年龄，以及其他的人口和环境因素、医疗条件等，将决定哪种辅助装置最合适。对 MS 老年人群的关注包括能量保存方面的问题。座椅、篮筐和手刹可能是带轮助行器有用的配件。组合的或模塑成形的助行器手柄有助于手腕罹患关节炎的老年患者预防腕管综合征等继发性功能障碍。踝足矫形器可以提高膝关节的稳定性和足廓清能力，使患者能更有效率地行走。选择矫形器时需要谨慎，因为沉重的设备会增加步行过程中的能量需求从而适得其反。现在，有新的功能性电刺激装置有助于步行能力和手功能（Bioness，Valencia，CA）。由于重量问题，通常避免使用髋－膝－踝矫形器。

总　结

有慢性、进展性和不可预测性等 MS 特性的老年患者具有挑战性。老年 MS 患者的临床结果意义深远，几乎影响着生活的各个方面。重要的是，除了监测该病的影响，还要监测与老化过程有关的其他疾病造成的影响，如癌症、脑卒中、糖尿病、关节炎和心脏病。对 MS 体征和症状的管理需要团队合作，包括多名医疗专业人员、患者及其照护者，以及社会支持。通过对患者进行能量保存教育，为患者提供适当的运动方案、补偿策略和合适的设备，MS 患者的很多症状可以获得解决。由于疲劳、抑郁、睡眠障碍和功能失调是相互关联的，因此一个适当的运动康复计划对于老年 MS 患者的康复至关重要。

（朱晓军）

原文参考

Absoud M, Cummins C, Chong WK, et al.2011 Paediatric UK demyelinating disease longitudinal study (PUDDLS). BMC Pediatr 11:68 Albertyn C, O'Dowd

S, McHugh J, et al.2010 Compliance with McDonald criteria and red flag recognition in a general neurology practice in Ireland. Mult Scler, 16(6):678–684

American Physical Therapy Association 2003 The Guide to Physical Therapist Practice, 2nd edn. APTA, Alexandria, VA

Bot JC, Barkhof F, Lycklamà NG, et al.2012 Differentiation of multiple sclerosis from other inflammatory disorders and cerebrovascular disease: value of spinal MR imaging. Radiology, 223:46–56

Chen S-Y, Lo C-P, Hsu W-L, et al.2010 Modifications to the McDonald MRI dissemination in space criteria for use in Asians with classic multiple sclerosis: the Taiwanese experience. Mult Scler, 16(10):1213–1219 Cheng X-J, Cheng Q, Xu L-Z, et al. 2010 Evaluation of multiple sclerosis diagnostic criteria in Suzhou, China: risk of under-diagnosis in a low prevalence area. Acta Neurol Scand, 121:24

Conradi S, Malzahn U, SchröterF, et al.2011 Environmental factors in early childhood are associated with multiple sclerosis: a case-control study. BMC Neurol, 11:123

Cruise CM, Lee MHM.2005 Delivery of rehabilitation services to people aging with a disability. Phys Med Rehabil Clin North Am, 16:267–284

DiLorenzo T, Halper J, Picone MA.2003 Reliability and validity of multiple sclerosis quality of life inventory in older individuals. Disability Rehabil, 25:891–897

Finlayson M.2004 Concerns about the future among older adults with multiple sclerosis. Am J Occup Ther, 58:54–63

Fischer JS, Rudick RA, Cutter GR, et al.1999 The multiple sclerosis functional composite measure (MSFC): an integrated approach to MS clinical outcome assessment. National MS Society Clinical Outcomes Assessment Task Force. Mult Scler, 5:244–250

Goodman CC, Snyder TEK.2000 Differential Diagnosis in Physical Therapy, 4th edn. WB Saunders, Philadelphia, PA, pp 402–403

Govender R, Wieselthaler NA, NdondoA, et al.2010 Acquired demyelinating disorders of childhood in the Western Cape, South Africa. J Child Neurol, 25(1):48–56

Kileff J, Ashburn A 2005 A pilot study of the effect of aerobic exercise on people with moderate disability multiple sclerosis. Clin Rehabil 19:165–169

Kurtzke JF.1983 Rating neurologic impairment in multiple sclerosis: an expanded disability status scale (EDSS).

Neurology, 33:1444–1452 MacAlastair WS, Krupp LB.2005 Multiple sclerosis-related fatigue. Phys Med Rehabil Clin North Am, 16:483–502

Mastorodemos V, Nikolakaki H, TzagournissakisM, et al.2010 Benign multiple sclerosis in Crete. Mult Scler, 16(6):701–706

National Multiple Sclerosis Society 2012 Therapies to stop MS. Available at: www.nationalmssociety.org/research/stop/index.aspx. Accessed 2012 December

Nielsen JM, Moraal B, PolmanCH, et al.2007 Classification of patients with a clinically isolated syndrome based on signs and symptoms is supported by magnetic resonance imaging results. Mult Scler, 13(6):717–721

Polman CH, Reingold SC, Edan G, et al.2011 Diagnostic criteria for multiple sclerosis: 2010 revisions to the MacDonald criteria. Ann Neurol, 69:292–302

Pugliatti M, Riise T, SotgiuMA, et al.2006 Evidence of early childhood as the susceptibility period in multiple sclerosis: space-time cluster analysis in a Sardinian population. Am J Epidemiol, 164(4):326–333

Rasovna K, Krasensky J, HavrdovaE, et al.2005 Is it possible to actively and purposely make use of plasticity and adaptability in the neuro- rehabilitation treatment of multiple sclerosis patients? A pilot project. Clin Rehabil, 19:170–181

Romberg A, Virtanen A, AunolaS, et al.2004 Exercise capacity, disability and leisure activity of subjects with multiple sclerosis. Mult Scler, 10:212–218

Romberg A, Virtanen A, Ruutianen J.2005 Long-term exercise improves functional impairment but not quality of life in multiple sclerosis. J Neurol, 252:839–845

Schuster L, Essig M, Schröder J.2011 NormalesAltern und seine Bildgebungskorrelate [Normal aging and imaging correlations] [German]. Radiologe, 51(4):266–272

Stern M.2005 Aging with multiple sclerosis. Phys Med Rehabil Clin North Am, 16:219–234

Stuerenberg HJ, Kunze K.1999 Age effects on serum amino acids in endurance exercise at the aerobic/anaerobic threshold in patients with neuromuscular diseases. Arch Gerontol Geriatrics, 28:183–190

Tremlett H, Zhao Y, RieckmannP, et al.2010 New perspectives in the natural history of multiple sclerosis. Neurology, 74(24):2004–2015 White LJ, Castellano V.2008 Exercise and brain health – implications for multiple sclerosis: Part 1: neuronal growth factors. Sports Med, 38(2):91–100

第 30 章

帕金森病

MICHAEL L. MORAN

本章内容

概　述

帕金森病（Parkinson's disease，PD）又称震颤性麻痹，是一种渐进性的神经退行性疾病，影响了约 1% 的 60 岁以上的人。随着人口老龄化，这一数据预计将增加。例如，PD 在美国大约影响了 100 万人。在全球范围内，2005 年 PD 患者数量约为 400 万人，2030 年预计将达到 900 万人。男性和女性同等受到影响。

PD 是由于黑质中含有色素的神经元丢失导致神经递质多巴胺分泌减少的结果。导致的运动障碍特征是震颤、僵硬、运动迟缓和姿势不稳。诊断通常是通过观察体征和症状来进行的，正电子发射断层扫描（positron emission tomography，PET）和单光子发射计算机断层扫描（single positron emission computer tomography，SPECT）可能有助于诊断。MRI 和 CT 有助于 PD 的鉴别诊断。临床上类似帕金森病但与帕金森病表现不同的称为帕金森综合征。

帕金森综合征是老年人功能障碍的常见原因。其诊断是基于四个体征的评估：静息性震颤、运动不能、僵硬和姿势异常。帕金森综合征可能由帕金森病引起，也可能是其他神经退行性疾病临床表现的一部分。

体征和症状

PD 的体征和症状随疾病的不同阶段而变化。早期阶段可能包括震颤（通常是单侧的）和疲劳感。中期阶段通常包括震颤、不同程度的僵硬、运动迟缓、姿势改变、不稳定，患者可能开始需要照护者的帮助。帕金森病的最后阶段包括广泛性运动障碍，需要协助患者进行日常生活活动（ADLs）和移动。PD 通常伴随认知改变（抑郁、痴呆）。

震颤在休息时出现，通常在患者试图移动和睡眠时消失。常见的手指重复性动作被称为"搓药丸"。临床上，我们观察到 PD 患者动作缓慢，速度不稳，在疾病的早期阶段，患者的运动迟缓通常是明显的。运动完全缺乏（运动不能）可能会发生。PD 患者可能"冻结"在某个位置（包括站立位），然后自发地开始再次移动。僵硬与挛缩的发展、固定的驼背畸形和骨盆活动性缺失有关。姿势不稳最可能反映中枢神经系统病变和上述肌肉骨骼变化。

干预措施

帕金森病的临床管理通常结合非药物治疗和药物治疗。前者应包括涉及各种治疗方法（物理、作业和言语治疗）的多学科途径，强调患者的独立性和照护者的培训。随着年龄的增长，肌肉骨骼系统的变化不应与帕金森病中常见的改变相混淆：头颈前伸、胸椎后凸增大、骨盆后倾和缓慢的拖行步态。相反，对于 PD 患者我们应该使用合适的策略进行客观的评估，如帕金森病统一评分量表（表 30-1）。临床评估可以用录像记录，这使得运动障碍的变化更容易被追踪。另外，研究显示，多种测量方法，如计时 – 行走测试和动态步行指数，都具有可接受的信度和效度。诸如此类的测试方法可以帮助临床医务人员判断 PD 患者的临床真实变化。

非药物治疗

治疗干预应在疾病早期尽早开始。预防软组织挛缩、关节活动范围受限、肺活量减少、抑郁和依赖他人提高生活质量。在目标制定和治疗计划中，考虑照护者和其他对患者有意义的人员是很重要的。

治疗干预应是以目标为导向的（即期望的结果是预防功能障碍），并根据患者所处的阶段进行个性化的调整。放松运动可能有助于减少僵硬，也有证据支持力量训练可能有助于预防跌倒。不管怎样，患者坚持锻炼计划很重要。牵伸和主动关节活动范围（range of motion, ROM）训练是至关重要的，应该为患者提供一个家庭康复计划，以促进改善功能性的姿势对线。呼吸和耐力训练可以帮助维持生命和有氧能力。这点非常重要，因为 PD 患者肺部并发症（如肺炎）的发生率较高。平衡、转移和步态训练（包括重心转移）也是被推荐的。

平衡训练应包括代偿性步幅的重复训练，以及以不同的速度训练自动态和他动态平衡。患者在诸如弯腰、够物和穿衣服等任务中，自动态平衡是必要的。患者在拥挤的人群中行走或试图通过不平坦或不熟悉的地形时，他动态平衡是期望的。他动态平衡可以通过采用渐进抗阻的方法进行节律性稳定的模拟训练。神经反馈训练和打太极拳已被证明可以改善 PD 患者的平衡能力。

转移训练应该侧重于患者合理期望的活动上。至少，应考虑到床上移动、床椅转移和上厕所。躯干和骨盆的主动旋转受限可能影响 PD 患者的床上活动能力。绸缎床单或床上的围栏可以减少移动摩擦的阻力。电热毯可以减少对被子的需求和重量，从而便于患者移动。如果 PD 患者无法被训练完成独立转移，应该考虑居住环境改造。例如床栏或吊架、升降椅与带扶手的马桶等。

特定的训练可以增强 PD 患者进行一些转移的能力，如从坐到站。证据表明，旨在促进胫骨前肌激活的训练策略可以改善从坐到站的表现。Mak 和 Hui-Chan 报道了任务特异性的训练在改善 PD 患者坐站能力方面优于常规锻炼。此外，Mak 等人注意到，对比动态稳定性，有无上肢支撑和重心前移速度在 PD 患者完成成功的坐站转换中起主导作用。

步态训练应该以可以量化的肌肉骨骼系统

表 30-1　帕金森病统一评分量表（改良 Hoehn 和 Yahr 分期）
0 期：无症状
1 期：单侧肢体症状
1.5 期：单侧肢体合并躯干症状
2 期：双侧肢体症状但无平衡障碍
2.5 期：轻度双侧肢体症状，能从拉力测试中恢复
3 期：轻至中度双侧肢体症状，姿势不稳，身体独立
4 期：严重残疾，但仍能无帮助下站立或步行
5 期：轮椅依赖或卧床，完全需要帮助

来源：www.ncbi.nlm.nih.gov/books/NBK27684

受限为重点。PD 患者往往有踝关节背屈、膝关节屈曲 / 伸展、步幅、髋关节伸展和髋关节旋转的活动受限。关节松动术和软组织牵伸可以有效提高 ROM 和改善步态。给 PD 患者制定一个全面的步态训练计划，包括躯干活动（旋转）和上肢关节活动（大范围的交互摆臂）是重要的。Ebersbach 等人报道了高振幅的运动是改善 PD 患者运动能力的有效技术。

节律提示或音乐可以易化运动，但使用拐杖和助行器等辅助器具并不总是适合 PD 患者。有的时候，使用辅助器具会加重慌张步态或加剧平衡及协调障碍。应注意避免过度的肌肉骨骼系统紧张和跌倒风险。骨质疏松症等疾病使患者更容易受到损伤。

对于 PD 患者，主要的问题是运动组织困难。一些复杂的任务如从床上起来并走到浴室，必须分解成若干简单的动作。对于患者和照护者来说，重要的是要记住给予的语言和肢体上的帮助（以及其他形式的帮助）需要是以完成一些简单的任务为导向的，从而实现维持功能和活动能力的整体目标。已经注意到压力、疲劳、焦虑或照护者催促患者时可能会加剧帕金森病相关的冻结症状。Schenkman 等人进一步指出功能障碍发生在疾病进程中的不同时间点，具体取决于所考虑的任务。

在为 PD 患者制定评估和治疗措施时，必须考虑与年龄相关的常见变化。例如，老年人对强光更敏感，并且在辨别深度时会从对比色中受益。这些实际情况在特定环境中活动时显得尤其明显，例如步态训练和台阶训练等。此外，帕金森病的一些症状和体征会与衰老相关的变化相混淆。PD 患者可能出现嗅觉减弱或丧失，书写困难或不能阅读以及睡眠模式改变。

具体的非药物治疗包括生物反馈训练、本体感觉神经肌肉促进技术、Feldenkrais 和 Alexander 技术。此外，运动平板训练、脊柱柔韧性训练、气功和探戈舞对 PD 患者也有一定的益处。科学技术在帮助 PD 患者方面也发挥了作用：Ledger 等人报道了听觉提示设备可以提高步速、步长并改善冻结步态。

牵伸、主动关节活动范围训练和肌力训练应强调安全性：患者应从完全支持的体位开始，然后发展到无支持的体位。此外，脊柱的活动性必须以完全正常的旋转功能为导向，包括躯干肌群的牵拉。发生骨盆活动受限，可以通过侧倾和前 / 后倾骨盆来解决；例如，从坐到站的功能性任务可以合并骨盆的前倾。在床上的移动如翻身，可以包括躯干的旋转。为了改善姿势（即平衡）反应，推荐进行一系列平衡活动。然而，需要注意的是，应该实践各种各样的任务，因为技能往往是针对特定任务的。图 30-1~ 图 30-3 示范了一些移动技巧。

PD 患者可能会因为丧失了正常活动的独立性而感到沮丧。随着症状的恶化，这种挫败感可能会导致社交退缩。社交退缩可能与面部异常有关—PD 患者典型的"面具"脸，包括长时间的眼睑闭合，口齿不清，流口水。流口水可以通过矫正头部前引姿势和言语治疗舌咽功能障碍来改善。言语治疗也可以帮助提高音量和吸气肌力量。饭前吸吮冰块 20~30min 可以帮助吞咽，并且减少咳嗽和窒息。有关吞咽困难的更多信息见第 54 章。

药物治疗

帕金森病的药物治疗包括多巴胺替代治疗（西尼美特是一种甲基多巴和左旋多巴的结合物），作用于突触后的多巴胺能药物如培高利特和溴隐亭，抗胆碱能药物如苯海素，和神经保护药物（帮助防止多巴胺能细胞进一步死亡的药物），包括司来吉兰。一种可用于检测疑似帕金森病的药物是金刚烷胺，因为它被认为具有多巴胺能和抗胆碱能的双重特性。

治疗帕金森病的药物有很多副作用，会阻碍康复。恶心、呕吐、意识混乱、头晕目眩、低血压和运动障碍等只是少数比较明显的临床症状。一些临床问题可能与药物有关；西尼美特和溴隐亭可能引起幻觉、多梦、腿抽筋和白天嗜睡。此外，左旋多巴与"开 - 关"综合征有关，PD 患者表现出一段时间内运动控制完整（开）或不完整（关）。随着药物剂量的增加，

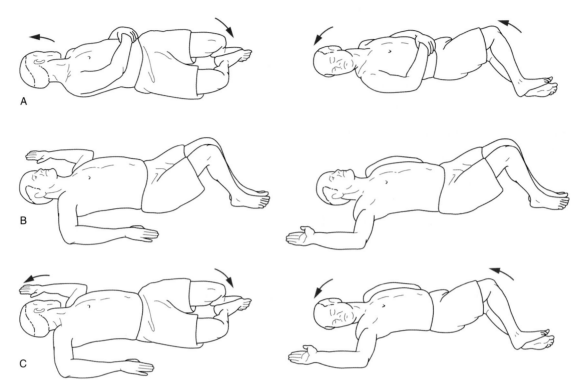

图 30-1 仰卧位下的一系列训练可以增加颈部和躯干的活动范围。任何运动都可以组合应用。A. 头部在有效的运动范围内缓慢地左右旋转，同时下肢在相反的方向上左右旋转。B. 上肢保持在 45° 的肩外展与 90° 肘屈曲的体位。一侧肩关节外旋，另一侧肩关节内旋。从这个初始体位开始，肩膀缓慢地从内旋到外旋反复运动。C. 在高级运动中，头部、肩关节和下肢同时从一个体位旋转到另一个体位。（经惠允引自 Tumbull Gl 1992 Physical Therapy Management of Parkinson's Disease. Churchill Livingstone，New York.）

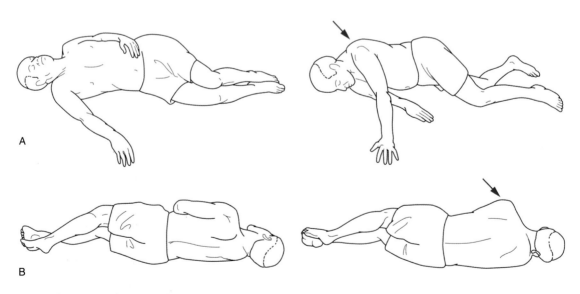

图 30-2 侧卧位时，胸部相对于骨盆缓慢地前后旋转，上肢相对于胸部伸长和缩回（经惠允引自 Tumbull Gl 1992 Physical Therapy Management of Parkinson's Disease. Churchill Livingstone，New York.）

患者可呈现消瘦的影响；随着下一药物剂量服用时间的接近，这是运动退化的表现。因为这些左旋多巴的局限，一些临床医生推迟使用它，宁愿开始使用司来吉兰。一般来说，随着病情的发展，找到合适的药物剂量变得困难，患者可能用药过量或不足。

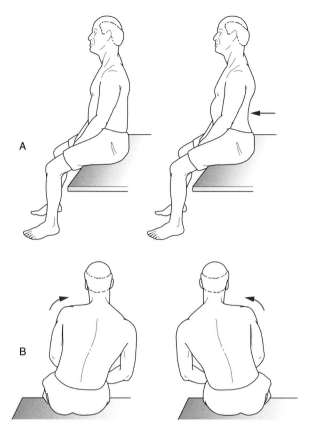

图 30-3　坐位下的骨盆运动。A.肩部保持中立位，同时骨盆做前倾和后倾运动。B.肩部保持中立位，同时骨盆做侧倾运动（通过腰椎侧屈）（经惠允引自 Tumbull Gl 1992 Physical Therapy Management of Parkinson's Disease. Churchill Livingstone, New York.）

外科治疗

外科的治疗是多种多样的，长期报道的结局也是如此。具体技术包括基底节区立体定向手术、丘脑切开术——丘脑的外科手术（据报道可减少震颤），慢性丘脑刺激和苍白球切开术——苍白球的外科手术（据报道相对于减少震颤，更能减轻运动迟缓）。在丘脑切开术和苍白球切开术后联合使用抗帕金森药物，患者运动障碍明显减少。胚胎组织移植程序在一些国家已经实施，但在其他国家被禁止。使用干细胞使 PD 患者受益的策略已有相关研究报道。脑深部刺激技术被用于治疗一些帕金森病的症状。Williams 等人报道外科手术可以提高生活质量和运动功能，减少控制症状的药物的需要。

认知和社会因素

与 PD 相关的认知障碍是痴呆和抑郁症情绪障碍。这些障碍表现为认知能力的变化，如记忆障碍、空间定向障碍、找词困难和处理新的或复杂的任务能力下降。在制定 PD 患者的治疗方案时，应考虑患者的认知障碍，可能需要改变治疗方案以适应特定的患者。改变交流方式和减缓交流语速可能会有所帮助。在判定 PD 患者不合作或者固执时，治疗师应该谨慎，因为认知障碍可能没有得到充分的解决。也许，早期的损伤如脑血管意外可能已经导致了认知改变。重要的是，要教育照护者认识到患者的认知障碍，并找到减轻双方沮丧情绪的方法。

总　结

PD 是一种神经退行性疾病，由于黑质中色素神经元的丢失而导致，以震颤、僵硬、运动迟缓和姿势不稳为特征。治疗干预应在疾病早期开始，以提高患者的活动性和生活质量。药物治疗是 PD 治疗的一个支柱，但治疗师必须认识到，药物的潜在副作用和"开关"综合征可能会妨碍康复。外科手术干预有待持续发展。

（郭　川）

原文参考

Ansari SA, Nachanakian A, Biary NM.2002 Current surgical treatment of Parkinson's disease. Saudi Med J, 23(11):1319–1323

Bakker M, Munneke M, Keus SHJ, et al.2004 Postural instability and falls in patients with Parkinson's disease. Ned Tijdschr Fysiother, 114(3):63–66

Bhalsing K, Suresh K, Muthane UB, et al.2013 Prevalence and profile of restless legs syndrome in Parkinson's disease and other neurodegenerative disorders: a case control study. Parkinsonism Relat Disord, 19(4):426–430

Bishop M, Brunt D, Pathare N, et al.2005 Changes in distal muscle timing may contribute to slowness during sit to stand in parkinsons disease. Clin Biomech, 20(1):112–117

De Lima-Pardini AC, Papegaaij S, Cohen RG, et al.2012 The interaction of postural and voluntary strategies for stability in Parkinson's dis- ease. J Neurophysiol, 108(5):1244–1252

Ebersbach GE, Ebersbach A, Edler D, et al.2010 Comparing exercise in Parkinson's disease – the Berlin LSVT BIG study. Mov Disord, 25(12):1902–1908

Georgy E, Barnsley S, Chellappa R.2012 Effect of physical exercise–movement strategies programme on mobility, falls, and quality of life in Parkinson's disease. Int J Ther Rehabil, 19(2):88–96

Gibson SA, Gao GD, McDonagh K, et al.2012 Progress on stem cell research towards the treatment of Parkinson's disease. Stem Cell Res Ther, 3(2):11

Goetz CG, Tillet BC, Shaftman SR, et al.2008 Movement disorder soci- ety sponsored revision of the unified Parkinson's disease rating scale (MDS-UPDRS): scale presentation and clinimetric results. Mov Disord, 23(15):2129–2170

Heisters D, Bains J.2012 Side effects of treatment for Parkinson's dis- ease. Nurs Residential Care, 14(5):230–233

Hirsch MA, Toole T, Maitland CG, et al.2003 The effects of balance training and high-intensity resistance training on persons with idiopathic Parkinson's disease. Arch Phys Med Rehabil, 84(8):1109–1117

Huang S, Hsieh C, Wu R, et al.2011 Minimal detectable change of the Timed Up and Go Test and the Dynamic Gait Index in people with Parkinson disease. Phys Ther, 91(1):114–121

Jobges M, Heuschkel G, Pretzel C, et al.2004 Repetitive training of compensatory steps: a therapeutic approach for postural instability in Parkinson's disease. J Neurol Neurosurg Psychiatry, 75(12):1682–1687

Johnson DK, Galvin JE.2011 Longitudinal changes in cognition in Parkinson's disease with and without dementia. Dement Geriatr Cogn Disord, 31(2):98–108

Ledger S, Galvin R, Lynch D, et al.2008 A randomized controlled trial evaluating the effect of an individual auditory cueing device on freezing and gait speed in people with Parkinson's disease. BMC Neurol, 8:46

Lindahl AJ, MacMahon D.2011 Parkinson's: treating the symptoms. Br J Nursing, 20(14):852–857

Mak MK, Hui-Chan CW.2008 Cued task specific training is better than exercise in improving sit to stand in patients with Parkinson's disease: a random controlled trial. Mov Disord, 23:501–509

Mak MK, Yang F, Pai Y.2011 Limb collapse, rather than instability, causes failure in sit to stand performance among patients with Parkinson disease. Phys Ther, 91(3):381–391

Morris ME, Martin CL, Schenkman ML.2010 Striding out with Parkinson disease: evidence based physical therapy for gait disor- ders. Phys Ther, 90(2):280–288

Pickering RM, Fitton C, Ballinger C, et al.2013 Self reported adherence to a home based exercise program among people with Parkinson's disease. Parkinsonism Relat Res, 19(1):66–71

Rossi-Izquierdo M, Ernst A, Soto-Varela S, et al.2013 Vibrotactile neurofeedback balance training in patients with Parkinson's disease: reducing the number of falls. Gait Posture, 37(2):195–200

Schenkman M, Ellis T, Christiansen C, et al.2011 Profile of functional limitations and task performance among people with early and middle stage Parkinson disease. Phys Ther, 91(9):1339–1354

Simberg S, Rae J, Kallvik E, et al.2012 Effects of speech therapy on voice and speech in Parkinson's after a 15 day rehabilitation course: a pilot study. Int J Ther Rehabil, 19(5):273–286

Stallibrass C.2002 Randomized controlled trial of the Alexander Technique for idiopathic Parkinson's disease. Clin Rehabil, 16(7): 695–708

Tsang WW.2013 Tai chi training is effective in reducing balance impairments in patients with Parkinson's disease. J Physiother, 59(1):55

Williams A, Gill S, Thelekat V, et al.2010 Deep brain stimulation plus best medical therapy versus best medical therapy alone for advanced Parkinson's disease (PD SURG trial): a randomized, open- label trial. Lancet Neurol, 9(6):581–591

Winogrodzka A, Wagenaar RC, Booij J, et al.2005 Rigidity and bradyki- nesia reduce interlimb coordination in Parkinsonian gait. Arch Phys Med Rehabil, 86(2):183–189

第31章

震颤及其他不自主运动

WENDY ROMNEY，MICHELLE E. WORMLEY，MICHELLE M. LUSARDI

本章内容

概　述

许多与衰老相关的神经肌肉疾病都有包括无关的或不自主运动在内的症状和体征。一些症状和体征对功能的影响不大，而有些则可能会严重损害老年人安全有效地完成功能性任务的能力。为了选择最合适的评估损伤和功能的方法，并制定一个能够增强安全性和提高功能的治疗计划，康复专业人员需要区分老年人活动时遇到的各种不自主运动和运动障碍的可能原因，特征和管理差异。在本章中，我们定义了最常见的运动障碍类型，提出了运动功能障碍的分类，并回顾了对不自主运动个体进行功能评估和治疗干预的证据。

定　义

运动障碍

运动障碍是指在姿势和 / 或功能活动中经常观察到的无关或无意识的运动。震颤是最常见的运动障碍形式。其他形式的运动障碍还包括：肌张力障碍、阵挛、舞蹈病和投掷症。运动障碍发生在中枢神经系统（CNS）内的各个水平。肌张力障碍（固定的异常姿势）和阵挛（反复性超活跃的深层肌腱对肌肉长度突然变化的反应）在那些影响锥体（自主）运动系统的疾病中是很常见的。静止时的震颤，扭曲的舞蹈手足徐动症和投掷症则提示了基底神经节水平锥体外系的损伤。随运动而加重的震颤常提示小脑功能障碍，而由于药物不良反应或去神经支配引起的肌束颤动，则经常会被误认为是震颤。

震　颤

震颤是最常见的不自主运动形式，其特征是围绕一个固定轴进行节律性的振荡，这种振荡的方向通常与受影响关节的运动轴一致。尽管震颤的振幅可能随某些内部因素（例如疲劳、焦虑、压力、情绪因素）或外部因素（如环境温度、酒精或其他物质的使用、环境条件或需求）而异，特定类型震颤的频率（周期）和波形（时间、肌肉活动的顺序）是不会随时间发生改变的。

震颤是关节两侧肌肉交替收缩的结果。目前，潜在中枢神经系统的震颤机制尚不清楚；多个相互作用的因素均可能引起震颤，如关节和肌肉系统的震颤的倾向；短环路和长环路的脊髓和脑干反射以及包括小脑在内的高级运动中枢的闭环路反馈系统。

发生震颤的时间可作为一种分类标准：震颤可能仅发生在运动期间称为运动性震颤，只发生在静止时称为静止性震颤，发生在试图保持相对固定的姿势时则为姿势性震颤，或者也可在这些情况下都发生。其他区分震颤的方式包括观察震颤发生的解剖位置、频率和振幅。大多数震颤会随着患者压力、焦虑或疲劳程度的增加而增加，并会在睡眠期间减轻或消失。

肌束颤动

肌束颤动是整个或部分运动单位的自发放电，它可能被误认为是震颤。仔细观察时，可以发现肌束颤动会表现为随意抽搐而不是震颤中所出现的节律性振荡收缩。肌束颤动可发生在运动神经元疾病中，如肌萎缩侧索硬化症或原发性侧索硬化症，它也可以被看作是抗胆碱能药物和刺激物（如过量的咖啡因）、电解质失衡或钠缺乏、肌肉去神经支配、神经根刺激（椎间盘突出）的结果。有时肌束震颤也可以在极度紧张或疲劳期间或过度剧烈的运动中观察到。

肌阵挛

肌阵挛是由肌肉收缩或被抑制所引起的一种突然、短暂的不自主运动。与震颤相似，它亦具有节奏性的不自主运动特征。肌阵挛可发生在以下三种情况：

1. 作为与锥体系统病理（如脑卒中、脑瘫、多发性硬化或脊髓损伤）相关的高度活跃的脊髓水平牵张（深肌腱）反射的表达，或在某些情况下，可发生在非常焦虑、紧张或疲劳的"正常"个体中。

2. 由于大脑皮质运动区域的异常电活动而引起的局部或全身发作。

3. 作为家族性、特发性或生理性运动障碍的组成部分则较少见。

与过度活跃的牵张反射相关的肌阵挛可以是短暂的（持续几次震动），也可持续一段时间（类似震颤）。它可由受影响肌肉的快速伸长来"触发"，如深腱反射测试；快速被动活动（通常通过踝背屈以快速伸展腓肠肌来检查踝关节）或是在位置发生变化时。肌阵挛的外周机制与牵张反射的外周机制相同：肌梭内纤维周围的环状螺旋体"末端"受到肌肉组织伸长的刺激。长度变化的信息通过外周神经中的1a传入神经元传递给中枢神经系统。这些1a神经元直接作用于脊髓前角或运动颅神经核中的 α 运动神经元突触。如果受到足够的刺激，α 运动神经元就会激活被拉长的梭外肌中的运动单元。由此产生的收缩拉长了关节另一侧的拮抗肌，从而引发牵张反射。深腱反射分类如下：0（无），1+（反射低下），2+（正常），3+（无阵挛的过度活跃反应）和4+（伴阵挛的肌肉活动过度反应）。许多伴有锥体系统功能障碍的肌阵挛患者，在足外侧表面受到刺激时，也表现出阳性 Babinski 反应（蹞趾向上，第2、3趾呈扇形打开）。

在癫痫发作期间观察到的肌阵挛可能涉及单个肢体节段（在对侧运动皮质的部分癫痫发作中）或多个肢体的节律性抽搐（在整个皮质的全身性强直－阵挛性癫痫发作中）。意识改变和肌阵挛的同时发生使癫痫发作的不自主运动和震颤能够区别开来。在部分或全身性癫痫发作期间记录到的脑电图（Electroencephalogram,EEG）会显示出运动皮质的异常电位活动，而震颤患者的脑电图模式则不太可能发生严重异常。

打嗝和"睡眠开始"（夜间肌阵挛）是生理学上触发肌阵挛的例子。而运动引发的肌阵挛在心肌梗死或溺水引起的严重脑缺氧缺血的恢复期则有报道。肌阵挛可作为尿毒症或肝性脑病的一种表现，也可伴有一些退行性疾病，如阿尔茨海默病。有时候肌阵挛亦可能由药物引起（如青霉素、三环抗抑郁药、左旋多巴）。

抽搐

抽搐是短暂的和间歇性的运动（运动抽搐）

或声音（声音抽搐），类似于肌阵挛和震颤，也类似于舞蹈样的不自主动作。抽搐可看为"简单的"，包括短暂的不规则肌肉抽搐，如重复性眨眼、喉咙清理或耸肩的情况；也可以表现为"复杂的"，例如涉及几块肌肉的协同的、有模式的运动，如手臂打手势、走路时跳跃、吹口哨或口吃。那些经历过抽搐的人会将其描述为是一种肌肉紧张感的增加，这种感觉只有在刻板的动作发生时才能得到缓解。抽搐与其他类型的不自主运动不同之处在于它在某种程度上可处于自主控制之下，并且可以被抑制一段时间。特发性抽搐通常发生在短时间内，有时在儿童时期，并可能与焦虑或其他心理压力因素有关。抽搐不同于其他运动障碍，因为抽搐可能在睡眠的所有阶段都很明显，尽管它们也可能随睡眠而消退。与抽动秽语综合征相关的抽搐可能会持续一生，包括发声（吠叫、咕哝、模仿和重复咒骂）以及刻板的面部或肢体运动。

肌张力障碍

肌张力障碍是一种运动障碍，其特征是持续的异常姿势或缓慢变化的异常协同运动。它可以影响一个或多个身体节段，并且通常在锥体运动系统长期存在损害的个体（例如在脑卒中或其他获得性脑损伤或痉挛性脑瘫之后的严重马蹄足）中可表现为强直性异常姿势而被观察到。肌张力障碍的姿势常是异常的；它们无法被准确地模仿或重建。伴有锥体系统功能障碍的肌张力障碍的患者也可能出现肌阵挛和强直。

一些肌张力障碍是特发性的并且可能是家族性的（如痉挛性斜颈）。其他的则只在一个特定的运动活动期间发生（如作家在演讲时的抽筋或喉部肌张力障碍）。面肌偏侧痉挛是一种与第 7 对脑神经压迫或刺激相关的间歇性、局灶性的肌张力障碍。如果这种特发性扭转性肌张力障碍在以后的生活中进展，它最常会影响轴向的、面部的或上肢的肌肉，并可能影响日常生活活动（ADL）中的进食、交流和其他活动。大多数特发性肌张力障碍是非进展性的。

继发性肌张力障碍可能与由肿瘤、局部缺血或梗死及头部损伤引起的基底神经节的壳核损伤有关。肌张力障碍可能是进行性的退行性疾病如核上性麻痹、亨廷顿舞蹈病、威尔森病或帕金森病的征兆之一。肌张力障碍的异常姿势可能出现在阿尔茨海默病的最后阶段。

由于不良副作用的存在，我们必须密切监测用于控制肌张力障碍和痉挛的药物。这些药物包括：苯甲酸甲磺酸盐、地西泮、丹曲林、氟哌啶醇、巴氯芬、替扎尼定盐酸盐、卡马西平和加巴喷丁。严重局灶性肌张力障碍可以通过注射肉毒杆菌毒素进行暂时治疗。

舞蹈病

舞蹈病是一种不常见的运动障碍，表现为肌肉群（主要是四肢或面部肌肉）任意的、快速的不自主收缩。发生时四肢的近端和/或远端肌肉群均可能会受到影响，而在通常情况下，轴向骨骼的肌肉则不会受牵连，因此，对姿势控制没有明显的影响。

基底神经节受损时，特别是尾状核和壳核损伤，会发生舞蹈病；然而，舞蹈病的确切损伤定位和病理生理学尚不确定。一些舞蹈病是遗传性的（例如亨廷顿舞蹈病），而另一些则是其他生理疾病或创伤引起的结果。迟发性运动障碍也会出现舞蹈动作，这是长期使用某些神经抑制剂（如精神分裂症的治疗）或多巴胺毒性（如帕金森病治疗）后的并发症。

舞蹈病的表现通常被描述为像优雅的舞蹈动作那样。患者会将他们不自主的运动与有目的的运动相结合，从而试图掩盖或最小化所不需要的运动（如头顶上手臂的舞蹈运动可能会表现为梳理头发的动作）。患有舞蹈病的人通常难以保持持续性的收缩（如"挤奶女佣的握手"——当要求患者保持稳定、有力的握手时，患者就会收缩和放松）。与震颤一样，在压力期间舞蹈运动会变得更加明显，而在睡眠期间则可能会消失。有报道则称，在因多发性硬化和其他脊柱疾病引起的本体感觉障碍的患者会有假性舞蹈症的表现。

手足徐动症

手足徐动症是一种连续、缓慢、不自主的扭动运动。手足徐动症多见于四肢肌肉（远端至近端），但也可累及脸部、颈部、躯干的肌肉。它可能与肌张力障碍的姿势，舞蹈病或痉挛有关，也可能只是简单地与舞蹈病相关。持续的扭曲运动则可能与肌张力障碍（无痛性肌张力障碍）有关。患有手足徐动症的患者在休息以及有意识运动期间难以保持持续性的姿势。手足徐动症可影响坐位下和站立时的姿势控制，也会影响移动和日常生活活动中所必需的转移性或技巧性运动的有效性。和肌张力障碍一样，手足徐动症比舞蹈病来得慢，也没有舞蹈病那么剧烈，并且不能持续。

当基底神经节中的纹状体（尾状核和壳核）受损时，会发生手足徐动症，它最常见于围生期缺血和缺氧或严重胆红素毒性的儿童。以往手足徐动症被认为是脑瘫的基底神经节损伤后的表现形式。而现在，术语运动障碍性脑瘫是被优先使用的，而运动障碍则仅在不依赖于病因的特定类型的运动中被推荐使用。尽管手足徐动症的严重程度不会随着年龄的增长而改变，但由于典型的年龄相关性变化，以及在以后生活中肌肉骨骼和神经肌肉病变发生率的增加，老年手足徐动症患者功能的改善可能会变得更具挑战性。远端感觉的严重丧失，使成年人可能还会发生假性手足徐动症。

投掷症

投掷症是一种很少发生的运动障碍，表现为一个或多个肢体快速、无模式的猛烈有力的投掷运动。躯干和面部肌肉通常不受影响，且延髓的功能（如说话、吞咽、呼吸）也不会受损。投掷症通常是单侧的（偏侧投掷），动作比舞蹈中的动作更加刻板和具有破坏性。有人认为，投掷症和舞蹈病是一个连续体而不是不同的个体。投掷症与其他运动障碍的不同之处在于，这些不自主运动的频率和幅度在睡眠期间不会降低。

当间脑中丘脑底核受损或被破坏时会发生投掷症。来自丘脑底部神经输出的改变显然"释放"了苍白球核的活动，也就释放了肢体和四肢的固定性协同运动。它最常见的原因是大脑中动脉的透镜状纹状分支的"腔隙性"脑卒中，损害了大脑半球深处的下丘脑。

氟哌啶醇通常用于控制急性和早期康复期间的不良和破坏性运动，并促进更有效的睡眠。幸运的是，在脑卒中后的几周内，偏侧投掷运动往往在幅度和频率上都会减弱；然而，更微妙的舞蹈动作可能会持续存在。

扑翼样震颤

扑翼样震颤，也称为阴性肌阵挛，是四肢和躯干的姿势性肌肉持续收缩能力的短暂和反复丧失。扑翼样震颤可表现为在神经系统检查过程中，当被评估者被要求水平地握住手臂，手腕伸展以对抗重力时所表现出的"拍打"手的动作。它也可在肝、肾或肺疾病导致的毒性代谢性脑病患者中观察到。此外，在抗惊厥治疗期间以及脑干和丘脑之间的相互连接中断时，由于一些药物毒性的作用，扑翼样震颤也可发生。

静坐不能（下肢不宁综合征）

静坐不能，通常被称为不宁腿综合征，是一种令人不快的四肢紧张和不适的主观感觉，这种感觉往往与移动的躁动和需求有关，但这种症状并不总能通过运动来缓解。不宁腿综合征发生在 10%~35% 的 65 岁以上人群中。那些临床诊断为静坐不能的患者表示，他们会有一种强烈移动的冲动而很难坐着或躺着不动。他们可能在原地踱步或摇摆，并会经常抱怨难以入睡。静坐不能可以是特发性的，也可以是由抗精神病药物的锥体外副作用引起的。它可能是迟发性运动障碍患者的主要症状（见下文药物引起的运动障碍）。美国食品和药物管理局（FDA）已经批准了 3 种用于治疗不宁腿综合征的药物，包括普拉克索、罗匹尼罗和加巴喷丁。

震颤的分类和鉴别诊断

在检查发生震颤的个体的运动功能障碍时，神经病学家和治疗师使用了各种主观的和能观察到的特征进行鉴别。这些特征包括：震颤发生的时间、频率和幅度、受震颤影响的身体部分、是否有家族病史、他们对药物的反应以及与其他 CNS 体征和症状的关联（表 31-1）。

由于大多数震颤发生的频率（周期）在个体内部和个体之间非常稳定，因此可以基于通常发生震颤的频率进行分类。这需要记录肌电图（EMG）或使用敏感加速度计；仅通过观察不能可靠地评估震颤频率。震颤的幅度在个体内部和个体之间变化更大（如在压力条件下或疲劳时变得更加明显），因此它不是评估震颤严重程度的有用指标。

对震颤进行分类的一个更常见的方式是基于观察到震颤的时间。静止性震颤发生在放松或不活动的身体部位。如第 30 章所述，在患有帕金森病的个体中（如手上的"搓丸样"震颤）通常会观察到静止性震颤，也可能出现在那些有正颅压性脑积水、重金属中毒和神经梅毒的人中，或者也作为使用神经抑制剂药物的副作用存在。当身体的一部分（肢体或躯干）保持一个持续的、通常是抗重力的位置时，就会发生姿势性震颤。姿势性震颤通常是特发性震颤的组成部分，也可能在帕金森病、遗传性运动和感觉神经病（腓骨肌萎缩症）和痉挛性斜颈中观察到。在有意识运动期间则会发生运动性震颤（动态震颤）。在那些有特发性震颤的患者中，动作震颤的幅度在整个运动或表现中则是保持稳定的。在运动过程中，尤其是接近运动目标时，动作震颤加剧（幅度增大），称为意向性震颤。意向性震颤可通过"指鼻"或"跟膝胫"的运动任务来进行临床评估。意向性震颤是小脑功能障碍的一种典型症状。

表 31-1 震颤分类标准的比较

震颤类型	频率（CPS）[a]	表现	特征	药物反应
正常生理性震颤	7~12	休息时	必须借助仪器观察	伴随交感神经活动增加
强化生理震颤	7~11	活动时	低振幅，双臂伸直可见，随焦虑、压力而加重	随着某些药物和代谢条件的增加而增加；非普遍性的治疗
特发性震颤	8~10	姿势，活动时	对称，累及手和手腕（笔迹大而颤抖），下肢，头部或说话；酒精可以加重，患病率随着年龄的增长而增加	随 β 受体阻滞剂、扑米酮、丘脑深部脑刺激 DBS 的使用而减轻
帕金森病震颤	4~5	休息时	不对称，累及远端肢体（写字小而难以辨认），随着自主运动而减少；其他迹象包括运动迟缓，姿势不稳定和僵硬	随抗胆碱能药、金刚烷胺、MAO抑制剂、儿茶酚 -O- 甲基转移酶抑制剂和左旋多巴、多巴胺受体激动剂、丘脑深部脑刺激 DBS 而的使用减轻
意向性 / 小脑性	3~5	活动，姿势时	病变累及患侧，幅度随与目标的接近程度而增加。其他体征：异常的指鼻试验，共济失调，异常的跟膝胫试验，肌张力减退	随丹参酮、异烟肼、毒扁豆碱、卡马西平、氯硝西泮、丘脑深部脑刺激 DBS 的使用而减轻
心因性震颤	4~10	休息，姿势或活动时	突然发作，可自发缓解，伴注意力分散而消失，涉及双侧手臂、头部和下肢，没有其他神经系统症状，与压力性生活事件有关	可以参考精神病学的一些服务来识别和管理疾病

资料来源：Alty and Kempster，2011；Bhidayasiri，2005；Daroff et al.，2012；Deuschl et al.，1998；Klein，2005.

a 频率范围：低 0~4，中 4~7，高 7~12 cps（周期 / 每秒）。

MAO：单胺氧化酶（抑制剂）

神经科医生经常通过评估对药物的反应来确认运动障碍的诊断。

当施用抗胆碱能药物时，静止性震颤的幅度通常会降低。随着酒精的消耗或 β 受体阻滞剂的使用，特发性震颤（无论是动作还是姿势）都会减少。小脑意向性震颤对药物干预无反应，且随酒精摄入而增强。

生理性震颤

生理性震颤是一种正常现象，它通常是轻微的以至于在休息时不容易观察到。通过 EMG 在健康个体中可以检测到每秒 11~13 个周期的精细生理性震颤，这通常无法在没有仪器的情况下观察到。因为这种最小幅度的生理性震颤在身体的所有肌肉中都是正常的，所以在运动期间和保持反重力位置时可以观察到它。导致生理性震颤的因素包括肌肉骨骼结构的共振特性，来自肌梭传入神经元偶联的激动／拮抗运动神经元活动的同步化，以及心跳的心脏力量。生理性震颤同时影响身体的所有肌肉，而大多数病理性震颤往往影响特定的身体部分。任何刺激交感神经系统活动（β - 肾上腺素活性和儿茶酚胺释放）的机制，包括压力、焦虑、恐惧、睡眠剥夺、酒精摄入、某些类型的心脏病药物、CNS 激活、运动和疲劳等，均可能会引起生理性震颤的"强化"。此外，生理性震颤的幅度也会在低血糖、甲状腺毒症、酒精和镇静剂戒断、一氧化碳暴露和重金属中毒的个体中增加。某些药物（锂、支气管扩张剂、三环类抗抑郁药）的毒性水平也可能会导致震颤。随着年龄的增长，生理性震颤通常会变得更难以检测。

特发性震颤

特发性震颤（essential tremor）可以像体位性和／或动作性震颤那样被观察到，它通常会影响颈部和轴突，表现为头部的点头转动或躯干的摆动性屈伸运动。当在上肢任务中需要保持固定的近端位置时可能会被明显观察到。喉部和咽部肌肉的累及可能会危及发音和吞咽。作为一种动作震颤，特发性震颤可能会影响精细运动任务的效率，例如书写、梳理或将食物放到口中。最近的一项荟萃分析表明，人群中特发性震颤的患病率在 0.01%~20.5%。65 岁或以上人群的患病率为 4.6%，95 岁或以上人群的患病率可高达 21.7%。

特发性震颤，虽然它与进行性神经病理学无关而因此被认为是良性的，但它通常是双侧受累并且会显著干扰老年人的功能活动。在摄入酒精后，症状通常会暂时性得到缓解（约 30min）。当特发性震颤干扰功能时，普萘洛尔和其他 β 受体阻滞剂药物可用于长期治疗，但在其他并发疾病（如充血性心力衰竭、房室传导阻滞、哮喘、胰岛素依赖性糖尿病）存在的情况下则除外。还可以用抗惊厥药扑米酮（美索林）进行治疗，但镇静剂和抗胆碱能药物对特发性震颤的影响则不大。

丘脑深部脑刺激（Thalamic deep brain stimulation，DBS）是一个在丘脑底核或苍白球中植入脉冲发生器的过程，这种方法已在具有特发性震颤的个体中实施。报告显示，在高达 90% 的病例中，对侧震颤减少多达 75%。该程序仅适用于认知完好且震颤对药物耐药的健康患者。副作用虽然很少见，但可能包括神经方面的影响，如颅内血肿、头痛、运动困难和找词困难。

静止性震颤

静止性震颤是静止时的一种震颤，它随着意识性的运动而消失。静止性震颤是帕金森病最常见的症状之一，它也可在其他神经系统疾病中见到，如正常的脑积水、进展性核上性麻痹和重复颅脑损伤的累加性脑病。最常见的表现是前臂内旋／旋前的摆动或拇指和手指的蚓状屈曲／伸展（例如"搓丸样"震颤）。与其他类型的震颤相比，帕金森病的静止性震颤具有相对较低的周期／频率。虽然潜在的机制尚不清楚，但它可能是黑质 - 纹状体功能受损的结果。抗胆碱能药物（如三甲苯基／五烷、苯托品／高汀）在减少静止性震颤方面比多巴胺激动剂或左旋多巴更有效。此外，丘脑对侧腹外侧核的外科消融术现也已被用来降低严重静止性震颤的幅度。

意向性震颤

意向性震颤是一种随着对精细运动要求的提高而变得明显且会常被夸大的震颤（也称为红核性、小脑性或"病程性"震颤）。在意向性震颤中，自主运动时振幅会增大，尤其是在运动接近尾声时。意向性震颤是小脑功能障碍的症状之一，特别是在由于弥漫性轴索损伤，多发性硬化或中脑和脑桥的梗死/缺血而导致的上小脑足损伤中。由于这些结构的损害会影响"错误控制"所需的持续性"反馈"，在尝试进行高技能的运动任务时，意向性震颤是最为明显的。此外，在酒精、巴比妥酸盐或镇静剂中毒以及血清中某些抗惊厥药（如苯妥英/狄兰汀和卡马西平/特格雷托)含量高的情况下，也可以观察到意向性震颤。

意向性震颤影响四肢近端和远端的肌肉组织。在非常严重的情况下，除了典型的以目标为导向的意志性运动被中断之外，还可能存在可观察到的姿势性震颤。有意向性震颤的患者也可能表现出小脑功能障碍的其他症状，包括眼球震颤、肌张力减退、运动障碍、运动分解和步态共济失调。当闭眼时，小脑意向性震颤的幅度通常会减小，但原因尚不十分清楚。

神经性震颤

有时在有明显周围神经病变的个体中也可观察到震颤；然而，神经性震颤的表现远不如特发性、静止性和意向性震颤。目前还不清楚震颤是如何以及为什么会发生在神经病患者身上。

部分慢性糖尿病、终末期肾病、慢性酒精中毒、遗传性感觉 – 运动神经病和感染性神经病如急性吉兰 – 巴雷综合征的患者也会出现神经性震颤。根据脱髓鞘或遗传来源，这些震颤可表现为运动性震颤和静止性震颤。对这些震颤的处理可能是具有挑战性的，因为许多药物在控制外来运动方面是成功的，但在周围神经病变的情况下却没有那么有效。这些疾病均需要及时诊断，因为它们可以用皮

质类固醇、静脉注射免疫球蛋白（Intravenous Immunoglobulin，IVIG）、环磷酰胺或血浆交换等免疫抑制疗法进行治疗。

创伤后的震颤

任何年龄有过严重的后天性脑损伤的患者，都可能会在创伤后的 1 个月或几年里发展为震颤，并且可能会有一个混合的表现。创伤后 1~4 周最常见的是与特发性震颤相似的震颤。另外，据报道创伤后的迟发性震颤在受伤后 12~18 个月也会发生。延迟发作的创伤后震颤通常持续数年或更长时间。MRI 或 CT 无法识别引起震颤的具体病灶。这种类型的震颤与用于控制特发性震颤的药物并不是特别相关。通常来说，这种创伤后震颤的程度会随着时间的推移而减弱；然而，对一些人来说它仍是一个严重的问题。

直立性震颤

在非常罕见的情况下，老年人可能只有在无支撑站立或在准备站立时才会感到下肢震颤。如果震颤严重，它可能会干扰转移运动（如从坐位到站立）和姿势控制。当没有辅助装置或其他外部支撑的情况下，直立性震颤通常是指在站立时个体难以保持稳定，并且常常伴随着对跌倒恐惧的增加。尽管直立性震颤的幅度往往较小，但它比大多数其他震颤有更高的频率及更快的周期（14~18 个周期）。就像特发性震颤所看到的那样，直立性震颤对酒精或普萘洛尔无反应，但对氯硝西泮有反应。左旋多巴和加巴喷丁最近也被用于治疗直立性震颤，并且已经看到了不错的效果。直立性震颤可显著影响生活质量并限制功能活动能力。

代谢性震颤

代谢性震颤是以近期发作的姿势性震颤为特征的。甲状腺功能亢进是代谢性震颤最常见的原因，表现为上肢的高频震颤，这种震颤类似于焦虑或压力触发时增强的生理性震颤。震颤伴随的其他体征，例如出汗过多或体重减轻等，使其与特发性震颤得以区分。其他代谢诱发因素还包括肾衰竭，低血糖和肝脏疾病。

精神性震颤

精神性震颤是一种表现为非自主运动的精神状态，与运动性、意向性或静止性震颤在特征和一致性上存在差异。在个体内，精神性震颤可能从身体的一个部位转移到另一个部位，它发病通常是突然的，可能发生在一个紧张的生活事件之后；而大多数其他类型的震颤是隐匿的。精神性震颤的频率和幅度是不一致的且会随时间会发生变化。在大多数其他类型的震颤中，当个体被要求进行一些竞争性的，能够引起焦虑情绪的认知任务（如计算从 100 开始连续减 7）时，振幅往往都会增加；而在精神性震颤中，当个体注意力集中在其他地方时，振幅则会趋于减小（或完全消失）。

霍尔姆斯震颤

霍尔姆斯震颤是由于丘脑与脑干的小脑连接受损而导致的罕见震颤。霍尔姆斯震颤以前被称为红斑震颤、中脑震颤、丘脑震颤以及 Benedikt 综合征。这种震颤是近端肢体的姿势性震颤，其特征在于频率慢和幅度大。它可以出现在休息时或姿势控制（坐位下）时，并且其程度可以随着运动而增加。多发性硬化和脑损伤是霍尔姆斯震颤发生的常见原因。

运动障碍的分类和鉴别诊断

老年康复中伴随的其他类型的运动障碍通常与老年人长期的功能紊乱有关；然而，一些与药物相关的运动障碍是近期才被诊断出来的。

亨廷顿病

亨廷顿病是一种常染色体显性遗传性的进行性疾病，并会伴有纹状体的变性。亨廷顿基因位于 4 号染色体的短臂上。亨廷顿病的三个典型症状为运动障碍、痴呆和人格障碍。这种疾病的最初迹象和症状出现在中年（35~40 岁），主要表现为躁动不安、情绪不稳、神经官能症或人格障碍。随着时间的推移，认知障碍会变得更加明显，且不自主舞蹈运动会发展，从而经常会损害患者的判断力、运动及移动能力、

说话能力和吞咽能力。随着症状的加重，功能状态会恶化。而肌张力障碍和僵硬则可能在疾病过程的后期会有发展。

CT 或 MRI 上表现为双侧尾状核的明显变性，侧脑室前角增大及脑萎缩。亨廷顿病治疗时是会有症状改变的；我们有时可以通过多巴胺阻断剂如氟哌啶醇、利血平或丁苯那嗪来控制舞蹈动作的发展。亨廷顿病患者可能在以后的 10~25 年的时间里均需应对日益加重的这种损伤或障碍，直到死亡。

威尔森病（肝豆状核变性）

威尔森病（Wilson's disease，WD）是一种罕见的常染色体隐性遗传性的铜代谢紊乱疾病，是 13 号染色体上发生的突变。许多患者在儿童期表现出肝病和与铜积累有关的衰竭症状。虽然最初的症状通常大多出现在青春期和成年早期，但最晚可能首次发生在 60 岁之前。如果在生命早期未被发现，WD 可能是致命的。

近一半的 WD 患者会出现中枢神经系统的症状和体征。WD 管理不善出现的神经系统症状包括静止性或姿势性震颤、四肢舞蹈病、肌张力障碍、假性麻痹和认知功能障碍。与 WD 有关的肝功能异常最终可导致慢性肝硬化。以往我们对疾病的急性处理首先是使用青霉菌胺，但最近的治疗策略包括使用曲恩汀和锌（去除多余的铜）或四硫代钼酸铵（独断铜的吸收）这些毒性较小但仍在研究中的药物。现已发现原位肝移植可以矫正严重肝衰竭患者的潜在病理，而不会出现神经系统的症状。

阵发性运动诱发性运动障碍

阵发性运动诱发性运动障碍（Paroxysmal kinesigenic dyskinesia，PKD 或阵发性运动诱发性癫痫），以前被称为阵发性舞蹈症，主要表现为个体意外受到惊吓或干扰时肢体和躯干的抽搐和扭动。这些运动可能是单侧或双侧的，持续约 1min，每天可发生高达 100 次。阵发性运动障碍在儿童时期就开始了，但这种情况在以后的生活中仍然会持续存在。PKD 对抗惊厥药物如卡马西平和苯妥英有反应。

阵发性非运动性运动障碍

阵发性非运动性运动障碍（Paroxysmal nonkinesigenic dyskinesia，PNKD），以前称为家族性手足舞蹈徐动症，是一种罕见的常染色体显性遗传性运动障碍，相对良性，多发病于儿童期或青少年期。在这种情况下，个体会出现间歇性的"发作"或间歇性肌张力障碍、舞蹈症、手足徐动症、抽搐或与或与体力消耗或酒精或咖啡因摄入有关的运动组合。"发作"的频率可以从每月几次到每天几次，持续10min 到数小时。但这种情况可能会随着年龄的增长而减轻。

老年性舞蹈症

老年性舞蹈症是一种迟发的特发性运动障碍，在缺乏精神或多巴胺治疗、亨廷顿病、痴呆或家族性运动障碍的情况下会发展。老年性舞蹈症也被称为口腔 - 面部 - 语言运动障碍，主要影响口腔、舌和下颌的肌肉。从迟发性运动障碍中发生的类似面部运动，以及失去所有牙齿并且不再能够戴义齿的老年人常见的唇部和下颌运动中区分哪些是老年性舞蹈症的非自发性异常运动是很必要的。当仔细监测以评估迟发性运动障碍的发展时，抗多巴胺能药物是最有效的。

图雷特综合征

图雷特综合征是一种由遗传决定的慢性神经精神疾病，其特征是多发性运动和发声抽搐。症状最初可能发生在儿童期或青春期，并持续到成年期和以后的生活。最初的时候，许多患有图雷特综合征的患者会被误诊为精神疾病。

最初的运动抽搐通常涉及面部和眼睛，最终可能发展为累及发声（重复咕哝、吠叫、清喉咙、诅咒、模仿）。四肢的重复性运动抽搐可能与舞蹈症相似。尽管图雷特综合征有常染色体显性遗传的特征，但还存在一些其他的假设：图雷特综合征被认为是基底神经节的一种疾病，涉及过高的多巴胺水平以及一些中枢内源性阿片系统功能障碍的边缘系统疾病；而图雷特综合征继发的脑外伤、毒性和代谢性脑病

以及亨廷顿病的报道则更有可能是巧合，而不是存在因果关系。

图雷特综合征可引起严重的社会、职业和功能障碍，也可能与强迫行为、注意力和执行功能障碍、睡眠障碍和攻击行为有关。终生药物干预包括多巴胺阻断剂、可乐定、氟哌啶醇或匹莫齐特，可以在不影响预期寿命的情况下帮助患者重新适应社会。

药物引起的运动障碍

锥体外系功能障碍也作为抗精神病药物和其他药物的不良副作用而发生。由于药物代谢和排泄机制随着年龄的增长而降低，老年人更容易受到药物毒性和药物不良反应的影响；而老年人的处方药物可能会在较长时间内保持生理活性，特别是如果剂量未根据老年人年龄和身体成分进行调整的情况下。与锥体外系副作用相关的药物种类见表31-2。

抗精神病药物最近根据其疗效和副作用可被分为"传统的"或"非典型"的抗精神病药物。与非典型药物相比，传统抗精神病药有更多的副作用，包括锥体外系副作用发生率的增加。最可能引起锥体外系功能障碍的精神药物包括氟哌啶醇和氟奋乃静。三环类抗抑郁药在某些个体中可能具有相似的作用。失弛缓症通常是医源性锥体外系功能障碍的最初指标，随着时间的推移，许多易感个体会形成一种类似帕金森病的状态，包括运动功能减退、僵硬、弯腰或弯曲的直立姿势、蹒跚步态和平衡障碍。

急性运动障碍反应可在开始使用抗精神病药物、三环类抗抑郁药、苯妥英、卡马西平、普萘洛尔和某些钙通道阻滞剂治疗后几天内发生。虽然这在年轻人中更常见，但也可能发生在老年人身上。面部，头部，颈部或四肢舞蹈动作的相对突然发作可能会令人恐惧，但通常会随着刺激性药物的停用而消失。

迟发性运动障碍是最严重的一种与药物有关的锥体外运动障碍，通常在使用多巴胺拮抗剂 3~12 个月后逐渐发展。患有迟发性运动障碍的患者表现为面部、口腔和舌头不自主的节律

表31-2　与锥体外系副作用相关的药物种类见表

药物的类型	症状	举例
抗精神病药物/安定	失弛缓症，假性帕金森舞蹈症，迟发性运动障碍，急性运动障碍反应	传统抗精神病药：氯丙嗪、三氟拉嗪、氟奋乃静、奋乃静、三氟拉嗪、丙嗪、美索定、硫噻吩、氟哌啶、洛沙平莫西泮非典型抗精神病药：阿立哌唑、氯氮平、奥氮平、喹硫平、利培酮、齐拉西酮
抗抑郁药	舞蹈症，手足徐动症，静坐不能，肌阵挛，假性帕金森舞蹈症	三环类抗抑郁药、单氧化物抑制剂碳酸锂、阿莫沙平
兴奋剂	姿势性震颤，舞蹈症	安非他明、美沙酮、哌甲酯、芬氟拉明、咖啡因、可卡因
中枢神经系统抑制剂/镇静剂	生理意向性震颤、舞蹈症、肌张力障碍	酒精、地西泮
抗惊厥药物	意向性震颤、舞蹈症、扑翼样震颤	苯妥英、丙戊酸、卡马西平、苯巴比妥、氯硝西泮
抗帕金森病药物	静坐不能、舞蹈症、肌张力障碍	金刚烷胺、溴隐亭、左旋多巴
其他类型的药物	震颤	支气管扩张剂（茶碱、多沙普仑）、降血糖药、皮质类固醇
	舞蹈症、震颤	胃肠道药物（西咪替丁、特非那定）
	舞蹈症、肌张力障碍、震颤	抗心律失常药物（普萘洛尔、妥卡尼）
	迟发性运动障碍	止吐药物（丙氯拉嗪、硫乙拉嗪、异丙嗪）
	意向性震颤、共济失调	环孢菌素A
	舞蹈症	雌激素/口服避孕药、睡眠药物

性的舞蹈样运动（如反复伸舌、咂嘴、吮吸、做鬼脸、眨眼）。有些人还可能会出现四肢舞蹈动作和肌张力障碍（如斜颈、闭塞性危象、角弓反张）。这些锥体外系症状可能会缓慢发展并逐渐恶化，直至预先停药的药物剂量减少或中止；有时即使在停药后，迟发性运动障碍的症状仍然存在。如果引起迟发性运动障碍的药物不能抑制，轻度锥体外系症状可以用抗帕金森病药物、苯二氮䓬类药物或钙通道阻滞剂来控制。严重的迟发性运动障碍病例可能需要使用多巴胺阻断剂来控制，这些药物本身具有使患者直立性低血压的风险。而即使在高风险患者中，使用较新的非典型抗精神病药也可降低迟发性运动障碍的风险。

　　某些其他药物也有锥体外系副作用的风险。对于服用左旋多巴治疗帕金森病长期治疗的个体来说，面部、舌头和（较少见的）下肢的舞蹈样动作并不罕见。症状的严重程度与剂量有关，随循环左旋多巴的水平而波动。虽然更频繁地较小剂量给药可能会减轻患者舞蹈症的症状，但帕金森病典型的运动迟缓和步态障碍的表现则可能会加剧。

　　舞蹈症是一种罕见的由抗惊厥药物如苯妥英或卡马西平的副作用所引起的一种表现。如果舞蹈症发展，即使血药水平在治疗范围内，也应该停止用药。舞蹈运动的开始是锂中所毒引起的许多迹象中的一种表现。某些CNS兴奋剂（如安非他明、哌甲酯）也可以诱导口-面部的舞蹈样运动。

震颤和运动障碍患者基于ICF模式的检查和干预

　　第5章讨论的ICF模式是对健康及健康相关领域的分类，它可指导跨学科团队用于检查和治疗的决定。虽然在老年人医疗保健机构工作的康复专业人员可能会遇到年纪较大的一些人，这些人也许会同时患有运动障碍（如运动障碍性脑瘫）或出现在晚年时更为普遍存在的一些与病理相关的运动障碍（如脑卒中后肌张力障碍、帕金森病），然而临床研究文献中关于非药物和非手术干预对震颤和其他运动障碍影响的证据是不完善的。本章的最后一部分旨在基于 ICF 模式为震颤患者治疗方案的评估和制定提供一定的指导。

检　查

对患有运动障碍的老年人进行的检查应包括全面的图表检查和病史询问。而关于发病期的具体问题可以指导康复专业人员完成更广泛的神经系统检查或指示是否需要将患者转介给其他医疗专业人员。触发或减轻震颤症状的缓解因素可以帮助对运动障碍进行分类；潜在的病史，包括合并症、外科病史、系统回顾和用药史，可以帮助确定运动障碍的具体特征；临时和长期使用药物的准确清单可以帮助确定震颤的来源。具有潜在副作用的药物见表 31-2。以往使用多巴胺受体阻滞剂（左旋多巴、抗精神病药 / 神经麻醉剂）者，即使再停止使用这些药物，仍会引起运动障碍。

对心肺、肌肉骨骼、神经、沟通、认知和语言系统的简要回顾将有助于我们收集患者功能能力相关的信息，或确定是否需要转介给其他医疗专业人员。当考虑先天性运动障碍的来源时，关注运动障碍和其他神经系统疾病的家族史亦是很有意义的。此外，社会史也很重要，包括对个人的职业和爱好、生活环境、饮食、药物和酒精使用的调查。最近能够引起焦虑、压力或疲劳增加的生活事件的改变也可能是新发震颤的原因，或者可能会加剧先前已存在的震颤。个人的社会历史以及家庭环境可提供有关先前功能水平相关的信息，并有助于确定患者对康复的期望，从而指导目标的设定。表 31-3 则概述了一种基于 ICF 模式的总结性检查策略。

干　预

在为患有运动障碍的老年人制定治疗计划时，重要的是要记住他或她在康复过程中的角色，从而解决活动受限或参与受限。康复过程的各个阶段可能包括康复、补偿性培训和 / 或预防性措施，而确定适当的阶段将有助于制定

表 31-3　基于 ICF 模式的运动障碍患者的检查

躯体结构与功能	活动	参与
震颤部位	平衡	就业
对称	自我报告	状态
频率	测量	社区
快	标准化的	活动
慢	评估	家庭
振幅	功能性移动	责任
正常	床上移动	生活质量
进展	转移	测量
活动	步态	尺度
静止时	（ⅰ）定性	
姿势	（ⅱ）定量	
动作	楼梯	
协调测试（小脑）	ADL	
视觉筛选（CNS）	IADLs	
DTR（CNS 功能障碍）		
感觉		
强度		
姿势		
认知		

DTR，肌腱反射；ADL，日常生活活动；IADL，工具性日常生活活动

治疗计划，帮助患者恢复先前的功能水平，改变功能活动以补偿现有的运动障碍，或避免一些与安全和皮肤完整性相关性问题的发生。

康复阶段

康复阶段可能包括对个人或家庭成员进行有关运动障碍的教育，提供可能的转诊来源以让康复团队的其他成员参与，并提供建议以解决与运动障碍相关的一些社会问题，确定可能改善或维持功能的干预措施。运动障碍领域最令人信服的证据集中于旨在保持或改善心血管健康、力量和灵活性的运动，以及通过降低引起与不活动和久坐不动的生活方式相关的失调及身体不适引起的风险来增强个体应对运动障碍的功能状态。

代偿期

代偿期可能包括适应性设备或辅助设备在维持或尽可能改善功能中的应用。使用辅助装置和 / 或适应性设备进行训练可以解决各种类型的震颤、肌张力障碍、舞蹈症或手足徐动症患者的活动能力、移动和日常生活活动的限制。可以规定一项专注于强化能力、灵活性和心血管健康保护的家庭康复训练计划。而关于负重沙袋在有意向性震颤的个体进行功能性活动（理论上为小脑提供更强烈的本体感受信息）中是否有用的证据仍是相互矛盾的。

预防阶段

预防阶段的目标是维护个人及他人的安全，防止皮肤破损和其他肌肉骨骼畸形。使用静息位或抑制张力的夹板或起固定作用的辅助具可有助于减缓肌张力障碍患者继发性的肌肉骨骼并发症（如严重挛缩）。定期重新评估和调整健身 / 健康活动对于那些患有进行性中枢神经系统疾病的患者尤其重要，而神经系统功能的重新评估对于确定疾病进展的变化亦是非常重要的，这些变化可能需要提供给初级保健医生或神经科医生。此外，导致运动障碍的病症通常会增加每日的生理（热量）需求，同时会影响吞咽、咳嗽和膀胱功能。有些患者可能需要向注册营养师和言语病理学家进行转介，

这是治疗运动障碍患者一种有效的跨学科方法的重要组成部分。

总　结

为了最有效地治疗患有震颤和其他运动障碍的老年人，物理治疗师和其他康复专业人员必须熟悉各种运动功能障碍、潜在病理过程的病因和进展以及他们的治疗（药理学和 / 或外科）管理。特别重要的是要认识到老年人出现的与药物不良反应和毒性相关的锥体外系症状。尽管康复干预措施可能无法直接降低震颤或其他非自主运动的严重程度，但功能评估和培训对提高患者的生活质量以及预防由于缺乏活动而导致的肌肉骨骼系统、心血管系统的继发性损害也具有重要的作用和影响。

（郭　川）

原文参考

Ahmed NN, Sherman SJ, VanWyck D.2008 Frailty in Parkinson's disease and its clinical implications. Parkinsonism Relat Disord, 14:334–337

Alarcon F, Zijlmans JC, Duenas G, et al.2004 Post-stroke movement disorders: report of 56 patients. J Neurol Neurosurg Psychiatry, 75:1568–1574

Alty JE, Kempster PA.2011 A practical guide to the differential diagno- sis of tremor. Postgrad Med J, 87:623–629

American Physical Therapy Association 2003 Guide to Physical Therapy Practice, 2nd edn (revised) [Online]. Alexandria, VA: APTA. Available at: http://guidetoptpractice.apta. org/. Accessed 2012 November

Arminoff M.2008 Neurology and General Medicine, 4th edn. Churchill Livingstone, Philadelphia, PA

Bhidayasiri R.2005 Differential diagnosis of common tremor syndromes. Postgrad Med J, 81:756–762

Bilney B, Morris ME, Perry A.2003 Effectiveness of physiotherapy, occupational therapy, and speech pathology for people with Huntington's disease: a systematic review. Neurorehabil Neural Repair, 17:12–24

Bilodeau M, Keen DA, Sweeney PJ, et al.2000 Strength training can improve steadiness in persons with essential tremor. Muscle Nerve, 23:771–778

Blumenfeld J.2010 Neuroanatomy Through Clinical Cases, 2nd edn. Sinauer Associates, Inc., Sunderland, MA

Caligiuri MR, Jeste DV, Lacro JP.2000 Antipsychotic-induced movement disorders in the elderly: epidemiology and treatment recommendations. Drugs Aging, 17:363–384

Ciccone CD.2007 Pharmacology in Rehabilitation, 4th edn. FA Davis, Philadelphia, PA

Crawford P, Zimmerman EE.2011 Differentiation and diagnosis of tremor. Am Fam Physician, 83:697–702

Daroff R, Fenichel J, Jankovic J, et al.2012 Bradley's Neurology in Clinical Practice, 6th edn. Saunders, Philadelphia, PA

Delikanaki-Skaribas E, Trail M, Wong WW, et al.2009 Daily energy expenditure, physical activity, and weight loss in Parkinson's dis- ease patients. Mov Disord, 24:667–671

Deuschl G, Bain P, Brin M, AHS.1998 Consensus statement of the Movement Disorder Society on tremor. Mov Disord, 13:2–23

Elble RJ.2002 Tremor and dopamine agonists. Neurology, 58:S57–S62 Gladson B.2010 Pharmacology for Rehabilitation Professionals. WB Saunders, Philadelphia, PA

Hallett M.2003 Movement Disorders: Handbook of Clinical Neurophysiology. Elsevier, Philadelphia, PA

Hankey G, Wiardlaw JM.2008 Clinical Neurology. Demos Medical Publishing, London

Jankovic J, Tolosa E.2007 Parkinson's Disease and Movement Disorders, 5th edn. Lippincott Williams & Wilkins, Philadelphia, PA Keogh JW, Morrison S, Barrett R.2010 Strength and coordination training are both effective in reducing the postural tremor amplitude of older adults. J Aging Phys Act.18:43–60

Klein C.2005 Movement disorders: classifications. J Inherit Metab Dis, 28:425–439

Krauss JK, Jankovic J.2002 Head injury and posttraumatic movement disorders. Neurosurgery, 50:927–939 discussion 939–40

Lee PE, Sykora K, Gill SS, et al.2005 Antipsychotic medications and drug-induced movement disorders other than parkinsonism: a population-based cohort study in older adults. J Am Geriatr Soc, 53:1374–1379

Louis ED, Ferreira JJ.2010 How common is the most common adult movement disorder? Update on the worldwide prevalence of essential tremor. Mov Disord, 25:534–541

Lusardi MM, Bowers DM.2012 Orthotic decision making in neurological and neuromuscular disease. In: Lusardi MM, Jorge M, Neilson CC.Orthotics and Prosthetics in Rehabilitation, 3rd edn. Elsevier Saunders, St Louis, MO

McGruder J, Cors D, Tiernan AM, et al.2003 Weighted wrist cuffs for tremor reduction during eating in adults with static brain lesions. Am J Occup Ther, 57:507–516

Meshack RP, Norman KE.2002 A randomized controlled trial of the effects of weights on amplitude and frequency of postural hand tremor in people with Parkinson's disease. Clin Rehabil, 16:481–492

Milligan SA, Chesson AL.2002 Restless legs syndrome in the older adult: diagnosis and management. Drugs Aging, 19:741–751

Morgan JC, Sethi KD.2005 Drug-induced tremors. Lancet Neurol, 4:866–876

Mostile G, Jankovic J.2010 Alcohol in essential tremor and other movement disorders. Mov Disord, 25:2274–2284

Muthuraman M, Raethjen J, Hellriegel H, et al.2008 Imaging coherent sources of tremor related EEG activity in patients with Parkinson's disease. Conf Proc IEEE Eng Med Biol Soc:4716–4719

O'Connor RJ, Kini MU.2011 Non-pharmacological and non-surgical interventions for tremor: a systematic review. Parkinsonism Relat Disord, 17:509–515

O'Suilleabhain P, Dewey Jr RB.2004 Movement disorders after head injury: diagnosis and management. J Head Trauma Rehabil, 19:305–313 Pahwa R, Factor SA, Lyons KE, et al.2006 Practice Parameter: Treatment of Parkinson disease with motor fluctuations and dyskinesia (an evidence-based review): report of the Quality Standards Subcommittee of the American Academy of Neurology. Neurology, 66:983–995

Patestas MA, Gartner LP.2006 A Textbook of Neuroanatomy. Blackwell, Malden, MA

Paulson GW.2005 Historical comments on tardive dyskinesia: a neurologist's perspective. J Clin Psychiatry, 66:260–264

Paz J, West M.2008 Acute Care Handbook for Physical Therapists, 3rd edn. Saunders Elsevier, St Louis, MO

Puschmann A, Wszolek ZK.2011 Diagnosis and treatment of common forms of tremor. Semin Neurol, 31:65–77

Raethjen J, Govindan RB, Kopper F, et al.2007 Cortical involvement in the generation of essential tremor. J Neurophysiol, 97:3219–3228 Reuter I, Engelhardt M.2002 Exercise training and Parkinson's disease: placebo or essential treatment? Phys Sportsmed, 30:43–50 Robichaud JA, Pfann KD, Vaillancourt DE, et al.2005 Force control and disease severity in Parkinson's disease. Mov Disord, 20:441–450 Rowland L, Pedley T.2010 Merritt's Neurology, 12th edn. Lippincott Williams & Wilkins, Philadelphia, PA

Rubboli G, Tassinari CA.2006 Negative myoclonus: an overview of its clinical features, pathophysiological mechanisms, and management. Neurophysiol Clin, 36:337–343

Seidel S, Kasprian G, Leutmezer F, et al.2009 Disruption of nigrostriatal and cerebellothalamic pathways in dopamine responsive Holmes' tremor. J Neurol Neurosurg Psychiatry, 80:921–923

Shibasaki H.2012 Cortical activities associated with voluntary movements and involuntary movements. Clin Neurophysiol, 123:229–243 Spitz M, Costa Machado

AA, Carvalho Rdo C, et al.2006 Pseudoathetosis: report of three patients. Mov Disord, 21:1520–1522 Sullivan KL, Hauser RA, Zesiewicz TA.2004 Essential tremor. Epidemiology, diagnosis, and treatment. Neurologist, 10:250–258 Weiner W, Lang K 2005 Behavioral Neurology of Movement Disorders (Advances in Neurology), 2nd edn. Lippincott Williams & Wilkins, Philadelphia, PA

Whitney S, Wrisley DM, Musolino MC, et al.2003 Orthostatic tremor: two persons in a balance disorder practice. J Neurol Phys Ther, 27:46–53

World Health Organization (WHO) 2001 International Classification of Functioning, Disability and Health (ICF). WHO, Geneva. Available at: www.who.int/classifications/icf/en. Accessed 2012 December

Zesiewicz TA, Elble R, Louis ED, et al.2005 Practice parameter: therapies for essential tremor: report of the Quality Standards Subcommittee of the American Academy of Neurology. Neurology, 64:2008–2020

第 32 章

广泛性周围神经疾病

ANITA CRAIG，JAMES K. RICHADSON

本章内容

概　述

周围神经疾病常见于老年人，对其功能和生活质量有显著影响。在进行老年人其他疾病的康复时，识别周围神经疾病（peripheral neuropathy，PN）的影响也很重要。60 岁以上的美国人中约有 10% 的人因糖尿病而产生 PN，另有 10% 的人因其他原因而产生 PN，而在美国老年人群中 PN 的患病率约为 20%。由于 PN 的普遍存在，康复需求无疑很高。本章将介绍常见 PN 的识别和治疗策略，以及如何成功康复以显著提高老年患者的功能。

老年人周围神经疾病的病因

老年人中有一些特别常见的疾病可以引起 PN。最常见的病因是糖尿病 PN，但其他病因也很常见，如酗酒、肾脏疾病、甲状腺疾病和肿瘤（框表 32-1）。在接下来的评估中，有 10%~23% 的病例并不能确定 PN 的可能原因；特发性 PN 在老年人中最常见，即使是将 80 岁

以下和 80 岁以上老年人比较的时候。

许多药物可以引起神经疾病。许多用于癌症治疗的药物会引起严重的神经疾病，而这些神经疾病作为副作用会限制治疗。常见的化疗不良反应多见于老年人。然而，在一些有限的研究中发现，评估以紫杉醇和顺铂为基础的化疗方案时，常用的治疗药物对老年患者患 PN 的风险并不大，也没有表现出更严重的 PN。但是，考虑到接受肿瘤治疗的老年患者数量较多，而在接受化疗的患者中有 30%~40% 发生

框表 32-1　老年人 PN 的常见病因

- 酗酒
- 糖尿病
- 慢性阻塞性肺疾病（Chronic obstructive pulmonary disease，COPD）
- 单克隆丙种球蛋白病（良性或恶性）
- 肿瘤
- 药物和化疗
- 肾脏疾病
- 甲状腺疾病
- 维生素 B_{12} 缺乏

PN，因此需重视化疗导致的 PN。PN 的起病可以呈急性或亚急性，可能出现在开始治疗后的数天到数月。有时症状和体征在停药后 2 个月内出现或进展，即所谓的"惰行现象"。减少剂量、降低输注速度或延长两剂之间的间隔可能有所改善，但有时还是需要停止治疗。通常 PN 的症状会有所改善，但在某些情况下症状可能不能完全恢复。其他许多非化疗药物也会引起 PN。由于老年人往往需要服用多种药物，因此，任何存在 PN 症状的老年人都需要仔细检查药物清单（框表 32-2）。

识别广泛性周围神经疾病

PN 可以根据受影响的神经纤维来分类，即是否影响神经轴突或髓鞘，以及受累神经的分布情况。大多数 PN 是弥散且对称分布的，而许多血管疾病可表现为不对称或多病灶的神经病变。累及躯体神经或自主神经的细小神经纤维疾病很难诊断，可表现为严重的神经病理性疼痛，但体格检查和电诊断检查却相对正常。

神经病理过程通常是以长度依赖的方式影响神经，较长的神经更容易受到影响。因为下肢长于上肢，感觉神经长于运动神经（因为前者在椎管内的树突化过程），在弥散性 PN 中下肢远端感觉功能是第一个受损且受损最严重，其次是下肢远端运动功能、上肢远端感觉功能，最后是上肢远端运动功能。此外，容易受到压

框表 32-2　与 PN 相关的常见药物
- 胺碘酮
- 阿米替林
- 氯霉素
- 秋水仙碱
- 二氨二苯砜
- 第 4 代喹诺酮
- 肼屈嗪
- 异烟肼
- 锂
- 呋喃妥因
- 吡哆醇
- 沙利度胺

迫性损害的神经，如正中神经和腓神经（腓骨神经），在已经存在受损的周围神经中更易损伤。

由于个体对 PN 症状和发病快速性和敏锐性的不同，患者的病史可能会相当多变。许多患者都很清楚自己的麻木和疼痛，而其他人只注意到一些模糊的感觉异常，比如在枕头上行走的感觉，或者仅仅是在涉及平衡的活动中必须更加小心。当疼痛或麻木明显时，通常前足最重而近端较轻。如果上肢有症状，也遵循从远端到近端的渐进性。但上肢症状通常表现为在不使用视觉反馈的情况下难以完成良好的运动任务，如扣纽扣或捡小物件。通常不存在肌力丧失的症状，但在更严重的疾病中，可能会发展为足下垂或手的灵活性丧失。平衡问题会经常出现，患者表现为在不平整的地面或光线较暗的环境中行走时，以及不扶栏杆艰难地爬楼梯时，都可能需要触摸一些东西。在以细小神经纤维疾病占主要地位的神经疾病中，严重的疼痛可能是最突出的表现。自主神经症状也可能出现，包括出汗增多或减少、眼干、勃起功能障碍、胃轻瘫和皮肤温度改变。如果心血管系统受累，将限制患者的活动耐力，增加猝死和心肌缺血的风险。由于直立性低血压与跌倒相关，临床上当老年患者出现显著的直立性低血压时尤其值得关注。

体检时可发现感觉功能从远端到近端逐渐缺失。检查者应进行多种感觉形式的评估。振动觉对粗大神经纤维病变特别敏感。用力敲击 128Hz 音叉并放置在踇趾的底部、踝关节和胫骨粗隆处是最好的评估方式。为了提高测试的准确性，可在锁骨位置让患者提前感受振动的刺激。记录患者在每个位置感知振动的秒数。在 PN 患者中，感觉到振动的秒数在近端会增加。如果患者能够感知踇趾振动超过 10s，不存在 PN；如果在踝部感觉到的时间小于 10s，有可能存在 PN。本体感觉也是评估粗大神经纤维感觉功能的有效方式，可以评估患者能否感知到踇趾上 8~10 个小动作（1cm）。如果不能正确识别至少 8~10 个动作，表示可能存在踝关节内翻 / 外翻的本体感觉减退。使用 10 号单丝线和

针刺检查轻触觉，也是从远端到近端开始检查感觉是否缺失。单个细小神经纤维病变的患者可感受到针刺感减退，同时振动感相对减弱。

PN 可以影响肌肉的牵伸反射。PN 患者的跟腱反射几乎均会消失，髌反射和腘绳肌内侧反射减弱。跟腱反射既可以直接敲击，也可以通过机械方式敲击，这种方法在老年人中可能更可靠。跟腱反射消失，有或没有易化作用，不能察觉至少 8~10 个蹈趾动作，振动觉在 8s 内消失，这些都能用于预测老年人 PN 且会有显著电诊断意义。

运动功能障碍也可以出现从远端到近端的渐进变化。早期肌力减退可以通过肌肉的易疲劳性来识别，因此，通过多个抗阻方法的测试可以提高轻微肌力减弱检查结果的阳性率。PN 患者的足部固有肌群会存在普遍萎缩，导致足部结构发生变化，跖趾关节向外伸展，趾间关节向内弯曲（锤状趾），脚趾移动性极小或僵硬。在更多进展性 PN 患者中，腿的前方和一部小部分后方会出现肌力减退和肌肉萎缩。当 PN 已经发展到这个程度时，通常会累及手的固有肌群。大肌群运动功能也会受到影响。患者可能出现 Romberg 征阳性，即睁开眼睛时双脚并拢站立稳定，但闭上眼睛时不稳定，提示体感输入缺失和平衡的过度视觉代偿。Romberg 征阳性提示 PN 相对较严重，然而，许多存在显著功能障碍的 PN 患者 Romberg 征呈阴性。单足站立时间是一个比较敏感的平衡障碍测试。如果患者单腿能保持平衡 10s 或更长时间（三次尝试中最好的一次），则不太可能出现有明显功能性障碍的 PN。如果患者单脚能保持 3~4s 或更短时间的平衡，提示 PN 可能导致显著功能障碍。需要注意的是，单腿站立试验并不是用来识别 PN，而是在临床其他检查方法已经识别出 PN 后，用来确定 PN 造成的平衡障碍程度。表 32-1 列出了 PN 患者临床功能性表现特征。

PN 患者也可能表现出足部皮肤和结构变化。没有感觉的足部可以出现皮肤损伤或破损，且更倾向于出现在足跟和跖骨头处（见

表 32-1	周围神经疾病重要临床功能性表现
测试或情况	周围神经疾病的显著功能表现
128Hz 音叉的振动觉	明显的渐进式变化 踝部感觉 <5~6s
足部畸形和老茧	现在
跟腱反射	缺失
蹈趾的位置觉	<8/10 个正确反应
对称站立	每 3 次尝试中有一次 <5s

第 49 章）。存在 PN 可以使足部溃疡的风险增加 8~18 倍，截肢风险增加 2~15 倍。如前所述，足部畸形由固有肌萎缩引起，使得足部出现过度受压的区域，增加了溃疡风险。在严重 PN 的患者中，尤其是糖尿病患者，可能出现 Charcot 关节病，其临床表现特点是病理性骨折、关节破坏和严重畸形，主要影响前足（图 32-1）。这种表现是由自主神经功能障碍引起，通过增加血液流向足部，导致骨再吸收和骨质减少。最初表现可类似蜂窝织炎或深静脉血栓形成，伴有皮温高且足部肿胀。在骨折和脱位的影像学证据出现之前，骨扫描可以早期呈阳性结果。早期识别和使用完全接触式支具或矫形鞋制动对减少畸形很重要。

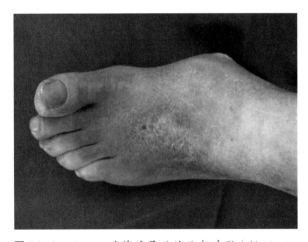

图 32-1 Charcot 关节病导致的足部畸形（经 Elsevier 惠允引自 Brodsky JW 2007 The diabetic foot. In: Coughlin MJ et al. Surgery of the Foot and Ankle, 8th edn. Mosby/Elsevier, Philadelphia, PA）

一些其他疾病可能出现与 PN 类似的症状。腰椎管狭窄，与 PN 一样在老年人中很常见，也有逐渐麻木和下肢远端无力的类似症状。然

而，腰椎管狭窄表现为站立和行走时疼痛加剧，坐下或躺下时疼痛改善。通常也会伴有背部疼痛。PN 的不同之处是疼痛一直存在，或在晚上更糟。在体格检查中，腰椎管狭窄的患者通常没有 PN 患者会出现的对称性感觉丧失。如果有运动功能受累，腰椎管狭窄患者通常表现为不对称性肌无力，也累及近端臀部肌肉和远端下肢肌肉。与此相反，PN 患者通常表现为对称性乏力，而远端症状更严重，近端症状有所改善。另一个常与 PN 相混淆的疾病是颈椎病。颈椎病患者可能出现平衡障碍、步态共济失调和跌倒，与 PN 患者相似。一般来说很容易用于鉴别的体征是，PN 患者下肢没有明显的感觉丧失，上肢没有过反射和阵挛等运动体征。

周围神经疾病的功能影响

在老年患者的康复中，PN 对功能有显著影响。研究表明，单独存在 PN 的患者中，跌倒风险比没有 PN 的患者大 20 倍。这些研究受试者均为 PN，但无其他功能性诊断，均为无辅助设备的社区门诊患者。在有合并症或者基础身体功能较差的康复患者中，PN 的影响无疑是同样的或者更大的。

无论准备时间长短，PN 患者的踝关节本体感觉障碍以及单足站立能力下降。在 PN 患者中，踝关节内翻/外翻的本体感觉阈值约为 1.5°，而对照组为 0.3°。在单足站立期间，踝关节 1.5°的活动范围足以让身体重心在被感知到之前移到支撑面的边缘。这表明，即使在冷静和深思熟虑的情况下，PN 患者也会在单足支撑时去执行任务变得很困难，例如爬楼梯或穿衣服。

PN 老年患者不会迅速进展到踝关节力量（扭矩）功能障碍而导致步态异常，不能维持单足站立和从有挑战性的姿势中恢复，即使此时临床表现为肌力正常。在侧方倾斜恢复能力的测试中，PN 患者无法迅速产生恢复所需的踝关节周围扭转。因此，当 PN 患者重心受到干扰时会加倍不利于平衡，因为在感觉到失去平衡之前，需要更大的位移，而且无论整体力量

如何，都无法迅速产生纠正性肌肉扭矩来代偿。

临床观察发现，PN 患者很少在最优的环境中跌倒，即患者熟悉的环境、光照良好、平坦的水平面地面。不规则的表面往往是跌倒的原因。一项 20 名年龄较大的 PN 受试者的前瞻性研究发现，近 80% 的跌倒原因是不规则的表面。此外，年龄较大的 PN 受试者在适应具有挑战性的环境时，表现出更大的步长时间变异性和步宽步长变异性，且步长和步速的下降幅度大于对照组。这些在不规则表面的步态变化对耐力有影响，因为步态模式的改变很少有效。此外，这对社区活动也有影响，在不规则路面上保持速度至关重要，例如过马路。

在老年康复患者中，PN 很少像上述研究对象那样独立存在，因此，PN 加重了临床上已经存在的明显损害。例如，如果 PN 患者是以偏瘫或膝上截肢作为主要康复诊断，那么患者能较好地使用下肢的能力也会受到损害。如果没有识别 PN，可能会导致制定的治疗目标不切实际或照护者对难以实现的特定目标产生困惑。合并 PN 的小脑或前庭功能障碍、视觉或视觉-空间系统受损性共济失调的患者甚至会进一步加重功能障碍。早期识别这类患者的 PN，可以制定合理的目标，并尽早开始学习过程，使患者能够产生充分的代偿能力。

周围神经疾病的治疗和管理

当识别到 PN 或临床怀疑存在 PN 时，是否需要进一步检查？这个问题的答案取决于具体情况。PN 的许多病因在老年人中相当常见，如糖尿病、肾脏疾病、危重症、周围血管闭塞性疾病和酗酒。对于任何以上疾病的患者，并不一定需要进一步检查，特别是如果症状是逐渐出现的。但是，如果患者没有任何危险因素，或者 PN 的发生进展迅速，则需要进行更多检查。PN 可以是许多可以治疗的全身性疾病的早期信号。同样，如果患者正在使用任何已知会导致 PN 的药物或化疗药物时，则需识别出该药物并停止或更改药物。总之，主要影响神经轴突的

PN 与代谢紊乱或毒素有关，而影响髓鞘的 PN 与免疫有关，有时可能与恶性肿瘤有关。从临床角度进行鉴别是具有挑战性的，提示脱髓鞘 PN 的线索是早期反射消失而肌肉质量相对保存，而提示轴突损害性 PN 的线索是近端反射保留和远端肌肉出现相对较重的萎缩。出现不对称性受累的神经疾病应怀疑是否有自身免疫或血管疾病。

健康宣教是降低 PN 功能影响的最重要干预手段。患者和患者家属必须了解这种疾病的性质，即患者下肢远端（有时是上肢）失去了一种特殊感觉。他们必须进一步认识到，由于失去了这种特殊感觉，患者的平衡会受到损害，为了避免跌倒危险，必须采用代偿技术。

必须最大限度地增加视觉输入，以弥补下肢躯体感觉输入的不足。视力下降和深感觉减退以及视野缺失已经被证明会增加跌倒的风险，这可能对已经存在 PN 的患者产生更大的影响。老年人经常要么不戴眼镜，要么验光处方已经过时。应该重视视力检查。如果视力受损，应转诊至相应的医务人员。不过，值得注意的是，眼镜的突然变化会增加跌倒的风险，至少暂时增加。因为佩戴新的眼镜会导致障碍物看上去比习惯的距离更远或更近。使用多焦镜片可能会增加跌倒风险，因为下方的镜片会模糊下方的视野，这是最关键的距离来感知地板上的物体，因此可能会出现绊倒的风险。使用多焦镜片的患者在屋外更易跌倒，或者在上下楼梯时跌倒。使用单透镜镜片可能是更好的选择，特别是对于经常从事户外活动的患者。同样重要的是，应教会患者适当照明的重要性，尤其是在晚上。必须鼓励患者不要因为担心夜间上厕所时打扰到其他家庭成员而不戴眼镜和不开灯。

穿合适的鞋对 PN 患者非常重要。最适合保持平衡的鞋应该具备宽的支撑面和薄的鞋底。应避免穿厚弹力鞋底的鞋或带有厚缓冲气垫的运动鞋。如果已存在明显的足部畸形，应使用定制矫形器，并且可能还需使用适合于足部畸形的超深鞋。有时，存在平衡障碍的患者可能觉得定制的塑料踝足矫形器是有帮助的；然而，

在穿戴时必须小心足部与矫形器的接触，避免足部皮肤受伤。PN 患者和照护者应接受教育，告知定期检查无感觉的足部皮肤的重要性。到足科或糖尿病足治疗诊所定期复诊、保湿足部皮肤、清理老茧和指甲护理非常重要。Charcot 神经关节病患者在急性期可能需要一种完全接触式矫形器或靴子来制动和在一段时间内避免承重（图 32-2）。

由 PN 导致的平衡障碍患者应该在行走时使用支撑物。PN 患者使用拐杖来维持稳定已经被研究。受试者要求转移到一种不稳定的表面，在转移过程中倾斜，并保持 3s 单足平衡。在这种情况下，约 50% 的 PN 受试者在没有拐杖的情况下无法保持平衡，但在使用拐杖的情况下，96% 的 PN 受试者能够保持平衡。进一步研究证明，为了让拐杖最大程度发挥防止跌倒的作用，患者必须用拐杖支持约 25% 的体重。指导患者在步行时将拐杖放在每一步的对侧，以帮助防止患者朝远离拐杖的方向跌倒或朝向拐杖的方向跌倒。患者和家属往往不愿意接受使用拐杖。如果告诉他们，拐杖是一种失去特殊感觉的替代品，就像眼镜或助听器一样，也是防止跌倒的方法，而不是表明自己不健康的征象，他们的接受度和依从性可能会更高。如果告诉患者，拐杖是在需要时使用，而不是一直使用，患者的依从性可能会更好。通常在照明条件良好、行走表面坚硬、平坦且熟悉的情况下，患者可以不用拐杖。其他干预措施也有助于改善步态参数和降低跌倒风险，尤其是在不规则的表面。这些措施包括：使用踝关节内侧和外侧都具备坚硬支持的踝关节矫形器（ankle orthoses，AO）和使用坚硬的垂直支撑物。所有这三种干预手段都被证明可以改善步宽的变异性，进而提示可以改善踝关节内侧/外侧的稳定性，也被证明可以降低步宽的范围。使用 AO 和垂直墙面也能改善步长时间的变异性，与跌倒存在前瞻性关系。AO 用于改善步态参数的机制可能与本体感受阈值或单足站立时间的改善无关，但可能与踝关节加固有关。只有拐杖的使用与步行速度下降有关。相比于拐杖，使

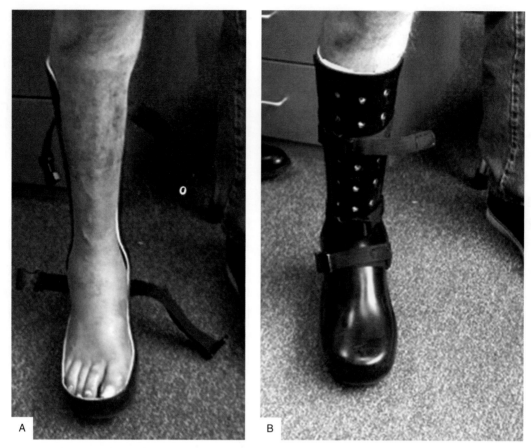

图 32-2　为 Charcot 关节疾病患者制作的双瓣的完全接触式踝足矫形器（经 Elsevier 惠允引自 Brodsky JW 2007 The diabetic foot. In: Coughlin MJ et al. Surgery of the Foot and Ankle，8th edn. Mosby/Elsevier，Philadelphia，PA）

用 AO 的优点包括：解放双上肢和步行速度更快，但 AO 的缺点是存在损伤皮肤的可能性（图32-3）。

很明显，运动对神经疾病有重要作用。有大量证据表明，在患有糖尿病的老年人群中，散步有益于健康和延长寿命，运动的目标是在平地和不规则的表面上行走时保持姿势稳定。最近的研究为这类人群运动处方的目标提供了一些建议。来自 43 名老年受试者的数据显示，约有 2/3 患有不同程度的糖尿病神经病变，研究提示单腿平衡能力（是虚弱和跌倒风险的重要标志）取决于由实验室方法测量的额状面髋关节肌力与踝关节本体感觉阈值的比值，而不是年龄。重要的是，虽然通常髋关节外展肌肌力更受关注，但髋关节内收肌肌力一样重要。如果将这些研究发现扩展到步行和存在干扰时，那么正如 Johnson 等人所建议的，冠状面髋关

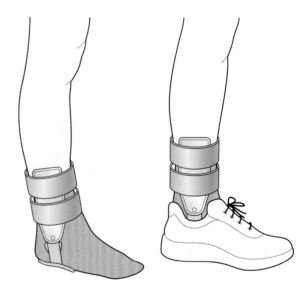

图 32-3　具有内外侧支撑的踝关节矫形器可以改善行走时的步态参数和平衡问题［经 Wiley 惠允引自 Richardson JK，Thies S，De Mott T et al. 2004 Interventions improve gait regularity in patients with peripheral neuropathy while walking on an irregular surface under low light. J Am Geriatr Soc 52（4）:510‐515］

节产生的肌力比例是至关重要的。因此，以内收肌群为关注点的髋关节冠状面肌力强化是合理的。神经疾病的严重程度越高，越容易损伤髋关节产生肌力的比例。对于踝关节背屈及内翻/外翻肌力大于4级的患者，强化这些肌群的肌力也有潜在的帮助，内翻肌群可能是在不规则的平面中行走中最重要的肌群。

疼痛，尤其是夜间疼痛，是PN患者的一个重要问题。神经性疼痛在粗大神经纤维疾病中可表现为钝痛、牙痛样或抽搐痛，在细小神经纤维疾病中则表现为感觉过敏样烧灼感。应排除其他来源的足部疼痛，如腰椎神经根病、血管性跛行、足底筋膜炎或Morton神经瘤。疼痛的治疗具有一定挑战性，药物副作用可能是限制治疗的重要因素，特别是在老年人中。外用制剂的优点是无全身副作用，但使用时可能会比较困难。一项针对外用辣椒素的试验表明，如果患者有一定认知能力和动手能力可以正确使用药物，那么药物必须每天使用3~4次，并且最初可能会加重症状，但其可以避免口服药物的副作用。如果受累区域是弥散的，可以使用经皮利多卡因贴片。其他选择包括低剂量的三环类抗抑郁药，如睡前服用去甲肾上腺素或阿米替林。严重的潜在副作用包括：直立性低血压和可能存在的致心律失常。因此，对于QT间期延长、近期有心肌梗死或存在传导阻滞的患者禁用。40岁以上的患者在开始使用这类药物之前应进行心电图筛查。加巴喷丁的剂量可以高达3600mg/d，能非常有效地减轻疼痛，但副作用可能会加剧平衡和步态问题，如嗜睡和头晕，特别是在开始使用这种药物时。因此，应该缓慢加量。普瑞巴林和多洛西汀是目前仅有的两种被FDA批准用于治疗糖尿病神经病变的药物。普瑞巴林与加巴喷丁和多洛西汀有相似的副作用，可能会引起胃肠不适。二线药物包括拉莫三嗪、卡马西平、其他选择性5-羟色胺摄取抑制剂和可乐定。应非常谨慎地使用阿片类药物，因为阿片类药物对认知方面的副作用令人担心，特别是对老年人，存在生理依赖性和成瘾可能。经皮神经电刺激（TENS）是有效的，与辣椒素一样，优点是无全身副作用。

总　结

美国大约20%的老年人存在PN，可能对其康复有影响。感觉障碍通常比运动障碍更突出，下肢远端比上肢远端的受影响程度更大。这些改变通常会损害平衡控制，往往导致跌倒。通常PN会加重现有的临床障碍。必须对患者和患者家属进行有关感觉缺失的教育，并给出相应建议，针对可能存在的进一步损害风险以及如何减轻这些风险。鼓励患者使用移动辅助装置、功能性活动的治疗性训练，以及用药物或TENS来控制疼痛。

（胡筱蓉）

原文参考

Allet LA, Kim H, Ashton-Miller JA, et al.2012a Frontal plane hip and ankle sensorimotor function, not age, predicts unipedal stance time. Muscle Nerve, 45(4):578-585

Allet LA, Kim H, Ashton-Miller JA.2012b Which lower limb sensory and motor functions are required for functional gait on uneven surfaces in older persons with diabetic neuropathy? PMR, 4(10):726-733

Ashton-Miller JA, Yeh MW, Richardson JK, et al.1996 A cane lowers the risk of patients with peripheral neuropathy losing their balance: results from a challenging unipedal balance test. Arch Phys Med Rehabil, 77:446-452

Boulton AJM, Vinik AI, Arezzo JC.2005 Diabetic neuropathies: a state-ment by the American Diabetes Association. Diabetes Care, 28(4): 956-962

Craig ASW, Richardson JK.2003 Acquired peripheral neuropathy. Phys Med Rehabil Clin North Am, 14:365-386

DeMott TK, Richardson JK, Thies SB, et al.2007 Falls and gait characteristics among older persons with peripheral neuropathy. Am J Phys Med Rehabil, 86:125-132

Dworkin RH, Backonja M, Rowbotham MC, et al.2003 Advances in neuropathic pain: diagnosis, mechanisms, and treatment recommendations. Arch Neurol, 60:1524-1534

George J, Twomey JA.1986 Causes of polyneuropathy in the eldery. Age Ageing, 15:247-249

Guitiérrez EM, Helber MD, Dealva D, et al.2001 Mild diabetic neuropa-thy affects ankle motor function. Clin Biomech, 16:522-528

Guitiérrez-Guitiérrez G, Sereno M, Miralles A, et al.2010 Chemotherapy- induced peripheral neuropathy: clinical features diagnosis, prevention and treatment strategies. Clin Transl Oncol, 12:81-91

Hausdorff JM, Rios DA, Edleberg HK.2001 Gait variability and fall risk in community-living older adults: a 1-year prospective study. Arch Phys Med Rehabil, 82:1050-1056

Hoitsma E, Reulen JPH, de Baets M.2004 Small fiber neuropathy: a common and important clinical disorder. J Neurol Sci, 227:119-130 Hurvitz EA, Richardson JK, Werner RA, et al.2000 Unipedal stance testing as an indicator of fall risk among older outpatients. Arch Phys Med Rehabil, 81(5):587-591

Johnson ME, Mille ML, Martinez KM, et al.2004 Age-related changes in hip abductor and adductor joint torques. Arch Phys Med Rehabil, 85:593-597

Lord SR, Dayhew J, Howland A.2002 Multifocal glasses impair edge-contrast sensitivity and depth perception and increase the risk of falls in older people. J Am Geriatr Soc, 50(11):1760-1766

Lord SR, Smith ST, Menant JC.2010 Vision and falls in older people: risk factors and intervention strategies. Clin Geriatr Med, 26:569-581 McComas AJ, Miller RG, Gandevia SC.1995 Fatigue brought on by malfunction of the central and peripheral nervous systems. Adv Exp Med Biol, 384:495-512

O'Keefe ST, Smith T, Valancio R, et al.1994 A comparison of two techniques for ankle jerk assessment in elderly subjects. Lancet, 344: 1619-1620

Paola LD, Faglia E.2006 Treatment of diabetic foot ulcer: an overview.

Strategies for clinical approach. Curr Diabetes Rev, 2:431-447 Richardson JK.2002 The clinical identification of peripheral neuropathy among older persons. Arch Phys Med Rehabil, 83:1553-1558

Richardson JK, Ashton-Miller JA.1996 Peripheral nerve dysfunction and falls in the elderly. Postgrad Med, 99:161-172

Richardson JK, Ching C, Hurvitz EA.1992 The relationship between electromyographically documented peripheral neuropathy and falls. J Am Geriatr Soc, 40:1008-1012

Richardson JK, Ashton-Miller JA, Lee SG, et al.1996 Moderate peripheral neuropathy impairs weight transfer and unipedal balance in the elderly. Arch Phys Med Rehabil, 77:1152-1156

Richardson JK, Hurvitz EA.1995 Peripheral neuropathy: a true risk factor for falls. J Gerontol Ser A Biol Sci Med Sci, 50A:211-215

Richardson JK, Thies SB, DeMott TK, et al.2004 Interventions improve gait regularity in patients with peripheral neuropathy while walking on an irregular surface under low light. J Am Geriatr Soc, 52:510-515

Sluik D, Buijsse B, Muckelbauer R, et al.2012 Physical activity and mor- tality in individuals with diabetes mellitus: a prospective study and meta-analysis. Arch Intern Med, 172(17):1285-1295

Son J, Ashton-Miller JA, Richardson JK.2010 Do ankle orthoses improve ankle proprioceptive thresholds or unipedal balance in older persons with peripheral neuropathy? Am J Phys Med Rehabil, 89:369-375

Vanden Bosch CG, Gilsing M, Lee SG, et al.1995 Effect of peripheral neuropathy on ankle inversion and eversion detection thresholds. Arch Phys Med Rehabil, 76:850-856

Verghese J, Bieri PL, Gellido C, et al.2001 Peripheral neuropathy in young-old and old-old patients. Muscle Nerve, 24:1476-1481

Vinik AI, Strotmeyer ES, Nakave AA, et al.2008 Diabetic neuropathy in older adults. Clin Geriatr Med, 24(8):407-435

Wolfe GI, Barohn RJ.1998 Cryptogenic sensory and sensorimotor polyneuropathies. Semin Neurol, 118:105-111

第 33 章

局限性周围神经病变

ANITA CRAIG，JAMES K. RICHARDSON

本章内容

概　述

局部周围神经病变甚至比广泛性神经病变更常见，并且两者经常共存。比起正常的神经系统，弥漫性病变的周围神经系统更不可能从机械性伤害中恢复，因此临床规律是，全身周围神经病变的患者患多发性离散性神经病的风险增加。局部神经病变也可能是一些创伤性和医源性损伤的后遗症，在对受伤患者进行初步评估和治疗时，这些后遗症可能会出现，也可能不会立即显现。此外，在康复环境中，机械伤害尤其常见，因为患者学习了自我护理和行动的替代策略。这种策略通常包括强调完整的肌肉骨骼区域，以弥补受损的区域，这增加了在完整区域发生神经损伤的风险。早期认识、预防和必要时治疗这些特殊的神经疾病对于预防老年患者的进一步损伤和残疾至关重要。

本章将围绕典型的（和非特定的）症状和患者的主诉进行阐述。我们将针对每种症状进行鉴别，亦会详细讨论每一个潜在的局限性神经病的临床表现及方法。

手部麻木

手部麻木和疼痛是非常常见的症状。通常是由于支配手部的三条神经之一的正中神经、桡神经或尺神经损伤引起的。手部麻木也可能是近端的原因，如神经根或神经丛病变。

正中神经压迫

正中单发神经病变（腕管综合征，CTS）显示了双峰年龄分布特征，高峰出现在 50~54 岁和 75~84 岁。虽然老年人往往比年轻患者有更严重的肌肉萎缩和电生理改变，但报告显示主观症状没有差别。这就引起了人们的担忧，即老年患者对他们的症状认识不足。虽然典型的正中单发神经病变（CTS）影响的是第 2 根和第 3 根手指，但患者经常感觉"整个手都麻木了"。通常大鱼际的感觉是可以保留的，因为它是由手掌皮支支配的，而手掌皮支是从腕管的近端分支出来的，因此可以保留。针刺敏感性的确定应先刺入非受累的区域，然后比较敏感区域。询问，"如果这（正常的一面）是100%，这是多少（受影响的一面）？"重要的不是要患者指出感觉是尖锐的还是迟钝的，因为尖锐的感觉通常是能保留的，甚至在局限性或广泛性神经病的情况下都有临床意义。另一条线索是Tinel征，即叩击神经损伤的部位，而出现其支配皮区的放电样麻痛感或蚁走感。神经损害的部位比通常人们认为的更远，离腕部远端约1~2cm（图33-1）。Phalen征是经常使用的检查，即在胸前将双手的手背相对，使手腕于屈曲位维持30~60s（图33-2）。然而它过于敏感，因为除了由CTS引起的疼痛外，还会引起其他性质的疼痛。Phalen征会出现假阳性，因为受压的尺神经穿过弯曲的肘部时受牵拉而发生双手麻木，这不是由于腕部的正中神经受压产生。因此检查时还应注意正中神经支配的肌肉和鱼际肌。形态和肌力的明显差

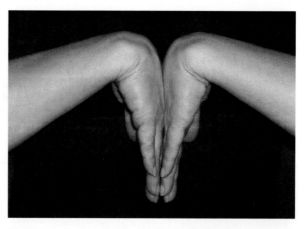

图33-2 Phalen手法用于检查正中神经压迫（经惠允引自Craig AC, Richardson JK. Rehabilitation of patients with peripheral neuropathies. In: Physical Medicine and Rehabilitation, 4th edn. Saunders Elsevier, Philadelphia, PA; 2010.）

异表明正中神经有明显的轴突损伤。即使手术减压，恢复也是长期的，往往是不完全的。测试患者拇指外展力量是很重要的，是由检查者用自己的拇指来进行对抗。

治疗

治疗需要降低腕管内的压力。在过度屈曲或伸展的情况下，管腔内的压力会增加。对于那些使用助行器和拐杖等辅助设备的人来说，避免手腕伸展和握持是特别困难的。临时使用前臂装置，而不是用手握住辅助装置，可以在不影响移动性和安全性的情况下减轻正中神经的压力。建议使用夹板以防止屈伸，尤其是在夜间患者倾向于手腕弯曲或伸展的情况下睡觉。手腕夹板在社区很容易获得，然而他们经常使手腕伸展超过30°，这可能加重症状。最佳伸展角度为0°~5°，因此可能需要对支架进行改进，这可以通过将金属背板弯曲到更合适的角度来实现。日常使用滑动板的患者也有风险。在转移过程中使用夹板可以使功能保持，而不会重复压迫正中神经。局部注射类固醇可以缓解那些对保守措施没有效果的人。注射在3个月时优于手术减压，临床上夜间和白天症状及功能障碍均有明显改善。通常需要两次注射，间隔两周。注射可能非常有效，并与症状和电生理参数的改善相关。在有压迫肿块的情况下，或

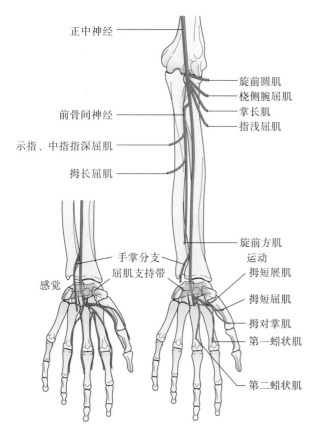

正中神经

旋前圆肌
桡侧腕屈肌
掌长肌
指浅屈肌

前骨间神经

示指、中指指深屈肌

拇长屈肌

旋前方肌

运动

手掌分支
屈肌支持带

感觉

拇短展肌
拇短屈肌
拇对掌肌
第一蚓状肌
第二蚓状肌

图33-1 正中神经分支与腕横韧带的关系（经惠允引自 Pectoral girdle and upper limb: overview and surface anatomy. In: Standring S et al.（eds），Gray's Anatomy, 40th edn. Churchill Livingstone Elsevier, Edinburgh; 2008, p. 478.）

在保守措施失败后。减压术的指征为严重或快速进行性肌力丧失。

尺神经受压

手部麻木的第二常见原因是尺神经受压。这通常发生在手肘处。常见表现为尺骨分布区域（第四和第五指）的针刺觉减少，手部固有肌肉萎缩和肘部尺神经上方 Tinel 征阳性。严重时，手固有肌萎缩导致掌指关节伸展，指间关节屈曲。患者手的骨间肌应与检查者手进行对抗测试，这样才有可能准确评估力量。这类似于 CTS 中拇指外展的测试。

原因和治疗

老年患者尺神经病变的原因通常是尺神经在肘关节尺骨鹰嘴与内上髁之间的受压，或肘关节长期过度弯曲引起神经的牵拉（图 33-3）。后者通常发生在患者睡觉时，手靠在脖子和胸部上。轮椅使用者受压通常发生在前臂和肘部。男性更有可能发展为尺神经病变（ulnar mononeuropathies at the elbow，UME），如现

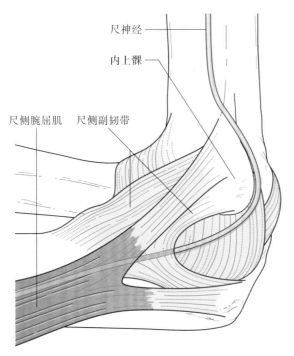

图 33-3　说明尺神经受压迫或牵引力的脆弱性（经惠允引自 McGann SA, Flores RH, Nashel DJ. Entrapment neuropathies and compartment syndromes. In: Hochberg MC et al.（eds），Rheumatology. Mosby/Elsevier, Philadelphia, PA; 2010, p. 785.）

在或以前有吸烟史，年龄越大，风险越大。这表明，女性 UME 的发展和男性相比，外部压迫是更重要的因素。最好的方法是用弹性垫来保护肘部，比如那些运动员常使用的软垫。可以在白天将衬垫向后以防止压迫，睡觉时可以保持前向以防止过度屈曲。如果这些措施没有效果，就可以进行尺神经移位手术，将神经从其通常的位置移动到骨性凸起处。没有随机对照研究保守和手术治疗 UME 的结果。一般为严重的、进展迅速的神经功能缺损或保守治疗失败的患者选择外科治疗。腕部尺神经受压较少，但可直接压迫腕部及小鱼际。这可能是由于使用辅助装置，如步行器或拐杖，或轮椅推行器的缘故。

桡神经受累

CTS 治疗的难点之一是前臂远端桡神经病变的发展。在这种情况下，夹板在前臂远端和桡侧会压迫桡神经浅支，导致的临床结局只有感觉丧失，因为手部固有肌没有径向运动功能。尽管有夹板，最初认为 CTS 的麻木仍然存在于手部的第二指和第三指。虽然麻木涉及的是手背而不是手掌，但患者可能无法辨别或表述这种微妙的变化。检查时可注意到桡神经分布的区域中针刺和轻触感觉减弱，通常可以在前臂远端桡神经表面轻轻敲击可注意到 Tinel's 征。CTS 症状可能共存，也可能已经解决。治疗应包括固定（如果 CTS 解决）或改良夹板，以减轻神经的压迫。

桡神经也会受到近端的影响。这通常发生在骨质疏松患者跌倒后的肱骨骨折之后，但也可以发生在肱骨后外侧长期受压后（图 33-4）。桡神经近端损伤时，径向分布的手部麻木伴随着肱桡肌、腕关节和指伸肌无力。有时神经在骨折时没有受到剧烈的损伤，但随着骨折的愈合，神经会被骨痂挤压。这种损伤的原因在患者的康复中是最常见的。动态矫形器可以替代一些指伸肌的功能，直到神经功能恢复为止。

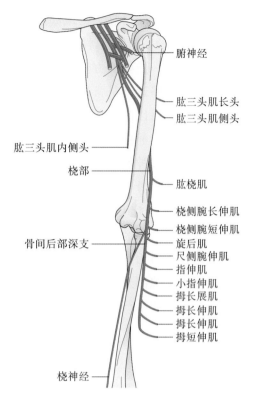

图 33-4　桡神经及其与肱骨的关系（经惠允引自 Pectoral girdle and upper limb: over- view and surface anatomy. In: Standring S et al.（eds），Gray's Anatomy，40th edn. Churchill Livingstone Elsevier，Edinburgh；2008，p. 782.）

臂丛

老年人手部麻木的另一个原因是臂丛损伤（图 33-5）。常见的原因包括外伤、肿瘤和辐射的远期影响，最常见的是胸部和腋下的乳腺癌或肺癌术后。机动车事故通常会影响上躯干，一般有患者的头部受外力横向侧屈，肩部受压。这类患者在肱骨旋转、外展和肘部屈曲中出现肌肉无力，涉及手臂外侧、手的第 1 和第 2 指的麻木程度超过第 5 指。术后创伤通常是上肢被过度外展和外旋造成的，导致神经丛下干过度伸展，从而手部的固有肌肉无力，第 4 指和第 5 指麻木。肿瘤转移、复发或原发可导致神经丛病。影响神经丛的两种最常见的肿瘤是肺癌和乳腺癌。一般讲这些肿瘤会引起肩部疼痛和以下躯干为主的神经丛病，前臂和手部无力，内侧有麻木感。除了涉及肺尖的癌症——潘氏综合征外，臂丛神经病变很少能成为肿瘤的第一表现。最后，上胸部或肩部暴露在辐射下，例如淋巴瘤、乳腺癌或肺癌，可能导致神经丛病。不是每个接受放射治疗的患者都会出现神经丛病，但是随着剂量的增加，这种可能性会增加。

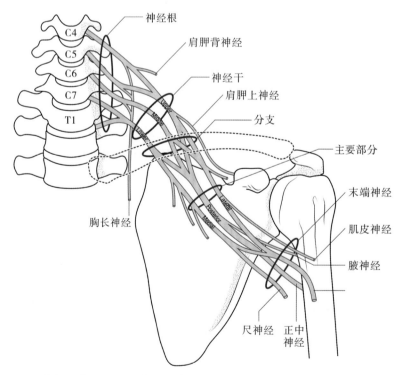

图 33-5　臂丛下干提供手部固有的肌肉，并向前臂和手的内侧（尺骨）提供感觉；臂丛上干提供肩部肌肉和肘关节屈肌，使前臂和手的外侧感觉（经惠允引自 Wilbourn AJ. Brachial plexus lesions. In: Dyck PJ，Thomas PC（eds），Peripheral Neuropathy，4th edn. Saunders Elsevier，Philadelphia，PA；2005，p. 1340.）

在放射治疗完成后的数月到数年内，神经丛病的症状和体征可以出现在任何地方。虽然疼痛和下躯干受累更多是肿瘤复发引起的，上躯干受累则是由放射效应引起的，但不能从临床的角度来区分两者，还需要进行更为广泛的研究。对于有感染、手术或其他免疫系统疾病的患者易发生急性臂丛神经炎（Parsonage-Turner 综合征）。上段躯干优先受到影响，也可仅发生神经受累。

不管是什么原因，属于脱髓鞘性质的臂丛神经病变能迅速改善，并且肢体功能完好，而大量轴突丢失相关的多发病通常进展缓慢，患者通常会有一些残留的肌力和感觉丧失，萎缩是导致轴突明显丢失的重要临床线索。电诊断检查可以更准确地判断轴突丢失的程度和分布，从而帮助康复专业人员进行预后判断。

神经根型颈椎病

神经根型颈椎病是老年患者手部麻木的原因之一。C7 最易受急性椎间盘突出症的影响，C5 和 C6 最常受慢性退行性改变的影响，这些影响的主要人群是老年患者。

发生这种情况，患者在前臂外侧以及第 1 指和第 2 指出现感觉麻木。无力主要发生的是肱骨的旋转肌和肘关节屈肌。在 C7 神经根型颈椎病中，第 3 指感觉麻木，伸肘肌和肩下沉肌无力。在下节段颈神经根型颈椎病变（C8 和 T1）中，无名指和小指会产生麻木感，手部固有肌无力最为突出。神经根型颈椎病病变引起神经支配区的肌肉萎缩、无力和反射减弱。同时，如果神经卡压时间延长，那么头侧屈旋转至症状侧，会增加上肢症状和疼痛（Spurling 征），这预示着神经根病变。对于患有血管性疾病或退行性疾病的老年患者，颈部的后伸应谨慎进行。在接受康复治疗的老年患者中，应避免像 Spurling 试验那样进行压顶试验。电诊断作为特殊的辅助检查，可协助诊断、预测和治疗。

神经根病和臂丛病都会引发功能障碍。上臂丛损伤和高位颈神经根病变导致肩关节受累，这种无力反过来又使患者容易出现肩袖肌腱病

和撞击。例如患者使用拐杖或步行器，造成过度使用。如果可能的话，不应利用肢体来帮助掌握移动技能。如果不太可能，应该使用一个平台助行器，而不是一个标准的拐杖，因为这样肩部内旋肌可以承受较小的应力。C7 神经根病变可引起肩下沉和伸肘肌无力，那么患者的转移过程就会受影响。虽然这样仍然可以帮助移动，但不太有效，如果采用一个比较低的助行器，患者便可以将肘关节锁住。下神经丛病和 C8/T1 神经根病导致手部和手指无力。只要有代偿性抓握的功能，辅助设备仍然可以有效地使用。要求精细运动功能的日常生活活动能力（ADLs）变得非常困难，而适应技能通常是必需的。

椎管狭窄与脊髓病变

值得一提的是，导致老年患者上肢神经根病变的颈部退变过程也可能会导致颈椎狭窄并且导致脊髓损伤。当患者跌倒或车祸后尤其易发生脊髓震荡合并椎管不规则狭窄病变。这类患者的上肢萎缩较轻，下肢常呈现痉挛性改变，这些变化有时与肠道或膀胱功能障碍有关。临床表现为肌肉牵张反射异常，上肢反射减弱伴随下肢反射亢进，以及病理征（Babinski 征）阳性，提示脊髓型颈椎病的可能。当出现任何上述可疑症状时，患者应进行相应的影像学检查和邀请神经外科专家会诊。

足下垂

在老年人群中，足下垂或者背屈肌无力是常见的现象和疾病。上运动神经元功能紊乱引发马蹄内翻足姿势，下运动神经元功能紊乱则导致明显的足下垂。本节重点讨论后者。导致足下垂的常见神经压迫区域见图 33-6。

腓总神经病变

足下垂最常见的原因是腓骨头处腓总神经的病变。老年患者在康复过程中有很高的风险。腓总神经病变通常发生在长期住院、体重减轻、膝关节置换手术、石膏铸型和腓骨头或腓骨颈骨折的患者。严重的踝关节扭伤可以引起神经

滋养管被牵拉而导致腓神经损伤。此时，足背屈肌和外翻肌无力。小腿前外侧和足背部有麻木和感觉减退。有时 Tinel 征沿着腓神经走行在腓骨头下方和后侧。前部和外侧室间隔的明显萎缩表明轴突损伤，这样会导致恢复时间较长或恢复不完全。治疗包括保护腓神经免受进一步的机械损伤。瘦弱患者的体重增加和床上体位摆放对预防膝过伸以及神经过度受压是有帮助的。当患者开始行走时，踝足矫形器被用来预防足下垂、避免损伤进一步加剧以及预防神经卡压。

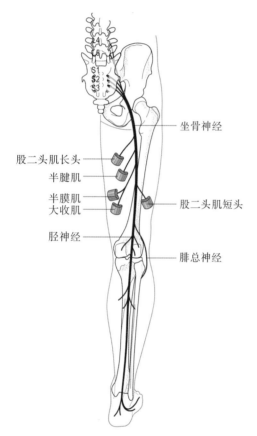

图 33-6　导致足下垂的常见的压迫或创伤部位包括腰神经根，坐骨神经近坐骨神经切迹，腓总神经在腓骨头（经惠允引自 Katirji B, Wilbourn AJ. Mononeuropathies of the lower limb. In: Dyck PJ, Thomas PC（eds），Peripheral Neuropathy, 4th edn. Saunders Elsevier, Philadelphia, PA; 2005, p. 1494.）

腓深神经病变

比较不常见的是足下垂由腓深神经病变引起。腓总神经在腓骨头的远端分为浅支和深支。深支支配前部肌肉，即踝关节背屈肌和足趾伸肌，以及第 1 和第 2 趾背侧之间的一小部分感觉。常见的腓深神经损伤是由组织损伤、胫骨骨折或出血引起的小腿前室综合征所致。室间隔综合征通常在急性期需要进行手术治疗。腓深神经不受外压力或位置的影响。

L5 神经根病变

另一个导致足下垂的原因是下腰椎（通常为 L5）神经根病变。这可能是急性椎间盘突出的结果，这在老年人中是不常见的，也可能是腰椎退化性改变的结果。这样的患者通常有很长的腰痛病史而没有腿痛。应该记住，肿瘤可能是腰痛和神经根病变的一个原因，尤其是在 50 岁以上的患者。临床研究显示，腰痛和神经根病的恶性原因包括年龄大于 50 岁、隐匿的发病、疼痛超过 1 个月和任何类型的癌症病史。夜间疼痛在腰痛患者中几乎是普遍存在的，但也通常发生在腰痛起始阶段。因此没有夜间疼痛是令人放心的，并表明疼痛的来源不是恶性的，但夜间疼痛的存在对于诊断没有很大帮助。

根据各种临床表现，L5 神经根病需与腓骨头病变相鉴别。患有 L5 神经根病的患者通常有以下症状：髋关节外展和膝关节屈曲肌无力；受影响侧的内侧肌腱腱反射消失；直腿抬高试验阳性（直腿抬高会引起小腿前外侧和足背的疼痛或感觉障碍）；以及在腓骨头处没有 Tinel 征。如果神经根病的病因不明，则应进行适当的影像学检查。如果病因是良性的，电诊断检查可以提供预后信息。当患者开始步行时，使用矫形器纠正足下垂，因为臀肌无力所以在对侧使用拐杖支持是需要的。这有助于避免股骨粗隆滑囊炎以及改善对侧摆动功能。

坐骨神经病变

坐骨神经由胫神经和腓神经两部分组成，然而坐骨神经病变常常表现为腓侧损伤的足下垂。究其原因是坐骨神经的腓神经在臀部和大腿近端通过时处于较外侧和较浅的位置，因此更容易受到外力的影响。此外腓神经更容易受到牵拉力损伤，因为它在离骨盆近端和腓骨头远端被固定住。虽然在这种情况下足下垂或背屈无力是最主要的表现，仔细检查通常发现有胫骨损伤，踝反射减弱或足底屈肌无力或两者兼而有之。此外在腓骨和胫骨的分布区域感觉通常是减弱的。老年患者坐骨神经病变的危险因素包括髋关节手术、髋关节肌肉反复注射、恶病质、体位不佳（髋部在屈曲位置弯曲太久、仰卧在手术台上）和髋部或骨盆外伤史。避免压迫大腿后部和臀部对于愈合是重要的。踝足矫形器在实现功能上是很重要的，但必须合适，以预防腓骨远端病变或足部创伤。

腰骶神经丛

在老年患者中常见的几种疾病会影响腰骶神经丛，而腰骶神经丛病变又会导致足下垂。这些疾病包括辐射暴露、糖尿病肾病和腹膜后疾病，如血肿、主动脉瘤、恶性肿瘤和脓肿。腰椎放射性神经丛病不像在颈椎部位那样频繁地发生。当它确实发生时，症状会在放射治疗后数月到数年内发展，并与相对无痛的肌无力有关。糖尿病神经病变在近端表现通常是大腿和髋部的症状，尽管更多的是远端受累，我们将在下文进行讨论（见糖尿病神经病）。腹膜后血肿可发生在任何抗凝的患者，由此产生的神经损害通常与腰肌出血有关。通常大腿肌肉比远端肌肉受影响更大。老年人群中常见的几种肿瘤发生在腹膜后区，并导致神经丛病。这些包括淋巴瘤和前列腺癌、膀胱癌、肾癌、子宫颈癌和结肠癌。在 15% 的病例中腹膜后肿瘤的最初表现为腰骶丛病，起初为感觉和运动症状受累，随后伴发疼痛。

所有这些诊断都有严重的后果。如果足下垂进一步发展，并且提示有神经丛病的近端体征或症状（伸膝肌无力、髋屈肌和外展肌无力、膝关节近端麻木），应尽快进行适当的诊断检查。这通常包括磁共振成像（MRI）或计算机断层扫描（CT）以及电诊断。

髋关节和大腿麻木或无力

髋关节或大腿麻木或无力是老年康复患者常见的康复问题。如果患者无麻木感但有双侧体征，那么是肌肉废用或代谢性肌病可能的潜在原因。本节的重点是患者有麻木感或存在单侧症状的情况。

感觉异常性股痛

大腿麻木最常见的原因之一是股外侧皮神经的卡压，通常称为感觉异常性股痛。这条神经是单纯的感觉神经，当它从骨盆内侧髂前上棘腹股沟韧带下面出来时很容易受压。神经传导至远端，支配大腿前外侧感觉。这条神经在许多手术过程中都容易受到伤害，如腹股沟疝修复、肾移植、髋关节手术和髂骨移植。通常在佩戴胸腰骶矫形器患者中由于受到限制而造成卡压。当出现感觉异常性股痛时，佩戴腰骶椎矫形器的患者和他们的家人以及医疗专业人员可能出现焦虑，因为他们担心由于神经系统受损可能出现脊柱不稳定。如果麻木仅仅发生在大腿前外侧，膝关节膝跳反射正常并且股四头肌无萎缩，那么患者便可以放心。如果在叩诊髂前上棘的内侧和下方时出现 Tinel 征，可进一步确诊。如果明确诊断则无须进一步检查。虽然电诊断评估可以排除其他诊断，但它在确定是否存在感觉异常性股痛方面没有效果，通常无须进行。感觉异常性股痛是可以自然消退的，如果出现，应纠正股直肌和髂胫束肌腱的紧张感，这种纠正有助于症状的加速改善。避免髂前上棘内侧及前侧受压迫可以减少这种感觉异常的持续时间。合理使用治疗神经性疼痛的药物，如加巴喷丁可以缓解症状。如果症状严重或持续时间较长，使用局部麻醉剂和皮质类固醇注射可能会有帮助，手术治疗也是有效的。

上腰椎神经根性病变

上腰椎神经根性病变引起的大腿麻木和无力在年龄较大的患者中比年轻人更常见。原因之一是随着患者年龄的增长，L4/L5 和 L5/S1 椎间盘退变，在间隙中的运动减少。随着上腰椎的运动和应力增加，椎间盘移位、损伤和退行性变出现的可能性增加。可能导致上位（L2、L3 或 L4）神经根病变，患者会有单侧膝无力，大腿前部和内侧麻木的症状。在检查中可出现肌肉萎缩，如果是很轻微的改变，最好比较两侧股内侧肌。其他表现包括大腿前部和内侧感觉减退，以及反向直腿抬高征，这种检查是患者俯卧，检查者被动地伸展大腿，同时保持膝关节屈曲约90°，患者会感到大腿前部的感觉异常疼痛。影像学检查显示老年患者可排除神经根病的恶性原因。如果患者没有改善，电诊断检查可提供关于病变的位置和严重程度。

腹膜后和股神经病变

在足下垂那节描述到患者大腿麻木和无力可由任何腹膜后病变过程所致。正如足下垂一样，仔细的检查通常显示髋部或腿部的反射异常、感觉或力量异常，这导致检查者怀疑是神经丛病。然而在应用抗凝的患者中髂肌的血肿常常导致单独的股神经病变。在髋部手术中，特别是涉及前侧或前外侧入路手术中，股神经也可能受到损伤。为了保证患者的舒适性，患者下肢应保持屈髋位。受累侧膝跳反射和伸膝力量丧失而远端力量保留，大腿前部或外侧以及膝关节和小腿内侧的感觉丧失不太明显。

臀肌无力

轻度的臀肌无力可能很难识别。臀上皮神经支配臀中肌、臀小肌和阔筋膜张肌，这些肌肉支配髋关节外展和外旋。如第32章所述这些肌肉对平衡非常重要，特别是在周围神经病变时。臀下皮神经支配臀大肌，这些神经的损伤通常是医源性的。多达75%的患者在髋关节置换术后将出现这些肌肉的电生理变化。这些病变很难与术后疼痛和无力鉴别，并且只有在预期的手术愈合和长时间康复后仍存在步态困难时才可能怀疑有临床上的损伤。在充分的康复治疗之后，患者仍然持续存在 Trendelenburg 步态，伴有骨盆向健侧倾斜，单足站立时偏向患侧，应怀疑臀肌无力（图33-7）。如果对于未在该区域进行过任何内科或外科手术干预的患者出现这种无力，特别是伴有深部臀肌疼痛，这应该怀疑内部的压迫性病变，例如来自结直肠癌或髂动脉瘤的盆腔肿块。

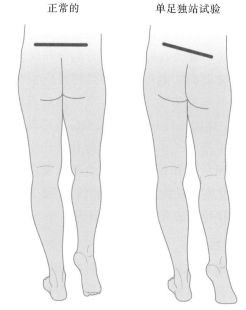

图33-7　单足独站试验显示髋关节外展肌无力。骨盆向强壮的一侧倾斜（右），单足的姿势在弱的一侧（经惠允引自 Fredericson M，Chew K. Trochanteric bursitis. In: Frontera WR，Silver JK，Rizzo TD Jr（eds），Essentials of Physical Medicine and Rehabilitation，2nd edn. Saunders Elsevier，Philadelphia，PA; 2008 p. 305.）

糖尿病神经病

本节包括近端糖尿病神经病变（又称糖尿病性肌萎缩、糖尿病性多发性神经根病、糖尿病性神经根病），它的主要临床症状通常累及大腿。然而应该认识到近端糖尿病神经病变可能涉及腰骶丛水平的多根神经根病变或多处损伤。通常情况下，患者经历髋部和大腿急性或亚急性发作的疼痛。下肢无力症状很快就会出现，并且大腿前部肌肉组织更易发生。疼痛通常会随着肌无力的发展而减轻，同时无力往往伴随着体重的急剧下降。通常疼痛和体重减轻会引导我们去思考是否会有肿瘤。大多数患者在近端糖尿病神经病变发作时有广泛性多发性神经病变的证据。类似地，已知大多数患者在近端糖尿病神经病变发展时患有糖尿病，但它可能是糖尿病的表现。症状通常是双侧的，但通常是不对称的，受影响较小的一方不会在功能上受损。虽然没有明确的方法来利于与近端糖尿病神经病变相关的假定代谢或血管损伤引起的神经恢复，但它通过优化血糖控制和建立分级治疗运动方案，使患者的神经肌肉合成代谢最大化，具有良好的临床意义。矫形器可以保护关节，特别是用于稳定膝关节。对患者和家属进行认真的教育以防止跌倒是至关重要的，因为这些患者中大多数患有周围神经病变以及明显的近端无力。疼痛控制是困难的，三环抗抑郁药（优选具有低抗胆碱能副作用）、抗惊厥药、辣椒素和经皮神经电刺激（TENS）应该是有帮助的。在最初的数周或数月后疼痛减轻，并且力量在 6~18 个月的时间内缓慢恢复。只有50% 的患者能够完全恢复，但大多数患者能够充分恢复功能性活动技能。当患者再次行走时，重要的是避免如上所述的叠加的压迫性神经病变，正中神经、尺神经和腓神经尤其危险。

总　结

局限性周围神经病变是常见的疾病，表现为麻木、无力和根性疼痛。我们已经讨论了上肢和下肢这些临床问题的共同原因。准确的诊断对预后和有效的治疗是至关重要的，目的是减少压迫或卡压；宣教患者和家属；正确使用辅助器具；正确使用保护设备、矫形或辅助装置；防止进一步的伤害；控制疼痛；恢复或优化功能等目的。

（马　明）

原文参考

Abitol JJ, Gendron D, Laurin CA et al.1990 Gluteal nerve damage following total hip arthroplasty:a prospective analysis.//J Arthroplasty, 5:319-322

Aygul R, Ulvi H, Karatay S et al.2005 Determination of sensitive elec trophysiologic parameters at follow-up of different steroid treatments of carpal tunnel syndrome// J Clin Neurophysiol, 22:222-230

Bland JDP, Rudolfer SM, 2003 Clinical surveillance of carpal tunnel syndrome in two areas of the United Kingdom.// J Neurol Neurosurg Psychiatry, 74:1674-1679

Blumenthal S, Herskovitz S, Verghese J. 2006 Carpal tunnel syndrome in older adults. Muscle & Nerve, 34:78-83

Caliandro P, La Torre G, Padua R et al, 2012 Treatment for ulnar neuropa thy at the elbow. Cochrane Database of Systematic Reviews, 7:1-27

Fuller G, 2003 Focal peripheral neuropathies. J Neurol Neurosurg Psychiatry, 74(Suppl 2):II20-II24

Kincaid JC.1983 Minimonograph No.31: The Electrodiagnosis of Ulnar Neuropathy at the Elbow. American Association of Electrodiagnostic Medicine, Rochester, MN

LaBan MM, Meerschaert JR, Taylor RS, 1982 Electromyographic evidence of inferior gluteal nerve compromise: an early representation of recurrent colorectal carcinoma. Arch Phys Med Rehabil, 63(1):33-35

Ly-Pen D, Andreu JL, deBlas G et al, 2005 Surgical decompression versus local steroid injection in carpal tunnel syndrome. Arthritis Rheumatol, 52(2):612-619

Malcolm G, 2002 Surgical disorders of the cervical spine: presentation and management of common disorders.J Neurol Neurosurg Psychiatry, 73:34-41

Polydefkis M, Griffin JW, McArthur J et al. 2003 New insights into dia betic polyneuropathy. JAMA, 290:1371-1376

Richardson JK, Ho S, Wolfe J et al.2009 The nature of the relationship between smoking and ulnar neuropathy at the elbow. Am J Phys Med Rehabil, 88:711-718

Shapiro BE, Preston DC, 2009 Entrapment and compression neuropathies. Med Clin North Am, 93:285-315

Stewart JD.2000 Brachial plexus In: Focal Peripheral Neuropathies. //Lippincott Williams & Wilkins, Philadelphia, PA, p. 117-155

Stewart JD.2008 Foot drop: where, why and what to do? // Pract Neurol, 8:158-169

Warner MA, Warner DO, Harper M et al.2000 Lower extremity neuropathies associated with lithotomy position.Anesthesiology, 5:319-322

第 4 部分

肿　瘤

第 34 章

脑肿瘤

STEPHEN A. GUDAS

本章内容

发病率

中枢神经系统原发性肿瘤每年的发病率介于 4.8/10 万和 20/10 万之间，在美国每年有 23100 例新发病例，同时有 14080 例死亡。2000—2002 年，加拿大男性和以色列男性具有相近的发病率，在新西兰、西班牙和英国两性比例相近。女性死亡率在加拿大（2.76%）、以色列（3.26%）和日本（0.72%）3 个国家相对较低。

该病实际发病年龄呈双峰表现，分别为婴儿和幼儿时期以及 50~80 岁。在成人群体，原发性脑肿瘤占所有肿瘤的比例 >30%。由于脑肿瘤影响智力器官，以及功能，因此激发了强烈的情感和社会心理反应。当代神经肿瘤学强调根据一些肿瘤的临床特征来看现在的一些肿瘤是有帮助的。现在大约有 50% 的原发脑肿瘤患者能够被成功治愈，很多还有很好的长期预后。年龄较大的患者接受的治疗是相对差一些，主要是由于并发症和年龄对治疗措施的选择有所影响。

一些特别的治疗注意事项影响着对中枢神经系统肿瘤的诊断和管理，这些差别在疾病发生和发展的过程中都并非是绝对的。一开始的脑肿瘤被认为是有杀伤力的，但是如果它再复发或者无法根除就是恶性的。脑部缺乏淋巴引流系统，这个系统是很少跟脑肿瘤相连的，如果有的话也是中枢神经系统的外周转移，这对于这些肿瘤来说有特别的意义。肿瘤会局部发展和入侵，以及挤压周围组织结构。脑水肿，特别是转移性损伤，使临床表现变得更复杂，但从某些角度来看，这些症状还是具有临床观察性的。

现在大多数脑肿瘤的病理生理以及病因学都是不清楚的，尽管如此，基因检测的发展使得一小部分脑肿瘤可以被检测出来。多发性神经纤维瘤的发病率有所上升，这是有所监测的。然而有 7% 的原发脑肿瘤患者的血液检查结果是不清楚的，需要做进一步检查。虽然现在表明脑肿瘤与病毒性感染具有相关性的证据不足，但是脑部淋巴瘤和埃巴病毒之间的关系是不可忽略的。

相关研究结果表明环境致癌物与脑肿瘤的

病因学及发展之间的关系存在争议。现在在脑肿瘤发生和是否从事橡胶工作，石化工作和农产业工作相关性方面有一些存在争议的正相关数据。对于脑肿瘤病因和病理学方面还有很多工作需要去完成。脊髓肿瘤和脑垂体腺肿瘤未在本章列出，因为二者相对于原发性及继发性肿瘤比较罕见，即使是它们对于有此病的老年个体是比较重要的临床表现。

临床相关性

脑肿瘤的分级基于细胞起源和组织学分层。肿瘤的位置与肿瘤的病理学是相对独立的，只是作为治疗和预后评判重要因素。虽然中枢神经系统的神经元具有极端的组织密度，却没有再生能力，因此极罕见地能引起肿瘤。神经胶质细胞，具有很强的复制能力并且是中枢神经系统肿瘤的常见致病细胞，而且比原发脑肿瘤数目多一半。肿瘤也会发生于脑膜、脉络丛、血管和原始胚胎细胞。脑部原发淋巴瘤之前并不常见，只占脑肿瘤的12%，但在最近20年发病率呈预计性上升，部分原因是它们倾向于发生在 AIDS 患者、移植患者和自身免疫差的人身上。

星形胶质细胞瘤是最常见的肿瘤，依据它们的分化和恶性程度分为 I～IV 级。恶性胶质瘤属于 IV 级星形胶质细胞瘤，以异形细胞为特征，具有高分化特性、内皮细胞分化和坏死。这些肿瘤是非常典型的种类，患者一般6个月内就会死亡。最易发生的群体是45~65岁的患者，多为低级别神经胶质瘤。少胶质细胞瘤占了脑肿瘤的30%，以低年龄发病、缓慢进展、钙化和无精打采为特征，在一些老年患者依然有发病。脑膜瘤占脑肿瘤的20%，男女比例为1∶3，老年患者发病手术切除以后会有较好的预后。肿瘤手术切除后再复发是非常普遍的，特别是在那些高病理分级的类型上，而且难以进行临床决策。脑组织对于脑室扩大的挤压和渗透损伤有惊人的承受能力，所有的肿瘤症状引发都存在以下机制：颅内压增加，损伤或受

压的脑组织或脑神经局部电化学活动不稳定，甚至引发癫痫。30% 确诊的患者存在头痛的问题，另外 70% 的患者在疾病进程中有发生头痛的概率。视神经盘水肿会使颅内压增高，有这些情况存在的患者 50%~70% 在早期就会有所表现。1/3 的患者会有癫痫的症状，整个疾病进程中有 50%~70% 的患者可能发生癫痫。

皮质下的脑肿瘤很少引发癫痫。大约15%~20% 的病例显示大多数前额叶肿瘤易引发情绪障碍。局部神经症状会渐进发展为神经功能丧失特别是额顶叶损伤的患者，轻偏瘫和感觉功能障碍的患者能从临床康复获益。颞叶肿瘤相较于枕叶病灶更易引发癫痫，同时以引起同侧偏盲，但这种情况在其他脑区比较少。小脑肿瘤的症状有头痛、眩晕、共济失调、运动障碍、恶心、呕吐等，这些症状都会极大地影响功能。很多脑肿瘤都会引起广泛性脑水肿，而这种水肿会造成假性体征。

螺旋 CT（Computed axial tomography，CAT）和 MRI 的应用使得脑肿瘤的诊断发生了革命性的改变。CAT 能够发现 90% 甚至更多的病灶，而 MRI 更偏重于解剖层面定位特别是对颅骨、脑干和颅后窝的诊断。脑血管造影术极少被用到，除非肿瘤侵犯多根血管。术前采用脑血管造影可以看清脑肿瘤周围的血液供应，为手术医生选择技术和方法提供参考，特别是在那些很难达到的区域。

癌症并发症在临床上日益凸显，在所有癌症患者中有 20% 的有颅脑转移。肺癌和乳腺癌是最普遍的原发癌症，继而会有肾脏肿瘤和黑色素瘤。虽然大多数肿瘤在后期才会恶化，但一些肿瘤在早期就会有脑转移，特别是肺部肿瘤，但脑转移作为肿瘤第一临床恶化表征是不常见的。脑肿瘤多发于额叶和颞叶，因为在大脑中动脉这个部位有很多血管。临床上大约 1/2 的病例都有转移的情况。在面对不知情的原发脑肿瘤时单独的颅脑损伤诊断是个大问题，组织学的检查是必要的。不同于原发性脑肿瘤，脑转移的发展是很迅速的，通常以天或周计算。脑转移有时候会造成脑水肿，这跟原发性脑肿

瘤引起的水肿是不可比的。这些由于脑转移引发的临床表征与原发性肿瘤的表征类似。

干预治疗

对于恶性胶质瘤来说高龄是影响预后的很大因素。虽然对于老年患者的治疗方法在不断进步，但其能达到的最大治疗效果仍差强人意。对于恶性肿瘤患者的治疗指导原则是最大限度延长患者寿命，以及提高患者生活质量。然而恶性胶质瘤的治疗却与此相悖。非常不幸的是在脑肿瘤的后期存在严重的功能丧失。对于所有的肿瘤来说，最初的手术切除治疗是最重要的治疗形式。手术是建立在组织学诊断的基础上的，可以快速降低颅内压以及体积，减少癌细胞的数量为后面辅助治疗或化疗做准备。现在有很多新的神经治疗技术，包括激光、手术超声、电脑定位下的手术切除方式等都被用于神经治疗技术和方法中。即使没有效果，采用手术切除肿瘤也是合理的治疗方法。虽然手术治疗高评定级别的神经胶质瘤在 60 岁左右的患者中降低了死亡率和患病率，但是对于 80 岁以上的患者或者手术前功能状态比较差的患者却没有很大益处。皮质类固醇是治疗的主流，因为它可以降低脑水肿以及缓解一些症状，并且已经得到证实。皮质类固醇有时候会快速地改变患者的功能和神经生理情况。患者长时间使用皮质类固醇要预防骨质疏松性骨折的发生。

事实证明放疗对于大多数脑肿瘤都有效果。老年人临床病程比较差以及对放疗耐受度低。尽管如此，未来前瞻性的研究应该着重去发现一种比较好的可以改善患者生活质量的治疗。老年人和青年患者在接受放疗后的反应并没有什么大的不同，因此在决定采用什么治疗方式时年龄不应该是影响决定方案的主要因素。特别的，放疗在短期存活目标里还是有很大益处的，而且常常辅助手术来使用。最近，Barker 等人发现放疗和联合替莫唑胺（temozolomide，TMZ）将 2 年存活率从 14% 升高到了 41%。化疗的效应可以分为急性和慢性，

急性脑损伤的结果就是脑水肿以及脑动脉微血管扩张，这些症状有自身限制并且对类固醇治疗反应较好。长期的乐观慢性效应是比较少见的，像脑组织坏死、内分泌紊乱和神经肿瘤基因。像间质短距疗法和立体定位放疗等较新的治疗技术相比于传统的外部放疗采用了不同的放疗物理因子。他们主要传输高聚焦非连续以及约束较好的放射线直接作用于癌症组织，而不涉及非疾病组织。随着这些实用程序的进展，临床上有比较好的报道。

虽然化疗在脑肿瘤的治疗中没有较大的突破，但对于儿童脑肿瘤的治疗效果却不错。化疗能适度增加一些患者的存活率，但这种进展与其他因素相比就显得黯然失色了，比如年龄、功能状态和神经损伤情况。免疫疗法也得到一些临床医务人员的认可，例如脑肿瘤引发的自身免疫急剧下降。这种潜在的生物反应调节剂还在探索当中。

康　复

就康复而言，治疗往往是针对临床表现的。那些有轻偏瘫和运动障碍的肿瘤并发症患者的治疗策略是恢复和增加运动功能。所有的神经生理学方法都是适用的，应该连续去使用。很多训练方法的效率和使用属于经验性的，有时一些治疗方法甚至是实验性的或者是错的。姿势和平衡控制是必须的，哪怕是轻偏瘫的患者。对于平衡和协调问题，肿瘤定位是一个影响因素，相对于颅后窝的肿瘤小脑桥的训练起来更有效。疼痛管理和呼吸训练对一些患者而言是有效的。由于很多患者存在脑水肿，临床采用皮质类固醇可以解决这个问题，同时可以改善患者的临床功能表现。

轮椅处方，评估基本辅助器具以及在活动和基本生活自理方面的一些技能和获得较好的功能预后具有相同的价值。不同的治疗方法应该是一个团队的努力结果，每一方面都应该由这方面相应的专家提供相关的专业知识。为避免营养不良，则营养摄入也是需要考虑的，以

免造成低体重或超重的情况。最后还需要评估患者的吞咽能力，吞咽困难会造成脱水和吸入性肺炎。照护者要参与到皮肤管理、尿便控制和感染控制的管理中。社会参与对一部分患者也是很重要的一部分。家庭参与和教育也是很重要的，社会心理的支持和介入很有用，特别是患者运动或感觉有严重障碍并伴发心理问题的家庭。正规的康复在一个院内康复中心是需要的，如果有这些情况的发生就需要专业人士的帮助。在住院康复期间或之后患者的功能会得到恢复，但这种恢复可能会在康复过程之后的一个月或更长时间才显现出来。患者的生活质量不一定跟康复获得的功能性能力有很大相关性。

综上所述，中枢性原发癌症及转移性癌症的治疗对医务人员来说是一项特殊的和具有挑战性的任务。由于病程的延长以及扩散，康复专业人员使患者功能最大化是很必要的。那些最新的令人兴奋的治疗技术，特别是放疗以及康复的介入，使得特定患者的生命可以有所延长。

（杨　磊）

原文参考

Barker CA, Change M, Chou JF.et al.2012 Radiotherapy and concomitant temozolomide may improve survival of elderly patients with glioblastoma. J Neurosurg.109(2):391-397

Basso V, Monfardini S, Brandes AA.2003 Recommendations for the management of malignant gliomas in the elderly. Expert Rev Anticancer Ther. 3(5):643-654

Blatt J, Jaffe R, Deutsch M.et al.1986 Neurofibromatosis and childhood cancers.Cancer.57:1225-1228

Brandes AA, Monfardini S.2003 The treatment of elderly patients with high grade gliomas.Semin Oncol.30(6 Suppl 19):58-62

Cancer Mondial 2012 International Agency for Research for Cancer, World Health Organization.Available at: www-dep.iarc.fr/. Accessed March 2013.

Chinot OL.2003 Should radiotherapy be standard therapy for brain tumors in the elderly? Considerations.Semin Oncol.30(6 Suppl 19):68-71

Gulati S, Jakola AS, Johannesen TB.2012 Survival and treatment patterns of glioblastoma in the elderly: a population based study. World Neurosurg. 78(5):518-526

Huang ME, Warlella JE, Kreutzer JS.2001 Functional outcomes and quality of life in patients with brain tumors: a preliminary report. Arch Phys Med Rehabil.82(11):1540-1546

Jemal A, Murray T, Ward E.et al.2005 Cancer statistics 2005. Cancer J Clin.55(1):10-30

Karakaya M, Kose N, Otman S.et al.2000 Investigation and comparison of the effects of rehabilitation on balance and coordination problems in patients with posterior fossa and cerebellopontine angle tumors. J Neurosurg Sci.44(4):220-225

Kongland A, Helseth R, Lund-Johansen M.et al.2013 Surgery of high grade gliomas in the elderly. Acta Neurol Scand 128(3):185-193

McNamara S.2012 Treatment of primary brain tumors in adults. Nurs Stand. 27(14):42-47

Nghiemphu PL, Cloughesy T.2012 Glioblastoma therapy in the elderly: one age does not fit all. Lancet Oncol.13(9):85-88

O'Neil BP, Illig JJ.1989 Primary central nervous system lymphoma. Mayo Clin Proc.64:1005-1009

Roth P, Martus P, Kiewe P.et al.2012 Outcome of elderly patients with primary CNS lymphoma in the G-PVNSC-SG-1 trial. Neurology.79(9):890-896

Siegel RS, Nashanham M, Amedin J.2013 Cancer Statistics 2013 CA.Cancer J Clin.63(1):11-30

Talouret F, Chinot O, Metellus P.et al. 2012 Recent trends in epidemiology of brain metastases: an overview. Anticancer Res.32(ll):4655-4662

Tanaka M, Ino Y, Nagawaka K.et al. 2005 High dose conformal radiotherapy for supratentorial malignant glioma: an historical comparison. Lancet Oncol.6(12):953-960

Taphoom MJ, Stopp R, Coens C.et al.2005 Health-related quality of life in patients with glioblastoma: a randomized controlled clinical trial. Lancet Oncol.6(12):937-944

Thapar K, Laws E.1995 Tumors of the central nervous system. In: Murphy GP, Lawrence W, Lenmhard RE (eds) American Cancer Society Textbook of Clinical Oncology, 2nd edn.American Cancer Society, Atlanta, GA, pp. 378-411

Wesling M, Brady S, Jensen M.et al.2003 Dysphagia outcomes in patients with brain tumors undergoing inpatient rehabilitation. Dysphagia.18(3):203-210

第 35 章

乳腺癌

STEPHEN A. GUDAS

本章内容

发病率

临床相关性

干预治疗

原文参考

发病率

乳腺癌对于临床医务人员和患者来说都是最具挑战的疾病之一。乳腺癌有很强大的转移能力，由于它对治疗的耐人寻味的回应，使得它在癌症界备受瞩目。直到几年以前，在美国导致女性癌症死亡率最高的乳腺癌才被肺癌超越。同样的，乳腺癌在其他国家也是导致死亡率最高的癌症之一（框表 35-1）。据估计 2013 年美国有 234580 例新发乳腺癌，以及 40030 例患者死于乳腺癌。目前乳腺癌的发病率为 122.3/10 万。乳腺癌的死亡率近 50 年都保持平稳，只是最近几年才有所下降，而且这个趋势

框表 35-1　　2013 年美国致死率最高的癌症
• 男性
1. 肺癌
2. 前列腺癌
3. 结肠癌和直肠癌
• 女性
1. 肺癌
2. 乳腺癌
3. 结肠癌和直肠癌

其他的致死性癌症包括男性的胰腺癌、胃癌和食管癌，以及女性的子宫癌、胰腺癌和胃癌。来自 Sigel et al.,2013

还在持续。经风险校正的死亡率比传统的死亡率低。乳腺癌患者的存活时间明显延长，生存率也明显增加。对于老年患者的乳腺癌筛查也是至关重要的。目前公认乳腺癌在大量临床试验中可以运用不同方法治愈不同阶段的疾病。然而老年乳腺癌对于临床医务人员来说仍有很多障碍。这些障碍主要包括患者的并发症和研究者的误差等。

乳腺癌转移患者的存活中位数超过 5 年，与之前相比有了极大的进步。大约有 10% 的乳腺转移癌患者的生命延长了大概 10 年。这么长的时间间隔，恶化的症状会导致功能的丧失。因此，许多老年患者得了乳腺癌就会存在疾病进展和治疗两方面的问题。

老年乳腺癌患者与青年患者相比并没有很大的不同。然而老年患者的癌症范围较小，更多的是小叶型，很少是导管型的，并且这些肿瘤常常是雌激素阳性表现。而且，这些年龄 > 75 岁的患者对于乳腺癌的潜在表现和个人风险的认知是下降的。临床医务人员遇上患者长期与病魔做斗争的情况是很常见的。对于治疗而言，那些 70 岁或 70 岁以上的患者与比他们年轻的患者一样被纳入临床试验中，他们的疾病发展进程以

及化疗后的幸存率相同。一些老年乳腺癌患者同时有其他并发症，这样不仅会降低他们的寿命，同时也增加了手术的风险。虽然乳腺癌患者死于并发症的风险很高，但是有些患者也是可以长时间存活的。众所周知，现在治疗乳腺癌的新方法和一些据说有效的方法的风险和获益还缺乏临床随机对照试验的数据证实。

临床相关性

乳腺癌和康复专业人员的临床相关性是通过疾病进展过程产生的：从对初始主要治疗的观察，到疾病转移，以及患者的临终关怀。现在很多不同种类的乳腺癌都简单地通过乳房切除术来进行治疗，这种方法对于很多患者是必要的。在改良的治疗方法中，需要切除乳腺和腋淋巴，而胸大肌和胸小肌得以保留。有些患者甚至还存留有引流管就从医院出院，这些患者在术后 1 周就需要回医院进行复诊。虽然术后前几天肩部的手法治疗并没有治疗指征，但是肩关节外展以及前屈通常是会暂时性的受限。

老年乳腺癌患者乳腺当下重建或之后重建的比例相比年轻患者来说是较少的。但是，当重建的可行性增高之后，老年患者更多的也会选择重建。如果有可能的话，乳腺保留的治疗方法相比于乳腺切除的方法更应该推荐给老年患者。年龄不应该成为一个独立因素去影响治疗方案的选择，反而功能能力和整体健康应该投以更多的关注。对于更多的疾病，例如对胸廓或者肌肉黏附性加强的被忽略的或者是侵略性的癌症，自然就需要更多其他手术方法去达到既定的治疗目标。

乳腺癌转移后或者乳腺保留术后的功能通常是暂时的，通过恰当的物理治疗可以得到比较好的效果。老年患者术后 6~8 周还不能恢复全范围功能性活动能力。这种现象发生的原因现在尚不完全清楚；或许跟临床过度小心的治疗师有一定相关性。避免关节活动范围受限和功能减退的窗口期并不多，那么一些侵入性的方法就是必要的。

单侧手臂水肿在这些病例中占很大比例。这种并发症的发病率在过去几十年已经有大幅下降，很大原因是早期治疗的介入，放疗的技术改进以及手术方法的改善，最重要的是早期综合的管理及治疗。在一些病例中，水肿是很严重的症状同时又容易被忽略，导致上肢关节活动和功能受到极大的影响。这种情况的预防通常可以通过主动康复治疗的介入来达到。

很少一部分癌症能跟其临床转移表征吻合，它们一般通过淋巴循环和血运转移，而血运转移通常在疾病被诊断和治疗以前就已经发生了。骨骼系统是血源性转移最常见的转移点。损伤通常是轴向的，这是由于存在 Batson 静脉脊椎丛，骨盆、脊柱、肋骨、股骨上段、肱骨上段和肩胛骨通常是被侵犯的部位。损伤通常是溶解性的，但是以结晶为主导的和混合的模式也会发生。大范围的溶解损伤主要发生于长骨，因此病理性骨折的风险有所增加。股骨近端是最引人关注的区域。在骨转移病例中，疼痛通常在阳性射线结果之前就已发生。偶然的，也存在疼痛剧烈却无影像改变以及阳性体征。

鉴别诊断也极其重要。一个患者如果有不明原因的疼痛，特别是背部和骨盆疼痛，有癌症病史、夜间醒来、疼痛休息后无缓解以及不像典型的腰背或肩痛的话，就需要寻求进一步的诊断。如果放射线结果是阴性的，骨扫描或MRI 需要联合诊断来看是否有骨转移。

极少数病例，例如腋窝转移和胸廓局部复发会引发难处理的水肿和复杂的伤口护理问题。比较普遍的是其他器官的转移、继发或并发骨转移。肝脏、胸膜、肺、中枢神经系统和腹部都会涉及，每个不同的区域又有不同的临床表征。肝转移通常引起疲劳，早期会对咖啡或重口味食物不耐受，还存在厌食、代谢紊乱和虚弱等问题。脑转移的临床表现和体征跟原发性脑癌的表现一样。老年患者由于并发症的存在可能比较难诊断。

乳腺癌转移的第二个致命因素是肺癌之后硬膜外脊髓受压，属于紧急医疗事件。乳腺癌转移患者存在脊髓疾病的同时伴发急性或亚急性的感觉障碍和下肢运动受限需要引起高度重视。肌无力表现通常是有起伏的，通过治疗可以改善一些神经症状。与创伤性脊髓损伤不同。并且它的临床表现和体征总是动态改变的。任何形式的转移都会使患者变得无力。疼痛可能是使康复效果受影响主要原因，良好的疼痛控制可以获得良好的康复效果。老年患者接受化疗之后需要注意中性粒细胞性感染、贫血以及黏膜炎。

众所周知乳腺癌是一种复杂性疾病，采用多样性的康复手段对于临床医务人员来说是极其重要的。因为转移癌的治愈预示着患者可以存活更久，这个问题对乳腺癌临床医务人员来说是一个持续的别具挑战性的问题。

干预治疗

对老年乳腺癌患者的康复和干预应该是综合的，贯穿疾病始终的。手术前的物理治疗筛查极其重要，通过一些信息的交流可以减轻患者的焦虑，同时建立比较好的临床报告。老年患者发病前期就存在肩关节功能和关节活动度受限的，在手术时就体现出手术前评估和治疗的必要性。如果没有术前康复的介入，物理治疗师在术后一天开始介入是必要的。在改良的乳腺切除或者腋下淋巴乳房切除术后，肩关节外展和前屈在引流装置拔出前应该限制在 90° 以内。由于所有患者待在医院的时间都是很短的，早期介入可以确保更好的功能恢复。几位作者致力于研究手术后开始训练的确切时间，结果表明手术后数天才开始训练并不会增加血肿形成的发病情况。

老年女性患者乳腺癌乳房切除术后，脊椎侧凸普遍存在，在治疗时需要把它考虑在内。这种侧凸应该是手术前就存在的。如果这种情况是手术导致的，那么受力不平衡也会随之而来，接下来的问题还有姿势、躯干的活动度、力量、胸廓动度以及呼吸。

多种训练方法都被用来获得肩关节的关节活动度和功能，事实证明没有哪个单一的项目比另一个更优越。绝大多数的方法要求循序渐进地牵伸胸大肌，也常常采用滑轮训练和爬墙训练。另一种治疗指南强调外旋训练，慢慢地使手能够达到在头后环抱。许多老年患者回忆他们在手术前就已经有外旋功能的丧失。综合的淋巴水肿治疗方法疗效很好，包括绷带的使用、运动和特别的淋巴引流手法治疗。早期淋巴水肿的控制是很关键的。弹性压力衣的使用对这些患者是很重要的一部分。可以采用间歇充气加压装置来降低或控制水肿，这同样适用于年轻患者。更加重要的是，在术后采用综合的淋巴水肿治疗方法。这种治疗方法是多维的，包括徒手淋巴引流手法以及特别的训练，皮肤治疗和一定压力的压力治疗。综合的淋巴手法治疗在临床上是被认可的，当淋巴水肿成为一个主要问题时，就需要专门的淋巴引流治疗师介入。患者和家属的宣教对于淋巴水肿的预防具有重要的意义。

老年乳腺癌患者相比年轻患者更易有骨和软组织方面的问题，在整个疾病过程中骨转移有可能占主导地位。然而，即使在那些有大量骨关节疾病的患者身上，这种损害大部分也都是无疼痛症状的。活动会使疼痛加剧，特别是负重训练。如果一个患者发生了病理性骨折并采取了手术治疗或是预防性治疗，那么只要患者能够承受就可以进行康复训练。股骨内固定使患者的护理、行走和转移都变得更容易。在进行放射治疗时能够轻易移动肢体是很重要的。早期康复介入和监督下的负重训练对于获得功能最大化是很重要的。通过训练，可重获肌力和关节活动度，以及预防并发症。

矫形器对于减少患者负重是有用的，但对于疾病严重的患者应该避免过多使用，除非是为了疼痛控制。如果胸腰部也有肿瘤侵袭以及不稳定，胸腰固定矫形器是需要的。肝转移的患者运动耐受较差需引起重视，制动的患者负重的困难也会相应增加。硬膜外脊髓受压的治疗是确定的，所有脊髓损伤的康复治疗方法同样适用。无力症状改变之后，患者的功能就可以迅速恢复，达到立竿见影的治疗效果。对临终老年乳腺癌患者的支持和临终关怀是很重要的。目前，发展康复治疗监督机制对女性乳腺癌患者至关重要，要求我们整合所有医学方法和照护理念。

老年乳腺癌患者的康复从诊断明确就应该开始，在其术后阶段继续以被动和主动方法继续进行。如果由于转移引发特别的症状和功能障碍，康复治疗在预防制动方面扮演了重要的角色。姑息治疗和改善的治疗可以使患者寿命得以延长，康复治疗的时间有可能延续几十年。早期的老年乳腺癌患者是可治愈的，康复训练是整个治疗过程不可或缺的一部分。

（杨　磊）

原文参考

Balducci L, Yates J.2000 General guidelines for the management of older patients with cancer.Oncology.14:221-227

Box RC, Reul-Hirshe HM, Bullock-Saxton JE.et al.2002 Shoulder movement after cancer surgery: results of a randomized controlled study of postoperative physiotherapy. Breast Cancer Res Treat.75(1):35-50

Carrera I, Balducci L, Extermann M. 2005 Cancer in the older person. Cancer Treat Rev.31(5):380-402

Chen SC, Chen MF. 1999 Timing of shoulder exercise after modified radical mastectomy - a prospective study. Changgeng Yi Xue Zu Zhi 22(1):37-43

Christman K, Muss HB, Case LD.et al.1992 Chemotherapy of metastatic breast cancer in the elderly. The Piedmont Oncology Association experience. J Am Med Assoc. 268:57-62

Dees EC, OReilly S, Goodman SN. et al. 2001 A prospective pharmacologic evaluation of adjuvant chemotherapy in women with breast cancer. Cancer Invest.18:521-529

Diab SG, Elled RN, Clark GM.2000 Tumor characteristics and clinical outcome in elderly women with breast cancer. J Natl Cancer Inst.92:550-556

Fentimen IS.2013 Management of operable breast cancer in older women. J R Soc Med.106(1):13-18

Fisher B, Bryant J, Dignam J.et al.2002 Tamoxifen, radiation therapy or both for prevention of ipsilateral breast tumor recurrence after lumpectomy in women with invasive breast cancer one centimeter or less in size. J Clin Oncol.20:4141-4149

Francheschi S, LaVecchia C. 2001 Cancer epidemiology in the elderly.Crit Rev Oncol Hematol.39(3):219-226

Gudas S.2012 Report on the status of cancer rehabilitation: reexamination of the findings of the 1990 task force on medical rehabilitation research's panel on cancer rehabilitation. Rehab Oncol. 30(3):15-20

Henderson IC 1995 Breast cancer. // Murphy GP, Lawrence WL, Lenmhard RE (eds) American Cancer Society Textbook on Clinical Oncology, 2nd edn. American Cancer Society, Atlanta, GA, pp.198-220

Hwang JH, Kwon JY, Lee KW. et al. 1999 Changes in lymphatic function after complex physical therapy for lymphedema. Lymphology.32:15-21

Jones EL, Leak A, Muss HB. 2012 Adjuvant therapy of breast cancer in women 70 years of age and older: tough decisions, high stakes.Oncology. 26(9):793-801

Kemeny M, Muss HB, Kornblith AB. et al. 2000 Barriers to participation of older women with breast cancer in clinical trials. Proc Soc Clin Oncol. 19:602a

Lauridsen MC, Christiansen P, Hessor I. 2005 The effect of physiotherapy on shoulder function in patients surgically treated for breast cancer: a randomized study. Acta Oncologica. 44(5):423-424

Malik MK, Tartter PT, Belfer R.et al.2013 Undertreated breast cancer in the elderly.J Cancer Epidemiol Epub 10January 2013, doi:10.1155/2013/893104

Marcus AL, Gaalied AB, Ayed FB.et al.2012 Lymphedema of the arm after surgery for breast cancer: new physiotherapy. Clin Exp Obstet Gynecol. 39(4):438-488

Merrill RM, Sloan A.2012 Risk adjusted female breast cancer incidence in the US. Cancer Epidemiol. 36(2):137-140

Morimoto T, Tamura A, Ichihaia T. et al. 2003 Evaluation of a new rehabilitation program for postoperative patients with breastcancer.Nurs Health Sci. 5(4):275-282

Moseley AL, Piller NB, Carati CJ. 2005 The effect of gentle arm exercise and deep breathing on secondary arm lymphedema. Lymphology. 38(3):136-145

Nay M, Lee TS, Kay SW. et al. 1999 Early rehabilitation program in postmastectomy patients: a prospective clinical trial. Yonsei Med J. 40(1):1-8

Ratner LH. 1980 Management of cancer in the elderly. Mount Sinai J Med 47:224-231

Schultz I, Bauholm M, Rondal S. 1997 Delayed shoulder exercise in reducing seroma frequency after modified radical mastectomy: a prospective randomized study. Ann Surg Oncol. 4(4):293-297

Shamley DR, Barker K, Simonite V. et al. 2005 Delayed vs. Immediate exercise following surgery for breast cancer: a systematic review.Breast Cancer Res Treat. 90(3):262-271

Siegel RS, Naishadham M, Jernal A. 2013 Cancer statistics 2013. CA Cancer J Clin. 63(1):11-30

Springer BA, Levy E, McGarvey C.et al. 2010 Pre-operative assessment enables early diagnosis and recovery of shoulder function in patients with breast cancer. Breast Cancer Res Treat. 120(1):135-147

Trimble EL, Carter CL, Cain D. et al. 1994 Representation of older patients in cancer treatment trials. Cancer. 74:2208-2214

Walter LC, Covinski KE. 2001 Cancer screening in elderly persons. A framework for individualized decision-making. J Am Med Assoc. 285:2750-2756

Zidak M, Lidak D, Cupurdija K. et al. 2012 Immediate breast reconstruction in relation to a woman's age. Coll Antropol. 36(3):835-839

第 36 章

胃癌和结肠癌

STEPHEN A. GUDAS

本章内容

发病率

胃　癌

　　直到 1940 年，胃癌死亡率是所有癌症中最高的，胃癌是所有癌症死亡的致死因素。尽管在过去 50 年美国的癌症治疗和幸存率没有明显改变，但胃癌的死亡数量有明显下降。在世界其他地方，胃癌仍然是最普遍的癌症。2010 年，墨西哥男性胃癌年龄标准化死亡率为 5.27/10 万。2007 年，来自委内瑞拉的相似数据显示，胃癌年龄标准化死亡率男性为 8.37/10 万，女性为 5.33/10 万。

　　持续的研究一直在尝试去描述神秘的饮食因素，它被认为在不同地域的胃癌发病率中扮演着重要角色。幽门螺杆菌所扮演的角色应该被全面的阐述和描述。2013 年美国有 21600 例胃癌新发病例，大概有 12000 例死亡。胃癌目前是继结肠癌和胰腺癌之后的第三大多发性胃肠癌。男性患者稍多于女性，且发病率男性较高，主要患病年龄在 50~70 岁。

　　萎缩性胃炎在胃癌多发的国家更为普遍，先天发育不良或者弗兰克癌症的炎性过程只能解释其中的一部分原因。同样的，那些有消化

系统溃疡、部分胃切除患者的胃癌发病率会有轻微升高。这种病态的发展链目前还没有被明确的定义。虽然亚硝胺类在动物试验中会导致胃癌发生，但是正常胃酸分泌会阻断这些化合物的合成，这就可以解释为什么贫血患者或者胃酸分泌过少患者的发病率会增加。

结肠癌

　　在美国，结肠癌致死率在男性患者和女性患者中都名列第三，每年大概有 102480 例新发病例，50830 例死亡。女性群体中仅有肺癌和乳腺癌超越了结肠癌，而男性群体中肺癌和前列腺癌在结肠癌之前。患者的平均年龄在 60~70 岁。同时患有胃癌和肠癌的患者 2/3 的病例年龄都超过了 65 岁。结肠癌患者的平均幸存率为 50%，这个数字还有小幅上升，而老年患者的存活率普遍较低。

　　众所周知的一些造成结肠癌的因素中，最常见的是结肠溃疡和家族性息肉病。在结肠溃疡的恶性转化过程中，病程时间是疾病严重程度的重要影响因素。如果是易发生结肠癌体质的患者，结肠部分切除保留括约肌功能是可能的，而且是近几年预防结肠癌的显著进展。有

息肉疾病家族史的患者最终会有一个或多个息肉转移。在未来，结肠癌方面的分子生物学的爆炸性进步，基因方面的进步使得人们在结肠息肉恶化前就可以做出一个基因表型，同时进行筛查，那么结肠癌在息肉早期就可以被发现和治疗。

临床相关性

胃癌

胃癌通常发生于胃小弯。然而，现在好像有向近端扩展的趋势。在美国，当患者乳腺癌被诊断后前往医院做手术的时候，一般癌症通常已经深入胃壁肌肉层，有些在胃浆膜表面也会有转移。胃癌通常波及胃的近端解剖结构，胰腺和横结肠是最常被波及的。再者，胃癌的扩散通过腹膜表面到腹腔，如果出现腹水或者腹部转移的话，患者的存活率会有所下降。约有2/3的患者在行手术探查时胃癌已经转移至腹腔淋巴，前哨淋巴结通常会被波及。胃所在的区域有丰富的淋巴组织，同时有复杂的血管和神经网络，癌症会快速扩散，这样会增加手术时的风险。一旦胃大弯和胃小弯的淋巴组织被波及的话，癌症会迅速扩散至肝脏和胰脏，这样患者的存活率就会大大降低。

胃癌的血运转移在疾病后期才会发生，传播通常经过门静脉到达肝脏，其他较远的组织也有被波及的风险。它在转移时是无症状的，25%的患者在做尸检时被发现有肺转移，但是在去世之前通常都不会被检查出来。

胃癌的临床表现常是模糊的上腹部不舒服、餐后疼痛或进食易饱。这些非特异性的症状常常被认为是简单的胃炎或是食欲不振，老年患者更容易忽略。往往会伴发贫血、虚弱和体重下降，这就需要警醒患者去探究引起身体不舒服的根源。老年患者的临床检查通常不能查出问题，直到疾病恶化才会有所表现。上腹部可触诊的癌症通常不常见，而一旦出现的话就预示着比较差的预后。任何老年患者患有癌症后在临床上都应该进行详细的检查。临床医生需要评估患者的风险和最优的手术方式，化疗和姑息治疗的预后。上腹部内镜检查伴有活体组织病理检查，在临床上95%的病例可以确诊。内镜超声检查是一种比较新的检查技术，使临床医务人员可以看到全部的胃壁。

结肠癌

结肠癌通过肠壁扩散，肿瘤淋巴结转移（tumor-node-metastases,TNM）分类系统已经开始取代杜克的ABC术语（与肠浸润的大小和深度有关）。在典型的结肠癌或直肠癌中，癌细胞依次从肠道扩散到结周淋巴结或直肠肠系膜及其淋巴结，再到更多的区域淋巴结，最终扩散到静脉通道。由于门静脉系统的存在，因此转移癌通常发生在肝脏。治疗肝脏疾病的方法和技术有很多种。通常在疾病进展的后期，肺组织和骨骼系统也会被波及。很有趣的是，直肠癌或者下段结肠癌波及骶尾部的话，通常腰骶神经丛也会受影响，会导致神经丛疾病或出现神经卡压症状。通常在这些患者身上会普遍地出现癌胚抗原（carcinoembryonic antigen,CEA），这种在骨髓的潜在致癌物决定了癌症转移的距离和部位。因此，选择一些患者探查癌症的转移情况对于癌症群体来说是一种很好的临床实践。

虽然目前广泛地采用数字化检查方法和乙状结肠镜检查，以及对高风险患者完全采用结肠镜检查，但是对结肠癌的诊断仍然困难重重。圆点样或"苹果核"样降结肠损伤通常是由于排便习惯的改变导致，降结肠的完全性阻塞通常引起积粪性腹泻。近端损伤通常导致血流减少的贫血性虚弱。黑便或血便通常是结肠癌的临床表征。弗兰克阻塞最易发生在左半结肠，但左半结肠疼痛也有可能是疝气痛。直肠癌的疼痛是连续性的，黑便是亮红色的，有时会有里急后重的情况伴发。肝脏转移会影响肝功能，导致患者虚弱或有濒死感。其他区域的转移会引发与其部位和功能相关的症候群。高龄患者使临床表现病理特征有所改变，但同时存活率也降低了。

干预治疗

胃　癌

手术是治疗胃癌的唯一有效方法，同时这种方法也会使病情减轻。胃癌常常难以被诊断，除了早期发现，它的存活率仍然很低，老年患者和年轻患者胃癌手术的死亡率是一样的。Biondi 等人发现，比较 5 年胃癌老年患者和年轻患者的癌症特异性存活率并没有显著临床统计学差异。尽管老年患者术后短期并没有很大不同，反而住院时间有可能会延长，并且主要并发症的发生率增高。所有患者都采用比较新的非侵入性的影像诊断进行筛查，去协助诊断出可治愈的患者和需要缓解疼痛的患者。不幸的是，只有 40% 的患者被认为是可治愈。可采用多种方法，包括远端胃切除、近端胃切除或全胃切除，还有用于恢复或保证消化道连续性的保护袋。可能需要切除临近组织，但治愈的可能性未必会增加。手术时需要进行腹部探查，不但是为了避免激进的治疗，同时也为了进行组织学的诊断。对于 60% 不能治愈但可能可以手术的患者，通常会进行某种类型的姑息性切除，以缓解症状并延长生存期。

由于姑息治疗的常见原因是解剖上的不可切除性，放疗通常用于手术失败的地方。术后的放疗通常用于缓解阻塞和控制出血。虽然一些外科医生正在尝试术中进行放射治疗，但这种尝试还悬而未决，结果尚无定论。化疗已经使用了很多年，大多数方案都包括 5- 氟尿嘧啶胃癌患者术后常常需要康复的介入，包括帮助患者活动和步行、预防并发症以及重获消化道功能。除了有严重的并发症，手术后的患者从第 1 天开始就应该按照指南进行活动，并做些轻柔的床边活动。低强度的运动训练有助于重获肌肉力量和改善功能性活动能力。

手术切除病灶后，长期的转归比短期的更重要。前者包括"倾斜综合征"，极大程度地加速了胃转运，这样会导致幽门丧失控制食物进入十二指肠的功能。如果大部分胃切除术后铁吸收有问题，加上一些自身原因，患者就会伴发贫血和虚弱。

结肠癌

结肠癌的基本治疗方式是手术，如果远端结肠或直肠被切除，就会进行临时或永久的结肠造口术。近端癌症采取的是首尾相连的结肠吻合术这种不激进的方式。在手术过程中所有受侵犯的组织都要被切除，同时还要评估侵入结肠壁的深度和淋巴引流功能。手术中通常采用超声探查腹部组织器官。低位直肠癌手术时，前面较低的一段通常被切除，主要的限制因素是缺乏充分的手术前分期技术。微淋巴循环障碍是导致手术失败的原因之一。在老年患者的治疗上提倡保留括约肌功能的手术，同时也遵循药物手术治疗的原则。老年外科患者对手术的耐受性似乎相当好，单凭年龄的变化并不能阻止手术。然而，老年患者伴发疾病较多，可能影响术后并发症的发生率。

暂时性或永久性结肠造口术和回肠造口术会导致肠自主控制功能的丧失。造口术后康复已成为一种特色，患者伤口的护理和管理由肠造口治疗师和伤口护理专家专门指导。在过去的几十年里，多元化的收集装置、皮肤黏合剂及相关器具的使用已经取得显著成绩。收集装置的多样化、保护皮肤和控制气味成为患者术后护理中亟待解决的众多问题之一。与胃癌患者一样，结肠癌患者术后需要适当的床下活动和必要的运动锻炼。结肠癌向肝转移是常见的，对于这类患者，临床医务人员应该注意由此引起的运动耐力下降、虚弱和恶病质等问题。对于结肠癌广泛转移的患者，也应该强调运动训练、疼痛控制治疗方案带来的益处。

结肠癌治疗中的放化疗已经有很多临床试验。目前在进行的许多临床试验中发现同时进行放疗和化疗对于结肠癌患者的生存有很大帮助。有证据表明，65 岁以上的结肠癌患者与较年轻的 III 期结肠癌患者相比，化疗具有相似的有效性和安全性。对于结肠癌患者的治疗和康复，跨学科的团队合作是最佳方法。令人感兴趣的是，虽然只有不到 10% 的胃癌和结肠癌患者手术无法切除病灶，但这些患者有 50% 以上在接受治疗 5 年后仍然存活。这个结果是令人鼓舞的，同时结果也在不断改善。

（杨　磊）

原文参考

Bader JF. 1986 Colorectal cancer in patients older than 75 years of age. Dis Colon Rectum. 29:728-734

Biondi M, Cananzi FC, Persiani R. et al. 2012 The road to curative surgery in gastric cancer treatment: a different path in the elderly? J Am Coll Surg. 215:858-867

Cancer Mondial. 2013 International Agency for Cancer Research. Available at: www-dep.iarc.fr/.Accessed March 2013

Dicken BJ, Bigam DL, Cass C. et al. 2005 Gastric adenocarcinoma: reviewand considerations for future directions. Ann Surg. 241(1):27-39

Donati D, Nano M. 2003 The role of lymphadenectomy in gastric cancer in elderly patients. Minerva Chir. 58:281-289

Enzinger PC, Mayer RJ 2004 Gastrointestinal cancer in older patients.Semin Oncol 31(2):206-219

Gingold BS. 1981 Local treatment for carcinoma of the rectum in the elderly. J Am Geriatr Soc. 29:10-16

Gross G, Pindi A, Marentano S.et al. 2012 Major postoperative complications and survival of colon cancer elderly patients. BMC Surg Suppl S20:12

Hung A, Mullins CD. 2013 Relative effectiveness and safety of chemotherapy in elderly and non elderly patients with stage III colon cancer:a systemic review. Oncologist. 18(1):59-63

Hunt RH. 2004 Will eradication of Helicobacter pylori infection influence the risk of gastric cancer? Am J Med 117(Suppl 15A):865-915

Kemeny NM. 2004 Surgery in older patients. Semin Oncol. 31(20):175-184

Kimes EJ, Seu KW, Yoon KY. 2012 Laparoscopy assisted distal gastrectomy for early gastric cancer in the elderly. J Gastric Cancer. 12(4):232-236

Patel SS, Nelson R, Sanchez S.et al.2013 Elderly patients with colon cancer have unique tumor characteristics and poor survival. Cancer.119(4):739-747

Renouf DJ, Woods R, Speer C.et al. 2013 Improvements in 5 year outcomes of stage II/III rectal cancer relative to colon cancer. Am J Clin. 36(6):558-564

Sial SH, Catalano MF. 2001 Gastrointestinal tract cancer in the elderly. Gastroenterol Clin North Am. 30(2):565-590

Siegel RS, Nashanham M, Amedin J. 2013 Cancer statistics 2013. CA Cancer J Clin. 63(1):11-30

Sobrero A, Guglielmi A. 2004 Current controversies in the adjuvant therapy of colon cancer. Ann Oncol. 15(Suppl 14):39-41

Wasil T, Lichtman SM. 2005 Treatment of elderly cancer patients with chemotherapy. Cancer Invest. 23(60):537-547

第 37 章

皮肤癌

STEPHEN A. GUDAS

本章内容

发病率和临床相关性

皮肤癌是人类最普遍的癌症形式之一，每年估计有 12650 个人死于皮肤癌。在这些总的死亡人数中，大约有 53% 是 65 岁以上的患者。全球致死率最高的是黑色素瘤（皮肤癌的一种），两性每年的死亡率见表 37-1。

皮肤癌的发生率在中年和老年患者中呈上升趋势，但单独的年龄因素并不会影响寻求最优治疗计划。最常见的皮肤癌形式是基底细胞癌（basal cell carcinoma，BCC）、鳞状细胞癌（squamous cell carcinoma，SCC）和恶性黑色素瘤。其他很少在皮肤上发生的情况还有转移性瘤。皮肤肉质瘤也会发生并以临床特异性为特征。皮肤血管肉瘤、黏液纤维肉瘤和平滑肌肉瘤的发生率在老年患者中呈上升趋势。

在临床工作中，应该对任何皮肤改变都保有警惕性以便于后面的评估。仔细诊察身体的每一块皮肤，这是完整体格检查的一部分。图 37-1 描绘了常见痣和皮肤癌的差异。在老年患者中不确定的皮肤癌风险更常见。当老年患者有皮肤损伤时，需要仔细诊察致病因素和相关的系统紊乱。BCC 是最常见的皮肤癌，常发生

于暴露于阳光下的皮肤（那些暴露于紫外线的皮肤）。历史上这种疾病对男性的影响大于女性，目前来说男性的发病率稍高于女性。BCC 通常是老年患者发病较多，现在年轻患者的发病率日益增加，有些患者 30 岁就诊断出该病。保护大气层的臭氧层遭到破坏导致空气污染，使紫外线的暴露增加，这是该病的主要病因学因素。那些室外工作者以及经常参加户外运动的人群风险最高，长期紫外线照射是公认的影响因素。电离辐射也是致病原因。BCC 发病有很长的潜伏期，通常发生在之前照射过的区域。免疫系统在 BCC 中扮演的不确定因素相比于 SCC 来说不是那么重要。

BCC 是局部损伤但相对较少，却可以发生转移。转移常发生在头部和颈部。这种癌症发展的路径通常是低阻抗的肌肉，最后开始侵入软骨和骨。疾病最初的损伤呈现不同的大小和外观，比较常见的有结节性溃烂。典型损伤边缘通常呈圆形边界、反应性毛细血管扩张和中央性坏疽。头部和颈部是疾病好发部位。

SCC 发生于上皮细胞的角质细胞，它的表现跟 SCC 发生于身体其他部位一样。SCC 是第二大皮肤癌，其发病率随年龄增加而增加。其

表37-1　黑色素瘤及其死亡数目在全球范围的变异

	病例		死亡数	
	男性	女性	男性	女性
全球	101807	25860	97820	20512
北美	37959	5941	30141	3351
北非	271	152	280	156
南美	3645	1503	3642	1153
东南亚	3245	1755	2642	1347
北欧	9088	2034	10031	1566
澳大利亚/新西兰	6624	825	4818	399

引自 Globocan，2008 database. www-dep.iarc.fr/GLOBOCAN_frame. htm.

诊断年龄在男性和女性分别为68.1岁和72.7岁，只有很少的病例发生于40岁以前。SCC的致病因素和进展因素与BCC一样，二者都与暴露于阳光下和肤色较浅易晒成深色有关。其他致病因素是暴露于电离辐射和化学致癌物，这两种致病因素都发生在工作场所。化学致癌物的影响最大并且现在呈上升趋势。

与BCC不同，SCC易向局部淋巴结和远处转移。SCC的转移风险由癌症大小、位置、变异细胞的程度决定，不管是皮肤黏膜或是表皮都是主要的侵犯位置。SCC肿瘤有不同的表现形式，从不易愈合的溃疡到由红斑引起的血小板性损伤。SCC缺乏像BCC那样典型的圆形边缘和毛细血管反应性扩张。

恶性黑色素瘤由恶质变的黑色素细胞发展而来，黑色素细胞是产生黑色素的神经起源。但令人惊奇的是，即使黑色素痣和其他损伤很多，但这种疾病也并不常见。黑色素瘤占所有癌症比例的3%，由于紫外线的暴露呈上升趋势。最近几年存活率从60%上升到84%；这不仅是因为诊断手段的进步，同时还因为治疗方法的改善。黑色素瘤有可能因为现存痣的改变而发生快速生长、出血或颜色改变。然而这种损伤也可能是新发的。

黑色素瘤的四种形式包括表皮扩散性黑色素瘤、结节性黑色素瘤、雀斑样黑色素瘤和肢端雀斑黑色素瘤。后两种主要发生于老年患者，因为它的转移性不强，所以预后较好的。由于侵入的深度且不易被发现，结节性瘤的预后最差。病例分期是基于显微镜下的厚薄分析和侵入程度进行的，侵入程度用Clarke Ⅰ～Ⅳ分级表示。

黑色素瘤的致病原因不是局部疾病的扩散而是远端的转移。人类其他肿瘤不会使黑色素瘤加重。事实上身体任何器官除了局部淋巴组织以外其他都容易被侵入。比较远的侵入区域通常为头部、肺和骨组织。预后因素是多样化的，并且依赖于疾病诊断分级。肿瘤的厚度是最重要和显著的变量，其他因素包括部位、性别、年龄、溃疡情况、被侵犯的结节数目以及病程长短。与年轻患者相比，老年患者可能不会寻求早期诊断和治疗。黑色素瘤在初发治愈后很多年也会转移，这是医务人员最头疼的问题。

干预治疗

BCC和SCC通常通过手术和射线治疗。对于小的肿瘤，通常采用刮除术和电切割，完全的手术切除通常用于大的损伤。莫斯显微成像技术在治疗BCC和SCC时可以使正常组织得以最大化保留。由于扩散边缘较大，手术时需要处理较大的扩散边缘；同时由于BCC和SCC的侵入深度不同，需要采取差异性的手术方法。替代移除的方法包括激光、冷冻疗法和放射疗法。放射疗法是一种矛盾的方法，它在治疗疾病的同时会诱发癌症的进展。放射疗法主要用于面积较小和无法忍受手术疼痛的患者。

　　BCC 和 SCC 都可以采用这些治疗方法，但必须考虑 SCC 的潜在转移风险。所有的治疗都致力于完全切除肿瘤，最初的目标都是治疗癌症。在特定部位和特定组织复发率较高，这就需要更多的手术方法和替代疗法。很多老年患者得益于上述方法，可以解除癌症痛苦。后期随访对于复发率和新发病灶的诊断是必要的。患有 SCC 或者 BCC 的患者有极高风险发展为另一种癌症，保持警觉性和定期皮肤检查是必要的。

　　恶性黑色素瘤需要采取特别的治疗方式，

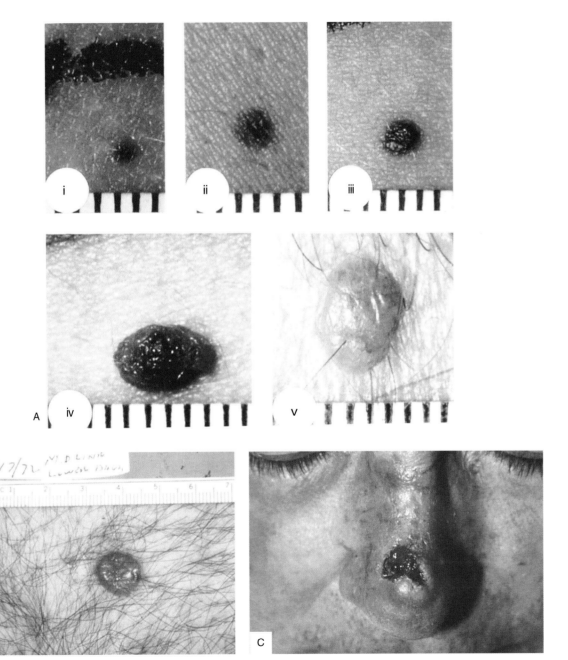

图 37-1　普通皮肤痣与皮肤癌的差异。A. 常见获得性痣的自然史（国家癌症学会）。普通痣开始为均匀的棕褐色或棕色斑点，直径 1~2mm（ⅰ），扩张为较大的斑点（ⅱ），发展为色素丘疹，可能最低限度（ⅲ）或明显（ⅳ）高于皮肤表面，最后为粉红色或肉色丘疹（ⅴ）。这些病变分别为交界（ⅰ，ⅱ）、复合（ⅲ，ⅳ）和真皮（ⅴ）痣。注意它们光滑的边缘和与周围皮肤的清晰界限。B. 基底细胞癌。小的红色或棕色丘疹，常有毛细血管扩张。可能看起来是半透明的，常被描述为"珍珠"的颜色。可能有一个中心凹陷与圆滑的边界。C. 鳞状细胞癌（国家癌症研究所）。往往源于癌前病变和光化性角化病，表面通常有鳞片和溃疡（如图所示）

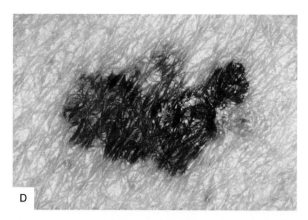

续图 37-1 （D）黑色素瘤：有颜色（皮肤癌基金会）。黑色素瘤有不同的边缘着色如褐色、黑色或者黝黑。ABCD 的分类也是黑色素瘤检查的一部分内容

由于局部淋巴结受影响的可能性大，以及具有较高的转移风险，这些都应该考虑在治疗计划内。结节切除主要适用于Ⅲ期（范围较大或较深的损伤）患者，无论结节侵入是否有临床表现。通过依据原发癌症厚度和尺寸来起草的专业指南用于确定手术边缘。使用避孕工具的患者和下肢腹股沟黑色素瘤切除的患者容易发生淋巴水肿，可以使用复杂的淋巴评估和治疗。压力衣对于大多数患者是合适的。局部结节扩大的患者血运传播癌症的概率超过85%，而且10年内的生存率低于10%。

黑色素转移瘤推荐采用化疗，并且已经有很多临床试验评估了最优的药物和剂量。化疗和基因疗法在黑色素瘤治疗方面的研究多于其他癌症，并且取得了相应的成果。

所有的治疗方法都经过临床检验，可以减轻疼痛和改善症状。不幸的是，黑色素瘤一旦转移到较远部位就很难治疗。这推动并强调了对黑色素瘤进行密集研究的重要性。当 BCC 和 SCC 扩大或无法切除，抑或是局部或远端转移时，就采用化疗和其他的治疗方法。医务人员能做的最多就是协助患者制定治疗计划和决策。值得注意的是，大多数颈部和头部的癌症多在暴露区域，有时候基于美容方面的考虑是需要切除的。对于这些患者，社会心理的干预尤为重要。通常不复杂的手术就无须康复的介入，除非功能受影响和手术范围较大。在手术部位采用徒手牵拉技术、按摩、热疗、电刺激和应用运动治疗技术时均应特别小心。应该先仔细评估手术部位。

正如肺癌一样，皮肤癌很大程度上都是可以预防的。医务人员应该尽最大努力去做大众宣教，使他们减少在太阳下暴晒以及减少接触可以导致皮肤癌的化学致癌因子。

（杨 磊）

原文参考

Buster KS, Tou Z, Fouad M.et al. 2012 Skin cancer risk perceptions: a comparison across ethnicity, age, education, gender, and income. J Am Acad Dermatol. 66(5):771-779

Friedman RJ, Rigel DS, Nossa R. et al. 1995 Basal cell and squamous cell carcinoma of the skin.//Murphy GP, Lawrence WL, Lenmhard E. American Cancer Society Textbook on Clinical Oncology, 2nd edn. American Cancer Society, Atlanta, GA, pp.330-342

Globocan 2008 Melanomas of the skin in males and females. www-dep.iarc.fr/GLOBOCAN_frame.htm

Korner A, Coroiu A, Martins C. et al. 2013 Predictors of skin self examination before and after a melanoma diagnosis: the role of medical advice and patient's level of education. Int Arch Med. 6(1):8

McNaughton SA, Marks GC, Green AC. 2005 Role of dietary factors in the development of basal cell carcinoma and squamous cell carcinoma of the skin. Cancer Epidemiol Biomarkers Prev. 14(7):1596-1607

Mentzel T. 2011 Sarcomas of the skin in the elderly. Clin Dermatol. 29(1):80-90

Na CR, Wang S, Kirnser RS. 2012 Elderly adults and skin disorders: common problems for non-dermatologists. South Med J.105(11):600-606

Siegel RS, Nashanham M, Amedin J. 2013 Cancer statistics 2013. CA Cancer J Clin. 63(1):11-30

Stevenson D, Ahmed J. 2005 Lentigo melanoma: prognosis and treatment options. Am J Clin Dermatol. 6(3):151-164

Swetter SM, Geller AC, Kirkwood JM. 2004 Melanoma in the older person. Oncology. 18(9):1187-1196

Syrigos KN, Tzannov I, Katirtzoglov N. et al. 2005 Skin cancer in the elderly. In Vivo. 19(3):643-652

Testori A, Stanganelli I, DellaGrazia L. et al. 2004 Diagnosis of melanoma in the elderly and surgical implications. Surg Oncol.13(40):211-221

第38章

前列腺癌

STEPHEN A. GUDAS

本章内容

发病率

临床相关性

干预治疗

原文参考

发病率

前列腺癌在美国是最普遍的男性癌症，约占男性所有最新癌症诊断者的32%。前列腺癌也是美国男性的第二大癌症死因，占所有男性癌症死亡者的13%。据估计，2005年在美国有238590例新发前列腺癌被确诊，其中有29720例死亡。不同人群的前列腺癌发病率不同（表38-1），一些因素可能会导致家族性聚集病例。发病年龄中位数为70岁，使它成了一个独特的

表38-1　2010年全球前列腺癌死亡率变化	
国家	粗患病率/10万
澳大利亚/新西兰	27.4
加拿大	22.5
中国	0.9
厄瓜多尔	11.46
埃及	1.57
伊拉克	1.5
南非	9.5
英国	33.5
美国	22.8

引自 Cancer Mondial，2013

老年问题。50岁以上人群，每增加10岁，发病率也相应增加。令人好奇的是，前列腺癌的发生率在1990年代中期达到高峰，在那之后略有下降。尽管前列腺癌在日本发生率低，但这种变化在不同的文化和不同的国家间是一致的。例如，随着人口老龄化进展，前列腺癌的发生率将会上升。

尽管前列腺癌的确切病因未知，但似乎与激素有关，因为许多肿瘤对睾丸切除术有反应，这意味着睾丸激素增加了男性的癌症生长。已发现某些行业的工人前列腺癌的比例过高——从事镉、轮胎、橡胶、钣金行业的那些人。家族性因素的惯性关系至今尚未完全阐明。

临床相关性

几乎60%的前列腺癌患者通过临床诊断可以确诊，使治愈成为可能。通常，可切除的肿瘤是无症状的，或患者有尿路梗阻的一些症状，例如排尿启动困难和/或停止排尿。在没有感染的情况下，膀胱症状明显，应该确保排查前列腺癌。如果病情恶化，膀胱出口阻塞的症状包括无尿、尿毒症、贫血、厌食症将会随之而来。

患者在这个关口是非常虚弱的，大多数人将会寻求医疗救助。

大多数的前列腺恶性肿瘤能通过直肠指检被发现，约有50%前列腺内可触及的结节被证明是癌症。在早期的前列腺癌诊断中，前列腺特异性抗原（prostate-specific antigen，PSA）是有效的前列腺标记物。通过指诊触诊结节后，PSA水平可以被确定。如果PSA水平在10ng/mL以上，后续活检结果为阳性的可能性为66%。PSA水平被广泛作为一种老年男性的筛查工具，可以在其他条件下被提高。50岁以上的男性应进行PSA基线测定，并每隔一段时间进行一次。连续的调查研究对于筛查的真实值测定和临床进程分期是很有必要的（图38-1）。前列腺酸性磷酸酶（prostatic acid

phosphatase，PAP）被用于检测转移性疾病，例如水平升高提示至少为淋巴结转移。

前列腺癌像乳腺癌和肺癌一样，可通过淋巴和血运转移。在诊断中，超过60%的病例涉及区域淋巴管，大多数死于前列腺癌的患者已经成功控制了局部肿瘤。绝大多数病例都会发生转移，例如乳腺癌，主要转移点是骨。类似于胸部或胸壁的肿瘤，Batson静脉丛很容易进入纵向骨骼。70%的患者发生骨转移，最常见的是在骶骨、骨盆、腰椎和股骨。骨转移可能造成剧烈疼痛和功能障碍，管理这些患者是具有挑战性的临床问题。转移发生在成骨细胞而不是溶骨细胞的原因尚不明确，偶尔会发现混合模式。因此，通过转移灶病变的病理性骨折在前列腺癌中较少见，低于转移性乳腺癌和肺

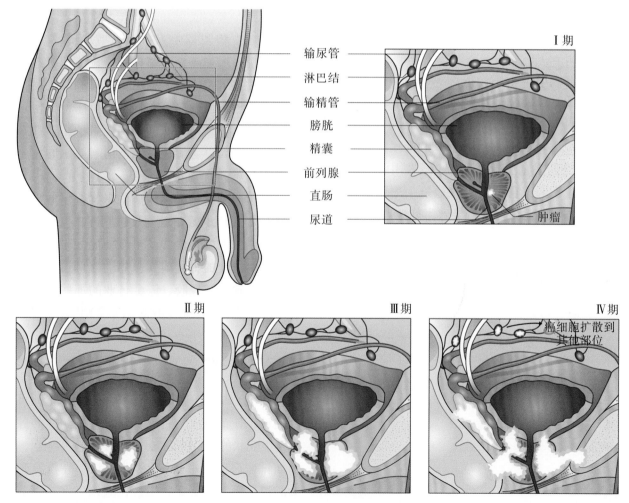

图38-1 前列腺癌症分期。图片展示了正常男性解剖学侧面图和癌症Ⅰ期、Ⅱ期、Ⅲ期和Ⅳ期特写，当前列腺癌症从Ⅰ期到Ⅳ期发展，癌细胞在前列腺内部生长，通过前列腺的外层进入附近的组织然后进入淋巴结或身体的其他部位（经 National Cancer Institute. Original 惠允引自 Terese Winslow）

癌。然而，骨性疼痛可能是严重的，并且与骨受累程度或所涉及的骨骼数量不成比例。

脊柱受累可能导致硬膜外脊髓受压。在乳腺癌和肺癌中，这种并发症显著增加。事实上，患脊柱疾病的患者可以生存的时间更长，因为有足够长的时间供并发症进展。硬膜外脊髓受压与其他类型的肿瘤造成的压力上升的治疗方法一样，只要患者可接受，可以进行所有脊髓损伤的康复治疗。手术结合放射治疗比单独的放射治疗能更好地让患者维持功能。

通常在疾病晚期，其他远端器官可能会被累及，肺、肝、胸膜是最常见的部位。有时，前列腺癌可扩散到盆腔淋巴结以外的其他淋巴管，如腰椎、主动脉旁甚至纵隔和胸部。患有前列腺癌并伴有广泛转移性疾病的患者十分衰弱，看起来比他们实际年龄更老。

干预治疗

尽管目前没有针对广泛性骨骼或是内脏转移患者的治疗方法，但是，手术、放射治疗、激素疗法和化疗一直被用于对抗这种疾病，并取得了不同程度的效果。首选的手术方法是通过耻骨后途径进行根治性前列腺切除术，这包括切除前列腺、精囊和膀胱颈部分。在这个过程中，清除盆腔淋巴结并对肿瘤累及的部位取样。虽然盆腔淋巴结切除术在存在扩散时不具有治疗效果，但是它可达到缓解的效果，并能进行精确分期，因为大多数情况下这些淋巴结是首要的转移部位。腹腔镜盆腔淋巴结清扫术可用于疑似淋巴结受累的患者，但对于行前列腺根除术的人来说不能选择。采用保留神经的手术保护包膜和外周静脉神经，可最大限度地保留一些患者的功能。过去，阳痿是前列腺切除术中几乎可以确定的手术后遗症。即使是在老年人中，保留性功能也是一个需要解决的主要问题，以便于在需要时可以开展适当的社会心理干预。

高度聚焦的现代放射治疗技术能够将大剂量的辐射（60~70Gy）传递给患者，发病率相对较低。盆腔淋巴结也可以进行照射。然而，放射性治疗最主要的功能就是在疾病转移中控制骨性疼痛，效果十分肯定。患者进行为期 2~3 年的手术或化学性睾丸切除术对疾病有良好的局部或全身性控制。仅接受放射治疗的高危前列腺癌的 10 年死亡率为 30%，放射与雄激素抑制联合疗法可显著提高治疗作用。各种各样的化疗制剂被使用，目前认为化疗可以增加激素难治性前列腺癌患者的生存率。目前的治疗方案采用多西紫杉醇、米托蒽醌和唑来膦酸。没有研究证明药物的一致有效性，该领域的研究还在继续。已经证明，抑制破骨细胞作用的双膦酸盐在激素难治性前列腺癌中是有效的。

放射性治疗和手术治疗似乎具有同等效果，尤其是在早期疾病中。对于预期扩散到前列腺以外的大肿瘤，3 年后 90% 的患者可见复发。有时，在前列腺癌的临床发展过程中是无痛的，同时功能和活动性缓慢下降。在老年人和广泛的骨性病变中会出现合并症，普遍表现为衰弱。

在康复方面，重要的是要记住患有前列腺癌的患者，即使是老年人，通常会存活超过 1~2 年，并且旨在最大限度地发挥功能和活动性的治疗干预，是管理患者的标准。对于经历过外科治疗的患者，最重要的是尽可能开始舒缓锻炼，并且尽量采取双足直立的姿势，因为术后疼痛会促使髋部 / 躯干屈曲，这可能会发展成挛缩。严重的脊柱受累可能导致运动受限和卧床状况，甚至转动和改变体位也需要帮助。如前所述，大多数患者是老年人，他们会伴随影响功能的疾病。所以要鼓励患者使用适当的辅助器具进行运动训练。适当运动的例子是主动性肩外展和屈曲，肩胛骨运动和活动性髋关节屈曲以及仰卧位膝关节屈曲。尽管骨性病变通常是成骨细胞，但可能发生裂解性病变，相应地需要进行骨折的治疗。在老年人中，脊柱稳定的矫正装置往往不能很好地耐受，支架的重量和压力实际上可能会加重某些患者的症状和骨痛。脊柱退行性关节病可能使临床表现复杂化。经皮神经电刺激可以用于控制疼痛，能够有效减少镇痛所需的麻醉剂量。

终末期疾病的临终关怀对于患者照护至关重要。患者死于临终关怀场所的概率低于死于高照护强度的场所，如ICU、住院或急诊。

总的来说，在美国，前列腺癌在发病率中排名第一，在男性癌症死因中排名第二。可能早期确诊疾病，当它局限于前列腺本身并可通过手术/放射治疗时，老年患者会有更高的生存率。新的研究进展需要特别针对晚期前列腺癌的老年患者。对患有复发性前列腺癌的老年患者的最佳照护现在还处于决策阶段。在治疗选择中，老年人的特殊性需要考虑在内。前列腺癌患者的情况是诠释癌症患者生存率增加和存活时间延长的一个例子。医务人员需要采取适当的干预措施和治疗方法，以确保这种趋势继续下去。

（杨　磊）

原文参考

Benjamin R.2002 Neurologic complications of prostate cancer.Am Fam Physician.65(9):1834-1840

Bergman J, Seigal CS, Lorenz KA.et al.2011 Hospice use and high intensity care in men dying of prostate cancer. Arch Intern Med.171(3):204-211

Brawley W.2012 Trends in prostate cancer in the United States. J Natl Cancer Inst Monogr.2012(45):152-156

Calabrese DA.2004 Prostate cancer in older men.Urol Nurs. 24(4):258-264

Cancer Mondial.2013 International Agency for Cancer Research.www-dep.iarc.fr/

Carter BS. 1989 Epidemiologic evidence regarding predisposing factors to prostate cancer. Prostate. 16: 187-194

Catalona WJ, Smith DS, Ratliff TL.et al.1991 Measurement of prostate-specific antigen in serum as a screening test for prostate cancer. N Engl J Med. 324:1156-1160

Gronberg H. 2003 Prostate cancer epidemiology. Lancet. 361:859-864

Hall WH, Jani AB, Ryu JK. et al.2005 The impact of age and comorbidity on surgical outcomes and treatment patterns in prostate cancer. Prostate Cancer Prostatic Dis.8(1):22-30

Heinzer H, Steuber T.2009 Prostate cancer in the elderly. Urol Oncol 27(6):668-672

Kessler ER, Flaig TW 2012 Optimal management of recurrent prostate cancer in older patients.Drugs Aging. 29(11):871-873

Koys J, Bubley GJ. 2001 Prostate cancer in the older man. Oncology.15:1113-1119

Mukherji D, Pexano CJ, Shamseddine A.et al.2013 New treatment developments applied to elderly patients with advanced prostate cancer. Cancer Treat Rev.39(6):578-583

Payne HA, Hughes S. 2012 Radical radiotherapy for high risk prostate cancer in older men. Oncologist. 17(Suppl 1):9-15

Pienta J, Smith DC.2005 Advances in prostate cancer chemotherapy: a new era begins. Cancer J Clin. 55(5): 300-318

Siegel RS, Nashanham M, Amedin J.2013 Cancer statistics 2013. CA Cancer J Clin. 63(1):11-30

Stenman UH, Abrahamson PA, Ari G.2005 Prognostic value of serum markers for prostate cancer.Scand Urol Nephrol Suppl. 216:64-81

Syrigos KN, Karapanagiotov E, Harrington KJ.2005 Prostate cancer in the elderly. Anticancer Res.25(6c):4527-4533

Winell J, Roth AJ.2005 Psychiatric assessment and symptom management in elderly cancer patients. Oncology. 19(11):1479-1490

第 5 部分

心肺系统疾病

第 39 章

老年人运动注意事项

PAMELA REYNOLDS

本章内容

概 述

所有运动均需要心、肺、外周和肺循环的协同作用，以转运营养和运动所需的氧气以支持肌肉收缩。年龄相关的心血管和肺的改变已经在前文中叙述（见第 67 章和第 9 章）。本章主要概述针对与正常年龄相关变化的耐力或有氧运动训练时的注意事项。其他章节将对特定心血管和肺部病变的适宜运动干预进行讨论（见第 42~45 章），并附带讨论肌力训练的相关内容（见第 16 章）。

在体力活动时，身体摄取和利用氧气的能力是治疗性运动和相关干预措施的关键性因素。Fick 公式，$VO_2 = CO \times (a-v)O_2$，简明扼要地表达了这个概念，此处 VO_2 是指在特定活动中每单位体重每分钟消耗氧气的量，CO（cardiac output）指心排出量，$(a-v)O_2$ 指动静脉氧含量差。$VO_2(max)$ 是指机体从事任一体力活动时所能获取和利用的最大氧含量，可用以描述个人的体适能水平或者功能能力。机体可获取并有效利用氧量取决于两个因素：①将富含氧气的血液转运到代谢活跃的组织，尤其是肌肉；②组织萃取和利用氧的能力。转运因素或中心部分依赖于心排出量，即心率（heart rate，HR）和每搏心输出量（stroke volume，SV）的乘积。外周部分体现在动静脉氧含量差（$a-vO_2$），即进入代谢活跃组织的动脉血氧含量与返回心脏的静脉血中剩余氧含量之差。心肺功能障碍往往是转运系统失能的结果。

运动注意事项

当制定运动方案或处方时，考虑下列因素非常重要：

- 医疗筛查或排除
- 知情同意
- 基线功能能力
- 考虑训练方式、强度、频率及持续时间
- 循序渐进
- 安全性
- 动机
- 定期再评估

筛查和知情同意

老龄化具有一些会增加个人运动风险的不可变因素。许多疾病在日常活动中没有表现出明显的临床症状，但在运动时这些症状可能会变得明显。美国运动医学会将无症状，且无或有一项表 39-1 中所列危险因素的男性和女性，定义为心血管疾病低风险。需注意，男性年龄 ≥ 45 岁和女性 ≥ 55 岁是一项危险因素。无症状且有两项或两项以上心血管危险因素的被归为中等风险。任何已知或有症状的心血管、肺部、代谢性疾病或具有框表 39-1 中罗列的一种或多种症状的个体被认为具有心血管疾病高风险。

在建立风险分层后，就可确定进行分级运动测试过程中体格检查和医生监督的推荐意见。参考 ACSM 的有关信息可见图 39-1。

对于仅处于中等风险分层的老年人，计划进行中等强度运动训练时，医疗筛查并不是必需的。中等强度运动训练是指 3~6 METs（代谢当量）的活动。然而，虽然对于在这个水平上的训练，筛查是非必需的，但并不应该将筛查看作是不恰当的。检查和评估总是指引着临床医生在这个领域中的决策。明确患者的药物治疗情况也非常重要。常规使用的心血管药物、镇静剂、利尿剂可影响运动的生理反应。

在接受康复治疗服务前，患者应当常规签署知情同意书。知情同意是一个重要的道德要求和法律原则，特别是对于保险可能没有涵盖的健康促进服务。参与者应了解与锻炼计划和测试相关的目的和风险。

基线功能能力

确立基线功能能力对于打算参加运动锻炼计划的人来说至关重要。随着个体通过运动训练逐步获得进步，首次运动测试与后续测试的比较将提供关于个体在该计划中取得的成就的反馈。这些评估已被证明在降低运动锻炼退出率方面发挥了显著作用。

分级运动试验的选择应考虑试验目的，预期结果和被测试者个体情况。分级运动试验的方案必须对患者具有有效的挑战，但并不要过于激进。试验可分为单级和多级测试。6 分钟

表 39-1　用于 ACSM 风险分层的粥样硬化性心血管疾病（CVD）的危险因素阈值

危险因素	定义标准
年龄	男性 ≥ 45 岁，女性 ≥ 55 岁
家族史	心肌梗死，冠状动脉血管重建术史，父亲或其他男性直系亲属 55 岁前猝死史，母亲或其他女性直系 65 岁前猝死史
吸烟	吸烟；或戒烟 6 个月内或暴露于吸烟环境中
久坐生活方式	至少 3 个月，每周低于 3 天每天 30min 的中等强度体力活动（储备摄氧量的 40%~60%）
肥胖 [a]	体重指数 ≥ 30kg/m2 或男性腰围 > 102cm，女性腰围 > 88 cm
高血压	至少两次不同时间所测得的收缩压 ≥ 140mmHg 和 / 或舒张压 ≥ 90mmHg，或正在服用降压药
血脂异常	低密度脂蛋白胆固醇（LDL）≥ 13.37mmol/L 或高密度脂蛋白胆固醇（HDL）<1.04mmol/L 或正在服用降脂药；总胆固醇 ≥ 5.18mmol/L
糖尿病前期	至少在两次不同的时间内测得，空腹血糖异常（IFG）指空腹血糖介于 1005.55mmol/L~6.93mmol/L，或糖耐量异常（IGT）指口服葡萄糖耐量测试 2 小时值（OGTT2h）介于 7.70mmol/L~11.00mmol/L
保护因素	定义标准
高密度脂蛋白胆固醇（HDL）	≥ 1.55mmol/L

注：临床上常计算危险因素总和后做出临床判断。如果 HDL 高，可平衡一个危险因素，因为 HDL 增高可降低 CVD 风险

a：专业人员看待肥胖的最适标记物和阈值观点不同，因此，在评估危险因素时卫生专业人员应结合临床判断

步行试验是单级运动试验的一个例子。它需要有一个量好的路线。推荐选择使用较少的室内走廊，并采用锥形路标指示转折点。测量 6 分钟内步行的距离。个人在这段时间周期内每当觉得需要时可以使用辅助设备或者休息。多级运动试验包括了运动平板和功率自行车。Naughton-Balke 和改良 Balke 运动平板方案（表39-2）和改良 Bruce 运动平板方案（表 39-3）推荐用于未经训练的心血管和肺部疾病患者。

在静息时，试验结束的即刻至恢复到试验前或静息状态的过程中，都应最低限度地记录患者的心率、血压、呼吸频率和可能的心电图（ECG）反应。高度推荐生命体征的监测应贯穿整个测试的各个阶段。

运动处方的注意事项

1995 年，美国疾病控制中心（Centers for Disease Control，CDC）和 ACSM 推荐"每位成

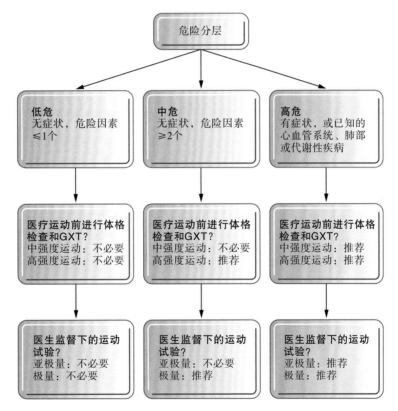

中强度运动：指最大耗氧量的 40%~60%；3~6METs；"在个人能力范围内耐受良好的强度，可以舒适地维持长时间（约 45min）"。

高强度运动：指强度大于最大耗氧量的 60%；≥ 6METs；"运动强度足以对心肺功能造成实质性挑战"

不必要：指在运动前筛查进行体格检查、运动试验和医生监督下的运动试验不是必需的；然而，也不应该被看作是不恰当的。

推荐：当医生监督运动测试是"推荐"时，如果有紧急需要，医生应在附近并且随时可以迅速赶到。

图 39-1　基于危险分层的运动试验和试验监管推荐。GXT：分级运动试验。

（经 ACSM 惠允引自 ACSM's Exercise Guidelines for Exercise Testing and Prescription，8th ed. Lippincott Williams & Wilkins，Philadelphia，PA；2010，Figure 2.4，p. 32.）

表39.2　Naughton-Balke 和改良 Balke 平板运动试验方案

	速度（mph）	分级（%）	时间（min）	METs
Naughton-Balke 平板运动试验方案	3（恒速）	2.5	2	4.3
		5	2	5.4
		7.5	2	6.4
		10	2	7.4
		12.5	2	8.4
		15	2	9.5
		17.5	2	10.5
		20	2	11.6
		22.5	2	12.6
改良 Balke 平板运动试验方案	2	0	3	2.5
	2	3.5	3	3.5
	2	7	3	4.5
	2	10.5	3	5.4
	2	14	3	6.4
	2	17.5	3	7.4
	3	12.5	3	8.5
	3	15	3	9.5

经惠允引自 ACSM, 2010, Guidelines for Exercise Testing and Prescription, 8th edn, with permission from Lippincott Williams & Wilkins.

METs, 代谢当量

表39-3　改良 Bruce 平板运动试验方案

阶段		速度	坡度	METs
M	S	时间 = 每阶段 3min		
1		1.7	0%	2
2		1.7	5%	3
3	1	1.7	10%	5
4	2	2.5	12%	7
5	3	3.4	14%	10
6	4	4.2	16%	13
7	5	5.0	18%	16
8	6	5.5	20%	19
9	7	6.0	22%	22

M, 改良 Bruce 平板运动试验方案；S, 标准 Bruce 平板运动试验方案；METs, 代谢当量

年美国人应该在 1 周大部分天数（每天更好）进行 30min 及以上的中等强度体力活动"。1996 年，美国公共卫生总署的报告《身体活动和健康》认为"即使不能每天，但在 1 周的大部分天数里进行适量的体力活动（如 30min 健步走或扫落叶、15min 跑步或 45min 排球运动）仍然可以带来显著获益。更大量的体力活动可以获得更多的健康受益。"

运动处方中的每个元素都是专门个体化设计的，与个体的目标和独特性有关。运动处方的 FITT 原则，包括运动频率（frequency，F）、运动强度（intensity，I）、时间或时长（time，T），类型（type，T）或运动方式。运动训练的目的可以包括提高心血管（有氧）适能、肌力和耐力、神经肌肉适应以改善平衡和灵活性、柔韧性和/或改善身体成分。

频　率

频率指运动处方中每周运动训练的次数。这取决于一个人的初始功能能力。ACSM 推荐，对于功能能力较强的个体，运动频率为每周 3~5 次，并可以耐受更高的运动强度。然而，卫生总署和其他美国政府机构推荐在 1 周大多数日子进行身体活动。对于功能能力低的人，运动频率应该更高，甚至是每天。对于有氧能力低于 3 METs 的患者，建议每日进行多次简短训练。

强　度

设定适当的运动强度是运动方案设计中最大的挑战。开具运动处方和监测运动强度最常用的两种方法是心率（heart rate，HR）和主观劳累程度评分（rating of perceived exertion，RPE）。由于 HR 与功能能力百分比（VO2）之间存在线性关系，因此 HR 常用于设定运动强度范围。一般推荐较年轻人群的运动强度为 60%~80%。然而在老年人中，40% HR 储备的运动强度证明可产生有氧和功能训练的适应性变化。

一个最古老、最简单的计算强度的方法是利用最大心率（0 到年龄预计的最大心率）百

分比。年龄预计最大心率通过用 220 减去年龄计算，可能的变化范围在每分钟 ±10 次~15 次。然而，这是一种非常保守的方法，在较低强度运动靶范围内时尤其不准确。因此，推荐使用 Karvonen 法来设定运动强度范围。它使用 HR 储备，即静息 HR 和最大 HR 之间的差异。如果有分级运动试验的结果，则将运动试验中达到的最大 HR 作为最大 HR。如果没有，则使用年龄预测的最大 HR 公式。框表 39-2 举例说明了年龄为 70 岁，静息 HR 为 60 /min 时，运动靶强度范围为 40%~60% 的计算方法。

　　心血管疾病患者经常会服用药物，例如地高辛或 β 受体阻滞剂，它们会减少 HR 对运动的反应。如 Borg RPE 量表这样的测量方法也可用于设定运动强度（表 39-4）。RPE 是一种广泛应用的度量工具，它量化了身体疲劳的主观感受。它与几个可测指标密切相关，如峰值 VO2 和 HR 储备百分比。它可用于制定运动强度，尤其是当一个人服用了改变心肺系统对运动反应的药物时。RPE 原始分类量表为 6~20 分。虽然计分系统可能看起来不一样，但它通过特定的数字与 HR 相关。比如，数值 "11"，自我感觉疲劳程度描述为 "轻松"，一般地对应心率为 110。11~16 的 RPE 与运动强度的 50%~75% 密切相关。大量研究显示了在广泛差异个体中应用这个量表的可重复性结果。修订版分类 – 比值量表（计分为 0~10）似乎是以幂函数增加而不是线性渐进增加的自我感知运动强度来设计的。它允许对客观运动强度的小幅增加的主观反应进行更精细的调整。无论使用

表 39-4　Borg 原始表和修订版主观劳累程度评分量表（RPE）

RPE 原始分类量表		修订版分类 – 比值量表	
计分	描述	计分	描述
6		0	一点都不
7	非常非常轻松	0.5	非常非常轻微
8		1	非常轻微
9	很轻松	2	轻微
10		3	中度
11	轻松	4	有点强
12		5	强
13	稍用力	6	
14		7	非常强
15	用力	8	
16		9	
17	很用力	10	非常非常强
18		•	极限
19	非常非常用力		
20			

经 Lippincott Williams & Wilkins 惠允引自 Borg, 1982. Scale © American College of Sports Medicine。

哪种方法，关键是要对应用它的人进行培训以确保评分的可靠性和有效性。

持续时间（时长）

　　持续时间与强度成反比。调节反应是运动强度和持续时间相互作用的结果。强度越低，需要的持续时间越长。运动持续时间要么通过总卡路里消耗来测量，要么通过体力活动的时间来衡量。后一种方式很明显是最简单的个人追踪方法。美国公共卫生总署报告，ACSM 和美国心脏协会推荐每周至少进行累计 150min 的体力活动。每次体力活动持续时间必须至少为 10min。

运动方式（类型）

　　心血管或有氧健身活动被分为两种：连续性或持续运动，以及非连续性或间歇运动。任何需要大肌群长时间做功的活动都将引起心血管和肺部系统的运动训练反应。低功能能力或

框表 39-2　应用 Karvonen 公式计算靶心率

最大心率	220	
减去年龄	−70	
等于	150	
减去静息心率	60	
等于心率储备	90	90
乘以运动强度百分比（%）	×40	×60
等于	36	54
加上静息心率	+60	+60
40%~60% 的靶心率范围	96/min~114/min	

有限制性运动表现的情况，如慢性阻塞性肺病、间歇性跛行、中度心血管疾病及骨科限制，常需要非连续性或间歇运动。由老年人步行运动方案说明的连续和间歇步行方案见表 39-5 和表 39-6。

体力活动的进阶

运动进阶速率依赖于多个因素，包括个体功能能力、医疗状况、年龄、活动爱好和个体目标。可以增加 FITT 框架内任一元素的量 / 难度作为一种进阶方式。ACSM 推荐，在初始 4~6 周逐渐增加运动持续时间。然后，逐渐增加运动强度。老年人和状况很差的人则需要更缓慢和更长时间的进阶。表 39-7 引自 ACSM 指南（2010 版），提供了对于功能能力低于和高于

表 39-6	老年人步行运动计划方案：间歇步行方案 [a]		
阶段	运动时间（min）	休息时间（min）	总运动时间（min）
1	2	1	6
2	3	1	9
3	4	1	12
4	5	1	15
5	6	1	18
6	7	1	21

经 Wolters Kluwer 惠允引自 Reynolds, 1991。

[a] 重复每个步行 / 休息循环 3 次。直到 3 个循环可以在设定的运动耐受指标范围内舒适地完成，否则不可以进阶。推荐频率为每周 5~7 次

4METs 的个人，应用间歇性运动方案进行运动进阶的例子。运动处方的进阶都应该渐进完成，以避免肌肉骨骼损伤和虚弱疲劳。

已经指导作者 10 年之久的用于进阶的参数包括运动期和恢复期患者的心率、血压、呼吸频率 / 节律 / 模式，并结合相关的体征和症状，如疼痛、出汗和疲劳。当个体在 5min 内恢复到接近静息时的心率和血压，呼吸频率和用力程度恢复在 10min 内时，则建议运动方案进阶。虽然后者看起来时间有点长，但是对于有呼吸疾患的患者尤其必要。对于有呼吸疾患的患者静息或基线呼吸用力程度在呼吸困难量表中一般是 1+ 分（表 39-8）。任何运动方案将会增加呼吸困难级别，但不允许高于 3+ 分。因为呼吸系统已经受累，恢复到基线需要的时间将

表 39-5	老年人步行运动计划方案：连续步行方案 [a]	
	时间（min）	频率（次/周）
步行	45~50	3
步行	34~38	4
步行	27~30	5
步行	23~25	6
步行	17~19	8（或者每天 2 次，每周 4 天）

经 Wolters Kluwer 惠允引自 Reynolds, 1991。

[a] 1. 在步行方案开始时，不允许患者步行多于运动试验中的运动时间。
2. 为了增加患者的动机和控制意识，患者应该选择他们每周多久运动一次（频率）。
3. 患者应该确定他们想要步行多长时间，并将它设定为时间目标。
4. 预期以每周 2~5min 的速率进阶直到时间目标达成

表 39-7	间歇运动的运动进阶示例				
功能能力 ≥ 4METs					
周数	%FC	在 %FC 水平的总分钟数	运动期（min）	休息期（min）	重复次数
1~2	50~60	15~20	3~10	2~5	3~4
3~4	60~70	20~40	10~20	任选的	2
功能能力 <4METs					
周数	%FC	在 %FC 水平的总分钟数	运动期（min）	休息期（min）	重复次数
1~2	40~50	10~20	3~7	3~5	3~4
3~4	50~60	15~30	7~15	2~5	2~3
5	60~70	25~40	12~20	2	2

经 Lippincott, Williams & Wilkins 惠允引自 ACSM, 2010 Guidelines for Exercise Testing and Prescription, 8th edn.

以 2 次重复的连续性运动继续，期间有一段休息期或进阶到单一连续性运动。MET, metabolic equivalent, 代谢当量; FC, functional capacity, 功能能力。

表 39-8　呼吸困难评估

呼吸困难量表 [a]	解读 [b]
1 轻，几乎感受不到	0 正常呼吸 1+ 只能自我感觉到，他人无法观察到
2 中度，有些困扰	2+ 可观察到辅助呼吸肌用力
3 中重度，非常不舒服	3+ 呼吸之间只能说出 2~3 个词
4 最严重或从未体验过的剧烈呼吸困难	4+ 不能说话且必须停止活动

[a] 引自 ACSM，2010 Guidelines for Exercise Testing and Prescription，8th edn。

[b] 引自 Reynolds，2000；由同时参考作者的说话测试（Talk Test）

更长。

应该强烈鼓励运动参与者学习自我监测心率、血压和呼吸用力程度及向他们的治疗师分享信息。最低要求，个人应知道如何监测自己的脉搏和呼吸。他们也应该知道运动不耐受的指征。终止运动训练的指征见框表 39-3。保持记录活动日志（形式表 39-1 所示）可以为运动参与者和医务人员双方提供有用的反馈。

个体 VO_2max 或者 MET 活动水平的增加提示进步。增加的距离、速度、重复次数和负荷，均提示运动或负荷耐受能力的提高。这种提高反应可以通过使用同先前一样的预测试方案验证。个体运动训练的正向反应是，在较低的心

框表 39-3　终止运动训练的指征

下列体征和症状提示运动不耐受：
1. 严重呼吸困难：每句话只能说出 2~3 个词
2. 随着负荷递增或者持续稳定，心率下降 ≥ 10/min
3. 在运动过程中，收缩压下降 ≥ 20mmHg
4. 头晕目眩、头晕、苍白、发绀、精神错乱、运动失调
5. 失去肌肉控制或疲劳
6. 心绞痛发作，胸部、手臂或腿部发紧或严重疼痛
7. 恶心或者呕吐
8. 血压过度升高：收缩压 ≥ 220mmHg 或者舒张压 ≥ 110mmHg
9. 低水平运动心率过度升高 ≥ 50 /min
10. 严重的下肢跛行：10/10 疼痛评分达到 8/10
11. 心电图异常：ST 段改变，多源性室性早搏 ≥ 30%
12. 设备监护失效

形式表 39-1　心血管疾病患者用于记录运动前后特定运动事项的活动日志范例

姓名 _____

日期 _____

时间 _____

运动前心率 _____

运动后心率 _____

运动后 5min 心率 _____

运动前血压 _____

运动后血压 _____

运动后 5min 血压 _____

运动和运动时间 _____

疼痛（Y= 是，N= 无）。如果有，什么部位？ _____

疲劳，劳累 _____

虚弱 _____

出汗（出汗量？） _____

呼吸短促？持续多久？ _____

主观劳累度（RPE） _____

其他备注 _____

框表 39-4　老年心脏病患者启动运动训练方案时的一般推荐

- 热身：在每次运动前，5~10min 的大肌群牵伸和轻度运动。
- 强度：最近运动试验中获得的峰值耗氧量的 50%~80%，相当于相同测试中峰值心率的 60%~85%
- 频率：每周参与 3~5d
- 持续时间：有氧运动 20~40min，可拆分为多段短时训练，适当时允许 1~2min 的休息间期
- 方式：上下肢运动，利用运动平板步行、下肢功率车和上肢功率车
- 放松：5~10min 类似热身期的活动
- 柔韧性训练：10~15min 身体各主要部位肌肉静态牵伸，包括头、颈、肩、胸、躯干、髋部、腿、膝和踝
- 抗阻训练：轻负荷下重复 12~15 次（大肌肉群用体重的 25%，比如股四头肌；小肌肉群用体重的 10%，比如肱三头肌），4~8 组，每周 2~3 次；为给多个肌肉群提供充足的热身和减少可能的损伤，总在常规运动训练之后进行。

经 American Physical Therapy Association 惠允引自 Williams, 1996

率和收缩压状态就可以达到预设的负荷。有些观察发现，伴有心脏病的老年人较年轻人在运动计划中可以得到相对更大的提高。一个可能的解释是，因为这么多年来运动不是他们常规体力活动的一部分，因此对比基线会有更大比例的进步。

运动方案的组成

　　一次运动训练包含四个不同的阶段：热身，牵伸，训练（有氧、抗阻、神经肌肉）和放松。有时在训练与放松之间增加其他的娱乐活动。开始的热身阶段一般持续 5~10min，目的是促进从静息向运动状态的转变。它减少了肌肉骨骼问题的发生风险，这对于老年人尤其重要。活动内容包括中低强度心血管和肌肉耐力运动。牵伸是运动训练中一个独立不同的部分，一般要么在热身解读后要么在放松阶段后进行 10min。

　　训练阶段的活动遵循特定的 FITT 原则，即运动频率（F），强度（I），时间或持续时间（T），和类型（T）或运动方式。这个时段持续 20~60min。当耐力和阻力运动同时作为运动

计划的一个部分时，他们常在一周内交替进行而不是同一天进行。

　　对于健康人和有疾病的患者，放松阶段都是安全方案的重要组分。它会降低运动诱导的循环改变，包括恢复心率和血压到基线值。它还有助于消散运动产生的热量，减少静脉回流，减少运动后头晕和低血压发生的潜在风险。这个时期持续 5~10min，常包括较低强度的运动和牵伸。

　　总之，Williams 为患有心脏疾病的老年人提供了一个全面的运动训练方案（框表 39-4）。他的建议包含了本章讨论的所有注意事项。

总　结

　　积极和持续参与运动是很难实现的。研究显示在大多数有监督的运动计划 6 个月之后，退出率超过了 50%。研究显示对于强调组织性和安全性但更聚焦于个人目标的运动方法会有更好的训练依从性。这种方法还假定参与者对锻炼的承诺是个人的承诺，是一个自我表达的机会。其目标是鼓励人们在教育和享受的基础上，在无人监督的环境下安全地进行运动训练。

（王亚飞）

原文参考

ACSM (American College of Sports Medicine) 2010 ACSM's Exercise Guidelines for Exercise Testing and Prescription, 8th edn. Lipincott Williams and Wilkins, Philadelphia, PA

Borg GA.1982 Psychophysical basis of perceived exertion. Med Sci Sports Exerc14(5):377–381

McArdle WD, Katch FI, Katch VL.2011 Essentials of Exercise Physiology, 4th edn. Lipincott Williams and Wilkins, Philadelphia, PA

Pate RR, Pratt M, Blair SN, et al.1995 Physical activity and public health: a recommendation from the Centers for Disease Control and Prevention and the American College of Sports Medicine. JAMA 273:402–407

Prochaska J, DiClemente C.1982 Transtheoretical therapy, toward a more integrative model for change. Psych Theory Res Pract, 19:276–288

Reynolds P.1991 Seniors walking exercise program. Focus Geriatr Care Rehabil 4:8

Reynolds PJ.2000 Cardiopulmonary Considerations for

Evaluation and Management of the Older Adult (Monograph for Home Study Course). American Physical Therapy Association: Section on Geriatrics, Alexandria, VA

Roy SH, Wolf SL, Scalzitti DA.2013 The Rehabilitation Specialist's Handbook, 4th edn. FA Davis Co., Philadelphia, PA

US Department of Health and Human Services 1996 Physical activity and health: a report of the Surgeon General. US Department of Health and Human Services, Centers for Disease Control and Prevention, and National Center for Chronic Disease Prevention and Health Promotion, Atlanta, GA

US Department of Health and Human Services 2000 Healthy People 2010: Understanding and Improving Health. USDHHS, Washington, DC

US Department of Health and Human Services 2008 Physical Activity Guidelines for Americans. Available at: www. health.gov/ PAGuidelines/pdf/paguide.pdf. Accessed 2013 January

Watchie J.2010 Cardiovascular and Pulmonary Physical Therapy: A Clinical Manual, 2nd edn. Saunders Elsevier, St Louis, MO

Williams MA.1996 Cardiovascular risk-factor reduction in the elderly patients with cardiac disease. Phys Ther, 76:469–480

第40章

冠心病的临床发病和进展

PAMELA REYNOLDS

本章内容

概　述

心血管疾病（cardiovascular diseases，CVDs）在 2008 年是全球第一死亡原因（占 30%）。CVDs 包括冠心病、脑血管病、外周动脉疾病、先天性和风湿性心脏病、深静脉血栓和肺栓塞。在中低收入国家，CVDs 死亡率过高，大约占总死亡数的 80%，并且对男性和女性的影响均等。预计到 2030 年，心血管疾病导致的死亡人数仍居高不下，并继续成为导致死亡的主要原因。约 45% 的 CVD 死亡是由冠心病引起的。冠心病是影响心脏血管的疾病，本章的目的是详细说明冠心病（coronary heart disease，CHD）的病因和临床意义。其他 CVDs 将在本书的其他部分单独讨论。

冠心病可以在年轻人中早发并逐渐进展，直到中晚年时出现明显的临床表现。Enos 及其同事在 1953 年认识到了 CHD 早期亚临床发病。他们对在朝鲜战争中丧生的 300 名看似健康的士兵进行了尸检，发现其中 77.3% 的冠状动脉有明显的阻塞。作为这项研究工作的结果，医学界现在对冠状动脉疾病（coronary artery disease，CAD）与冠心病（CHD）做了区分。在 CAD 中，存在限制冠状动脉血流的阻塞物，然而，却不足以显著影响心肌功能。术语 CHD 不仅表示冠状动脉存在阻塞，而且表示其对心肌造成了永久性损伤并限制了其功能。

心肌缺血是由于冠状动脉阻塞或收缩引起的心肌供血不足引起的。这种不足的根本原因是心肌细胞氧供应和需求之间的不平衡。大多数冠状动脉疾病在导致慢性稳定型心绞痛症状的动脉粥样硬化病变形成过程中会有固定的阻塞物。当血流变得更加受限时，心绞痛症状发作的频率和强度增加，并进一步导致急性冠脉综合征（acute coronary syndrome，ACS）。ACS 的临床表现包括猝死，以及会导致急性心肌梗死的不稳定心绞痛。这种心绞痛可以根据在至少两个导联中是否存在特征性的心电图（electrocardiogram，ECG）改变分为ST 段抬高型心肌梗死（ST elevation myocardial infarction，STEMI）和非 ST 段抬高型心肌梗死（non-STEMI or NSTEMI）。

然而，缺血也可以由冠状动脉痉挛造成，也被称为 Prinzmetal 心绞痛。动脉粥样硬化和血管痉挛同样都能减少血液供应并因此减少心肌细胞氧供。此外，高血压也会损伤冠状动脉。

缺血导致心肌细胞的两个重要功能发生变化：电活动和收缩功能。电活动的变化造成心电图表现为心律失常。心肌收缩力受损影响左心室收缩功能，导致射血分数（指每次心搏泵出的血流量）和心输出量的降低。它们会进一步减少冠脉供血。

冠心病的病因

Framingham 心脏研究已经明确了 CVD 的危险因素并认可了它们在 CVD 发生和进展中的作用。第 39 章中我们讨论了发生冠心病的危险因素。动脉粥样硬化疾病病因和加剧因素中最重要和最可变的危险因素包括吸烟、高血压、高胆固醇血症和缺乏身体活动。尼古丁会增加低密度脂蛋白（low-density lipoprotein，LDL）受体的敏感性，以及血液循环中的纤维蛋白原水平。戒烟的人可以在 1 年内将 CAD 发生风险降低一半。戒烟 15 年后，CAD 的发生风险与非吸烟者相等。高血压似乎是 CAD 的一项独立危险因素。降低血压对于减少脑卒中的发病率和死亡率较减少心脏病发作更为有效。当血清总胆固醇水平达到 200mg/dL 以上时，患心脏病的风险会更高。当胆固醇超过 240mg/dL 且总胆固醇与高密度脂蛋白（high-density lipids，HDL）的比值超过 4.5 时，风险加倍。美国疾病控制和预防中心报告指出缺乏体力活动是发生冠心病的最常见危险因素。

遗传、性别和年龄是不可变的危险因素。其他可能影响冠心病发生的因素包括体型（肥胖）、饮食、高血糖、糖尿病、压力和性格类型。此外，最近的研究表明，男性性别不再被视为一项差异化危险因素。男性风险较高，女性绝经后则两者风险相等。本章将进一步详细介绍冠心病的动脉粥样硬化和血管痉挛原因。

动脉粥样硬化

冠状动脉有三层。外层或外膜为动脉提供支撑，主要由胶原纤维组成。中间层或血管中层具有多层平滑肌。随着冠状动脉中血流需求的变化，该肌肉层能够调整血管的直径。内膜或内层由内皮和不同数量的胶原、弹性纤维和一些孤立的平滑肌细胞组成。

动脉粥样硬化的发生和发展是一个复杂的过程，其中脂质沉积物不规则地分布在较大和中等冠状动脉的内膜和内皮层中。动脉内皮对低密度脂蛋白（low-density lipoprotein，LDL）大小的大分子尤其具有可透过性。动脉内膜层的脂肪条纹是动脉粥样硬化的最初临床证据。这些病变中包含了载脂巨噬细胞和平滑肌细胞。最终，载脂巨噬细胞聚集到足够大，以至于内皮拉伸并开始分离，导致细胞损伤；并将内膜和下面的结缔组织带到循环中。然后血小板在受损区域周围积聚并形成血栓。血栓是动脉粥样硬化病变中的硬化成分。动脉壁通过脂质、巨噬细胞、T 淋巴细胞、平滑肌细胞、细胞外基质、钙和坏死碎片的累积而继续增厚。动脉粥样硬化斑块的增长和动脉壁增厚是造成了血管变窄，并最终导致终末器官缺血。

动脉粥样硬化的临床结局可通过移除或逆转单个或一组危险因素得以改善。特别是改变饮食、降低血液胆固醇水平、治疗高血压和戒烟，这些是预防动脉粥样硬化疾病进展的主要靶点。已经证明，体力活动可以减少其中一些因素的负面影响。运动可以让个体达到或保持更高的代谢率，从而可以获得更好的热量摄入耐受性——可以摄入更多的热量而不增加体重。降低血胆固醇和血压以及同时减少或消除对降血压药物的依赖是运动的额外好处。第 39 章提出的常见康复运动注意事项都适用于动脉粥样硬化患者。

血管痉挛

Prinzmetal 型心绞痛是一种非典型或变异型心绞痛，可引起心肌缺血和胸痛。它是一种变异性心绞痛，其中血管紧张度或血管痉挛短暂增加。它主要发生在休息时，通常没有任何诱因。与其他类型的心绞痛不同，患有变异性心绞痛患者的运动能力是保留的。它有每天大约在同一时间出现疼痛的倾向。心律失常或传导紊乱可伴随变异性心绞痛发作。考虑到多达1/3 的变异性心绞痛患者没有冠状动脉粥样硬化疾病，目前的发病学理论认为变异性心绞痛是由一条或多条冠状动脉的血管痉挛引起的。血管痉挛不是只见于变异性心绞痛，它们也见于典型心绞痛和急性心肌梗死（acute myocardial infarction，AMI）患者。与其他形式的心绞痛不同，变异性心绞痛发作时会导致心电图 ST 段抬高。与典型心绞痛相似，硝酸甘油或其他血管扩张剂也可以迅速缓解 Prinzmetal 型心绞痛。

冠心病的临床进程

猝死

心脏猝死是指从最初出现急性冠脉综合征症状的 1h 内发生的死亡。通常，CHD 患者是在不明原因猝死的尸检中确诊的。心脏猝死会发生在大约 40% 的冠心病患者中。

慢性稳定型心绞痛

"心绞痛"是指阵发性或痉挛性胸痛，通常由心肌缺血引起。劳累或兴奋是典型诱因。稳定型心绞痛的特征是间歇性胸痛，通常持续 5~15min，由劳累或紧张引起，休息或舌下含服硝酸甘油可缓解。疼痛几乎总是在胸骨后，常会放射到颈部、下颌和肩部或向下至左臂或右臂，也可能会放射到背部。其他症状，如头晕目眩、心悸、出汗、呼吸困难、疲劳、恶心或呕吐，可能会伴随出现。女性和老年人更可能出现非典型症状。缺血的 ECG 特异性改变一般是指 ST 段下压大于 1mm，在急性发作时大约有 50% 的病例会出现。

急性冠状动脉综合征

急性冠状动脉综合征（acute coronary syndrome，ACS）被用于描述急诊室中出现不稳定型心绞痛或进展性 AMI 症状的患者。该诊断术语用于提高患者管理的速度并减少心肌损伤和相关疾病的发病率和死亡率。ACS 患者分为三类：不稳定心绞痛、ST 段抬高心肌梗死（STEMI）或非 ST 段抬高心肌梗死（NSTEMI）。

不稳定型心绞痛

不稳定型心绞痛代表一种介于稳定型心绞痛和 AMI 之间的临床状态。它也被称为恶化型或梗死前心绞痛。不稳定型心绞痛的临床定义包括以下任何一个亚类：①近期发作的劳力性心绞痛，通常在过去 4 周 ~8 周内（这意味着所有新诊断的心绞痛本质上不稳定）；②性质恶化的心绞痛，要么是疼痛严重度增加、持续时间延长、频率增加，要么是硝酸甘油需求量增加；③休息时的心绞痛。梗死后心绞痛也包括在此型不稳定型心绞痛中，顾名思义，它发生在 AMI 后。记住它可以发生在急性梗死的数天或数周内，或者甚至是数月至数年后（发生在 AMI 后的无心绞痛期）这一点很重要。那些成功接受冠状动脉搭桥术后出现心绞痛的患者构成了另一类被认为是不稳定心绞痛的患者。不稳定型心绞痛被认为是由冠状动脉粥样硬化严重度和范围的进展、冠状动脉痉挛或冠状动脉中非闭塞性斑块出血引起的。它最终会导致动脉完全闭塞。

急性心肌梗死（AMI）：STEMI 和 NSTEMI

心肌层的血流不足状况超过 20min 将引起急性心肌缺血或梗死的症状。绝大多数急性心肌梗死的人患有冠心病，但对于究竟是什么诱发了这种急性事件，并没有普遍一致的意见。目前关于 AMI 直接原因的观念认为有多个触发因素的相互作用：动脉粥样硬化过程进展到完全闭塞，现有冠状动脉栓塞狭窄部位的出血，冠状动脉痉挛，以及动脉粥样硬化斑块部位的血栓形成。

AMI 的典型症状是胸骨后胸痛，通常与心绞痛相同，但持续时间超过 15~30min。疼痛部位和放射性，以及疼痛性质和严重程度，个体变异是非常常见的（图 40-1）。常见并发的相关症状包括呼吸困难、发汗、心悸、恶心和呕吐等，但并非所有特征始终存在。心肌损伤程度和梗死范围通常与相关症状的存在或疼痛严重度无关。持续时间长的疼痛通常表明损伤更大。老年 AMI 患者与年轻患者相比，可能并没有疼痛，或者有非心脏性疼痛或精神状态改变。纵向研究表明，高达 25% 的心肌梗死不是在临床上被发现，而是从不相关病症的常规 ECG 中被诊断出来。此外，糖尿病患者更容易患有无症状性（无痛性）心肌梗死。

急性心肌梗死通常根据患者 ECG 中是否存在 ST 段抬高进行分类。STEMI 与 ACS 根据 24~48h 内 ECG 上的出现 Q 波有关。发生 Q 波

的心肌梗死过去被称为透壁性 MI，因为它涉及全层心室壁。NSTEMI 不会在 ECG 上产生 Q 波。它以前被称为非透壁性或心内膜下 MI，因为它不涉及心室的整个室壁。然而，目前的 MRI 证据已经表明，ECG 上 Q 波的产生是梗死大小而不是室壁受累深度的结果。

与缺血类似，梗死也会产生心脏细胞的电去极化和收缩性改变。这些功能很重要，其中一个或两个功能紊乱都会引起 AMI 的常见并发症。在疼痛发作后的最初数小时内，会有

位于胸骨后；或中胸段大片区域；或整个上胸段

同时出现：中胸段、颈部和下颌

中胸段和手臂内侧，左侧手臂和肩较右侧常见

上腹部，最容易被误诊为消化问题

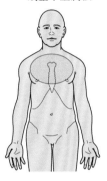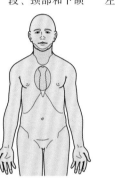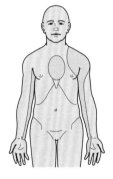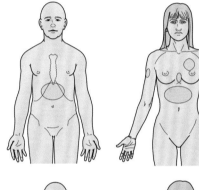

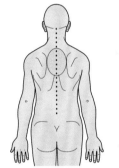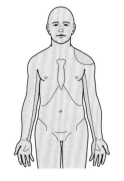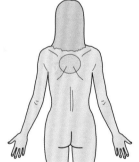

胸部、颈部、下颌和手臂内侧大片区域

颈部下段中央，到两侧上颈部；下颌，从一侧耳朵到另一侧耳朵

右侧手臂内侧从腋窝到肘下方；左手臂内侧至腕部。左手臂、肩部较右侧更常见

两侧肩胛之间

> **心脏病发作最常见的预警信号：**
> ·胸部中央（持续很久的）不适的压迫感、饱胀感、挤压或疼痛
> ·疼痛扩展到喉咙、颈部、背部、下颌、肩膀或手臂
> ·胸部不适、头晕目眩、头晕、出汗、脸色苍白、恶心或呼吸短促
> ·制酸剂、硝酸甘油或休息无法缓解的持续症状

> **不典型的、不常见的预警信号（特别是女性）**
> ·不寻常的胸痛
> 　（性质、部位，例如灼热，沉重；左胸），胃或腹痛
> ·持续的中背部或肩胛间疼痛
> ·持续的颈部或肩部疼痛
> ·单发的右侧肱二头肌疼痛
> ·制酸剂可缓解疼痛；休息或硝酸甘油无法缓解疼痛
> ·恶心和呕吐；流感样表现，无胸痛/不适
> ·无法解释的强烈焦虑，虚弱或疲劳=呼吸困难，头晕

图 40-1 心脏病发作的早期预警信号（经 Elsevier 惠允引自 Goodman，2009，in Goodman CC，Fuller KS. Pathology: Implications for the Physical Therapist，3rd edn. WB Saunders，Philadelphia，PA）

梗死区域分散或围绕在缺血区域周围。因此在早期阶段，梗死并不是一个已经完成的过程。这些缺血区域可以通过用溶栓剂和经皮冠状动脉成形术（percutaneous transluminal coronary angioplasty，PTCA）的早期再灌注治疗来救治。然而，患者必须通过救护车或急诊科接受即刻紧急救治。AMI 的定位对于预后很重要，因为并发症的类型和发生率因梗死的位置和大小而不同。

体格检查可能很正常。尽管下壁梗死通常与心动过缓相关，但是脉率的轻至中度增加也是常见的。疼痛和交感神经系统激活可引起血压升高。但是，如果左心室功能受到疼痛的影响，则更有可能出现低血压。听诊通常可以听到异常的第三和第四心音。新的收缩期杂音需引起极大关注，因为它们可提示存在影响心脏瓣膜的心肌损伤，或引起反流，或者发生了室间隔

破裂。

急性心肌梗死常见的心律失常，如心动过速、室性异搏、心动过缓和房室传导阻滞，是心肌细胞和专门的传导系统电去极化被破坏的结果。收缩功能受损的主要结果是左心室泵功能衰竭。如果 25% 的左心室心肌受损，通常会出现心力衰竭。超过 40% 的左心室功能受损，也常见出现心源性休克。如果累及二尖瓣的乳头肌，则可能发生急性二尖瓣反流并引起急性肺水肿和低血压。由于梗死区域的自溶导致的心肌壁或室间隔破裂也可能发生，并引起心脏压塞或急性获得性室间隔缺损。这两种情况都可能出现 AMI 后的猝死。

心绞痛患者的康复注意事项

从非心绞痛和肌肉骨骼疼痛中鉴别心绞痛

表 40-1　胸痛的鉴别诊断

描述（需询问的问题）	心绞痛	其他心脏问题（如心包炎）	肌肉骨骼问题（如肩峰下滑液囊炎）	胃肠道问题
症状	非局灶的，钝痛，模糊不清	锐痛，切割样，吞咽困难	强烈的，持续的，钝痛，有时跳动的，发作模糊	发作模糊，症状↑与进食有关
部位	手腕上区域（经典：胸骨后/左上肢/下颌）	胸骨后，可能放射到颈部、上背部、上斜方肌、左手臂	前外侧肩部区域	
心血管锻炼	症状↑	症状↓或无影响	症状↑：上肢涉及的运动，尤其是上举过头的运动	可能加剧症状（如消化性溃疡），但常无影响
休息	症状↓；可能从睡眠中惊醒	无影响	症状↓；睡眠延迟	无影响；可能从睡眠中醒来
身体姿势/ROM	无影响	症状↓：四点支撑位，前倾位，垂直坐位症状↑：躯干旋转/侧屈	症状↑：患侧卧位	症状↑：头低位（如胃食管反流）
深呼吸/咳嗽	无影响	症状↑：可引起胸壁活动的任意活动	无影响	无影响
心悸	无影响	左侧、前侧和下胸壁疼痛	囊性疼痛；区域可能皮温升高/水肿	无影响
硝酸甘油	症状↓	无影响	无影响	无影响
其他		发热/寒战，近期 MI，虚弱的主诉病史	热量释放，非甾体抗炎药	抑酸药可以缓解

摘自 Malone，2006：Tables 6-9；pp. 163-164

是很具挑战性的。经历心绞痛的人最初常会否认它并以为是肌肉骨骼疼痛。它通常被描述为胸骨后区域的压迫，挤压或紧绷感。然而，还有些患者的心绞痛出现在非典型区域，如下颌、颈部、上腹部或背部。表 40-1 列出了心绞痛与其他心脏问题引起的疼痛、肌肉骨骼痛或胃肠系统引起的疼痛之间鉴别诊断的一些指引。

根据评估目的，心绞痛可以通过两种方式进行量化。首先第一种，心率 - 收缩压乘积（rate pressure product，RPP），也称为双重乘积，与心肌氧需密切相关。它通过将心率乘以收缩压来计算。当在心绞痛症状发作或 ECG 不稳定（ST 段压低 1mm）时算出的这些指标，被称为心绞痛阈值。患有稳定型心绞痛的人通常会在相同的 RPP 水平下出现症状。因此，设计运动训练计划，可以通过密切监测心脏和收缩压以预防达到心绞痛阈值。第二种，心绞痛程度的主观感受可以在心绞痛评定量表上进行评分（表 40-2）。

已知患有心绞痛的患者应始终随身携带硝酸甘油药物。当心绞痛症状开始时，应每 5min 服用 1 片硝酸甘油。如果服用 3 片或 15min 后心绞痛无法缓解，应立即寻求紧急救助。

诊断检测

心电图是 AMI 的重要诊断检测。然而，只有 50% 的 AMI 在初始 ECG 上显示出诊断性改变。经典 AMI 引起的 ECG 变化进展，包括 ST 段抬高，T 波倒置和出现明显 Q 波。疼痛和 ECG 改变均会随着缺血和梗死的缓解而转变。

心肌细胞受损会导致酶释放到血液中。美国心脏病学会和美国心脏协会均表示，肌钙蛋白水平对 AMI 的诊断和预后具有最佳特异性和敏感性。血清水平在胸痛发作后 3~12h 内增加，在 24~48h 内达到峰值水平，并在 5~14d 内降至基线水平。此前的诊断标准是监测肌酸激酶谱（creatinine phosphokinase-myocardial band，CK-MB）的增加，其在胸痛开始后 3~12h 内发生，在 24h 内达到峰值并在 2~3d 内降至基线水平。然而，其敏感性和特异性不如肌钙蛋白高。在疑似 AMI 的情况下对心肌酶水平进行系列血液检查是现在的常规检查，并且当 ECG 变化缺乏特异性或没有变化时尤为有用。心脏手术和心肺复苏后 CK-MB 也可能会升高。

急性心肌梗死几乎总是会导致左心室泵功能受损。损伤面积越大，临床症状越可能明显。超声心动图是一种用于识别局部心肌室壁运动异常并可以观察心脏瓣膜功能的超声检查。其主要用途是发现可能需要手术干预的 AMI 并发症，如心肌壁破裂或瓣膜损伤。它也被用于确定 AMI 后心脏功能损害的程度。

重返体力活动

AMI 后患者的早期活动，使用症状限制的康复方法，这在梗死后期非常重要。在急性期，医生考虑到卧床休息和缺乏运动所引起的功能去适应改变，以确定运动量的上限。对于无症状且未出现缺血迹象的患者，运动耐受性要比特定心率强度下的运动更重要。第 39 章框表 39-3 罗列了应遵循终止运动的指征。

美国运动医学会（American College of Sports Medicine，ACSM）提供了住院期开始运动训练的一般标准。推荐前 3 天，每天以 2~4 次的频率进行早期运动。然后从第 4 天开始每天 2 次，同时增加持续时间。ACSM 对于强度的指南建议主观劳累度 Borg 评分（6~20 分）应小于 13 分。13 分被描述为"有点用力"。对于心肌梗死后和充血性心力衰竭患者，心率应保持低于 120 /min（bpm）或静息心率加 20bpm（任意上限）。术后的强度应为静息心率加 30 bpm（任意上限）。如果无症状，说明心肌梗死后的运动强度是可耐受的。运动持续时间可以是间歇性的，每段持续 3~5min。休息或较慢

表 40-2　心绞痛等级评定量表	
0	无心绞痛
1	轻，几乎感觉不到
2	中度，困扰
3	更严重，非常不舒服（梗死前疼痛）
4	曾经经过的最严重和剧烈的疼痛（梗死样疼痛）

引自 ACSM，2010；Hillegass & Temes，2011

的步行可由患者自行决定，持续 1~2min，应短于运动持续的时间。推荐运动 / 休息时间比为 2：1。当患者运动持续时间能达到 10~15min 时，运动强度可随耐受情况而增加。

总　结

　　动脉粥样硬化导致 CAD 和缺血性 CHD 的发生。心绞痛是心肌缺血的症状。它是一种由心肌缺氧引起的胸骨后疼痛症状，并可有颈部、下颌、肩部和上肢的疼痛主诉，常由劳累或兴奋诱发。心绞痛常被当作肌肉骨骼痛而被否认和排除。必须设计适当的治疗性运动训练计划，以预防患者达到心绞痛阈。如果心绞痛在 15min 内没有缓解，应当寻求急救，因为可能出现 ACS。逐渐进展的心肌缺血将最终导致 ACS。与心绞痛很相似，AMI 的典型症状也是胸骨后疼痛，然而在急性心肌梗死患者中，疼痛持续时间超过 15~30min，并且休息后或舌下含服硝酸甘油不能缓解。由于有可能逆转局部缺血并预防进一步梗死，早期救治至关重要。AMI 可导致传导问题，引起心律失常和心室颤动，并可能导致左心室衰竭。重要的是要谨慎地恢复体力活动。

（王亚飞）

原文参考

ACSM (American College of Sports Medicine) 2010 ACSM's Exercise Guidelines for Exercise Testing and Prescription, 8th edn. Lippincott Williams & Wilkins, Philadelphia, PA

American Heart Association 2005 Guidelines for Cardiopulmonary Resuscitation and Emergency Cardiovascular Care. Part 8: Stabilization of the patient with acute coronary syndromes. Circulation, 112: IV89–IV110

Cassady SL, Cahalin LP.2011 Cardiovascular pathophysiology.// DeTurk WE, Cahalin LP.Cardiovascular and Pulmonary Physical Therapy: An Evidence-Based Approach, 2nd edn. McGraw- Hill Medical, New York, NY, pp. 135–163

Enos W, Holmes R, Beyer J.1953 Coronary disease among United States soldiers killed in action in Korea. JAMA, 256(12):1090–1093 Goodman CC.2009 The cardiovascular system. // Goodman CC,

Fuller KS (eds) Pathology: Implications for the Physical Therapist, 3rd edn. Saunders Elsevier, Philadelphia, PA, pp. 367–471

Grimes K.2007 Heart disease. In: O'Sullivan S, Schmitz T. Physical Rehabilitation: Assessment and Treatment, 5th edn. FA Davis, Philadelphia, PA, pp. 589–641

Hillegass E, Watchie J, McColgon E.2011 Ischemic cardiovascular conditions and other vascular pathologies. //Hillegass E (ed) Essentials of Cardiopulmonary Physical Therapy, 3rd edn. Saunders Elsevier, St Louis, MO, pp. 47–83

Hillegass E, Temes W.2011 Intervention and prevention measures for individuals with cardiovascular disease, or risk of disease. //Hillegass E. Essentials of Cardiopulmonary Physical Therapy, 3rd edn. Saunders Elsevier, St Louis, MO, pp. 598–637

Malone DJ.2006 Cardiovascular diseases and disorders.// Malone DJ, Bishop-Lindsay KB. Physical Therapy in Acute Care: A Clinician's Guide. Slack Inc., Thorofare, NJ, pp. 139–209

Watchie J.2010 Cardiopulmonary pathology. //Cardiovascular and Pulmonary Physical Therapy, 2nd edn. Saunders Elsevier, St Louis, MO, pp. 72–155.

Wilson PWF, Castelli WP, Kannel WB.1987 Coronary risk predictions in adults (The Framingham Heart Study). Am J Cardiol, 59(14):G91–G94

World Health Organization (WHO) 2013 Cardiovascular disease. Available at: www.who.int/mediacentre/factsheets/fs317/en/index. html. Accessed 2013 February

第41章

心律失常与传导障碍

PAMELA REYNOLDS

本章内容

概 述

心律起源于心脏自身内部的特定区域，并受其控制。这些区域被称为心内起搏器，负责电冲动的传导，通常从右心房传导到心尖，并在过程中激活两侧心房和心室。尽管这些冲动可以从心肌细胞传递到相邻的心肌细胞，但是它们沿着位于心肌内的特定传导组织遵循优先传导，以最小化传导时间。此路径详见图41-1。

首要的心内起搏点是窦房结（sinoatrial node，SA），位于上腔静脉和右心房的交界处。电冲动从窦房结发出经过心房到达位于房间隔右侧的房室结（atrioventricular node，AV）。窦房结的放电率受到自主神经系统的控制。刺激交感神经会增加其放电率，而副交感神经活动（迷走神经刺激）会降低其放电率。

心房的去极化对应于心电图（electrocardiogram，ECG）上的P波。当冲动传导穿过房室结时，

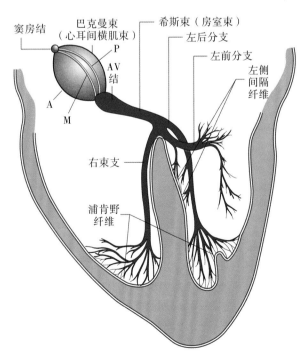

图41-1　心脏传导系统。A、M和P是前中后房间束（经惠允引自 Goldman MJ 1979 Principles of Clinical Electrocardiography，10th edn. Lange Medical Books，Los Altos，CA）

313

传导速度会减慢，从而允许在心室收缩之前有时间完成心房收缩。这种减慢或延迟在 ECG 上对应的是 P-R 间期。在通过房室结后，冲动经希氏束沿室间隔向下，然后沿右束支和左束支，分别传导至右心室和左心室。心室去极化对应 ECG 上的 QRS 波。ECG 上的 ST 段和 T 波由心室复极产生。特别是 ST 段属于绝对不应期，在此期间不会发生心室去极化。T 波复极期也是相对不应期。在此期间，心室可被刺激产生收缩，但心电活动仍然不稳定，此时的去极化可能发展为室性心动过速。

每个波、段和间期都有确切的正常特征，如图 41-2 所示。差异通常提示不同的心脏损伤。例如，ST 段和 T 波的典型变化提示某种类型的心肌缺血。ST 段压低超过 0.1mm 通常提示缺血，并也可能产生心绞痛的症状。T 波倒置通常是缺血和 / 或不断发展的心肌梗死的征兆。其他的异常特征将在下文中讨论。

心脏的许多区域可以自发节律性地去极

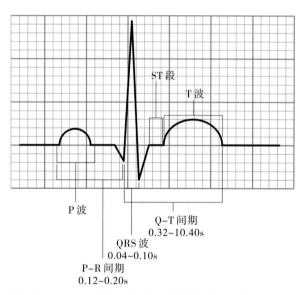

图 41-2　ECG 所有可识别波段的图形。正常 P-R 间期在 0.12~0.20s。QRS 波的正常持续时间在 0.04~0.1s。正常 R-R 间期是规则的和等距的；如果不规则，最短和最长之差 <0.12s。Q-T 间期的正常值取决于心率。正常 ST 段抬高或压低 <1 mm。（经惠允引自 Hillegass E 2011 Electrocardiography. In: Hillegass E(ed) Essentials of Cardiopulmonary Physical Therapy, 3rd edn. Saunders Elsevier, St Louis, MO, figure 9‑18, p. 339.）

化。心室收缩率将由放电频率最高的区域控制。正常情况下窦房结具有最高的放电率，因此，心室将遵循窦房结设置的频率收缩。正常心脏周期被称为窦性心律，因为它起源于窦房结并沿着正常的心脏电传导通路传导。心律和传导障碍可以按多种方式分类，例如：①心率；②延迟或阻滞的起源部位；③节律是规则还是不规则；④心律失常的机制；⑤心房与心室去极化的比例（P 波 -QRS 波）。

基础节律紊乱及含义

异常心律可以出现在心房肌、房室交界区或心室肌中。这些心律失常可以是缓慢而持续性的（心动过缓），也可以是提早的单次搏动（期前收缩或异位搏动）或快速而持续性的（心动过速）。节律紊乱会降低心输出量，并可能导致直立性低血压和心力衰竭。如果心室率太快，每次收缩泵出的血液量就会减少。当心跳太慢时，收缩不足以满足身体的需求。在正常成人中，对介于每分钟 40~160 次（beat per minute，bpm）的心率通常耐受性良好，因为生理适应能够维持足够的心输出量和血压。然而，如果心率下降到低于 50bpm 或超过 120bpm，则那些有明显血管病变的患者就可能会出问题。这些心率的改变可引起组织缺血，而心脏尤其敏感。

心率可以通过几种方法从心电图上确定。心电图纸上的网格线在水平轴上表示时间和垂直轴上表示电压，以毫米为单位。1mm 在水平轴上等同于 0.04s，在垂直轴上等同于 0.1mV。心电图纸上较深黑的线将它以 5mm×5mm 的大格进行划分，水平方向代表 0.2s，垂直方向代表 0.5mV（图 41-3）。心率可以通过计算 6 秒条带中 R 波的数量并乘以 10 来计算。另一种估算心率的方法是记住"300，150，100"和"75，60，50"的心率三联组。然后找到落在一条深黑线上的 R 波，数到下一个 R 波的大格数目，对照三联组来数出两个 R 波之间的深黑线数目（图 41-4）。

如果窦房结失效或传导被阻滞，心脏的其他区域能够启动去极化序列。另一个区域将触发去极化冲动并保持心脏跳动。这些次级位点具有比窦房结更低的去极化频率，以避免起搏位点之间的竞争。由于心脏由放电最频繁的部位控制，因此频率在 70bpm 左右的窦房结是冲动起始的首要部位。如果窦房结失效，则由心房肌或房室结周围（交界区）的一个位点来控制。这两者都具有 40~60bpm 的自发去极化频率。如果这些点也失效，或者通过希氏束的传导被阻断，心室位点将会接替，其速率约为 30~40bpm。因此，引起心动过缓的主要机制要么是窦房结活动的抑制，要么是传导系统内的阻滞。在任一情况下，补充的起搏点会接管控制心率。如果这些补充起搏细胞位于希氏束分叉的上方，其速率将足以维持心输出量。导致心肌血流动力学损害的心动过缓通常都需要紧急的医疗干预。

交界性冲动可产生于房室结或希氏束的分叉之上。然后，冲动会逆行或向后传向心房和顺行传向心室。依赖于起源部位和冲动传导速度，以及心房和心室的不应期，心房的激活可能发生在心室去极化之前、期间或之后。

心脏的任何部分都能比应该起搏的时间提早去极化，如果它启动了一次心搏，则称为期前收缩或逸搏。心房逸搏在心电图上会引起形

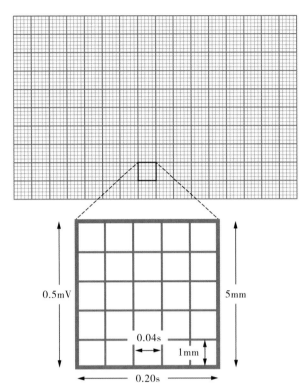

图 41-3 心电图纸在水平轴上显示时间，每一小方格代表 0.04s，一大方格表示 0.20s。垂直轴上的测量也以毫米计，1 小格表示 1mm，1 大格表示 5mm

状异常的 P 波，而交界性逸搏可能没有 P 波或在 QRS 波群之前或之后紧接一个 P 波，这取决于交界区内逸搏节律的位置。心房和交界性逸搏与正常窦性节律的 QRS 波具有相同的波形。心室中产生的逸搏并不沿正常束支传导。因此，它们会引起形状异常的 QRS 波，通常是宽大畸形的 QRS 波，这些 QRS 波很容易在 ECG 描图

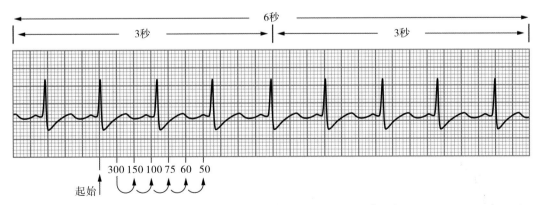

图 41-4 心率可以通过 6s 纸带中的波群数乘以 10（尤其在心律不规则时很有用）或用 300 除以两个 R 波之间的大格数目来计算。当第 2 个 R 波落在两个大格之间时，为找出特定的心率，通过 R 波的任一一边确定 2 个大格之间代表的心率之差［如图上 ECG 所显示的 100−75=25，并将这个数字除以 5（一个大格中的小格数量）］；然后将结果乘以 R 波到较小值之间的小格数目（如 ECG 所显示 5×3=15），并且将这个结果加上两格中心率数较小的数值（75），得到心率为 90

中被识别。

心动过速是指心率超过 100bpm 的临床状态。不管逸搏点是位于心房、交界区（房室结）还是心室内，它都能够快速而反复地引起持续性心动过速。心动过缓是指心率小于 60bpm 的临床状态。如果存在心肌血流动力学不稳或可能发展到危及生命，则需要紧急治疗。

下面将根据紊乱的解剖部位对最常见的节律紊乱进行分类：室上性（心房）、交界性或室性。每一种将被分为：缓慢性、快速性或异位性。传导阻滞将被作为心动过缓的一个原因单独讨论。

房性心律失常

窦性心律失常

窦性心律失常中，迷走神经和呼吸变化可以改变窦房结的放电率。图 41-5 除了长度不一的 R-R 间期，其 ECG 是正常的。这种变化很常见，尤其是随着呼吸节律的改变。此节律在年轻人中非常普遍，随着年龄的增长会趋于消失，无须治疗。

窦性心动过缓

窦性心动过缓是一种规律性的窦性心律，但低于 60bpm（图 41-6）。心电图上具有正常的 P 波、P-R 间期，以及 1：1 的房室传导比，但心房率小于 60bpm。它代表了窦房结放电率的抑制，通常在运动员中以及在睡眠和刺激迷走神经时是正常生理反应。它可能与药物相关，尤其是使用麻醉剂、β 受体阻滞剂和钙通道阻滞剂时。可能产生心动过缓的病理情况包括急性心肌梗死、颅内压升高、颈动脉窦过敏和甲状腺功能减退。如果存在血流动力学不稳的证据，则需要治疗。药物治疗在短期内是有用的，然而对于那些有症状的复发或持续性心动过缓患者，体内心脏起搏是适用的。

窦性心动过速

窦性心动过速指窦房结脉冲放电率加速（图

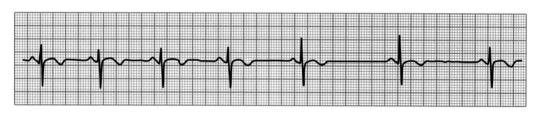

图 41-5　窦性心律失常由正常的 P-QRS-T 波形组成，伴随 QRS 波间期的增加或减少（经惠允引自 Thys D, Kaplan J 1987 The ECG in Anesthesia and Critical Care. Churchill Livingstone，New York）

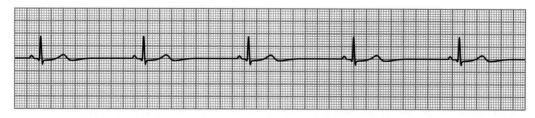

图 41-6　窦性心动过缓，心率约为 35bpm

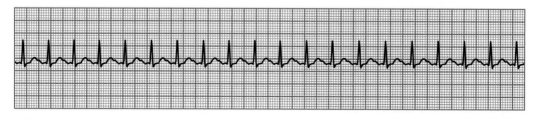

图 41-7　窦性心动过速，心率约为 150bpm

41-7）。心电图上具有正常的 P 波、P-R 间期和 1：1 的房室传导比。它与正常窦性心律的区别仅在于心率超过 100bpm。窦性心动过速是随着运动强度增加而出现的正常预期反应。在婴儿、儿童及情绪状态下，尤其是焦虑的成年人中，它也可能是正常生理反应的结果。它可能与药物有关，例如，使用阿托品、肾上腺素、酒精、尼古丁和咖啡因。它也可以反映诸如发烧、缺氧、贫血、低血容量或肺栓塞的病理过程。在这些情况下，心率增加是由于心脏输出量增加以试图满足增加的循环需求。这表明要针对基础病进行治疗，特别是在那些已经存在心脏病的患者中，因为增加的心脏输出可能进一步加剧心脏问题。

室上性心动过速

室上性心律失常包括任何去极化脉冲发生在房室结水平之上的节律。这些节律在去极化后都有正常的 QRS 波。室上性心动过速（supraventricular tachycardia，SVT，也称为阵发性房性心动过速）是一种起源于希氏束分叉上方的任何部位的规律的快速节律（图 41-8）。心悸和头晕在 SVT 时很常见。在冠心病患者中，由于快速的心率，可能产生心绞痛和呼吸困难。SVT 也常见于左心室功能低下、心力衰竭和肺水肿的患者。治疗包括停止使用任何诱发药物，使用各种抗心律失常药物来控制心率，以及使用迷走神经刺激术（如颈动脉窦按摩、Valsalva 动作、屏息和咳嗽或作呕）来减慢心房速率。医生还可以进行同步化心脏复律，特别是对于低血压、肺水肿或严重胸痛的不稳定患者。

房性期前收缩

房性期前收缩（premature atrial contractions，PACs）起源于心房内任何除窦房结以外位置的异位起搏点（图 41-9）。心电图上会显示抢先于下一个预期的窦性搏动前出现的异位 P 波。异位 P 波具有不同于正常 P 波的形状和 / 或方向。异位 P 波在绝对不应期到达房室结时不传导，而在相对不应期时有延迟（更长的 P-R 间隔）传导。通过房室结、希氏束和束支传导的 PACs 将具有典型的 QRS 波。PACs 可能在任何年龄出现，并且经常在没有心脏病的情况下出现。一般认为，应激、疲劳、酒精、烟草和咖啡因会促发 PACs。频发 PACs 可见于慢性肺病、缺血性心脏病和洋地黄中毒。治疗包括中止诱因和基础疾病管理。如果 PACs 产生症状或持续性心动过速，应给予药物治疗抑制 PACs。

心房颤动

心房颤动是最常见的心律失常之一。当心房肌中有多个区域持续放电和收缩时，就会发生（图 41-10）。心房会照字面意义进行抽搐或不规则地颤动。去极化和收缩的混乱及不规则使得心房在颤动而不是一致性收缩。心房率通常会高

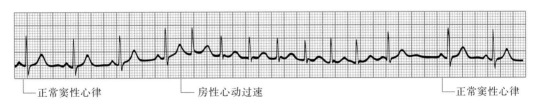

正常窦性心律 ——|—— 房性心动过速 ——|—— 正常窦性心律

图 41-8 阵发性房性心动过速，又称室上性心动过速（经惠允引自 Phillips RE, Feeney MK 1990 The Cardiac Rhythms, 3rd edn. WB Saunders, Philadelphia, PA, p. 1540）

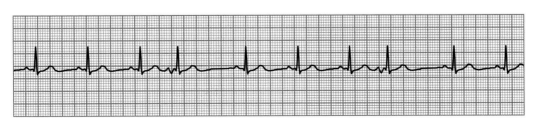

图 41-9 窦性心律伴 PACs，在第 4 个和第 8 个波群间

于 400bpm，而由于受到房室结不应期时间的限制，心室率则会慢一点。心电图显示心房颤动样活动代替了 P 波，以及不规则的心室反应。

心房颤动有两个主要问题。首先，心房并不去极化，导致心房没有收缩。心房收缩可使心室容积增加 30%，因此没有心房收缩，心输出量可减少 30%。心输出量在室性静息心率小于 100bpm 的个体中通常不受影响，而在静息心率大于 100bpm 或锻炼的个体中，血流动力学不稳的迹象可能很快就会显现。其次，在颤动的心房中有凝血的危险，可能形成附壁血栓并随后导致栓塞。所有房颤患者中总计有 30% 会出现栓塞。

房颤的出现要么是阵发性发作，要么是一种持续性节律。增龄、风湿性心脏病、充血性心力衰竭和高血压是心房颤动的常见原因。治疗取决于患者的整体情况。药物可用于更稳定的患者。心房颤动发作后不久即接受治疗的患者反应最佳。在血流动力学受损的个体中，心脏复律或起搏器是另外的治疗选择。

心房扑动

心房扑动的确切机制尚不清楚，但问题似乎只涉及心房的一小部分（图 41-11）。心电图特征包括 250~350bpm 的规则心房率和代替 P 波的锯齿形扑动波。在没有预先存在的心脏病的情况下，心房扑动很少发生。冠心病或急性心肌梗死患者中发生率最高，但也可能是充血性心肌病、心肌炎、二尖瓣疾病、肺栓塞、钝性胸外伤和二噁英中毒的并发症。心房扑动可作为窦性心律与心房颤动之间的短暂性心律失常发生。治疗由根据患者临床状况进行的心脏复律或药物治疗组成。

交界性节律

在正常情况下，窦房结比房室结放电更快，所以房室结处的起搏点被压制。如果窦房结放电缓慢或未能到达房室结，则可能出现交界性逸搏（图 41-12），通常在 40~60bpm。一般来说，这些逸搏不会传导回心房，所以在心电图上可以看到没有 P 波的 QRS 波。然而，如果由

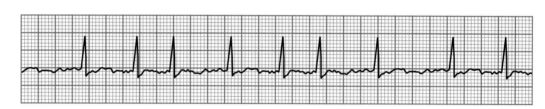

图 41-10　心房颤动——在 QRS 波之间不存在 P 波或 T 波。节律是不规则的，如由 QRS 波之间的不等距离所示

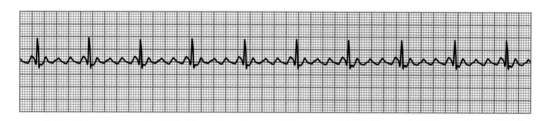

图 41-11　心房扑动以 4∶1 QRS 波的频率出现

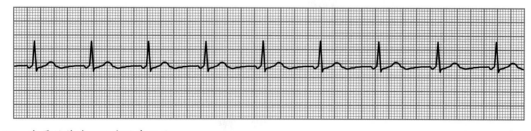

图 41-12　交界性节律，注意没有 P 波

房室结或交界组织产生的脉冲反射回心房，在心室收缩之前、期间或之后可以看到倒置的 P 波。只要在脉冲到达房室结之前有足够长的停顿时间，交界性起搏点就可以触发交界性搏动。充血性心力衰竭、二噁英中毒或心肌炎时可见持续性交界性逸搏心律。

交界性心动过速

　　增强的交界性冲动可以压制窦房结并产生或是加速的交界性节律（60~100bpm），或是大于 100bpm 的交界性心动过速，并且没有 P 波。加速性交界性节律或交界性心动过速可发生于过度换气、冠心病、二噁英中毒、咖啡因或尼古丁过敏、过度兴奋及情绪影响下。如果增快的节律持续，并产生血流动力学不稳或缺血的症状，则需要针对潜在病因进行治疗。可能还需要紧急治疗来增加窦性心律。在较高心率下，很难区分 SVT 和交界性心动过速。因为如果 P 波存在，它也会隐藏在 QRS 波中而不可见。

室性心律失常

室性期前收缩

　　室性期前收缩（premature ventricular contractions，PVCs）是由心室内单个或多个区域而引起的冲动。心电图显示为一个前面没有 P 波的提早的、宽大畸形的 QRS 波（图 41-13）。PVC 的 ST 段和 T 波方向与 QRS 主偏转方向相反。大多数 PVCs 不影响窦房结放电，因此它将在不应期后触发下一个脉冲。如果传导到心房，一个室性期前收缩将引起逆行（倒置）P 波。PVCs 很常见，甚至在那些没有心脏病的人中。它频发于缺血性心脏病患者中，而急性心肌梗死的患者几乎人人都有。其强调了心脏基础电活动不稳定性以及发展为室性心动过速的额外风险。PVCs 的其他常见原因包括充血性心力衰竭、缺氧、二噁英中毒、咖啡因或尼古丁敏感性以及低钾血症。PVCs 的治疗对于急性心肌缺血或梗死的患者很重要，治疗关键是要维持心输出量。慢性逸搏的治疗取决于基础心脏疾病、逸搏的来源和存在的症状与抗心律失常药物副作用风险之间的平衡。

室性心动过速

　　室性心动过速是指频率超过 100bpm，从一个心室异位起搏点发生连续 3 次或以上的心搏。ECG 表现为由传导异常引起的宽大畸形 QRS 波、心率大于 100bpm（通常为 150~200bpm）、规则性的节律和恒定的 QRS 轴。室性心动过速可以以非持续的方式发生，通常为几秒钟的短阵

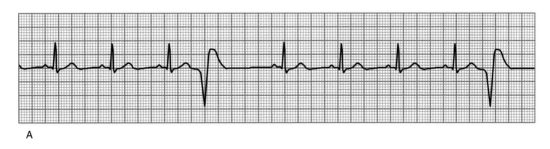

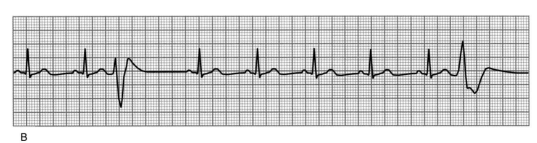

图 41-13　室性早搏。A. 窦性节律伴在第 4 个和第 9 个波形之间单源性 PVCs。B. 窦性心律伴多源性 PVCs：第 3 个和第 9 个 PVCs 看起来不同，因为它们产生于不同的异位起搏点

发作，然后自发终止，或者以时间较长的持续型发作（图41-14）并伴有血流动力学不稳定的症状。后者需要立即治疗。持续性室性心动过速的危险在于它可能恶化为心室颤动。室性心动过速在没有基础心脏病的个体中是罕见的。缺血性心脏病和急性心肌梗死是室性心动过速最常见的原因。不稳定患者可以通过心脏复律治疗，而较稳定的患者可以通过静脉注射抗心律失常药物治疗。

心室颤动

心室颤动是心室肌完全无组织、不稳定的去极化和收缩，以至于没有有效的心室收缩或心脏输出。心电图显示为细到粗的锯齿形图像，没有可测到的P波或QRS波（图41-15）。心室颤动时测不到血压或脉搏。对于一个清醒且反应迅速的人，一个心室颤动的心电图形通常是由导联线松了的伪影或电干扰引起的。室颤是严重缺血性心脏病最常见的并发症，伴或不伴急性心肌梗死。它可以在没有血流动力学恶化之前或左心衰竭和/或循环性休克一段时间后突然发生。其他病因包括二噁英中毒、胸部钝器伤、低温、严重电解质异常和来自心内导管或起搏器导线的心肌激惹。治疗是立即除颤，可能需要多次的尝试。抗心律失常药物可用作心脏复律的辅助药物。

传导障碍

窦房阻滞

正常窦性心律时，窦房结放电横穿心房并起搏心脏。当脉冲被延迟或者传导阻滞时就发生窦房阻滞。它可分为Ⅰ度、Ⅱ度和Ⅲ度三种类型。Ⅰ度阻滞是从窦房结到心房的脉冲传导延迟造成。Ⅱ度阻滞是一些脉冲会通过，而另一些则不会。Ⅲ度阻塞是指窦房结放电被完全阻滞，意味着没有起源于窦房结的P波。窦房传导阻滞可由心肌疾病引起，尤其是急性下壁心肌梗死。药物中毒和心肌炎也可能导致此类阻滞。治疗取决于基础病因、相关的心律失常以及是否存在血流动力学不稳。特定的药物可以增加窦房结的放电和辅助传导。复发性或持续性心动过缓，尤其是有症状的，可能需要人工心脏起搏器。

Ⅰ度房室传导阻滞

Ⅰ度房室传导阻滞的特征是房室传导延迟。换句话说，在窦房结放电之后，脉冲到达房室结需要更长的时间。虽然每个脉冲都能传导到心室，但速率比正常慢，导致PR间期延长到超过0.20s（或心电图描图上超过5个小格；图41-16）。其偶见于正常心脏，但更常见于急性心肌梗死、药物中毒和心肌炎。一般来说，神经传导速度随着年龄的增长而减慢，Ⅰ度房

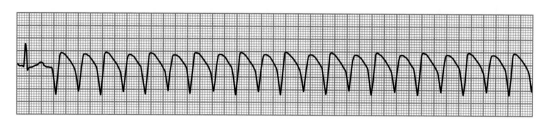

图41-14 室性心动过速

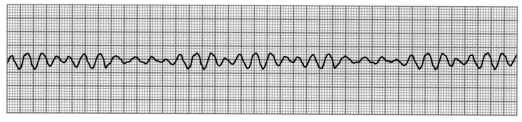

图41-15 心室颤动

室传导阻滞可能是这种减退的功能性结果。一般，Ⅰ度房室传导阻滞是相对良性的。除非还存在更严重的传导障碍，否则无须治疗。

Ⅱ度房室传导阻滞

Ⅱ度房室传导阻滞被细分为莫氏（或文氏）Ⅰ型和Ⅱ型。文氏现象描述了进行性的 PR 间期延长、脱漏的心搏和循环性的重复（图 41-17）。房室传导和 P-R 间期进行性延长直到一个心房冲动被不应答的房室结完全阻滞。在脱落的心搏（P 波后没有紧跟的 QRS 波）之后，房室传导恢复正常，并且或是以相同的（固定的）或不同的（可变的）传导比自身重复循环。这种阻滞通常是短暂的，可能与急性心肌梗死、地高辛中毒、心肌炎或心脏手术有关。它通常是良性的和无症状的。除非心室率慢到足以降低心输出量并产生血流动力学不稳的迹象，否则不需要特别的治疗。

在Ⅱ度传导阻滞的莫氏Ⅱ型中，在单一时间里一次或多次心搏不能传导，并且 PR 间期在没有被传导的心房搏动之前和之后保持恒定。P 波会比 QRS 波多（图 41-18）。这种类型的阻滞经常伴随束支问题发生，因此 QRS 波会增宽。Ⅱ型阻滞意味着传导系统有结构损伤，这种损伤通常是永久性的并可能突然发展至完全心脏阻滞，特别是在急性心肌梗死的情况下。如果心室率缓慢到足以产生血流动力学不稳的症状，则需要紧急治疗。在大多数情况下，尤其是那些与急性心肌梗死同时发生的情况下，永久性心脏起搏器的植入通常是适用的。

Ⅲ度（完全性）房室传导阻滞

在Ⅲ度房室传导阻滞中，没有起始于心室上方的冲动通过正常房室传导系统。心室由心室某处产生的异位冲动起搏，其速度比心房率慢，心房率则继续起源于窦房结（图 41-19）。如果阻滞发生在房室结的水平，交界处

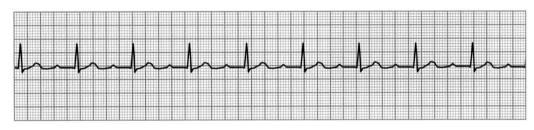

图 41-16 窦性心律伴Ⅰ度心脏传导阻滞。注意，P 波至 QRS 波起始的长度大于 0.20s

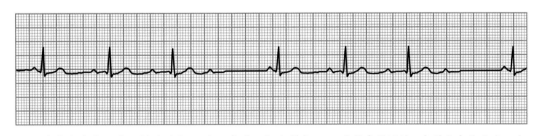

图 41-17 Ⅱ度房室传导阻滞Ⅰ型（文氏）。注意 P 波是如何变得离 QRS 波越来越远的，直到它未能激发一个 QRS 波。这是发生在每 4 个 P 波后

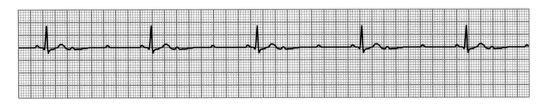

图 41-18 Ⅱ度房室传导阻滞Ⅱ型（莫氏Ⅱ型）。P 波有规律地间隔出现，但不是总能激发 QRS 波或心室收缩

起搏点（频率 40~60bpm）会接管。所得到的 QRS 波是窄的，因为节律起源于希氏束的分叉之前。当阻滞发生在房室结下方时，会以低于 40bpm 的室性节律驱动心室。这通常不足以维持心输出量。QRS 波会宽于正常时。窦房结和房室结的阻滞在急性心肌梗死患者中会频繁地出现。虽然大多数是暂时的，但它们可能会持续几天。起源于希氏束分叉以下的阻滞表明远端传导系统的结构性损害，并可见于广泛的急性前壁心肌梗死。外部起搏或药物可在短期内用于加速心室逸搏律，直到起搏器植入完成。

束支阻滞

束支阻滞可以包括 1 条、2 条或所有 3 条束支。如图 41-1 所示，希氏束分为右束支和左束支，左束支几乎立即又分成左前分支和左后分支。当房室结和希氏束下面的 3 条主要传导通路之一阻碍去极化脉冲的通过时，就会发生阻滞。它可以通过 QRS 波的增宽和超过 0.11s 的间期长度来识别（图 41-20）。束支的传导阻滞可由多种情况引起，例如缺血、心肌病、瓣膜性心脏病（尤其是主动脉）、心肌炎、心脏手术以及会影响传导组织的退化。

心律失常及传导障碍患者的康复注意事项

心率不规则的根本原因并不能通过脉搏触诊来确定。如前几段所讨论的，心率上的一些不规则可能是相对良性的，而另一些则可能导致潜在的致命性心律失常。有必要通过仔细查阅病历记录或通过与医生联系，明确潜在的心律失常的病因并制定恰当的治疗计划。用同样的心脏预防措施治疗所有患有心血管疾病的患者是不负责任的。运动进阶应以反应和症状为指导。

没有传导障碍的房性心律失常通常严重度小于室性心律失常。任何有会导致血流动力学不稳和心输出量减低的心律失常患者都应被密切监测是否有运动不耐受的迹象（关于终止运动的指南参见框表 39-3）。

总　结

我们描述了最常见的心律失常和心脏传导障碍。其中一些异常比其他的更为严重。不能

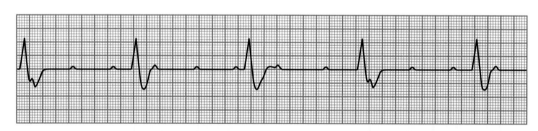

图 41-19　Ⅲ度心脏传导阻滞，也称为完全性心脏传导阻滞。P 波和 QRS 波的节律相互独立

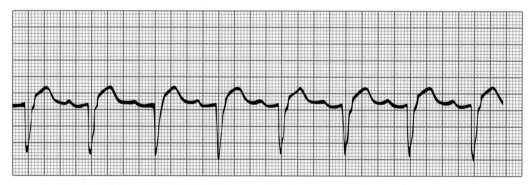

图 41-20　束支传导阻滞显示宽 QRS 波和正常窦性心律（经惠允引自 Cohen M，Michel TH 1988 Cardiopulmonary Symptoms in Physical Therapy Practice. Churchill Livingstone，New York，p. 157.）

完全靠脉搏和听诊心音来区分不太严重的和有潜在生命威胁的心律失常。因此，全面的心脏评估是必要的。在开始实施针对具有已知心脏病理状况的患者的运动计划之前，治疗师了解患者 / 客户心律失常的性质很重要，以使他们既不会被过于激进地治疗也不会治疗不足。

（胡树罡）

致　谢

作者要向 Diann C.Cooper，MSN，RN，BC 对 ECG 图示的创建和开发方面的帮助表示感谢。

原文参考

Collins SM, Dias KJ.2009 Cardiac system. In: Paz JC, West MP. Acute Care Handbook for Physical Therapists, 3rd edn. Saunders Elsevier, St Louis, MO, pp. 1–46

Hillegass E.2011 Electrocardiography. In: Hillegass E. Essentials of Cardiopulmonary Physical Therapy, 3rd edn. Saunders Elsevier, St Louis, MO, pp. 331–364

Larry JA, Schaal SF.2006 Dysrhythmias and selected conduction defects. In: ACSM's Resource Manual for Guidelines for Exercise Testing and Prescription, 5th edn. Lippincott Williams & Wilkins, Philadelphia, PA, pp. 289–302

Malone DJ 2006 Cardiovascular diseases and disorders. In: Malone DJ, Bishop-Lindsay KB. Physical Therapy in Acute Care: A Clinician's Guide. Slack Inc., Thorofare, NJ, pp. 139–209

Mammen BA, Irwin S, Tecklin JS.2004 Common cardiac and pulmonary clinical measures. In: Irwin S, Tecklin JS.Cardiopulmonary Physical Therapy: A Guide to Practice, 4th edn. Mosby–Yearbook, St Louis, MO, pp. 177–244

Watchie J.2010 Cardiopulmonary assessment. In: Cardiovascular and Pulmonary Physical Therapy, 2nd edn. Saunders Elsevier, St Louis, MO, pp. 222–297

Weiderhold R.1988 Electrocardiography: The Monitoring Lead. WB Saunders, Philadelphia, PA

第42章

心力衰竭和心脏瓣膜病

CHRIS L. WELLS

本章内容

概 述

尽管评估诊断与医疗干预的水平不断提高，心脏病在美国仍然是发病率和死亡率最高的疾病之一。人均预期寿命的增长、高血压、肥胖、糖尿病和久坐不动的生活方式都是造成心血管疾病发病率增长的因素。本章将主要讨论心力衰竭和瓣膜病。

心力衰竭

心力衰竭（heart failure，HF，简称心衰）被定义为心脏无法以足够的速率泵出血液以满足身体代谢需求的疾病。心衰可能是许多不同疾病引发的，因此需要对心衰患者进行全面的病史采集和评估，以确定潜在的病理学机制以及导致心衰恶化的因素。在患者出现心衰的临床表现之前，心脏会进行长达数年的代偿工作。在许多情况下，一个急性事件会使机体需要的血液量超出心脏泵血能力，给心脏带来额外的压力，从而导致心衰。其他慢性疾病的恶化，如肾功能不全、感染、心律失常、未控制的高

血压或糖尿病以及不良的饮食习惯，都可能导致与心衰相关的临床症状和体征的发作（第41和46章）。

心力衰竭有多种分类方式。美国心力衰竭学描述了两种类型的心力衰竭。左心室功能降低的心力衰竭，通常与扩张的心室相关，被称为收缩性心力衰竭，即心肌收缩无法有效地使血液进入肺循环和体循环。左心室功能保留的心力衰竭，也称为舒张功能障碍，心室无法完全舒张以获得足够的血液使其充盈。心力衰竭可以以急性和慢性两种发作形式表现出来。最后，心力衰竭可以主要表现为左心衰竭或右心衰竭，或者表现为全心衰竭。

心力衰竭是一种临床综合征，伴有呼吸短促、疲劳和乏力、心率异常、呼吸频率升高、肺部湿啰音、胸腔积液、颈静脉扩张、外周水肿和肝大等症状。由于心脏结构或功能上的变化，无法以足够的速率泵出血液满足身体的代谢需求，因此机体会代偿性地通过增加交感神经系统的兴奋性来提高心率和心肌收缩力，从而改善心输出量。但交感神经系统的过度活动

会引发炎症、心脏负荷及身体需氧量的增大，进而进一步损害心脏功能。

充血性心力衰竭（congestive heart failure，CHF）是用于描述与心力衰竭相关的一系列体征和症状的常见临床术语。当心脏的泵血功能无法满足机体的循环需求时，机体会通过减少心脏提供给全身循环的血液量来减少心脏负荷，未进入体循环的体液停留在身体各部，因而造成体液潴留，体液离开心血管循环系统并储存在身体的各个部位，因此称为"充血性心力衰竭"。当左心室泵血功能受损时，过量的体液会以储存在肺间质的形式来减少左心室的工作负荷。左心室功能障碍通常与右心室的压力增加有关。右心室的心肌功能障碍会导致静脉系统和肝脏的血容量增加，主要症状包括颈静脉扩张、外周水肿、肝大和腹腔腹水。

心室衰竭的原因

理解基础的心动周期对于理解心室衰竭有重要的意义。血液通过体循环和肺循环分别进入右心房和左心房。当心房有足够的容积和压力时，房室隔三尖瓣和二尖瓣将会打开以充盈心室。当心房收缩把剩余的 15%~20% 的血液泵入到心室后，房室瓣关闭。这时左右心室开始通过收缩以产生足够的力量去打开肺动脉瓣和主动脉瓣，将血液泵入肺循环进行气体交换和体循环参与机体细胞的新陈代谢。

冠状动脉疾病会导致心肌损伤，这也是导致心力衰竭的最常见原因之一；然而，还有很多疾病可以导致心衰的发展，如瓣膜疾病、病毒性感染、心肌功能障碍和肺部疾病。对于老年心衰患者，冠状动脉疾病和瓣膜病也是最常见的病因。在诊断的同时，对于使心力衰竭恶化或导致失代偿因素的识别也很重要，如过度液体消耗、心律失常、系统感染和肾衰竭。了解病理学和诱发因素，有助于正确合适的临床介入和患者教育。

左心室收缩功能障碍是导致右心衰竭（right ventricular failure，RVF）最常见的原因。血液无法成功地被泵入主动脉，会导致血液反流和左心房压力增加，最终血液被遗留在肺部。从解剖学的意义上来说，右心室并没有被设计成一个会在高压下进行收缩工作的器官，这也进一步的导致了右心室的衰竭。右心衰也可能是因肺气肿和肺栓塞引起的肺动脉高压所造成的。最后，右心衰还可能是由于二尖瓣或三尖瓣病变、限制型或肥厚型心肌病和病毒性心肌炎或特发性心肌炎引起的。

左心衰竭（left ventricular failure，LVF）会降低全身系统性的心输出量。这可能是由高血压、主动脉瓣或二尖瓣疾病和冠状动脉疾病的长期不良反应引起的。因心肌缺血的长期微妙影响，或因如动脉粥样硬化斑块的突然破裂导致心肌梗死的这类急性缺血事件，会导致冠心病的泵血功能障碍。相对少见的情况下，左心衰竭也可能是由于脓毒性休克等全身性疾病所引发的。在这种临床紧急情况中，左心室会代偿性的增加心输出量以满足机体氧的需求。这种生理失衡造成的压力可能导致左心室无法满足身体的需要，从而导致左心衰竭。

影响因素

有很多因素可以导致心衰。这些因素有的会导致身体需求增大，有的甚至会导致心输出量降低。心律失常如心房颤动（简称房颤），当出现心肌收缩功能障碍时就会造成心输出量降低。房颤是老年人常见的心律失常，也是心衰最常见的心律失常之一。当出现房颤时，心房不能作为一个单位正常的收缩，因此心室无法接收供血量最后的 15%~20%，导致心输出量的缺失。在心脏泵血功能障碍的情况下，房颤会造成充盈功能的丧失，因而致使心室肌舒张功能不全，最终导致心输出量的进一步降低。为了弥补心排出量的缺失，心脏系统机制就需要通过提高心率来填补回心血量不足、氧需求大和心输出量降低这一系列的后果。其他的心律失常也会造成心衰的恶化，这取决于心脏泵血功能障碍的严重性，以及心律失常对心肌灌注、心室充盈时间和心输出量的影响。一般来说，在心动过速的情况下，由于充盈时间的缩短，心肌氧气供给量的需求会增大，心输出量会降低。而心动过缓的情况下，虽然充盈时间充足，但是心率的降低却不足以维持足够的输出量。总的来说，由心室引发的心律失常会直接造成心室充盈和收缩的不足。

急性心肌缺血与梗死也是一些引起老年人心衰的主要原因。冠状动脉疾病与炎症、动脉栓塞和斑块形成有关，从而导致血管腔变狭窄。它会降低流向心肌的血量，最终损害心肌。当氧供不应求时，心肌细胞会损害甚至死亡，从而导致心肌泵功能障碍，最终造成心衰。

药物使用不当与不健康的饮食选择也可能诱发心衰。停用如利尿剂和 β 受体阻滞剂这类用于控制血压与血流的药物，有可能会导致心衰发生。过量使用 β 受体阻滞剂会造成心率过低从而无法支撑足够的心输出量。不合适的药物处方，以及治疗层面上的对钙通道阻滞剂和抗心律失常药物的不合理监控也可能成为导致心衰的诱因。当出现心肌收缩功能不全时，机体中钠离子消耗的升高或大量的液体潴留也将进一步造成液体负荷过高，加重心衰。

在贫血的情况下，心脏会代偿性的通过提升心输出量来满足氧气的需求量。当心肌泵功能出现障碍时，心脏可能无法承受这种增加的压力。贫血和提升的心脏工作量会进一步导致缺血因而形成心衰。在老年人中，贫血是常见的并发症，也是在术后很有可能需要被管理的因素。治疗师一定要考虑到在对心脏病和贫血患者进行功能性活动训练时，他们的氧气需求会有所提升。因此严密的监测患者的化验结果和生命体征是非常必要的。

肺部疾病患者，例如间质性肺纤维化、慢性阻塞性肺病和血管性疾病，也能导致心衰。肺部疾病的恶化常常会造成肺部血管的病变从而引起肺动脉高压（pulmonary arterial hypertension，PAH）。肺动脉压力的升高会增大右心室的压力，从而使心脏无法支撑这增加的工作量，导致心力衰竭。右心衰竭会很大程度上导致左心室功能障碍以及心衰。

临床表现

心力衰竭最常见的症状是呼吸困难、疲劳和运动耐受不良。呼吸困难和呼吸急促与许多因素有关，包括肺血管充血和呼吸功增加。其他因素包括心输出量的下降使周围组织的需求得不到满足、失用性肌肉萎缩、肌肉骨骼的改变和肾功能障碍。随着心脏泵功能的恶化，患者主诉上会从行走时才产生的呼吸困难恶化到静息时也伴随有呼吸困难的症状。框表 42-1 描述了左心衰和右心衰相关的体征和症状；然而值得注意的是，孤立的单侧心衰并不常见。框表 42-2 描述了与收缩性和舒张性心衰相关的体征和症状。

目前对于心力衰竭与疲劳和运动耐受不良的关系仍处于研究中，以便更好地理解这一复杂的临床疾病。运动耐受不良的定义是"由于呼吸困难或疲劳症状所导致的大肌肉群动态活动能力的下降"。衰竭的心脏对于提升身体所需的心输出量的能力是有限的。根据人体需求来增大每博量和心率的反应也变得迟钝，因此心输出量会降低，导致人体因新陈代谢所提升的需求量得不到满足。随着年龄的增长，心率的反应也会降低，因此在某些老年人中也可能会出现心脏反应受限的情况。

心力衰竭中有几个限制运动耐受性的因素，这些因素与血管和周围异常有关。由于血管收缩增加、肾素－血管紧张素系统活性升高以及调节外周血流量的内皮机制受损，骨骼肌肉的血流会减少（见第 9 章）。与健康人相比，活跃肌肉的血液分布也减少。心衰患者的骨骼纤维组成也发生改变；Ⅰ 型肌纤维减少而 Ⅱ 型肌纤维增加，这就降低了个体的有氧能力。与 Ⅱ b 型相比，Ⅱ a 型纤维也有进一步的减少。线粒体和氧化酶的减少导致乳酸的产生，从而进一步降低了功能。最后，针对运动早期发生的骨骼代谢性酸中毒，血管进一步收缩，从而加重了运动耐受不良。

治疗师需要明白，静息射血分数（收缩时射血的百分比）与运动耐受性之间的关联性不强。射血分数（与预后和死亡率、运动耐受性以及因此而产生的康复潜力有关）似乎更多地与心脏通过增加每搏量和心率来响应代谢需求增加的能力有关，而不是与左心室射血分数的静息值有关。

干预治疗

随着预期寿命的延长，心力衰竭的病例数量持续上升。在心脏病的治疗方面，医学和外科技术也取得了进步。第一道干预措施是通过减少吸烟、高血压、糖尿病和肥胖症等相关危险因素来预防心脏病。美国心脏协会建议每个人每天至少参加 30min 中等强度的运动，合理饮食，保持适当的体重。医疗干预包括高血压、

框表 42-1	左心衰和右心衰的常见体征和症状
右心衰	**左心衰**
外周性水肿	端坐呼吸
凹陷性水肿	阵发性夜间呼吸困难
腹水综合征	疲劳和虚弱引起的运动不耐受
颈静脉扩张	肺部湿啰音
第三心音	运动时的呼吸困难
肝颈静脉回流征	平卧时干咳，无痰
腹部不适、厌食	原因不明的精神状态变化

框表 42-2	收缩性和舒张性心力衰竭的常见体征和症状
舒张性心力衰竭	
右心室	**左心室**
颈静脉扩张	呼吸困难
肝脏充血	心动过速
外周性水肿	干咳
体重增加	哮鸣音
神经性厌食症	湿啰音
	第三心音
	收缩性心脏杂音
	血氧不足
	端坐呼吸
收缩性心力衰竭	
右心室	**左心室**
呼吸困难	疲劳和运动耐受不良
血氧饱和度下降	心绞痛
面色苍白	运动时呼吸困难
呼吸急促	脉压下降
缺氧、低氧血症	精神状态下降
	尿量减少
	发冷，面色苍白发汗

血脂异常、高胆固醇血症和糖尿病的正确治疗。利尿剂可与 β 受体阻滞剂和血管紧张素转换酶（angiotensin-converting enzyme，ACE）抑制剂一起用于降低血压。当出现明显的泵血功能异常时，可使用多巴酚丁胺、米力农等收缩性药物改善心功能；抗心律失常也有助于心衰的治疗。心脏起搏器和置入式心脏除颤器的使用是治疗严重心律失常成功的选择。手术治疗可用于有效的纠正瓣膜功能障碍，冠状动脉旁路移植术可恢复心肌灌注。最近，对于长期使用的心室辅助装置的置入，也称之为永久替代治疗，在老年心衰患者的治疗中越来越常见。

运动已成为心衰医疗干预的重要组成部分。许多研究记录了心力衰竭患者在运动中有氧能力和肌力的改善。对于参与常规锻炼计划的患者，其外周其他异常状况也有所改善。呼吸肌肉的力量和耐力的改善也被文献所记载，且被证明与运动时呼吸困难症状的改善情况相关联。最后，其生活质量也有了显著提高。

心脏瓣膜病

心脏有 4 个瓣膜，它们的作用是在心肌收缩的情况下使血液保持单向流动。瓣膜的打开和关闭遵循容量 / 压力的原则。当血液通过静脉系统回流到心脏、所有瓣膜关闭时，血液会充满心房。一旦心房内有足够的容量，增加的压力就会打开房室（三尖瓣和二尖瓣）瓣膜。三尖瓣将右心房和右心室分开，二尖瓣位于左心房和左心室之间。当心房收缩时，心房将血液泵入心室，充盈完成后瓣膜关闭。心室收缩产生足够的压力克服肺动脉和主动脉内的压力。这时，血液通过半月瓣（肺动脉瓣和主动脉瓣）分别从右心室和左心室射出。

房室瓣有几个组成部分一旦被破坏，会导致各种临床表现和症状。瓣环是由纤维环组成，为瓣或瓣叶提供一个牢固的附着点。瓣叶在瓣环边缘上的连接点称为连合部。瓣叶是由一种强韧的纤维组织组成，它的功能是像阀门一样，当存在压力差时让血液形成单向流动。瓣叶的

边缘很薄，心脏腱索（由乳头肌形成的强壮纤维索）会插入到瓣的边缘将其固定。当心肌收缩，乳头肌也会同时收缩使腱索绷紧。这种固定关系阻止了瓣倒置所造成的血液回流至心脏（图42-1）。

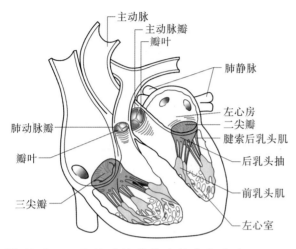

图42-1　心脏瓣膜的结构（经惠允引自 Myers R 1995 Saunders Manual of Physical Therapy Practice. WB Saunders, Philadelphia，PA，p 196）

半月瓣与房室瓣的功能相似但结构不同。每个半月瓣有3个瓣叶；它们呈凹凸状，且凸面朝向心室。心室开始舒张后，血液会呈向后反流向心室的趋势。瓣叶的凹部此时充满了血液，而这种血液的压力保证了瓣叶尖端的合拢。肺动脉瓣是一个比主动脉瓣更精细的结构，主动脉瓣必须坚固耐用才能在高压下工作。

瓣膜功能障碍通常通过血流经瓣膜的改变来分类，例如瓣膜狭窄或者反流。瓣膜狭窄描述了瓣膜张开度的减少，这种情况会干扰血液经过瓣膜的流动，从而增加了心肌的氧气需求。随着时间的推移，狭窄的瓣膜会导致心室肥大和扩张。反流也被称为瓣膜关闭不全，被定义为血液通过瓣膜时反流，导致心腔在瓣膜功能失调之前增大。在两者中任何一种情况下，都会造成氧气需求增加，心肌缺血，从而最终导致心力衰竭的结果。这两种功能失调并不是相互排斥的，同一个瓣膜可以同时出现狭窄和关闭不全。

瓣膜病的病因

造成瓣膜功能障碍的原因有很多，这主要取决于瓣膜本身和患者的年龄。在世界范围内，风湿性心脏病（rheumatic heart disease，RHD）是瓣膜病的主要病因，但在老龄化严重的发达国家中，退行性瓣膜病成了瓣膜功能障碍的主要原因。最常见的瓣膜功能障碍是二尖瓣反流（mitral regurgitation，MR）和主动脉瓣狭窄（aortic stenosis，AS）。随着年龄的增长，瓣膜病的发病率也在增加，65岁以下人群发病率为2%，75岁以上人群的发病率略高于13%。其他导致瓣膜功能障碍的原因包括：感染性心内膜炎、外伤、扩张性心肌病、心肌梗死、肺动脉高压、先天性异常和心衰等。下文将主要讨论主动脉瓣狭窄和二尖瓣反流，但需要注意的是三尖瓣和肺动脉瓣疾病也可能存在，成为右心房扩大、右心室肥大、肺动脉高压和心衰的诱因。

许多有瓣膜功能障碍的人在心肌功能明显受损、心输出量失衡之前是没有症状的。治疗师通过对正常心肺生理学的充分认知，可以更好地了解瓣膜狭窄或关闭不全对心功能的不利影响。主动脉瓣狭窄的患者一般在5年内症状会进一步恶化。随着对心脏功能有更好的了解，治疗师将更善于发现恶化性瓣膜病的体征和症状，从而成为医疗团队中管理患者健康的积极成员。

由于主动脉瓣狭窄对左心室功能及相关死亡率的影响，瓣膜功能障碍在临床上具有重要意义。65岁以上人群的患病率为2%~7%，严重主动脉瓣狭窄人群的生存率低于30%。在75岁以上的患者中，有33%的人拒绝接受手术，或者不具备进行手术的条件，这些人2年内的死亡率高达60%。主动脉瓣狭窄会导致整个瓣膜压力增加、左心室肥大和心肌需氧量增加。冠状动脉阻力因此增加，从而造成心肌灌注减少。心室肥大常伴有主动脉瓣膜狭窄，导致左心室流出道进一步狭窄。这增加了后负荷或射血阻力，并进一步增加了心肌张力和冠状动脉受压。由于氧供需不平衡，患者可能会出现心绞痛、心肌梗死或室性心律失常。在运动过程中，左心室可能无法根据运动需求而增加每搏量，从而导致收缩压下降、室性心律失常和晕厥。随着时间的推移，伴随着心肌舒张和心肌缺血的心脏代偿机制慢慢丧失。左心房扩张，引起房颤发作，最终导致心衰。患者通常会在运动中出现呼吸困难。在功能障碍早期时，主动脉瓣狭窄时常会被轻视或得到干预；当主动脉瓣狭窄严重时，患者会出现心衰、心绞痛、晕厥发作，或恶性呼吸急促等症状，此时患者通常都需要接受医疗干预。

二尖瓣反流（mitral regurgitation，MR）是美国最常见的瓣膜病，其次是在欧洲。二尖瓣反流可分为解剖学上的异常或功能性瓣膜病变。解剖学上的 MR 也被称为器质性 MR，二尖瓣脱垂（mitral valve prolapse，MVP）的进一步恶化是导致 MR 最常见的原因。二尖瓣脱垂是指二尖瓣环平面上的小叶无法与其他小叶靠近。风湿性心脏病和先天性瓣膜畸形狭窄是解剖型 MR 的第二和第三病因。先天性畸形常伴有感染性心内膜炎和房室间隔缺损。功能性瓣膜病变在临床中很难诊断，且这一病变最有可能与缺血、梗死和心肌病相关的左心室功能障碍有关。当心脏需要维持心输出量时，二尖瓣反流会导致左房增大、肺动脉高压和右心衰以及偏心性左心室肥大的症状。

临床表现

瓣膜功能障碍的症状和体征因其障碍的类型和严重程度而异。心输出量的受限程度是关键点。临床上可通过正常心音的改变和异常心音（图 42-2）的存在来诊断瓣膜病。由于心脏的代偿机制未能保持有效的心输出量来满足身体的代谢需求，运动不耐受的症状会更明显。无论是主动脉瓣狭窄还是二尖瓣反流，当左心房内体积和压力增加时，肺部血管阻力会因此增加，最终导致右心衰的症状与体征。这时患者会出现运动中呼吸困难、端坐呼吸困难、阵发性夜间呼吸困难以及在对患者进行听诊时出现湿啰音。在急性瓣膜功能障碍的情况下，患者有可能迅速发展成肺水肿和呼吸衰竭，甚至需要依靠呼吸机。如前所述，主动脉瓣狭窄通

常与心绞痛、晕厥前期、晕厥发作、心律失常和充血性心力衰竭症状有关。

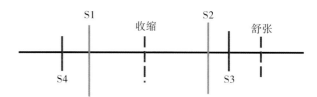

图 42-2 这张图代表在一个心脏周期内可以听到的正常和异常心音，正常心音：S1 代表房室瓣关闭；S2 表示半月瓣关闭。心音异常：S3 常见于心室过速，S4 常见于心房过速。杂音：收缩压可与一个半月瓣狭窄或一个房室瓣功能不全有关；舒张压可与房室瓣狭窄或半月瓣功能不全有关

干预治疗

通常，当患者出现瓣膜功能障碍时，就会开始进行医疗干预。治疗重点会放在对心绞痛、心力衰竭、呼吸困难、心律失常和晕厥发作的管理上。患者通常会通过应用 β 受体阻滞剂、钙通道阻滞剂和 / 或利尿剂来治疗高血压。抗心律失常药物如地高辛或胺碘酮，也可用于控制房性或室性心律失常。有时甚至可能会需要置入起搏器和 / 或自动置入式心脏除颤器来控制危及生命或损害心室功能的心律失常。

有几种有创式的干预方法也会被用于治疗瓣膜功能障碍。经皮球囊成形术是治疗瓣膜狭窄的一种非手术干预方式。导管穿过瓣膜内壁，被放入狭窄处后通过膨胀来减少狭窄。经皮瓣膜联合部切开术是另一种针对二尖瓣膜狭窄的非手术干预方式，瓣膜的瓣叶会被导管切开。这两种处理方式都存在出现瓣膜再狭窄和瓣膜反流并发症的风险。

当目前的内科学干预已达到最大效益，或当心室功能受损或心肌缺血仍需要被解决时，外科手术介入会成为治疗的选择。根据需要干预的瓣膜位置、患者的生理解剖情况和外科医生的熟练度，手术医生会考虑使用纵隔或前开胸的手术方式。尽管有接近 33% 严重的 MR 患者（尤其是功能性 MR 患者），和同样数量的 AS 患者都不适合进行传统外科手术的介入，瓣膜置换术目前仍然是外科手术中治疗 MR（二

尖瓣反流）和 AS（主动脉瓣狭窄）的黄金标准。

外科医生和患者在决定是否应该进行瓣膜修复或瓣膜置换，以及应该做什么类型的手术时，必须考虑许多因素。这些因素包括患者的年龄、使用抗凝药物的风险、感染风险、瓣膜解剖紊乱程度及其左心室功能。且如果需要置换瓣膜，必须决定是使用机械瓣膜或是生物瓣膜来进行置换。患者的年龄、既往病史和其生活方式都影响到决定手术中使用的瓣膜类型。

目前治疗 AS 的手术选择越来越多。例如经心尖入路就是其中一种外科医生可运用的微创式外科介入方法。运用这种微创式介入方式，患者可不进行完整的胸骨切开术，而是通过在胸骨体上切开 5~8cm 的切口，或者用胸骨横断的小型前胸切开术来修复或替换主动脉瓣。这种方式降低了出现伤口并发症的风险，并增加了康复率和出院率。手术风险较高的患者可能会接受经血管主动脉瓣植入术（transvascular aortic valve implantation，TAVI）。TAVI 主要是通过股动脉入路的方式，将如牛心包瓣膜等安装在与天然瓣膜一致的球囊扩张支架上，或将猪心包瓣膜安装在自扩张支架上，延伸至升主动脉。接受 TAVI 的患者的 1 年生存率为 73%~79%，而相比之下，接受一般医疗非 TAVI 干预的患者的 1 年生存率为 62%。最后，对于不适合上述普通手术的患者，可以通过主动脉瓣旁路（Aortic valve bypass，AVB）移植手术获得治疗。CABG 是通过开胸手术将左心室主动脉导管从左心室置入至降主动脉。研究证明，患者在手术后会有 65%~70% 的心输出量会从建立的旁路通过，且每搏输出量可增加 40%。

根据患者瓣膜病的类型、严重程度及左心室功能，应给予合适的运动处方与康复训练。治疗师应与心内科和心外科专家一起工作，在患者血流动力学参数的指导下进行严密的监控与康复训练。运动对于在静息状态下仍有症状的严重主动脉瓣或二尖瓣瓣膜病患者来说是禁忌的。但对于进行无创或有创外科手术介入的瓣膜病患者来说，康复训练则可以相对进展得更快一些。对于开胸术后或血流动力学异常的

患者，训练中治疗师需要更严格地监测患者的生命体征，且有针对性地给予患者更多的如保护上肢等改良过的功能性训练指导。

总 结

随着老年人人群的增长，冠心病、心衰和瓣膜病的患者人数也会增长，在整个医疗行业中针对这些疾病的康复服务需求也会变大。治疗师需要拥有相应的技术能力，可以准确完整地对患者完成综合性评估，从而给予安全有效、以促进患者健康、提升其生活质量为目标的康复计划处方，来降低患者的功能性限制与障碍。认识到心衰的诱因十分重要；早期对瓣膜功能不全的发现以及及时的医疗干预可以保护维持心脏的功能。治疗师作为在医疗团队里的积极成员，拥有能够筛查高血压、提供对降低心血管疾病患者危险因素的教育、合理的转诊能力是非常重要的。因此治疗师是医疗团队中的必要成员，能够提供跨越整个预防与康复治疗领域的服务，最大限度地让患者提升生活质量，回归社会。

（赵　璇）

原文参考

Barnes MM, Dorsh MP, Hummel SL, et al. 2011 Treatment of heart failure with preserved ejection fraction. Pharmacotherapy, 31(3);312-331

Chrysohoou C, Tsiachris D, Stefanadis C.2011 Aortic stenosis in the elderly: challenges in diagnosis and therapy. Maturitas, 70:349-353

Downing J, Balady GJ.2011 The role of exercise training in heart failure. J Am Coll Cardiol, 58(6):561-569

Figulla L, Neumann A, Figulla HR.2011 Transcatheter aortic valve implantation: evidence on safety and efficacy compared with medical therapy: a systematic review of current literature. Clin Res Cardio, 100:265-276

Lietz K.2010 Destination therapy: patient selection and current outcomes. J Cardiac Surg, 25:462-471

Lindenfeld J, Boehmer JP, Collins SP, et al. 2010 Executive summary: HFSA 2010 comprehensive heart failure practice guideline. J Cardiac Failure, 16(6):475-539

McKenna C, Walker S, Lorgelly P, et al. 2012 Cost-effectiveness of aldosterone antagonists for the treatment of post-myocardial infarction heart failure. Value Health,

15:420-428

Markar SR, Sadat U, Edmonds L, et al. 2011 Mitral valve repair versus replacement in the elderly population. J Heart Valve Dis, 20:265-271

Mentz RJ, Schulte PJ, Fleg JL, et al. 2013 Clinical characteristics, response to exercise training and outcomes in patients with heart failure and chronic obstructive pulmonary disease: findings from Heart Failure – A Controlled Trial Investigating Outcomes of Exercise TraiNing (HF_ACTION). American Heart Journal, 65(2):193-199

Scandura S, Ussia GP, Caggegi A, et al. 2012 Percutaneous mitral valve repair in patients with prior cardiac surgery. J Cardiac Surg, 27:295-298

Shiba N, Shimokawa H.2011 Chronic kidney disease and heart failure: bidirectional close link and common therapeutic goal. J Cardiol, 57:8-17

Smart NA, Meyer T, Butterfield JA, et al. 2012 Individual patient meta-analysis of exercise training effects on systemic brain natriuretic peptide expression in heart failure. Eur J Prevent Cardiol, 19:428-437

Spaccarotella C, Mongiardo A, Indolfi C.2011 Pathophysiology of aortic stenosis and approach to treatment with

percutaneous valve implantation. Circ J, 75:11-19

Szabo TA, Toole JM, Payne KJ.2012 Management of aortic valve bypass surgery. Semin Cardiothorac Vasc Anesth, 16(1):52-58

Trigo P, Fischer GW.2012 Managing atrial fibrillation in the elderly: critical appraisal of dronedarone. Clin Intervent Aging, 7:1-13

Vahanian A, Iung B, Himbert D, et al. 2011 Changing demographics of valvular heart disease and impact on surgical and transcatheter valve therapies. Int J Cardiovasc Imaging, 20:1115-1122

Van Veldhuisen DJ, Anker SD, Ponikowski P, et al. 2011 Anemia and iron deficiency in heart failure: mechanisms and therapeutic approaches. Nature Rev Cardiol, 8:485-493

Vasques F, Lucenteforte E, Paone R, et al. 2012 Outcome of patient aged ≥ 80 years undergoing combined aortic valve replacement and coronary artery bypass grafting: a systematic review and meta-analysis of 40 studies. Am Heart J, 164:410-418

Webb J, Rodes-Cabau J, Fremes S, et al. 2012 Transcatheter aortic valve implantation: a Canadian Cardiovascular Society Position Statement. Can J Cardiol, 28:520-528

第43章

心脏起搏器和除颤仪

CHRIS L. WELLS

本章内容

概　述

心脏有一种特殊细胞叫作传导细胞，它产生一种电脉冲，能改变心肌细胞膜的静息状态。这会导致心肌收缩和射血。除了传导系统外，心肌还具有其他促进心脏功能的电特性。心肌具有自律性和兴奋性，这使得它能自发产生一个电脉冲，并且在刺激出现时能够去极化。如果一个脉冲达到足够的阈值，心肌就会去极化，并使这个电脉冲在整个心肌中传导，从而导致心肌收缩。最后是全或无原则，这是心肌特有的，如果一个电脉冲足量，心肌将会完全去极化并完全收缩。

有心脏疾病或功能失调时，由于自然衰老的过程，传导系统发生功能障碍的概率增加。这种功能障碍可能是良性的，不会破坏普通的心脏功能或者造成危及生命的后果。心律失常的临床意义取决于传导功能障碍的类型、发生率和频率。医务人员最重要的是要了解心律失常如何影响心肌灌注量及心输出量。例如，在有缺血性心脏病时，心率加快，如室上性心动过速（supraventricular tachycardia，SVT）、室

速或心房颤动，会缩短舒张期的充盈时间，导致心肌灌注下降和进一步缺血，形成恶性循环。由于充盈时间的缩短，快速型心律失常同样会导致心输出量减少。在心肌或泵血功能不全的情况下，心室依靠改变容量来改善收缩力，这被称为 Frank-Starling 定律。然而，随着快速传导导致充盈时间的缩短，进入心室的容量减少，导致心肌张力丧失。最终的结果是收缩能力下降。心脏节律过缓使得心室充盈的时间充裕，但速度可能太慢而无法维持所需的心输出量以满足机体的代谢需求。心输出量的减少可能导致以下常见的临床症状：头晕、视觉障碍、心理改变、晕厥和跌倒风险增加。心律失常的发生也会影响灌注量和心输出量，特别是在心功能不全的情况下。

心律失常可能是暂时性的，也可能是永久性的，这取决于病因。暂时性心律失常可能是由电解质的显著变化引起的。可能是恶心、呕吐和腹泻引起的胃肠道不适造成的，也可能是由于使用利尿剂和钾补充剂等药物造成的。暂时性心律失常还可能是由心脏导管插入手术、

心内直视手术、心肌梗死或创伤引起的心肌过敏所致。更多的永久性心律失常可能是由直接损害传导系统细胞而引起的缺血性疾病所致。这可能导致各种传导性心律失常，如心脏传导阻滞、房性或室性心动过缓或心动过速。心力衰竭（heart failure，HF）通常与心房颤动和心室传导异常或电位异常有关。衰老也可能导致传导细胞的大量丧失，这可能导致传导功能障碍，例如窦性疾病综合征。心律失常可以通过起搏器和除颤仪等技术来治疗。下文将讨论这些问题。

起搏器

美国有 40 多万人，而全世界约有 100 万人每年接受心脏起搏器植入手术以治疗心律失常。因为植入起搏器的适应证有所扩大，所以永久性起搏器的使用有所增加。永久性起搏器已被证明能改善生活质量、耗氧量和运动耐受性，并降低住院率和死亡率，还能提高高危心律失常和心衰患者的生存率。

起搏器设备的编程功能变得非常精细，从而扩大了它们在各种疾病和患者群体中的应用范围。起搏器的基本功能是感知或检测心脏的固有电活动，并在没有固有活动的情况下传导电脉冲。当固有的传导系统失效时，起搏器会传导一次能产生动作电位的电脉冲。这导致心肌去极化并收缩，血液从心脏射出进入体循环和肺循环。

使用起搏器有明确的适应证，包括窦房结功能障碍和房室传导阻滞，即心房和心室传导通路之间的一种无效传导。窦房结功能障碍通常与心动过缓、传导不足期和过缓 - 过速综合征有关，过缓 - 过速综合征即心率从非常慢到非常快不等。起搏器还可用于控制房性心律失常，如心房颤动、其他心动过速型心律失常和心室束支阻滞（关于心脏心律失常和传导失调的讨论请参见第 41 章）。最近，起搏器已被接受成为心衰患者的最佳医疗手段之一。

临时和永久起搏器

起搏器可分为临时起搏器或永久性起搏器。在传导系统急性功能障碍的情况下，可以用临时起搏器来使患者的节律性和血流动力学稳定。

外科医生通常会在心脏（心房、心室或两者都有）心外膜表面放置起搏器导线，因为患者在心脏手术后经常会出现一过性心律失常；这些都可能是由于手术创伤、电解质失衡、酸碱平衡紊乱和血气变化而引起的心肌应激反应。由于心脏直视手术的类型，患者可能患有窦房结功能障碍，而导致房颤（术后最常见的心律失常）、交界性心律失常和特发性室性心律失常。这些导线穿过胸廓，固定在胸壁的前部。在紧急情况下，心脏可以临时通过经皮电极来起搏。最后，临时起搏器可以通过静脉途径启动，通常通过颈静脉或锁骨下静脉。然后，这些电极线连接到一个外部起搏器上，该装置编程后用来稳定患者的心律，目的是维持足够的心脏输出量和血压。如果确定患者传导系统的紊乱是不可逆的，并且影响了心脏功能，则将在患者同意的情况下植入永久性起搏器。起搏器将单独编程，以满足传导需要来维持正常的心脏功能。

永久性起搏器功能详情

起搏器包括两个组成部分。第一个组件是脉冲发生器，包括电子程序和产生电刺激的能量系统。该装置被植入到非常虚弱的患者的左侧或右侧胸三角区或胸肌下的皮肤中。起搏器的第二部分是感应自身传导系统活动并将脉冲传递给心肌的导线。永久性起搏器的导联通常通过经静脉途径连接到右心房和右心室和 / 或左心室的心内膜。在心内直视手术时，可以使用心外膜入路放置导线。

对于永久起搏器，有三种方法来放置。在单腔起搏中，有一个起搏导线，放在右心房的壁上或放在右心室的壁上。双腔起搏有两个起搏引线，最常放于右心房和右心室。最后是双心室起搏，这种起搏方法称为心脏再同步化治疗（cardiac resynchronization therapy，CRT），右心室经心内膜入路起搏，另一起搏导线向前通过冠状窦，起搏左心室心外膜。

起搏器发生器内的程序可以感知传导系统的自发活动，并使电脉冲的延迟释放。在缺乏自发活动的情况下，发生器会产生一个电脉冲，使心肌去极化。心脏的起搏一般有三种模式。在固定速率或非同步模式下，起搏器以恒定的速度起搏心脏，而不考虑自发的电活动或生理需要。这种模式对身体的代谢需求不会做出反应，患者很快就会到达运动极限。由于这一局限性，固定模式并不常用。第二种模式被称为需求或抑制模式。在这种模式下，当起搏器感觉到自发的活动时，它会抑制发生器释放电刺激。在缺乏自发活动的情况下，起搏器产生脉冲。第三种模式是触发或同步模式，该模式既能在传导系统不能起搏时起搏，也会在感知到自发活动时与传导系统同步起搏。

起搏器通用参考系统

有一个通用的参考系统用来描述心脏起搏器的功能。这非常重要，它能使任何与患者打交道的临床医务人员对起搏器有一个基本的了解。通用心脏起搏器代码的详细信息如表 43-1 所示。代码的第 1 个字母表示心脏起搏器将在其中移动的房间。该代码的第 2 个位置告诉医务人员，心脏起搏器在哪里感觉到传导系统的活动。代码的第 3 个字母表示步行者对其感觉到的活动的响应方式。此编码系统的第 4 个和第 5 个位置的使用频率较低。第 4 个代码指的是编程。有了速率程序（R）功能，起搏器可

以感觉到生理需求的增加，比如在运动中发生的情况。这是通过感觉胸腔阻抗的变化或由于呼吸率的提高而改变胸腔阻抗或运动来实现的，或者是通过感觉到血液气体的变化来实现的。当心脏起搏器感觉到代谢需求的增加时，它的速度会更快。第 5 个编码位置是指起搏器可以"触摸"心脏，试图控制心房和室性心动过速。

两种比较常见的心脏起搏器类型是 VVI 和 DDR。VVI 起搏器是一种能使心室（V）、感觉脑室（V）内传导活动的起搏器，如果检测到内在活动，则抑制电刺激（I）的释放。DDR 心脏起搏器是一种在心房和心室内进行节奏和感觉活动的设备，它可以根据心房和心室内传导系统的活动来调整或保持起搏。当代谢需求较高时，可在内部提高起搏率。

心脏再同步治疗（cardiac resynchronization therapy，CRT）已成为 HF 患者最佳医疗管理的一部分，对左束支阻滞的纽约心脏协会功能分类Ⅲ级或Ⅳ级患者进行起搏器管理。HF 与心肌收缩力下降有关；心房－心室激活协调障碍，许多患者会出现左束支阻滞。这些损伤导致电传导延迟和心肌收缩受损，导致心脏无法排出足够数量的血液来满足身体的需要。CRT 起搏的目标是优化房室延迟，以改善心室预负荷和重新同步心室去极化，这将导致更有效的心室收缩。临床上，CRT 也被称为双心室起搏或"双室"起搏。双室起搏的积极作用包括改善室间和室内去极化、收缩力和心输出量，这是由于改善了心室壁运动，特别是室间隔的运动。它还通过稳定室内间隔和心脏的限制性模式来减少二尖瓣反流。几项研究确定了患者生活质量、运动耐受性和射血分数的提高，而死亡率下降了 40%，住院率下降了 40%。仍有必要进行大规模的随机研究，以充分了解 CRT 在 HF 管理中的作用，特别是在老年患者中；但许多较小的研究报告说，代谢率降低，心室重塑改善二尖瓣功能，心室腔尺寸的减小以及住院和死亡率降低。CRT 的成本效益要求患者在植入后至少存活 3~4 年，随着老年患者并发症发生率的增加，CRT 是否既具有成本效益，又对 70 岁以

表 43-1 心脏起搏器的通用代码

位置	代码
Ⅰ（起搏室）	O，A，V，D（A+V）
Ⅱ（传感室）	O，A，V，D（A+V）
Ⅲ（对传感的响应）	O，I，T，D（T+I）
Ⅳ（可编程性）	O，R，S，M，C，V
Ⅴ（多站点节奏）	O，A，V，D（A+D）

A，心房；C，沟通；D，双；I，抑制；M，多；O，没有；R，罕见；S，简单；T，引发；V，心室

上的患者进行临床有效的治疗尚不清楚。有几个并发症有关的使用心脏起搏器，医务人员在照顾患者时应该注意。在植入过程中，患者可能会遇到气胸、血胸或心脏压塞。有可能导致引线被错放，导致起搏器功能障碍；铅导移位也可能刺激膈肌或导致其他心律失常。患者还可能在起搏器发生器的部位出现血肿、感染或皮肤侵蚀。

起搏器功能障碍可分为三类。不适当的传感是指起搏器不是传感不足就是过度感应。在传感不足的情况下，心脏起搏器不能检测传导系统的内在活动，从而导致不正确的起搏。当起搏器过度感应时，它没有适当地检测到传导活动的缺乏，并抑制起搏器实际发射冲动。这在临床上更关键，因为患者的症状更突出，因为失去了传导、收缩和心脏输出量。失去捕获是指心脏起搏器不会产生足够强烈的冲动，从而导致心肌去极化。这可能是由电池故障、铅导功能障碍、铅导部位纤维化和坏死导致的捕获阈值增加或使用某些药物引起的。最后，不开火意味着起搏器在应该的时候没有释放出冲动。这可能是由潜在顾客故障、电池故障或过度检测引起的。医务人员需要了解心脏起搏器的程序，并监测患者的生命体征和症状，以便能够检测到任何心脏起搏器功能障碍，并进行适当的转诊。

干预治疗

关于使用心脏起搏器的个体康复的已有数据很少。以下部分包括作者的建议，这些建议是基于马里兰大学医疗系统多年的经验和未发表的治疗方案。当治疗师使用临时心脏起搏器治疗患者时，必须采取特定的照护。医务人员应该了解使用心脏起搏器的原因，以及患者对心脏起搏器的依赖程度。在动员患者之前，医务人员需要确保起搏器引线的连接是安全的，并小心处理电线和临时起搏器。医务人员监测患者的生命体征和对任何活动的反应是至关重要的。根据活动和活动强度，治疗师记录节奏依赖是否增加或减少是有帮助的。

当患者不再需要临时起搏时，无论是因为心脏节律的医学稳定性，还是因为有永久性起搏器的放置，重要的是患者在移除临时起搏器后进行监测。在患者出院前在床边取出经胸心外膜引线时，有心外膜出血的风险。医务人员应监测患者是否有心脏压塞或心包炎症的迹象。心脏压塞的体征和症状包括心动过速、全身动脉血压下降、心音减弱、呼吸困难、端坐呼吸和颈静脉扩张。心包炎症的不利影响包括疼痛、低血压、心音减弱和心动过速。

永久心脏起搏器放置后的康复规程因设施而异。通常情况下，所涉及的上肢应在前 24h 内固定，以减少疼痛，防止发电机植入部位出血或血肿的发生，并降低铅导移位的风险。即使患者需要使用辅助设备，也可以安全地移动。如果血肿没有发展，可以在个人的容忍范围内恢复活动范围（ROM）、加强和功能训练。如果真的出现血肿，患者可能会遇到神经症状，因为臂丛神经受压。上肢可能会被固定，直到有迹象表明出血已经停止，血肿稳定。一些医生会指示患者在植入后 2 周内避免抗拒的架空活动，但积极的 ROM 和日常生活活动是安全的。重要的是，要在康复服务和电生理部门之间制定治疗指南，最大限度地提高患者的康复能力。

在治疗有永久性起搏器的患者之前，治疗师应该知道哪种起搏模式已经被编入了该设备的程序，因为这种模式会影响患者的心血管对运动的耐受性。运动耐受性取决于潜在的疾病、起搏器的类型以及患者依赖起搏器维持心脏输出量的程度。固定心率起搏器的患者无法提高心率以适应更高的需求，因此治疗师必须认识到这一局限性，并相应地调整治疗计划。双模式的起搏器如 DDDR 起搏器，允许患者的心率根据需要而变化。由于存在传导异常，这样的患者预计不会有运动限制。运动耐力也取决于患者的健康水平。评估心血管对运动的反应也很重要，以确保患者能耐受运动，并确保起搏器正常工作。最后，医务人员应与患者沟通，以确保起搏器的正常功能得到了适当的检查，并评估电池寿命。

在治疗有起搏器的患者时，治疗师必须考虑一些特殊的问题。如经皮神经电刺激（TENS）、短波和微波加热、神经肌肉刺激器和超声波等不应用于起搏器区域。一旦手术切口愈合，表面的热和冷应该是安全的，但发电机上方的组织应该进行绝缘保护。

如果有任何关于使用一种方式或特定的康复技术的问题，应该咨询心脏病专家。治疗师还应该意识到胸肌、腹肌和膈肌的肌肉活动可能导致伪影，从而导致不恰当的感觉（过度感觉）和起搏不足。因此，当引入新的运动或强度增加时，治疗师继续监测患者的生命体征、症状和心率规律性是很重要的。如果患者主诉头晕或出现晕厥、低血压和活动耐受性下降，应将患者转诊给心脏病专家以评估起搏器的功能。

除颤器

当患者有晕厥前期、晕厥、心搏骤停、心力衰竭或心脏病病史，并有明显的室性心律失常记录时，可选择植入式心脏除颤器（implantable cardiac defibrillator，ICD）进行干预。2009 年，全世界大约植入了 30 万个 ICD；自 2008 年以来，ICD 的使用率增加了 5%。该心脏装置的目的是识别危及生命的室性心动过速或心室颤动，并提供足够强的电冲动（休克）使整个心肌去极化，希望窦房结能恢复作为主要起搏器的控制。

总的来说，ICD 的使用在 3 年内使 HF 患者的死亡率降低了 30%~40%，但 ICD 在老年人中的有效性更为复杂。老年心力衰竭患者通常有其他合并症，这增加了非危及生命的心律失常的死亡风险。竞争性死亡可能与肺炎、肾衰竭和脑卒中有关。老年心力衰竭患者比年轻心力衰竭患者的预期寿命更短。患有心力衰竭的 75 岁成年人的平均预期寿命约为 2 年。预期寿命的缩短降低了老年人对 ICD 的利用效率。对于年龄超过 80 岁的患者，ICD 被认为是不必要的，因为植入和并发症相关的风险增加。

大多数 ICD 的功能如下。ICD 监测心率和心律异常。它被编程来检测一个预设的速率，

表 43-2　ICD 通用代码

位置	代码
I（冲击室）	O，A，V，D（A+V）
II（抗心动过速起搏室）	O，A，V，D（A+V）
III（心动过速检测）	E，H
IV（抗心动过缓起搏室）	O，A，V，D（A+V）

A，心房；D，双重的；E，电描记图；H，血流动力学；O，无；V，心室

如果超过这个速率，设备就会被激活。除颤器的反应有一个延迟，为异常节律提供其恢复到正常节律的机会。

如果心律失常在延迟之后仍在继续，发电机就会充电，再次检查心律；如果仍然存在异常，就会发出电击。目的是使心肌去极化，使患者的心脏恢复到更稳定的节律。植入心脏除颤器可能只是一种对室性心动过速或室颤做出反应的装置，也可能与起搏器功能结合使用。ICD 的通用代码如表 43-2 所示。在心动过缓型心律失常患者中，当心律过慢时，起搏器/ICD 可以被设定为最低速度。当心率过快时，心脏起搏器会试图让心跳加速，以重新获得或控制心率，然后再次放慢心率。这被称为"快节奏"。如果这个程序不工作，ICD 可能提供一个低水平的冲击（5~10 J），试图把节奏转换成一个更稳定的速度。如果这是不成功的，或者产生室性心动过速或室颤，ICD 将触发一个更大的冲击（30~50J），将这个危及生命的节律转换成一个更稳定的节律。心脏起搏器/ICD 的使用已被证明可以提高心衰患者的生存率、运动耐受性和生活质量，并减少住院时间。

ICD 还包括一个发生器和引线。生成器通常插入到左侧或右侧的三角肌区。心内膜导联通过经静脉入路放置于右室心尖。当还有起搏程序时，导线被放置在右心房，也可能是左心室，用于起搏功能。一种皮下除颤器最近被批准在欧洲和新西兰使用。该装置植入皮下，定位于腋窝，没有心内或心外膜组件。与经静脉引线相反，胸骨旁引线用于检测心律失常并产生电击。与传统 ICD 相比，该设备的优点是植入并发症的减少，这对于老年人来说可能是值得考

虑使用这样的设备。需要进行更多的研究来充分了解临床效果和这种新装置的功效。

干预治疗

重要的是，治疗师在与有 ICD 的患者合作时要意识到这一点。在急性期，上肢的固定和手臂功能的恢复遵循与上述起搏器相同的指导原则。如果 ICD 发生器植入腹壁，应指导患者正确的身体力学，以保护切口。教患者使用夹板也很有帮助，这样可以减少由运动和咳嗽引起的疼痛。患者和治疗师应该知道发生器被激活的速度以及延迟的时间。治疗的目标之一是确定什么是安全的活动和适当的阻力或运动负荷，以便获得足够高的心率，从而在运动中获益，但又不高到足以激活 ICD。治疗师可以为心电生理学家提供重要的信息，以设定 ICD 的心率边界。治疗师应该认识到，几乎 90% 的 ICD 患者存在心理效应。这些患者患有抑郁症和焦虑症，由于害怕 ICD 的发动，他们会自我限制，从而降低生活质量。对死亡的恐惧和身体形象的改变可能会干扰亲密关系。同时也会失去控制，增加自我怀疑和无助感。提供有关运动、自我监测和 ICD 功能的教育是重要的。同样重要的是，医务人员要确保患者能够接受常规检查，以确保 ICD 正常工作和正确感知，防止误放电，并确保电池处于活动状态。

如果患者的心率高于预先设定的心率，患者应该坐下来，并接受咳嗽或 Valsalva 手法的指导。这些动作可能会刺激迷走神经，从而导致心率下降并防止休克。治疗师应监测患者的生命体征，并在除颤器产生电击时通知心脏病专家。如果在除颤时与患者接触，医务人员可能会感到电击，但这不会造成伤害。使用 ICD 的并发症与上述心脏起搏器的并发症相似。

总　结

正常心脏传导紊乱或功能障碍可导致心输出量减少，从而导致头晕、视力改变或精神状态和晕厥，以及平衡 / 跌倒功能障碍。暂时性和永久性的传导问题可以通过植入起搏器或 ICD 来治疗。这些装置可以提高患者的安全性，对运动的耐受性以及参与工作和娱乐活动的能力，从而提高生活质量。在这种情况下，治疗师必须意识到某些治疗问题，必须在患者锻炼前了解起搏或电击的类型和基本编程参数。患者运动时应监测生命体征，以确定患者的耐受性。为了预防伤害，医务人员应该知道植入了起搏器和 / 或 ICD 的患者使用各种模式的相对禁忌证和绝对禁忌证。

（胡康杰，张理炎）

原文参考

Beyerbach DM, Rottman JN 2012 Pacemakers and implantable cardio-verter defibrillators. http://emedicine.medscape.com/article/162245 Cannon D, Prystowsky E 2004 Evolution of implantable cardiovertor

defibrillators. J Cardiovasc Electrophysiol 15 (3):375–385 Crozier I, Smith W 2012 Modern device technologies. Heart Lung Circ

21:320–327 Cutro R, Rich MW, Hauptman PJ 2012 Device therapy in patients

with heart failure and advanced age: too much too late? Int J

Cardiol 155:52–55 Houthuizen P, Bracke FA, van Geler BM 2011 Atrioventricular and

interventricular delay optimization in cardiac resynchronization therapy: physiological principles and overview of available meth- ods. Heart Failure Rev 16:263–276

Misiri J, Kusumoto F, Goldschlager N 2012 Electromagnetic interfer- ence and implanted cardiac devices: the nonmedical environment (Part 1). Clin Cardiol 35 (5):276–280

Schermann M, Keung E 2005 The year in clinical electrophysiology. J Am Coll Cardiol 4 (5):790–795

Stevenson W, Chaitman B, Ellenbegen K et al 2004 Clinical assess-ment and management of patients with implantable cardioverter devices presenting to a nonelectrophysiologist. Circulation 110:3866–3869

Wilkoff BL, Love CJ, Byrd CL 2009 Transvenous lead extraction: Heart Rhythm Society expert consensus on facilities, training, indications, and patient management. (Document endorsed by the American Heart Association.) Heart Rhythm 6:1085–1104

Woodruff J, Prudente L 2005 Update on implantable pacemakers. J Cardiovasc Nurs 20 (4):261–268

Zaidan J, Atlee J, Belott P et al 2005 Practice advisory for periopera- tive management of patients with cardiac rhythm management devices: pacemakers and implantable cardioverter defibrillators. Anesthesiology 103 (1):186–198

第 44 章

侵入性心脏手术

CHRIS L. WELLS

本章内容

概　述

过去 40 年来，导管插入术、血管成形术和旁路手术等治疗心脏疾病的侵入性手术已经变得非常普遍。美国每年完成的有创心脏手术超过 450 万例，心脏疾病的外科治疗取得了许多进展，微创心血管手术也取得了显著进展。老年患者的年龄和并发症增加了手术的复杂性，然而不幸的是，这些因素也会影响患者的预后，例如恢复到从前的功能水平和生活质量。本章将简要讨论心脏病，尤其是冠状动脉疾病的各种侵入性治疗方法。

导管插入术

导管插入术仍然是诊断心功能和心脏病的金标准（见图 44-1，描述心脏各腔内压力的临床名称及其平均值）。右心导管术（rightheartcatheterization，RHC）可用于评估心肺系统内的容积和压力，通常通过颈内静脉、股静脉或肱静脉将导管置于右侧心腔。导管可以通过记录右心房内的压力（临床上称为中心静脉压）来测量有多少血液回流到心脏，称为前负荷。医生可以通过测量经右心室进入肺动脉干（肺动脉压力）的容积和压力来评估右心室和肺血管系统的功能。导管末端的气囊可以充气，用来间接测量左心的前负荷（肺毛细血管楔压）。该操作也可以用来评估血气、心输出量、三尖瓣及肺动脉瓣的功能；用来检测室间隔缺损；最后，还可以使用 RHC 诊断肺动脉高压，评估栓塞的程度和位置，进行组织活检，

338

评估用于改善心功能和降低肺动脉高压的药物的反应性。

左心导管术（left heart catheterization，LHC）是诊断冠状动脉粥样硬化的常用方法，这有助于确定心肌灌注状态。导管通过股动脉或肱动脉进入动脉系统。在冠状动脉造影时，心室造影可完成左室功能的评估，包括二尖瓣和主动脉瓣壁运动和功能的描述，射血分数、血气、左室血容量、心输出量的测量。心导管插入术也可以用来评估心外主要血管的健康状况。最近，经导管主动脉瓣置换术正用于那些不适合传统正中胸骨切开术进行主动脉瓣置换的患者。经皮导管二尖瓣修复术也在进行临床试验。

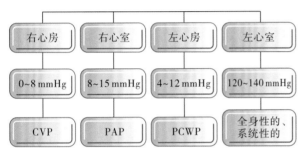

图 44-1　本图定义了心脏各腔室压力的临床名称和平均值。CVP，中心静脉压；PAP，肺动脉压；PCWP，肺毛细血管楔压

干预治疗

活动受限将根据患者是 RHC 还是 LHC 而有所不同。如果患者只进行 RHC，一旦导管从静脉取出，按压该部位 2~5min 以确保出血停止，患者即可下床，并恢复可耐受的和医务人员指导的活动。LHC 后，局部直接压迫 5~20min 或者直到出血停止，然后使用压力敷料包扎并固定肢体。医生可以插入血管塞或缝合线来封闭动脉穿刺部位，但患者通常需要卧床休息。如以股动脉为置管部位，需卧床 4~6h；如果是肱动脉置管，患者可以在 2~4h 内下床，但需要将肢体抬高并固定 4~6h。在允许患者和肢体活动的情况下，医务人员在介入治疗前后检查动脉穿刺部位是否有出血或血肿的发生也非常重要。如果出血持续或出现血肿，必须通知医生以控制出血并评估动脉瘤的发展情况。治疗师还应

完成运动和感觉检查，以确定是否有任何局部性缺损，特别是伴行于动脉入路的股神经或正中神经分布范围内。该操作还有肾功能不全的风险，因为在动脉造影术中使用的造影剂可能会导致周围性水肿、肌无力、精神状态改变和心力衰竭，治疗师将需要评估和调整康复计划。

经皮冠状动脉介入治疗

经皮冠状动脉介入治疗（percutaneous coronary intervention，PCI），以前简称为经皮冠状动脉成形术（percutaneous transluminal angioplasty，PTCA）或血管成形术，是在确诊冠状动脉粥样硬化后，可在心导管室进行的治疗。对于涉及 1~2 支血管近端动脉的非钙化弥漫性病变，PCI 加支架或不加支架是治疗冠心病的常见选择。在进行具体的侵入性手术时，还应考虑心功能和并发症，如糖尿病和急性心肌梗死（myocardial infarction，MI），尤其是 ST 段抬高的心肌梗死。

通过实施 PCI，心脏科医生可能打开闭塞的动脉并恢复血流。使用与 LHC 相同的操作插入导丝和导管。在导丝上插入可扩张的导管球囊，穿过动脉粥样硬化病变部位。然后给球囊充气，目的是使形成动脉粥样硬斑块的血管得到扩张，结果是管腔和血管的总直径都增大。然后把球囊放气并重复血管造影以评估 PCI 的有效性。患者通常服用肝素或比伐卢定以减少血栓形成的风险，硝酸甘油可进入冠状动脉以防止血管痉挛。必要时可重复 PCI 检查或对其他受累动脉进行 PCI 检查。如果患者出现心绞痛或提示缺血或血管痉挛的体征，术后不能立即拔除导管鞘，以便可以快速进入。

虽然 PCI 是一种微创手术，其急性成功率约为 90%，但该手术也存在一些并发症。可能发生静脉血栓形成和栓塞，导致脑血管意外（cerebrovascular accident，CVA）或另一冠状动脉阻塞造成进一步的缺血或梗死。术中有冠状动脉穿孔或剥离的危险，可能导致动脉闭塞或心肌梗死。动脉闭塞或动脉剥离需要紧急

手术干预以止血和维持心肌功能。导管还可能导致危及生命的心律失常、出血或感染，导管入口部位（通常是股动脉）可能出现假性动脉瘤。经皮冠状动脉介入治疗的并发症发生率为4.1%，这些并发症中29%来自动脉夹层。再狭窄发生率据报道为4%~40%；在再狭窄的患者中，动脉闭塞导致心肌梗死的病例高达50%，死亡率在20%~40%；大约20%的患者需要手术干预。

尽管医疗技术不断进步，PCI术后1年内再狭窄的概率仍有30%。PTCA术后6个月内再狭窄与细胞增殖、巨噬细胞浸润、血小板增殖和新生血管形成有关，从而导致冠状动脉狭窄或闭塞。据称6个月后的再狭窄是由冠状动脉疾病的进一步进展引起的。

支　架

与单独使用PCI相比，在PCI术中使用血管内支架可以降低再狭窄和再闭塞的发生率。支架的优点是扩大管腔，减少动脉的弹性回缩。当PCI术后发生急性再狭窄时，也可以放置支架。在美国，每年有超过100万的PCI手术完成，超过一半的患者同时置入了血管内冠状动脉支架。支架被导丝引导穿过动脉粥样硬化斑块，一旦就位，支架要么自行扩张，要么气囊充气，以破坏病变、扩张冠状动脉，恢复心肌灌注。

目前用于治疗冠状动脉疾病的支架有两种基本类型：裸金属支架和药物洗脱支架，使用率达75%。与单纯血管成形术相比，支架置入术降低了再闭塞率（支架内狭窄）和再狭窄率。支架可以涂上肝素或其他药物，积极阻断再狭窄的发展。因此，药物涂层或药物洗脱支架可以用西罗莫司等药物覆盖。西罗莫司实际上降低了内皮功能，影响血小板的生理，而西罗莫司抑制了细胞增殖。与裸金属支架相比，药物洗脱支架与早期再狭窄和再闭塞的减少以及死亡率的改善有关。裸金属支架在置入1年后晚期再狭窄发生率降低，尤其是近期ST段抬高型心肌梗死的患者。置入药物洗脱支架的同时，患者一般需要接受6~12个月的抗凝药物治疗以降低血栓形成的风险，并终身服用阿司匹林以降低未来心肌梗死的发生率。如果出现狭窄，心绞痛将会复发，需要进一步的干预以稳定心肌功能；这些干预措施包括置入另一枚支架、PCI、旋切术、激光、放疗或冠状动脉搭桥术。

旋切术

有4种常见的旋切术可以用来清除血栓或动脉粥样硬化斑块，恢复冠状动脉血流。冠状动脉斑块旋切术可以单独使用，也可以与PCI或支架置入联合使用。旋切术的主要功能是机械地清除斑块。当病变位于分叉处或远离心脏时，采用定向性冠状动脉斑块旋切术（侧切）是最好的选择。旋磨术采用圆形磨料法和动脉粥样硬化提取装置；动脉粥样硬化提取装置在血管内器械的末端带有切割刀片，用于清除动脉粥样硬化。激光已经成功地用于在支架内狭窄的情况下使组织气化。最后，切割球囊成形术（属于旋切术又不同于旋切术）通过微外科刀片使用球囊导管切除病变并扩张动脉。旋切术和PCI可能与微栓塞的活动有关，微栓塞活动可能导致远端小动脉闭塞，导致其他部位的缺血。

激　光

冠状动脉粥样硬化病变可以通过激光消融来治疗。对于隐静脉移植物，主动脉冠状动脉口狭窄、纤维化或钙化引起大面积狭窄或支架内再狭窄的病变，可用激光直接消融。根据斑块的细胞组成，正确的波长可以气化病变。应用激光最常见的并发症是血管穿孔，其发生率为5%~10%。

激光也被用来进行除颤手术（见下文）治疗房颤和心肌血运重建。本章后面将简要讨论这些治疗。

辐　射

冠状动脉内放射治疗，又称近距离放射治疗，被用于治疗冠状动脉再狭窄。同位素的使用会抑制平滑肌的增殖，延缓愈合过程，并阻止被治疗动脉的重塑。当近距离放射疗法用于支架再狭窄时，未来再狭窄率可减少 50%。

干预治疗

导管术后急性期的治疗干预与 LHC 类似。由于患者已被诊断为冠状动脉疾病，且存在再狭窄的风险，因此，医务人员对患者进行常规医学检查及服药依从性的教育非常重要，患者要能够识别与心肌缺血和心肌梗死相关的症状和体征。从长期来看，患者要开始将自己的心脏危险因素降到最低，比如戒烟、高血压和糖尿病的管理、合理饮食和体重管理，并参加有规律的运动训练。心脏病患者受益于心脏康复，在运动期间对其进行监测，并提供有价值的教育，建立社会支持网络。

冠状动脉旁路移植术

对于多支冠状动脉病变、复杂弥漫性病变、左主干病变、多支血管病变伴左心室功能障碍和糖尿病患者，冠状动脉旁路移植术（coronary artery bypass graft，CABG）是首选的侵入性手术，也是最常见的心脏手术。进行 CABG 手术的目的是通过将动脉粥样硬化斑块周围的血液分流到闭塞远端的心肌来恢复对存活心肌的灌注。

典型的手术入路是正中胸骨切开术，尤其是对于多支血管旁路手术。对于孤立的左前降支（left anterior descending artery，LAD）阻塞，采用小的前开胸方法进行 CABG 手术，称为微创直接冠状动脉旁路术（minimally invasive direct coronary artery bypass，MIDCAB）或锁孔 CABG。有关 MIDCAB 的更多详细信息，请参见下文。

旁路手术摘取的血管组织本质上可以是动脉，也可以是静脉。传统来说，隐静脉是通过将静脉与主动脉根部和病变或狭窄的远端吻合来绕过病变的。静脉反向缝合以防止静脉瓣阻碍血流。其他来源的移植物或导管仍在研究中，因为隐静脉移植物（saphenous vein graft，SVG）有一定的狭窄发生率，总的来说，15% 的 SVGs 会因为增生和血管粥样硬化加速而在 1 年内被堵塞，50% 会在 10 年内被堵塞。

左、右或双侧胸内（乳内）动脉（internal mammary arteries，IMA）分别是绕过左前降支和右冠状动脉的常见移植物。左乳内动脉（LIMA）在术后 15 年具有 71% 的通畅率。最常用 LIMA 的原因是因为右侧或双侧 IMA 与胸骨创伤并发症相关。躯干的其他动脉，如右侧胃网膜和腹壁下动脉也被用作导管，但由于难以获取而不常用。在一项大型荟萃分析中，有报道称，与 LIMA 和 SVG 相比，当进行多动脉旁路手术时，长期生存率有所提高，但手术难度更大。桡动脉也是常见的动脉来源，但外科医生必须保证有足够的血液流向手部，同时避免感觉丧失也是一项挑战。

传统上，在进行这种手术时，患者会进行体外循环（cardiopulmonary bypass，CPB）以停止心脏搏动并完成搭桥手术。在心脏停止搏动和移植物缝合的情况下，CPB 循环血液以支持整个心肺。这是根据冠状动脉的尺寸和位置、血流动力学稳定性和左心室功能而进行的必要手术。不幸的是，CPB 也有副作用，尤其是在老年人群中。使用 CPB 可引起弥漫性全身性炎症反应，这与血小板活化、凝血和纤维蛋白细胞活性增加有关。为了进行 CPB，需要在主动脉上操作，而这将增加栓塞的风险，从而增加脑卒中和心肌梗死的风险，包括围手术期或术后脑卒中、术后心肌梗死和死亡的发生率均有升高。以下危险因素如年龄、糖尿病、肾功能不全、左心室功能下降、外周动脉疾病和慢性阻塞性肺疾病等与手术并发症增加有关，如果医学条件许可，外科医生应考虑在不放置 CPB 的情况下完成 CABG 以改善患者的预后。

当患者接受 CABG 手术时会有一定的风险。手术可能并发心肌梗死、心律失常、切口和胸骨感染、机械通气失败、出血、脑卒中或急性肾衰竭。手术的死亡率为 1%~3.6%，患者术后有并发症或伴有糖尿病、左心室功能下降、未治疗的心衰时死亡率会更高。像 CABG 这样的心内直视手术后新发房颤与住院时间延长、短期和长期死亡率增高也有关。既往有脑卒中史、高血压史和外周动脉疾病史的老年人术后发生房颤的风险更高，CPB 时间更长。

微创直接冠状动脉旁路移植术

根据被阻塞的血管、患者的稳定性和心功能的不同，外科医生可以选择通过小的前开胸进行旁路手术（minimally invasive direct coronary artery bypass，MIDCAB）。这种开胸方法的目的是减少正中胸骨切开术造成的手术创伤，提高康复能力，缩短住院时间，无须 CPB 支持即可完成。MIDCAB 通过左侧第 4 或第 5 肋间隙的小前胸廓切口进行。通常，LIMA 是绕过左前降支的首选搭桥血管。通常情况下，LIMA 用于绕过包括 LAD 在内的闭塞。这种方法最近与允许外科医生处理多支血管病变的 PCI 手术相结合，特别是对于标准 CABG 具有高并发症风险的患者。这种外科手术管理 CAD 的联合方法称为杂交手术。所使用的方法取决于所涉及的动脉、心功能、传导系统稳定性、体外循环支持需求及外科医生培训等。MIDCABG 的另一个好处是，无须体外循环支持和主动脉球囊反搏（IABP）就可以进行该手术，可以降低死亡率、脑卒中和术后心肌梗死的发生率。

干预治疗

采用正中胸骨切开术进行心脏手术患者通常需要接受胸骨预防措施的指导，目的是改善上肢的使用以减少胸骨创伤并发症。医务人员需要知道在术后早期恢复功能时，并没有足够的证据证明这些预防措施可以预防伤口并发症。胸骨预防措施因设施不同而有所不同，可以根据每个外科医生的具体情况而定。通常的预防措施包括举重限制、关节活动度（ROM）限制（特别是过肩运动），以及基本功能活动和日常生活活动的限制。目前尚无报道将 ROM 的表现、

上肢的使用或功能活动表现与胸骨创伤并发症联系起来。与手术并发症相关的危险因素包括肥胖、双侧 IMA 手术、糖尿病、延长机械通气时间和延长 CPB 时间。

由于对胸骨预防措施缺乏共识，本节提供的信息是作者的临床建议。通常在伤口有引流的情况下，术后即刻在切口覆盖一层干敷料。胸骨伤口可能一直被覆盖直到患者拔除机械通气支持。如果切除隐静脉或桡动脉，则受累肢体通常会冰敷 24~48h 以控制水肿。女性患者的乳房越大，伤口并发症的风险就越大，所以建议佩戴胸罩来减少切口的张力。

在肩关节 ROM 方面，当以正中胸骨切开术为手术入路时，ROM 在患者的可耐受范围内允许进行单侧和双侧高于肩高的前屈和外展。通常高于 90° 的外展外旋是痛苦而不能耐受的，如果患者有各种与伤口并发症相关的危险因素，外科医生或治疗师可能要考虑将肱部抬高到肩高。

急性期康复包括恢复功能活动、增加行走耐力并为出院做准备。在患者的可耐受范围内增肌和功能性训练也需要进行，采用适当的身体力学保护胸骨和切口。利用上肢进行功能活动和日常生活活动，并加以改进以便接近胸骨手术骨折部位，减少组织张力。

一旦患者神志清楚并且血流动力学稳定，应立即开始干预。在术后 3~6h 就可以起床活动，但通常在术后 12~24h 才开始进行。床椅转移通常是可以耐受的，使用非依赖臂上推，同时使用依赖臂夹住胸骨（图 44-2）。在患者完全侧卧之前不应将下肢从床上移开，以减少腹部肌肉的活动，从而降低胸骨伤口下方的张力。

康复治疗师的作用是指导患者如何调整活动以保护胸骨，恢复基本的功能活动。通常情况下，为了完成基本的功能性活动，如卧坐转移、滑行和坐站转移，个体通过伸展躯干后面的肱骨来增加机械推进力，从而增加他们的机械优势。这种上肢的位置是疼痛的，大多数开胸患者无法耐受。在训练基本动作时，作者提出了以下建议：床椅转移以及坐站转移时，在患者

承受范围内可采用上肢单侧负重或辅助站立。指导患者肘部负重以产生重心偏移，也可以用对侧手臂推动来帮助支撑骨盆。坐站转移时可以把手臂放在膝关节上，或者放在椅子的扶手上向上推直到站起。如有安全需要，可以允许患者使用辅助装置进行步态训练。在手动轮椅推进的情况下，指导患者避免肩部过度伸展。

建议患者遵守胸骨预防措施的时间也是可变的，平均为4~8周。最近，有外科医生用钢板固定胸骨，而不是用金属丝固定，特别是从事体力劳动的患者和胸骨创伤并发症高风险的患者。这些患者通常需要2~4周的预防措施。对于胸骨用金属丝固定的患者，手术后4~6个月内，某些活动如超过头顶的举重、俯卧撑或卧推训练可能会受到限制。

在马里兰大学医学中心，如果患者有明显的糖尿病控制不良史，1型糖尿病病史超过10年，全身使用皮质类固醇，中度肥胖或者使用双侧IMA移植物，则将患者列为胸骨并发症中危患者。其他中危患者是伴有脊髓损伤或下肢截肢等合并症的患者，这些患者需要上肢部分或完全承重，以便能够活动。这些患者可能需要在胸腔上部放一个装置，例如胸骨或胸廓护具，以增加胸骨的稳定性。一旦胸骨稳定便可指导进行如上所述的功能活动。医务人员应定期检查切口愈合情况并评估患者的胸骨稳定性。图44-2描述了使用中度胸骨预防措施的患者的移动性训练。

接受开胸手术的患者通常没有任何ROM或活动受限，可以在其耐受范围内进行活动。

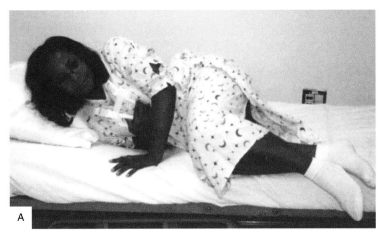

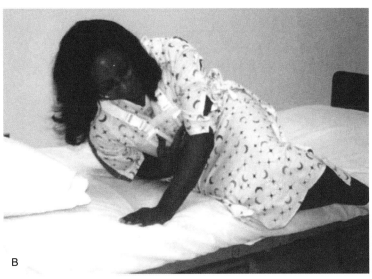

图44-2　A、B. 这些照片说明了如何使用胸部环抱器指导患者下床。请注意，患者正在使用右上肢夹住胸壁，并且肘部紧紧地靠在胸腔上以防止患者手臂外展

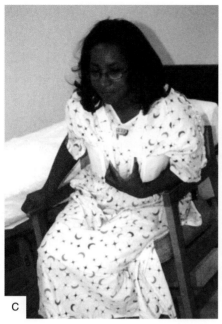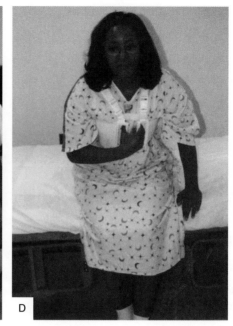

续图44-2　C.在移动期间，提醒患者将上肢保持在躯干前方非常重要。D.上肢可用于从"坐"移动到"站"，但应在视觉上确保患者在推动之前将其手正确放置在躯干前面。该患者正在使用外部装置（胸部环抱器）来辅助夹抱胸壁

在手术部位用夹板固定有助于减轻疼痛，提高患者咳嗽、参与深呼吸训练及活动训练的意愿。

出院的目标是在手术后3~5d内达到临床稳定、功能恢复并完成所有必要的教育。急性期的康复还应涉及肺康复、功能恢复和患者教育。应强调激励式肺量计、夹板和咳嗽技术的使用以及早期活动的指导，以减少肺不张或肺炎的发生。建议患者每天至少行走3次，每次至少步行10min。患者教育应包括心脏危险因素（如戒烟、控制血糖水平及增加活动水平）、正确使用药物及合理饮食或遵从心脏康复营养处方。术后教育还应包括一项家庭康复计划，包括在今后6周的康复期间，每周5d，将步行耐力提高到每天30min，从低强度到中等强度循序渐进。应指导患者和家属监测哪些体征和症状以便及时发现并处理任何术后并发症。最后，患者教育通常还包括以下指导：避免举起4.5~9kg以上的重物，避免驾驶，乘车时坐在车的后排以防万一发生事故时前气囊被激活。当患者精力充沛且无心绞痛或胸痛发生时，可以恢复性生活，建议改变体位以提高患者的耐受性直到骨完全愈合。

门诊心脏康复应在术后2~6周开始，通常包括24~36次心电图检查和运动期间的生命体征监测。这个康复阶段的目标是提高患者耐力直至可以完成40~60min中等强度的有氧运动。一旦外科医生确认胸骨已经愈合，患者就可以开始用轻到中等的重量举重。关于重返工作岗位和娱乐活动的问题在这个时候需要考虑。如果患者要返回需要体力劳动的工作岗位，医务人员应设计一个工作强化计划，使患者能够成功重返工作岗位并降低工伤风险。

瓣膜手术

当外科医生和患者决定是应该修复还是更换瓣膜，以及应该做什么类型的瓣膜时，必须考虑许多因素。其中一些因素可能包括患者的年龄、抗凝药物使用的相关风险、感染风险、瓣膜解剖紊乱程度及左心室功能。如果需要更换瓣膜，必须决定更换的是机械性瓣膜还是生物性瓣膜。年龄、既往病史和生活方式都有助于决定所使用的瓣膜置换术的类型。

纠正瓣膜功能障碍有几种侵入性的手术可以选择。经皮球囊瓣膜成形术是一种非手术治

疗狭窄的方法，导管穿过管腔到达瓣膜腔充气以减少狭窄。对于二尖瓣狭窄，另一种非手术选择是经皮二尖瓣联合切开术，通过导管切开瓣叶。这两种选择都有发生再狭窄和瓣膜反流并发症的风险。

当药物治疗达到最大效益或心室功能受损或心肌缺血需要解决时，应选择手术干预治疗。根据所涉及的瓣膜，患者的解剖结构和外科医生的技术，手术方法可能是经纵隔或前开胸。尽管 33% 的主动脉瓣狭窄（aortic stenosis，AS）患者 [严重二尖瓣反流（MR）患者尤其是功能性 MR 患者的比例与此相似] 不适合传统手术干预，但瓣膜置换术仍然是 MR 和 AS 的手术金标准。

AS 的手术选择越来越多。外科医生正在进行微创手术，称为经心尖入路。患者未进行完整的胸骨切开术，只需在胸骨体上做一个 5~8cm 的切口或进行胸骨横切的微型前胸廓切开术以修复或更换主动脉瓣。这降低了伤口并发症的风险，提高了治愈率和出院率。手术风险较高的患者可能会接受经血管主动脉瓣置入术（transvascular aortic valve implantation，TAVI）。在 TAVI 中，该方法通常通过股动脉，将由牛心包瓣膜构成的球囊扩张支架放置在自体瓣膜（Sapien 瓣膜）上，或者将由猪心包瓣膜构成的自扩张支架延伸放入升主动脉位置。接受 TAVI 治疗的患者 1 年生存率为 73% ~ 79%，而药物治疗患者的生存率为 62%。最后，不适合传统外科手术的患者可以进行主动脉瓣旁路手术（aortic valve bypass，AVB），即通过开胸手术将左心室主动脉导管从左心室植入降主动脉。据报道，65% ~70% 的心输出量通过旁路，并且每搏输出量可增加 40%。

干预治疗

瓣膜修复或置换术后患者的康复与心肌血运重建术后患者相似（见上文关于 CABG 术后康复的讨论）。接受抗凝治疗的患者在参加接触性休闲运动和剧烈的举重活动时应谨慎。还应教育他们了解后续医学检查对监测凝血水平

和出血体征和症状的重要性。医务人员和患者还应监测症状的复发，特别是瓣膜修复而不是置换时，这表明修复失败或出现了其他瓣膜功能障碍。

低温冷冻法

房颤是最常见的心律失常，其发病率随年龄、心力衰竭、二尖瓣和主动脉瓣膜疾病以及心脏直视手术而增加。其传导节律不规则，干扰了心室的正常充盈，增加了心房内血栓形成的风险，从而增加了脑卒中的风险。2010 年，美国有 260 多万人患有房颤，欧洲有 440 万人患有房颤，其中 12% 的脑卒中与心律失常有关。

房颤与开放性心脏手术的死亡率和发病率有较密切的联系，特别是二尖瓣手术和 CABG。左心房去极化模式在房颤和左心室传导异常中是可预测的。考虑到这一点，有可能阻断心房内去极化通路，尤其是左心房，便可消融心律失常，恢复窦性心律。除颤手术使用冷激光以精确的模式制作手术切口或损伤，以创建只允许心房单向去极化发生的通道。除颤手术可以通过前胸廓切开术单独进行，更常见的是，对于有房颤病史的患者可以在心内直视手术时同时进行。通过除颤手术，外科医生可以切断左心房的折返通路，减少血栓形成的风险。

术后急性期，由于心肌组织受到刺激和炎症，患者恢复为房颤心律并不罕见。对医务人员来说，监测和识别房颤的症状和体征非常重要。通常情况下，术后 3 个月内需服用抗心律失常药物以降低房颤的发生风险。

心肌血运重建术

因弥漫性远端冠状动脉疾病而导致心绞痛，对药物治疗无反应且不适合 PCI 或完全血运重建（CABG）的患者，可考虑心肌血运重建术（transmyocardial revascularization，TMR）。虽然 TMR 仍是一种孤立的手术，但最近外科医

生更倾向于将 TMR 与 CABG 或瓣膜手术联合应用。TMR 使用激光在心肌内创建小的跨壁通道，主要是左心室壁。当左心室随着血液充盈开始去极化时，形成激光穿透心肌。激光形成直径1mm 的数个通道通过左心室壁，随后激光束被心室中的血液吸收。直接按压心外膜表面可以防止血液进入心包囊。为了控制出血，可能还需要在激光的入口处进行缝合。

TMR 改善心肌灌注的确切机制尚不清楚。有两种公认的理论可以解释其缓解心绞痛的机制。一种理论认为激光可以诱导血管生成从而发展更多的侧支循环，增加心肌组织的灌注。第二种理论则认为激光会使导致心绞痛的心肌组织去神经化从而减少心绞痛的发生。两种理论均有文献支持，但还需要进一步的临床研究。

干预治疗

TMR 使用的方式决定了康复的过程。医务人员需要了解的一个关键因素是患者并没有完全血管重建，可能会继续经历心肌缺血和心绞痛。与完全血运重建的患者相比，TMR 患者的康复过程通常需要改变。运动处方通常是低强度、间歇性、持续时间较短的运动，因为仍有可能存在整个心肌灌注受损的状态。在这一人群中，医务人员需要监测患者心肌缺血的症状和体征，并教育患者在运动过程中进行安全的自我监测。康复治疗应注重功能强化和功能活动，如散步，可促进其独立性。患者教育还应包括简化工作和节约能量。目前没有报道说接受 CABG 与 CABG+TMR 的患者之间死亡率存在差异。还需要更多的研究来确定接受 TMR 的个体是否具有更好的功能活动和生活质量。

心室重建

当缺血性心脏病导致心室扩张或大面积跨壁心肌梗死形成动脉瘤时，心室无法产生足够的收缩来维持心输出量，患者出现心力衰竭。心室重建已被用于切除心肌梗死导致的动脉瘤，或可进行心室重建以缩小整体扩张的心室的大小。外科医生可以考虑重建心室以恢复其

形状，并提高肌肉收缩的效率。心室重建可以与 CABG 和二尖瓣修复术联合应用。结果显示 CAGB 联合重建并没有改善生存率。但这种手术干预联合二尖瓣修复术时可以提高缺血性心肌病患者的生存率。据报道还可以提高收缩力，降低耗氧量。

这种手术通常通过正中胸骨切开术进行，因此患者将遵循特定机构或外科医生的胸骨预防措施。康复应注重功能恢复和活动耐力的提高，医务人员应监测并教育患者识别心力衰竭的体征和症状。一般来说，康复过程需要一个缓慢的过程和密切的专业监测。

心室辅助装置

随着心室辅助装置（ventricular assist devices，VAD）在工程设计和治疗心力衰竭的临床应用方面的变化，VAD 的使用有了令人难以置信的增长。VAD 的使用不再仅仅是针对年轻的个体或等待移植的患者，越来越多的老年人开始接受 VAD 置入作为移植的桥梁或永久替代治疗。永久替代治疗意味着患者不适合心脏移植，VAD 将作为他们心力衰竭的最终治疗选择。2010 年，Thoractec，Inc. 获得 FDA 批准，可以将 HeartMate Ⅱ VAD 用于永久替代治疗，其他设备也在 FDA 批准的不同阶段用于永久替代治疗。据国际心衰机械循环支持的国家注册机构国际心衰机械循环支持中心（INTERMAC）称，永久替代治疗是使用越来越多的领域，这尤其增加了老年心力衰竭患者的管理选择。

这些设备的设计和操作也发生了重大变化。尽管像 Thoratec，Inc. VAD 这样的搏动性 VAD 仍在继续使用，特别是用于双心室衰竭，但更常见的设备类型提供非搏动性的循环。非搏动性的 VAD，如 HeartMate Ⅱ（图 44-3）、HeartWare 和 Jarvik 2000，血液循环是连续的，而不是像天然心脏那样模拟血液的充盈和排出。这种设计使得设备更小巧，耐用性更高。VAD 设计的变化也使得身材较小的人能够置入 VAD 并长期使用。VAD 循环血液方式的改变也导致

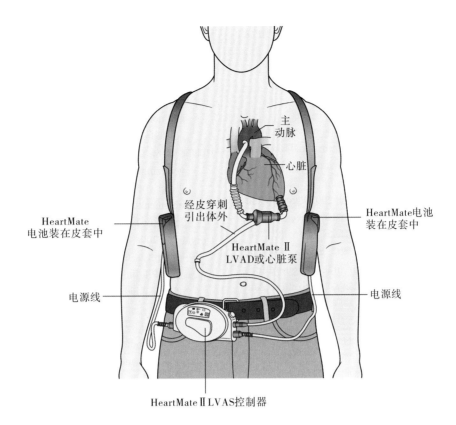

主动脉

心脏

经皮穿刺引出体外

HeartMate
电池装在皮套中

HeartMate Ⅱ
LVAD或心脏泵

HeartMate电池
装在皮套中

电源线

电源线

HeartMate Ⅱ LVAS控制器

图 44-3　HeartMate Ⅱ 是一种支持左心室的非搏动性 VAD。图中显示了这种 VAD 在体内的位置及其通过泵与心血管系统的连接，它的连续套管将血液从左心室通过泵循环到升主动脉（经惠允引自 Thoratec Corp., Pleasanton, CA. Available: www.Thoratec.com）

了脑卒中的减少。

干预治疗

随着非搏动性 VADs 的使用增加，对这些患者生命体征监测的考虑因素也发生了变化。根据 VAD 编程的血液循环的速度，患者可能不再有血液流动系统中动脉明显的跳动，这意味着如果没有更先进的设备，医务人员可能无法找到一个外周脉搏监测心率和血压。医务人员和患者需要舒适和可靠地使用主观量表，如感知用力率量表以评估耐受性。医务人员还需要跟踪功率利用率和泵的输出，以确定临床稳定。

所有 VAD 都有一组警报，如果 VAD 功能出现问题，就会发出警报。因此，作为置入后恢复阶段的一部分，医务人员将与 VAD 团队和患者一起工作，监测患者和 VAD 功能，并对任何可能被激活的警报做出适当反应。在与使用 VAD 的患者合作之前，医务人员需要完成任何培训并展示设施和设备制造商定义的能力，以确保了解设备的功能，各种警报的含义以及当

警报响起时，应采取的适当的动作顺序。

尽管有些 VAD 患者手术入路是开胸，但 VAD 置入患者的一般康复情况与 CABG 患者非常相似。对于大多数患者而言，胸骨预防措施需要进行，同时也需要训练患者在佩戴 VAD 时进行移动。医务人员需要记住 VAD 支持左心室功能，因此心输出量应该是稳定的，这应该允许患者参与积极的康复计划，以恢复功能，提高活动耐受性，允许可能的重返工作和提高生活质量。

总　结

在心脏病的评估和治疗中，存在各种侵入性技术。一些仅是微创的，而另一些则需要广泛的外科技术。医务人员必须了解所使用的特定侵入性技术及其相关预防措施。所有这些技术都需要术后立即进行伤口护理。在大多数情况下，康复应在手术后 24h 内开始。治疗的目

标是在数周至数月内，在机体在心脏病和并发症共存时使患者恢复正常的生活方式。

（邓淑坤）

原文参考

Afilalo J, Rasti M, Ohayon SM.2012 Off pump vs. on pump coronary artery bypass surgery: an updated meta-analysis and meta-regression of randomized trials. Eur Heart J, 33:1257–1267

Arjomand H, Turi Z, McCormick D, et al. 2003 Percutaneous coronary intervention: historical perspectives, current status, and future directions. Am Heart J, 146:787–796

Bridges CR, Horvath KA, Nugent WC, et al. 2004 The Society of Thoracic Surgeons practice guidelines series. Transmyocardial laser revascularization. Ann Thorac Surg, 77:1494–1502

Cahalin LP, LaPierm TK, Shaw DK. 2011 Sternal precautions: is it time for change? Precautions versus restrictions: a review of literature and recommendations for revision. Cardiopulm Phys Ther J, 22 (1):4–13

CDC National Center for Health Statistics, 2012 FastStats: Inpatient surgery. [Online] Available at: www.cdc.gov/nchs/fastats/insurg.htm. Accessed March 2013

CDC Division of Heart Disease and Stroke Prevention 2013 Atrial fibrillation

fact sheet. [Online] Available at: www.cdc.gov/dhdsp/data_statistics/fact_sheets/fs_atrial_fibrillation.htm. Accessed March 2013

Chen Y, Maruthappu M, Nagendran M.2012 How effective is unipolar radiofrequency ablation for atrial fibrillation during concomitant cardiac surgery? Interact Cardiovasc Thorac Surg, 14:843–847

Cooper EA, Edelman JJB, Wilson MK.2012 Off pump coronary artery bypass grafting in elderly and high risk patients: a review. Heart Lung Circ. 20:694-703

DiMario C, Sirtaria N. 2005 Coronary angiography in the angioplasty era: projections with a meaning. Heart, 91:968–976

Dor V, Filippo C, Alexandrescu C, et al. 2011 Favorable effects of left ventricular reconstruction in patients excluded from the surgical treatments for ischemic heart failure (STICH) trial. J Thorac Cardiovasc Surg, 141 (4):905–906

Douglas PS, Brennan JM, Anstrom KJ, et al. 2009 Clinical effectiveness of coronary stents in the elderly: results from 262, 700 Medicare patients in ACC-NCDR. J Am Coll Cardiol, 53 (18):1629–1641

Figulla L, Neumann A, Figulla HR. 2011 Transcatheter aortic valve implantation: evidence on safety and efficacy compared with medical therapy. A systematic review of current literature. Clin Res Cardiol, 100 (4):265–276

Guagliumi G, Sirbu V, Musumeci G, et al. 2011 Strut coverage and vessel wall response to a new-generation Paclitaxel-Eluting stents with an ultrathin biodegradable abluminal polymer. Circ Cardiovasc Intervent, 3:367–375

Heir JS, Gottumukkala V, Singh M, et al. 2010 Coronary stents and noncardiac surgery: current clinical challenges and conundrums.Prevent Cardiol, 13:8–13

Holzhey DM, Cornely JP, Rastan AJ. 2012 Review of a 13-year single center experience with minimally invasive direct coronary artery bypass as the primary surgical treatment of coronary artery disease.Heart Surg Forum, 15 (2):E61–E68

Horvath K. 2004 Mechanisms and results of transmyocardial laser revascularization. Cardiology, 101:37–47

Kalesan B, Pilgrim T, Heinimann K, et al.2012 Comparison of drugeluting stents with bare metal stents in patients with ST-segment elevation myocardial infarction. Eur Heart J, 33:977–987

Kaw R, Hernandez AV, Masood I, et al. 2011 Short- and long-term mortality associated with new onset atrial fibrillation after coronary artery bypass grafting: a systematic review and meta-analysis. J Thorac Cardiovasc Surg, 141:1305–1312

Lemos P, Lee C, Degertelem M, et al. 2003 Early outcome after Sirolimus-eluting stent: implantation of patients with acute cardiac syndrome. J Am Coll Cardiol, 41 (11):2093–2099

Locker C, Schaff HV, Dearani JA. 2012 Multiple arterial grafts improve late survival of patients undergoing coronary artery bypass graft surgery:analysis of 8622 patients with multivessel disease. Circulation, 126:1023–1030

Markar SR, Sadat U, Edmonds L, et al.2011 Mitral valve repair versus replacement in the elderly population. J Heart Valve Dis, 20:265–271

Mitter N, Sheinberg R.2010 Update on ventricular assist devices. Curr Opin Anaesthesiol, 23:57–66

Price MJ, Glap H, Teirstein PS.2007 Intracoronary radiation therapy for multi-drug resistant in-stent restenosis: Initial clinical experience.Catheter Cardiovasc Intervent, 69 (1):132–134

Rogers JH, Franzen O.2011 Percutaneous edge to edge MitraClip therapy in the management of mitral regurgitation. Eur Heart J, 32:2350–2357

Scandura S, Ussia GP, Caggegi A. 2012 Percutaneous mitral valve repair in patients with prior cardiac surgery. J Cardiac Surg, 27:295–298

Shudo Y, Sakaguchi T, Miyagwaw S, et al.2010 Impact of surgical ventricular

reconstruction for ischemic dilated cardiomyopathy on restrictive filling pattern. Gen Thorac Cardiovasc Surg, 58:399–404

Spaccarotella C, Mongiardo A, Indolfi C. 2011 Pathophysiology of aortic stenosis and approach to treatment with percutaneous valve implantation. Circ J, 75:11–19

Sundt TM.2013 CABG information. The Society of Thoracic Surgeons.[Online] Available at: www.sts.org/patient-information/adult-cardiacsurgery/cabg-information. Accessed December, 2013

Szabo TA, Toole A, Payne KJ, et al.2012 Management of aortic valve bypass surgery. Semin Cardiothorac Vasc Anesth, 16 (1):53–58

Tavris DR, Brennan JM, Sedrakyan A, et al.2012 Long term outcomes after transmyocardial revascularization. Ann Thorac Surg, 94:1500–1508

Topaz O, Polkampally PR, Mohanty PK, et al. 2009 Excimer laser debulking for percutaneous coronary intervention in left main coronary artery disease. Lasers Med Sci, 24 (6):955–960

Tresukosol D, Sudjarituk S, Pornratanarangsi S, et al.2010 Early and intermediate outcomes of left main coronary intervention. J Med Assoc Thailand, 93 (1):21–28

Vahanian A, Iung B, Himbert D, et al. 2011 Changing demographics of valvular heart disease and impact on surgical and transcatheter valve therapies. Int J Cardiovasc Imaging, 27:1115–1122

Veasey RA, Segal OR, Large JK. 2011 The efficacy of intraoperative atrial radiofrequency ablation for atrial fibrillation during concomitant cardiac surgery: the surgical atrial fibrillation suppression (SAFS) study. J Intervent Cardiac Electrophysiol, 32:29–35

Webb J, Rodès-Cabau J, Fremes S, et al. 2012 Transcatheter aortic valve implantation: a Canadian Cardiovascular Society Position Statement. Can J Cardiol, 28:520–528

Wells CL.2013 Physical therapy management of patients with ventricular assist devices: key considerations for the acute care physical therapist. Phys Ther J, 93:266–278

Williams ES, Hall B, Traub D, et al.2010 Catheter ablation of atrial fibrillation in the elderly. Curr Opin Cardiol, 26:25–29

Wu C, Dyer AM, King III SB, et al. 2011 Impact of incomplete revascularization

on long term mortality after coronary stenting. Circ Cardiovasc Intervent, 4:413–421

Yang E, Barsness G, Gerth B, et al.2004 Current and future treatment strategies for refractory angina. Mayo Clinic Proc, 79 (10):1284–1292

Zembala M, Michler RE, Rynkiewicz A, et al. 2010 Clinical characteristics

of patients undergoing surgical ventricular reconstruction by choice and by randomization. J Am Coll Cardiol, 56 (6):499–507

第45章

肺部疾病

CHRIS L. WELLS

本章内容

概　述

　　肺部疾病可根据其临床特征进行分类。通常将肺部疾病分为阻塞性、限制性（也称为肺纤维化）、血管性、感染性、胸膜疾病和癌症。随着人口老龄化，预计在肺部疾病管理方面的社会负担将会增加。本章将简要讨论阻塞性、限制性和感染性疾病的临床表现和治疗措施。

　　慢性阻塞性肺疾病（chronic obstructive pulmonary disease，COPD）是一个通用术语，用来描述许多导致呼气时气流受限或潴留的肺部疾病。肺气肿和慢性支气管炎是影响人们生命的第 6 个 10 年的两种常见的阻塞性疾病。哮喘和囊性纤维化也被认为是阻塞性肺病，虽然哮喘可以在整个生命过程中发展，但它们通常在生命早期就被诊断出来。

　　肺纤维化是指引起肺组织瘢痕化的疾病，如肺间质纤维化和职业性肺病（硅肺、农民或煤矿工人肺尘埃沉着病等）和结节病。瘢痕形成的结果导致肺顺应性即肺在吸气时扩张的能力受限或降低。

　　当肺部疾病导致大量肺血管床被破坏时，肺动脉高压在肺内发展。老年肺动脉高压可能是长期进行性阻塞性或限制性肺疾病、二尖瓣狭窄（导致肺动脉血管床压力慢性升高）或肺栓塞的结果。

慢性阻塞性肺疾病

肺气肿和慢性支气管炎

　　慢性阻塞性肺疾病（COPD）最常见的两种疾病是肺气肿和慢性支气管炎。全世界多达 16% 的人患有 COPD，这被认为是严重低估了其发生率。到 2020 年，COPD 将成为第三大死因。

　　肺气肿的定义是终末细支气管远端气道的不可逆解剖学扩张（图 45-1）。肺的腺泡被破坏，腺泡是肺的功能单位，没有纤维化的个体在腺泡内进行气体交换。可以根据解剖被破坏的位置对肺气肿进行分类。腺泡中央型肺气肿是一种最常见的与吸烟有关的肺气肿类型，包括一、二级呼吸细支气管的扩张和破坏，肺泡保持完整。它最常累积上叶，导致通气和灌注不匹配。全腺泡型肺气肿常见于老年人和患有遗传性 α1- 抗胰蛋白酶功能障碍的肺气肿患者。这种形式的肺气肿以均匀的方式影响所有呼吸性细支气管。腺泡周围型肺气肿累及外周次级小叶，通常与进行性终末期疾病无关，但与气胸的风险和发病率增加有关。最后，副气肿性肺气肿的特征是伴有纤维化的腺泡不规则增大，通常与先前的肺部病变相邻。

肺气肿是第二常见的阻塞性疾病。肺气肿的发病率在第 5 个 10 年中有了明显的上升，并在第 7 个 10 年中继续上升，患病率超过了

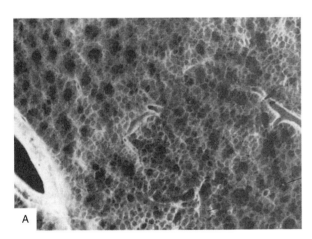

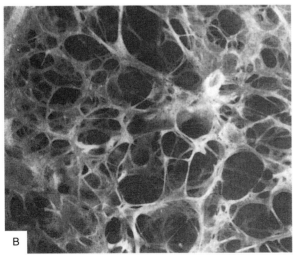

图 45-1　正常肺组织（A）与肺气肿损伤肺组织中观察到的病理变化（B）。（经 Churchill Livingston 惠允引自 Heard B，1969 Pathology of Chronic Bronchitis and Emphysema）

100‰。由于肺部具有大量的表面积以允许充分的气体交换，因此除非高强度活动水平，否则许多患者在疾病的早期阶段将无症状。在这样的条件下，肺气肿可能导致患者出现与去适应、衰老过程或其他合并症相关的疲劳和呼吸短促。残疾或功能受限的程度取决于肺部破坏的程度，而不是肺气肿的类型、年龄、合并症的数量或严重程度以及功能水平。

慢性支气管炎是一种主要的慢性阻塞性肺疾病，女性患病率是男性的两倍，据报道患病率为 57.7‰。慢性支气管炎和肺气肿被视为是一个长期连续过程，慢性支气管炎临床表现为持续性咳嗽、咳痰，每年咳痰超过 3 个月，连续 2 年以上，但没有其他可确定的产生痰的医学原因，如肺炎。该病与腺体增生和上皮内壁杯状细胞增多有关。杯状细胞与纤毛细胞的比例显著降低，导致黏液分泌过多，从而超过黏液纤毛清除率（图 45-2）。其最终结果是痰潴留，引起气道阻塞、呼吸性细支气管炎症、黏液栓塞和平滑肌肥大引起的小气道狭窄或闭塞，导致肺部感染的风险增加。

成　因

一些影响因素与肺气肿和慢性支气管炎有关，其中最常见的是吸烟。吸烟会增加中性粒细胞和肺泡巨噬细胞的聚集，从而启动免疫反应，清除体内的异物。

一种理论认为，肺气肿是保护肺部细微结构的保护性抗蛋白酶和溶解或分解组织的蛋白酶之间不平衡的结果。这种不平衡导致肺弹性回缩丧失。小气道依赖于实质附近的弹性组织收缩以帮助呼气，并提供气道稳定性以允许有效的吸气。目前正在研究的另一种理论是，吸烟被观察到在肺泡细胞凋亡或细胞死亡率升高、随后结构无法修复到功能状态中所起的作用。血小板和中性粒细胞的聚集也会增加，破坏小的毛细血管床。这导致肺的气体交换功能下降和肺动脉高压。

暴露于空气污染和职业因素也与肺气肿和慢性支气管炎的发病率增加有关。随着呼吸系

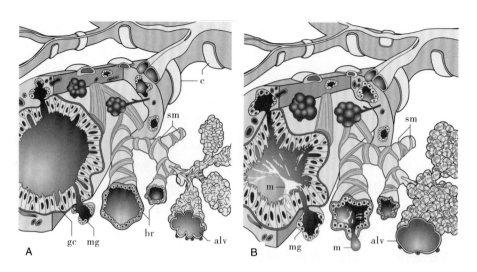

图45-2 正常气道（A）与慢性支气管炎气道（B）的比较。alv，肺泡；br，支气管；c，软骨；gc，杯状细胞；m，黏液；mg，黏液腺；sm，平滑肌（经 Year Book Medical Publishers 惠允引自 Des Jardins T 1984 Clinical Manifestations of Respiratory Disease. 由 Kenneth Axen 重新绘图）

统感染次数的增加，COPD 的发展和进展也在增加。全身性类固醇（如泼尼松）使用频率和剂量的增加也与 COPD 的进展有关。

最后，年龄和遗传因素也与 COPD 的发展有关。随着人口年龄的增长，COPD 患病率显著上升。据报道，易发肺气肿和慢性支气管炎与基因有关，与 α1-抗胰蛋白酶水平下降有关。这种酶是一种蛋白酶抑制剂，它保护组织免受炎症细胞酶，如中性粒细胞弹性酶的伤害。随着 α1-抗胰蛋白酶的减少，细胞的分裂率增加。在肺部，这将导致发生肺气肿。

临床表现

即使没有明显的阻塞或功能受限的临床证据，肺气肿和慢性支气管炎也可以存在。然而，当患者出现症状时，会存在广泛的不可逆肺损伤。COPD 导致气流受限。由于平滑肌增殖和收缩，以及炎症引起的支气管水肿，导致细支气管的管腔变窄。随着肺实质的丧失，气道弹性回缩力降低，导致远端气道扩张，气道早闭。这些肺内结构变化的最终结果是在吸气时空气可以容易地进入肺部，这被称为顺应性的增加。不幸的是，这些变化还导致脆弱的呼吸道在呼气时关闭或塌陷，导致空气被困在远端呼吸细支气管和腺泡中。这在临床上表现为肺过度充气。过度充气会导致吸气肌缩短和膈肌变平。

这导致胸壁的代偿性变化，称为桶状胸部畸形，即胸廓前后径和肋间隙的增加。这些肌肉骨骼的变化导致膈肌和其他呼吸肌的机械效能下降，以支持增加的通气需求。

COPD 患者起病隐匿，许多患者未被诊断。常见的症状是非特异性的，包括慢性咳嗽和呼吸困难，可能产生痰和高音喘息。随着疾病的进展，呼吸功增加，活动水平降低。听诊时，正常呼吸音减弱，并伴有高音调喘息，尤其是用力时。呼气相延长，因为患者试图减缓呼气时气道压力的变化，以尽量减少空气滞留或阻塞的程度。辅助呼吸肌通常肥大，并且随着肺过度充气，膈肌活动度降低。叩击肋间隙呈清音。随着运动，无论是吸气还是呼气，肌肉募集都显著增加，呼吸短促是运动不耐受的主要原因。

通气和灌注不匹配的患者由于气体交换的中断而具有去饱和的临床表现。在肺的某些部位，毛细血管血流良好，但通气不良。COPD 患者也可能存在无效腔增加的区域，这意味着在毛细血管床被破坏的肺部区域中存在足够的通气。通气和灌注之间的这种不匹配导致缺氧和二氧化碳潴留。

COPD 患者的肺功能检查显示典型模式。测定患者的第 1 秒用力呼气量（the forced expiratory volume in 1 second，FEV1）和用力肺活量（forced vital capacity，FVC）发现，患者

快速排出空气的能力显著降低。FEV1 的下降与呼吸困难或呼吸短促的程度有关。呼吸困难导致的运动受限与 FEV1 的相关性小于年龄、身高和体重预测值的 50%。当患者在休息时即有呼吸困难时，FEV1 可能低至预测值的 25%。肺总容量和残气量也明显增加，这清楚地表明肺的顺应性以及空气滞留或阻塞的程度增加（图45-3）。美国呼吸治疗学会和 COPD 基金会建议，所有成年患者都应该常规使用问卷来确定 COPD 的危险因素，使用简易手持式肺活量计或峰值流量计来监测运动气流。对于那些有危险因素和呼气流量低的人，应该完成高质量的肺活量测定。

尽管大多数 COPD 患者具有肺气肿和慢性支气管炎的混合特征，但是某些临床症状和体征与肺气肿的相关性大于慢性支气管炎。对于肺气肿，劳累时呼吸困难病史很长，痰液产生很少。这些患者更喜欢躯干前屈的姿势，这是为了固定他们的上肢，以便增加辅助呼吸肌群的募集并减少重力的影响。患有肺气肿的患者更有可能在呼气相训练缩唇呼吸以保持呼吸道通畅。患者每分通气量（呼吸频率 × 潮气量）将会升高，这有助于维持足够的动脉氧浓度，至少是在疾病的早期到中期阶段。此外，主要患有肺气肿的患者会出现体重过轻和外观恶病质。

相反，主要患有慢性支气管炎的患者通常有长期的慢性咳嗽病史。最初，咳痰可能只发生在冬季，然而随着病程、发病频率和严重程度的进展，痰液分泌过多，黏液脓性痰会增多。

当患者出现劳力性呼吸困难时，存在严重的气道阻塞。这些患者具有超重和发绀的倾向，患者的每分通气量比肺气肿的患者更低。

随着这些疾病发展到晚期，肺功能将进一步下降。呼吸性细支气管和腺泡的破坏导致通气困难、气道阻力增加和呼吸做功显著增加。肺内毛细血管床的破坏可引起肺动脉压升高，并对右心室造成压力。随着时间的推移，患者会出现肺源性心脏病或右心衰竭，这与周围凹陷性水肿、腹水、肝大、颈静脉扩张和厌食症相关。

干预治疗

戒烟有助于 COPD 患者的治疗。戒烟可降低 FEV1 的损失率。重要的是，戒烟还意味着避免接触有二手烟风险的人或地方。行为矫正训练还应注重体重管理和健康饮食，制定应对策略以最大限度地减少焦虑发作，控制压力反应，学习控制呼吸困难的呼吸策略。

除了行为改变之外，还有许多药理学选择可以帮助治疗疾病和相关症状。短效和长效 β 2- 受体激动剂或支气管扩张剂如沙丁胺醇可用于减少支气管痉挛并减少气喘和气道阻力。抗胆碱能药物如定喘乐，可以阻止支气管收缩。黄嘌呤衍生的药物如茶碱，可引起支气管扩张并加速黏膜纤毛系统运动并限制炎症反应。皮质类固醇如泼尼松或氟替卡松，也因为具有抗炎作用而被使用。在给老年人开运动处方时需要考虑到衰老导致的药代动力学和药效学差异。对于肺部疾病患者而言，每年接种流感疫苗以降低感染风险至关重要。当患者有复发感染病史时，抗生素不仅在治疗复发性感染中起着关键作用，而且还可作为预防性治疗的一部分。

这些患者也可能受益于气道清除技术，包括体位引流、拍打、辅助呼吸技术、动员或使用振动装置来清除分泌物。最后，进行氧疗用于纠正低氧血症并尽量减少继发性肺动脉高压。氧疗可降低呼吸困难程度，降低肺动脉高压，降低心律失常发生率，提高生活质量。在伴有高碳酸血症和呼吸功能不全的患者中，双水

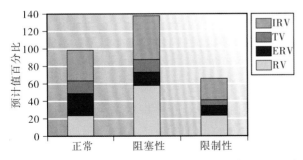

图45-3 阻塞性（COPD、肺气肿）和限制性（肺纤维化）肺部疾病对肺容量的影响。ERV，补呼气量；IRV，补吸气量；RV，残气量；TV，潮气量

平气道正压（bilevel positive airway pressure，BiPAP）已成为公认的治疗进展期疾病的有效手段。呼吸机可提供气道正压，以减少吸气做功，最大限度地减少空气的滞留，从而减少二氧化碳潴留。

肺康复已成为COPD患者治疗中被广泛接受的干预措施，其最终目标是改善生活质量。治疗项目应包括全面的教育项目，以解决营养、体重管理、病理学和医疗管理等问题，包括正确使用药物，简化工作和应对策略。该项目强调提高有氧耐力，包括肌力训练以提高上半身的肌肉力量和耐力，这将增加辅助呼吸肌和抗重力肌肉在最大化呼吸和促进功能活动方面的有效性。这些训练应具有功能性和负重性，以帮助管理骨质减少和骨质疏松症，这在该患者群体中非常常见。应密切监测血氧饱和度并调整氧流量，提供足够的灌注以支持有氧训练。通过训练，大多数COPD患者的运动能力得以提高，呼吸困难的感觉减少，自我照顾能力增加，生活质量也显著改善了。

肺气肿和慢性支气管炎也可以选择手术治疗。当存在肺大泡时，肺大泡是一个大的气体空间，它不再进行气体交换，而是压缩邻近组织，可以对该组织进行外科切除（肺大泡切除术）。减容手术是肺气肿患者的一种选择，可手术切除约20%的功能紊乱的肺组织，以减少过度充气，改善通气和灌注。最后，对于最大限度地利用药物治疗的终末期COPD患者，肺移植已经成为一种可行的选择。

COPD患者的预后取决于阻塞程度、高碳酸血症、低氧血症、功能活动性、体重指数、感染的复发和个体所在的国家等因素。在加拿大和瑞典，所有疾病水平的1年死亡率分别为27.7%和5.1%。通常认为，FEV1小于25%与2年内50%的死亡率相关。在慢性支气管炎中，预后取决于年龄、吸烟和气道阻塞的程度。50岁以上COPD患者的10年生存率按重度、中度和轻度进行疾病分层，所占比例分别为低于30%，约为50%和63%。

肺纤维化

肺纤维化是导致肺功能受限的数百种肺疾病的名称。患者肺内通气量或肺顺应性增加的能力，会随着疾病的进展而减弱，由于胸壁、肋骨和胸椎的活动范围减小，胸壁的顺应性也降低。肺纤维化可以由自身免疫性疾病引起，例如类风湿性关节炎、红斑狼疮和硬皮病，也可以由职业暴露引起，例如农民肺、硅肺和黑肺。肺外伤、脂肪栓塞和感染与急性呼吸窘迫综合征的发展有关，其中一小部分个体可能导致肺纤维化。其他疾病如间质性肺纤维化，本质上是特发性的，对于其他疾病来说，该疾病与药物的不良反应有关。

职业病

有一部分肺间质疾病是由吸入无机粉尘（肺尘埃沉着病）、有机颗粒（过敏性肺尘埃沉着病）、工业气体、烟雾和吸烟引起的。15%的成人哮喘发作与职业暴露有关。这些职业性肺部疾病与慢性炎症过程和纤维化有关，可导致肺泡毛细血管膜的破坏，最终结果是动脉低氧血症。

肺尘埃沉着病涉及肺系统内无机物质（煤、石棉、二氧化硅、铍等）的永久沉积。发生肺纤维化的风险与暴露时间、强度、颗粒大小和溶解度有关。暴露与疾病之间有很长的潜伏期，有时长达20~40年，这可能使疾病发生在生命的第50~70年。

如果无机物质能够通过鼻腔纤毛结构和黏膜纤毛毯，则可能在空气间隙和间质内引起炎症过程，导致肺损伤。肺上皮细胞的增生和增殖是免疫应答的特征，伴有成纤维细胞增生和胶原蛋白沉积。

过敏性肺炎或称外源性过敏性肺泡炎，是一种免疫介导的疾病，通常与反复接触抗原引起的敏感性有关。进一步暴露会引起涉及远端气道和肺泡的炎症反应。有许多物质可以成为发展为过敏性肺炎的动力，这些物质包括发霉的干草或谷物，来自水库的真菌，鸟类血清、羽毛和排泄物，采矿粉尘，以及金、胺碘酮和米诺环素等药品。炎症反应的持续时间超过了暴露时间，导致永久性肺损伤。巨噬细胞和淋巴细胞浸润，形成上皮样肉芽肿，最终因瘢痕形成而导致细支气管闭塞。如果疾病进展到慢性阶段，肉芽肿消失，取而代之的是纤维化组织的形成和肺结构的破坏。

急性呼吸窘迫综合征

急性呼吸窘迫综合征（acute respiratory distress syndrome，ARDS）是一种急性肺损伤，可导致双侧肺浸润、严重的难治性氧合、非心源性肺水肿和肺僵硬加重（即顺应性降低）。有人认为ARDS是最严重的肺水肿形式，弥漫性肺泡受累导致了进一步的损害。ARDS具有较高的死亡率和发病率，60天死亡率虽然已经下降，但仍然保持在22%~35%。死亡率与缺氧严重程度、60岁以上、肝肾功能不全或衰竭、吸烟和饮酒有关。

ARDS最常见的病因是细菌或病毒感染，但也可能是非肺部感染、误吸、严重创伤、输血或胰腺炎引起的败血症的结果。弥漫性肺泡疾病是ARDS的标志。无论来源如何，损伤都是肺泡膜或血管内皮。这导致通透性增加，富含蛋白质的渗出物转移到肺泡中。随后出现肺水肿和低氧血症。

这种异质性会随着时间而改变。初始阶段（渗出期）以肺水肿、出血和透明膜形成为特征。临床上，呼吸衰竭发作迅速，吸氧难以控制。第二阶段涉及细胞增殖，中性粒细胞和其他炎症细胞的数量增加。这一阶段以弥漫性肺泡疾病（diffuse alveolar disease，DAD）为特征，这与细胞坏死、上皮增生和进一步的炎症有关，这导致肺的精细结构被破坏。第三阶段是纤维化增生，这是慢性炎症的结果，损伤的肺组织被纤维化组织替代。除了终末细支气管和肺泡的破坏外，还有肺毛细血管的闭塞，导致肺动脉高压，最终导致右心衰竭。

治疗包括查明和治疗根本原因，进行机械通气，使用类固醇、镇静和麻醉药以减少耗氧量，使用体外膜肺氧合（extracorporeal membrane oxygenation，ECMO）等。机械通气的使用仍然存在争论，大多数人认为正离体气压对于气体交换和减少正压通气对肺的进一步损伤至关重要。有报道称，使用低潮气量、高呼吸频率的方法也是有益的。

特发性肺纤维化

特发性肺纤维化（idiopathic pulmonary fibrosis，IPF）发生在中晚期，死亡率和发病率均较高。IPF进展率存在差异，5年生存率为20%~30%。男性发病率更高，发病率随着年龄的增长而升高。危险因素还包括吸烟史。特发性肺纤维化可伴有常见或脱屑性间质性肺炎。常见间质性肺炎（usual interstitial pneumonia，UIP）表现为斑片状、不均一、多变的间质组织的破坏。本病有极少的炎症成分，主要是胶原沉积使肺泡间隔增厚。脱屑性间质性肺炎（desquamative interstitial pneumonia，DIP）是IPF的另一种形式，其纤维化程度低，但炎症反应明显，肺泡巨噬细胞积聚在肺泡腔和间质中。最初的损伤表现为肺泡和上皮细胞的损伤，引起炎症细胞释放细胞因子、肿瘤坏死因子和血小板衍生生长因子。这些炎症化学物质导致平滑肌增生、肺泡降解、成纤维细胞增生和胶原沉积增加。IPF在炎症和成纤维细胞增生愈合阶段出现异常反应，导致晚期瘢痕形成和肺泡破坏。

临床表现

尽管导致肺纤维化的病因多种多样，但患者的临床表现却相似，表现为进行性下降的变化率、劳力性呼吸困难、随用力而加重的干咳、严重的发绀。随着重度呼吸困难，患者通常会出现氧饱和度下降和劳累。正常呼吸音减少，出现啰音和杵状指。典型的呼吸模式是浅快呼吸，胸廓活动度减少，导致呼吸功显著增加。厌食症、全身不适和肌肉无力也是常见的临床症状。最后，肺纤维化通常与肺动脉高压和右心衰相关。

常规胸片显示弥漫性浸润，蜂窝状结构形成于肺纤维化的晚期。肺功能检查显示肺容积减少,尤其是肺活量(vital capacity,VC)和总肺活量(total lung capacity,TLC)下降,呼吸系统的气体交换能力下降[用肺一氧化碳弥散量(DLCO)测试弥散能力]和肺顺应性降低,FEV1/FVC 比值正常(图 45-3)。当通气下降时,会发生通气灌注不匹配,并伴有严重缺氧。也有研究表明,肺纤维化患者存在骨骼肌功能障碍(如 2 型肌纤维减少),这与失用性萎缩、药物治疗的不良反应以及炎症标志物水平长期升高的不良影响有关。

干预治疗

防治肺尘埃沉着病的最佳方法是预防,通过在工作区域使用呼吸过滤装置和适当的通风来实现。治疗包括使用糖皮质激素以减少炎症反应,通过影像学检查、肺功能测试和运动测试监测疾病进展。抑制免疫反应的药物也用于 IPF 的治疗。环磷酰胺损害中性粒细胞的功能,最终减少成纤维细胞和胶原蛋白的增生。硫唑嘌呤和环孢菌素抑制参与免疫反应的 T 细胞和 B 细胞的产生和成熟。随着疾病的进展,医疗照护可包括使用吸氧和环前列腺素药物治疗由肺动脉高压引起的右心衰竭。无创机械通气支持可能有助于减少呼吸做功、改善氧气输送并提供休息期。在存在孤立性肺纤维化的情况下,应根据具体情况考虑肺移植。

肺康复对肺纤维化的患者也有益处,可以改善 6 分钟步行距离,减少呼吸困难程度,提高生活质量。再次强调,最终目标还是提高生活质量。应该为该患者群体提供类似于 COPD 章节所述的教育和锻炼项目,但医务人员应该预知其康复进展比 COPD 患者慢得多。重要的是,锻炼项目要针对肺纤维化患者个体。锻炼项目应包括伸展运动,以保持胸壁的活动,并在存在肺动脉高压时进行间歇性运动。规定的休息时间对于减轻右心室的压力至关重要。康复处方还应包括有氧训练、功能性肌肉力量和耐力训练。这些患者通常需要高流量吸氧以防止严重缺氧,因此康复专业人员需要与肺病专家和呼吸治疗师密切合作,以制定适当的氧气

输送系统和氧气处方。疾病进展通常具有攻击性,因此工作简化训练也很有价值,该项目应侧重于维持功能的活动性。

由于难治性低氧血症,右心衰竭和吸烟患者以及职业性接触肺纤维化患者的支气管肺癌风险增加,肺纤维化患者的预后通常较差。在 ARDS 中,死亡率高达 60%,但现在已经下降到了 22%~35%,老年患者死亡率更高。一般情况下,肺纤维化患者的平均生存时间为 2~5 年,但这将根据疾病的侵袭性和类型、症状持续时间和治疗反应而有所不同。

肺动脉高压

继发性肺动脉高压可能是先天性心脏病、胶原血管疾病、肺部疾病、COPD 和肺纤维化、缺氧、血栓栓塞性疾病以及由心肌病和瓣膜病引起的左心衰竭的后遗症。当肺部疾病进展到肺毛细血管床受到影响时,肺动脉压力开始升高。肺动脉高压可定义为静息时平均肺动脉压力大于 25mmHg,运动时大于 30mmHg。

由于肺的容量储备非常大,必须有相当数量的肺实质受累才能引起肺动脉高压。随着内在阻塞性肺疾病的进展,毛细血管床和肺实质组织气体交换区被破坏,导致缺氧和血管收缩,产生肺动脉高压。毛细血管前动脉和小动脉也变得不易扩张而收缩。肺纤维化如胶原血管疾病,气道和毛细血管的瘢痕导致顺应性降低和动脉高压。慢性异常血管收缩的结果包括内膜增生、平滑肌肥大和内皮细胞变化,导致动脉管腔直径减少和血管重构。在终末期心脏病患者中,内皮素 1 和血栓素 A2 的产生增加,一氧化氮的减少导致平滑肌细胞肥大和增生。这些变化加上静脉充血,导致肺动脉压升高。

如果肺动脉压力不能降低,肺血管系统的扩张就会减弱,血液被分流到更大的血管,从而导致通气灌注不匹配。为了代偿升高的肺血管阻力和维持心输出量,右心室开始肥厚。随着时间的推移,心肌扩张,无法维持有效的血液流经肺部进行气体交换,导致心力衰竭。

临床表现

呼吸困难的进展和疲劳的早期发作通常是肺动脉高压的首发症状，尽管许多患者将其与衰老和功能失调联系在一起。患者可能开始出现晕厥前症状或晕厥。胸部疼痛、肌肉疲劳、低氧血症和咯血是与肺动脉高压有关的其他常见症状。随着患者发生肺心病，出现右心衰竭的体征和症状，包括颈静脉扩张、周围性水肿和肝淤血（见第 42 章）。

检查时，右心室可以在左胸骨下段或剑突下区域中触及并且存在异常心音，包括第 4 心音（S4）和第 2 心音（S2）分裂。随着病情的进展，可以听到第 3 心音（S3），提示右心衰竭。也可听到异常的心瓣膜音，包括收缩期喷射性杂音和三尖瓣杂音。心电图（electrocardiogram，ECG）表现为右心室肥大，出现 T 波改变。随着病情的发展，右心衰竭的征象会越来越明显，大多数情况下包括颈静脉扩张、肝充血、周围性水肿、腹水和全身性低血压。

干预治疗

肺动脉高压的治疗涉及其主要病因的治疗。减少右心劳损的药物如洋地黄和利尿剂，以及治疗低氧血症的氧疗可能是有效的。持续静脉注射环前列腺素如氟氯伦和伊洛前列素，可通过血管扩张降低肺动脉高压。静脉注射环前列腺素最常见的积极作用是提高运动耐受性，减少休息和运动时症状的出现。内皮素受体拮抗剂如波生坦，可逆转内皮素的作用，西地那非（伟哥）和他达拉非（希爱力）是血管舒张剂，也用于治疗肺动脉高压。抗凝药物可降低因红细胞增多而发生血栓栓塞事件的风险，而红细胞增多可作为一种代偿机制来抵消低氧血症。在心力衰竭的情况下，VAD 可用于控制肺动脉高压，甚至在某些情况下可逆转肺动脉高压。

肺动脉高压患者的康复治疗通常侧重于功能性活动。回顾这些患者的工作简化和节能也很重要。患者通常能耐受间歇性有氧运动，尤其是步行运动。单独肌肉群的运动，如骑自行车，由于局部肌肉疲劳，通常耐受性较差。治疗师给患者开出的运动处方强度要能够让患者体验运动的好处，同时不会引起对运动的异常反应，这很重要。应密切监测这些患者是否有胸部不适、头晕或过度疲劳的迹象。治疗师还应该对患者进行不良体征和症状的宣教，这些体征和症状预示着患者的痛苦以及疾病的进展。治疗师还应直接与医生合作，为功能性活动建立安全参数（准则见框表 39-4 和表 39-4~ 表 39-7）。

肺栓塞

肺栓塞与外周静脉系统中存在血凝块或血栓密切相关，即深静脉血栓形成（deep vein thrombosis，DVT）。肺栓塞是心血管疾病死亡的第三大原因，在老年人中发病率为 10 / 1000，而在年轻人中发病率为 1 / 1000。通常，栓塞的来源是大腿或骨盆的 DVT。小栓子可能对健康个体的危害不大，但却可能让心肺系统储备少的老年人引起严重的呼吸衰竭。在老年人中，有几个危险因素应该成为医务人员筛选过程的一部分，包括既往 DVT 或肺栓塞、手术、恶性肿瘤、激素治疗、肥胖、静脉淤滞、制动、脑血管意外（CVA）、近期创伤和心力衰竭等。老年人肺栓塞（pulmonary embolism，PE）常被漏诊，尸检中发现的老年人的 PE 高达 40%。

临床表现

PE 最明显的临床表现包括不明原因的快速发作的呼吸困难、胸膜炎胸痛和无明显原因的低血压。咯血提示肺出血或梗死。

在评估过程中，重要的是制定一份鉴别诊断清单并进行测试，以便确定临床诊断。鉴别诊断可能包括以下情况：急性心肌梗死（MI）、哮喘、气胸、充血性心力衰竭（CHF）、急性肺水肿、胸膜炎、心包炎、胸壁肌肉骨骼损伤、败血症、心脏压塞和主动脉夹层。与 PE 及预后相关的危险因素包括年龄 > 80 岁、男性、癌症史、心力衰竭、慢性肺病、既往 DVT 或 PE、肾病或肝病、近期外伤或手术等。

体检时可能有低热、发绀、心动过速、颈静脉扩张、呼吸急促和低血压。听诊时，可能会有胸膜摩擦音，在肺动脉瓣上可听到 S2 心音分裂。呼吸损害程度取决于肺栓塞的大小和现有的心肺储备。超声心动图可提示右心增大或缺血，心电图可显示 T 波倒置。

临床干预

恰当的医疗照护的关键是识别高危患者并实施有效的预防治疗。治疗包括预防，如早期动员和使用分级压缩装置和 TED 长筒袜。使用间歇性充气压力袜可提供外周泵送以促进静脉回流并减少静脉淤滞。许多患者会服用抗凝剂来预防和治疗 DVT。对于不能使用抗凝剂的患者，可以放置下肢静脉滤器以降低下肢或盆腔血栓引起肺栓塞的风险。溶栓疗法也被成功地用于分解深静脉血栓或肺栓塞，但与出血风险有关。最后，肺动脉内膜切除术已成为一种可行的手术选择，方法是从肺动脉或其他动脉中移除栓子。它是通过胸骨切开术完成的，可伴有持续性缺氧、长期机械通气以及心力衰竭。

肺栓塞患者的预后取决于肺栓塞的大小、心肺系统的潜在损害和医疗干预的及时性。据报道，如果不治疗，PE 的死亡率高达 30%，80% 不明原因的院内死亡与未诊断的 PE 有关。在 PE 确诊后的第 1 年，患者的 1 年死亡率为 10%。停止抗凝治疗的患者 5 年内死亡率可高达 40%。

肺部感染

肺 炎

肺部系统有两种主要机制来管理可能导致肺部感染的异物。上呼吸道加热并加湿空气，而黏膜纤毛细胞有助于在肺的传导系统中捕获颗粒。如果颗粒进入肺部，就会产生免疫反应，攻击并清除外来物质。当其中一种或两种机制都受损时，罹患肺炎的风险就会增加。肺炎被定义为引起小细支气管和肺泡被纤维渗出物堵塞的肺部急性炎症。

肺炎可根据以下几个参数进行分类：①根据感染的病因，包括细菌、病毒和真菌；②基于特定人群或地点的典型或非典型感染情况；③根据感染发生的地点，获得性肺炎是指在社区获得的感染，院内获得性肺炎是指患者在住院期间发生的感染。随着长期护理院或养老院等机构住院人数的增加，获得性感染可细分为社区获得性肺炎和机构获得性肺炎。然而，虽然感染是分类的，但有一些共同的危险因素导致了肺部感染的易感性（框表 45-1）。因获得性肺炎每年住院的有 65 万人次，发病率为 14‰。这个数字在养老院人群中翻了一倍，其中吸入性肺炎的发生率是 2~4 倍。

当病原体进入呼吸系统，能够繁殖并压倒免疫系统的预防功能时，感染就开始了，炎症过程和进一步的免疫应答被激活。这种恶性循环持续下去，导致水肿加剧，红细胞和白细胞聚集，开始干扰肺部的通气功能和弥散功能。

临床表现

肺炎的典型临床表现包括发热和咳痰，痰通常呈黄绿色或铁锈色。在大多数情况下，白细胞计数也会升高，痰培养呈阳性，可确定感染源。患者可能疲劳程度增加，体重减轻。如果累

框表 45-1　与肺部感染相关的危险因素

- 年龄
- 免疫系统的健康
- 肺部疾病史
- 气道保护能力（言语障碍）
- 机械通气
- 药物
- 肺不张
- 雾化呼吸
- 功能活动状态
- 警觉程度
- 住院（重症监护病房）
- 胃食管反流
- 吸烟
- 住在养老院
- 性别（男性居多）
- 糖尿病
- 器官功能障碍：肝肾疾病
- 心力衰竭

及大量肺组织，患者也可能出现呼吸困难、心动过速和呼吸急促，以及运动时出现低氧血症和氧饱和度下降。老年患者可能出现不典型的症状和体征，包括谵妄、食欲减退、不适和跌倒风险增加。医务人员还需要密切监测生命体征，并评估其随时间的变化，注意食欲减退、尿失禁发生率增加、功能活动性和活动耐力下降。

肺炎的诊断基于一系列的临床发现，包括阳性胸部 X 线片显示感染部分浸润且有临床症状。医务人员还应注意患者的口腔运动控制。口腔运动控制差（如面部和颈部肌肉组织的低渗状态、发音差、运动计划和执行困难）的患者，医务人员应高度警惕吸入性肺炎的发生。

临床干预

治疗的首要重点应该是预防，包括适当地清洁房间和设备，以及遵守良好的洗手习惯。应重视动员患者以减少肺不张和肌肉萎缩的发生。不能参加某种形式运动或动员的患者，也应该使用增加每分通气量的方法，辅助呼吸和咳嗽。采取坐位以减少误吸。良好的口腔卫生也很重要，所有高危患者每年都应该接种流感疫苗。

一旦诊断出肺炎，治疗应包括根据疑似病原体使用正确的药物；通常会使用广谱抗生素。如果症状和体征没有消除或有复发，应检查痰培养。可采用气道清除技术，如传统的或改良的肺部物理治疗或其他技术，以促进痰的排出，增加肺容积并协助有效的咳嗽。动员患者也至关重要，可增加肺的通气和弥散功能，并增加每分通气量。

预后取决于许多因素，包括年龄和其他共病的存在，如吸烟、COPD、糖尿病、心力衰竭和精神状态差等。对机械通气的需求会增加死亡率。病原体对药物的敏感性也会影响患者的功能水平等结局。

肺结核

由于人类免疫缺陷病毒（human immunode-ficiency virus，HIV）的感染、获得性免疫缺陷综合征（acquired immunodeficiency syndrome，AIDS）、移植、预期寿命普遍延长、药物滥用和营养不良等因素导致免疫系统受损的患者人数增加，结核分枝杆菌感染呈上升趋势。2011年，据报道全世界有 870 万例结核病病例，其中 140 万人死亡。

作为一种原发性感染，肺结核是一种经空气传播的肺部感染。当一个人与受感染者有足够的接触时，通常通过咳嗽或打喷嚏传播。感染的风险取决于接触、分枝杆菌的浓度和免疫系统的健康状况。潜伏期为 2~12 周。当患者的免疫系统因疾病或衰老而进一步受损时，这种疾病可能会被重新激活或发生继发性感染。感染的部位可以是肺部或身体的其他部位。

临床表现

原发性感染期间，大多数患者无症状。如果有症状和体征，则与肺炎的临床表现相似，伴有干咳和发热、淋巴结肿大；如果胸膜内壁受累，患者可能出现胸壁或胸膜疼痛。在肺部感染区域可能会听到啰音，如有空洞，可伴支气管呼吸音。影像学可表现为肺不张，肺上叶常有空洞。肺部有瘢痕，组织功能丧失。

继发性感染与随着疾病进展增多的咳嗽、盗汗、体重减轻、低热和胸膜炎疼痛有关。在胸膜增厚和空洞的区域有细微的吸气性啰音、触觉性震颤和呼吸音减弱。肺外疾病的症状和体征取决于被感染的特定组织。

临床干预

最好的干预措施还是预防，包括采用普遍预防措施，对高危人群进行一般医疗保健和筛查。如果皮肤测试呈阳性，患者应接受 1 年的治疗，以减少继发感染的风险。在原发性感染期间，呼吸道隔离对减少疾病的传播很重要，医务人员应遵守个人防护设备的使用要求。患者通常服用利福平和异烟肼 1 年以抑制感染。进一步的医疗或手术干预将取决于肺外感染的部位和严重程度。重要的是，结核病的治疗必须有效，因为治疗不足会导致耐药性疾病。据报道目前约有 30 万人患有耐药性疾病，这增加了健康风险和成本。

肺肿瘤

在美国，尽管在诊断和医疗治疗方面取得了进展，但肺癌仍然是癌症相关死亡的主要原因。作为医学检查的一部分，获取吸烟和职业暴露的准确病史很重要，因为这将增加罹患肺癌的风险。肺癌的发病率随着年龄的增长而增加，平均诊断年龄在 70 岁，超过 50% 的患者确诊时已经转移。

肺癌可分为小细胞癌和非小细胞癌。小细胞癌与吸烟有关，而且在诊断时转移的发生率很高，无论是骨转移还是脑转移。非小细胞癌包括鳞状细胞癌、腺癌和大细胞癌。非小细胞癌占肺癌的 85%。肺部可以是癌症的原发部位，也可以是其他部位癌转移的继发部位，如乳腺癌或结直肠癌。

临床表现

在许多情况下，肺癌的诊断是在另一种可选项目的常规检查中做出的。在其他情况下，患者可能因持续性咳嗽、声音嘶哑、咯血、胸部钝痛，疲劳和进行性呼吸短促而就医。详细检查可能会发现睡眠障碍、夜间盗汗和无意识的体重减轻。通过影像学检查的异常发现，并经活检证实。

临床干预

对于本章简要讨论的许多疾病，预防是治疗的第一道防线。戒烟和减少化学品及粉尘接触至关重要。常规的医学筛查，如乳房 X 线拍片和结肠镜检查，对癌症的早期发现和治疗有巨大影响。临床治疗可包括放疗、化疗或手术切除。提供给患者的治疗将取决于肿瘤的类型和分期。预后虽有改善，但还是取决于癌症的类型、检出时间和对药物治疗的反应。治疗可能涉及一系列的照护，包括一般的力量训练和调节，疼痛管理，手术后的功能活动性恢复和临终问题等。肺癌死亡人数比乳腺癌、前列腺癌和结肠癌死亡人数加起来还要多。所有肺癌死亡病例中，65 岁以上人群占了 8%。

总 结

本章简要讨论了内源性肺病的三个主要类别，这些疾病会损害活动耐受性，降低生活质量。在临床上，这些疾病表现出一系列的体征和症状，有助于诊断和治疗。在老年人中，肺气肿在生命的第 50 年之后非常普遍，对于治疗师来说，非常熟悉肺气肿和慢性支气管炎的临床特征以及阻塞性肺病的治疗很重要。涉及教育、力量性和有氧运动的康复是对阻塞性肺病患者有效的干预措施。治疗师还应该能够实时调整肺纤维化和肺动脉高压患者的康复过程。综合康复项目的最终目标是改善功能性活动和生存质量。

（邓淑坤）

原文参考

Abbatecola AM, Fumagalli A, Bonardi D, et al. 2011 Practical management problems of chronic obstructive pulmonary disease in the elderly: acute exacerbations. Curr Opin Pulmon Med, 17 (suppl1):S49–S54

Akgun KM, Crothers K, Pisani M. 2012 Epidemiology and management of common pulmonary diseases in older persons. J Gerontol A Biol Sci Med Sci, 67A (3):276–291

American Lung Association 2010 State of lung disease in diverse communities.

[Online] Available at: www.lung.org/assets/documents/publications/solddc-chapters/copd.pdf. Accessed December 2013

Barnes TA, Fromer L. 2011 Spirometry use: detection of chronic obstructive pulmonary disease in the primary care setting. Clin Intervent Aging, 6:47–52

Burtin C, Decramer M, Gosselink R, et al. 2011 Rehabilitation and acute exacerbations. Eur Respir J, 38:702–712

Geersing GJ, Oudega R, Hoes AW, et al. 2012 Managing pulmonary embolism using prognostic models: future concepts for primary care. Can Med Assoc J, 184 (3):305–311

Harari S, Caminati A.2010 Update on diffuse parenchymal lung disease.Eur Respir Rev, 116 (19):97–108

Higenbottam T. 2005 Pulmonary hypertension and chronic obstructive pulmonary disease. Proc Am Thorac Soc, 2:12–19

Hogg J.2004 Pathophysiology of airflow limitation in chronic obstructive pulmonary disease. Lancet, 364:709–721

Jen R, Rennard SI, Sin DD. 2012 Effects of inhaled corticosteroids on airway inflammation in chronic obstructive pulmonary disease: a systematic review and meta-analysis. Int J COPD, 7:587–595

McLenon M.2012 Acute pulmonary embolism. Crit Care Nurs Q, 35 (2):173–182

Mann A, Early GL.2012 Adult respiratory distress syndrome. Missouri Med, 109 (5):371–375

Markovitz GH, Cooper CB.2010 Review series: rehabilitation in non COPD: mechanisms of exercise limitation and pulmonary rehabilitation for patients with pulmonary fibrosis/restrictive lung disease.Chron Respir Dis, 7:47–62

Matthay MA, Ware LB, Zimmerman GA. 2012 Acute respiratory distress syndrome. J Clin Invest, 122 (8):2731–2741

Messer B, Griffiths J, Baudouin SV. 2012 The prognostic variables predictive of mortality in patients with an exacerbation of COPD admitted to the ICU: an integrative review. Q J Med, 105:115–126

Mikus E, Stepanenko A, Krabatsch T, et al. 2011 Reversibility of fixed pulmonary hypertension in left ventricular assist device support recipients. Eur J Cardiothorac Surg, 40:971–977

Nagarajan K, Bennett A, Agostini P, et al. 2011 Is preoperative physiotherapy/pulmonary rehabilitation beneficial in lung resection patients? Interact Cardiovasc Thorac Surg, 13:300–302

Nathan S, Edwards L, Barnett S, et al. 2004 Outcomes of COPD lung transplant recipients after lung volume reduction surgery. Chest, 126 (5):1569–1574

Noble PW, Barkauskas CE, Jiang D. 2010 Pulmonary fibrosis: patterns and perpetrators. J Clin Invest, 122 (8):2756–2763

Ouellette DR, Mosenifar Z. 2013 Pulmonary embolism. [Online] Available at: http://emedicine.medscape.com/article/300901-overview. Accessed December 2013

Provinciali M, Cardelli M, Marchegiani F. 2011 Inflammation, chronic obstructive pulmonary disease and aging. Curr Opin Pulmon Med, 17 (suppl):S3–S10

Rycroft CE, Heyes A, Lanza L, et al. 2012 Epidemiology of chronic obstructive pulmonary disease: a literature review. Int J COPD, 7:457–494

Schmidt SL, Flaherty KR. 2011 Clinical year in review I: interstitial lung disease, occupational and environmental lung disease, education of residents and fellows and pediatrics. Proc Am Thorac Soc, 8:389–397

Shavelle RM, Paculdo DR, Kush SJ, et al. 2009 Life expectancy and years of life lost in chronic obstructive pulmonary disease: findings from the NHANES III follow-up study. Int J COPD, 4:137–148

Valente S, Pascuito G, Bernabei R, et al. 2010 Do we need different treatments for very elderly COPD patients? Respiration, 80:357–368

van der Werf MJ, Langendam MW, Huitric E, et al. 2012 Multidrug resistance after inappropriate tuberculosis treatment: a meta-analysis.Eur Respir J, 39:1511–1519

Vorrink SNW, Kort HSM, Troosters T, et al. 2011 Level of daily physical activity in individuals with COPD compared with healthy controls.Respir Res, 12:33–42

Wynn TA.2011 Integrating mechanisms of pulmonary fibrosis. J Exper Med, 208 (7):1339–1350

York NL, Kane C.2012 Trends in caring for adult respiratory distress syndrome patients. Dimensions Crit Care Nurs, 31 (3):153–158

Zevallos M, Justman J. 2003 Tuberculosis in the elderly. Clin Geriatr Med, 19:121–138

Zumla A, Raviglione M, Hafner R, et al. 2013 Tuberculosis. N Engl J Med, 368:745–755

第 6 部分

血管的变化、循环和皮肤疾病

第46章

糖尿病

BARBARJ. EHRMANN

本章内容

概　述

糖尿病是一种普遍的疾病，尤其是在老年人中。仅仅在过去 15 年，糖尿病的发生率已经增加了 82%，主要原因是肥胖的增加。与年龄相关的改变包括周围组织对胰岛素敏感性的降低，胰岛素对肝葡萄糖输出的控制减少，以及缺乏锻炼和肥胖增加，导致老年人糖耐量异常的发生率较高。

据估计，2011 年全世界所有年龄段的糖尿病发生率为 8.3%，2030 年将达到 9.9%。国际糖尿病联盟报告 2013 年糖尿病患者群总数为 3.82 亿，估计 2035 年将会达到 5.82 亿。65 岁以上的人群比例增加在人口统计学上有着重要的影响。

糖尿病在美洲原住民 / 阿拉斯加原住民、西班牙裔 / 拉美裔美国人和非洲裔美国人等特定人群中更为普遍。美国大约有 2580 万人患有糖尿病，占美国总人口的 8.3%。在 65 岁及以上的人群中，有 1090 万人（26.9%）患有糖尿病，

但约 1/3 以上的人群并没有意识到自己患有糖尿病。并且，据估计大约 7900 万的成人处于糖耐量异常（impaired glucose tolerance，IGT）状态，或者糖尿病前期。糖尿病是一种引起多种并发症的严重疾病。在 2007 年，美国用于糖尿病的总费用为 1740 亿美元，其中 400 亿美元来自引起残疾、失业、过早死亡导致的间接花费。

糖尿病的分类和诊断

糖尿病的特点是引起高血糖。糖尿病有四种临床分类，包括 1 型、2 型、其他特殊类型（β 细胞功能或胰岛素分泌遗传缺陷，胰腺外分泌疾病，药物或化学诱导的糖尿病），以及妊娠期糖尿病（gestational diabetes mellitus，GDM）。本章重点讨论 1 型和 2 型糖尿病（表 46-1）。

2009 年 美 国 糖 尿 病 协 会（American Diabetes Association，ADA）修改了空腹血糖受

表 46-1　1 型糖尿病和 2 型糖尿病的比较

	1 型糖尿病	2 型糖尿病
糖尿病患者数量	2%～5%	90%～95%
疾病发作	突然	隐匿
发作年龄	小于 35 岁	大于 35 岁
发作症状	常有酮症酸中毒	可无症状
胰岛素需求	需要	在 25% 的情况下需要
酮症酸中毒风险	有	罕见
体型	瘦或正常	80% 的患者超重
可疑的病因	胰岛细胞破坏的自身免疫反应	胰岛素抵抗 / 胰岛素分泌不良
遗传易感性	是	是

损（impaired fasting glucose，IFG）分类的诊断标准，包括空腹血糖和糖化血红蛋白（HbA$_{1C}$）水平。HbA$_{1C}$ 反映了一个人在过去 2~3 个月的平均血糖水平，是血糖控制的量化指标。这显示了附着在红细胞上的葡萄糖量，它与血液中的葡萄糖量成比例。

糖尿病有 3 种诊断方法，每种都必须在第 2 天才能得到确认，除非有高血糖的明确症状，如过度口渴和过度排尿（多饮症和多尿症），以及在摄食量增加或正常的情况下伴随不明原因的体重减轻。糖尿病的诊断标准如下：①空腹血糖（fasting plasma glucose，FPG）大于 7.0mmol/L（空腹指禁食至少 8h）；②用 75g 葡萄糖进行口服葡萄糖耐量试验（oral glucose tolerance test，OGTT），血糖为 11.1mmol/L 或更高；③ HbA$_{1C}$ 高出 6.5%（仅用于诊断 2 型糖尿病）。在非妊娠状态下，诊断糖尿病优先选择 FPG 试验。糖尿病的其他症状有伤口愈合不良、易疲劳、阴道酵母菌感染和视野模糊等。

高血糖并不足以诊断糖尿病，因为糖尿病分为空腹血糖受损（IFG）、糖耐量异常（IGT）或糖尿病前期。IFG 定义为空腹血糖（FPG）在 6.1mmol/L~7.0mmol/L。IGT 定义为口服糖耐量试验的血糖值在 7.8mmol/L~11.1mmol/L。糖尿病前期和 2 型糖尿病诊断为 HbA$_{1C}$ 水平在 5.7%~6.4%。

糖尿病分型

1 型糖尿病

　　1 型糖尿病是由生成胰岛素的胰岛 β 细胞的自身免疫破坏，导致胰岛素缺乏引起的。因此，此类患者完全需要胰岛素治疗。尽管 1 型糖尿病可以在任何年龄发病，但最常见的发病年龄是在儿童或青少年时期。如果没有胰岛素替代治疗，1 型糖尿病患者将发展成严重的高血糖和代谢性酸中毒，这是由于胰岛素缺乏导致脂肪分解的副产品——酮的过量产生引起的。糖尿病酮症酸中毒（diabetic ketoacidosis，DKA）是一种医学急症。

2 型糖尿病

　　在所有糖尿病患者中，90%~95% 属于 2 型糖尿病。从历史上看，该病一直是一种成人疾病，其发病率随着年龄的增长而增加。然而，越来越多的儿童和青少年被诊断出患有 2 型糖尿病。2 型糖尿病和肥胖、糖尿病家族史、妊娠期糖尿病史、IGT 和缺乏锻炼有关。与 2 型糖尿病相关的其他因素有种族 / 民族，非洲裔美国人、西班牙裔 / 拉丁美洲裔美国人、印第安人、一些亚裔美国人和其他的太平洋岛民患病风险尤其高。2 型糖尿病被视为和现代生活方式有关的代谢紊乱，包括压力、过多的热量摄入（特别是脂肪）和运动缺乏。从代谢观点来看，这些患者通常存在餐后胰岛素分泌缓慢

（导致长期胰岛素总分泌量低）和外周性胰岛素抵抗（细胞对胰岛素的摄取和利用减少）的双重缺陷。

代谢综合征

空腹血糖升高是已知会增加个人患心脏病、脑卒中、糖尿病风险的几种危险因素之一。这些危险因素组合在一起被称为代谢综合征。其他特征包括肥胖（特别是腹型肥胖）、高血脂和高血压。正如美国心脏协会和国际糖尿病联盟最新定义的那样，代谢综合征的标准是满足有以下危险因素中的任何 3 种危险因素：①腰围增加（腹型肥胖）；②甘油三酯水平升高到 1.7mmol/L 或更高；③高密度脂蛋白（high-density lipoprotein，HDL——好的胆固醇）水平降低到男性低于 1.04mmol/L，女性低于 1.3mmol/L；④血压升高到 130/85mmHg 或以上。2003—2006 年，美国 60 岁以上的人群中，52% 的男性和 54% 的女性达到了代谢综合征的标准。

干　预

新诊断的糖尿病

新诊断为糖尿病的患者特别需要全面的教育。糖尿病患者的自我管理教育是医疗卫生不可缺少的组成部分。糖尿病的发作可能是由身体和情绪压力以及其他疾病引起的，通常糖尿病状态会持续。另外，一些药物尤其是口服或肠外类固醇治疗，可以引发糖尿病发病或在先前诊断的患者中扰乱其代谢控制。

药物治疗

饮食和运动是 2 型糖尿病治疗的基础。许多糖尿病患者可以通过严格的饮食控制和运动训练、减肥和口服降糖药(降低血糖水平的药物)来控制血糖。一个对 27 项研究的荟萃分析发现，有氧和 / 或阻力训练可以降低 A_{1C}。通常在短时间运动或低强度运动之前，没有必要增加食物摄入。中等强度的运动之前可以摄入 10~15g 碳水化合物，尽管这往往是不必要的。

诊断有糖尿病的成年人中，14% 同时使用胰岛素和口服药物，12% 仅使用胰岛素，58% 使用口服药物，而 16% 什么都没有使用。

1 型和 2 型糖尿病患者的血糖控制除了进行血糖的自我监控外，最常用 HbA_{1C} 水平进行测量。HbA_{1C} 水平反映了过去 6~12 周的平均血糖浓度。ADA 目前针对非孕妇的 HbA_{1C} 目标是低于 7.0%（与正常非糖尿病的 4% ~6% 比较）。

ADA 建议糖尿病患者的血压控制在 140/80mmHg 以下。糖尿病患者的血脂控制目标是低密度脂蛋白（low-density lipoprotein，LDL）低于 2.59mmol/L，甘油三酯水平低于 1.7mmol/L，高密度脂蛋白（HDL）水平高于 1.3mmol/L。

1 型糖尿病患者的胰岛素治疗

1 型糖尿病患者的治疗通常包含胰岛素。胰岛素通过皮下注射或通过皮下输送的胰岛素泵供给。联合使用快速、短效、中效、长效胰岛素，例如优泌乐（Humalog）、普通胰岛素（Regular）、中效胰岛素（NPH）和甘精胰岛素（glargine）。在大多数医学中心，1 型糖尿病患者每天接受 2~3 次快速或短效胰岛素联合中效胰岛素的治疗。横向研究表明，每天注射胰岛素次数的增加并没有改善血糖的控制，这表明单靠增加注射胰岛素的次数不足以达到最佳的血糖控制。在饭前或吃零食之前，联合使用长效胰岛素（甘精胰岛素）和短效胰岛素（优泌乐）提供了更大的灵活性，但需要了解碳水化合物计数和胰岛素-碳水化合物比例的使用。因为 1 型糖尿病患者的血糖水平可以大幅度波动，建议每天在饭前和睡前多监测几次血糖，并进行相应的胰岛素剂量调整。

2 型糖尿病的治疗

2 型糖尿病患者的口服药物治疗选择是多样化的。血糖控制可以通过饮食和运动达到，特别是超重的患者成功减肥后。然而，多数 2 型糖尿病患者需要口服降糖药或注射胰岛素等药物治疗。口服药包括磺脲类药物（如格列本脲、格列吡嗪、氯磺丙脲和格列美脲），它们可增加胰岛素释放；噻唑烷二酮类（罗格列酮、吡格列酮）和双胍类（二甲双胍）药物可增加靶组织对胰岛素的敏感性，减少肝脏的葡萄糖产生；阿卡波糖可减慢肠道内碳水化合物的吸收；膳食葡萄糖调节剂（瑞格列奈）随餐服用，可帮助增加胰岛素释放。这些药物既可以单独使用，也可以组合使用。

另一种注射药物可用于 2 型糖尿病的治疗。艾塞那肽是一种称为肠降血糖素的新药。肠促胰岛素如胰高血糖素样肽（glucagon-like peptide, GLP-1）在小肠内产生，进食后释放。GLP-1 刺激胰岛素分泌，抑制胰高血糖素释放。当口服药效果不理想时，可给 2 型糖尿病患者使用艾塞那肽来提高胰岛素分泌。

英国前瞻性糖尿病研究（the United Kingdom prospective diabetes study, UKPDS）显示 2 型糖尿病患者良好的血糖控制来自微血管疾病风险的降低。HbA_{1C} 水平降低 1% 明确可以降低 35% 的微血管并发症（视网膜病变、肾脏病变

和神经病变）。基于 UKPDS 的结论，血糖浓度正常是现在大多数 2 型糖尿病患者的目标。尽管胰岛素可以考虑作为 2 型糖尿病患者的初始治疗，特别是在患者当前 HbA_{1C} 水平非常高的情况下，但它最常用于使用口服降糖药后高血糖依然持续时。

低血糖

胰岛素或口服药的主要不良影响是低血糖。当糖尿病患者的血糖浓度低于 3.9~4.4mmol/L 时，低血糖症状通常快速发作和发生（表 46-2）。血糖浓度低于 3.3mmol/L 时，可能会发生严重的反应。患者可能会抱怨颤抖和大汗淋漓，或肾上腺素释放增加引起的其他症状，如心动过速和焦虑。中枢神经系统葡萄糖缺乏引起视野模糊、虚弱无力、思维混乱、发音含糊和可能伴随永久神经损害的惊厥和昏迷。长期患有糖尿病的患者低血糖症状可能会减弱，特别是神经质、震颤和出汗的早期预警信号。长期患有糖尿病的患者最开始的症状可能是思维混乱。

糖尿病患者低血糖的发生由于过多的胰岛素（或口服药物）、食物摄入不足（相对于胰

表 46-2　糖尿病并发症的比较

	高血糖伴糖尿病酮症酸中毒（DKA）	高血糖症，高渗血症，非酮症酸中毒，昏迷	低血糖症
诱因	胰岛素不足	疾病、感染、类固醇的使用、烧伤	过量的外源性胰岛素、进食减少、应激
发病	缓慢	缓慢	突然
最初的反应	嗜睡	嗜睡	焦虑、颤抖
皮肤	皮温升高、干燥	皮温升高	湿冷、出汗
血糖水平	>16.6mmol/L	>16.6mmol/L	<3.9mmol/L
水合作用	口渴、多尿、脱水	体重减少、口渴增加；最初多尿进展为尿量减少	不变
心肺症状	快速深呼吸		心动过速
早期中枢神经系统症状	头痛		头痛、视力模糊、言语模糊
晚期中枢神经系统症状	意识混乱、昏迷、死亡	意识混乱、昏迷、死亡	意识混乱、昏迷、死亡（很少见）
代谢性酸中毒	血酮、尿酮升高、果味呼吸	无	无
胃肠道症状	腹痛	腹痛	饥饿
干预	胰岛素、液体和碳酸氢钠替代物	胰岛素、液体和电解质替换	120mL 橙汁、半杯无糖苏打水、一些硬糖果、2 片葡萄糖片等

岛素或药物剂量）或增加的体力活动（同样也是相对于胰岛素剂量）。低血糖的治疗必须及时。轻度低血糖通常可以通过摄入含糖的食物来逆转。糖的来源包括 120mL 橙汁、半杯无糖苏打水、一些硬糖果、两片葡萄糖片或两包单勺剂量的糖等。低血糖患者应在发病后数小时内仔细监测血糖。严重的低血糖反应可能需要静脉注射葡萄糖或肌内注射胰高血糖素。如果患者昏迷了，担心口服不安全有吸入风险，则有必要进行静注或肌注葡萄糖。治疗时遇到严重的低血糖反应时应随时通知医生。磺脲类药物引起的低血糖持续时间会延长，且死亡率高于胰岛素引起的低血糖。患者可能需要短期住院治疗。

运动与糖尿病

没有糖尿病的人可以通过运动维持稳定的血糖水平。运动锻炼可以对糖尿病患者的血糖水平产生显著影响。运动可以促进葡萄糖在肌肉中的利用，并提高肌肉对胰岛素的敏感性。定期运动可以降低患者对胰岛素或口服药物的需求。这些效果很理想，但还应该认识到，运动可以增加低血糖的风险。无论健康状况如何，大约 30min 的间断或持续运动可以降低血糖。

血糖控制并不总是随着运动而改善，因此必须对每个患者进行评估。患者在运动过程中应增加血糖自我监测。这对于使用胰岛素或口服药物的患者尤为重要。在锻炼计划中，尤其针对 1 型糖尿病患者，在运动前、运动期间每 15~30min 和停止运动后，均要检查血糖水平。应密切监测血糖，因为运动后 24h 内血糖水平会持续下降。血糖自我监测数据可用于评估患者对身体活动的反应，帮助提高其活动水平。

高血糖

胰岛素不足时进行运动会使 1 型糖尿病患者发生高血糖反应并处于代谢性酸中毒的风险之中。如果葡萄糖水平高于 13.9mmol/L，且尿中含有酮，则可能需要补充胰岛素并推迟运动。如果血糖高于 16.6mmol/L，没有酮症，应谨慎使用胰岛素。1 型糖尿病患者如果血糖水平低于 5.6mmol/L，应额外摄入碳水化合物。对于 2 型糖尿病患者，推迟运动的上限值会更高（16.6mmol/L），因为酮症的发病率要低得多，而且不太可能是由运动引起。特别是老年 2 型糖尿病患者，偶尔会发生严重的高血糖和细胞脱水，这些医疗危机通常是对感染、烧伤或疾病造成的生理压力的反应。这些人可能会发展为高血糖症、高渗血症或非酮症昏迷。由于没有出现酮症，很可能会漏诊，在这一人群中，治疗延误很容易导致死亡（表 46-2）。运动时适当的补水是必要的。

如果运动显著降低血糖，尤其是降到低血糖风险的范围，那么应该考虑以下策略。最基本的选择是要么在运动日减少胰岛素剂量（或口服药物剂量），要么在运动前吃点零食（表 46-3）。一种方法是减少大约 20% 的胰岛素剂量，血糖水平对运动的反应将为做这个决定提供参考信息。如果目标是减肥，则需要避免额外的热量摄入。同样重要的是运动的时机，要考虑到胰岛素注射、口服给药和吃饭的时间。至少在饭后 1~2h 才能进行运动，当胰岛素水平接近较低范围时应避免进行剧烈运动。胰岛素水平低可能发生在早晨、注射前或注射常规胰岛素后 4h 或更长时间。同时，还应考虑胰岛素的注射部位。通过运动，肌内注射的胰岛素被更快地吸收，这将转化为更强的降血糖作用。因此，如果在注射后 30min 内运动，应该建议患者使用腹部注射，而不是手臂或大腿皮下注射胰岛素（表 46-3）。运动应该包括一个标准的热身期和放松运动期，就像非糖尿病患者一样。

最初转介接受康复的患者健康水平普遍较低，这就需要谨慎和逐步地引入锻炼。在增加常规的身体活动模式或开始锻炼计划之前，糖尿病患者应该接受详细的医学评估，如有必要应进行适当的诊断检查，如心电图、分级运动试验或放射性核素应力测试。应该筛查是否存在微血管并发症和大血管并发症，因为运动锻炼可能会使一些并发症恶化。确定所关注的领域将有助于制订个性化的锻炼计划，将患者的风险降至最低。

表 46-3 糖尿病患者在运动期间应采取的预防措施

身体状况	预防措施
低血糖	饭后 45~60min 开始运动；运动前和运动中可能需要增加饮食摄入；把糖放在手边；注意延迟发作（最长 24h）
胰岛素水平	注射后 1h 运动；密切监测血糖水平；避免在胰岛素峰值水平运动；在运动肌肉上注射胰岛素时要小心
心血管功能	注意生命体征可能不是运动耐受性的准确指标；利用自觉用力量表并注意呼吸困难；避免间歇性跛行
增殖性视网膜病变	避免等长收缩运动、Valsalva 憋气用力和头震
自主神经功能障碍	警惕心脏失神经综合征（心率与活动水平无关）；直立性低血压；无法感知心绞痛或心肌梗死的存在；体温调节障碍
终末期肾病	保持水分
周围神经病变	穿合适的鞋；避免重复压力；密切观测远端肢体

糖尿病并发症

糖尿病是一种全身性疾病，身体各器官、系统功能都会受到影响（表 46-4）。以下讨论强调与康复密切相关的糖尿病并发症（表 46-3）。

最近的几项试验，包括糖尿病控制和并发症试验（DCCT）和 UKPDS，已经表明改善 1 型和 2 型糖尿病患者的血糖控制显著降低了糖尿病微血管并发症（视网膜病变、肾病和神经病变）的发生风险，或减缓其进展。如果 HbA_{1C} 高于 12%，微血管并发症的风险最高；但当所有值高于非糖尿病范围时，微血管并发症的风险也会增加。

有关血糖控制对 2 型糖尿病患者大血管疾病发展影响的数据尚不清楚。然而，最近对 13 项前瞻性队列研究进行的荟萃分析表明，HbA_{1C} 每增加一个百分点，发生心血管事件的相对风险为 1.18。正如 HbA_{1C} 升高所反映的那样，临床上意味着血糖控制不良的患者，与血糖控制较好的人相比，患心血管疾病的风险更高。

心血管功能

在糖尿病患者中，共有 60%~70% 的人死于心脏病或脑卒中。患有潜在心血管疾病的患者包括 35 岁以上的糖尿病患者，25 岁以上有超过 10 年病史的 2 型糖尿病患者，25 岁以上有超过 15 年病史的 1 型糖尿病患者，有其他冠心病危险因素和微血管疾病、外周血管疾病或自主神经病变的患者。患潜在心血管疾病风险较高的糖尿病患者，如果要开始中等强度到高强度的体育活动，可能需要进行分级运动测试。对运动有非特异性心电图改变，或在静息心电图上有非特异性 ST 波和 T 波改变的患者，可能需要额外的检查。在给计划参与低强度体力活动（如步行）的患者评估是否需要进行运动应激试验时，必须运用临床判断。

创面愈合延迟

创面愈合延迟是糖尿病的一种并发症，与代谢控制不良、动脉供血不足、神经病变等因素有关。有 5%~10% 的糖尿病患者曾经历过或现在正经历着足部溃疡。患足部溃疡风险最大的人群是患有糖尿病 10 年以上、血糖控制不良或有心血管、视网膜或肾脏并发症的男性。糖尿病足部溃疡是糖尿病患者下肢截肢率高的主要原因，是非糖尿病患者的 1~3 倍。足部溃疡的预防是最好的治疗方法。预防始于仔细的足部和下肢检查，以及积极的患者宣教。必须教导患者不论是在运动前或运动后，都应密切监视足部是否起泡，有无其他对足的潜在损害。特别是对于周围神经病变的患者，一双合适的鞋非常重要。使用硅胶或气垫鞋，以及涤纶或混纺袜子，防止起泡并保持足部干燥，可减少运动对足部的损伤。

表 46-4　糖尿病时间表

并发症	发生率	预防	筛查
糖尿病前期（IGT）向糖尿病的进展	40%~50% 的 IGT 患者会在 10 年内发展为 2 型糖尿病	改变生活方式（饮食、运动、行为矫正），药物干预（二甲双胍、阿卡波糖、曲格列酮）	BMI 大于 25 kg/m² 且小于 45 岁的患者；有其他危险因素；年龄 45 岁及以上的患者考虑检查 FPG 或 2 小时 OGTT，每 3 年重复筛查 1 次
肾病	发生在 20%~40% 的糖尿病患者；病史超过 15~25 年	优化血糖控制（目标 $HbA_{1C}<7\%$）；降低血压	用尿微量白蛋白 - 肌酐比值对病程 ≥ 5 年的 1 型糖尿病和确诊后的 2 型糖尿病患者进行微量白蛋白尿年度试验。一旦发现，用 ACE 抑制剂或 ARB 治疗。可能需要对蛋白质摄入进行限制
视网膜病变	80% 的 1 型糖尿病患者患病 15 年后发生；确诊为 2 型糖尿病时有 10%~20% 发生；60% 在患病 20 年后发生	优化血糖控制（目标 $HbA_{1C}<7\%$）；降低血压	在 1 型糖尿病发病后 5 年内和 2 型糖尿病诊断后不久进行一次初次扩张和全面的眼部检查。每年复查
神经病变 / 延迟创面愈合	发生在 60%~70% 的糖尿病患者中；确诊为糖尿病 10~20 年后发生麻木和刺痛症状；病程 ≥ 10 年的糖尿病患者发生足部溃疡或截肢的风险增加	优化血糖控制（目标 $HbA_{1C}<7\%$）	每年进行足部检查，以识别高风险的足部疾病。检查包括 Semmes-Weinstein 5.07 单丝检查，音叉，触诊和视觉检查
心血管病	60%~75% 的糖尿病患者死于心血管疾病；排除年龄和其他危险因素后，男性糖尿病患者的心血管疾病发病率是健康男性的 2~3 倍，而女性糖尿病的发病率是健康女性的 3~4 倍	优化血糖控制（目标 $HbA_{1C}<7\%$）；降低血压；治疗血脂异常（如有）；服用或不服用阿司匹林；戒烟	密切监测血压。血压 >120/80 mmHg 时改变生活方式。如果收缩压 ≥ 140 mmHg 或舒张压 ≥ 80 mmHg，应随着生活方式的改变而接受药物治疗。应至少每年检查 1 次脂类（目标：LDL<2.6mmol/L；TG<1.7mmol/L；HDL>1.3mmol/L）

ACE，血管紧张素转换酶；ARB，血管紧张素受体阻滞剂；BMI，体重指数；CVD，心血管疾病；FPG，空腹血糖；HDL，高密度脂蛋白；IGT，糖耐量减低；LDL，低密度脂蛋白；OGTT，口服葡萄糖耐量试验；TG，甘油三酯

神经病变

大约 60%~70% 的糖尿病患者存在神经病变，感觉缺失比运动丧失更为普遍（见第 32 章和第 33 章）。感觉丧失通常表现为袜套样改变。无法察觉到足底表面 Semmes-Weinstein 5.07 单丝接触的患者，其患溃疡的风险很高。本体感觉输入减少可能导致平衡和运动障碍，这通常会影响到足内较小的内在肌肉，从而改变足部的结构和压力动力学。足部感觉迟钝的患者（见第 49 章）硬结和水疱形成的风险增加，这可能是导致严重感染（见第 50 章）、溃疡形成（见第 48 章）和丧失肢体或生命（见第 47 章）的触发点。患者宣教应包括避免赤脚走路，用胳膊肘测试水温，并每天进行足部检查。虽然步行是许多老年人喜欢的锻炼方式，但可能会增加有明显神经病变或足部畸形的糖尿病患者足部溃疡的风险。这些人可能会更多地受益于非负重类型的运动，如骑自行车或游泳。处方矫形鞋可能会帮助降低部分风险。医疗保险已授权支付糖尿病患者足病治疗和专用矫形鞋的费用。当发生经胫骨截肢时，60% 的糖尿病患者会在 5 年内失去剩下的那条腿。吸烟严重加剧了这一问题。

正在治疗骨科疾病的物理治疗师应该记录糖尿病的伴随诊断，因为这可能有助于证明扩大干预是合理的。足部溃疡的愈合可能需要几个星期到几个月，需要多学科介入来优化治疗这一类情况。

血管并发症

血管并发症是糖尿病患者死亡的主要原因，因为他们患冠心病、脑卒中和周围血管

疾病（PVD）的风险增加，并常伴有高血压和血脂异常。糖尿病患者的足部评估应检查是否存在足部冰冷、足背和胫后动脉搏动减弱或消失、皮下组织萎缩和汗毛脱落，所有这些都提示PVD。还可以获取踝臂压力指数（ABPI）。ABPI阳性表明需要进一步的血管评估。

症状性PVD通常表现为间歇性跛行，引起强烈抽筋感，通常发生在小腿上，这是由活动后缺血引起的。这些症状很难与痛性糖尿病周围神经病变区分开来。一些患者可能患有严重的动脉疾病，但由于活动量低，仍然无症状，康复的需求可能会暴露这些问题。身体康复应强调分级运动计划，以促进肢体的侧支循环。这就需要鼓励患者锻炼肌肉到疼痛的程度，但一旦缺血开始，要避免持续发作。对于间歇性跛行，进行脚跟抬起、脚趾轻拍、脚趾抬起和脚踝旋转可能是很好的锻炼。通过侧支循环形成，症状缓解通常需要3个月左右。如果PVD进展到足部持续疼痛和静息跛行的地步，则禁止所有下肢运动。因为这些患者有肢体丧失的危险，需要外科血管重建。当PVD出现时，个人在使用任何治疗足部的非处方药之前，都应该咨询医生。

自主神经病变

有60%~70%的糖尿病患者有轻至重度的神经系统损害。有20%~40%的长期糖尿病患者的交感神经和副交感神经系统发生自主神经病变。有自主神经病变的糖尿病患者的运动计划应谨慎进行。自主神经病变可导致远端无汗症，由于四肢出汗减少，导致散热不良。有此症状的患者在运动时应避免过热。泌尿生殖系统自主神经功能障碍会导致阳痿和泌尿系统感染的风险。胃肠疾病包括便秘和腹泻。

一些有自主神经受累的患者可能会出现明显的心脏自主神经病变。这些人没有觉察到心绞痛，可能有发生"沉默"心肌梗死的危险。心律失常并不少见。心脏失神经综合征（也称为心脏自主神经病变）是自主神经功能障碍的结果，它产生的心率通常在每分钟80~90次，

对活动水平、β受体阻滞剂和抗心律失常药没有反应。如果持续用力、屏气或Valsalva动作均不能改变生命体征，则可能存在心脏失神经综合征。心血管系统无法增加心输出量，使这些人处于直立性低血压的危险之中。当心脏自主神经功能发生改变时，监测生命体征来评估运动耐受性可能并不总是能提供准确的信息。处于这种状态的个体应该在其活动水平增加之前进行全面的心脏检查。如果存在心源性神经病，在运动期间，应该强调主观疲劳程度（perceived exertion rates，RPE）、呼吸困难和其他已观察到的危重症状，而不仅仅是脉搏和血压。

2003年的一项研究得出结论，心率储备百分比是评价VO₂储备百分比更为准确的指标。RPE与VO₂储备百分比之间有较强的相关性。运动时应强调热身和放松运动。在康复过程中，容易发生直立性生理改变的患者可以尽量减少体位改变，穿弹力袜，确保体液回流。

视网膜病变

视网膜病变是糖尿病的常见并发症。大约80%的1型糖尿病患者在患病15年后会有一些糖尿病视网膜病变，60%的2型糖尿病患者20年后也会发展一定程度的视网膜病变。此外，20%的2型糖尿病患者在诊断时发现有一定程度的视网膜病变。虽然大多数视网膜病变是非增殖性的（只有轻微的视觉背景变化），有些患者进展为增殖性视网膜病变，这是20~74岁成年人失明的主要原因。

在活动性增殖性糖尿病视网膜病变（proliferative diabetic retinopathy，PDR）患者中，剧烈活动可导致玻璃体积血或牵拉性视网膜脱落。有活动性PDR的患者应避免过度运动、剧烈运动、慢跑、高强度有氧运动或类似Valsalva的动作。中重度非增殖性糖尿病视网膜病变（NPDR）患者还应限制诸如举重、Valsalva动作、拳击和高竞技运动等活动。

肾 病

糖尿病肾病发生在20%~40%的糖尿病患

者中，是终末期肾病的主要病因，占新增病例的 44%。1 型糖尿病肾病的早期征象是 24h 尿蛋白为 30~299mg（微量白蛋白尿）。微量白蛋白尿也是 2 型糖尿病肾病发展和心血管疾病风险增加的标志。控制血压已被证明可以延缓肾病的发展。运动时应密切监测血压。ADA 尚未对微量白蛋白尿或显性肾病患者制定具体的体育活动建议。肾病患者的体力活动能力可能会降低，从而导致自身活动水平受限。然而，没有必要对糖尿病肾病患者实施特定的运动限制。

在 2008 年，共有 202 290 名糖尿病患者接受了透析或肾移植。对于接受透析治疗的患者来说，补液是影响锻炼和康复计划的关键问题。此外，患者在输液期间给予肝素，透析后 24 小时内进行的任何伤口护理都应尽量减少积极的清创。运动项目防护包括抗凝血预防措施，例如防止因负重、手的放置或剧烈运动引起的皮肤损伤，特别是在静脉注射部位，而且应该对跌倒继续保持警惕。

总　结

糖尿病是一种常见的包含多系统受累的慢性疾病。许多糖尿病患者由于糖尿病或其他疾病引起的并发症需要医疗和康复治疗。重要的是，医务人员要意识到康复对糖尿病的重要影响。

（袁　丽）

原文参考

Alberti KGMM Eckel RH, Grundy SM, et al.2009 Harmonizing the metabolicsyndrome.Circulation, 120:1640–1645

American Diabetes Association 2004 Physical activity// exercise and diabetes. Diabetes Care, 27 (Suppl 1):S58–62

American Diabetes Association 2013a Diagnosing diabetes and prediabetes. (Accessed at www.diabetes.org// diabetes-basics//prevention//pre-diabetes//December 2013)

American Diabetes Association 2013b Standards of medical care in diabetes. Diabetes Care, 36 (Suppl 1):S11–66

Colberg SR, Swain DP, Vinik AI 2003 Use of heart rate reserve and rating of perceived exertion to prescribe exercise intensity in diabetic autonomic neuropathy. Diabetes Care, 26 (4):986–990

DCCT (Diabetes Control and Complications Trial), 2010. http://clinicaltrials.gov//ct2//show//NCT00360815

Ervin RB.2009 Prevalence of metabolic syndrome among adults 20 years of age and over, by sex, age, race and ethnicity, and body mass index: United States, 2003–2006.National Health StatisticsReport, no.13

International Diabetes Federation 2013 IDF Diabetes Atlas, 6th edn.Key Messages. [Online] (Accessed at www.idf. org//diabetesatlas December 2013)

Larsen PR, Kronenberg H, Melmed S, et al. (eds) 2003 Williams Textbook of Endocrinology, 10th edn. WB Saunders Elsevier,

Philadelphia, PA National Diabetes Fact Sheet 2011. [Online] (Accessed at www.cdc.gov//diabetes//pubs//pdf// ndfs_2011.pdf December 2013)

Selvin E, Marinopoulos S, Berkenblit G, et al. 2004 Meta-analysis: glycosylated hemoglobin and cardiovascular disease in diabetes mellitus.Ann Intern Med, 141 (6):421–431

Snowling NJ, Hopkins WG 2006 Effects of different modes of exercise training on glucose control and risk factors for complications in type 2 diabetic patients. Diabetes Care, 29 (11):2518–2527

UKPDS (United Kingdom Prospective Diabetes Study) 1998. (Accessed at www.dtu.ox.ac.uk/ukpds_trial/index.php December 2013)

第47章

截 肢

JOAN E. EDELSTEIN

本章内容

概 述

截肢是对身体一部分的切除。老年患者发生下肢截肢比上肢截肢的概率更高。不论是否患有糖尿病，周围血管疾病都是美国人截肢的主要原因；血管功能不良可能会增加截肢率。外伤、先天缺陷和癌症是截肢的其他病因。由以上原因导致的老年截肢患者多年来需适应截肢后步行及其他日常活动的不便。并且，与衰老相关的潜在肌肉骨骼、神经肌肉、内脏和心肺的变化给老年截肢患者带来很大麻烦，不管是什么原因，残端畸形和假肢使用使残余组织承受了额外的压力。

截肢分类

解剖定位是截肢分类的一种方法。足部部分截肢在周围血管疾病患者中非常常见。截肢水平包括趾关节离断、跖趾关节离断和经跖骨截肢。切除一个或多个趾骨会影响站立相末期。如果一个完整的脚趾缺失，包括近端趾骨，那么足部的纵弓就会变平，因为足底腱膜的连续性已经被破坏。跖趾关节离断涉及跖骨及趾骨，影响站立相末期和纵弓；另外，足也会变窄。经跖骨截肢对站立相末期、足部支撑和平衡有很大的负面影响，患者倾向于后倾，重心落于足跟上。在所有部分足截肢的情况下，患者应该穿有弧形底的鞋，以帮助支撑站立相末期和足弓支撑。跖趾关节离断者所穿的鞋垫必须有一个纵向部分来防止变窄的脚在鞋内滑动。

赛姆截肢是指除了跟骨脂肪垫的全足手术切除。脂肪垫被缝合到胫骨和腓骨远端。患者应该安装赛姆假肢，它可以替代足部的形状和基本功能。装有塞姆假肢的患者和部分足部截肢的患者可以支撑在截肢肢体的远端（末端承重），具有良好的支持和感觉反馈。

经胫骨（膝关节以下）截肢是最常见的（即踝关节近端）下肢截肢。保留膝的完整性保证了患者坐和步行的功能。经股骨（膝以上）截肢的老年患者功能较差，一般需依靠轮椅进行社区性步行。踝关节、膝关节和髋关节离断截肢是不多见的，特别是在老年人中。

因血管疾病造成双侧截肢的老年人通常在第二次截肢之前先进行一次截肢。糖尿病的存在加速了对侧肢体的损害，因此任何因糖尿病而截肢的患者都必须学习对残端和对侧肢体的正确照护（见第 46 章）。

相关疾病

那些因血管功能障碍造成截肢的患者通常还有其他血管疾病，包括心血管疾病。这种疾病阻碍了他们进行剧烈运动。

有严重心血管疾病，在休息时有呼吸困难的患者禁止安装假肢。脑血管疾病是一种常见伴随疾病。通常偏瘫与截肢同侧并不少见。偏瘫并不排除使用假肢，特别是当截肢先于发生脑卒中时。当肢体的周围血管疾病严重到导致截肢时，对侧肢体的血液循环也会受到损害。患者可能会抱怨短暂步行后出现间歇性跛行。假肢的装配减少了对侧肢体的压力。对侧的足易发生压疮，这可能导致截肢。密切留意足部检查、保持足部卫生以及穿合适的鞋非常必要。

与糖尿病相关的外周血管疾病常伴有肥胖、视力障碍、本体感觉和触觉缺失以及肾功能不全，所有这些都使假肢的使用变得复杂。下肢或手部严重关节炎阻碍了假肢的穿戴和使用。

评估及相关诊断

除了对周围血管系统的血管造影和多普勒超声检查，截肢的患者还应接受感觉功能减退的检查。触觉检查可以用 10g 的微丝进行分级，本体感觉可以通过平衡测试来判断。应监测心率和血压，使康复计划在不给患者带来过度压力的情况下保持在具有挑战性的水平。

应每天对截肢肢体进行检查，以监测是否发生了早期溃疡。新近截肢的患者应检查手术瘢痕以确认愈合是否满意。经胫骨或高于胫骨水平的截肢应测量残肢长度和围度。残肢越长，

步行效率越高。在腓骨头上测量胫骨的近端围度。经股骨截肢的患者，在大转子下一定距离进行围度测量。更多的远端测量是以每 4cm 的间距进行。围度一致表明水肿已经消退，可以接受穿戴假肢。

应定期评估四肢和躯干的运动能力和关节活动度。虚弱乏力妨碍了保持坐位平衡、床椅转移、站立和假肢控制的能力。髋关节和膝关节屈曲挛缩妨碍了假肢对线和患者利用假肢站立和行走的能力。医务人员应询问患者是否存在幻肢觉和幻肢痛（对缺失肢体的感知）及其强度，这种现象是非常普遍的。有很多方法可以降低疼痛的程度。

病史采集还应包括对患者术前功能活动水平的询问。不能使用单侧假肢的双侧截肢者也不适合安装双侧假肢。认知评估是必不可少的，因为痴呆是假肢装配的禁忌。影响康复的其他因素包括环境特征，如家的入口处和室内的台阶数，以及患者的职业和业余爱好。例如，在手术前喜欢打高尔夫球的人可能会从适合高尔夫球场倾斜地形的假肢中受益。

临床相关性：活动与康复

假肢安装前的康复包括旨在改善截肢肢体健康和提高患者独立性的干预措施。截肢肢体的治疗目的是减少术后疼痛、促进伤口愈合、维持肢体围度和预防并发症，特别是针对挛缩和皮肤疾病。应引导患者加强自我照护，包括穿衣、梳妆、个人卫生、卧床操作和各种转移，如从床到轮椅、从轮椅到厕所和站立。一些单侧截肢的老年人可以借助助行器或拐杖和健肢一起进行短距离行走。进行这些活动时，患者应在健足穿上干净的袜子和舒适的鞋。

大多数单侧截肢或双侧小腿截肢者能够接受安装假肢（见第 70 章）。康复目的是使患者能够安全地穿戴和使用假肢，或作为唯一的运动方式，或作为轮椅转移的替代物，尤其是在室内。为保持转移过程中的平衡或整体美观性，可以考虑先使用预备假肢。由医生、物理治疗

师和假肢矫形师组成的医疗团队应该为患者选择能够最大限度地帮助患者在个人能力范围内完成有意义活动的假肢部件。"假肢处方医疗指南"基于对单侧截肢者的功能预测：

0级：不论是否有帮助，患者都没有能力或潜力安全地行走或转移，假肢也不能提高他们的生活质量或行动能力。

1级：患者有能力或潜力使用假肢在平地上用固定节律进行转移或行走；典型的有限制或无限制的家庭性步行。

2级：患者有通过低水平环境障碍的步行能力或潜力，如道牙、楼梯或不平的地面；典型的社区性步行。

3级：患者具有在不同节奏下行走的能力或潜力；能够通过大多数环境障碍的典型的社区性步行，可能要求假肢使用除了简单的步行外，还有职业、治疗或锻炼需求。

4级：在假肢使用上，患者拥有超过基本行走的能力或潜力，表现出强烈的冲击力、压力或能量水平，是儿童、活跃的成年人或运动员对假肢的典型需求。

干 预

早期治疗

通过促进组织间液的吸收来减少术后的水肿，达到减轻疼痛、促进愈合、稳定残端体积的三重功效。使用弹性绷带或其他方式，直到肢体围度稳定。大多数患者都能学会在部分足截肢、赛姆截肢或经胫骨截肢时使用弹性绷带；但是，大腿截肢的包扎对任何年龄段的人来说都是非常困难的。无论截肢水平如何，当患者在床上移动或进出轮椅时，弹性绷带就会松开。因此，绷带必须一天多缠几次。尽管在大腿上悬吊很难维持，弹力袜在经胫骨和经股骨水平截肢时更容易使用。随着残端体积的缩小，依次需要较小的袜子。

弹性绷带和紧身袜控制水肿的效果最差。在手术时使用硬石膏敷料是控制水肿的一种更

有效的方法，特别是对小腿截肢。除非有明显的感染迹象，硬石膏敷料要留到拆线的时候。铝制或塑料腿杆和足部假体可以连接到硬敷料上来制成一个临时术后假肢，虽然这种模型很少用于老年患者。石膏敷料更难使用，需要从腰部进行悬吊，通常会妨碍检查手术伤口。有时，伤口上的远端敷料部分会被割开，这样石膏就可以被拆除进行伤口检查，然后很容易更换。另外，可以使用一种可拆卸硬质敷料，它也允许观察伤口。拆除石膏需要使用石膏绷带切削器。

半刚性敷料是将氧化锌、炉甘石、明胶和甘油敷在纱布绷带里制成。它贴在皮肤上，不需要绷带，方便使用和拆除，并能促进创面愈合；它适用于所有节段的截肢，包括经股骨截肢。敷料保留在肢体上，直到缝合线被拆除。半刚性敷料本身不能支撑大腿和足部。去除刚性或半刚性敷料后，大多数患者可以穿弹力袜来解决残余水肿。

进一步的治疗

除了维持截肢肢体体积外，截肢肢体的其他干预措施是减少幻肢痛，包括超声波、经皮神经电刺激（TENS）、双侧抗阻运动和震动按摩。宣教和同伴支持可以帮助患者接受幻肢现象。可以鼓励患者通过体位变换来防止关节挛缩，而不是始终保持坐位。双瓣石膏或帆布膝关节夹板和轮椅膝关节支架可以延缓膝关节屈曲挛缩进程。抗阻训练应强调髋关节和膝关节伸展。创面愈合后，可以按摩瘢痕，以防止粘连。

使患者恢复自理和行动能力的干预措施促进了患者的独立。大多数患者都有轮椅。轮椅应该维持良好的坐姿。椅座应该结实，并有合适的坐垫来分散压力。有一个腰部支撑来克服柔性靠背的吊带效应是很有帮助的。刹车必须能正常使用。腿部截肢使身体重心后移。因此，应该选用一种有后置偏轮的特殊轮椅或者将一对适配器固定在标准轮椅的后轮上。为防止轮椅及其乘员在爬上陡坡时翻倒，轮椅的支撑基础将会增加。单侧截肢的患者应该配置一个带摆动脚踏板的轮椅，这样就可以支撑健肢和假

肢。没有脚踏板的轮椅对没有装配假肢的双侧截肢患者来说，转移难度会降低。可移动扶手便于转移。

物理治疗师应该演示进出轮椅最安全、最有效的操作方法。家居环境可能需要改造才能容纳轮椅，比如重新布置家具来留出一条道路，拆除地毯和门槛，以方便轮椅进出。如果轮椅无法通过洗手间的门，那么就需要一个马桶和其他洗浴设施。

提高手臂、肩膀和躯干的柔韧性、协调性和力量的运动很重要。所有单侧截肢患者应接受如何检查和清洁足部，并需要合适的袜子和鞋的指导。同伴的支持帮助许多患者及其家人应对与截肢相关的情感和实际问题。

康　复

假肢的康复从评估开始，以确定假肢是否合适，所有部件是否正常工作。强调假肢穿戴的基本程序，椅子的进出，站立平衡和行走，以及残端护理和假肢的养护。一些老年人一旦适应了假肢，就可以爬楼梯和坡道、开车和从事各种娱乐活动。

部分足部假肢的使用通常包括将假体插入鞋中，然后穿上合适的袜子，确保没有褶皱，最后把脚插进鞋里。小腿截肢患者穿裤子的顺序是把袜子和鞋穿在假足上，把裤子套在假肢上，穿上残肢袜套，将残肢插入接受腔，并固定带子或其他紧固件。一些患者喜欢先穿残肢袜套和接受腔内衬，然后插入接受腔。整个程序可以在坐着时完成。如果假体上有远端销状悬吊，患者先给残肢穿上硅胶护套、一层或多层袜子，然后将残肢插入接受腔，将销与插座底部的孔相匹配。

可以在坐着时穿大腿假肢。患者穿上残肢袜套，边缘接近腹股沟，从接受腔上拔掉吸入阀，然后把大腿放在接受腔里。然后，为了使浅表组织顺利进入接受腔，患者先站起来，把袜子的远端从阀门孔拉出来。患者把袜端塞进接受腔，安好阀门，将皮带系在躯干上。如果假肢是全吸入悬吊，最简单的方法是润滑大腿，

坐位或站立时将其插入接受腔，并安好阀门。

教导患者从不同的椅子安全地站起和坐下是老年人假肢康复的最关键问题。不管截肢水平如何，患者最容易从座位稳固的扶手椅上移动，比如轮椅。两只脚都应该放在地板上，足部稍靠后。最开始时，患者可以使用扶手来帮助站立。

假肢平衡训练可以从平行杠内开始，也可以从扶着稳固的桌子一侧开始。后一种方法可防止患者在支持结构上形成拉而不是推的习惯。治疗师应该引导患者在直立位转移时，从一侧到另一侧、向前和向后、对角转移。最终，患者应该在没有支撑的条件下进行转移。高阶平衡训练包括让健足踩在矮凳上，增加假肢侧的承重。

步态训练可能涉及手杖、肘拐或助行器的使用，这取决于患者掌握平衡的能力。助行器的适当调节和使用指导是促进安全行走的关键。两轮助行器比四轮的步速更快。步态训练的目标是安全、步长对称、双侧步行时间相等。即使步态异常，穿戴大腿假肢的老年人在膝关节锁定时走得更快。患者应该在不同路面训练行走，如光滑的地板、地毯和草地。

能够在平地安全行走的患者有机会实现爬楼梯和坡道。在健侧有扶手的情况下上楼梯最简单。大多数经胫骨或更远端截肢的患者以双足交替的方式上下楼梯，每走一步换一只脚。相反，大腿截肢的患者健侧先上，假肢侧先下。一些特别敏捷的患者能学会以双足交替的方式下楼梯。穿双侧大腿假肢的患者爬楼梯非常罕见。他们可以选择乘坐升降机。最大限度的帮助往往是必要的。两个扶手很有帮助，电动楼梯座椅可能是合适的。穿戴假肢进行坡道行走是个问题，因为大多数假足的背屈和跖屈活动范围有限。对角线（斜向）攀爬对老年人来说可能更实用。

驾驶汽车涉及两个问题，即进出汽车和操作车辆。右侧截肢的患者自然更容易进入乘客侧，至少在美国是这样（相反的情况显然适用于带左方向盘的汽车）。左侧截肢的患者应该

首先侧身坐在乘客座位上，然后在臀部旋转的同时，将假肢抬起至面向前方的位置。对于左侧截肢的患者来说，驾驶自动挡汽车更容易。右侧截肢的患者可以选择交叉左腿，以便健侧左脚踩油门和刹车。另一些人则在加速器上安装一个加长装置，这样左脚就可以轻松踩到油门。小腿截肢的患者通常不需要特殊改装或驾驶设备。

总　结

老年人截肢通常由周围血管疾病引起。关键的评估因素包括感觉评估、关节活动度测量和运动能力。假肢安装前的治疗应注重控制残肢水肿和促进自理能力的恢复。假肢训练从评估假体的适合度和功能开始。基础治疗包括教患者进行座位间转移，然后站起来，以及在不论是否有辅助设备的条件下行走。环境改造有利于家庭活动。一些老年截肢患者可恢复完全独立，包括开车和参加娱乐活动。

（袁　丽）

原文参考

Devlin M, Sinclair LB, Colman D, et al.2002 Patient preference and gait efficiency in a geriatric population with transfemoral amputation using a free-swinging versus a locked prosthetic knee joint. Arch Phys Med Rehabil, 83:246–249

Ephraim PL, Wegener ST, MacKenzie EJ, et al.2005 Phantom pain, residual limb pain, and back pain in amputees: results of a national survey.Arch Phys Med Rehabil, 86:1910–1919

Fletcher DD, Andrews KL, Hallett JW, et al. 2002 Trends in rehabilitation after amputation for geriatric patients with vascular disease: implications for future health resource allocation. Arch Phys Med Rehabil, 83:1389–1393

HCFA Common Procedure Coding System 2001. US Government Printing Office, Washington, DC, ch 5.3

Tsai HA, Kirby RL, MacLeod DA, et al.2003 Aided gait of people with lower-limb amputations:comparison of 4-footed and 2-wheeled walkers. Arch Phys Med Rehabil, 84:584–591

Van Velzen AD, Nederhand MJ, Emmelot CH, et al.2005 Early treatment of trans-tibial amputees:retrospective analysis of early fitting and elastic bandaging.Prosthet Orthot Int, 29:3–12

Wong CK, Edelstein JE 2000 Unna and elastic postoperative dressings: comparison of their effects on function of adults with amputation and vascular disease.Arch Phys Med Rehabil, 81:1191–1198

第48章

伤口管理

RICHARD MOWRER

本章内容

概　述

皮肤是一个重要的器官。当一个人的皮肤受到损伤时，器官/皮下组织和外部环境之间的保护屏障就会被破坏。这一原则对老年人的生存尤其重要，因为慢性皮肤创伤在老年人中经常发生。身体的愈合能力会因各种健康问题——糖尿病、循环系统疾病、高血压和慢性阻塞性肺病而改变。皮肤的正常衰老相关变化也会影响愈合的速度和质量（见第50章），可能存在营养不足、活动受限和肌肉萎缩等额外的危险因素。

伤口和愈合过程

正常的愈合过程有三个阶段。第一阶段炎症反应被激活，这是机体对损伤的自然反应。这种炎症反应从损伤开始持续到损伤后4~6d。这个遵循正常的有序过程包括血管收缩、纤维蛋白凝块、血管舒张以及出现清除细菌和碎片的中性粒细胞和巨噬细胞。损伤的初期，渗出液从血管中渗出，填充到组织间隙，导致局部水肿，从而减慢出血。接着，血管反射性收缩以帮助减少出血。血小板聚集并变得黏稠，这会堵塞淋巴组织，导致更严重的水肿。血小板释放的生长因子控制细胞的生长、分化和代谢。最后，趋化因子被释放，以激活对抗感染和修复伤口所必需的细胞。当趋化因子激活新的愈合细胞时，血管收缩变为血管扩张，使这些细胞能够到达损伤部位。血管扩张会导致局部发红、肿胀和发热的炎症特征。渗出的液体中包括巨噬细胞、白细胞和中性粒细胞，称为分泌物，呈黄色或奶油色，比漏出液更黏稠。疼痛通常也会出现。

第二阶段是增生期，大约发生在受伤后7d。这一阶段包括生长因子、内皮细胞、成纤维细胞、新生血管和胶原蛋白的利用。这些生长因子还能生成角化细胞，这些细胞参与了再上皮化。炎症和增殖阶段通常是重叠的，没有明确的标志表明何时结束、何时开始。增生期包括以下四个重要阶段。

1. 新的毛细血管生成，这些毛细血管连接成网，把营养和血液带到受伤的部位（这在缺血的地方是不会发生的）。

2. 肉芽组织形成是由于坏死组织被移除，毛细血管网络"填充"了空间。这个组织作为网架供新的上皮细胞生长。

3. 成纤维细胞形成纤维网络，其中肌成纤维细胞（包括肌动蛋白）开始将伤口边缘拉到一起。

4. 创面收缩，角质细胞开始在创面床上迁移，生长因子促进新的上皮细胞的增殖，也称为再上皮化。

第三阶段即重塑阶段，不再有开放性伤口。在这一阶段，结缔组织变得更对齐，抗拉强度增加。在上皮化过程完成后，创面开始成熟；这意味着新生皮肤开始变厚和成熟。新生皮肤主要是瘢痕组织，它是由凝固的胶原蛋白形成的。这种胶原蛋白最终需要被重塑，以便与周围组织协同工作，即移动或具备活动性，这个过程可能需要 2 年的时间来完成。

伤口的分类

伤口通常根据主要的诱因进行分类。常见类别包括动脉供血不足、静脉功能不全、压疮、神经营养性溃疡、创伤性伤口和烧伤。目前有几种伤口分类系统，表 48-1 列出了压疮、烧伤以及不包括在其他分类中的静脉、动脉和创伤

表 48-1　伤口分类系统

伤口类型	分类	特征
压疮	Ⅰ期	完整皮肤，指压不变白的红斑，皮肤溃疡的预示性病变
	Ⅱ期	部分皮层缺失，涉及表皮和／或真皮；溃疡是浅表性的，临床上表现为磨损、水疱或火山口状
	Ⅲ期	全层皮肤缺损，包括皮下组织损伤或坏死，可能延伸至但不穿过下方筋膜；溃疡在临床上呈现为深坑，伴有或不伴有邻近组织的破坏
	Ⅳ期	全层皮肤缺损，广泛破坏，组织坏死或肌肉、骨骼或支撑结构（如肌腱或关节囊）受损
	不可分期	全层皮肤缺损，实际深度完全被腐肉和／或焦痂所掩盖
	疑似深部组织损伤——深度未知	由于压力和／或剪切造成的皮下软组织损伤，局部皮肤完整，呈紫色或栗色变色或充满血液的水疱
烧伤	一度	涉及表皮浅层；皮肤呈粉红色或红色，干燥且疼痛，并在 1 周内脱落，不留瘢痕
	二度	涉及表皮和真皮；伤口立即起水疱，潮湿，局部水肿；如果表浅，将在 2~3 周内愈合，如果没有感染或过度创伤，不会留下瘢痕；如果深，可能需要皮肤移植才能达到最佳的愈合效果
	三度	涉及整个皮肤全层；伤口的颜色从白色到黑色不等，并且可能出现黑色的血栓形成的毛细血管网络，这些毛细血管不会因压力而变白；表面通常是干燥的，但也可能是潮湿的；如果直径超过 2.5cm，这些伤口需要皮肤移植才能闭合
	烧伤有时也被指定为浅层烧伤和深层烧伤；一度和二度烧伤与浅层烧伤同义。全层烧伤是整个表皮被摧毁，部分真皮也可能被摧毁，同时皮下组织也有损伤	
静脉、动脉和创伤	浅层	穿透表皮或开始进入真皮
	全层	穿透到皮下组织、肌肉或骨骼

性伤口的分类系统。Wagner 分类系统是另一项重要的评估溃疡阶段的分类工具（表 48-2）。

表 48-2	溃疡的 Wagner 分类系统
分级	描述
0	完整的皮肤
1	仅涉及皮肤的浅表溃疡
2	深部溃疡涉及肌肉，也许是骨骼
3	局部感染，可能是脓肿或骨髓炎
4	仅限于前足区的坏疽
5	大部分足的坏疽

评估患者

对于患者伤口的评估应由多学科团队（医生、护士、物理治疗师和社会工作者及营养师）共同完成。物理治疗师起着重要作用，必须具有处理皮肤系统和伤口分型的专业知识，以建立一个优化伤口稳态和愈合的治疗计划。重要的是要记住治疗患者，而不是治疗伤口。

在开始评估时，应包括以下要素（形式表48-1~ 形式表 48-3）：

• 获得全面的病史；患者过去的病史可能使他们易患非愈合性伤口（如糖尿病或外周血管疾病）。

• 鼓励患者的初级保健医生广泛地评估患者健康状况（如评估血糖、白蛋白、血红蛋白、伤口培养物，必要时还需评估用药史）。

• 评估患者的身体活动能力；挛缩可能使患者易患压疮，而不能活动限制了患者在床上或椅子上改变姿势的能力。

• 评估皮肤，含水量是否良好？是否饱满？

• 评估营养状况。患者吃什么，吃多少？

• 评估患者的支持面。患者经常使用什么类型的床、椅子和鞋子？

• 检查患者的个人护理（卫生）

• 评估外周脉搏，即踝肱压指数（ankle brachial pressure index，ABPI）（表 48-3）

• 评估伤口：

• 伤口的具体位置

• 伤口的大小（长度、宽度、深度）

• 伤口分类

• 伤口气味

• 坏死组织、脱落组织和肉芽组织的百分比

• 引流（量、气味、颜色、稠度）

• 存在破坏或窦道

• 伤口颜色

• 创周状况

• 周长测量（如果适用）

ABPI 程序

ABPI 是使用手持多普勒超声利用声波确定血流的装置，该装置还包括一个血压袖带。这是一种无须侵入性测试即可测量血流量的定量方法。通过多普勒超声，可以听到嘶嘶声，无论是双相（两种声音）还是单相（一种声音）。超声波装置应与动脉保持 45° 角，逆流方向（需要凝胶）。将肱动脉的血压视为"正常"，并记录用多普勒超声可以听到脉搏的最大袖带压力。下肢（通常是足背）要重复进行多次测量。下肢的血压除以上肢的血压可得到 ABPI。有糖尿病的情况下，动脉可能发生钙化，因此测量结果将会发生改变且不可靠。如果发生了这种情况，可改用动脉造影。如果没有多普勒超声，则需要使用触诊技巧或血管研究来评估脉搏。

溃疡的类型

为了适当地治疗溃疡，区分不同类型的溃疡至关重要（表 48-4）（见第 9 章）。

静 脉

静脉功能不全，即下肢血液向前流动存在障碍，可能会增加静水压，静脉压增高，最终导致皮肤溃疡（图 48-1）。静脉疾病的体征和症状是含铁血黄素染色，使皮肤呈紫色（图48-2），再加上腿部的沉重感和水肿。静脉伤口通常位于小腿的内踝附近。这些伤口表面面积较大并且边缘较浅。许多患者会抱怨持续站立或坐着时疼痛会增加，需要抬高患肢来缓解症状。

创面被有活性和非活性组织的混合物弄湿。静脉伤口 ABPI> 0.8，可触及脉搏。在水肿

形式表 48-1 用于记录患者病史的样本表格

体格检查

姓名: _____ 日期: _____

简史: _____

_____

_____

既往病史

主要疾病:

心血管系统:	冠心病_____	心绞痛_____	恶性肿瘤_____
	充血性心力衰竭_____	心律不齐_____	_____
	心肌梗死_____	高血压_____	_____
	高胆固醇_____		_____
	其他_____		手术 _____
肺部:	COPD_____	肺炎_____	_____
	TB_____	哮喘_____	_____
	其他_____		损伤_____
糖尿病:	胰岛素依赖型_____		_____
	非胰岛素依赖型_____		住院治疗 _____
血管类:	跛行_____	静息痛_____	_____
	静脉曲张_____	DVT_____	_____
	其他_____		_____
肌肉骨骼系统:	关节炎_____	肌无力_____	药物治疗 _____
	骨折_____		_____
胃肠道:	消化性溃疡_____	肝硬化_____	过敏 _____
	出血_____	肝炎_____	_____
	胰腺炎_____	其他_____	_____
泌尿生殖系统:	肾脏_____		社会史
	膀胱_____		职业_____
	其他_____		吸烟_____
血液系统:	贫血_____	易淤血_____	酒精_____
	镰状细胞贫血_____		药物_____
	出血倾向_____		家族史_____
神经系统:	TIA_____	脑卒中_____	RIND_____
	其他_____		

家庭医生: _____

其他医生: _____

COPD: 慢性阻塞性肺疾病; DVT: 深静脉血栓; RIND: 可逆性缺血性神经功能缺损; TB: 结核病;
TIA: 短暂性脑缺血发作

形式表 48-2　用于评估患者的样本表格

体格检查

一般情况：	危险因素＿＿＿＿	位置＿＿＿＿	身高＿＿＿＿	体重＿＿＿＿
生命体征：	体温＿＿＿＿	脉搏＿＿＿＿	呼吸＿＿＿＿	BP＿＿＿＿
	RN＿＿＿＿			
HEENT：	正常＿＿＿＿	反常＿＿＿＿	＿＿＿＿	
颈部：	JVD＿＿＿＿	结节＿＿＿＿	杂音＿＿＿＿	甲状腺＿＿＿＿
心脏：	有规律＿＿＿＿	无规律＿＿＿＿		
肺：	清晰＿＿＿＿	干啰音＿＿＿＿	湿啰音＿＿＿＿	哮鸣音＿＿＿＿
腹部：	柔软＿＿＿＿	包块＿＿＿＿	疝＿＿＿＿	器官＿＿＿＿
四肢：	水肿＿＿＿＿	发绀＿＿＿＿	杵状指＿＿＿＿	其他＿＿＿＿

脉搏（0~4+）：（R）桡动脉＿＿＿＿　股动脉＿＿＿＿　腘动脉＿＿＿＿　足背动脉＿＿＿＿　胫后动脉＿＿＿＿

　　　　　　　（L）桡动脉＿＿＿＿　股动脉＿＿＿＿　腘动脉＿＿＿＿　足背动脉＿＿＿＿　胫后动脉＿＿＿＿

伤口的描述：＿＿＿＿＿＿＿＿＿＿＿＿＿＿＿＿＿＿＿＿＿＿＿＿＿＿＿＿＿＿＿＿＿＿＿＿＿＿

＿＿＿

＿＿＿

外观：＿＿

＿＿＿

＿＿＿

计划：＿＿

＿＿＿

＿＿＿

＿＿MD

＿＿＿

BP：血压；HEENT：头、耳、眼、鼻、喉；JVD：颈静脉怒张；L：左；R：右

的下肢触诊脉搏很困难。在这种情况下，通过患者的转诊医生或医疗主管寻求无创血管检查可能是有益的。

静脉功能不全的患者经常显著超重。因此，有减肥计划或营养师咨询对静脉疾病的综合管理十分重要。

病因包括下肢静脉瓣膜功能不全，深静脉系统阻塞，静脉系统中瓣膜的先天性缺失或畸形，经深浅静脉交通支从深静脉系统到浅静脉系统的反流等。由于"肺泵"较弱，肺功能不足将会加剧这一问题。肺泵通过深呼吸起作用，迫使膈肌压向腹腔以增加静脉系统的压力，这增加了血液的流动。此外，包围着深静脉的小腿肌肉起到泵的作用，来挤压静脉迫使血液流向近端。瘫痪或肌肉萎缩（可能由久坐的生活方式引起）会损害这种泵作用。这证明了运动，特别是有氧运动对于开放性伤口患者恢复的重要性。肌肉泵的失效通常与静脉功能障碍相关联，即静脉不起作用和/或单向阀停止工作。静脉变得扩张，血液回流增加了内部压力，随后毛细血管压力增加，导致伤口周围出现袖口状压力，限制了氧气和营养物质进入组织。蛋

形式表 48-3　用于评估伤口的样本表格

姓名：＿＿＿＿＿＿＿＿＿＿＿＿＿＿＿＿＿＿＿＿＿＿＿＿＿＿＿＿＿＿＿＿＿＿

日期：＿＿＿＿＿＿＿＿＿＿＿＿＿＿＿＿＿＿＿＿＿＿＿＿＿＿＿＿＿＿＿＿＿＿

脉搏：（R）胫后动脉＿＿＿＿＿＿　　足背动脉＿＿＿＿＿＿　　腘动脉＿＿＿＿＿＿

　　　（L）胫后动脉＿＿＿＿＿＿　　足背动脉＿＿＿＿＿＿　　腘动脉＿＿＿＿＿＿

位置：＿＿＿＿＿＿＿＿＿＿＿＿＿＿＿＿＿＿＿＿＿＿＿＿＿＿＿＿＿＿＿＿＿＿

伤口类型：＿＿＿＿＿＿＿＿＿＿＿＿＿＿＿＿＿＿＿＿＿＿＿＿＿＿＿＿＿＿＿＿

＿＿＿＿＿＿＿＿＿＿＿＿＿＿＿＿＿＿＿＿＿＿＿＿＿＿＿＿＿＿＿＿＿＿＿＿＿

阶段：＿＿＿＿＿＿＿＿＿＿＿＿＿＿＿＿＿＿＿＿＿＿＿＿＿＿＿＿＿＿＿＿＿＿

浅层 / 全层伤口：＿＿＿＿＿＿＿＿＿＿＿＿＿＿＿＿＿＿＿＿＿＿＿＿＿＿＿＿＿

尺寸 / 深度＿＿＿＿＿＿＿＿＿＿＿＿＿＿＿＿＿＿＿＿＿＿＿＿＿＿＿＿＿＿＿＿

暴露的肌腱：＿＿＿＿＿＿＿＿＿＿＿＿＿＿＿＿＿＿＿＿＿＿＿＿＿＿＿＿＿＿＿

暴露的骨：＿＿＿＿＿＿＿＿＿＿＿＿＿＿＿＿＿＿＿＿＿＿＿＿＿＿＿＿＿＿＿＿

颜色：＿＿＿＿＿＿＿＿＿＿＿＿＿＿＿＿＿＿＿＿＿＿＿＿＿＿＿＿＿＿＿＿＿＿

坏死的百分比：＿＿＿＿＿＿＿＿＿＿＿＿＿＿＿＿＿＿＿＿＿＿＿＿＿＿＿＿＿＿

引流：＿＿＿＿＿＿＿＿＿＿＿＿＿＿＿＿＿＿＿＿＿＿＿＿＿＿＿＿＿＿＿＿＿＿

气味：＿＿＿＿＿＿＿＿＿＿＿＿＿＿＿＿＿＿＿＿＿＿＿＿＿＿＿＿＿＿＿＿＿＿

侵蚀：＿＿＿＿＿＿＿＿＿＿＿＿＿＿＿＿＿＿＿＿＿＿＿＿＿＿＿＿＿＿＿＿＿＿

创伤状况：＿＿＿＿＿＿＿＿＿＿＿＿＿＿＿＿＿＿＿＿＿＿＿＿＿＿＿＿＿＿＿＿

评估：＿＿＿＿＿＿＿＿＿＿＿＿＿＿＿＿＿＿＿＿＿＿＿＿＿＿＿＿＿＿＿＿＿＿

计划：＿＿＿＿＿＿＿＿＿＿＿＿＿＿＿＿＿＿＿＿＿＿＿＿＿＿＿＿＿＿＿＿＿＿

表 48-3　ABPI 值的解释

ABPI	解释	可能的血管干预措施
1.1~1.3	血管钙化	ABPI 无效测量组织灌注
0.9~1.1	正常	无须
0.7~0.9	轻度至中度功能不全	保守的干预措施通常可达到满意的伤口愈合
0.5~0.7	中度动脉功能不全并有间歇性的跛行	可以试用保守治疗，医生可能会考虑血运重建
<0.5	严重动脉功能不全并有静息痛	没有血运重建伤口不可能愈合，危及肢体的动脉功能不全
≤ 0.3	静息痛和坏疽	血运重建或截肢

经惠允引自 Myers B 2004 Wound Management: Principles and Practice. Prentice Hall，Pearson Education，Upper Saddle River，NJ，p 211

表 48-4　溃疡的临床分型

	压力	静脉	动脉	神经
位置	骨突部位	小腿 / 踝关节内侧；尤其内踝	脚趾之间，脚趾尖；外踝周围；趾骨头	脚的跖面；跖骨头；脚踝；压力点改变；重复性创伤的部位
伤口外观	存在发红、窦道 / 破坏、浸渍、硬结、疼痛和异味；可能存在坏死组织	伤口边缘不规则；基底红润（颜色）；深度浅；中度到重度的外渗	基底苍白或坏死；肉芽不存在或最小；最少渗出液；坏疽 / 坏死；感染	伤口边缘界限清楚；深度可变；渗出液可变；坏死组织范围可变；肉芽形成
周围的皮肤	红斑；可能的硬结；蜂窝织炎	红斑；可能的硬结；蜂窝织炎；含铁血黄素污渍	红斑；可能的硬结；蜂窝织炎	红斑；可能的硬结；蜂窝织炎；经常出现结痂组织
疼痛	经常疼痛	除非被感染或干燥，否则最少	经常疼痛	通常无痛
预防	教育；识别有风险的患者；提高组织耐受性；压力防护	患者教育；禁止吸烟；充足的营养；皮肤护理；优化静脉回流；服用药物；恒定压迫	患者教育；禁止吸烟；服用药物；控制糖尿病；避免腿交叉、寒冷、潮湿；专业足部护理；合适的鞋子；减压	患者教育；禁止吸烟；服用药物；控制糖尿病；避免受凉、受潮、极端温度、外热；每日足部护理；合适的鞋子

白质和液体从静脉壁迁移出来并充满间质组织，导致水肿和含铁血黄素染色。

静脉功能不全的治疗涉及 4 个主要方面：①基础医疗和营养失调的管理；②患者的教育；③控制水肿；④局部治疗以减少细菌负荷，控制引流并促进肉芽组织形成。

动　脉

动脉功能不全是指四肢或特定部位的动脉灌注不足（图 48-3）。它可能是由动脉硬化、创伤、类风湿引起的关节炎、糖尿病、伯格病（血栓闭塞性脉管炎）或动脉粥样硬化等引起。ABPI>0.8，表示动脉受累。任何水肿都是局部的或可能与感染有关。

疼痛是动脉供血不足的重要症状。这种疼痛可以被描述为间歇性跛行，在快速 / 长时间移动或攀登多个台阶时下肢肌肉出现抽筋样疼痛。这是由于血液流向下肢肌肉组织不足所致；肌肉开始痉挛，继发于氧气灌注不足和随后的能量消耗。缺血性静息痛是另一种体位性的问题，即在睡觉期间，双腿在床上平放时血流减少而导致疼痛。通常患者会描述：脚（或腿）的疼痛把我弄醒了，在疼痛消失之前我需要走一会儿。通常这些患者在睡觉时双腿悬在床边，甚至躺在躺椅上靠重力来帮助改善循环。患者报告的最后一种类型的疼痛是顽固性疼痛，这

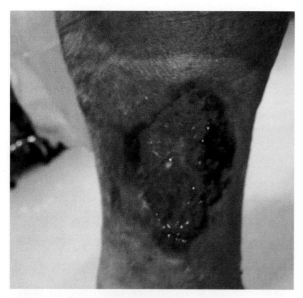

图 48-1 静脉创面：小腿内侧，大的湿颗粒状伤口

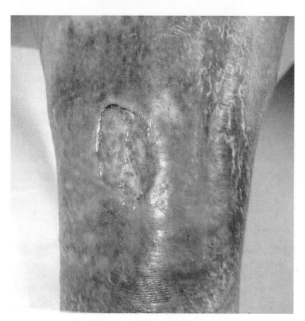

图 48-2 静脉创面：含铁血黄素染色明显和水肿

种疼痛不能通过镇痛来控制或减轻。

有一些简单的测试可用于评估动脉灌注：①检查外围脉搏是否缺失或减少（ABPI 是有用的测量方法）；②检查皮肤温度是否下降；③检查毛细血管再充盈的延迟时间（常超过 3s）；④检查局部皮肤颜色——是否苍白或者发红。

治疗动脉供血不足主要有 7 个方面：①任何基础医疗和营养失调的管理；②教育患者控制危险因素，如吸烟、高血压和胆固醇管理，以及使用合适的鞋子；③疼痛的管理；④水肿的控制；⑤鼓励步行和 / 或可耐受的运动；⑥进行局部治疗；⑦每天检查敏感区域特别是足部的皮肤。

溃疡和坏疽（图 48-4）是外周血管疾病（PVD）的身体表征。这些类型的伤口需要血管手术以绕过阻塞的下肢动脉系统以增加血流量。医生可能会开抗凝血药和其他药物来增加下肢的血流量；但是，这可能只是对潜在问题的临时解决方案。

神　经

神经性溃疡（也称为神经营养性或糖尿病性溃疡）与周围神经病变直接相关。周围神经病变被定义为有四肢功能的改变，包括触觉、痛觉或温度觉的减弱或缺乏，无汗，足部畸形，步态和负重改变。

周围神经病变的原因包括下肢感觉、运动和自主神经的损伤（见第 32 章）。足内在肌肉的逐渐麻痹导致在站立时足肌的不平衡、萎缩和不稳定。反之，也会导致跖骨头上的压力和剪切力增加。足部本身也可能发生形状改变，导致锤状趾、踇外翻或踇趾过度伸展，所有这

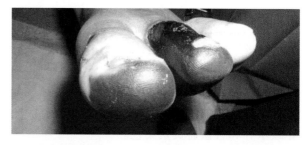

图 48.3 动脉创面：注意踇趾的毛细血管闭塞和第 2 脚趾根部有分界线

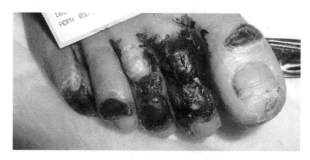

图 48.4 动脉创面：所有脚趾都有明显组织坏死。这导致了经跖骨截肢

些都改变了足底方面的承重力。患者行走时的受力点集中在骨骼和皮肤上，这些骨骼和皮肤没有足够的衬垫来承受剪切力 / 压力。

此外，自主神经病变增加了继发于出汗机制受损、愈伤组织形成增加和血流受损的溃疡风险。受损的出汗机制会降低皮肤的弹性，导致皮肤过度生长或形成胼胝体，并在过度生长时压力增加。反过来，胼胝体的形成会导致血流减少或改变，从而降低身体自愈的能力。这会影响骨骼，导致骨骼中钙流失，并因骨骼软化而导致骨折。足的形状会改变，通常会导致摇椅底状足或夏科足的出现（图 48-5，图 48-6）。

患者的体格检查应包括：①触诊周围脉搏；②皮肤温度的检查；③皮肤颜色的检查；④评估毛细血管再充盈（少于 3s）；⑤评估运动、感觉和自主神经病变。医务人员还必须确定神经性溃疡是否暴露了骨骼（或形成窦道）。在这些情况下，需要影像学检查来排除骨髓炎。如前所述，由于动脉钙化，用 ABPI 评估糖尿病患者可能是不可靠的。

神经性溃疡的治疗主要包括 6 个方面：①基础医疗和营养失调的管理；②患者的教育；③戒烟；④糖尿病控制良好；⑤减轻受影响区域的压力，同时提供良好的伤口护理以帮助伤口愈合；⑥使用新的药膏和方法协助伤口愈合，包括生长因子、人工皮肤移植和高压氧等。在这个阶段，可能需要转诊到假肢师 / 矫形师定制鞋或鞋垫。通过锉削或锐利的清创来使胼胝体变薄，可保持伤口周围正常皮肤的完整性，并促进伤口边缘收缩。保持伤口湿润、无细菌繁衍、无坏死组织是治疗糖尿病 / 神经性溃疡的基础。

压 力

压疮是一个严重的问题，在任何生存环境中都会对患者产生影响。压疮导致疼痛，住院时间较长，恢复较慢。这些病变通常发生在骨突部位，由于压力过大而引起，导致下层组织的损伤。发生压疮的 4 个主要危险因素是

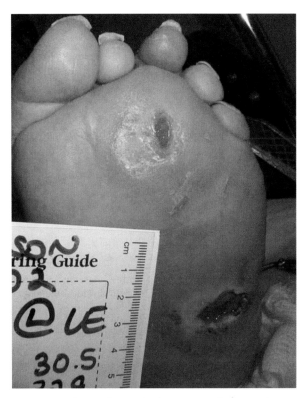

图 48-5 神经性溃疡，合并锤状趾的夏科足，扁平足畸形或摇椅底状足

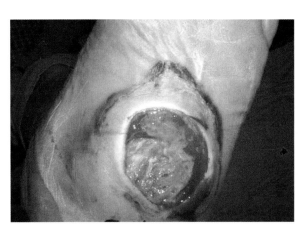

图 48-6 合并摇椅底状足的神经性溃疡

剪切力、水分、运动障碍和营养不良。2007年，国家压疮咨询小组（national pressure ulcer advisory panel，NPUAP）重新定义了压疮，新增加了深部组织损伤和不可分期压力损失两个分类（框表 48-1）。

压疮分期系统可对组织损伤程度进行分类。重要的是要注意，压疮不一定要从 I 期进展到 IV 期，而且它们不能从 IV 期愈合到 I 期，即逆向分期记录是不恰当的。逆向分期意味着

框表 48-1　国家压力性溃疡咨询小组：分期定义

压疮是皮肤和 / 或下层组织的局部损伤，通常是由于压力或压力与剪切力联合作用而导致的骨突上方组织的损伤。许多促成因素或混杂因素也与压疮有关；这些因素的重要性尚待阐明。

压疮分期 / 分类

Ⅰ 期：无破损的红斑期

皮肤完整，局部区域呈无破损的红斑，通常覆盖在骨突部位。深色皮肤可能没有明显的白斑；皮肤完整，局部区域有无法压白的红色，通常覆盖在骨突处。深色皮肤可能没有明显的指压变白，其颜色可能与周围区域不同。与邻近组织相比，该区域可能疼痛、变硬、柔软、发热或发凉。Ⅰ 期在肤色暗的人群中可能很难被发现。可以指示"处于危险中"的人。

Ⅱ 期：浅层组织缺失

真皮的浅层缺失，表现为浅层开放性溃疡，有粉红色创面，无皮肤脱落。也可表现为完整或开放 / 破裂的充血性水疱或浆液性水疱。呈有光泽或干燥的浅溃疡，无组织脱落或擦伤*。这个类别不应该用来描述皮肤撕裂、胶带烫伤、尿失禁相关的皮炎、浸渍或表皮脱落。

Ⅲ 期：全层组织缺失

深层组织缺失。皮下脂肪可见，但骨骼、肌腱或肌肉未暴露。可能存在腐肉，但不会掩盖组织丢失的深度。可能包括潜行和窦道。Ⅲ 期压疮的深度因解剖位置而异。鼻梁、耳朵、枕骨和踝关节无（脂肪）皮下组织，Ⅲ 期溃疡可能是浅层的。相反，脂肪过多的区域已发展成非常深的 Ⅲ 期压疮。骨骼 / 肌腱不可见或不可直接触及。

Ⅳ 期：全层组织缺失

全层组织缺失，骨骼、肌腱或肌肉暴露。可能存在腐肉或焦痂。通常包括潜行和窦道。Ⅳ 期压疮的深度因解剖位置而异。鼻梁、耳朵、枕骨和踝关节无（脂肪）皮下组织，这些溃疡可能是浅层的。Ⅳ 期溃疡可延伸到肌肉和 / 或支持结构（如筋膜、肌腱或关节囊），可能发生骨髓炎或骨炎。暴露的骨骼 / 肌肉可见或可直接触及。

美国不可分级 / 未分类的其他类别 / 阶段：全层皮肤或组织缺失——深度未知

全层组织缺失，其中溃疡的实际深度完全被创面中的腐肉（黄色、浅棕色、灰色、绿色或棕色）和 / 或焦痂（浅棕色、棕色或黑色）遮蔽。直到去除足够的腐肉和 / 或焦痂，露出伤口底部，才能确定真正的深度；可能是 Ⅲ 期或 Ⅳ 期。足跟上的稳定（干燥、粘连、完整、无红斑或波动）的焦痂是"身体的自然（生物）保护层"，不应去除。

疑似深部组织损伤——深度未知

由于压力和 / 或剪切力造成的皮下软组织损伤而导致完整皮肤的局部变色或充血水疱，局部呈现紫色或栗色。与邻近组织相比，该区域组织之前可能有疼痛、变硬、糊状渗出、潮湿、发热或发凉。深层组织损伤在肤色暗的人群中可能很难被发现。进一步发展可能会在深色创面上出现小水疱。伤口可能进一步发展并被薄痂皮覆盖。再继续恶化的话，即使经过最佳的治疗处理，也会暴露出额外的组织层。

* 擦伤表示深部组织损伤

组织以其所有原始成分进行改造。但新形成的组织是瘢痕组织，而不是正常的表皮 / 真皮组织。压疮的治疗主要包括 6 个方面：①基础医疗和营养失调的管理；②组织负荷的管理；③溃疡的护理；④局部治疗，即酶 / 自溶清创术；⑤细菌繁殖和感染的管理；⑥患者教育。在组织负荷管理方面，保持创面不受压尤为重要。许多不同类型的减重靴可以为足跟溃疡的患者（图 48-7）提供减低压力的益处，如 multipodus 矫形鞋和 / 或 RIK 靴。瘫痪者在坐着和躺着的时候需要持续的减压，所以要有合适的轮椅和床垫来缓冲压力（图 48-8）。

对于活动能力受限的个体，应经常评估增加压疮发生风险的其他因素。这些因素包括制动、失禁、营养因素和意识水平的改变。多学科小组应采用一个有效的风险评估工具，如 Braden 量表或 Norton 表（形式表 48-4 和形式表 48-5）。记录在这些量表上的结果应该登记在案，并用于定期重新评估患者的风险。

干预治疗

物理治疗师使用各种各样的干预措施来治疗慢性皮肤创伤患者（表 48-5 和表 48-6）。当使用物理治疗干预时，两个主要目标是：①直接增强身体的自然愈合过程；②消除阻碍身体自然愈合过程的因素。

水疗法是最古老的物理疗法，对伤口的清洁至关重要。多年来，水疗法已衍生出各种形式，如漩涡、水柱和脉冲灌洗。水、热和搅动的组合在清洁、软化坏死组织、协助清创过程以及去除局部用药后留下的残留物方面是有效的（表 48-6）。

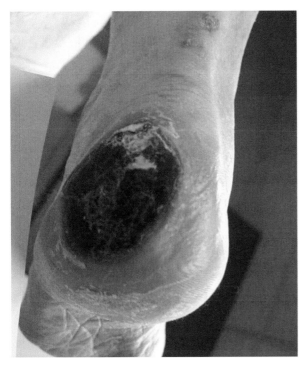

图 48-7　左足跟后 / 外侧溃疡。注意 100% 无活性组织（坏死）覆盖

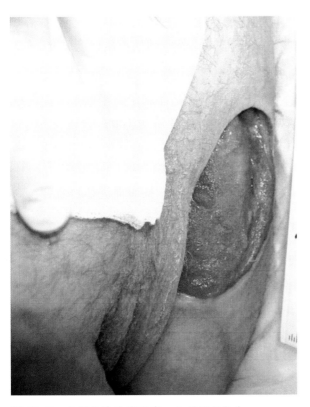

图 48-8　右侧坐骨结节压疮，全层组织缺失

变化促进液体和蛋白质从组织间进入静脉和淋巴管。压力治疗还提高了肌肉泵的效率，以及在物理上起到静脉瓣膜的作用。压力治疗可以由各种装置提供，包括间歇 / 顺序压缩泵、定制的弹力长袜、Unna 靴、弹性绷带和成品弹性长袜。其目的是提供足够的压力来促进液体回流。弹力产品产生的压力范围为 8~60mmHg。目前市场上有许多多层的和可使用多日（通常是 5~7d）的压力绷带，其压力接近 40mmHg。使用这些绷带的患者面临的挑战是不能将其浸湿，也就是说患者沐浴时必须要对腿部进行遮挡。超过 40mmHg 的压力可能阻塞血流，因此如果怀疑动脉功能不全，则对动脉伤口使用压力治疗需要谨慎，要取决于 ABPI 和水肿的程度。还应进行 ABPI 以排除伴随的动脉问题。一般来说，压力袜在起床前穿，睡前脱掉。在老年人群中一个常见的问题是不能拉上压力袜子。在这些情况下，压缩泵对液体吸收有很大的帮助。压力袜应该根据洗涤 / 穿戴时间每 9~12 个月更换 1 次，因为它们随着时间推移会失去压缩性能。患者往往会忽视更换（通常是因为成本），这可能导致水肿复发。

超声（非热）已被发现对促进伤口愈合有效，特别是当静脉功能不全是一个主要因素时。3MHz 单位被认为是最有效的频率，因为大部分能量被浅层组织吸收。超声波已经被发现可以增强身体从炎症阶段向伤口愈合增殖阶段的能力。它也与密度更低、弹性更强的瘢痕组织有关。超声波必须通过诸如水凝胶或水凝胶剂等介质进行。治疗可以沿伤口周围或直接在伤口上进行（表 48-6）。

多年来，电刺激一直被提倡用于促进伤口愈合，不管其根本原因如何。一些研究表明电刺激在促进伤口愈合方面的有效性。高压短脉冲电刺激可改变伤口化学的 pH，促进炎症的减轻。目前的治疗方案是将无法存活的组织从创面上移除。

Sussman 主张采取以下参数：

• 炎性愈合阶段的设置：

负极；

每秒 100~128 脉冲 (每秒脉冲数, pps);

100~150 V;

60min, 每周 5~7d。

- 上皮愈合期的设置:

交变电流: 3d 阳极, 3d 负极等;

64 pps;

100~150 V;

60min, 每周 5~7d。

利用浸渍水凝胶或盐渍纱布作为缠绕接触导体是最理想的方法。以凡士林为基础的产品会阻碍电刺激的效果。分散电极垫 (大于伤口接触垫) 应该放置在接近伤口表面。对于浅部伤口, 垫子应该紧密地放在一起, 对于更深或潜行 / 窦道伤口, 垫子应该分开放置。

脉冲电磁场是创面治疗中一个相对较新的方法。固态设备产生无线电波进入组织, 产生电荷。该规范包括使用频率为 27.12MHz 的无线电波。迄今为止, 尽管在美国已经完成了若干临床试验, 但脉冲电磁场在伤口护理中的有效性的结论性科学证据尚未建立 (参见表 48-6 的参数)。

全接触石膏主要用于治疗 I 期和 II 期的神经性足底溃疡。这种治疗的目的是消除炎症组织的承重力并使其固定, 以便愈合。应用全接触石膏后, 必须用适当的辅助装置指导患者进行部分负重。一般来说, 这些患者的感觉发生了改变, 这使得石膏的准确贴合变得至关重要。石膏一般每 1~2 周修补 1 次; 然而, 石膏松动、大量引流或石膏损坏需要提前移除。在某些情况下, 双壳型石膏是合适的。患者必须明白双壳型石膏在就寝前不能取下。目前, 市场上有许多皮肤替代品可以提高伤口愈合率。这些皮肤替代品具有正常皮肤的所有成分, 包括除毛囊和汗腺之外的所有 21 种生长因子。它们由医生应用, 并有严格的换药规程。

用于治疗神经性溃疡的其他产品是含有主要皮肤生长因子的特定介质。这些前列腺素生长因子在伤口愈合中起着重要作用。目前, 市场上的一些产品使用局部应用生长因子。目前有一些可用的产品, 如 Regranex™ (Ortho-

McNeil, Somerville, NJ), 它们使用局部应用的生长因子。这种凝胶型介质价格昂贵, 但可有效加速不同类型的伤口的闭合。清洁的颗粒伤口对于提高凝胶的有效性是必要的。Regranex™ 具有与内源性血小板衍生生长因子类似的生物活性, 包括促进参与创伤修复的细胞趋化性募集和增殖以及促进肉芽组织的形成。

创面 VAC® (真空辅助闭合) 装置显著缩短了压疮的愈合时间。在这种技术中, 一种特殊的无菌海绵敷料被切得比伤口的直径稍小。这上面覆盖着阻塞性敷料, 并钩在带有罐 / 储液器的抽吸装置上, 以收集伤口的液体。然后, 伤口 VAC 将所有空气和液体从创面上吸走。伤口表面的血流增加, 伤口边缘被拉在一起。它是传统伤口愈合方法的一个非常有效的补充 (更多信息详见 www.kci1.com)。

伤口护理小组的所有成员都应该意识到营养的重要性, 并认识到适当的热量和蛋白质, 维生素 A、C 和 E, 锌, 葡萄糖胺, 氨基酸精氨酸和谷氨酰胺对于特定的伤口愈合是很重要的。

高压氧

高压氧的定义是在高于海平面正常大气压两倍的情况下向患者输送 100% 的氧气 (O_2) 的治疗方法。目的是提高血液中的 O_2 分压。高压氧是在高压氧舱里进行的, 增加的压力和 O_2 可以改善血液的氧合, 从而促进伤口愈合。高压氧舱也可以是多处步入式的, 可以同时治疗多名患者。O_2 经常在伤口愈合的炎症和修复阶段被使用。它的存在对依赖 O_2 的中性粒细胞、巨噬细胞和成纤维细胞是必不可少的。O_2 的存在不仅有助于通过释放内毒素杀死细菌来控制感染, 而且还提高了抗生素的有效性。高压氧通过刺激生长因子和胶原基质促进血管生成。

高压氧的适应证很多, 包括但不限于:

- 感染伤口
- 创伤: 挤压伤, 骨筋膜室综合征
- 受损皮肤移植物
- 辐射和热烧伤
- 难以愈合的伤口: 糖尿病、血管功能不全

形式表 48-4　用于预测压疮风险的 Braden 量表

患者姓名：　　　　　　评估者姓名：　　　　　　评估日期：

感知觉：对压力相关不适感做出有意义反应的能力	1.完全受限：对疼痛刺激完全没有反应（不呻吟、退缩或抓握），由于意识水平降低或镇静或身体大部分表面感到疼痛的能力有限	2.非常受限：只对疼痛刺激做出反应，除了呻吟、不安外不能交流不适感，或者身体超过一半的身体有感觉障碍，限制了感到疼痛或不适感的能力	3.稍微受限：对口头命令能够做出反应，但不能总是传达不适感或需要调换，或者在 1~2 个肢体有某些感觉障碍，限制感觉疼痛或不适感的能力	4.无损害：对口头命令能够做出反应；没有感觉缺陷，限制感觉疼痛或不适感的能力
湿度：皮肤暴露的潮湿程度	1.持续潮湿：皮肤因排汗、尿液等持续保持潮湿；每次给患者进行转移或翻身时都会发现皮肤潮湿	2.潮湿：皮肤经常但不总是潮湿；床单至少要每次每班更换 1 次	3.偶尔潮湿：皮肤偶尔潮湿，大约每天额外需要更换 1 次床单	4.很少潮湿：皮肤通常是干燥的；床单只是在常规时间间隔更换
活动：身体活动程度	1.受限于床上：被限制在床上	2.受限在椅子上：行走能力严重受限或根本不存在，无法承受自己的体重和/或必须协助转移到床或椅子上	3.偶尔步行：有或没有帮助下，白天偶尔步行，但距离很短；大部分步行时间主要用在床或椅子上	4.经常步行：每天至少 2 次在房间外步行，在醒着的时间，房间内步行至少每 2h 1 次
移动：改变和控制身体位置的能力	1.完全不动：在没有辅助的情况下躯干或者四肢位置甚至没有轻微的改变	2.非常受限：躯干或四肢位置偶尔有轻微的改变，但是不能够独立完成频繁的或者明显的改变	3.轻微受限：躯干或者四肢频繁地改变，虽然改变是轻微的	4.无受限：在没有帮助的情况下，可以频繁地改变姿势
营养：通常的食物摄入模式	1.非常贫乏：从来不吃完整的一餐；很少吃的超过 1/3；每天只吃 2 次或更少的蛋白质（肉类或乳制品）；液体摄取不足；不能服用液体膳食补充剂，或者是 NPO 和/或清淡的液体和 IV 供给超过 5d 以上	2.可能还不够：很少吃一餐完整的饭；而且通常只吃蛋白质摄取量的一半左右，每天只吃 3 次肉类或乳制品；偶尔一份营养补充剂或接受少于最佳量的液体饮食或试用试管喂养	3.足够：每餐饭都超过一半；每天共吃 4 次蛋白质（肉类、乳制品）；偶尔拒绝一餐，但如果提供就会采用管饲的肉类和乳制品；之间会吃；或 TPN 方案，通常会服用补充，这可能满足大多数营养需求	4.极好：每餐都吃；从不拒绝一餐，通常共吃 4 次或更多的肉类和乳制品；偶尔在两餐之间吃；不要求补充
摩擦与剪切力	1.问题：在移动时需要中度到最大程度的帮助；完全抬起而不靠着床单的滑动是不可能的；经常在床上或椅子上滑落，需要最大的帮助重新摆位；痉挛、挛缩或躁动导致几乎经常的摩擦	2.潜在的问题：移动无力或需要最少的辅助；在移动过程中，皮肤可能会在某种程度上靠着床单、椅子、安全带或其他装置滑动；大多数时候在椅子或床上保持相对良好的位置，但偶尔会滑下来	3.没有明显的问题：在床上和椅子上独立移动，并且有足够的肌肉力量在移动过程中完全抬起；在床上或椅子上始终保持良好位置	

经患允引自 Braden BJ, Bergstrom N 1987 A conceptual schema for the study of the etiology of pressure sores. Rehabil Nurs 12:8-12。IV，静脉注射；NPO，非口服；TPN，完全肠外营养

形式表 48-5　Norton 量表

身体状况	心理状况	活动	移动	失禁	总分
好 4	警戒 4	走动 4	充分 4	无 4	4
坏 3	冷漠 3	辅助下步行 3	轻微受限 3	偶尔 3	3
差 2	混淆的 2	坐在轮椅上 2	非常受限 2	经常（尿）2	2
非常差 1	恍惚 1	卧床 1	不可动 1	双重的 1	1

姓名：　　　　　　　　　　　　　　　　　　　日期：

经惠允引自 Norton D，McLaren R，Exton-Smith AN 1962 An investigation of geriatric nursing problems in the hospital. National Corporation for the Care of Old People（now the Centre for Policy on Ageing），London

表 48-5　干预治疗

治疗	用于	临床应用	生理反应
水疗 / 脉冲灌洗	神经营养、静脉、动脉、压力和糖尿病溃疡；烧伤；急性创伤	清洁；清创；浸湿除去敷料	浅表热 / 冷；微按摩；增加水分
超声波	神经营养、静脉、动脉和糖尿病溃疡	清创；促进创面清洁	增加微循环；水肿吸收；浅热 / 深热
加压	静脉、动脉和糖尿病溃疡；烧伤	减轻水肿	降低静脉高压，增加静脉回流
电刺激	神经营养、静脉、动脉、压力和糖尿病溃疡；烧伤；急性创伤	清创；减少感染和疼痛；增加循环；促进闭合	增加循环；杀菌作用；增加成纤维细胞活性；减少水肿
脉冲电磁场	静脉、动脉、压力和糖尿病溃疡；急性创伤	减轻疼痛和水肿	减少水肿；增加皮肤氧气的输送

表 48-6　治疗建议

水疗	
漩涡	每次 10~20min（每天）；水温为 33~37℃
脉动灌洗	10~30min，整个伤口定期放置导管；室温盐水溶液
超声波	
3MHz 脉冲（浅层伤口）和 1MHz（深层伤口）	0.5~1.5W/cm²，1min/cm²；脉冲，20%~40% 占空比；使用水凝胶介质或导电凝胶；使用超过伤口或伤口周边
加压	
顺序的 / 间歇的	理想的情况是，患者仰卧，下肢抬高；使用低于治疗部位舒张压读数至少 20mmHg 的压力；治疗至少 1h；如果可能的话，在早晨治疗；随后使用静态压力包扎。
静态的	将绷带从跖趾关节包在腓骨头下面的脚趾上；确保施加相同的压力；每次绷带包扎至少要重叠 2/3；用保护性长裤或附加弹性包扎覆盖。
电刺激(高压脉冲电流)	最初（-）极性，50~80pps，100~150V；5 次检查后（或当伤口清洁时），（+）极性，80~100pps，100V；电极放置：分散电极垫放置近端，盐水浸泡的箔电极或导电水凝胶垫直接置于伤口中
脉冲电磁场	
热疗	5min 预热（5/10 循环）；20min 治疗（10/12 循环）；5min 冷却（5/10 循环）；每天治疗 1 次
非热疗	
急性创伤	30min，6 循环
慢性创伤	每循环 45min，4 循环；每天治疗 1 次

性溃疡和任何病因的慢性难愈合性溃疡。

当传统的伤口处理方法无效时，经常使用高压氧。增加氧气的引入不仅杀死了细菌，而且降低了免疫系统的过载，从而可以开始痊愈。因此，血管生成的增加和细菌负荷的降低，导致皮肤移植物的黏附有更大百分比，以及增高了由于辐射和烧伤而受损组织的愈合率。

糖尿病患者也可以从高压氧中受益，因为更多的氧气输送到供应不足的组织可以改善血管生成。然而，糖尿病患者的 ABPI 评分至少应达到 0.5，才能考虑进行试验。此外，经皮氧分压（$TcPO_2$）可测量皮肤中的氧气量，是一种无创的测量皮肤氧含量的方法，特别适用于评估下肢动脉病变晚期的皮肤缺血。

糖尿病足溃疡

溃疡必须归类为 Wagner 分类的 3 或 4（表 48-2），也应进行 $TcPO_2$ 评估。

高压氧治疗是比较昂贵的，但在治疗慢性伤口方面具有极好的效果。除了治疗费用之外，高压氧还有副作用，包括但不限于：

- 耳朵和鼻窦气压伤
- 近视
- 充血性心力衰竭恶化
- 氧惊厥
- 肺气压伤
- COPD

禁忌证包括气胸，以及可能与高压氧不良结合导致其他医疗问题的药物。这些药物必须由患者的医生进行评估。进行高压氧之前应考虑其他要求，包括：

1. 动脉供血不足：如果合适的话，必须在考虑高压氧之前进行血管手术。如果患者不是手术候选者，则可以考虑高压氧。必须进行血管测试以确定血流状态。还应评估 $TcPO_2$。

2. 软性放射性坏死：任何接受放射治疗的身体部位，不管有多久，并有难愈合的溃疡，都可以考虑高压氧。

慢性骨髓炎

在考虑高压氧治疗之前，伤口必须有至少 6 周保守的抗生素治疗（口服或静脉应用），以及阳性的骨扫描或 X 线片。

存活失败的皮瓣或移植物

导致截肢或局部或全层皮肤移植的伤口，现在要么开裂，要么显示组织死亡，也符合高压氧的条件。在发现失败后高压氧越早启动，预期的反应越好。

运动在伤口愈合中的作用

有氧运动对伤口愈合有积极作用。Emery 等人的研究发现，以 70% 的最大心率进行 1h 的有氧运动，每周 3 次，可以促进健康人的伤口愈合。运动组平均愈合时间为 29.2d，非运动组为 38.9d。作者推论运动可以增加皮肤血流量和皮肤氧分压。这份报告的主题是健康的老年男性和女性；作者建议进行进一步研究，包括有合并症的患者。

最后，对所有的医疗提供者来说，把患者作为一个整体来对待是很重要的。患者的伤口很可能还有其他生理、肌骨或生物力学方面的问题，这需要专业的知识。重要的是要治疗患者整体，而不仅仅是开放的伤口。这不但在道德上是正确的，而且在经济上是合理的。

总　结

有效的伤口治疗干预需要深入的检查和评估，以及由多学科小组制定的个性化治疗计划。该小组必须整合一项计划，重点消除导致非愈合状态的因素，并选择促进愈合的干预措施。在痊愈之前，这个计划可能需要多次修改。当患者痊愈后，必须对患者、家庭成员和照护人员进行持续护理和预防方面的教育。经常治疗开放性伤口的医务人员必须不断更新产品、敷料和有效愈合伤口的技术的相关知识。

致　谢

特别感谢 Drs Michael Flood 和 Mark Evans

持续努力献身于患者的工作。他们在本章的研究是无价的。

　　Pam Unger 在这本书的第 1 版中撰写了这一章。

（贾延兵）

原文参考

Emery CF, Kiecolt-Glaser JK, Glaser R, et al. 2005 Exercise accelerates wound healing among healthy older adults: a preliminary investigation. J Gerontol A Biol Sci Med Sci, 60:1432–1436

Kaur S, Pawar M, Banerjee N, et al. 2012 Evaluation of the efficacy of hyperbaric oxygen therapy in the management of chronic nonhealing ulcer and role of periwound transcutaneous oximetry as a predictor of wound healing response: a randomized prospective controlled trial. J Anaesthesiol Clin Pharmacol, 28:70–75

MacKay D, Miller A. 2003 Nutritional support for wound care. Altern Med Rev, 8:359–377

Mowrer R. 2004 Wound Care for Older Adults: Implications for the Physical Therapist Assistant. American Physical Therapy Association, La Crosse, WI, pp. 14–15

NPUAP (National Pressure Ulcers Advisory Panel) 2007 NPUAP Pressure Ulcer Stages/Categories. www.npuap.org/resources/educational

Recio A, Fetter C, Schneider A, et al. 2012 High-voltage electrical stimulation for the management of stage III and IV pressure ulcers among adults with spinal cord injury: demonstration of its utility for recalcitrant wounds below the level injury. J Spinal Cord Med, 35:58–63

Stadelmann W, Digenis A, Tobin G. 1998 Physiology and healing dynamics of chronic cutaneous wounds. Am J Surg, 176 (Suppl 2A):26–38

Stillman RM. 2005 Wound Care. www.emedicine.com/med/topic2754.htm

Sussman C. 1998 Electrical stimulation. www.medicaledu.com/estim.htm

Wagner F. 1981 The dysvascular foot: a system for diagnosis and treatment. Foot Ankle, 2:64–122

Zhao M, Penninger J, Isseroff R. 2010 Electrical activation of woundhealing pathways. Adv Skin Wound Care, 23:567–573

第 49 章

不敏感足

JENNIFER M. BOTTOMLEY

本章内容

概　述

　　足部的不敏感性是诸多老年病理改变的共通结果。糖尿病、麻风、外周血管疾病、雷诺病、深静脉血栓、脊髓损伤（如椎管狭窄、肿瘤）、周围神经损伤、激素失调和维生素 B 复合物缺乏等慢性疾病会导致微血管结构破坏，交感神经末梢减少和躯体感觉受体减少，从而诱发足部神经病变。这些病理改变可导致循环和周围神经完整性降低，引起水肿、变色、皮肤状态减退、疼痛加剧、感觉缺失，最终导致功能活动减少。

　　足部的不敏感没有明显征兆，例如步态模式的变化和与足部病理相关的疼痛。重复性压力加上失去保护性感觉是足部溃疡的主要原因。足底表面疼痛和异常应力相关警告系统的缺失，使神经病理性足部易于受伤和产生溃疡。但是，通过辨别损伤机制和危险因素（表 49-1），足部溃疡是可以预防和治疗的。

　　不敏感足的神经病变包括进行性远端多发性神经病变、缺血性单神经病变、肌萎缩和神经性关节病。足部的感觉、自主神经和运动神经病变可导致疼痛和温度感知的对称或不对称

表 49-1　神经病变足的危险因素

危险因素	可能性损伤
失去保护性感觉	没有疼痛警告输入
高足底压力	溃疡发生在峰值压力部位
自主神经病变	皮肤脱水无弹性
既往溃疡或截肢	瘢痕或病变上的压力集中
足部畸形	局部压力增加
神经性骨折	足底压力增加和足部不稳定
足功能异常	异常负荷应用
高活动水平	增加累积压力
血管疾病	失活组织容易受伤，愈合不良
鞋类选择或足部护理不当	减少保护，不稳定，卫生条件差
视觉障碍	环境评估不当，无法检查足部
胰岛素调节不良	糖尿病并发症

丧失。交感神经去神经可导致进行性混合性神经病变以及足部内在肌肉的轻触觉、振动觉以及运动功能的丧失。典型的足部畸形，如跖趾关节过伸、足趾蜷曲和足跟 / 跖骨头下脂肪垫远端移位，可导致负重模式异常和足底压力增加。不敏感足的组织损伤可能是由持续的压力

引起的，这种压力导致缺血或集中的高压、热或冷、重复的机械应力或组织感染。

肌肉营养的缺乏会导致其萎缩性改变。肌肉逐渐减弱和消瘦，最初伴有疼痛或刺痛，进而发生萎缩、感觉异常、麻痹和感觉输入丧失，最终完全丧失功能。

神经性关节病由足部的关节糜烂、未被发现的骨折、骨骼和关节的脱矿质和失活引起。通常，这些变化是由于在缺乏外周感觉系统正常保护性本体感受和伤害感受功能情况下的常规负重活动导致的。在具有完整感觉的肢体中，疼痛会抑制功能活动和对关节的进一步创伤，从而使组织可以开始修复。然而，在不敏感的肢体，受伤部位反复受到创伤，导致受累骨质的充血和再吸收增加。

足部关节和骨骼中的感觉丧失使神经病变足易发生骨质破坏。中期骨折或脱位以及肥厚性骨形成可能导致夏科畸形，即足部塌陷成严重的摇摆性足畸形。夏科畸形的证据是骨受累区域肿胀和皮温升高。临床上，在没有开放性伤口的情况下，所有有炎症迹象的患者都应怀疑神经性骨折。鉴别诊断包括蜂窝织炎、骨髓炎、关节病和交感神经营养不良。

神经病变足的评估

定期和全面筛查神经病变足对早期识别可能使老年人易于受伤的危险因素至关重要（形式表49-1）。足部筛查是一项简要的检查，用于确定溃疡、运动无力、感觉功能障碍或畸形的病史，这些病变都可诱发局部高压。此外，还应评估循环状态、颜色、皮温、一般状况、水肿或皮肤病变。根据足部筛查，可以确定每位患者足部并发症的相对风险。

使个体处于足部受伤风险中的感觉丧失水平被称为保护性感觉丧失。使用校准弯曲10g力的尼龙单丝是确定感觉丧失的精确方法。无法感觉到单丝5.07g已被确定为发生保护性感觉丧失。风险分类可以识别出有可能从保护性鞋类和宣教中受益的个体（框表49-1）。

感觉和神经支配的评估

Nawcozenski 和 Birke 提出了保护性感觉的概念，即感知 Semmes-Weinstein 单丝施加的5.07g 压力。通过足底表面的特定评估确定易受伤的感觉丧失区域。

在外周血管疾病病程中，振动觉和温度觉很早就会减弱，这种损失会影响本体感觉、运动感觉和温度梯度意识。

神经系统检查需要叩诊锤、音叉（128cps）和 Semmes-Weinstein 单丝。应在患者闭眼的情况下进行振动觉、本体感觉、温度觉和保护性感觉的测试。注意区分任何感觉过敏或感觉减退的边界，并确定这些模式是对称的还是不对称的。应注意是否出现出汗。要测试的反应还包括髌反射和跟腱反射。随着年龄的增加，跟腱反射越来越难以引出，它似乎消失了。为了诱发这种反射，轻轻地外翻并背屈踝部，使跟腱紧张，并轻轻叩击肌腱。测试巴宾斯基反射以确定是否存在足底反应过度。为了确定是否存在阵挛，用力背屈踝部，并且在终末端开始重复。为了测试平衡受损，让个体站立闭眼，双脚并拢，并将其与睁眼时的相同姿态进行比较（Romberg 征）。

应使用分级徒手肌力检查在所有下肢肌肉中测试肌肉力量。同样，应该注意对称性。步态评估是肌肉评估的有效辅助手段，用于确定是否出现不稳定的步态模式，如足下垂或跨阈步态。应评估 ROM 和关节灵活度，并应注意任何畸形（如关节畸形、锥状趾、槌状趾、踇外翻），因为这些异常通常表示内在的足部肌肉无力。还应评估营养性指甲的变化。

Semmes-Weinstein 单丝是一种可重复且准确测试感觉的方法，并且能可靠地预测哪些个体由于失去保护性感觉而有发生溃疡的风险。位于洛杉矶卡维尔的 G.W. Long Hansen 疾病中心的 Carville 小组使用 Semmes-Weinstein 单丝测量保护性感觉，发现无法感觉5.07g 单丝的人比那些能感受到这种刺激水平的人更容易发生皮肤破裂。他们证明5.07g 是保护性感觉的阈值。感觉检查的标准化在评估中至关重要，

形式表 49-1　足部筛查评估指南

　　　　　　　　　　　　　　　　　　　　　　　　　　日期：＿＿＿＿＿＿＿

姓名：＿＿＿＿＿＿＿＿＿＿＿＿＿＿＿＿＿＿＿＿＿＿＿＿＿＿＿＿＿＿＿＿＿＿＿

地址：＿＿＿＿＿＿＿＿＿＿＿＿＿＿＿＿＿＿＿＿＿＿＿＿＿＿＿＿＿＿＿＿＿＿＿

电话：＿＿＿＿＿＿＿＿＿＿＿＿＿＿＿＿＿＿＿＿＿＿＿＿＿＿＿＿＿＿＿＿＿＿＿

性别：＿＿＿＿＿＿＿＿　　　　　　　　出生日期：＿＿＿＿＿＿＿＿

语言或沟通问题：否　是　（描述）＿＿＿＿＿＿＿＿＿＿＿＿＿＿＿＿＿＿＿＿＿

初级医生/足科医生：＿＿＿＿＿＿＿＿＿＿＿＿＿＿＿＿＿＿＿＿＿＿＿＿＿＿＿＿

地址＿＿＿＿＿＿＿＿＿＿＿＿＿＿＿＿＿＿＿＿＿＿＿＿＿＿＿＿＿＿＿＿＿＿＿＿

电话号码：（　　　　　　　　）＿＿＿＿＿＿＿＿＿＿＿＿＿＿＿＿＿＿＿＿＿

主观评估

病史：

1. 是否有：・关节炎
　　　　　・循环问题
　　　　　・心脏病
　　　　　・糖尿病
　　　　　・肾脏问题
　　　　　・高血压
　　　　　・足部问题
　　　　　・眼部问题
　　　　　・甲状腺问题
　　　　　・头晕
　　　　　・髋部骨折（Fx）
　　　　　・听力问题
　　　　　・眩晕

2. 以下部位受过伤吗？

		左腿		右腿	
		扭伤	骨折	扭伤	骨折
否					
是	髋				
	膝				
	踝				
	足				
	背				

3. 你的腿痛吗？

		左腿	右腿
否			
是	髋		
	膝		

4.你的足部痛吗？

		左腿	右腿
否			
是	剧痛		
	烧灼痛		
	刺痛		
	指甲痛		
	脚痛		
	跖骨头痛		
	脚趾痛		

疼痛加重：

	左腿	右腿
站立时		
走路时		
穿鞋时		
早上		
下午		
其他时间（描述）		

客观数据

1. 在没有帮助的情况下走动？　　否　　　是

2. 使用辅助设备行走？　　否　　　是

手杖	
助行架	
拐杖	
其他	

3. 跌倒？　　　　　否　　　是　　（描述）_____

4. 步行距离？　　家　　一个街区　　二个街区　　五个街区　　一英里　　不受限

5. 规律的锻炼？　　　否　　　是

6. 足部检查（脱掉鞋子和袜子）

	左足		右足	
	不合适	合适	不合适	合适
足部整洁吗？				
鞋子和袜子合适吗？				
鞋完全合适吗？	短		短	
	长		长	
	窄		窄	
	磨损		磨损	
鞋：带跟				
鞋底				
侧面				

7. 问题

蹈囊炎		左足			右足					
	HAV									
	Taylor									

		左足					右足				
		I	II	III	IV	V	I	II	III	IV	V
硬结	Spin										
	Pinch										
	IPK										
	Sub										
	Shear										
鸡眼	跖骨头										
	软鸡眼										
	硬鸡眼										
恢复原状的指甲											
向内生长的指甲											
趾甲营养变化											
循环系统疾病											
		DPP: 0		PTP: 0			DPP: 0		PTP: 0		
杵状趾											
脚趾畸形：锥状											
爪状											
槌状											
重叠											
蹈外翻											

		左腿		右腿	
脚/踝关节畸形					
皮炎，真菌病					
皮肤干燥					
水肿	足				
	踝				
	肢体				

・感染（描述）：_____

・其他_____

足部筛选评估

意见：_____

_____

_____

_____

评定：_____

_____

_____

推荐：·无

·转诊到矫形诊所　　　　日期：_____　　　　时间_____

·定制鞋

·请咨询儿科医生

·请咨询足科医生

·受过良好教育：_____

·制作矫形器：　　　　日期：_____　　　　时间_____

·2个月的随访：　　　　日期：_____　　　　时间_____

·6个月的随访：　　　　日期：_____　　　　时间_____

DPP，远端踏板脉冲；HAV，蹑趾外展外翻；IPK，趾间角化病；IP，趾间；PTP，胫后脉搏

框表 49-1　风险分类

- 0 未失去保护感
- 1 失去保护感，没有畸形或溃疡病史
- 2 失去保护感，伴有畸形，但没有溃疡病史
- 3 溃疡病史，伴失去保护感

由此可以采取适当的保护措施来防止足部发生溃疡。

循环状态评估

血管评估应包括对股骨、腘窝、足背和胫骨后搏动的触诊和分级，并观察其他显示下肢血管病变的临床征象和症状。包括间歇性跛行、足部皮温低（即冷脚）、夜间和休息疼痛（包括因依赖性缓解的疼痛）、抬高时发白、抬高后静脉充盈滞后、依赖性红肿、萎缩性皮肤、无毛发生长和坏疽的存在。应观察并记录任何病变、角化过度或变色的区域。

为了鉴别血管管腔阻塞等器质性病变与血管痉挛情况，暂时扩张血管是一种有用的血管测试方法。对目标肢体使用动脉止血带 3min 然后释放，如果病情是由于血管痉挛引起的，止血带远端的灌注应该增加。

采用 Buerger-Allen 血管评估对发白和灌注时间进行观察（形式表 49-2~ 形式表 49-4）。用秒表来测定足部远端静脉在抬起腿后充血所需的时间。基本上，这是一种评价足部总循环的方法。被泵入依赖腿的动脉血扩散到小动脉、毛细血管和小静脉中，然后扩散到足的静脉中。静脉痉挛的时间受若干变量的影响：动脉血压、动脉口径、到达足部毛细血管床的血液量、每次心脏收缩力和静脉回流率。灌注时间大于 20s，提示外周血管系统受损及静脉功能不全。

应注意皮肤的红斑。依附性红疹是指脚趾和前足因毛细血管血流量减少而出现的一种红蓝色。当动脉流量减少时，外周阻力随着动脉毛细血管扩张和组织的最大氧气提取而下降。由于此种依赖，这会被夸大。当测量静脉置管时间时，可以注意到实际的发红程度。最大限度的发红通常在 2~3mim 内明显；当存在严重缺血时，它表现为暗红色。

皮温和周围测量的评估是评估循环不足和确定感染存在的补充方法。

尽管测试结果可能因环境温度而变化，如果循环问题是不对称的，则皮温测量是有用的。在患有外周血管疾病的患者中，四肢通常是冰凉的，并且在感染的情况下，可能存在热点。使用皮温监测装置来获得精确的温度是有帮助的，但治疗师也可以通过触摸来评估皮肤温度，将其评定为冷、冰凉、温或热。

当外周血管受累时，评估项目应包含小腿和足部的围度的测量，因为受累血管不能有效排除间质组织中的代谢废物，常常会出现肢体水肿。由于重力原因，在依赖性体位下水肿会加剧。围度的测量通常使用量尺，足部测量包含跖骨头、中足周径以及踝关节 8 字环绕周径，小腿测量由踝至髌骨下水平，每隔 7~8cm 测量周径。

另一种判定水肿程度的方法是体积置换法。将尺子放置于一桶水中，当下肢浸没桶中时候，测量水的排出量。这种评估下肢水肿程度的方法是客观、可重复的。

伤口状态评估

足部出现损伤时，可通过客观监测对伤口进行分级。瓦格纳（Wagner）分类将血管功能障碍分为 0 到 5 级，还可参阅框表 49-1。

0 级：皮肤没有溃疡，没有开放性伤口，但可能出现潜在的溃疡性畸形，如囊肿、锤状趾和夏科足，医疗性的截肢也包括在内。

1 级：全层表皮出现破损，但深度不累及骨骼，没有脓肿。

2 级：出现开放性溃疡，伤口深度比 1 级深，可累及肌腱甚至关节囊。

3 级：伤口深度穿透骨骼，并出现骨髓炎，可能出现关节感染或足底筋膜脓肿。

4 级：前足出现坏疽。

5 级：坏疽累及整个足部，这种情况在本地无法治疗。

有溃疡时，伤口大小的客观记录最好通过拍摄无菌 X 线片追踪伤口或通过线状胶片进行录像，这有助于监测伤口状况的改善或恶化。

形式表 49-2　Buerger-Allen 初评表 [a]

姓名	年龄			性别		科室
诊断				医生		
初评日期				治疗师		

	右腿			左腿	
外观形态					
皮肤完整性					
皮肤温度					
水肿程度	0 □　+1 □　+2 □　+3 □			0 □　+1 □　+2 □　+3 □	

围度		右腿	左腿
	□跖骨头		
	□足弓		
	□踝关节		
	□踝上的		
	□小腿中部		
	□髌骨下缘		
脉搏	足背	0 □　+1 □　+2 □　+3 □	0 □　+1 □　+2 □　+3 □
	胫骨后肌	0 □　+1 □　+2 □　+3 □	0 □　+1 □　+2 □　+3 □
	腘窝	0 □　+1 □　+2 □　+3 □	0 □　+1 □　+2 □　+3 □
	股动脉	0 □　+1 □　+2 □　+3 □	0 □　+1 □　+2 □　+3 □
敏感性测试	振动觉	□正常	□正常
		□减弱	□减弱
		□缺失	□缺失

保护性感觉			
	背部	1 □ 2 □ 3 □ 4 □	1 □ 2 □ 3 □ 4 □
1=0.1g（4.17 正常）	脚趾 1	1 □ 2 □ 3 □ 4 □	1 □ 2 □ 3 □ 4 □
	脚趾 3	1 □ 2 □ 3 □ 4 □	1 □ 2 □ 3 □ 4 □
2=10g（5.07 保护感）	脚趾 5	1 □ 2 □ 3 □ 4 □	1 □ 2 □ 3 □ 4 □
	跖骨 1	1 □ 2 □ 3 □ 4 □	1 □ 2 □ 3 □ 4 □
3=75g（6.10 缺失保护感）	跖骨 3	1 □ 2 □ 3 □ 4 □	1 □ 2 □ 3 □ 4 □
	跖骨 5	1 □ 2 □ 3 □ 4 □	1 □ 2 □ 3 □ 4 □
4= 没有保护感	足骨 1	1 □ 2 □ 3 □ 4 □	1 □ 2 □ 3 □ 4 □
	足弓	1 □ 2 □ 3 □ 4 □	1 □ 2 □ 3 □ 4 □
	脚跟	1 □ 2 □ 3 □ 4 □	1 □ 2 □ 3 □ 4 □

肌力			
	右侧		左侧
胫前肌			
姆长伸肌			
姆长屈肌			
胫后肌			
腓骨长肌			
腓肠肌 / 比目鱼肌			
骨间肌（强 / 弱 / 萎缩）			
畸形			
	右侧		左侧
锤 / 爪形			
骨性隆起			
足下垂			
夏科足			
姆外翻			
前 / 后足内翻			
第一趾跖屈			
马蹄足			
截肢			

鞋类	□标准	□特殊	描述：
	□合适	□不合适	描述：

苍白 / 灌注时间：		抬高位置
水平位置		依赖性位置

治疗建议 [b]：

□ Buerger-Alle 训练	重复次数	次 / 天	改良 是 / 否
□宣教	□皮肤护理	□鞋类	□矫形器

[a]Buerger–Allen evaluation form created by: Jennifer M. Bottomley，PT，MS，PhD © 1996.

[b]Refer to Buerger–Allen treatment flow sheet for initial blanching/filling times etc.

干预治疗

预防性管理

　　针对神经病变足的管理计划是基于风险分类方案制定的。对风险级数在 1~3 级的患者给予足部检查、皮肤护理和鞋类选择方面的教育。

鞋类的推荐取决于每个人的风险级别和具体需求。例如，1 级的患者适合鞋面是皮革（或其他类似的材料）的鞋，且脚趾的位置能够容纳脚的形状，也可以放缓冲性的鞋垫。为适合其畸形部位，2 级和 3 级的患者可能需要穿戴定制鞋垫和修改过的鞋。通过筛查，一旦患者被

形式表 49-3　Buerger-Allen 随访评估表 [a]

姓名	年龄		性别		科室	医生:
诊断			初评		F/U 评估	
总治疗次数			治疗师			

		右腿		左腿	
外观形态					
皮肤完整性					
皮肤温度					
水肿程度		0 □ +1 □ +2 □ +3 □		0 □ +1 □ +2 □ +3 □	
围度		右腿		左腿	
	□跖骨头				
	□足弓				
	□踝关节				
	□踝上的				
	□小腿中部				
	□髌骨下缘				
血管搏动	足背	0 □ +1 □ +2 □ +3 □		0 □ +1 □ +2 □ +3 □	
	胫骨后肌	0 □ +1 □ +2 □ +3 □		0 □ +1 □ +2 □ +3 □	
	腘窝	0 □ +1 □ +2 □ +3 □		0 □ +1 □ +2 □ +3 □	
	股动脉	0 □ +1 □ +2 □ +3 □		0 □ +1 □ +2 □ +3 □	
敏感性测试	震动觉	□正常		□正常	
		□减弱		□减弱	
		□缺失		□缺失	
保护性感觉					
	背部	1 □ 2 □ 3 □ 4 □		1 □ 2 □ 3 □ 4 □	
1=0.1g（4.17 正常）	脚趾 1	1 □ 2 □ 3 □ 4 □		1 □ 2 □ 3 □ 4 □	
	脚趾 3	1 □ 2 □ 3 □ 4 □		1 □ 2 □ 3 □ 4 □	
2=10g（5.07 保护感）	脚趾 5	1 □ 2 □ 3 □ 4 □		1 □ 2 □ 3 □ 4 □	
	跖骨 1	1 □ 2 □ 3 □ 4 □		1 □ 2 □ 3 □ 4 □	
3=75g（6.10 缺失保护感）	跖骨 3	1 □ 2 □ 3 □ 4 □		1 □ 2 □ 3 □ 4 □	
	跖骨 5	1 □ 2 □ 3 □ 4 □		1 □ 2 □ 3 □ 4 □	
4= 没有保护感	足骨 15	1 □ 2 □ 3 □ 4 □		1 □ 2 □ 3 □ 4 □	
	足弓	1 □ 2 □ 3 □ 4 □		1 □ 2 □ 3 □ 4 □	
	脚跟	1 □ 2 □ 3 □ 4 □		1 □ 2 □ 3 □ 4 □	

肌力			
	右侧		左侧
胫前肌			
姆长伸肌			
姆长屈肌			
胫后肌			
腓骨长肌			
腓肠肌 / 比目鱼肌			
骨间肌（强 / 弱 / 萎缩）			
畸形			
	右侧		左侧
锤 / 爪形			
骨性隆起			
足下垂			
夏科足			
姆外翻			
前 / 后足内翻			
第一趾跖屈			
马蹄足			
截肢			
鞋类	□标准	□特殊	描述：
	□合适	□不合适	描述：
苍白 / 灌注时间：		抬高位置	
水平位置		依赖性位置	
治疗建议 [b]：			
□ Buerger-Alle 训练	重复次数	次 / 天	改良 是 / 否
□宣教	□皮肤护理	□鞋类	□矫形器

[a]Buerger-Allen evaluation form created by: Jennifer M. Bottomley, PT, MS, PhD © 1996.

[b]Refer to Buerger-Allen treatment flow sheet for initial blanching/filling times etc.

评出风险等级，就建议定期常规随访。0 级每年 1 次，1 级每年 2 次，2 级 3 个月 1 次，3 级每月 1 次。

足底溃疡的治疗

　　足底溃疡治疗的选择是佩戴完全接触性的石膏。在完全接触性的石膏中，泡沫垫包围脚趾，毡垫对踝、胫骨前嵴、后脚跟和舟骨粗隆提供保护；局部填充物对溃疡部位提供缓解。在 1 周内应更改初始石膏以防止因不适而造成的损伤，如水肿。对糖尿病足和非糖尿病足溃疡的治疗，许多研究证实步行石膏是有效的。

形式表 49-4　Buerger-Allen 训练后评估表 [a]

姓名		年龄	
性别		科室	
治疗师		诊断	

糖尿病	□ PVD	□截肢	□心脏病	□高血压

伤口：	□有	□没有	□描述

□ Buerger-Allen 运动方案	重复次数	次 / 天	更改

参数	初评	复评	复评	复评	备注
日期 / 治疗师姓名					
静息心率（仰卧）					
血压（仰卧）					
呼吸频率（仰卧）					
足底皮温	L: ___ R: ___	L: ___ R: ___	L: ___ R: ___	L: ___ R: ___	
左足背脉搏	0□ +1□ +2□ +3□	0□ +1□ +2□ +3□	0□ +1□ +2□ +3□	0□ +1□ +2□ +3□	
右足背脉搏	0□ +1□ +2□ +3□	0□ +1□ +2□ +3□	0□ +1□ +2□ +3□	0□ +1□ +2□ +3□	
左胫骨后肌脉搏	0□ +1□ +2□ +3□	0□ +1□ +2□ +3□	0□ +1□ +2□ +3□	0□ +1□ +2□ +3□	
右胫骨后肌脉搏	0□ +1□ +2□ +3□	0□ +1□ +2□ +3□	0□ +1□ +2□ +3□	0□ +1□ +2□ +3□	
水肿（仰卧）	0□ +1□ +2□ +3□	0□ +1□ +2□ +3□	0□ +1□ +2□ +3□	0□ +1□ +2□ +3□	
围度测量					
跖骨	L: ___ R: ___	L: ___ R: ___	L: ___ R: ___	L: ___ R: ___	
足弓	L: ___ R: ___	L: ___ R: ___	L: ___ R: ___	L: ___ R: ___	
踝关节（8 字绕法）	L: ___ R: ___	L: ___ R: ___	L: ___ R: ___	L: ___ R: ___	
踝上	L: ___ R: ___	L: ___ R: ___	L: ___ R: ___	L: ___ R: ___	
小腿中部	L: ___ R: ___	L: ___ R: ___	L: ___ R: ___	L: ___ R: ___	
髌骨下缘	L: ___ R: ___	L: ___ R: ___	L: ___ R: ___	L: ___ R: ___	
抬高泛白时间					
平均充血时间					
充血时间依赖性					

[a]Jennifer M. Bottomley，PT，MS，PhD © 1996.

PVD: 周围血管疾病

步行石膏治疗足底溃疡：①能够减轻足底压力；②能够减少腿部水肿；③保护受影响区域免受创伤性的再损伤。

不是每个患者都会接受或适合步行石膏，感染和易破损的皮肤是石膏的禁忌证。对于这些情况，应该采用石膏的替代品。步行夹板是用弹性绷带固定在腿部后方的支具。外壳由石膏制成，用玻璃纤维加固，可减轻脚跟的压力。

足底损伤由黏性衬垫提供保护。

溃疡缓解（开孔）凉鞋是一种工具，可作为石膏的替代品治疗足底病变。模塑膏体的足底被切开或减压，以减少足底损伤部位的压力。

预防与治疗

我们所面临的挑战是防止溃疡复发，在治疗溃疡期间必须向患者提供临时性保护鞋袜。然后逐渐允许患者恢复活动，避免那些可能可导致溃疡形成的活动。

在此关键期间，由热塑性材料定制的凉鞋可被允许作为治疗工具。在浇铸或穿防护鞋固定一段时间后过快恢复活动的人有发生神经性骨折的风险。

监测病情进展的最好方法是比较患足和健足的温差。由应激引起的炎症，皮温差不多升高 1℃。皮肤表面温度检测可以用于比较足部发炎部位和未发炎部位的皮温差。患者必须意识到足部骨折的第一个迹象可能是肿胀和发热。

当溃疡完全愈合时，可以将鞋改造成装有调节性矫形器的鞋。对于轻微畸形，可以在高帮鞋或运动鞋中放置定制鞋垫；对于已愈合的前足溃疡，摇摆鞋底更适用。如果脚明显缩短或变形，可能需要定制鞋。定制鞋由矫形师在患者的脚上用石膏取型，并加深鞋的高度，以容纳一个柔软且定制的鞋底。

Charcot 骨折常导致严重的足部畸形，急性的 Charcot 骨折可能需要手术和长时间的石膏固定，还需要额外的固定和温度监测。石膏固定时间和固定方式应根据患者的愈合率而调整。当患足和健足之间皮肤温度没有明显差异时，此时应为患者定制鞋垫。

Buerger–Allen 运动方案

Buerger–Allen 运动方案如图 49-1 至图 49-3 所示。患者取仰卧位，双腿直腿抬高 45°，直至腿部颜色变白或保持最长 3min 时间（图 49-3）。患者在下肢抬高位，足做踝泵主动训练和旋转训练以及股四头肌和臀肌的等长收缩训练。至少坚持 1min。一旦下肢变白，患者立即坐起，并将下肢悬于床沿外（图 49-2）（注意患者存在直立性低血压，双腿应水平保持在高位和习惯性位置之间）。当双腿处于依赖性位置时，鼓励患者主动做踝跖屈、背屈和旋转运动。这个体位至少保持 3min，或者直到下肢颜色变红。最后，患者处于仰卧位，下肢伸直维持 3min（图 49-3）。同样体位下，活动腿部肌肉至少 1min。注意事项包括在心血管系统存

在严重生理损害的情况下，建议在两个阶段期间采取仰卧位体位，可以预防直立性低血压。每次训练将整套动作重复 3 遍，如果存在周围神经病变并且不能进行主动肌肉收缩的情况，医务人员可在各个体位帮助患者被动进行踝跖屈和背屈，通过周围肌肉的收缩泵血增加血液循环。

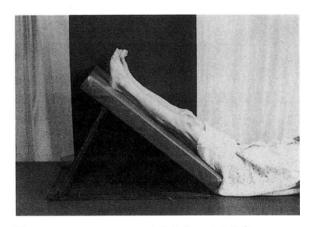

图 49-1 Buerger–Allen 运动方案：下肢抬高

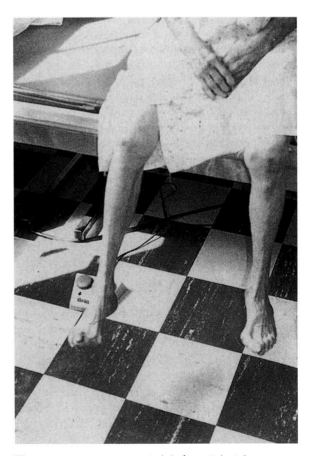

图 49-2 Buerger–Allen 运动方案：下肢下垂

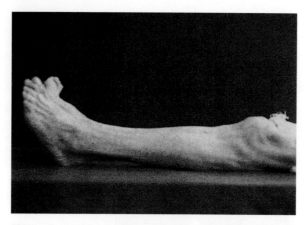

图 49-3　Buerger-Allen 运动方案：下肢水平

总　结

由各种病理原因导致的不敏感足越来越多地对老年人造成了困扰。治疗的关键在于正确的评估，由此才能介入合适的干预措施。本章介绍了一些评估方法，以及全面接触性石膏、保护性鞋类和 Buerger-Allen 运动方案等干预措施。患者宣教对预防是至关重要的，与此结合，有效的治疗可以减少不敏感足的有害影响。

（刘　浩）

原文参考

Birke JA, Pavich MA, Patout Jr CA, et al. 2002 Comparison of forefoot ulcer healing using alternative off-loading methods in patients withdiabetes mellitus. Adv Skin Wound Care, 15 (5):210–215

Bottomley JM. 2012 Footwear: the foundation for lower extremity orthotics. Lusardi MM, Nielsen CC (eds). Orthotics and Prosthetics in Rehabilitation, 3rd edn. Boston, MA Butterworth/Heinemann Publishers, 2012

Boulton AJ, 2012 Diabetic foot – what can we learn from leprosy? Legacy of Dr Paul W. Brand. Diabetes Metab Res Rev 28 (suppl1):3–7

Chantelau E, Richter A, Ghassem-Zadeh N, et al. 2007 'Silent' bone stress injuries in the feet of diabetic patients with polyneuropathy: a report on 12 cases. Arch Orthop Trauma Surg, 127 (3):171–177

Driver VR, Fabbi M, Lavery LA, et al. 2010 The costs of diabetic foot: the economic case for the limb salvage team. J Vasc Surg, 52 (Suppl 3):17S–22S

Frykberg RG, Belczyk R. 2008 Epidemiology of the Charcot foot. Clin Podiatr Med Surg, 25 (1):17–28

Ites KI, Anderson EJ, Cahill ML, et al. 2011 Balance interventions for diabetic peripheral neuropathy: a systematic review. J Geriatr Phys Ther, 34 (3):109–116

Jeffcoate WJ, Harding KG. 2003 Diabetic foot ulce Lancet, 361 (9368):1545–1551

Kruse RL, LeMaster JW, Medsen RW. 2010 Fall and balance outcomes after an intervention to promote leg strength, balance, and walking in people with diabetic peripheral neuropathy: "Feet First"randomized controlled trial. Phys Ther, 90 (11):1568–1579

Lemaster JW, Reiber GE, Smith DB, et al. 2003 Daily weight-bearing activity does not increase the risk of diabetic foot ulcers. Med Sci Sports Exerc, 35 (7):1093–1099

Pai S, Ledoux WR. 2011 Visoelastic properties of diabetic and non-diabetic plantar soft tissue. Ann Biomed Eng, 39 (5):1517–1527

Peters EJ, Lavery LA, Armstrong DG, et al. 2001 Electric stimulation as an adjunct to heal diabetic foot ulcers: a randomized clinical trial. Arch Phys Med Rehabil, 86 (6):721–725

Resnik L, Borgia M. 2011 Reliability of outcome measures for people with lower-limb amputations: distinguishing true change from statistical error. Phys Ther, 91 (4):555–565

Van Schie CH. 2005 A review of the biomechanics of the diabetic foot. Int J Low Extrem Wounds, 4 (3):160–170

Webber SC, Porter MM. 2010 Reliability of ankle isometric, isotonic, and isokinetic strength and power testing in older women. Phys Ther, 90 (8):1165–1175

Young D, Schuerman S, Flynn K, et al. 2011 Reliability and responsiveness of an 18 site, 10-g monofilament examination for assessment of protective foot sensation. J Geriatr Phys Ther, 34 (2):95–98

第50章

皮肤疾病

RANDY GORDON

本章内容

概 述

随着皮肤的老化，许多结构和功能的变化自然发生，包括皮肤–表皮连接处变平。表皮中则发生以下一些情况：负责免疫识别的朗格汉斯细胞的数量减少了20%~50%；负责保护色素沉着的黑色素细胞数量也在减少；角质形成细胞的大小和形状开始发生变化。真皮则细胞厚度变薄，血管减少，弹性纤维变性。

光老化是皮肤长期暴露在紫外线辐射下导致的皮肤变化，它会导致皮肤厚度因年龄增长而平均减少20%。肥大细胞、成纤维细胞和神经末梢的数量随着年龄的增加而逐渐减少。在10~90岁之间，大约1/3的皮肤感觉神经末梢丢失，这可能会导致皮肤疼痛阈值增加20%。一般而言，毛囊、皮脂腺和外分泌腺数量减少。

成年后，外分泌腺丧失15%，其余腺体分泌减少，再加上皮肤血管减少，增加了中暑的风险，尤其是在干热的环境情况下。毛囊黑色素细胞的丢失是头发变白的原因，50%的人在50岁时头发会变白。皮下脂肪是一种绝缘体，有助于调节体温，提供减震和保护身体免受创伤，它会随着年龄的增长而减少。然而，人体脂肪的总体比例通常会增加，并重新分配到大腿和腹部。

皮肤的许多保护功能随着年龄的增长而降低，老化皮肤的功能变化包括：①渗透性改变；②皮脂分泌减少；③炎症和免疫反应减少；④出汗减少，体温调节减弱。伤口愈合和感官知觉受损，皮肤弹性降低，维生素D生成减少。

除了这些被称为固有老化的正常变化外，累积紫外线照射还会引起其他变化。这些改变包括：①表皮萎缩；②表皮发育异常和异型性；

③朗格汉斯细胞数目的进一步减少；④黑色素细胞的增加和不规则的分布和活动；⑤真皮弹性（异常弹性纤维的沉积物）；⑥炎症和免疫学反应进一步降低。

一般原则

在评估皮肤病患者时，确定使用了哪些局部的家庭用药和其他产品是很重要的，如酒精或洗涤剂，因为这些产品通常会使皮肤状况恶化。了解完整的病史是有必要的，尤其是药物史。慢性症状以及患者周围的其他人是否也有类似的情况，可能有助于诊断。

皮肤状况的管理必须与患者的身体能力和情况相适应。老年康复患者运动能力的限制会使局部治疗的应用变得困难。年轻患者通常使用的治疗方法，比如沐浴的时候水中放一些沐浴油，对老年人来说可能是相当危险的。为了避免错误的发生，治疗方案应尽可能简单。此外，老年人出现抗组胺药和皮质类固醇（常用来治疗皮肤疾病的药物）不良反应的可能性是正常人的两到三倍。应用这些药物的处方必须谨慎，而且要有明确的说明书。见表50-1关于局部皮质类固醇制剂的示例。

表50-1 局部皮质类固醇制剂示例

效力	复合物	配方
强	丙酸氯倍他索	乳膏或软膏0.05%
	丙酸卤倍他索尔	乳膏或软膏0.05%
高	二丙酸倍他米松	乳膏或软膏0.05%
	戊酸倍他米松	软膏0.1%
	醋酸氟轻松	乳膏或软膏0.05%
	哈西奈德	奶油或软膏0.1%
中等	戊酸倍他米松	软膏0.1%
	氟轻松	乳膏或软膏0.025%
	戊酸氢化可的松	乳膏或软膏0.2%
	曲安奈德	乳膏、软膏或乳液0.1%或0.025%
低	氢化可的松	乳膏、软膏或乳液2.5%或1.0%

大多数皮肤科药物都是局部使用的，选择有效成分的基础很重要。软膏——含少量水分的油性制剂——对于皮肤干燥、鳞屑或变厚的情况最有用。一般来说，药膏中的药物比乳膏或洗液中的药物更容易被吸收，因此更有效。面霜——油中含半固态水的乳剂——在美容方面更有吸引力，但可能会干燥，因此对治疗渗液很有用。然而，大多数面霜含有稳定剂或防腐剂，可引起过敏敏化。乳液和喷剂，通常是在水基中的细粉的悬浮液，对皮肤的蒸发冷却和干燥很有用，因为它们易于使用，所以更适用于有毛发的部位。粉末覆盖和挤压能平缓的去湿，可以帮助从潮湿或破溃的皮肤中吸收水分，因此适用于高渗出性和水疱病变。

皮质类固醇是皮肤病治疗的常用药物。有许多可用的制剂，根据其效力可将其进行分类，但应强调某些基本原则。过度使用皮质类固醇会导致局部副作用，包括：①皮肤萎缩；②毛细血管扩张症；③色素减退；④抗药反应，或随着时间的推移疗效降低。副作用随着药物更高的药效和更长的使用时间而增加。只有温和的皮质类固醇应该使用在娇嫩的皮肤上，如面部、生殖器和破溃的地方。最后，全身大面积使用皮质类固醇可能导致全身性吸收，从而可能导致肾上腺抑制和其他后遗症。

感染性皮肤病的治疗

病毒感染性皮肤病

单纯疱疹

疱疹性感染临床上表现为在红斑基础上的簇集性水疱。水疱可以变成脓疱，最终结痂和糜烂，有穿孔性的特征。单纯疱疹病毒（herpes simplex virus，HSV）感染可伴有瘙痒、灼伤或疼痛感。诊断通常根据水疱性皮疹的临床表现，以及Tzank涂片上存在多核巨细胞或病毒培养来确诊。

单纯疱疹可以是原发性的，也可以是继发性的。压力、感染、创伤或紫外线辐射可引起继发性疱疹，它们可以出现在任何地方，但最常见于口周和外阴。

疱疹性瘭疽是一种手指的单纯疱疹感染，通常见于医护人员接触患者的损伤而感染。在免疫组化宿主中，HSV 是一种自限性感染，不一定需要治疗，口腔周围疱疹通常就是这种情况。如果需要治疗，如生殖器疱疹，每日 3 次 400mg 或 5 次 200mg 口服阿昔洛韦是有效的（原发性感染治疗 10d，复发感染治疗 5d）。关于其适应证，阿昔洛韦可用于慢性抑制 HSV（每日 2 次，每次 400mg）。在免疫缺陷个体中使用和适当增加阿昔洛韦的剂量尚未得到明确的结论。对阿昔洛韦推荐剂量无反应的患者可能需要更高的口服剂量或进行静脉注射，或者可能感染了耐阿昔洛韦的 HSV 毒株，则需要静脉注射膦甲酸。患者可每 8h 静脉注射 5mg/kg 的阿昔洛韦 14d，或每日 5 次静脉注射 400mg 阿昔洛韦 14d。

带状疱疹

水痘 - 带状疱疹病毒（varicella-zoster virus，VZV）感染，通常被称为带状疱疹，是一种可感染 98% 成人的人疱疹病毒，是由潜伏的水痘病毒在背根神经节重新激活引起的。它可能发生在任何年龄，但老年患者的风险更大。从未接触过水痘的人可能会感染活跃的带状疱疹。其他使患者易患带状疱疹的因素包括：①免疫抑制剂，②皮质类固醇，③恶性肿瘤，④局部照射和⑤手术创伤。

带状疱疹感染的一个可能后果是带状疱疹后神经痛（postherpetic neuralgia，PHN），其发病率、持续时间和严重程度随年龄增长而增加。罕见的并发症包括：①脑炎；②三叉神经第 1 分支累及眼科疾病；③面瘫；④三叉神经第二分支累及味觉丧失（Ramsay-Hunt 综合征）；⑤运动神经病；⑥吉兰 - 巴雷综合征；⑦骶神经感染时可出现大小便潴留。传播可通过直接接触病灶发生，有时通过空气中的飞沫传播。患者在皮疹出现的前几天可具有传染性。

带状疱疹感染有时会出现疼痛、瘙痒或沿受影响皮节的感觉异常等前驱症状。发烧、寒战、不适和胃肠道症状也可能发生。通常，3d 内红色丘疹会沿皮节出现。然后在红斑基底上迅速发展为成群的水疱，这些水疱可能变为出血或脓疱。大约 5d 后，水疱形成停止，结痂形成。在接下来的 2~4 周内逐渐愈合，有时会出现色素紊乱或瘢痕。播散性带状疱疹感染可发生在潜在的恶性肿瘤或免疫缺陷患者中，是一种潜在的威胁生命的感染，需要住院和静脉注射阿昔洛韦（10mg/kg 每 8h1 次）。

并不是所有的带状疱疹病例都需要治疗。理想情况下，治疗应在症状出现后 24~72h 内开始。目前有两种抗病毒药物可用：阿昔洛韦，800mg，每日 4 次，持续 7~10d（注意，所需剂量比单纯疱疹高得多）；或泛昔洛韦，500mg，每日 3 次，持续 7d。其他抗病毒药物目前正在进行测试。抗病毒治疗已被证明能加速缓解这种急性疾病。然而，它在降低带状疱疹后神经痛发生率中的作用仍有争议。

此外，近年来全身类固醇的使用尚有争议。抗病毒治疗比使用类固醇副作用肯定更小，如果在老年人中使用全身类固醇必须谨慎。使用止血溶液局部浸泡 20min，每日 4 次，如布罗氏溶液（醋酸铝），可以帮助干燥水疱和平缓受影响的区域。结痂的病灶不再具有传染性。常需要用镇痛药来治疗疱疹。

应该记住的是，水疱液会传染给那些从来没有得过水痘的人，也会传染给免疫力低下的人。因此，照护人员应戴手套，避免直接接触病灶，孕妇应严格避免接触。VZV 疫苗免疫可增强体液免疫和细胞免疫，降低 VZV 特异性免疫力下降人群中带状疱疹的发病率。

真菌感染性皮肤病

表面真菌感染可由酵母或皮肤癣菌引起。皮肤深层真菌感染很罕见，主要发生在严重免疫功能受损的患者中。皮肤癣菌是需要角蛋白营养的真菌，必须生活在角质层、毛发或指甲上才能存活。人类感染由表皮癣菌属、小孢子菌属和毛癣菌属引起。这些感染与念珠菌感染不同，因为它们很少，如果有的话也是侵入性的。传播途径包括人传染人、动物传染人以及粪便传染人（少见）。这种生物体可能会无限期地存在。大多数人不会发生临床真菌感染；那些被感染的人可能是由于局部防御的改变（如由于创伤、血管受损）或由于原发性（遗传性）或继发性（如糖尿病、HIV）免疫抑制而导致 T 细胞反应受损。

癣

癣是皮肤表面的一种皮肤真菌感染，按解剖位置分为：足癣（脚）、股癣（腹股沟）、手癣（手）、体癣（身体）、甲癣或甲真菌病（指甲）。与念珠菌病不同的是，股癣的特征是避开了生殖器，而念珠菌病涉及男性的阴囊阴茎和女性的外阴。头癣或头皮真菌感染在老年人中很少见。热和潮湿会使皮肤容易受到真菌感染。癣临床表现为环状或丝状的鳞片或斑块，通常轻微隆起，有边界。可出现不同程度的红斑和瘙痒。足癣和手癣可表现为足底或手掌表面的弥漫性鳞片。通常一只手和两只脚都会受到影响。足癣也可能出现趾间浸渍。指甲也常受累，表现为甲板增厚、变黄，甲板下甲剥离（甲板与甲床分离），以及甲板下角化过度碎屑。指甲变绿表示铜绿假单胞菌的双重感染。当真菌感染被误用皮质类固醇治疗时，在鳞片和炎症方面可能会有初步改善。然而，真菌生物大量繁殖，感染区域可能扩大（隐匿癣）。这种感染可以侵入毛囊，导致更深的感染，称为 Majocchi 肉芽肿。

真菌感染的诊断是通过培养或显微镜下直接观察用氢氧化钾浸泡的从鳞片上采集的真菌菌丝来确认的。大多数皮肤真菌感染可以使用 4 周的局部抗真菌药物治疗。应交代患者继续局部治疗，至少比症状持续的时间长 1 周，以避免过早停止治疗。感染区域应尽可能保持干燥，特别是腹股沟和脚趾间。

局部治疗的例外是甲癣和头癣，可能需要口服抗真菌药物。治疗头皮的皮肤真菌感染的首选药物为灰黄霉素。每日服用 10mg/kg 的超微颗粒灰黄霉素，持续 6 周到几个月是很常见的。短期应用特比萘芬、伊曲康唑和氟康唑已经证明在有效性和安全性上是相当的。

治疗期间可能发生药物相互作用。建议仔细监测全血细胞计数和肝功能，特别是如果存在肝炎风险或治疗持续时间超过 3 个月的情况下。在足癣和甲癣患者中，如果指甲不同时治疗，足癣易复发，通常需要长期的局部治疗。

念珠菌病

白色念珠菌是引起念珠菌病的最常见原因，在温暖潮湿的地方如腹股沟、腋窝和乳房下等处生长旺盛。糖尿病患者和免疫抑制患者，以及接受全身性抗生素治疗从而降低了表面细菌抵抗力的患者，感染的风险将会增加。这种病菌可无症状地在肠道、口腔和阴道中携带。

皮肤念珠菌感染的特点是牛肉红色，通常是潮湿的，斑块伴小疱和丘疹。不像股癣，念珠菌病侵袭生殖器皮肤。口腔念珠菌病或称鹅口疮，表现为舌头、上颚或颊黏膜上的乳白色斑块，不易刮除。

唇瓣炎或称口角唇炎，是一种口腔角部的念珠菌感染，特征为红斑、裂口和白色渗出物。易感因素是牙齿咬合不良、假牙不合适、嘴角有很深的皱褶，从而导致唾液和食物颗粒易滞留在受影响的区域。

念珠菌性甲沟炎是一种指甲的近端和外侧的皮肤感染，特征是出现红斑、压痛和肿胀，指甲板从邻近的指甲皱褶分离。这种情况是慢性的，应该与急性甲沟炎区别开来，后者通常是由细菌引起的。经常将双手浸入水中是一个诱发因素。皮肤念珠菌感染是通过细菌培养或氢氧化钾制剂来确诊的。局部抗真菌药物通常有效，需尽量保持感染区域的清洁和干燥。

细菌感染性皮肤病

脓疱疮

脓疱疮是一种皮肤浅表的细菌感染，最常见的是由金黄色葡萄球菌或 A 组 β - 溶血性链球菌（化脓性链球菌或 GAS）引起的。在感染的早期，小泡或脓疱会分解，形成金黄色的硬壳，经常附着在皮肤底层。这种感染可能发生在原本正常的完整皮肤上，也可能是原发性皮肤疾病（如湿疹、神经性皮炎、带状疱疹）的继发感染，皮肤屏障的破裂使细菌得以渗透。

在治疗脓疱疮时，应采集皮肤拭子进行培养并确定其敏感性。局灶性或局部性病灶可外用莫匹罗星软膏局部治疗，每日 3 次。更广泛的脓疱疮需要全身性抗生素，如抗葡萄球菌青霉素、阿莫西林 / 克拉维酸（增效素）、头孢菌素或大环内酯。湿的病灶可以浸泡在止血剂（如布罗溶液）中，这种止血剂还具有抗菌特性。

毛囊炎

毛囊感染表现为毛囊型红斑丘疹和脓疱。病变可以在浅表，也可以在深部。尽管毛囊炎可能发生在任何地方，但好发部位是头皮和肢端。出汗和闭塞容易导致毛囊炎，比如戴夹板的情况下；然而，只要治疗已经开始，运动和夹板在毛囊炎患者中并不禁忌。

最常见的病原体是金黄色葡萄球菌，但革兰阴性微生物（如引起热浴盆毛囊炎的铜绿假单胞菌）、白念珠菌和卵形圆孢菌也可能致病。

由于致病菌种类繁多，建议将脓疱内容物进行培养和敏感性测定。然而，考虑到大多数病例是由金黄色葡萄球菌引起的，根据经验开始使用抗葡萄球菌药物是合理的，然后根据培养结果调整治疗。

轻症患者可局部使用抗葡萄球菌抗生素，如红霉素、克林霉素或莫匹罗星。克林霉素 1% 凝胶或洗涤剂涂于感染区域 7~10d 一般是有效的。抗菌肥皂如 Hibiclens、phisohex 和 Dial，可以帮助易感患者保持较低的细菌计数。

糠秕孢子菌性毛囊炎主要发生在躯干，常与糖尿病、抗生素治疗或免疫抑制有关。治疗方法是每日使用 2.5% 硫化硒洗液 10min，然后洗掉，2 周为一疗程。治疗过程中，也可能需要局部使用抗真菌药膏。

丹毒

丹毒是由 A 组或 C 组溶血性链球菌引起的皮肤表面感染。微生物可能通过微小的伤口、刀伤或昆虫叮咬进入皮肤。丹毒病变的特点是热、肿、红斑斑块边缘清晰，通常进展迅速。可能存在小疱和大疱，甚至可能出血。皮肤感染伴有发热、乏力、淋巴结肿大。感染可以发生在任何地方，但面部是丹毒感染最常见的部位。治疗采用口服或静脉注射抗链球菌抗生素，如青霉素或红霉素（对青霉素过敏患者）；一个门诊治疗典型的方案是 250~500mg 药物，每日用 4 次，持续 2 周。临床判断和对临床病程的持续评价决定了抗生素的方案设定和给药途径。由于感染会在口服药物的前 12~24h 内持续扩散，面部病变患者往往需要住院和静脉注射抗生素，以防止形成海绵窦血栓的并发症。下肢丹毒的治疗选择青霉素 V 500mg 口服，每日 4 次，疗程不少于 2 周。严重者建议每 6h 注射 120 万单位青霉素，36~48h 后可口服替代。

蜂窝织炎

蜂窝织炎是一种更深层次的皮肤细菌感染，最常见的是由 GAS 群引起，偶尔也由金黄色葡萄球菌或革兰阴性微生物引起。它可能是开放性伤口、静脉溃疡、足癣的并发症，也可能发生在完好的皮肤上，尤其是腿部。临床上表现为起病急、红、压痛、肿胀、发热。发热和淋巴结肿大也可能发生。治疗采用口服或静脉注射抗生素，视患者感染的严重程度和健康状况而定。链球菌蜂窝织炎最好用青霉素治疗。然而，如果怀疑是金黄色葡萄球菌感染或病原体不清楚，应根据临床反应开始使用和调整更广泛的抗生素（广谱抗生素），如双氯西林或头孢氨苄。耐甲氧西林金黄色葡萄球菌（methicillin-resistant Staphylococcus aureus, MRSA）已成为一种医院和社区获得性病原体，具有较高的发病率和死亡率。对于轻度感染，通常口服双氯西林 250mg 或头孢氨苄 500mg 即可，每日 4 次。左氧氟沙星 500mg/d 或莫西沙星 400mg/d 对不太可能坚持每日多次给药计划的患者有效。对于更严重的感染，每 6h 静脉注射给予奥沙西林 1g。糖尿病或周围性血管疾病患者需要密切监测，也许还需要静脉给药治疗。

糖尿病患者更容易出现革兰阴性、厌氧和混合微生物感染。任何潜在的易感情况也应进行治疗。如果抗菌治疗对蜂窝织炎没有效果，应考虑耐药微生物或其他诊断。可通过治疗并发的癣感染来预防复发的腿部蜂窝织炎。

肿胀、疼痛和开放性损伤可能需要调整或暂时停止物理治疗。蜂窝织炎并不是运动锻炼的直接禁忌证。必须进行临床判断，并权衡停用的影响与休息的需要。避免使病情恶化是很重要的。

动物性皮肤病的治疗

疥疮

疥疮是一种由疥螨引起的强烈瘙痒性出疹。雌螨在皮肤上钻洞，产卵，几天后孵化成幼虫。疥疮很容易通过皮肤接触传染，而且很容易在同一家庭、养老院或机构的居民之间传播。瘙痒是由过敏反应引起的，所以感染通常在临床表现前几周就已经出现。瘙痒是剧烈的而且通常在晚上加重。疥疮感染的临床特征是有一个线状脊样的隧道，通常一端有一个小疱，但这些损伤可能会被抓伤所掩盖。

疥疮的其他皮肤征象是丘疹、结节和小疱。病灶主要见于指缝、腕屈肌、腋窝、脐、乳头周围和生殖器。皮肤几乎总是脱落，病变容易继发脓疱。在老年人和身体或精神障碍患者中，疥疮的表现可能不那么典型，因为他们无法抓挠，而且通常存在长期的感染。这种情况可能类似于湿疹或剥脱性皮炎。可能存在广泛的角化过度和硬皮病变。

疥疮的确诊是通过观察放在矿物油中的皮肤抓伤处的疥疮螨、虫卵或分泌物，并在显微镜下检查。一个典型的患者一次只有 10~12 个成年雌性螨虫，所以疥疮的诊断往往是推定而不是确诊。

几种抗疥疮膏和洗液对治疗疥疮有效。最常用的两种是 5% 的氯菊酯霜和 1% 的丙种六六六洗剂或霜。尤其是林丹洗剂，如果过度使用，会有神经毒性副作用。在北美洲、拉丁美洲、南美洲和亚洲，螨虫对丙种六六六洗剂的抵抗力已经增强。所以氯菊酯是首选药物，而且被认为是一种对婴儿和孕妇来说更安全的治疗方法。

成功的治疗需要处理所有经过密切接触的人。如处在住院或家居环境中，应治疗所有医务人员、患者、选定访客及其家庭联系人。这种感染可以潜伏数周，所以感染接触可能是无症状的。药物应该用于从颈部往下的整个身体（婴儿头部也接受治疗）。应特别注意在指甲下和外生殖器涂抹药用软膏或乳液。8h 后将药物洗净，此时所有衣物和亚麻制品应在热水中清洗、干洗或放入热烘干机中。这个过程应该在 1 周后重复，以杀死所有新孵化的幼虫。

与丙种六六六洗剂不同，氯菊酯具有杀死疥疮卵以及螨虫和幼虫的优点，因此只需要一次使用。然而，为了保证综合性的处理，通常需要使用两种应用方法。需要明白的是，瘙痒是由过敏致敏引起的，并不是活的生物体引起的。成功治疗后瘙痒可持续 1~2 周。这通常可以用温和到中等效力的皮质类固醇药膏和口服抗组胺药物来控制。持续数周以上的瘙痒可能表明治疗失败、再次感染或诊断错误。

虱病

感染人类的虱子有 3 个种类：人头虱（头虱）、人体虱（体虱）和阴虱（阴虱，又称蟹虱）。通过近距离的个人接触或共用衣物、帽子或梳子传播。个人卫生不佳或生活在过度拥挤环境中的老年人有患头虱和体虱的风险。头虱表现为头皮瘙痒，可发展为湿疹改变伴脓疱化。局部淋巴结病可能发生。检查显示小灰白色的幼虱（卵细胞）附着在发干上。有时会发现成虫。对于表现为全身性瘙痒的患者，应考虑为体虱病。继发性湿疹改变、脱落和脓肿化也会发生。虱子和幼虱通常不会出现在身体上，而是在衣服的接缝处。阴虱通常通过性接触传播，但也可能通过衣服或毛巾传播。对于会阴部有瘙痒症状的患者，应检查阴毛根部有无虱子和幼虱。

头虱用 1% 林丹洗发液治疗，4min 后冲洗干净，治疗 7~10d。密切接触者也应检查和治疗。梳子和刷子应在林丹洗发水中浸泡 1h。适当治疗后出现幼虱并不表示治疗失败，可以通过蘸着醋的细齿梳子将幼虱去除掉。

体虱的处理方法是用热水洗受感染的衣服，干洗衣服或把衣服放在热烘干机里，然后熨衣服的接缝处。此外，衣物也可以用 10%DDT（双氯苯基三氯乙烷）或 1% 马拉硫磷等杀虫粉消毒。如果皮肤上发现虱子或幼虱，患者可以如上所述使用林丹洗发水清洗。阴虱与头虱的治疗相同，可局部使用林丹洗发水。在所有形式的感染中，瘙痒和皮炎都可以用润肤剂和皮质类固醇药膏治疗，脓疱病可能需要抗生素。

炎症性皮肤病的治疗

瘙痒症

瘙痒症，或称瘙痒，是一种常见的症状，但这种症状可有明显不适，也是患者咨询皮肤科医生最常见的原因之一。它的发生可伴有或不伴有客观的皮肤表现；相关的皮疹可能是有诱因的（原发的）或继发性的。有瘙痒症状的患者应检查是否有不明显的原发性皮肤病变，因为一些瘙痒性皮肤病如大疱性类天疱疮和疥疮，最初可能显示较少的皮肤征象。

无原发性皮肤损害的全身性皮肤瘙痒症伴发的全身性疾病有多种，包括肝肾疾病、霍奇金淋巴瘤、真性红细胞增多症、真菌病、缺铁性贫血、白血病、寄生虫病（通常是胃肠道）和精神疾病等。一些药物（如巴比妥酸盐或麻醉剂）也会引起瘙痒，但不会引起皮疹。

与瘙痒相关性较低的疾病包括糖尿病、甲状腺功能亢进、甲状腺功能减退（通常继发于干燥症）和实体恶性肿瘤。瘙痒最常见的原因是干燥（皮肤干燥），而不管原因如何，大多数抱怨瘙痒的患者都受益于干燥症的治疗（见下文）。口服抗组胺药在某些情况下是有帮助的，但在老年人身上应谨慎使用。

如无明显皮肤病，应检查患者是否有诸如淋巴结病、肝脾大、黄疸和贫血等系统性疾病的证据。适当的实验室筛查应包括全血细胞计数、红细胞沉降率、电解质（包括尿素氮和肌酐）、尿糖、甲状腺功能检查和肝功能检查。如有病史或体格检查，可做胸片或大便隐血、卵和寄生虫检查。当瘙痒突然开始变得严重、持续较长时，应强烈怀疑是否有潜在的疾病并进行全面的实验室评估。

干燥症

干燥症（皮肤干燥）在老年人中很常见，是引起瘙痒的最常见的原因。冬天，集中供暖降低了室内的湿度，在室外因皮肤暴露在寒冷和寒风中，都往往会使症状更加严重。应建议患者避免用过热的水泡澡或淋浴，以及使用刺激性物质，如刺激性强的洗涤剂和局部使用酒精。应经常大量使用润肤剂，尤其是在沐浴后皮肤仍湿润时立即使用。严重干燥的皮肤可能会发炎（见乏脂性皮炎）。

皮炎的治疗

皮炎通常与湿疹一词互换使用，它是指因暴露于刺激物、过敏反应、遗传决定因素或这些因素的综合作用而引起的皮肤的表浅性炎症。瘙痒、红斑和水肿进展到水疱、渗出、结痂和鳞屑。最终，由于反复的摩擦或抓挠，皮肤可能会变得青苔化（变厚，并有明显的皮肤斑纹）。

变应性接触性皮炎

变应性接触性皮炎（allergic contact dermatitis，ACD）是一种 IV 型细胞介导的超敏反应，其结果就是皮炎。主要症状为强烈瘙痒，疼痛通常是擦伤或感染的结果。急性病灶呈水疱状，而慢性接触性皮炎呈鳞片状和苔藓状。皮肤损伤存在奇怪的形状或位置，或者损伤呈线性排列则提示是变应性接触性皮炎。常见的接触性过敏原包括镍、香料添加剂、化妆品或药物中的防腐剂、橡胶、羊毛脂、铬酸盐（用于制革）、局部抗生素（特别是用于治疗慢性溃疡的新霉素）和局部麻醉剂（如苯佐卡因）。

治疗方法包括鉴别和清除病原体和应用中高强度皮质类固醇。湿敷料和浸泡液，如布洛溶液，可舒缓和干燥急性水泡病变，促进愈合。纯凡士林不含香料或防腐剂，当怀疑有香料或防腐剂过敏或过敏原未知时建议使用。如果怀疑接触性皮炎，而且通过病史和体格检查没有发现明显的致病因素，通常由皮肤科医生进行斑片试验（皮肤过敏试验）可以帮助诊断。所有的皮肤过敏应记录在患者的病历中，因为全身暴露（如通过口服药物）于化学相关的化合物可能导致严重的全身过敏反应。

刺激性接触性皮炎

与过敏性接触性皮炎不同，刺激性接触性皮炎（irritant contact dermatitis，ICD）不是免疫介导的。如果与刺激物有足够的接触，任何患者都可能患上皮炎。常见的刺激物是肥皂和洗涤剂。虽然老年人对大多数刺激物的炎症反应不如年轻人明显，但慢性过敏性皮炎在老年人中很常见。临床表现与过敏性接触性皮炎相同，治疗方法相似。

特应性皮炎

特应性皮炎，常被称为湿疹，是一种慢性瘙痒性疾病，通常与其他并发疾病有关，如哮喘、过敏性鼻炎和干燥症。特应性皮炎通常被称为"皮疹瘙痒"，强调瘙痒是这种情况的标志。特应性皮炎很少发生在成年期，通常随着年龄的增长而改善。然而，环境因素如冬季，由于集中供暖、羊毛衣物、粗劣的洗涤剂和长时间沐浴而出现的干燥环境，也会加剧这种情况。治疗的重点是改变习惯，以避免这些因素，并积极使用润肤剂和中效皮质类固醇。

慢性单纯性苔藓

慢性单纯性苔藓又称神经性皮炎，是一种局部瘙痒性皮疹，由慢性抓挠和摩擦引起，最终进入抓挠－瘙痒－抓挠循环。临床上，病变表现为红斑或色素沉着、苔藓状化、鳞片化。为了打破这一循环，通常需要使用高效的皮质类固醇。类固醇浸渍的胶带，如氟理酮（柯兰），适用于睡前或沐浴后，并停留长达 12h，也能保护病灶部位不被划伤。当症状改善时，类固醇的效力和使用频率可以降低。局部使用多塞平可以缓解瘙痒，也有助于打破循环，但有时全身吸收和嗜睡会限制它的使用。如果适用，病变部位可以用敷料覆盖，如 Unna 靴，以防止患者抓挠。结节性病变多称为结节性瘙痒或皮克结节。

乏脂性皮炎

当皮肤变得过于干燥和有鳞屑时，裂口和抓痕会使环境刺激物渗入并进一步恶化病情，加剧皮肤干燥。这通常发生在小腿，以鳞片状的红斑为特征，呈瓷器样破裂，这是由表面裂纹和硬外皮引起的。治疗包括积极使用润肤剂，并在开始时额外使用低至中等效力的外用类固醇软膏。

淤积性皮炎

淤积性皮炎，常见于老年人群，发生在慢性静脉高压的情况下。在水肿、静脉曲张和含铁血黄素色素沉着的背景下可看到鳞屑和红斑。有时，淤积性皮炎可能与蜂窝织炎混淆，但它通常是慢性和双侧的。当病情严重且为慢性时，这种情况可能会导致皮肤硬化，起于踝关节周围并向近端发展（称为脂质皮肤硬化）。严重静脉淤积的另一个并发症是溃疡。如果没有并发动脉疾病的禁忌证，淤积性皮炎治疗成功的关键在于处理好潜在的静脉高压，静脉高压可用抬腿和压力疗法来治疗。低效外用类固醇和润肤剂可减轻皮炎成分和经常伴随的瘙痒。应避免接触新霉素等潜在过敏原。

脂溢性皮炎

脂溢性皮炎是面部中间（特别是眉毛、眉间、眼睑和鼻唇沟）、耳后和胡须区、身体皱褶和头皮等部位的一种常见的鳞状红斑性皮炎，俗称头皮屑。中央胸部和肩胛间区域也可能受到影响。影响眼睑的过敏性皮炎会引起睑缘炎，有时还会引起结膜炎。

脂溢性皮炎在神经系统疾病患者中尤为普

遍，尤其是帕金森病、面神经损伤、脊髓灰质炎、脊髓空洞症和脊髓损伤。具有副作用的帕金森抗精神病药也可引起脂溢性皮炎。在感染人类免疫缺陷病毒（HIV）的个体中，发现严重的脂溢性皮炎的概率升高。

尽管这一理论仍有争议，但对于正常固有的亲脂酵母菌卵圆孢菌过度生长被认为是炎症反应导致脂溢性皮炎的原因之一。治疗的重点是通过中性皮质类固醇来抑制炎症反应，如氢化可的松，或用酮康唑等局部抗真菌药物杀死酵母菌。局部酮康唑也有一定的抗炎作用。头皮脂溢性皮炎对含硫化硒、吡啶硫酮、水杨酸和焦油的洗发水有反应。2% 酮康唑洗发水及中性皮质类固醇溶液也是有用的。在一些患者中，使用酮康唑乳膏或其他局部咪唑类药物每日 2 次，连续 1~2 周，缓解可持续数月。针对眼睑缘脂溢性皮炎，可将 1 份婴儿洗发水稀释至 9 份，用棉签涂抹。

褶烂

褶烂是一种由刺激、摩擦和灼伤引起的皮肤间的炎症。它在皱褶处表现为湿润、红斑和鳞状区域。患者可能会抱怨瘙痒或疼痛。其诱因包括肥胖、卫生条件差、天气炎热、局部使用刺激性或闭塞性产品，以及穿合成纤维制成的不透气的衣服。继发酵母菌或皮肤癣菌感染很常见，应该用抗真菌乳霜治疗。治疗应主要侧重于消除上述诱因。受影响的部位应尽可能保持干燥。低效的皮质类固醇如氢化可的松，最初用于减少炎症，并可以恢复完整的皮肤屏障。Lotrisone 是一种常见的外用抗真菌和类固醇乳霜，不应用于这种情况，因为它所含的类固醇（倍他米松）效力太强烈，不宜用于褶烂的治疗。

银屑病的治疗

银屑病是一种常见的慢性丘疹鳞状细胞病，其发展过程是不可预测的。它通常在个体从 16~22 岁时开始，但也可能在生命的后期发生。尽管已注意到有遗传倾向，但银屑病的病因尚不清楚。银屑病临床上以分界清楚的粉红色斑块为特征，黏附厚的银色或云母鳞片。好发部位是上肢和下肢的伸肌表面、头皮、臀裂和阴茎。

银屑病斑块通常发生在创伤部位，如瘢痕或烧伤。这被称为同构反应或 Koebner 现象。指甲常受累，常为甲板点蚀，表现为油斑的淡黄色变色区域，甲剥离（甲板与甲床分离）和指甲下碎片。银屑病关节炎伴皮损的患者占 5%~8%。加重银屑病的因素包括：①压力；②链球菌感染；③寒冷的气候；④某些药物，如受体阻滞剂、抗疟药、非甾体抗炎药、锂和酒精。全身类固醇应谨慎使用，在银屑病患者中应逐渐减少，因为突然停药会发生严重的耀斑。银屑病的变异包括：①毛间区反型银屑病；②食管型银屑病；③脓疱型银屑病；④红皮病型银屑病。

治疗的重点是控制病情，而不是治愈。在老年人中，保持患者舒适和功能是最理想的。最常用的处方药物是皮质类固醇。一般来说，中高强度类固醇是主要的治疗手段。维生素 D 衍生的钙化三叉烯（Dovonex）软膏通常是有效的，而且没有萎缩、快速抗药反应和（很少）肾上腺抑制的副作用，这些副作用是由长期使用外用类固醇及其全身吸收引起的。每周最多可使用 100g，高钙血症、维生素 D 毒性或肾结石患者禁用。含焦油的洗浴添加剂、洗发水和软膏是很好的辅助治疗方法，尽管它们可能比较容易污秽，而且对老年人或残疾人来说洗浴通常不方便。治疗并发的链球菌感染常常会改善银屑病的症状，另外也应该广泛使用润肤剂。

皮肤科医生使用的其他治疗方法包括：光疗、口服类维生素 A 或氨甲蝶呤。一项重要的进展是开发出了一组称为生物反应调节剂或生物制剂的药物，如依那西普（Enbrel）或阿达利马布（Humira）。它们与治疗关节病型银屑病的传统药物有显著区别，它们针对的是免疫系统的特定成分，而不是广泛影响免疫系统的许多领域。生物制剂可能会单独使用，但通常与局部药物联合使用。

药疹的治疗

药疹有多种临床表现。10%~20% 的患者因药物不良反应住院，住院率为 3%~6%。药疹通常在用药后 1~10d 出现，停药后最多可持续 14d。药疹很少发生在用药数周、数月甚至数年之后。最常涉及的药物包括：①青霉素；②磺胺类药物；③头孢菌素（10% 与青霉素有交叉反应）；④抗惊厥药；⑤血液制品；⑥奎尼丁；⑦巴比妥酸盐；⑧异烟肼；⑨呋塞米。然而，任何药物，包括非处方制剂和偶尔使用的药物，都可能引起药疹。

最常见的形态学表现为麻疹型或斑丘疹，它是一种对称的瘙痒性疹，表现为躯干上分布并向四肢外延的合并性红斑斑疹和丘疹。其他形式的药疹有荨麻疹、光敏、地衣类药疹、血管炎和固定药疹。固定药疹的特点是有一个或几个局部的红到紫的圆形斑块，这些斑块会随着色素沉着而溶解；当药物撤除和重新摄入时，会在相同的位置复发。治疗药疹需要停用致病药物。使用中效皮质类固醇、抗组胺剂和止痒液，如甘蓝石和沙那洗液，可缓解症状。

可能危及生命的药疹需要住院治疗，尤其是老年人，包括：①脱落性红皮病；②抗惊厥过敏综合征；③多形性红斑（斯蒂文斯-约翰逊综合征）；④中毒性表皮坏死溶解。这些都是真正的皮肤病急症，需要住院治疗和支持性护理。

脱落性红皮病的特征是全身红斑和鳞屑。不能维持体液平衡，无法调节电解质和体温，以及高输出心力衰竭是潜在的并发症。抗惊厥超敏综合征是一种多器官反应，可与苯巴比妥、卡马西平、苯妥英发生交叉反应。除了皮肤表现外，可能还有任何其他表现如发烧、淋巴结病、血液学异常和肝炎。其他器官也可能会受到影响。

在多形性红斑中，病变的目标病灶外围为红色，中心为蓝紫色或大疱，伴黏膜糜烂。有

时可在连续的中毒性表皮坏死松解症中看到，其特征是皮肤出现嫩疹，迅速发展为皮肤起疱和脱落。向皮肤施加侧向力会导致上覆的表皮脱落。这种情况有 50% 的死亡率，需要患者在医院烧伤病区接受治疗。

荨麻疹的治疗

荨麻疹或风疹，以瘙痒、水肿、红斑丘疹和斑块为特征，通常被一个红晕（耀斑）包围。荨麻疹是由于表皮表层肥大细胞和嗜碱性粒细胞释放组胺、缓激肽、激肽释放素等血管活性物质，导致毛细血管和静脉血管扩张引起的皮内水肿，有时也由白细胞浸润引起。血管性水肿或更深的皮下肿胀可伴荨麻疹。通常单个病变持续时间不超过 24h。如果病变持续时间较长，应考虑荨麻疹性脉管炎或其他诊断。

荨麻疹有多种原因，最常见的是对食物（如草莓、坚果、贝类）或药物（如青霉素、造影剂）过敏。物理因素例如寒冷、挤压或阳光、情绪压力或感染（如牙脓肿、链球菌上呼吸道感染、寄生虫感染）也可诱发荨麻疹。某些药物，如阿司匹林和麻醉剂，可以直接导致肥大细胞的非免疫性脱颗粒，从而导致荨麻疹。大疱性类天疱疮（见下文）最初的表现可类似荨麻疹。荨麻疹通常在几天到几周内自行消失。如果病变持续出现超过 6 周，并且没有发现过敏原，则需要对全身性疾病进行检查。只要有可能，就应该确定和消除病原体。口服抗组胺药是治疗的主要药物，但部分病因导致的荨麻疹应用皮质类固醇和抗组胺药无效。如出现过敏反应或喉部水肿，应采取紧急复苏措施，包括应用肾上腺素，支持血压和保持气道开放。

大疱性皮肤病的鉴别诊断与治疗

老年患者大疱性皮疹可由良性生理因素引起，也可由免疫介导的危及生命的大疱性疾病引起。随着皮肤老化，真皮-表皮交界处变平，导致皮肤更脆弱，更容易起疱。水肿的皮肤更

容易起水疱。以下是需要考虑的部分诊断。

灼 伤

化学、热和紫外线损伤可导致受影响部位出现水疱。通常可以在了解患者病史后做出诊断。治疗是支持性的，对热烧伤和紫外线烧伤采用冷却浸泡，以及抗生素软膏如磺胺嘧啶银和保护性敷料。非甾体抗炎药如阿司匹林或吲哚美辛，在早期治疗灼伤中也有益处。

接触性皮炎

如上所述，急性接触性皮炎可导致严重的炎症和水肿，从而形成明显的水疱。接触性皮炎的诊断线索为囊泡呈线状排列，病灶形状奇特，界限明显。治疗概述如上（见皮炎）。

水疱脓疱病

浅表葡萄球菌感染表现为松弛的大疱，容易破裂，留下黄色硬皮。治疗采用抗葡萄球菌抗生素，如 250~500mg 双氯西林，每日 4 次。

大疱性类天疱疮

这是一种慢性的、免疫介导的大疱性疾病，其特征是正常或红斑皮肤上出现紧张的大疱。瘙痒常见，大约 20%~50% 的病例发生黏膜侵犯。大疱性天疱疮可出现大疱前阶段，表现为荨麻疹或瘙痒，无明显皮肤病变。男性和女性受影响程度相同，大多数患者在发病时年龄超过 60 岁。诊断方法为皮肤活检、常规病理及免疫荧光检查。免疫荧光显示免疫球蛋白 G（IgG）和补体（C3）缺陷，沉积于真皮 – 表皮交界区。传统上，大疱性类天疱疮采用全身皮质类固醇和免疫抑制治疗。米诺环素和烟酰胺联合应用已被证明对一些患者有效。强烈建议咨询皮肤科医生。

寻常性天疱疮

寻常性天疱疮比大疱性天疱疮少见得多，是另一种慢性免疫介导的大疱性疾病，表现为松弛而不是紧张的大疱。通常只出现破裂的大疱（侵蚀和硬皮）。黏膜几乎总会受到影响，有时可能是该病的唯一表现。通过皮肤活检和免疫荧光可进一步诊断，在角质形成细胞表面可显示 IgG 和 C3 沉积。在皮质类固醇出现之前，寻常性天疱疮普遍会致命。现在，积极地应用皮质类固醇和其他免疫抑制剂治疗，患者可得到长期缓解。

紫癜的治疗

当血液渗出到皮肤组织时就会产生紫癜。紫癜可分为止血障碍、血管及其支持结缔组织的脆性增加、血管炎（血管炎症）或色素沉着性紫癜。

紫癜可表现为出血障碍，如特发性血小板减少性紫癜（idiopathic thrombocytopenic purpura，ITP），血栓性血小板减少性紫癜（thrombotic thrombocytopenic purpura，TTP），弥漫性血管内凝血（diffuse intravascular coagulation，DIC），肝病，血小板增多症或继发于白血病或药物的骨髓功能障碍。抗凝血剂，如肝素和香豆素，阿司匹林或非甾体抗炎药，也可能与紫癜有关，通常是对皮肤损伤的反应。通常有其他皮炎的患者，如药物疹，皮肤可能变成紫色。治疗的目的是纠正根本原因。

血管脆弱

这种紫癜最常见的原因是光化性紫癜。老化和慢性晒伤的共同作用导致包围和支撑小血管的胶原蛋白变性。偶发的创伤往往导致紫癜的斑点慢慢地溶解。慢性皮质类固醇给药也会产生类似的变化。

血管炎

尽管血管炎的病变不一定总是能被轻易发现，但可触及的紫癜性丘疹提示有血管炎的可能。血管炎的原因包括：①药物过敏；②血源性感染（如链球菌、脑膜炎球菌血症、病毒性肝炎和心内膜炎）；③血清疾病；④胶原血管疾病；⑤冷球蛋白血症。韦格纳肉芽肿病和结节性多动脉炎是涉及大中型血管的血管炎的例子。当血管炎出现在皮肤上，通过检查二便和肝肾功能排除全身性的影响显得尤为重要。可行的治疗就是针对潜在的情况。治疗通常是支持性的，尽管某些形式尤其是系统性的血管炎，可能需要使用皮质类固醇、其他抗炎或免疫抑制药物进行治疗。

色素紫癜

在这种疾病中，有几个特发性紫癜疹，与任何系统性疾病无关，主要影响小腿。病灶主要表现为红色到紫色（近期发病）或棕色到金棕色（慢性含铁血黄素沉积）。针对色素紫癜，还没有非常有效的或必要的治疗方法。

总　结

皮肤的结构和功能发生的变化与年龄有关。皮肤的病毒、真菌和细菌感染以及动物性感染和炎症情况都可能会发生。使用一些常见的治疗干预措施时可能会受到患者高龄的影响，因此必须采取预防性的措施。对老年人进行皮肤的适当护理也会受到其他身体疾病的干扰。因此，康复医学专业人员对这些患者进行有效的教育和监测至关重要。

（李进飞）

原文参考

Elgart ML.2002 Skin infections and infestations in geriatric patients. Clin Geriatr Med, 18 (1):89–101

Habif TP 2004 Clinical Dermatology:A Color Guide to Diagnosis and Therapy, 4th edn.Mosby, Philadelphia, PA Merck Manual 2011.In: Porter RS, Kaplan JL, et al. (eds) The Merck Manual, 19th edn.Merck Laboratories, Inc., Whitehouse Station, NJ Wolff K, Johnson RA, Suurmond D.2005 Fitzpatrick's Color Atlas and Synopsis of Clinical Dermatology, 5th edn. McGraw-Hill, New York Yaar M, Gilchrest BA.2001 Skin aging: postulated mechanisms and consequent changes in structure and function.Clin Geriatr Med, 17 (4):617–630

第 7 部分

感觉器官的衰老和病理变化

第 51 章

正常及衰老眼睛的功能性视力变化

BRUCE P. ROSENTHAL，MICHAEL FISCHER

本章内容

人口统计资料

2013 年 2 月 28 日，世界人口时钟显示为 7 069 054 252。到 2050 年，世界人口总数预计将超过 110 亿（表 51-1）。

表 51-1　2005—2030 年全球人口预计增长（据年龄推算）

年龄（岁）	增长
0~64	21%
65+	104%
85+	151%
100+	400%+

21 世纪继续经历着美国乃至全世界人口老龄化的急剧增长。85 岁及以上和百岁老人的数量将出现历史上的首次显著增长。发达国家和发展中国家老龄化的上升反映了老龄化的类似增长。其中许多因素包括医疗管理、生育率下降、慢性病增加、健康和饮食宣传运动、医疗和辅助人员培训、早期诊断和早期治疗。这些变化反过来又导致了世界范围内"高龄"人口的增加，尤其是在中国、美国、印度、日本、德国和俄罗斯等这些国家，世界上最老的人口中有一半居住在这里。出于研究和政策目的，美国国家眼科研究所对 85 岁及以上的老年人进行了区分。到 2030 年，世界范围内更引人注目的统计数据之一是预计将有近 24% 的日本老年人达到 85 岁以上。

世界各地不断增长的老龄化人口将导致越来越多的人患上年龄相关的眼疾。18~64 岁（192 699 903 人）年龄组的视力丧失率为 1.8%（3 377 037 人）。在 40 086 253 名 65 岁及以上人口中，这一比例增加到了 36.6%（14 658 874 人）（表 51-2，图 51-1）。

人口结构的急剧老龄化转变会使更多人在正常的衰老过程中经历视力的变化。这些变化包括聚焦阅读印刷品的能力下降（老花眼），泪液分泌减少，阅读时需要更多的照明。2020

表 51-2 美国成年人视力障碍和年龄相关性眼病的患病率[a]

总人口 ≥ 40	142 648 393 人
所有的视力障碍	4 195 966 人
失明	1 288 275 人
近视 ≥ 1.0 度	34 119 279 人

基于 2010 年美国人口普查。

a 估计病例数的视力问题：年龄 ≥ 40 岁

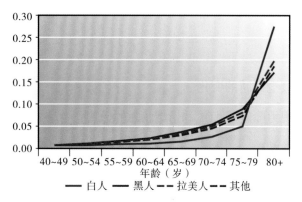

图 51-1 2010 年美国所有视力障碍的患病率（数据源自 Prevent Blindness America: Vision Problems in the US. Available at: www. visionproblemsus.org/index.html. Accessed December 2013.）

年，有更多人因为病理性眼部疾病，如黄斑变性（图 51-2）、糖尿病视网膜病变、青光眼、脑卒中和白内障，而导致视力显著下降。这将导致视力障碍、失明和视力低下的人数增加。

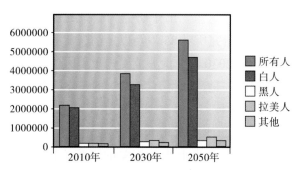

图 51-2 预测 2010—2050 年美国 AMD 发病率的变化（数据源自 National Eye Institute.）

视力相关的医疗成本

2007 年，美国按年经济负担对 40 岁及以上的成年人就年龄相关性黄斑变性（age-related macular degeneration，AMD）、白内障、糖尿病视网膜病变、青光眼、屈光不正、视力损害

和失明统计的花费估计为 353 亿美元——其中直接医疗成本估计为 162 亿美元，其他直接费用为 112 亿美元和生产力损失为 80 亿美元（图 51-3）。

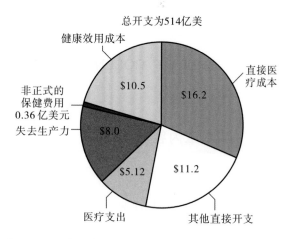

图 51-3 美国成人视力问题的年度经济影响（10 亿美元）（基于 The Silverbook: Vision loss. [Online] http://www.silverbook.org/category/80; and Prevent Blindness America 2007 The Economic Impact of Vision Problems. Prevent Blindness America，Chicago，IL.）

视力障碍与跌倒

视力障碍、功能衰退和抑郁已被发现是导致老年人跌倒的主要原因。一项研究发现，视野丧失与频繁跌倒有关，风险为健康人群的 6 倍。

Ramrattan 等人发现，最常见于青光眼和脑卒中相关的视野丧失与 6 倍的跌倒风险有关。黄斑变性一直是与跌倒密切相关的眼病之一。Wood 等人发现在其队列研究中，54% 患 AMD 的人有跌倒史，并且超过 30% 的受访者跌倒超过 2 次。在这些跌倒的人中，63% 的人会受伤。在另一项关于 AMD 的研究中，Soubrane 等人发现 AMD 患者的跌倒率是健康人群的 2 倍，在日常生活活动方面需要帮助的人是健康人群的 4 倍。

LALES 研究（Los Angeles Latino Eye）在 2004—2008 年对 3202 名拉美裔成年人进行了跟踪调查。研究发现由黄斑变性和糖尿病视网膜病变引起的中心视力下降，以及由青光眼和脑卒中引起的周围视力丧失，导致了更频繁和

更严重的跌倒。黄斑变性是导致美国白人失明的主要原因。中心视力丧失使跌倒或受伤的风险增加 2.8 倍，而外围视力丧失使这一风险增加 1.4 倍。在一年的时间里，54% 的 AMD 患者有跌倒，30% 的患者跌倒不止一次。在所有报道的跌倒中，63% 的人会受伤（表 51-3）。研究人员因而得出结论：老年人的周边视觉是他们跌倒的一个重要因素。

Mogk 和 Watson 指出，老年人往往依靠视力来弥补其他与年龄有关的损失。因此当视力也丧失时，他们特别容易受到与年龄相关功能下降和跌倒危险的影响。

双重感觉丧失，包括听力和视力障碍，以及其他障碍，会进一步导致跌倒。如 Harwood 所述，在老年人群中，平均而言，感觉障碍会使跌倒次数翻倍。Harwoode 关于减少跌倒次数的建议包括"简单的干预"，如矫正屈光不正和白内障手术。

视力障碍所致的其他问题

如前所述，在生命的第 7 个、第 8 个和第 9 个 10 年中，眼病的发病率急剧上升。然而，观察正常衰老眼睛视觉系统的变化是很重要的。只有这样才能理解，并将这些变化与更严重的视觉变化区分开来。这些变化可能是脑卒中等的共病，或者糖尿病、高血压、高胆固醇、自身免疫性疾病、肿瘤、肾脏和心脏病等并发症导致的眼部病理改变。

表 51-3　老年性 AMD 患者 12 个月期间跌倒和受伤的特征

	跌倒数	百分比（%）
所有跌倒	102	100
损伤性跌倒	64	63
所致损伤		
软组织损伤	55	86
骨折	4	6
头部损伤	5	8

摘自 Wood et al., 2011, Table 2.

多药疗法在老年人群中很常见，这种疗法可能对视力低下的人产生严重影响，并可能对视觉系统产生严重影响。事实上，Zagar 和 Baggarly 指出，有视力障碍的个体在阅读处方和非处方药物信息时存在困难。他们甚至可能服用错误的药物或剂量错误的药物，这可能导致严重的负面后果，包括过量或治疗不足所致的健康问题。这反过来又可能导致急诊或住院。

大多数视力丧失患者也报告与药物管理有关的焦虑情绪有所增加。他们不得不依靠同伴，或在某些情况下依靠陌生的人来获取必要的药物信息。此外，65% 的美国人表示，如果他们有严重的视力障碍，他们最担心的是不能正确识别他们的药物。

老花眼是一种眼病，它是最早出现的视觉系统甚至身体衰老迹象之一。"老花眼"这个词来自希腊语 presbys（πρεσβυς），意味着"老"或"老人"'，和含义为"近视"的新拉丁语后缀"opia"组成"老花眼"。老花眼一般开始于 40 岁出头，表现在印刷品字体模糊、手臂太短而无法将文字保持足够远、长时间近距离工作以及使用电脑或电子设备时会感到疲劳。适应或专注于阅读等近距离工作或电脑等任务的能力称为适应能力。近视点是一个人能容纳（聚焦眼睛）的最近的近视点。一般认为，10 岁时眼睛近端约为 7cm，40 岁时约为 16cm，60 岁时约为 100cm。因此，40~45 岁的人可能需要佩戴矫正镜片，以便在 35~45cm 的"正常"阅读距离下阅读（图 51-4）。这个距离也取决于一个人手臂的长度，因为印刷品离眼睛越远，对阅读的适应性要求就越低。调节需求也依赖于近视觉任务。它通常伴随着眼球的会聚以保持它们指向同一点，有时称为调节会聚反射。

距离、字体大小和对比度也可能影响调节需求。例如，一台电脑通常放置在离眼睛 60cm或更远的地方，而电子或数字设备则可以放在离眼睛更近的地方。字体和对比度也将导致工作需求的增加和眼睛调节需求的减少。

机械系统调节人类晶状体的灵活性。近距

离工作时变得更凸，这不仅需要晶状体也需要睫状体和视带（微小的长绳状结构，止点连接晶状体的睫状体有助于使晶状体更凸而看近物）（图51-5，图51-6）。

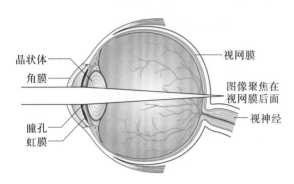

图51-4 眼的横截面显示当适应能力开始下降时，图像（例如报纸）聚焦在视网膜后面。这种情况被称为老花眼，需要矫正镜片才能看清所看到的图像（源自National Eye Institute.）

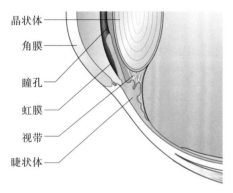

图51-5 横切面显示晶状体和视带（位于晶状体底部），视带是连接纤毛体结构的微小导线（源自National Eye Institute.）

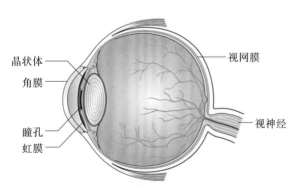

图51-6 眼睛横断面显示晶状体。晶状体有能力适应（变得更凸）近距离看清楚（如阅读和看电脑）。老花眼的灵活性下降是人体衰老过程的第一个指标（源自National Eye Institute.）

426

衰老相关的眼疾

最常见的与年龄有关的眼疾包括：
- 衰老相关的黄斑变性或其他视网膜疾病
- 白内障
- 青光眼
- 糖尿病性视网膜病变
- 视神经萎缩
- 脑卒中、缺血和肿瘤引起的视野丧失

衰老相关的黄斑变性

衰老相关的黄斑变性（age-related macular degeneration，AMD）是美国人失明的主要原因（图51-7）。AMD可能导致视网膜黄斑的破坏。而黄斑是视网膜的关键区域，能为清晰地看到物体所需的敏锐的中央视觉提供最高分辨率。

黄斑是视网膜中心的一小部分，位于距离眼睛约33cm的视野20°的区域。这个20°区域用于评估视觉功能的完整性，使用Amsler网格进行评估，该网格由20×20个正方形组成，每

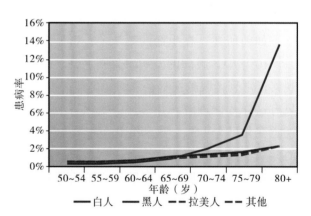

图51-7 2010年美国年龄相关性黄斑变性患病率（源自National Eye Institute）

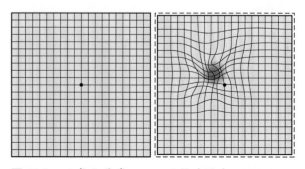

图51.8 正常和异常Amsler网格（源自National Eye Institute）

个正方形在该距离上的角度为 1°。

但是黄斑对于中心视觉和彩色视觉的质量以及细节都是不可或缺的。黄斑的中心即中央凹，具有最高密度的受体，并负责阅读报纸或药瓶上的印刷字体。黄斑是眼睛中颜色受体密度最高的部位。黄斑在调节适应光照条件变化的能力方面也起着重要作用。

视网膜是一个复杂的结构，包括光感受器（视杆细胞和视锥细胞）以及视网膜色素上皮层（retinal pigment epithelial layer，RPE）。RPE 不能再生，它在清除眼睛碎片中起作用。碎片对黄斑的损害（也称为玻璃疣）会影响中心视力，并可能导致视力模糊、扭曲和丧失（暗点）。

AMD 是一个统称，包括干性 AMD 和湿性 AMD。如统计数据所示，它是全世界高加索人视力障碍的主要原因。湿性 AMD 被认为对视觉功能的破坏更大。但是新的治疗方法已经开发出来，可以保护视力。湿性 AMD 的治疗可能涉及抗血管内皮生长因子注射。

低视力矫正包括低视力设备的处方（参见 LV 设备部分）。同样重要的是，要讨论抗氧化剂包括维生素 C、锌和铜以及叶黄素和 omega-3 在治疗 AMD 方面的使用。

白内障

白内障是最常见的与年龄有关的眼部疾病。它们通常被描述为眼睛晶状体的混浊。这些变化可能是早期的混浊，对视力造成很少或没有干扰，也可能是浓密的云斑，导致明显的视力障碍。白内障的进展速度因人而异，同一个人右眼和左眼的进展速度也是不同的。

白内障最常见的症状是与年龄有关的晶状体结构变化，其症状包括：视力模糊、强光致残和阅读困难，例如开车时遇到公路标志（图 51-9）。白内障的发病率随年龄增长而增加，但也可能与全身疾病和药物治疗有关，如使用糖皮质激素，以及外伤。

白内障手术后在没有如 AMD 的其他眼病情况下，患者会恢复正常视力。治疗包括采用无创缝合手术，以人工晶状体替代自然晶状体。新的人工晶状体置换已经是多焦点人工晶状体。然而，当另一种病理状态如 AMD 存在时，术后患者的视力会下降。白内障手术一般是在视力和视力效率下降的情况下进行的。已经存在的疾病尤其是湿性 AMD，使眼部情况复杂化，需要眼科医生与患者讨论手术的风险及益处。

白内障的症状可能包括对迎面驶来的汽车前灯产生眩光感、戴太阳镜时视力下降、外出晒太阳时需要遮挡眼睛、天花板荧光灯或明亮的阅读灯的眩光，或难以看到街道或公路标志等。

青光眼

青光眼是一个主要的健康问题，因为视力下降可能是渐进的且无痛的。这是最常见的年龄相关性疾病之一。未诊断或不治疗可能导致

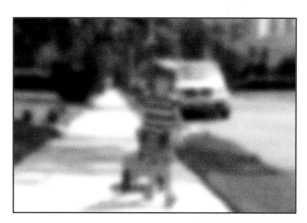

图 51-9　模拟白内障（Bruce Rosenthal 提供）

表 51-4　糖尿病性视网膜病变的增加

年份	所有群体	白人	黑人	拉丁裔	其他
2010	7685237	5251907	826102	1194231	412997
2030	11350006	6384275	1191481	2939136	835113
2050	14559464	6374626	1547724	5254328	1382786

源自 www.nei.nih.gov/eyedata/diabetic.asp#4

严重的视力丧失。眼压一般在 10~20mmHg。青光眼造成的视野丧失是严重的，当压力升高或降低时，会影响移动性视力、周围视力和夜间视力，同时还会影响包括角膜厚度在内的其他复合因素。

以排水系统受到影响来类比可以解释为什么眼睛的排水系统"阻塞"会导致视力丧失。房水由小梁网连续产生和排出，小梁网依次将房水排入眼内静脉引流。房水在小梁引流网的阻塞可能导致积液。未经 Schlemn 管充分引流而致的眼压升高可损伤视神经。视神经损伤可能影响生活质量、日常生活活动能力，尤其是在光照条件差的情况下的活动能力。青光眼是一种非常复杂的眼病，以前人们认为它只是眼压升高的结果。但新的模型显示，角膜厚度在压迫破坏视神经细胞中发挥了作用，即使角膜厚度曾被认为是正常的。青光眼导致的渐进性视神经丧失可能损害夜间视力、行动能力和在光线不足甚至拥挤环境中的功能。

青光眼的治疗包括使用眼药水和手术治疗。即使尽了最大努力，寿命延长可能会导致对比度和可用视野的严重下降。低视力的应对措施可能包括新的眼镜、改进的照明，甚至是使用移动棱镜。

糖尿病性视网膜病变

糖尿病性视网膜病变是美国成年人失明的主要原因。在未来 35 年里，白人、黑人尤其是西班牙裔人群中糖尿病性视网膜病变的发病率将大幅上升。糖尿病性视网膜病变是视网膜血管改变的结果。糖尿病性视网膜病变患者会发展出多孔的、渗漏的血管，影响眼睛后部的感光层（光敏）组织。糖尿病性视网膜病变采用激光光凝或类固醇治疗。激光治疗一方面可保护视力，另一方面会破坏周围或夜间视力。糖尿病和糖尿病性视网膜病变预计将成为未来 50 年的主要健康危机（图 51-10，表 51-4）。

屈光不正

眼球屈光有许多"正常"变化，需要在整个生命周期内矫正，包括近视、远视和散光。

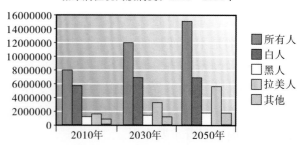

图 51-10　2010-2050 年美国糖尿病性视网膜病变发病率变化预测（源自 National Eye Institute）

眼镜矫正可以矫正近视和远视，也可以合并散光矫正。

校正可包括距离、中间或读数镜片、双焦点和渐进镜片、隐形眼镜和激光校正。

近视眼又称近视，是一种常见的屈光不正，近的物体看起来很清楚，远的物体看起来很模糊。可用凹透镜或减透镜矫正近视。远视眼又称远视，液是一种常见的屈光不正，远处的物体比近处的物体看得更清楚。可用凸透镜或加透镜矫正远视。散光是角膜的曲度不等，或由眼睛镜片的变化引起的（眼睛类似于足球或勺子的形状）。

矫正屈光不正，在没有眼部病变的情况下，一般会恢复远距离、中等（如看电脑）或近视力。

衰老过程中的视力功能

眼睛是一种独特的结构，它有许多组成部分，包括多种视觉功能。这些个性化功能的改变可能会影响正常的衰老，也会影响衰老的眼睛。视觉功能最重要的组成部分包括视敏度、视野、对比敏感度、色彩视觉、双目性、深度知觉、对光的敏感度、视敏度、眩光和注视等。这些功能中的任何一项受疾病或衰老过程的影响，都可能对日常生活能力的管理能力产生重大影响，包括独立旅行或维护个人事务的能力。

视敏度

视敏度是视力的一个方面，但也许是视力健康的最相似的词，它是美国视力测试的标准测量。Snellen 博士在 1862 年引入了现代的"眼睛测试"系统，并一直沿用至今。Snellen 分数——20/20，20/30，20/200，与在特定距离识别特定大小字母的能力有关。它是基于个人分辨目标细节的能力：20/20 视觉表明一个人有能力在 6 米的距离上分辨出 5 分弧的目标、1 分弧的细节。选择 6 米的测试距离是因为它被认为是光学无穷大的。从理论上讲，一个物体放在这个距离眼睛不需要调整。

如上所述，当视力因眼部病变而下降时，可在较近距离（3 米或更短）时测量视力。精确的功能视力测量可能需要使用专门的视力表，将视力记录为 20/800 或更低。以下的视觉可指定为 CF（"手指计数"）或 HM（"手部运动"）。"光感知"指的是看到光源的能力，而"光投射"指的是投射光的位置。这些信息可能对一个人在空间中的自我定位非常有益。

视野及评估

视野是衡量视觉功能的另一个重要尺度。视野提供了重要的功能周围视觉和中央视觉。在青光眼、缺血性视神经疾病和色素性视网膜炎等情况下，视野检查是监测视野丧失进展的重要手段。视野的范围对于理解进行性眼病以及脑卒中、脑瘤和头部外伤患者的活动能力问题非常重要。

视野可能是预测跌倒受伤的一个重要指标。确定视野介入程度的方法包括：观察评估，对抗测验（在保持坐直姿势的同时还能意识到检查者手的粗略测试），保持坐直姿势并能够刮擦电脑屏幕上的移动物体，或者周围自动化的物品。

视野测量包括在患者单目注视前方直线位置时，对各方向视野范围进行评估。每只眼睛正常的视野，在标准位置时大约是鼻侧 60°，颞侧 90°，顶侧 50° 和下侧 70°。

视野将有助于揭示任何在敏感性、收缩或暗点（没有视力的区域）的抑制。暗点可能是相对的（对某些刺激敏感，但对其他刺激不敏感），也可能是绝对的（证实对刺激不敏感——黑洞）。视野也将定位和定义盲点的形状，以

及任何区域或视野削减。

脑卒中后视野的测评可能需要修改或简化测试程序，以获得认知障碍导致的视野受损程度。美国国立卫生研究院卒中量表（National Institutes of Health Stroke Scale，NIHSS；表 51-5）是医务人员用来客观量化脑卒中造成的损害的工具。NIHSS 由 11 个项目组成，每个项目得分为 0~4 分。

法律认定的失明

在美国和世界其他地方，视力和视野是决定残疾的两个极其重要的标准。被判定为"失明"可以获得伤残津贴、额外的所得税减免，以及维持工作岗位的培训报销。个人满足法律认定失明的定义有权从每个州的"盲人及视障人士事务委员会"获得服务，从美国国会图书馆获得免费有声读物，接受接线员辅助电话服务，使用残疾人停车特权和增加公共交通工具和一些州提供的包括上门在内的服务等。

在美国，失明的法律定义为：

法律认定的失明：视力较好眼的光学或隐形眼镜最佳矫正视力在 20/200（6/60）或以下；或视力较好的眼最宽子午线视野矫正的最佳视力矫正在 20° 或以下。

WHO 国际疾病、伤害和死亡原因统计分类将低视力定义为视力低于 20/60（6/18），但等于或优于 20/200（6/60），或相应的视野损失小于 20° 的更好的眼的最佳矫正视力。WHO 也定义失明为：较好眼的最佳矫正视力低于 20/400（6/120），或相应的视野损失小于 10°。

表 51-5　美国国立卫生研究院卒中量表（NIHSS）

分数	测试结果
0	没有视力障碍
1	部分偏盲或完全四色盲；患者在一个特定的象限内不识别视觉刺激
2	完全偏盲；患者在一半的视野中没有发现任何视觉刺激
3	双侧失明，包括任何原因导致的失明

源自 www.ninds.nih.gov/doctors/NIH_Stroke_Scale.pdf.

在美国，当谈及视力下降时，还有其他非常重要的定义：

视力障碍是指包括从失明至有部分视力之间的状况，被定义为即使戴着眼镜，视力较好的眼也只有 20/40 或更差的视力。视力受损程度最低的人在日常生活中仍可能面临挑战。在美国大多数州，视力低于 20/40 的人无法获得无限制驾照。

低视力或部分视力是指使用普通眼镜、隐形眼镜、医疗和 / 或手术无法矫正到正常范围内的视力显著下降（新的治疗方法正在帮助改变这一定义，如抗 –VEGF）。

盲视被定义为除了光知觉之外没有可用的视觉。

对比敏感度功能

对比敏感度是测量一个图案必须在多大程度上变化才能被看到，而视力则是测量一个物体必须有多大才能被看到。对比敏感度越来越被认为是影响视觉质量的一个重要因素。事实上，在某些情况下（如昏暗的餐厅），它被认为比视力或视野更重要。

对比敏感度功能的下降会导致空间意识和移动性的丧失，以及事故风险的增加。对比敏感度还可能影响到以下能力：走下台阶，识别面孔，在夜间或雨中开车，在电话簿中找到电话号码，阅读说明等。

针对其他监测视觉功能的方法，特别是在进展性眼病中，可用各种图表来测量对比敏感度功能。对比敏感度功能与白内障、AMD、糖尿病性视网膜病变、青光眼和视神经退化等眼病相关。改进对比度对于在家里或办公室的安全移动以及日常生活活动管理是至关重要的。有许多策略可以增强或增加对比敏感度功能。例如，使用橙色（527nm）或黄橙色（527nm）范围内的吸收透镜和滤光片，可能对 AMD 患者有益。

对比与形状，颜色和纹理是识别事物的关键要素。台阶边缘以及火车或地铁站台的高对比色是很好的安全措施。家中的安全措施还包括用对比色勾勒出浴缸轮廓。纹理可能包括使用标记液体、黑色毡头笔来标记药瓶或器具设置。当对比敏感度功能降低时，家中的照明源，包括夜灯，也将有助于减少伤害。

随着电子书、智能手机的出现以及电脑显示器和电视屏幕分辨率的提高，阅读时获取对比度增强的途径出现了巨大飞跃。但是，将打印字改成白色而背景改为黑色可以显著提高阅读效率。

现在自动化工程已经大大改善了照明系统，从而提高了在低照明条件下的可见度。一些简单的任务，如在低照明条件下阅读菜单，可以通过便携式氙气笔灯来增强。

复视是许多人衰老的一个共同组成部分，他们的一只或两只眼睛的视力明显丧失。这可能是由于眼部疾病所致，如黄斑变性、青光眼、脑卒中或肿瘤后视野丧失。在室内和室外，当平衡受到影响时，可以建议进行移动训练。

眩光敏感度

眩光敏感度一般分为不舒适眩光和致残眩光。致残眩光是夜间迎面遇到的常见眩光类型，可能是角膜中膜混浊或白内障形成的结果。但未矫正的屈光不正，如近视、远视或散光也可能是眩光的来源。

例如，滑雪或在海滩上时，可能会感到不适的眩光。年龄较大的人一般对眩光更敏感，而且在暴露在眩光源下时更难恢复或适应。

颜色视觉

黄斑变性和其他视网膜疾病可能对颜色视觉有影响。与视网膜的外周区域相比，黄斑上的颜色受体（视锥细胞）密集分布。因此，当视网膜中央受体受到损伤，如黄斑瘢痕或水肿（如糖尿病性黄斑水肿）时，颜色感知将受到严重影响。

当颜色感知的变化影响到看交通灯颜色等能力时，可能会导致伤害。在穿衣服时能够辨别和搭配颜色，以及辨别水果或食物的生熟，都会受到中央视野丧失的影响。

据证实，随着年龄的"正常"增长，包括

晶状体在内的眼部介质对光线吸收的变化以及瞳孔孔径的缩小，分辨颜色的能力会下降。老年人获得性色觉丧失不同于先天性（出生时）缺陷，后者是指锥体感光色素特征的改变导致颜色混淆。获得颜色缺陷分类的一种方法是 Kollner 规则，属于渐进性彩色视力丧失的本质是次要眼疾。这一规则指出视网膜疾病的病变和介质的改变会导致蓝黄缺陷，而视网膜内部包括视神经、视觉通路和视觉皮质的病变会导致红绿缺陷。

白内障患者只有核黄变，通常会出现蓝黄混浊，AMD 患者也是如此。其他视神经炎的患者可能报告红绿缺陷。药物或药物组合会影响颜色的感觉。改变颜色感觉的药物包括镇静剂、抗生素和抗精神病药物。

暗适应

视网膜疾病（如黄斑变性、黄斑水肿、糖尿病和高血压性视网膜病变）可导致暗适应，或适应新的光照水平的能力（如从户外到室内）变得非常突兀和虚弱。照相机的闪光灯进入眼睛或进入黑暗的电影院，就是适应光线变化的一个例子。适应的反应时间，特别是对老年人来说，可能会导致被环境中不明显的物体绊到而跌倒。吸收透镜和滤光片可能有助于减少适应时间和增强对比度。立体视功能丧失常常会导致一只眼睛的视力下降。两只眼睛之间的这种差异可能表现在穿针引线或系鞋带等任务上。

衰老眼睛的变化

年龄的增长可能会影响到眼睑的肌肉神经支配，而眼睑神经支配反过来可能会对眼睛产生严重影响，并可能对眼睛造成永久性的、可能致盲的损害。老年人常见的眼睑改变是睑内翻。睑内翻是一种眼睑向内翻（通常是下眼睑）的情况，可能导致睫毛与角膜摩擦。角膜上皮和深层的擦伤会导致严重的损伤，包括角膜瘢痕。眼睫毛摩擦角膜前表面（上皮质）时，会有不适感。外翻是一种眼睑外翻（一般下眼睑），

可表现为角膜干燥、过度撕裂和角膜炎，也可导致角膜炎症。

眼睑下垂（也称为上睑下垂）是上眼睑在下垂时有一个或两个上眼睑上提肌功能障碍。结果是眼睑张开时睑裂（眼睑之间的空间）缩小。临床诊断阳性在于能够看见眼睑障碍物。现推荐的治疗为上睑下垂手术治疗和非手术治疗，其中非手术治疗包括用"上睑下垂"的支具或胶带托住眼睑。然而，当角膜表面广泛暴露时，必须采取预防措施，补充人工泪液。

其他与年龄有关的生理变化包括结膜变薄和变黄。随着泪液生成的减少，角膜表面趋于干燥，泪液膜在衰老过程中失去了稳定性。此外，干燥的环境，尤其是在冬天或飞机上，往往会加剧这种情况。

泪膜实际上有三层，一层是外脂层，一层是水膜，一层是黏蛋白膜。泪膜保护和润滑角膜及结膜。然而，随着年龄的增长，眼泪的产生（泪液）往往会减少，这是因为泪腺分泌的水分减少了。

人工泪液，以及堵塞引流管（小点），通常会给眼睛带来更多的舒适感和更少的刺激。

从 20 岁左右开始，瞳孔孔径可能在整个寿命中减少 2.5 mm 左右。在光照水平降低的情况下，瞳孔大小的减少在临床上是显著的。此外，夜间的活动能力和阅读能力（例如餐厅的菜单）可能会受到瞳孔缩小导致的光线损失的影响。

眼睛晶状体的密度和重量随着年龄的增长而增加。晶状体颜色变黄（变暗）并显示荧光。其他的生理变化包括眼球后极视网膜色素上皮细胞数量的减少。

视力障碍对 ADL 和情绪状态的影响

抑郁症也可能是年龄相关性视力丧失的症状并严重影响 ADL。Horowitz 等人对近期视力丧失并申请了康复服务的新申请人进行了一项调查研究，其中 7% 的人患有重度抑郁症，26.9% 的人符合阈下抑郁症的标准。据报道，湿性 AMD 患

者的视力相关功能比正常人低 45%，整体幸福感低 13%，焦虑感比正常人高 30%，抑郁感比正常人高 42%。他们还报告说，ADL 的下降速度增加了 1 倍，对援助的需求增加了 3 倍。

Campbell 等人和 Carabalese 等人报告称，视力障碍与抑郁症的风险高于正常水平有关。抑郁症可能影响驾驶、阅读、过马路的能力；也可能妨碍看交通指示牌和指示灯，看烤箱上的温度，还能影响分辨台阶。然而，Reinhardt 等人发现抑郁症并非视力障碍的必然结果。一个视力障碍的人是否变得抑郁似乎更多地与视力障碍对一个人的功能的影响有关，而不是视力障碍的实际严重程度。

有关抑郁症和视力障碍问题的临床文献表明，抑郁症是一种常见的对视力障碍的情绪反应。Horowitz 和 Reinhardt 认为，在做出调整以应对视力障碍之前，将抑郁症视为悲伤过程中必不可少的一部分是错误的。大多数有视力障碍和其他慢性疾病的成年人都没有抑郁症，认识到抑郁症是一种可以治疗的严重疾病是很重要的。然而，有相当一部分视障老人受抑郁症的影响，这对他们的功能能力、康复和生活质量都有显著影响。

驾驶和视力障碍

就像 Horowitz 所描述的那样，告诉患者"你不能再合法开车了"常常是"老年人残疾的一个具有挑战性的转折点"。从能驾驶到不能驾驶的转变不仅会影响患者的交通出行，还会影响社会关系、工作能力、独立意识和公共安全。这对老龄化人口来说将是一个重大挑战，也是一个艰难的转型。

Horowitz 等人发现，有视力障碍的高龄司机通常不愿与他人讨论与驾驶有关的问题——只有一半的人与家人谈论，并只有 1/4 的人与医生交谈。然而，大多数人表示，他们的医生、配偶或孩子最有可能影响他们的驾驶决定。

低视力评估

低视力检查使临床医生能够评估眼病对视力损失的影响程度。这项检查还有助于制定治疗计划，以便制定适当的光学、非光学、电子和数码产品的策略，并为视力康复组的其他成员分诊。视力康复组的成员可能需要视力康复治疗师、定向和活动指导员、社工以及作业治疗师或物理治疗师等专业人士。定向和活动指导员可以帮助提高患者在生活环境中的独立定向能力。社工、心理学家或精神病学家可以帮助解决一些问题，包括抑郁、愤怒、孤立、家庭动力和独立性。视力康复的最终目标是最大限度地优化视觉潜能和生活质量。

评定是评估矫正镜片和自适应低视力设备需求的最重要步骤。它们不仅有助于恢复许多困难的活动，而且有助于开始恢复进程以促进独立生活。

低视力检查将现代技术融入评价和治疗方案中。诊断设备，包括眼睛后部的新眼底摄影，有助于患者、家人和照护人员了解影响视力障碍的潜在原因。新的技术革新也有助于放大和加粗物体从而最大限度地扩大视野。

因此，由具有治疗部分视力者的专门知识的验光师或眼科医生进行的低视力检查是早期调整视力障碍的重要步骤。这对于最近接受一些治疗的人来说尤其重要，如 AMD 或糖尿病性视网膜病变，这些疾病的视力可能会随着时间的推移而改善。

低视力评估是一种眼睛检查，并被改进用于检查患者视觉功能方面的病理视力丧失。评价包含了非常详细的功能病史，包括日常生活的活动，测量距离和近距视敏度，外部评估（如眼睑、瞳孔反射），主观和客观评价，视觉功能测试，以及远处、中部和近处的镜片处方，或低视力的光学和非光学设备。

病史提供了关于患者治疗目标以及医学和社会心理咨询、活动、康复和训练及外科干预的信息。医务人员需要了解的内容包括病史、眼部病史，及患者之前的诊断和治疗，包括手术、激光、眼科药物或其他治疗，心理社会病史，以及任务分析。任务分析是探索和细节化日常的生活细节，比如看到微波刻度盘，盘子里的食物，阅读药瓶上的标签，看到电话上的数字的能力，能够独立旅行，以及其他近距离的任务，照明方面的考虑，以及工作的情况等。近距离的任务尤其重要，可能包括讨论阅读报纸的能力、查看价格和标签的能力、是否能够给注射器里抽药或填写支票的能力。但是电子设备的使用已经成为日常生活不可分割的一部分。新的数字世界为处理诸如管理支票簿、打电话或数字阅读（无论是放大的粗体字体还是语音输出）等活动提供了一种新的方法。

医务人员应该对患者的目的和目标有一个印象，不管这些目标是否实际，以及患者对视力丧失的反应和在第一次就诊时可以做些什么。也就是说，在最初的评估中，检查人员应该在不让患者感到疲劳的情况下，发现患者可以感知哪些内容和不能感知哪些内容。距离和近距视敏度的评估是在远距和近距使用专门的视力表。此检查旨在确认双眼的不可视范围。传统的眼动图不够灵敏，亦不能评估视力。视力测量后的外部评价包括瞳孔位置、大小和反应，以及眼睑、眼睛和眼眶的位置。屈光是确定患者远近最佳矫正的关键。同样重要的是要确定中间校正，无论是看着电脑屏幕、数字键盘还是便携式电话。

视场分析是视觉功能最重要的测试方法之一。使用静态和自动视野测量，以及将微视野测量等新技术与光学相干断层仪相结合，有助于确定视野损失的程度和独立行走的能力。但是，视野分析也将有助于确定受脑卒中或肿瘤等疾病影响的患者是否可能受益于光学解决方案的应用，包括使用移动棱镜。

低视力评估还确定了适当的低视力设备，以帮助实现患者的目标。这些包括一个非常强的阅读镜片（也被称为高正极或显微镜阅读镜片）和手持或立式的放大镜。对于手持或立式的放大镜（放在页面上的放大镜）的建议已经改变，因为我们知道增强对比度需要使用良好的任务照明。氙是最好的新光源之一。卤素太亮太热，会造成燃烧和火灾的风险。

有视远需求如独立旅行的患者可能需要手持或眼镜式望远镜。但是更新和未来的技术，例如头载电脑和全球定位系统，可能有助于促进独立旅行。

如前所述，滤光片和吸收透镜在人们抱怨眩光、感光性或对比度差时起着重要作用。患者自己佩戴的吸收镜片，可进一步提高镜片的清晰度，吸收有害的 UVB、蓝光和 IR。

非常高的放大率和增强的对比度对于视力严重障碍和 CSF 严重障碍的患者尤其重要。安装（内联）便携式电子放大设施不仅能增加 35~40 倍的放大能力，而且具有反极性的能力，即能够把白色的字母放在黑色的背景上或者把黑色的字母放在白色的背景上。新的智能手机和数字阅读设备也提高了低视力患者的生活质量。

总　结

老年人视力障碍的发病率增加，需要更多的服务和训练有素的医务人员。管理患者视力障碍的主要障碍包括医疗服务成本的不断上升，以及服务的覆盖面有限。低视力康复有助于优化患者的视觉潜能，帮助患者应对抑郁症，最终提高患者的生活质量。

（黄美贞）

原文参考

American Foundation for the Blind 2004 Comments on prescription drug information accessibility. Available at: www.afb.org/Section. asp?SectionID=3&TopicID= 329&DocumentID=2454. Accessed July 2010

American Foundation for the Blind 2008 Access to drug labels survey report. Available at: www.afb.org/Section. asp?SectionID=3&TopicID =135&DocumentID=4520. Accessed February 2013

Arditi A 2005 Improving the design of the Letter Contrast Sensitivity Test. Invest Ophthalmol Vis Sci 46 (6):2225–2229

Bakker R 2005 Household tips for people with low vision. Available at: www.environmentalgeriatrics.com/pdf/ handouts/household_tips_

low_vision.pdf. Accessed December 2013 Bhola R 2006 Binocular vision. The University of Iowa Department of Ophthalmology & Visual Sciences. Available at: http://webeye. ophth.uiowa.edu/eyeforum/tutorials/ BINOCULAR-VISION.pdf. Accessed February 2013

Campbell V, Crews E, Moriarty D et al 1999 Surveillance for sen- sory impairment, activity limitation, and health-related quality of life among older adults – United States, 1993–1997. MMWR CDC Surveill Summ 48 (8):131–156

Caraballese C, Appollonio I, Rozzini R et al 1993 Sensory impairment and quality of life in a community elderly population. J Am Geriatr Soc 41 (4):401–407

Government of Western Australia Fire and Rescue Services 2012 Halogen downlights and fire safety. Available at: http://en.wikipedia. org/wiki/Halogen_lamp. Accessed December 2012

Harwood G, Else V, Ranhoff A et al 2009 Prevalence of vision, hearing, and combined vision and hearing impairments in patients with hip fractures. Scand J Caring Sci 23 (4):635–643

Harwood R 2001 Visual problems and falls. Age Ageing 30 (Suppl 4): 13–18

Harwood R, Foos A, Osborn F et al 2005 Falls and health status in elderly women following eye cataract surgery: a randomized con- trolled trial. Br J Ophthalmol 89:53–59

Haymes SA, Roberts KF, Cruess AF 2006 The Letter Contrast Sensitivity Test: clinical evaluation of a new design. Invest Opthalmol Vis Sci 47 (6):2739–2745

Horowitz A, Boerner K, Reinhardt JP 2002 Psychosocial aspects of driving transitions in elders with low vision. Gerontechnology 1:262–273

Horowitz A, Reinhardt J 2000 Mental health issues in visual impair- ment: research in depression, disability, and rehabilitation. In: Silverstone B, Lang M, Rosenthal B (eds) The Lighthouse Handbook on Vision Impairment and Vision Rehabilitation, Vol. II. Vision Rehabilitation. Oxford University Press, New York, pp. 1089–1109

Horowitz A, Reinhardt JP, Kennedy GJ 2005 Major and subthreshold depression among older adults seeking vision rehabilitation ser- vices. Am J Geriatr Psychiatry 13 (3):180–187

Merriam-Webster Online Dictionary 2013. [Online] Available at: www. merriam-webster.com/dictionary/presbyopia. Accessed 28 February 2013 Mogk LG, Watson G (eds) 2008 Special issue on age-related macular degeneration. J Vis Impairment Blindness 102 (10):581–659 National Institute on Aging 2011 Why population aging matters: a global perspective. Trend 3: Rising numbers of the oldest old. Available at: www.nia.nih. gov/health/publication/why-population- aging-matters-global-perspective/trend-3-rising-numbers-oldest-old. Accessed December 2013

Patino C, McKean-Cowdin R, Azen S, Los Angeles Latino Eye Study Group 2010 Central and peripheral visual impairment and the risk of falls and falls with injury. Ophthalmology 117 (2):199–206

Ramrattan RS, Wolfs RC, Panda-Jonas S et al 2001 Prevalence and causes of visual field loss in the elderly. Age Ageing 30 (Suppl 4):13–18 Rea MS 2000 IESNA Lighting Handbook, 9th edn. Illuminating Engineering Society of North America, New York

Reinhardt J, Horowitz A, Sussman-Skalka C 2005 Depression, vision loss and vision rehabilitation. [Online] Available at: www.light- house.org/services-and-assistance/social-services/depression-vision- loss-and-vision-rehabilitation. Accessed December 2013

Sayan D, Foss A, Grainge M et al 2008 The importance of acuity, ste- reopsis, and contrast sensitivity for health-related quality of life in elderly women with cataracts. Invest Ophthalmol Vis Sci 49 (1):1–6

Schwartz S 2011 Visual Perception: A Clinical Orientation, 4th edn. McGraw-Hill, New York

Silverstone B, Lang M, Rosenthal B et al 1999 The Lighthouse Handbook on Vision Impairment and Vision Rehabilitation. Oxford University Press, New York

Soubrane G, Cruess A, Lotery A et al 2007 Burden and health care resource utilization in neovascular age-related macular degen- eration: findings of a multicountry study. Arch Ophthalmol 125 (9):1249–1254

United States Census Bureau 2012 Population estimates. [Online] Available at: www.census.gov/popest/data/national/totals/2012/. Accessed February 2013

United States Census Bureau 2013 US and World Population Clock. [Online] Available at: www.census.gov/main/www/popclock.html. Accessed February 2013

WHO 2010 International Statistical Classification of Diseases and Related Health Problems 10th Revision (ICD-10). Visual distur- bances and blindness (H53-H54). Available at: http://apps.who.int/ classifications/icd10/browse/2010/en#/H53-H54. Accessed February 2013

WHO 2013 Visual impairment and blindness. [Online] Available at: www.who.int/mediacentre/factsheets/fs282/en/. Accessed February 2013

Wood JM, Lacherez P, Black AA et al 2011 Risk of falls, injurious falls, and other injuries resulting from visual impairment among older adults with age-related macular degeneration. Invest Ophthalmol Vis Sci 52 (8):5088–5092

Zagar M, Baggarly S 2010 Simulation-based learning about medication management difficulties of low-vision patients. Am J Pharm Educ 74 (8):146

第52章

衰老耳朵的功能变化

KATIE L. MCARTHUR，STEPHEN E. MOCK

本章内容

概　述

　　衰老是一个渐进的过程。它不是突然发生的，而是以缓慢的方式进行的，即大多数人都能感觉到随着时间的推移，感觉和运动技能在缓慢退化。衰老过程引起身体结构和功能的变化。20世纪和21世纪的科学和技术促进了许多进步，提高了生活质量和预期寿命，从而使一般人能够活得更长、更好。如果一个人活到60岁或70岁以后，他的身心会发生变化。认知、循环、协调和视觉等功能都会受到影响。而另一个经常受衰老影响的部位是内耳。

内耳结构的老化

　　听力障碍与衰老过程通常被称为"老年性耳聋"。这个词来自希腊presbys（$\pi\rho\varepsilon\sigma\beta\upsilon\varsigma$）即"长者"和akusis即"听力"。因此，老年性耳聋可以直接翻译为"老年人的听力"。内耳的听觉和前庭结构都可能受到老年性耳聋的

不利影响。事实上，过去的研究表明，一些人与衰老相关的听力障碍可能早在30岁就开始并持续渐进，因此到65岁，大约1/3的人，无论是男性或女性，都将遭受严重的听力障碍。对于80岁以上的人来说，这一数字可上升到近2/3。

　　在人类的衰老过程中，听力障碍可能继发于外耳、中耳或内耳结构、大脑本身的变化，有时也可能是由于听觉系统多个区域的变化。当听力障碍发生在外耳或中耳系统内时，由于声波对内耳结构的传导受到破坏，因此称为传导性听力障碍。传导性听力障碍通常在医学上或听觉上可治疗。传导性听力障碍可能继发于一些问题，例如在耳道内过度累积耵聍或耳蜡，中耳腔内的液体积聚，鼓膜穿孔，小骨的连锁功能障碍或畸形性骨炎在骨组织所造成的影响等。这些传导性问题通常可以在综合的听力评估中得到诊断，并可以采取适当的治疗措施解决。

内耳系统的听力障碍在本质上被称为感觉神经缺陷。这种听力障碍可追溯到内耳或第8脑神经结构的缺陷。与传导性听力障碍不同，感音神经性听力障碍很少能通过医学或外科干预治疗，因此被认为是一种永久性疾病。内耳毛细胞和神经纤维听觉结构的退行性改变是主要原因。虽然继发于衰老过程的基因变化可能是老年性耳聋的潜在原因，但与年龄有关的听力灵敏度变化最常见的原因是与日常生活中强烈的噪声水平有关。这些暴露可能是工业或娱乐性质的，强烈的噪声和听力障碍之间的相互关系多年来有很多记录。自1970年代起，美国职业安全与健康管理局颁布并实施了《工业环境下听力保护指南》。然而，工业噪声并不是噪声导致听力障碍的唯一潜在原因，因为家庭环境中的许多噪声源也可能足够大而可能影响听力。个体的易感性也是决定噪声对个体影响的一个因素。感音神经性听力障碍的其他可能原因包括：内耳血管改变，包括糖尿病性改变；耳毒性；可能影响耳蜗和第8脑神经的肿瘤或病变。

与大脑皮质变化有关的听力障碍称为中枢听力障碍。理解和解释语言是一项复杂的任务。不幸的是，对一些人来说，他们的外、中、内耳以及第8脑神经可能是有功能的，但大脑本身可能无法解释听觉系统发出的信号。听觉系统允许我们"听"声音，但大脑允许我们"解释"话语。有些人可能表现出继发于创伤性头部损伤、肿瘤或脑卒中的中枢问题，因此在理解力或理解言语方面存在困难。在这些病例中，损伤程度和受影响的脑区通常决定改善或恢复的预后。然而，"中枢听觉处理障碍"也属于中枢听力障碍的范畴。这些问题在各个年龄段都很常见，但最常见的是老年人。在中枢听觉处理问题中，当外界刺激（如背景噪声）出现时，人可能会表现出理解或解释语音的困难。随着年龄的增长，大脑的结构和皮质化学变化也会发生。这些变化可能会因诸如整体健康、遗传和环境等因素而加剧。随着与年龄有关的大脑衰退的发生，听觉处理问题可能会变得更加明

显。然而，在某些情况下，治疗或康复措施可能会抑制或抵消这些处理困难。

最后，听觉神经病变的情况值得提及。在对听力障碍的评估中，有时会发现，虽然测量到的听力障碍很轻，但患者在背景噪声情况下的语音理解能力非常差。这种情况现在可以通过增强的听觉测试措施来识别，但听觉神经病变对成功修复这种听力障碍提出了重大挑战。

听力障碍的体征和症状

听力障碍是一种常见的异常现象，尤其是在老年人中。然而，听力障碍也具有隐蔽性，对个人、家庭或初级保健医生来说并不总是显而易见的。一般来说，50岁以上的人应该进行全面的听觉评估，以确定听力基线，以便将来进行比较。然而，由听力专业人士进行的大量研究仍然将听力障碍人群定义为治疗服务不足的人群。这一发现的主要原因之一是缺乏对听力障碍症状知识的需求或理解。事实上，人们普遍认为听力障碍，尤其是在早期阶段，更容易被家人或朋友注意到，而不是被个人注意到。例如，一个家庭成员可能会注意到电视音量增加了，或者这个人必须经常要求别人重复自己的讲话。

尽管听力受损的人可能会经历的症状不同，的一些比较常见的主观听力障碍的迹象包括：①无法清楚地理解对话的全部或部分；而当背景噪声存在时，这个问题可能会加剧；②经常要求重复或者说明会话；③个人回避谈话或者社交场合；④要求他人提高声音；⑤认为人们在"咕哝"，而不是在清楚地说话；⑥听障人士的声音听起来太大或太软；⑦每天结束时由于需要努力倾听而疲劳。

老年性耳聋

如前所述，与年龄有关的听力障碍称为老年性耳聋。虽然有些人可能继续认为老年痴呆是一个单独的衰老因素，但它实际上是个体寿

命中可能发生的多重因素共同作用的结果。这些因素可能包括但不限于代谢、血管或肾脏疾病、炎症、感染、药物治疗、头部外伤、营养不良和遗传因素。然而，随着时间的推移，暴露在高噪声环境中仍然是导致与年龄有关的听力下降的最常见因素。Rosen 等人在 1962 年发表的一项经典研究中指出，与生活在工业化社会的人相比，生活在苏丹相对无噪声环境中的人在各个年龄段的听力障碍要小得多。作为这项研究和其他研究的结果，我们持续努力教育人们明白噪声对听力的影响，以及在接触噪声时使用听力保护装置的重要性。

与老年性耳聋有关的听力障碍通常是潜伏的，最初并不认为是听力的显著突然下降，而是理解语言的问题。声音会因为毛细胞的内外损伤而被扭曲。许多老年性痴呆患者会出现"我听到了但听不懂"的症状。这种最初的抱怨通常是内耳耳蜗高频范围内听力下降的结果。出生时，正常人的耳朵被认为是在 20~20000Hz 的频率范围内工作的。然而，随着个体年龄的增长，耳蜗毛细胞的功能开始减弱，尤其是在较高的频率上。耳蜗的变化剥夺了内耳与大脑皮质的重要联系。如果听觉信号无法到达大脑，就会缺乏解释，导致听觉功能的缺失或丧失。毛细胞损伤程度越高，听力障碍就越大，对个人造成的障碍也就越大。不幸的是，目前没有任何医疗治疗方法可以治疗绝大多数内耳听力障碍。虽然目前正在进行的实验室研究在毛细胞再生和颞骨移植等领域显示出了希望，但这些引人注目的创新可能还需要许多年的时间。目前，缓解内耳听力障碍的最大希望在于能够辅助听力障碍患者的电声装置。最常见的是助听器。

耳　鸣

某人的"耳朵在响"不仅是一个常用语，也是一种真正的内耳状况。这种情况被称为耳鸣，影响多达 5000 万的美国人。耳鸣通常被患者描述为一种清脆的声音，但也有人把它归类为蟋蟀叫、咆哮、嘶嘶、呼啸、口哨，甚至是叽叽喳喳的声音。患者对声音质量、感知持续时间和强度的描述也各不相同。在大多数情况下，耳鸣是一种主观感觉。因此，只有患有耳鸣的个体才能听到。然而，有很少的耳鸣会被其他人听到。这种情况被称为"客观耳鸣"，通常与中耳肌肉组织痉挛、血流变化或耳区血流湍流增加有关。值得注意的是，耳鸣本身并不是一种疾病，而是另一种疾病的症状。美国言语－语言－听力协会将这些触发机制分为听力障碍、噪声障碍、头颈损伤／创伤、梅尼埃病等疾病、耳毒性药物等健康相关问题，包括耳硬化、耵聍阻生、耳部感染、中耳肿瘤和颞下颌关节功能障碍。

耳鸣的影响因人而异，因此对耳鸣的处理也因人而异。大多数耳鸣患者没有受到这种情况的干扰，但有些人在心理上会受到影响。对于患有顽固性耳鸣的患者来说，出现焦虑、精力不足、注意力不集中、全身乏力甚至临床抑郁症的情况并不少见。这些问题通常在患者确定耳鸣超出了他们的控制范围，进而成为日常生活中的消极因素时出现。一些患者会产生很可怕的反应，以至于他们可能会放弃以前的日常生活方式。

尽管已进行了广泛的研究，目前还没有一种成功治疗耳鸣的方法。到目前为止，各种形式的医疗尝试都没有取得显著的成功。然而，尽管缺乏治疗，耳鸣在许多情况下可以通过治疗根本原因或试图改变患者对这种情况的看法来控制。一些治疗管理方法包括：基本问题的治疗，替代或非医疗的补救方法，声音治疗，助听器，教育和咨询，或这些选择的组合。

治疗耳鸣的其他方法包括针灸、催眠、顺势疗法、磁体、维生素和药草作用。Meehan，Eisenhut 和 Stephens 在 2004 年进行的一项研究表明，在所有治疗耳鸣的替代方法中，只有催眠能显著提高患者的放松和幸福感。此外，目前还没有 FDA 批准的治疗耳鸣的药物。有些耳鸣患者可能会被建议进行药物治疗伴随的抑郁、睡眠障碍或焦虑。还应该指出，一些处方药将耳鸣列为药物的潜在副作用。

通过向耳鸣患者的耳朵呈现外部噪声，声音疗法被用来帮助降低耳鸣的感知强度。白噪声、音乐和舒缓的声音，如海浪或山风是最常用的这类治疗。患者可以通过佩戴耳鸣治疗助听器之类的设备，或者仅仅通过外部扬声器来聆听这些外部声音。助听器的扩增已经被证明可以帮助减轻患者对耳鸣的压力。该方法很简单，就是在他们的环境中增加额外的、仅次于听觉障碍的声音。助听器的使用和外部声音的添加已经被证明是有效的，一些助听器制造商目前正在他们的助听器中加入声音疗法的选项。Folmer 和 Carroll 报告说，入耳式助听器可以通过降低对耳鸣的感知和 / 或促进耳鸣的适应过程来帮助慢性耳鸣患者。

最后，教育和咨询也是治疗耳鸣的重要组成部分。对于患者来说，知道什么机制可能引发耳鸣是很重要的。一旦个人对耳鸣的情况有了更多的了解，他们对耳鸣本身的恐惧就会减少。这反过来可能为他们进入适当的治疗范式做好准备。其他的咨询工具，如认知行为疗法和耳鸣再训练疗法，也可能试图引导患者接受，而不是对他们的耳鸣状况做出负面反应。

成人听力障碍的评估

没有全面的评估识别计划，任何康复过程都是无效的。目前的初级听觉评估方法是基于传统和现代两种方法。听力评估的目的包括诊断传导性与内耳病变、确定是否需要内科或外科转诊、制定康复疗程、确定病变部位评估的必要性以及确定残疾程度。耳鼻喉科和听力学是内耳检查和治疗的两大专业。耳鼻喉科医生是擅长治疗听觉疾病或功能障碍的内科医生。多年来，许多一度被认为是永久性的听觉疾病已经可以通过医学或外科技术来治疗。虽然内耳衰老模式的逆转尚未完成，但包括基因改造实践在内的正在进行的研究显示了毛细胞组织再生或毛细胞损伤恢复的希望。

听力学是另一个与内耳功能障碍有关的专业。听力学家是非内科专家，专门从事听力和平衡问题的检查、诊断和治疗，而这些问题是无法用医学方法解决的。全面的听力学测试通常是由听力学家主导和完成的，从而可以识别内耳功能障碍的任何问题并制定治疗方案。听觉检查的初步方面包括耳镜检查、音叉测试等。这些程序可以作为一种筛选机制，使专业听力学家能够在合理的确定度的范围内确定是否存在听力障碍，以及听力障碍是否可局限于传导受损或内耳受损。按照这些初步的筛选程序，听力学家可以使用另外两种传统的听力测量方法：纯音测听和语音测听。在纯音测听中，听觉阈值是在几个频率下获得的。在纯音空气传导测试中，评估的是整个听觉系统；而在纯音骨传导测试中，只评估内耳储备。通过比较空气传导阈值和骨传导阈值，医务人员可以确定是否需要转诊。

纯音测试结果辅以语音测听。使用语音信号来评估听觉系统是一种传统，从听觉测试的早期就一直存在。语音测试不仅可以用来验证和确认纯音的可靠性，还可以用来评估听觉系统中可能出现的任何畸变的存在与否，这些畸变可能是由毛细胞损伤引起的。

其他的常规应用诊断措施包括声导抗测试，这是对周围听觉系统的客观测量，可以提供有关该系统的有效信息。纯音、语音和声学导抗检查与耳镜和音叉测试相结合被认为是听觉检查的基础。然而，这些检查可以补充其他措施，以提供额外的诊断和病灶部位信息。其他评估可包括：

听觉脑干反应（auditory brainstem response, ABR）检查，即从耳蜗和高级听觉通路中持续的电活动中产生和提取听觉诱发电位。ABR 信息可以通过多种不同的方式应用，包括听觉阈值的确定、损伤部位的检测和功能性听力障碍的检查。ABR 在新生儿听力筛查和手术患者术中监测等方面也具有重要价值。

耳蜗电描记术（electrocochleography, ECOG），可记录内耳内的电位。电位的存在或缺失在梅尼埃病和听神经病变的鉴别和诊断中极为有用。

耳声发射（Otoacoustic emissions，OAEs），被认为是反映内耳产生的声音电位。这些声音要么不存在，要么随着内耳损伤而消失。虽然OAEs在成人人群中没有广泛使用，但已被证明在婴儿听力障碍的早期检测中是非常宝贵的。当由执业医师或听力学家执行时，这些诊断服务可得到医疗保险和大多数第三方保险的认可和报销。

听力障碍的补救

目前还没有治愈听力障碍的方法，尽管目前正在进行广泛的研究，试图在内耳中再生受损的毛细胞。在此项措施可行之前，听力障碍患者将继续寻求通过扩大和／或听力康复来治疗听力障碍。正如大多数人所意识到的，听力障碍会使人们在社交聚会中感到非常孤立。对于老年人来说，听力障碍也可能象征着随着年龄的增长而发生的生理和情感上的变化。在Bess等人于1989年进行的一项经典研究中，戏剧性地证明了老年人的听力障碍可以在生理和心理社会功能上产生显著的影响。

声音放大，无论是传统的还是数字的助听器、人工耳蜗，还是手术植入的骨锚定装置，这些年来都有了显著的改进。在过去的一个世纪中，听力障碍的治疗有了显著的改善。就在几年前，"耳喇叭"还被认为是自己把手置于耳后以达到最大程度的听力改善。电子助听器因科技而迅速发展，最初只是用来放大声音的大型且笨重的身体设备，但现今的助听器是小型、数字化和全计算机可编程的助听器。然而，值得注意的是，尽管已经取得了巨大的技术进步，这种仪器仍然被称为"助听器"而不是"听力治疗"。目前的助听器并不是万灵药，但是研究仍在继续，希望有一天听力障碍能够被根除。

目前，个人听力仪器仍是治疗感音神经性听力障碍的首选。当患者去找听力学家评估助听器时，他或她首先被评估以确定听力障碍的存在与否及其程度。如果存在听力障碍，提供者必须确定患者是否适合助听器。然后，患者可以决定助听器的款式、颜色、技术水平和附件选项。现在的助听器非常先进，它们可以进行无线通信，提供语音识别服务，尤其是在有背景噪声的情况下。目前的助听器技术还允许与蓝牙移动电话进行交互，以及从无线电、电视和各种其他音乐播放设备接收主流媒体信号。助听器能够通过增加在患者内耳受损的特定频率上的增益或音量来针对每一种听力障碍进行专门的计算机编程。每个频率增加的增益量取决于特定频率下听力障碍的严重程度。助听器的技术水平越高，为达到最终效果，可编程的微调量就越大。

有些人认为助听器很贵，所以并不是所有的失聪患者都会选择花钱治疗这种形式的失聪。对患者来说，一个更便宜的选择是购买个人放大器。这些设备与助听器的主要区别在于，个人放大器不能专门为患者的听力障碍编写程序。个人放大器像早期的助听器，不能根据患者的具体障碍进行编程，而是将语音频谱内的所有声音放大到相同的程度。音量控制是增加或减少刺激声级的唯一手段。此外，这些设备的扩音能力也有声学限度，所以一个严重的听力障碍的人可能从这种扩音中得到的益处微乎其微。

耳蜗植入和骨锚定助听器越来越多地用于听力障碍的患者。然而，这些设备通常用于特定人群。人工耳蜗主要用于那些患有严重听力障碍的人，例如不能受益于传统或数字处理助听器的人。人工耳蜗是一种通过外科手术植入的电子设备，它被植入耳蜗，利用电极刺激内耳的不同部位，将适当的编码信号传送到听觉神经和大脑的高级听觉通路。骨锚定助听器通过骨振动放大声音，并绕过中耳和外耳，将听觉信号直接发送到内耳。手术植入基牙用于这种声音传输。骨锚定助听器适用于患有中耳疾病并伴有慢性耳瘘的患者，也适用于由于中耳听诊器有可能被耳郭分泌物堵塞而无法成功佩戴的患者。这种骨锚定器械也可以成功地用于耳道畸形或闭锁的患者。

听力康复是患者可以利用的另一种个人治

疗方法,但与个人助听器联合使用时效果最好。患者可以参加团体或个人的听力康复课程,也可以选择在家完成。现在有些程序是基于计算机的,患者可以在唇读或语音阅读、听觉训练和交流策略发展等领域研究策略。听力康复技术已经非常先进,现在它被作为一种智能手机应用提供。然而,无论采用哪种形式的听力康复,重要的是患者及其家属要学习这些培训课程,以提高他们的整体沟通技能水平,更有效地应对他们的沟通障碍。

头晕和衰老

根据 Desmond 和 Touchette 的研究,对于 75 岁以上的患者来说,头晕是最常见的就诊原因,其中近 80% 的就诊直接与内耳功能障碍有关。头晕,或者身体在空间失去方向感,对老年人来说是非常可怕的经历。自己习惯了控制自己的身体,想做什么就做什么,想什么时候做什么;然而,头晕患者可能不再能够控制空间方向。此外,由于担心头晕是严重问题的症状,例如心脏病发作或脑卒中,患者的恐惧可能会变得复杂。头晕的潜在原因可能是多种多样的,因此,必须完成全面检查,以确定评估和治疗任何疾病的正确途径。

随着年龄的增长,老年人的平衡可能会越来越不稳定。就像听觉一样,服务于前庭和平衡系统的感觉神经纤维的数量会随着年龄的增长而减少。此外,内耳和下肢的循环变化也会导致平衡功能障碍。当视觉系统、关节炎、循环系统或中枢神经系统出现功能障碍时,这些问题可能进一步恶化。

头晕患者的评估

有几种评估方法可以用来帮助前庭神经患者的诊断。虽然没有一种测试可以被认为是万无一失的,但以下工具在一位有能力的医生手中,可以在很大程度上获得正确的诊断,并指出患者的缓解或恢复的可行性。诊断步骤如下。

病史录入——患者提供的病史可能是诊断医生可用的最有价值的工具。病史信息中重要的考虑包括病情的发作和描述,患者对病因和其他相关症状的判断。

眼动电描记法(electronystagmography, ENG)——眼动电描记法是一组眼球运动测试,其结果是通过放置在靠近两眼轨道的电极记录下来的。视频眼震图(videonystagmography, VNG)是一种类似的方法,患者的眼球运动由安装在患者护目镜内的红外摄像机记录下来。ENG 检查的一个特定部分,称为热量测试,可以帮助确定一个内耳是否比另一个更有效地工作,从而导致头晕。

旋转测试——使用自动旋转或旋转椅是另一种方法,以确定内耳和视觉系统是否一起工作。一些头晕或不平衡的情况可以通过运动引起,以致眼睛和耳朵无法轻易地整合发送给它们的信息。结果可能是出现头晕或不平衡。可能出现一些相关的恶心甚至呕吐。自动旋转测试可以是计算机化的,也可以是非计算机化的。然而,在这两种情况下,当头部水平或垂直移动一小段时间时,患者被要求专注于一个固定的物体。在旋转椅检查中,患者被固定坐在椅子上,椅子的程序可以改变方向,以促进眼球运动。

动态姿势描记术——动态姿势描记术是对姿势稳定性的一种评估。在计算机化的版本中,患者站在一个平台上,由安全带固定。通常建议其盯着一个目标。然后,平台向不同的方向移动,而平台内的压力表通过重心转移信息测量身体的摆动。动态姿势描记术不仅试图评估患者的视觉－前庭相互作用,而且还试图评估大脑从下肢肌肉和关节接收到的躯体感觉信号。动态姿势描记术是一种昂贵的工具,并非在所有领域都能轻易获得。然而,平衡程序的感官组织利用了在平衡实验室中已经存在多年的传统"泡沫和圆顶"技术的组成部分,这可能是取代计算机化程序的一种令人惊讶的具有比较性和成本效益的方法。

前庭诱发肌原性电位(vestibular evoked myogenic potential, VEMP)——VEMP 是一种

利用诱发反应计算机、声音发生器和放置在患者颈部的表面电极来测量内耳结构是否正常的方法。小囊是内耳耳石器官之一，有助于向身体提供空间方向信息，VEMP 评估尤其针对小囊，尽管也评估前庭神经和中枢连接。随着时代的进步，VEMP 变得越来越流行；并且随着对 VEMP 研究广泛开展，人们认为该过程将变得更加有用。目前，VEMP 可用于获得梅尼埃病、BPPV、前庭神经炎和前庭中枢紊乱的诊断信息，以及更多的前庭系统的不明情况。有关平衡和平衡测试的更多信息，请参阅第 59 章。

总 结

随着年龄的增长，内耳的听力和平衡结构经常发生变化。这些变化可能不仅对受影响的个人，而且对他们的家庭生活的质量都会造成重大问题。虽然对这些患者的评估可能具有挑战性，但传统和先进的技术方法现在都可以帮助鉴别诊断。补救程序正在进行中；然而，目前很少有治疗内耳损伤的方法。正在进行的研究工作继续为未来消除听力和平衡障碍提供希望。

（黄美贞）

原文参考

American Speech–Language–Hearing Association 1997–2013 Tinnitus triage guidelines. [Online] Available at: www.asha.org/aud/Articles/ Tinnitus-Triage-Guidelines. Accessed December 2013

American Tinnitus Association 2013. http://ata.org

Bess FH, Lichtenstein ML, Logan SA et al 1989 Hearing impairment as a determinant of function in the elderly. J Am Geriatr Soc 37:123–128

Center for Disease Control and Prevention 2013 Noise and hearing loss prevention. [Online] Available at: www.cdc.gov/niosh/topics/ noise. Accessed December 2013

Christensen K, Frederiksen H, Hoffman HJ 2001 Genetic and environ- mental influences on self-reported reduced hearing in the old and oldest old. J Am Geriatr Soc 49 (11):1512–1517

Desmond AL, Touchette DT 1998 Balance disorders. Micromedical Technologies, Chatham, IL Fausti SA 2004 Audiologic assessment. In: Snow JB (ed) Tinnitus: Theory and Management. BC Decker, Lewiston, NY, pp. 310–313 Folmer RL, Carroll JR

2006 Long-term effectiveness of ear-level devices for tinnitus. Otolaryngol Head Neck Surg 134:132–137

Hain TC, Micco A 2003 Cranial nerve 8: vestibulocochlear nerve. In: Goetz CG, Pappert EJ (eds) Textbook of Neurology, 2nd edn. WB Saunders, Philadelphia, PA Jastreboff PJ 2007 Tinnitus retraining therapy. In: Langguth B, Hajak

G, Kleinjung A (eds) Progress in Brain Research, vol. 166. Tinnitus: Pathophysiology and Treatment. Elsevier, Amsterdam, pp. 415–423

Jastreboff P, Jastreboff M 2004 Tinnitus retraining therapy. In: Snow JB (ed) Tinnitus Treatment and Management. BC Decker, Hamilton, Ontario Kochkin S 2009 Marke trak VIII: 25 year trends in the hearing health market. Hearing Rev 16 (11):12–31 Kochkin S, Tyler R, Born J 2011 Marke trak VIII: the prevalence of tin-nitus in the United States and the self-reported efficacy of various treatments. Hearing Rev 18 (12):10–26

Martin JS, Jerger JS 2005 Some effects of aging on central auditory processing. J Rehabil Res Dev 42:25–44

Mayo Clinic 1998–2013 Drugs and supplements. [Online] Available at: www.mayoclinic.com/health/druginformation/ DrugHerbIndex. Accessed December 2013

Meehan T, Eisenhut M, Stephens D 2004 A review of alternative treat- ments for tinnitus. Audiol Med 2 (1):74–82

Mizutarik K, Fujioka M, Hosoya M et al 2013 Notch inhibition induces cochlear hair cell regeneration and recovery of hearing after acoustic trauma. Neuron 77 (1):58–69

Murphy DR, Daneman M, Schneider BA 2006 Why do older adults have difficulty following conversations. Psychol Aging 21:49–61

Newman CW, Sandridge SA, Bea SM et al 2011 Tinnitus patients do not have to 'just live with it'. Cleve Clin J Med 78:312–319

NIDCD (National Institute on Deafness and Other Communicative Disorders) 2002 United States Department of Health and Human Services, Publication NO-97-4235

NIDCD (National Institute on Deafness and Other Communicative Disorders) 2008 United States Department of Health and Human Services, Publication NO-97-4233

Occupation Safety and Health Administration (OSHA) 2002 Hearing Conservation Publication 3074

Rosen S, Bergman M, Plester D 1962 Presbycusis study of a rela- tively noise-free population in the Sudan. Transcripts Otologic Soc 50:135–152

Rosenhall U 2001 Presbycusis-hearing loss in old age. Lakartidningen 98 (23):2802–2806

Roush P 2008 Auditory neuropathy spectrum disorder: evaluation and management. Hearing J 61 (11):36–41

Ryals BM, Rubel EW 1988 Hair cell regeneration after acoustic trauma in adult Coturnix quail. Science 240 (4860):1774–1776

Tyler RS 2006 Neurophysiological models, psychological models and treatments for tinnitus. In: Tyler RS (ed) Tinnitus treatment. Thième, New York, pp. 1–22

UCSF Medical Center 2002–2013 Hearing loss signs and symptoms. [Online] Available at: www.ucsfhealth.org/conditions/hearing_loss/ signs_and_symptoms.html. Accessed December 2013

第53章

老年患者的沟通考虑

SARA HAYES，NIALL MCGRANE

本章内容

概　述

为了能让医务人员为老年人提供最佳治疗，医务人员与老年人之间的交流沟通必须做到能表达准确，相互理解和满意，从而克服经常存在的与老年人沟通的障碍。医务人员应该辨识与老年人接触所必须的沟通技巧。医务人员必须熟悉感官评估，从而才能意识到对方是否有任何听力或视觉缺陷。

了解老年人的教育水平和阅读能力也是必要的，这样有助于决定如何最有效地提供有关治疗和自我照护的相关信息。老年患者普遍缺乏健康知识。他们往往有着一系列可能会影响治疗效果的共同问题。老年人的认知障碍可能是医务人员与老年人之间最佳沟通的短期或长期障碍。Bell-McGinty 等人建议在患者同意的情况下，应鼓励亲属参加老年患者面谈或宣教来确保患者了解必要的医疗信息。有创意的书

面患者教育材料也值得使用。与患者沟通时还应考虑文化差异，并努力理解和适应这些差异。

文化因素考虑

为了确保老年人充分了解情况，医务人员必须向每一位患者提供关于其治疗的准确信息，并且必须以患者能够理解的方式进行交流。语言是沟通中最明显的障碍，但医务人员必须要意识到沟通障碍不仅只是语言。每个人的个人经历、文化背景和宗教信仰，关于健康、饮食和锻炼的信仰和习俗都会影响医疗保健的接受和提供方式。

当今世界的移民趋势使医务人员有必要了解每位老年人的文化、伦理和宗教背景。2010年，国际移民估计有 2.14 亿人，占世界总人口的 3.1%。这一总数中约有 8% 是由难民组成的。前移民国家如西班牙、意大利和爱尔兰，已成

为首选目的地。到 2050 年，预计每年将有 240 万人迁移到发达地区。从联合国发现的结果可见，医务人员几乎都会对与自己文化背景不同的人进行治疗。

缺乏理解会使老年人和医务人员都感到沮丧。语言和非语言交流都可以用来增进理解。对不同文化差异的理解能极大地促进交流。语言和尊重是紧密相连的。一些语言包括敬语，如果使用错误的词，老年人会很容易感到受到了侮辱。不少文化都十分尊敬老年人，因此需恰当用词。

许多老年人在遇到无法完全理解的事情时，他们一般不会去询问那些医务人员。这可能是由于许多原因，包括文化的差异。老年人也可能是因为不想去承认他们对这些事无法理解。他们不想承认自己无法理解他人的意思。他们也不想被认为是无知，抑或是他们不想通过暗示医务人员他们的解释不准确来冒犯医务人员。根据笔者的经历，这种现象最常见的原因是因为老年人认为医务人员工作繁忙，他们不想因为询问一些愚蠢的问题从而耽误了这些专业人士宝贵的时间。老人们认为这些专业人士有更重要的事情需要去做。

同时，人们对健康、饮食和锻炼的态度，也受到了宗教和文化的影响。这些态度和信念将会对患者产生积极和 / 或消极的影响。饮食在一个民族的文化中起着举足轻重的作用。没有比在一起吃饭更加普遍的习俗了。这一习惯象征着家庭传统、亲密的友谊及感情。这直接导致了人们形成了代代相传的饮食习惯和文化习俗。医务人员可能没有意识到他们患者的饮食文化差异性，但是当在治疗一位与自己有不同文化习俗的患者时，他们就必须有意识地去寻求相关的知识。

宗教信仰也对健康和医疗有着显著的影响。有大量证据表明，当子女生病后，某些父母依靠祈祷和信仰治愈而不是为子女寻求医疗服务，这样最终导致了子女死亡。尽管天主教会自 1858 年以来只承认了 66 个奇迹，但每年仍然有近 7 万名身患重病者或残疾人前往法国的卢尔德，希望得到上帝的垂怜。

人们对事物理解认知的缺乏会导致一方或双方的晕头转向。患者的疑惑会导致他们对当前的状况产生误解，更有甚者会放弃继续治疗。当然，如果医务人员和患者有良好的沟通，患者会良好的依从与治疗。当患者没有认真履行医生所提供的治疗方案，通常情况下患者会被描述为"不顺从"。"顺从"被理解为顺从或屈服的行为，以及容易服从于他人的倾向，尤其是以软弱或顺从的方式。而"协作"是一个在医疗活动和患者宣教时的恰当用词，其意思为"双方同意的行为方案"。

识 字

柯林斯字典把"识字"定义为：①读写能力；②熟练使用语言的能力。他们也对文盲进行了定义：①不能读写；②不遵循世人所公认的读写准则；③未受过教育的、愚昧无知的和没有文化的人。同时，也有必要对"文化"进行诠释，柯林斯字典的定义为：①从前人继承的思想、信仰、价值观和知识的总和，它们是社会常态的共同基础；②由集体成员传播和加强的一组人的活动和思想的总和；③在特定时期衍生出的特殊文明；④一个社会阶层的艺术品位和社会追求以及表达方式，如在艺术、礼仪、服饰等方面；⑤这些追求为社会带来的启迪和改进；⑥作为整个社会或任何社会群体的特征和信息的态度、情感、价值观和行为方式。知识的定义是：①个人或群体所知道的事实、感受或经历；②了解事物的真实情况；③通过学习或亲身经历所获得的意识观念以及对事物的认知；④博学或知情的学习；⑤关于研究对象的特定信息。

文化和知识的定义都没有提到读写能力。这意味着没有读写能力的人可以拥有丰富的文化和知识。据报道，当今世界上大约有 6909 种语言，其中被记录在册的屈指可数。有 11 种语言的母语使用者都超过了 1 亿人，约占世界人口的 51%。通常情况下不具有读写能力的原因是基于个人情况，与智力无关。现在的教育标准与以往不同，老年人没办法拥有与现在年轻人一样的交流教育的机会。医务人员会遇到不具有读写能力的人，尽管这种交流媒介是封闭的，但这不意味着他们智力不足。这些专业人员必须意识到低识字率与很多不良健康结果息息相关。

如果一个人是文盲，那么他必须探索其他的交流方式。家庭指导是药物、锻炼或饮食治疗的主要环节，这些指导必须以患者能够理解的方式提供。否则，其注意力将会受到影响。对于健康行为的日志和日记，如果进行规定，必须以文盲能够完成的方式发布。在这些情况下，家庭成员和照护人员的作用至关重要。

生态框架

Hamadeh 举出了一个很好的西医例子，他建议超越一些人认为是惯例的做法，以了解患者的情况。他用他所描述的生态框架方法来产生关于患者反应的假设。Hamadeh 从几个层面进行了分析：①个人层面，其中心理问题、压力和抑郁都可能是导致不良反应的因素；②家庭层面，其中可能影响患者病情的因素包括家庭对疾病的误解和家庭在医疗行业的经历；③文化水平层面，影响患者疾病的因素可能被医务人员误解，除非他们意识到患者的更多背景，包括了解影响到患者生活的经济、社会和宗教因素。

Hamadeh 提供了一份相关问题清单，当一个医务人员刚进入社区，并希望更好地了解社区及其患者时，需要提出这些问题。

1. 社区对于健康的理解是什么？

2. 一个成员什么时候会被认为是生病了？

3. 社区疾病病原的常见解释是什么？

4. 有哪些常见的治疗模式和可供选择的医疗系统？

5. 认为患者对疾病、治疗或预防负有多大责任？

6. 谁是家庭中的医疗决策者？

7. 对死亡和死亡时的态度是什么？

用这个框架分析一个背景与自己不同的患者，并提出这 7 个问题，对于增进理解、加强沟通和增进治疗的依从性都有很大帮助。这反过来又会带来更好的结果。

支持自治

为了了解和对待在其特定文化中过着传统生活的老年人，医务人员应了解他们的传统，并以理解和接受的方式与他们建立联系。教育工作者和医务人员应对老年人的文化怀有足够尊重和尊敬。

当个人表明他们理解照顾者的意图，但不想改变时，继续坚持行为改变真的合乎道德吗？患者的自主性必须得到尊重和鼓励。在医疗方面的自主权意味着鼓励个人做出行为的选择，向他们提供做出选择所需的信息，尊重他们所做的选择。只有患者能对他们的治疗和行为知情做出决定。专业人士的态度会对接受一个行动方案有很大影响，这取决于是否被期望和需要严格遵守，或是否建议并共同商定改变的行动方针。医务人员的态度会极大地影响行为或生活方式发生变化的可能性，因此应采取支持自治的立场。

自我效能

自我效能是指人们对自己能力的信念，认为自己有能力产生特定的表现水平，锻炼对能够影响自己生活的事件的影响。一个人能够掌握行为变化的信念，以及一个人可以掌握个人任务的信念，无论是对锻炼计划还是个人锻炼，都是自我效能的重要例子。

要达到最佳的疾病管理目标，医务人员应协助老年人提高自我效能。每一个接受治疗的人都会有独特而复杂的背景，重要的是要考虑到每个人也有独特的个性，并且可能以不同的方式对治疗情况做出反应。根据 Bandura 的研究可知，影响自我效能的主要因素有四个。第一，掌握经验，在以往成功的基础上影响自我效能。

专业保健人员应该提醒老年人他们以前在医疗行为方面取得的成功。第二，替代经验或建模，通过看到与自己相似的人成功而影响自我效能。这方面的一个例子是 2001 年发表的一项研究的结果。事实证明，同龄人领导的预防跌倒计划比由专业人士领导的项目更成功。老年人应该作为老年患者的榜样。任何讲义或视觉效果都应该包括老年人完成目标行为的照片，例如规定的训练。第三，社会说服，社会说服是医务人员最容易获得的影响力来源。口头说服老年人相信他们拥有掌握任务的能力，可能会调动更大的努力而提高自我效能。生理因素所起的作用是第四个也是最后一个影响因素。减少应激反应，改变消极情绪倾向和对身体状态的误解会影响自我效能。如何解释和感知正常的情绪和身体对压力的反应是提高自我效能的一个重要方面。告知患者对正常生理反应的现实感受，并教育他们的病情和预后，也会提高他们的自我效能。在许多不同的情况下，有可用的工具来衡量自我效能；然而医务人员必须意识到其中许多工具在方法上的局限性。Burdura 认为一般的自我效能量表是有限的，并就如何最好地构建自我效能量表提供了指导。

感觉功能障碍

听力障碍

考虑感觉障碍对医务人员和老年人之间交流的负面影响非常重要。听力障碍可能对康复有重大影响（见第 52 章）。在老年人中，如果障碍严重并持续任何一段时间，听力障碍的存在可能导致脱离接触和偏执。此外，听力障碍可能会造成一种孤独和被孤立感，并导致因焦虑或抑郁而产生情绪痛苦。老年人的某些行为补偿可能会使医务人员怀疑其听力障碍。这些行为补偿见框表 53-1。

视力障碍

导致沟通困难的另一种感觉障碍是视力障碍（见第 51 章）。视力障碍通常是保障老年人的身体活动和独立的自我照顾安全的主要抑制因素。可以使用简单的补偿来帮助视力障碍的个人，如在所有印刷材料中增加打印尺寸和使用粗体打印，包括医疗和个人历史记录等。以及规定的自我照护计划，应尽量减少眩光，所有书面材料都应使用无衬线字体和粗体原色。

老年人有听力和视力障碍的情况并不少见，这会导致典型的行为，如在交谈中斜视、皱眉或做鬼脸。通常，有这种障碍的人更多地依靠触摸来获得安慰，许多有视力和听力障碍的老年人倾向于"家具爬行"，利用周围表面的触觉反馈来弥补其他感官功能障碍。有些时候，他们表现得不信任和孤僻。此外，他们可能会担心尴尬，并可能表现出不愿与人交流。这可能导致可怕的行为，甚至在正常的活动中，使他们处于社会孤立的风险增加。有助于与有视力或听力障碍或两者兼有的老年人交流的方法见框表 53-2。

框表 53-1　提示听力障碍的行为补偿

靠在讲者的耳边
在耳前双手形成杯状
用更大的音量说话
将头部定位，使"好的"耳朵靠近扬声器
要求重复回答问题
不恰当地回答问题
注意力不集中
心不在焉
自我孤立或拒绝参与谈话
注意力持续时间短
没有反应
表现出情绪上的沮丧

框表 53-2　为有听力和／或视力障碍的人提供沟通辅助

减少背景噪音，如音乐或其他干扰，以帮助有听力障碍或助听器的患者
说话前要引起对方的注意
不要站在你身后的强光下
面对患者
戴口罩时，在说话前取下口罩，以便患者能看到你的嘴唇
说话慢而清晰，避免冗长复杂的句子
问问题需要确认患者已经理解
每次沟通只一个想法或指令

语言障碍

　　失语症被定义为语言功能的部分或完全丧失。这是老年人脑卒中或脑损伤的常见后果，并且这可能影响一个或多个沟通领域，包括说话、理解口语、阅读和写作等。失语症可以被描述为表现性失语症（难以产生口语或书面语言）或接受性失语症（难以理解口语或书面语）。表达障碍的严重程度不同，从偶尔遇到找字困难的个体到没有有效的交流手段。

　　当与失语症患者一起工作时，医务人员在服务中与语言言语治疗师（speech and language therapist，SALT）保持联系是很重要的。基于对人的语言功能的全面评估，专家小组将向多学科小组成员提供关于与此人沟通的最适当方法的咨询意见。首先，必须确定此人是否有一致的"是／否"回答。在此之后，医务人员应该建立与此人最好的沟通方式，即说、写、画或使用手语。一旦确定了这一点，就应将其纳入与失语症患者的每一次互动。此外，医务人员应确保失语症患者能够理解给他／她的指示。如果一个人最强烈的沟通方式是写，问他一些问题并指示他们写下答案可能是有用的。

　　指出进展是至关重要的，这样患者才能有正在取得成果的想法。医务人员应使用口头和非语言交流提出问题，并鼓励患者尽最大能力回答这些问题。如果一个人找不到合适的词而变得沮丧，表达同情和理解是很重要的；然而，对于医务人员来说，假装理解一些尚未被理解的东西是不明智的。医务人员在说话前应引起对方的注意，并应根据自己的能力说话，避免长句、快速说话或困难和不寻常的言语。用清晰的短句和日常用语一次交流一个想法是有帮助的，除非这个人听力受损，否则应避免大声说话。面对失语症个体时，说话和使用手势也是有用的做法。应该让家人和朋友了解失语症患者问题的本质。他们会发现，参加一些治疗会议是有帮助的，方便去了解与老年人沟通的最适当方式，并将其纳入日常生活。至关重要的是，医务人员不要在老年人在场的情况下讨论他们的情况，就好像他们不在场一样。失语症的老年人无论病情处于什么水平，他们应该有充分机会去听演讲，且应该鼓励他们参加家庭和社区的社会活动。

认知障碍

　　认知障碍可能会成为医务人员和老年人之间有效沟通的障碍。参与康复计划需要身体和认知资源，并且医务人员越来越意识到认知对康复成功的重要性。认知障碍可能在定向、记忆、注意力和执行功能等方面造成困难。现在人们普遍认为，老年人存在认知障碍会对功能表现产生负面影响。

　　在老年人中，认知障碍可能作为一种短期或长期的疾病出现在临床环境中。许多变量可以解释短期认知功能障碍，如药物毒性、抑郁、营养缺乏、麻醉、过敏反应、感染或炎症标志物升高。此外，体温过高、体温过低、电解质失衡和某些药物可能导致急性短期混乱状态。并且一个独自生活的人，失去人的陪伴可能导致其退出和脱离社会活动。一个年长的成年人也可能会遭受短期的困惑，包括时间和空间暗示的扭曲，这是因为一个陌生的房间没有熟悉的物体。医院的时间表通常与个人的正常时间表完全不同步。长期认知障碍是老年人住院或门诊医疗机构常见的临床表现；不幸的是，这是老年人无法独立生活的重要决定因素。老年人长期认知障碍有多种原因，包括脑卒中、老年痴呆、白质异常、创伤性脑损伤、发育障碍和退行性神经疾病（如阿尔茨海默病、多发性硬化症和帕金森病）等。

执行功能

　　执行功能（executive function，EF）是认知的一个方面，并且随着年龄的增长，执行功能退化的观点也被广泛接受。执行功能和年龄之间反比关系的基本原理是大脑的前额叶区域，即介导执行功能的区域，经历了最显著的与年龄相关的变化。大脑的功能和结构变化，例如大脑皮质变薄、白质改变和海马激活减少，导致处理效率低下，从而导致执行功能障碍（executive dysfunction，ED）。

Donovan 等人将 EF 描述为一组认知过程，负责指导和管理认知、情感和行为功能，在执行诸如组织思想和活动、确定任务优先级、有效管理时间和决策新任务等。这一定义对从事老年人工作的医务人员的临床解释具有重要意义。例如，在组织他或她的活动方面表现出障碍的老年人，可能会在正确地自我管理规定的胰岛素计划方面遇到困难。参与目标导向的行为是康复成功的关键因素。任务排序的困难可能会影响康复的成功。例如，选择从事久坐行为，而不是在专用治疗时间之外进行额外的自我指导运动。此外，那些表现出时间管理障碍的人可能会错过与他们的医务人员安排的预约治疗。没有能力自我监控自己的表现并做出适当决定的老年人，如认识到他们把轮椅停在离床太远的地方而无法进行安全转移，可能会在临床环境中进行不安全的操作。医务人员有责任意识到执行功能障碍可能会对成功与老年人进行沟通产生负面影响。

执行功能没有单一的综合测试。执行功能的复杂性和对执行功能的标准化定义缺乏共识，使得对执行功能的测量变得困难，并可能导致在临床环境中对执行功能的评价偏低。不同理论框架之间的差异导致了许多执行功能测量方法的发展，其中许多旨在捕捉其不同的方面。执行障碍综合征（behavioral assessment of dysexecutive syndrome，BADS）的行为评估是为了预测执行功能障碍引起的日常问题。不良反应包括 6 项测试，旨在涵盖与执行功能最相关的技能，包括集合转移、新颖的问题解决、计划和行为规范、判断和评估。额叶功能评定（frontal assessment battery，FAB）是一种流行的执行功能床边筛查测试，耗时 5~10min。BADS 和 FAB 已经在神经学方面和老年人群中显示出足够的信度和效度。

越来越多的证据支持有氧运动对健康老年人执行功能的积极影响。从生理上看，有氧运动通过促进脑血流量、氧摄取和葡萄糖的利用以及激活，对认知有好的影响，以及激活调节结构变化（如毛细血管密度）的生长因子。一项对有氧训练对健康但久坐老年人认知功能的影响研究表明，有氧训练对认知有很强但有选择性的益处。其中效益最大的是执行功能，效应值为 0.48。

许多学者建议采用替代治疗策略，作为在执行功能障碍存在的情况下有效恢复身体功能的必要前。对后天性脑损伤文献的系统回顾表明，医务人员可能会发现补偿性干预对改善执行功能障碍有帮助。补偿性干预包括促进一个人对其环境的适应和反应。Cicerone 等人建议采用认知补偿训练治疗执行功能障碍、创伤后脑损伤和脑卒中。认知补偿训练干预旨在提高日常任务执行过程中的自我意识和自我调节能力。这包括要求患有执行功能障碍的老年人确定他们的绩效目标，预测任务表现，预测困难，选择规避困难的策略，评估成功完成任务所需的援助数量，并自我评估康复过程中的表现。另一项补偿性干预建议来自 Cicerone 等人对执行功能障碍的管理，涉及在日常情况下应用正式的问题解决策略，如从床到椅子安全转移的成功表现。

康复在很大程度上是以促进学习为基础的。Shumway-Cook 和 Woolacott 对参与康复过程需要的两类学习进行了分类：程序性学习和陈述性学习。程序性学习是指学习新的技能，可以自动完成，而不需要注意或执行功能；陈述性学习包括对知识的回忆，这些知识可以被有意识地回忆起来，并且需要意识、注意力和执行功能。与康复过程中的程序性学习相比，患有执行功能障碍的人更难进行陈述性学习。因此，医务人员应注意实施战略，促进老年人执行功能障碍康复过程中技能的程序性学习。

有执行功能障碍的人往往缺乏自主权。当诊断为执行功能障碍时，或者如果老年人在接受适当指导的过程中无法从第一步进入第二步，则必须向家庭、重要的其他人或照护者传授这一程序。在家庭或任何医疗环境中，以下建议可以帮助那些关心患有执行功能障碍的人。

•建立每天的例行公事，例如，如果有执行功能障碍的老年人是住院的患者，那么每天在同一时间，在治疗大厅的同一区域，由同一位治疗师为其进行治疗可能会有帮助。

•在治疗过程中，使用持续的语言暗示和积极的反馈来指导老年人。

•移除或改变环境刺激，这些刺激似乎会引发问题行为。例如关掉收音机，或以一对一的方式而不是在治疗时消除背景噪音。

•如果老年人在遵循指示时表现出困难，则将功能任务纳入治疗过程，而不是孤立的训练。例如，鼓励老年人训练从床到椅子的转移，而不是孤立地提供上肢和下肢的肌力训练。

•为老年人提供清晰的书面指示，使他们能够正确地独立训练。

•鼓励老年人在治疗期间监察自己的表现，并提出改善表现的方法。

•使用清单鼓励目标导向的行为。例如，成功做早餐所需的每一步。

总　结

与老年人沟通时，必须要考虑他们的方方面面。医务人员不仅有责任查明他们治疗的老年人沟通方面的障碍，而且还有责任实施适当的治疗策略，以便使康复效果达到最大化。沟通障碍是由多种原因造成的：文化差异、语言障碍、感觉丧失、失语、短期或长期的整体认知障碍或特定的认知障碍，包括执行功能障碍。医务人员必须努力了解文化差异，弥补缺乏教育机会的情况，克服身体和认知障碍。

（孙　扬）

原文参考

Angevaren M, Aufdemkampe G, Verhaar HJ et al 2008 Physical activ- ity and enhanced fitness to improve cognitive function in older adults without known cognitive impairment. Cochrane Database Syst Rev 16:CD005381

Atkinson HH, Rosano C, Simonsick EM et al 2007 Cognitive func- tion, gait speed decline, and comorbidities: the health, aging and body composition study. J Gerontol Series B: Psychol Sci Social Sci 62A:844–850

Bandura A 1994 Self-efficacy. In: Ramachaudran VS (ed) Encyclopedia of Human Behavior. Academic Press, New York

Bandura A 1997 The Nature and Structure of Self-efficacy. In: Bandura A (ed) Self-Efficacy: The Exercise of Control. Worth Publishers, New York

Bandura A 2006 Guide for Constructing Self-efficacy Scales. In: Pajares F, Urdan TC (eds) Self-Efficacy Beliefs Of Adolescence. Information Age Publishers, Charlotte, NC

Bell-McGinty S, Podell K, Franzen M et al 2002 Standard measures of executive function in predicting instrumental activities of daily liv- ing in older adults. Int J Geriatr Psychiatry 17:828–834

Berthier ML, Garcia-Casares N, Walsh SF et al 2011 Recovery from post-stroke aphasia: lessons from brain imaging and implica- tions for rehabilitation and biological treatments. Discov Med 12:275–289

Ble A, Volpato S, Zuliani G et al 2005 Executive function correlates with walking speed in older persons: the InCHIANTI study. J Am Geriatr Soc 53:410–415

Brady M, Kelly H, Godwin J et al 2012 Speech and language ther- apy for aphasia following stroke. Cochrane Database Syst Rev 16:CD000425

Cahn-Weiner DA, Boyle PA, Malloy PF 2002 Tests of executive func- tion predict instrumental activities of daily living in community- dwelling older individuals. Appl Neuropsychol 9:187–191

Carlson MC, Fried LP, Xue Q et al 1999 Association between execu- tive attention and physical functional performance in community- dwelling older women. J Gerontol 54B:S262–S270

Cicerone KD, Langenbahn DM, Braden C et al 2011 Evidence-based cognitive rehabilitation: updated review of the literature from 2003 through 2008. Arch Phys Med Rehabil 92:519–530

Colcombe S, Kramer AF 2003 Fitness effects on the cognitive function of older adults: a meta-analytic study. Psychol Sci 14:125–130

Coppin AK, Shumway-Cook A, Saczynski JS et al 2006 Association of executive function and performance of dual-task physical tests among older adults: analyses from the InChianti study. Age Ageing 35:619–624

De Bruin ED, Schmidt A 2010 Walking behaviour of healthy elderly: attention should be paid. Behav Brain Funct 6:59–66

Deci EL, Ryan RM 2012 Self-determination theory in health care and its relations to motivational interviewing: a few comments. Int J Behav Nutr Phys Act 9:24

Dewalt DA, Berkman ND, Sheridan S et al 2004 Literacy and

health outcomes: a systematic review of the literature. J Gen Intern Med 19:1228–1239

Donovan NJ, Kendall DL, Heaton SC et al 2008 Conceptualizing func- tional cognition in stroke. Neurorehabil Neural Repair 22:122–135

Dubois B, Slachevsky A, Litvan I et al 2000 The FAB: a Frontal Assessment Battery at bedside. Neurology 55:1621–1626

Eggermont LH, Milberg WP, Lipsitz LA et al 2009 Physical activity and executive function in aging: the MOBILIZE Boston Study. J Am Geriatr Soc 57:1750–1756

Frei A, Svarin A, Steurer-Stey C et al 2009 Self-efficacy instruments for patients with chronic diseases suffer from methodological limita-tions–a systematic review. Health Qual Life Outcomes 7:86 Godefroy O 2003 Frontal syndrome and disorders of executive func-tions. J Neurol 250:1–6

Grigsby J, Kaye K, Baxter J et al 1998 Executive cognitive abilities and functional status among community-dwelling older persons in the San Luis Valley Health and Aging Study. J Am Geriatr Soc 46:590–596

Hamadeh G 1987 Religion, magic, and medicine. J Fam Pract 25:561–568

Hayes S, Donnellan C, Stokes E 2011 The measurement and impair- ment of executive function after stroke and concepts for physio- therapy. Phys Ther Rev 16:178–190

Hillman CH, Erickson KI, Kramer AF 2008 Be smart, exercise your heart: exercise effects on brain and cognition. Nature Rev Neurosci 9:58–65

Johnson JK, Lui L, Yaffe K 2007 Executive function, more than global cognition, predicts functional decline and mortality in elderly women. J Gerontol A Biol Sci Med Sci 62:1134–1141

Koenig H, King D, Carson VB 2012 Handbook of Religion and Health. Oxford University Press, New York

Kraybill ML, Suchy Y 2011 Executive functioning, motor program- ming, and functional independence: accounting for variance, peo- ple, and time. Clin Neuropsychol 25:210–223

Levack WM, Taylor K, Siegert RJ et al 2006 Is goal planning in reha- bilitation effective? A systematic review. Clin Rehabil 20:739–755

Lewis MP 2009 Ethnologue: Languages of the World. SIL International, Dallas, TX Liu-Ambrose T, Katarynch LA, Ashe MC et al 2009 Dualtask gait per-formance among community-dwelling senior women: the role of balance confidence and executive functions. J Gerontol Series A: Biol Sci Med Sci 64A:975–982

Liu-Ambrose T, Davis JC, Nagamatsu LS et al 2010 Changes in execu- tive functions and self-efficacy are independently associated with improved usual gait speed in older women. BMC Geriatrics 10:1–8

Lowry KA, Brach JS, Nebes RD et al 2012 Contributions of cognitive function to straight- and curved-path walking in older adults. Arch Phys Med Rehabil 93:802–807

McAuley E, Mullen SP, Szabo AN et al 2011 Self-regulatory processes and exercise adherence in older adults: executive function and self- efficacy effects. Am J Prevent Med 41:284–290

Marks R, Allegrante JP, Lorig K 2005 A review and synthesis of research evidence for self-efficacy-enhancing interventions for reducing chronic disability: implications for health education prac-tice (part I). Health Promot Pract 6:37–43

Mirelman A, Herman T, Brozgol M et al 2012 Executive function and falls in older adults: new findings from a five-year prospective study link fall risk to cognition. PLOS ONE 7:1–8

Nieto ML, Albert SM, Morrow LA et al 2008 Cognitive status and physical function in older African Americans. J Am Geriatr Soc 56:2014–2019

Norris G, Tate RL 2000 The Behavioural Assessment of the Dysexecutive Syndrome (BADS): ecological, concurrent and con- struct validity. Neuropsychol Rehabil 10:33–45

Pahlman U, Gutierrez-Perez C, Savborg M et al 2011 Cognitive func- tion and improvement of balance after stroke in elderly people: the Gothenburg Cognitive Stroke Study in the Elderly. Disabil Rehabil 33:1952–1962

Pahlman U, Savborg M, Tarkowski E 2012 Cognitive dysfunction and physical activity after stroke: the Gothenburg Cognitive Stroke Study in the Elderly. J Stroke Cerebrovasc Dis 21 (8):652–658

Park DC, Reuter-Lorenz P 2009 The adaptive brain: aging and neuro- cognitive scaffolding. Ann Rev Psychol 60:173–196

Plunkett O 2002 The miracles of Lourdes. Student Br Med J 10:1–44 Poulin V, Korner-Bitensky N, Dawson DR et al 2012 Efficacy of execu- tive function interventions after stroke: a systematic review. Top Stroke Rehabil 19:158–171

Schneider-Garces NJ, Gordon BA, Brumback-Peltz CR et al 2010 Span, CRUNCH, and beyond: working memory capacity and the aging brain. J Cogn Neurosci 22:655–669

Shumway-Cook A, Woolocott MH 2007 Motor Control: Translating Research into Clinical Practice, 3rd edn. Lippincott Williams & Wilkins, Philadelphia, PA

Studer M 2007 Rehabilitation of executive function: to err is human, to be aware – divine. J Neurol Phys Ther 31:128–134

Turner GR, Spreng RN 2012 Executive functions and neurocogni- tive aging: dissociable patterns of brain activity. Neurobiol Aging 33:1–13

United Nations Department of Economic and Social Affairs 2011 International Migration Report 201): A Global Assessment. United Nations, New York

Voelcker-Rehage C, Godde B, Staudinger UM 2010 Physical and motor fitness are both related to cognition in old age. Eur J Neurosci 31:167–176

Wade DT 1999 Goal planning in stroke rehabilitation: why? Top Stroke Rehabil 6:1–7

Waters DL, Hale LA, Robertson L et al 2011 Evaluation of a peer- led falls prevention program for older adults. Arch Phys Rehabil 92:1581–1586

Weinstein AM, Voss MW, Prakash RS et al 2012 The association between aerobic fitness and executive function is mediated by pre- frontal cortex volume. Brain Behav Immun 26:811–819

Whyte E, Skidmore E, Aizenstein H et al 2011 Cognitive impairment in acquired brain injury: a predictor of rehabilitation outcomes and an opportunity for novel interventions. Phys Med Rehabil 3:S45–S51

Wilson BA, Alderman N, Burgess P et al 1996 Behavioural assessment of the dysexecutive syndrome. Thames Valley Test Company, Bury St Edmunds, Suffolk

Wolf TJ, Barbee AR, White D 2011 Executive dysfunction immediately after mild stroke. OTJR 31:S23–S29

Zimmerman ME, Brickman AM, Paul RH et al 2006 The relationship between frontal gray matter volume and cognition varies across the healthy adult lifespan. Am J Geriatr Psychiatry 14:823–833

Zinn S, Bosworth HB, Hoenig HM et al 2007 Executive function defi- cits in acute stroke. Arch Phys Med Rehabil 88:173–180

Zolnierek KB, Dimatteo MR 2009 Physician communication and patient adherence to treatment: a meta-analysis. Med Care 47:826–834

第 8 部分

特殊问题

第54章

吞咽障碍

DARCI BECKER，LISA TEWS

本章内容

定义和流行病学

对大多数人来说，进食是一种愉快的社会活动，是生活质量的一个重要方面。然而，对于吞咽障碍的人来说，进食可能是困难的，甚至导致严重的医疗后果，如气道阻塞、脱水、营养不良、吸入性肺炎或死亡。

吞咽障碍是应用于个体出现吞咽功能紊乱或吞咽困难时的医学术语，是一种潜在的病理症状，而不是主要的医学诊断。

吞咽障碍可出现在各个年龄阶段，从早产儿到老年人。对发病率的估计各不相同，取决于患者数量和诊断标准。文献报道的发生率为：

• 10%~25% 的儿童，40%~70% 的早产儿和 70%~90% 的发育迟缓儿童。

• 25%~30% 的住院患者。

• 61% 的急危重症住院成年患者。

• 41% 的康复中心患者。

• 30%~75% 的养老院人群。

容易引起吞咽障碍的临床疾病包括脑卒中、多发性硬化、帕金森病、肌萎缩侧索硬化症、脑瘫和头颈部或食管肿瘤。

病　因

吞咽障碍可以是很多种疾病引起的（框表54-1）。导致唾液产生分泌减少、肌肉力量下降、协调能力下降或影响警觉水平的药物都可能影响吞咽功能。这些药物可能包括抗精神病药、抗痉挛药、抗组胺药和巴比妥类药物。发生吞咽障碍的风险随着年龄的增长而增加。原因之一就是自然的、正常的衰老会导致吞咽机制发生改变，这称为老年性吞咽障碍。这会导致机体一般功能储备普遍下降，从而增加老年人吞咽障碍的发生率，特别是当他们遇到急性疾病发生等意外情况时。

正常吞咽生理学

吞咽过程通常分为四个阶段，但又相互重叠，相互依存。

1. 口腔准备期：食物或液体被送入口腔，进行咀嚼和搅拌后形成黏稠性均匀的食团准备吞咽。

2. 口腔期：舌头将食物或液体向后推至咽

框表 54-1　可能影响吞咽过程的因素

神经性	结构性
• 假性延髓性麻痹	• 头颈癌
• 延髓性麻痹	• 喉切除术
• 脑血管意外	• 舌切除术
• 脑外伤	• 食管切除术
• 神经血管疾病	• 食管裂孔疝
• 急性脑炎	• 咽下部憩室
• 急性脑膜炎	• 先天或后天畸形
• 癫痫	• 烧伤
• 周围神经病变	• 气管造口术
• 短暂性脑缺血发作	• 局部肿瘤
• 转移癌	• 喉外伤 / 声带损伤
先天性 / 进行性神经系统	**骨骼和软组织**
• 脊髓灰质炎	• 红斑狼疮
• 脊髓灰质炎后综合征	• 硬皮病
• 多发性硬化	• 炎症性肌病
• 帕金森病	• 颈椎类风湿性关节炎
• 肌萎缩侧索硬化	• 颈椎骨质增生
• 舞蹈症	• 骨关节炎
• 重症肌无力	• 颈髓损伤
• 强直性肌营养不良	• 骨折（面部、脊柱）
• 吉兰 – 巴雷综合征	• 挛缩
• 大脑性麻痹	**呼吸系统**
• 迟发型运动障碍	• 慢性阻塞性肺疾病
认知 / 心理	• 哮喘
• 梅核气、癔症	• 肺气肿
• 右脑半球功能障碍	**外科手术**

后，触发咽反射引起吞咽动作，这个过程通常需要不到 1s 的时间。

3. 咽期：触发启动吞咽动作，食团通过咽部；此时会关闭气管，避免食团不被误吸进入气道，这一阶段通常需要 1s 的时间。

4. 食管期：通过食管蠕动，食团通过颈部和胸段食管进入胃；食物通常在 5~15S 到达胃内。

正常吞咽发生，必须有口腔期的推动进入咽喉，舌根至咽壁的推进，食团通过咽部进入到食管，气道关闭、上食管括约肌开口（图 54-1）。当会厌翻转到喉入口时，气道被关闭，食团被引导向食管和远离气道。在吞咽过程中，当气道关闭时，呼吸暂停，直到吞咽完成。

当吞咽的一个或多个阶段不正常时，就容易发生吞咽障碍。误吸是指食团进入声带以下的气道。如果不伴有咳嗽反应出现，被称为"隐性误吸"。渗漏被定义为物质进入喉前庭，与误吸不同，它保持在真正声带水平之上。在过去，渗漏和误吸都被认为是病理性的，在正常吞咽过程中是不存在的。有研究证实，人在清醒状态下误吸是一种不正常的现象；但是最近有研究证据表明，正常人常常也会出现渗漏，特别是随着年龄的增长。

吞咽障碍有许多症状和体征（框表 54-2）。在一些情况下，医生进行口腔运动检查发现患者缺乏咽反射时就会让患者进行吞咽检查。然而，这种吞咽反射与吞咽能力之间的相关性尚无证据支持。研究已经证实了咽反射正常的患者也可能会出现误吸；相反，咽反射较差的人也可以正常吞咽。

除了观察患者吞咽障碍的体征和症状，还应监测患者是否有吸入性肺炎的症状；包括发烧、呼吸急促、白细胞计数升高、低氧血症和

框表 54-2 吞咽障碍的症状和体征
• 进食后出现咳嗽或窒息
• 进食时常常清嗓子
• 进食时出现呼吸困难
• 声音"潮湿"、嘶哑
• 嘴里含着食物
• 咀嚼费力或不吃需要咀嚼的食物
• 一口需要反复多次吞咽
• 脸颊部残留食物
• 流口水
• 进食很慢
• 恶心
• 感觉食物黏在喉咙
• 反流
• 体重下降

相应支气管肺段出现炎性浸润的影像学证据。在卧位下出现误吸的患者常见在肺上叶后段出现炎性浸润，直立位或半卧位下出现误吸的患者，则常见在肺下叶基底段出现炎性浸润。

多学科团队中的任何成员都可能会发现任何吞咽障碍或者误吸的现象。例如，作业治疗师在训练摄食技巧时可能会观察到问题，营养师可能会发现患者更喜欢吃碎肉（肉末），或者护士可能会观察到患者在管理分泌物或吃药方面有障碍。如果怀疑吞咽障碍，这一信息应

告知医疗团队。或者直接转诊给言语 - 语言病理学家也非常合适，因为他们在评估、诊断和治疗口咽吞咽障碍方面起着重要作用。

吞咽障碍评估

吞咽障碍最常见的两种评估方式是临床（或床边）检查和仪器检查。

临床检查

收集完整的病史后，临床检查通常包括吞咽肌肉的物理检查和吞咽试验来观察吞咽能力。然后根据检查结果给出患者安全的进食方式和安全的饮食建议。如果发现有吞咽障碍，常常建议进行仪器检查，评估口腔、咽和食管的结构和功能。值得注意的是，有 50%~60% 的误吸患者表现为隐性误吸。因此，有证据表明，如果仅通过床边检查，即使是由最有经验的医务人员进行检查，40% 的误吸患者也会被漏诊。

仪器检查

在美国吞咽功能最常见的仪器检查是吞咽造影评估（也称为改良吞钡评估、吞咽透视观察或饼干吞咽试验）和纤维内镜吞咽检查法。仪器测试的目的是确定吞咽障碍的存在及其

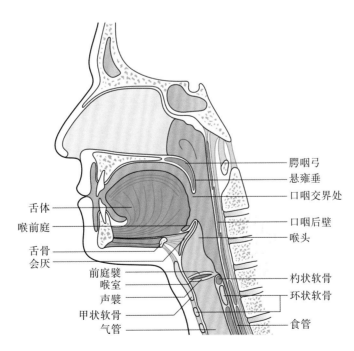

图 54-1 与吞咽有关的头颈部解剖结构侧面观（引自 Bosma JF, Donner MW, Tanaka E et al. 1986 Anatomy of the pharynx, pertinent to swallowing. Dysphagia 1:24.）

腭咽弓
悬雍垂
口咽交界处
口咽后壁
喉头
杓状软骨
环状软骨
食管

舌体
喉前庭
舌骨
会厌
前庭襞
喉室
声襞
甲状软骨
气管

原因，找出任何可能消除或减少吞咽障碍的方法和治疗方案，并确定何种治疗技术可能是合适的。

在存在严重吞咽障碍的情况下，应该推荐不要经口进食（nothing by mouth，NPO）、营养替代和输液。如果吞咽障碍导致不能维持足够营养和体液供应，也可能建议采取其他营养替代和输液的方法。营养替代和输液可能是一种临时手段，例如静脉营养或鼻胃管（NG管）进食。如果预计恢复时间较长，可放置胃造瘘管（G管）或空肠造口管（J管）。使用替代或补充营养和输液的手段并不意味着阻止经口进食。在许多情况下，可以实施非经口进食和言语－语言病理学家给予的治疗性经口进食相结合的方法。使用管饲并不是没有风险的，除了与外科置管有关的风险，感染和进食后反流也是令人关注的问题。关于鼻饲管在特定人群中使用的研究发现，那些患有进行性痴呆的患者，鼻饲管并不能减少吸入性肺炎的发生和延长寿命。

在条件允许的情况下，应在患者、家庭和医疗团队之间讨论替代营养来源的风险和益处。每个患者都有权决定医疗治疗手段，他们可能不同意建议禁食或营养替代的手段。如果患者不同意这些方法，医疗团队应该就所有方案的风险和益处进行充分的沟通，并在可能的情况下提出建议，以尽量减少吞咽障碍或误吸的风险。

吞咽障碍治疗

吞咽障碍的治疗必须个体化。根据吞咽评估的结果，可以推荐增稠剂或食物形态改变（表54-1）。吞咽障碍患者通常需要使用增稠剂，因为它们可以减少误吸的发生率。但是患者往往会不喜欢使用增稠剂，并可能出现增稠液体的摄入减少或不足。增稠剂的使用也可能导致食物成团或者通过缓慢，缺乏抑制稳定性。

改良食物结构，如泥状或物理特性改变的食物，通常也适用于那些有咀嚼或吞咽障碍的患者。当然各种机构也有自己的食物等级，很多都会采用国家吞咽障碍饮食分级（表54-1）。

除了液体和食物结构的改变外，可以建议进食或进饮时改变姿势来减少吞咽障碍或误吸的发生（表54-2）。值得注意的是，只有在患者的吞咽评估中发现有益的姿势策略后才能应用姿势调整；因为所有的策略并不是适用于所有的吞咽障碍患者。

吞咽障碍康复通常包括肌力训练方案、活动范围训练（ROM）和/或特定吞咽动作（表54-3）。它通常由言语－语言病理学家进行个

表 54-1	液态性状和吞咽困难饮食实例
液体：	稀液
	浓缩果汁液
	蜂蜜稠度液
	布丁稠度液
国家吞咽障碍饮食分级	
1 级	吞咽困难（均匀、黏合、类似布丁的；几乎不需要咀嚼的能力）
2 级	吞咽困难力学改变（黏合、湿润、半固态的食物；需要一定的咀嚼能力；碎肉）
3 级	吞咽困难较好阶段（天然柔软和接近规则质地的食物；不包括硬的、干的、黏稠的或脆脆的食物）
4 级	正常（允许所有食物）

改编自 the National Dysphagia Diet Task Force 2002

表 54-2	吞咽过程中姿势变化的影响
姿势	影响
仰头	利用重力作用清理口咽残留物
低头	1. 扩大咽壁，缩小喉入口
	2. 推动舌根向后靠近咽壁
	3. 将会厌置于更保护呼吸道的位置
转向患侧	1. 通过外部施压增加声带内收
	2. 使得患侧吞咽通道变窄
转向健侧	使食团从健侧通过
侧躺	利用重力作用消除咽部残留
转头	牵拉环状软骨至咽后壁向外，降低环咽括约肌的静止压

改编自 Logemann J（1998）Evaluation and Treatment of Swallowing Disorders. Pro-Ed, Austin, TX

表 54-3　练习、吞咽动作、外科手术

吞咽的口腔期	
唇闭合不全	唇训练（阻力、活动度）
面颊张力下降	手法压迫
舌上升降低	舌头训练（阻力、活动度）
舌侧方、前后运动减少	舌头训练（用纱布咀嚼，手法）
下颌运动范围缩小	下颌关节活动训练
口腔敏感度	口腔刺激（味觉、温度觉、压觉、触觉）
失用症	增加口腔感觉（压力、冷、酸）
吞咽的咽期	
咽反射延迟或缺失	热 / 感觉刺激；吸吮、吞咽
咽期传递变慢	Lee silverman 语音训练
舌根运动减少	用力吞咽法；超声门上吞咽法（Masako 训练）；舌根回缩训练（打哈欠、卷舌、漱口）
咽肌收缩减弱	假音；努力咽；努力发 "eee" 音
喉前移降低	超声门上吞咽；假音；高音训练；门德尔松手法；Shaker 训练
喉口关闭降低	超声门上吞咽；门德尔松手法
声带内收时喉闭合减少	声门上吞咽、内收肌训练、聚四氟乙烯或明胶泡沫注射
环咽肌功能障碍	门德尔松手法、Shaker 训练、球囊扩张术；环咽肌切除术
误吸	Shaker 训练

改编自 Logemann JA 1983 Evaluation and Treatment of Swallowing Disorders. Pro-Ed，Austin，TX

性化方案制定。在某些情况下，也可能需要外科治疗介入。有几种治疗吞咽障碍的方法越来越受到青睐，并有不同级别的证据支持它们的应用。这些方法包括：表面肌电，一种在吞咽过程中提供肌肉活动反馈的无创方法；神经肌肉电刺激，通过表面电极对颈部施加电刺激，引起肌肉收缩；呼吸肌肌力训练，通常通过手持设备实现，它在吸气或呼气时提供不同程度的阻力。在吞咽障碍患者中使用自由饮水方案也变得流行起来；然而，关于此方案的风险和益处的证据目前观点不一。自由饮水方案允许那些已知的吞咽障碍患者饮水，但需要遵循何时和如何饮水的指导方针。为了将吸入性肺炎的发生风险降到最低，这个治疗方案通常采用严格的口腔康复方案。

随着吞咽障碍治疗新方法的不断出现，言语 - 语言病理学家被敦促在治疗有吞咽障碍患者时使用循证实践（evidence-based practice，EBP）。EBP 要求医务人员根据已发表的文献中现有的最佳证据制定治疗计划，并考虑患者的意愿和临床经验。

（雷晓辉）

原文参考

American Speech–Language–Hearing Association 1997–2013 Tinnitus triage guidelines.[Online] Available at: www.asha.org/aud/Articles/Tinnitus-Triage-Guidelines. Accessed December 2013

American Tinnitus Association 2013.http://ata.org Bess FH, Lichtenstein ML, Logan SA et al 1989 Hearing impairment as a determinant of function in the elderly. J Am Geriatr Soc, 37:123–128

Center for Disease Control and Prevention 2013 Noise and hearing loss prevention. [Online] Available at: www.cdc.gov/niosh/topics/noise. Accessed December 2013

Christensen K, Frederiksen H, Hoffman HJ.2001 Genetic and environmental influences on self-reported reduced hearing in the old and oldest old.J Am Geriatr Soc, 49(11):1512–1517

Desmond AL, Touchette DT 1998 Balance disorders. Micromedical Technologies, Chatham, IL Fausti SA.2004 Audiologic assessment. In:Snow JB (ed) Tinnitus: Theory and Management.BC Decker,

Lewiston, NY, pp.310–313

Folmer RL, Carroll JR.2006 Long-term effectiveness of ear-level devices for tinnitus. Otolaryngol Head Neck Surg, 134:132–137

Hain TC, Micco A.2003 Cranial nerve 8: vestibulocochlear nerve. In: Goetz CG, Pappert EJ (eds) Textbook of Neurology, 2nd edn.WB Saunders, Philadelphia, PA Jastreboff PJ.2007 Tinnitus retraining therapy. In:Langguth B, Hajak G, Kleinjung A (eds) Progress in Brain Research, vol.166.Tinnitus: Pathophysiology and Treatment.Elsevier, Amsterdam, pp.415–423

Jastreboff P, Jastreboff M.2004 Tinnitus retraining therapy. In: Snow JB (ed) Tinnitus Treatment and Management. BC Decker, Hamilton, Ontario Kochkin S.2009 Marke trak VIII:25 year trends in the hearing health market. Hearing Rev, 16 (11):12–31

Kochkin S, Tyler R, Born J.2011 Marke trak VIII:the prevalence of tinnitus in the United States and the self-reported efficacy of various treatments. Hearing Rev, 18 (12):10–26

Martin JS, Jerger JS.2005 Some effects of aging on central auditory processing.J Rehabil Res Dev, 42:25–44

Mayo Clinic 1998–2013 Drugs and supplements. [Online] Available at:www.mayoclinic.com/health/druginformation/DrugHerbIndex. Accessed December 2013

Meehan T Eisenhut M, Stephens D.2004 A review of alternative treatments for tinnitus.Audiol Med, 2 (1):74–82

Mizutarik K, Fujioka M, Hosoya M, et al.2013 Notch inhibition induces cochlear hair cell regeneration and recovery of hearing after acoustic trauma.Neuron, 77 (1):58–69

Murphy DR, Daneman M, Schneider BA.2006 Why do older adults have difficulty following conversations.Psychol Aging, 21:49–61

Newman CW, Sandridge SA, Bea SM, et al.2011 Tinnitus patients do not have to'just live with it'.Cleve Clin J Med, 78:312–319

NIDCD (National Institute on Deafness and Other Communicative Disorders). 2002 United States Department of Health and Human Services, Publication, NO-97-4235

NIDCD (National Institute on Deafness and Other Communicative Disorders) 2008 United States Department of Health and Human Services, Publication NO-97-4233

Occupation Safety and Health Administration (OSHA) 2002 Hearing Conservation Publication 3074

Rosen S, Bergman M, Plester D.1962 Presbycusis study of a relatively noise-free population in the Sudan. Transcripts Otologic Soc, 50:135–152

Rosenhall U 2001 Presbycusis-hearing loss in old age. Lakartidningen, 98 (23):2802–2806

Roush P.2008 Auditory neuropathy spectrum disorder: evaluation and management. Hearing J, 61 (11):36–41

Ryals BM, Rubel EW 1988 Hair cell regeneration after acoustic trauma in adult Coturnix quail. Science, 240 (4860):1774–1776

Tyler RS.2006 Neurophysiological models, psychological models and treatments for tinnitus. In:Tyler RS (ed) Tinnitus treatment. Thième, New York, pp.1–22

UCSF Medical Center 2002–2013 Hearing loss signs and symptoms. [Online] Available at:www.ucsfhealth.org/conditions/hearing_loss/signs_and_symptoms.html. Accessed December 2013

第 55 章

大小便失禁

SANDRA J.LEVI，TERI ELLIOTT-BURKE

本章内容

概 述

大小便失禁在老年人中很常见，而且通常是可以治疗的。然而，因为为难和对治疗方案的了解不足，很多老年人并未告诉医务人员他们患有尿失禁。尿失禁的社会后果是深远的。居家老年人可能会因为需要照护和为难而减少外出。此外，各种机构中往往存在很多的大小便失禁人群。在社区居住的老年人中，约有13%~34%的人有尿失禁，以及多达15%的人报告大便失禁。在养老院的人群中，超过50%的人有尿失禁和33%~65%的人存在大便失禁的问题。大小便失禁在女性中比男性更常见，但大便失禁的情况性别比例随着年龄的增长反而下降。

盆底肌肉功能障碍会导致大小便失禁。盆底有三层肌肉，具有括约肌、支撑肌和性功能的作用。盆底肌肉的功能包括关闭尿道和肛门括约肌以及关闭阴道开口。盆底肌肉还支持腹部脏器，并有助于男性和女性性功能的提高。

大便失禁

正常控制

大便失禁是指通过肛门不自觉地排出大便，严重的会引起医疗卫生或社会问题。在老年人中，它可能作为急性事件反应的孤立事件发生。慢性大便失禁的发生率会随年龄增长而增加。

感觉和运动机制有助于控制排便。通常情况下，近端结肠的蠕动会将粪便排入直肠。直肠扩展以容纳粪便。肛门内括约肌、肛门外括约肌和耻骨直肠肌在防止肛门外括约肌渗漏方面起着特别重要的作用。肛门内括约肌是一条围绕在肛门周围2~3mm的平滑肌带。肛管紧闭是一种强迫性收缩，但当肛管放松以允许排空直肠时除外。肛门外括约肌主要由横纹肌组成，必要时随意收缩，以防止渗漏。耻骨直肠肌围绕着外括约肌的后侧形成一个环。耻骨直肠肌的收缩会形成肛门直肠角。这个角度和耻骨直肠肌协助，共同防止排便。

排便是对直肠充盈的反应。副交感神经冲动会引起强烈的蠕动波，推动排泄物向前移动。同时，其他身体动作如负重（用力屏气动作）

和盆底肌肉的向上和向外收缩有助于粪便向下和向外移动。最后的反应是直肠肌和肛门外括约肌的自发松弛。

随着年龄的增长，盆底肌力会变弱。年龄相关的肌力下降以及组织弹性可能发生变化，从而导致静息时肛门控制能力下降，特别是女性。

失禁原因

老年人大便失禁的原因见框表 55-1。排便障碍包括便秘和腹泻，是大便失禁最常见的原因，且通常是可以治疗的。大便泄漏也可能是由于感觉和运动障碍造成的，还有可能是由于认知能力下降导致对感觉信号的处理能力下降。

老年人常在梗阻粪便周围发生大便渗漏。这些人中的大多数都有慢性排便障碍，通常是由于液体摄入不足、长期滥用泻药和不良的肠道习惯等。癌症或良性息肉有时也会成为原因。不管是什么原因，尽管患者尽了最大的努力，从结肠较高地方流出的液体会漏过难以移动的粪便梗阻处，并从肛门排出。

药物、不适当饮食或感染等导致大便变稀的因素可能会促进患者非自主排便。例如，服用含镁的抗酸剂，乳糖不耐受的人食用乳制品和沙门菌感染会引起腹泻。卧床患者肌肉张力差，也可能出现大便变稀。当这些患者开始移动和步态活动时，重力的改变可能会对患者造成额外的生理和社会要求。

会阴感觉障碍会引起患者感受不到直肠排空的需求，从而出现充盈性大便失禁。这种会阴感觉障碍可能是由脊髓损伤、肿瘤或脑卒中或陈旧性损伤（包括分娩期间发生的损伤）引起的。

控制排便的肌肉肌张力下降可能会改变肌肉力量之间的平衡，患者自主排便时会出现结肠的排出力与阻力失衡。肿瘤、脑卒中、脊髓损伤、阴部神经病变和手术常会导致肌肉张力丧失。

部分患者会出现大便失禁，可能是因为他们缺乏一定的认知能力。这些患者可能忘记如何妥善处理大便（如有痴呆症），或可能能够以正确的方式来管理它（如在精神错乱中）。

具有解剖、生理、心理中度障碍以及多重障碍并存的患者有大便失禁的可能性。另外，不合适的排便器也可能引起大便失禁。此外，行动能力受到限制的患者可能会因为马桶位置并不方便而出现大便失禁。重新安排他们的环境可能会使这些患者更容易管理。

诊断和干预治疗

包括医生、物理治疗师和作业治疗师、护士和其他人员的多学科团队可以为患者提供最佳的大小便管理方案。

尿失禁、大便失禁的诊断首先是从患者和病历中获得详细的病史。大便习惯、习惯的改变、排便稠度（布里斯托尔粪便图提供了粪便稠度分类系统）；

• 大便频率、紧迫性、延迟能力、漏粪、排气和排便的分辨能力；

• 排空困难，包括压力、不完全排空和疼痛；

• 进出厕所和上厕所的能力（沟通、认知和移动能力）；

• 饮食，特别是高脂肪食物，咖啡因和酒精摄入，以及含糖的食物；

• 药物治疗、慢性疾病、产科损伤、对前列腺或宫颈的辐射以及肛门直肠区的手术；

• 既往治疗。

体格检查包括腹部触诊以检查结肠扩张、直肠检查、神经检查，以及对活动、卫生和精神功能的评估。诊断试验可包括粪便培养、血液检查、钡灌肠、X 线检查、肛门测压、超声

框表 55-1　大便失禁的原因

• 粪便嵌塞
• 正常控制功能障碍
　– 局部神经损伤（如阴部神经损伤）
　– 神经控制障碍
　– 肛门直肠创伤 / 括约肌受损
• 正常调控机制受到抑制
• 心理和行为问题
　– 重度抑郁
　– 痴呆
　– 脑血管疾病
• 肿瘤（罕见）

经惠允引自 Tariq，2004

检查、肌电图和排便检查。

治疗应以患者大便失禁的原因和严重程度不同为指导。医疗管理可包括饮食管理如增加液体和纤维摄入量，肠道管理，药物治疗（如洛培胺可用于预防腹泻）和指定排便时间表等。神经肌肉再训练包括生物反馈，在一些患者身上也显示出有希望的结果。神经肌肉再训练强调加强盆底肌肉组织，训练盆底适当下降。腹泻是一种可逆的疾病，无论其原因如何都应加以控制。治疗大便失禁通常需要综合应用多种方法＝。

小便失禁

在考虑小便失禁（尿失禁）时，已经讨论过的很多要点是重要的，这种情况更常见。尿失禁是指严重到足以引起社会或卫生问题的非自主性尿排出。尿失禁的后果见框表 55-2。如框表 55-3 所示，通过查看直接和间接费用，可以看出尿失禁问题的严重性。

正常排尿控制

尿液被储存在膀胱中，膀胱在充盈时会扩张变大。只要正常生理情况下膀胱压力仍低于尿道阻力，尿液就会一直被储存在膀胱中。排尿发生在膀胱肌肉（逼尿肌）收缩时，迫使尿液进入尿道。盆底肌使尿道周围放松，使尿液排出体外。

尿失禁类型

有四种类型的尿失禁容易识别，尽管在更多情况下，这些表现是混合的：急迫性尿失禁、压力性尿失禁、充盈性尿失禁和功能性尿失禁。

急迫性尿失禁发生在患者感到需要排空膀胱但却暂时不允许上厕所时。排尿的冲动通常是由外部刺激引起的，如放自来水或者把钥匙插进钥匙孔中。急迫性尿失禁排出的尿量可能较大，排空后残余容量小。排空后残余容积的测量方法是让患者尽可能完全地排空，然后将一根导尿管插入膀胱，测量剩余的尿量。这种尿失禁最常见的原因是膀胱肌肉过度活跃（逼尿肌不稳定）。它在糖尿病、脑卒中、阿尔茨海

框表 55-2　尿失禁对患者、照护者和社区的社会心理影响

对患者的影响
- 心理紧张：羞愧、愤怒、抑郁、窘迫、失去信心、失去自尊
- 社会交往：孤立、脱离、抛弃
- 性兴趣下降和性生活减少
- 对制度化的恐惧
- 运动和旅行减少
- 业余爱好和活动减少
- 人际交往和人际关系减少
- 依赖性增加

对照护者的影响
- 照顾者负担和倦怠
- 愤恨不满
- 经济负担增加
- 可能被忽视和遗弃
- 回避和减少人际关系
- 可能长期待在机构内

对社会的影响
- 增加经济负担
- 回避行为
- 患者负罪感
- 怨恨和鄙视
- 表现快要发疯的样子，衰弱、无能力、无法实现良好的生活质量
- 完全依赖

引自 Hajjar RR,2004 Psychosocial impact of urinary incontinence in the elderly population. Clin Geriatr Med 20:553-64,viii

默病、帕金森病和多发性硬化症患者中最常见。

压力性尿失禁发生在咳嗽、劳累、大笑、打喷嚏、体力活动或其他原因引起尿液排出时。在男性中压力性尿失禁最常见的原因是前列腺切除术后。躯干的屈曲运动和坐立运动可能会引起压力性尿失禁。在这时，会有几滴或几十毫升尿液从膀胱里溢出。排空后残余尿量少。这是中年妇女最常见的尿失禁类型。

充盈性尿失禁发生在膀胱过度膨胀时（无论是出口梗阻还是膀胱异常），导致膀胱压力超过尿道压力，和患者可能尝试的活动无关。充盈性尿失禁的另一个原因是膀胱括约肌的功能障碍，继发于手术或损伤。溢出的尿量很少，但几乎会连续发生。溢出后残余尿量大（可能按升计算）。糖尿病、脊髓损伤和前列腺增大都会导致充盈性尿失禁。

框表 55-3 尿失禁的费用清单

诊断和评估费用
- 诊断与评估测试
- 医生和保健人员的评估和管理服务

治疗费用
- 行为治疗
- 手术治疗
- 药物治疗
- 物理治疗

日常费用
- 护垫和防护用品
- 卫生除臭用品
- 尿失禁并发症
- 意外情况
- 皮肤刺激
- 尿路感染
- 跌倒

机构费用
- 养护院费用
- 急性期超额住院天费用

改编自 Anand et al.（2008），Chodzko Zajko et al.（2009），Fiatarone Singh（2004），Kokkinos（2012）

功能性尿失禁是指膀胱和尿道正常的个体在排尿之前上厕所有困难时发生的尿失禁。那些行动能力障碍或精神错乱的人可能有这种类型的尿失禁。

诊断和干预治疗

尿失禁的诊断始于翔实的病史，其中包括以下几个方面。

- 排尿史；
- 排尿困难，包括紧张、尿流变细、排尿断续、排尿踌躇；
- 刺激症状，如尿急、尿频、急迫性尿失禁；
- 沟通和使用厕所的认知能力；
- 药物治疗、慢性疾病、骨盆或脊柱手术、创伤；
- 饮食，特别是常见的膀胱刺激物如咖啡因、酒精、人造甜味剂和柠檬酸；
- 既往治疗。

患者应接受检查，以确定导致尿失禁的任何可逆性的原因，以及任何神经疾病、腹部肿块或盆腔器官脱垂。框表 55-4 所示的 DIAPPERS 助记符有助于识别尿失禁的可逆性病因。男性应该接受前列腺检查。诊断试验可包括排空后残余尿容积和尿流动力学检查、尿液分析和培养、膀胱镜检查、膀胱日记和血液检查。

治疗是以尿失禁的根本原因和严重程度为指导的。导致尿失禁的一些原因是可逆的，而且也容易治疗。药物可用于防止不必要的逼尿肌收缩或增加肌肉张力。植入物可以帮助关闭尿道和减少压力性尿失禁。一些系统评价表明，无论有没有生物反馈，盆底肌肉训练都能帮助到压力性和急迫性尿失禁的女性。在一篇系统评价中，Choi 等人的结论是，每天进行至少 24 次、至少 6 周的盆底肌收缩训练，可以减少尿漏的发生。当然治疗通常需要多种方法。可供物理治疗师使用的一些治疗方案见框表 55-5。

总　结

必须不断努力寻找和治疗尿失禁的可逆原因。绝不能假定尿失禁是衰老的结果。虽然许多患有大小便失禁的人不能被完全治愈，但如果医疗团队花时间思考可能的原因，并根据仔细的诊断制定治疗计划，大多数人都会得到很大帮助。通常，保守治疗如盆底肌肉肌力训练都能成功地缓解尿失禁。

框表 55-4 尿失禁的可逆性因素

DIAPPERS
- D– 精神异常或其他精神混乱状态
- I– 有症状的尿路感染
- A– 萎缩性尿道炎或者阴道炎
- P– 药物：
  - 镇静 / 催眠药，特别是长效的
  - 酒精滥用
  - 髓袢利尿剂（如布美他尼、呋塞米、依他尼酸）
  - 抗胆碱能药物（如抗精神病药、抗抑郁药、抗组氨药、抗帕金森药、抗心律失常药、抗痉挛药、阿片类药物、止泻药）
- P– 心理功能障碍（特别是抑郁）
- E– 内分泌紊乱（高血糖或高钙血症）
- R– 活动受限
- S– 大便嵌塞

经惠允引自 Frantl JA, Newman DK, Colling J et al., 1996 Agency for Health Care Policy and Research: Managing acute and chronic urinary incontinence. Publication no. 96-0686

框表 55-5　治疗师可以选择的治疗方案

- 膀胱训练，包括：
  - 患者宣教
  - 饮食指导
  - 定期排尿
  - 阳性强化
  - 促进 - 抑制技术
- 盆底肌训练，包括：
  - 生物反馈技术
  - 强化训练
  - 耐力训练
- 经阴道电刺激

（雷晓辉）

原文参考

American Speech–Language–Hearing Association 1997–2013 Tinnitus triage guidelines.[Online] Available at: www.asha.org/aud/Articles/Tinnitus-Triage-Guidelines. Accessed December 2013

American Tinnitus Association 2013.http://ata.org Bess FH, Lichtenstein ML, Logan SA et al 1989 Hearing impairment as a determinant of function in the elderly. J Am Geriatr Soc, 37:123–128

Center for Disease Control and Prevention 2013 Noise and hearing loss prevention. [Online] Available at: www.cdc.gov/niosh/topics/noise. Accessed December 2013

Christensen K, Frederiksen H, Hoffman HJ.2001 Genetic and environmental influences on self-reported reduced hearing in the old and oldest old.J Am Geriatr Soc, 49 (11):1512–1517

Desmond AL, Touchette DT 1998 Balance disorders. Micromedical Technologies, Chatham, IL Fausti SA.2004 Audiologic assessment. In:Snow JB (ed) Tinnitus: Theory and Management.BC Decker, Lewiston, NY, pp.310–313

Folmer RL, Carroll JR.2006 Long-term effectiveness of ear-level devices for tinnitus. Otolaryngol Head Neck Surg, 134:132–137

Hain TC, Micco A.2003 Cranial nerve 8: vestibulocochlear nerve. In: Goetz CG, Pappert EJ (eds) Textbook of Neurology, 2nd edn.WB Saunders, Philadelphia, PA Jastreboff PJ.2007 Tinnitus retraining therapy. In:Langguth B, Hajak G, Kleinjung A (eds) Progress in Brain Research, vol.166.Tinnitus: Pathophysiology and Treatment.Elsevier, Amsterdam, pp.415–423

Jastreboff P, Jastreboff M.2004 Tinnitus retraining therapy. In: Snow JB (ed) Tinnitus Treatment and Management. BC Decker, Hamilton, Ontario Kochkin S.2009 Marke

trak VIII:25 year trends in the hearing health market. Hearing Rev, 16 (11):12–31

Kochkin S, Tyler R, Born J.2011 Marke trak VIII:the prevalence of tinnitus in the United States and the self-reported efficacy of various treatments. Hearing Rev, 18 (12):10–26

Martin JS, Jerger JS.2005 Some effects of aging on central auditory processing.J Rehabil Res Dev, 42:25–44

Mayo Clinic 1998–2013 Drugs and supplements. [Online] Available at:www.mayoclinic.com/health/druginformation/DrugHerbIndex. Accessed December 2013 Meehan T Eisenhut M, Stephens D.2004 A review of alternative treatments for tinnitus.Audiol Med, 2 (1):74–82

Mizutarik K, Fujioka M, Hosoya M, et al.2013 Notch inhibition induces cochlear hair cell regeneration and recovery of hearing after acoustic trauma.Neuron, 77 (1):58–69

Murphy DR, Daneman M, Schneider BA.2006 Why do older adults have difficulty following conversations.Psychol Aging, 21:49–61

Newman CW, Sandridge SA, Bea SM, et al.2011 Tinnitus patients do not have to'just live with it'.Cleve Clin J Med, 78:312–319

NIDCD (National Institute on Deafness and Other Communicative Disorders). 2002 United States Department of Health and Human Services, Publication, NO-97-4235

NIDCD (National Institute on Deafness and Other Communicative Disorders) 2008 United States Department of Health and Human Services, Publication NO-97-4233

Occupation Safety and Health Administration (OSHA) 2002 Hearing Conservation Publication 3074

Rosen S, Bergman M, Plester D.1962 Presbycusis study of a relatively noise-free population in the Sudan. Transcripts Otologic Soc, 50:135–152

Rosenhall U 2001 Presbycusis-hearing loss in old age. Lakartidningen, 98 (23):2802–2806

Roush P.2008 Auditory neuropathy spectrum disorder: evaluation and management. Hearing J, 61 (11):36–41

Ryals BM, Rubel EW 1988 Hair cell regeneration after acoustic trauma in adult Coturnix quail. Science, 240 (4860):1774–1776

Tyler RS.2006 Neurophysiological models, psychological models and treatments for tinnitus. In:Tyler RS (ed) Tinnitus treatment. Thïeme, New York, pp.1–22

UCSF Medical Center 2002–2013 Hearing loss signs and symptoms. [Online] Available at:www.ucsfhealth.org/conditions/hearing_loss/signs_and_symptoms.html. Accessed December 2013

第 56 章

老年人医源性疾病

JOHN O. BARR，TIMOTHY L. KAUFFMAN

本章内容

概　述

医源性疾病是指因医疗护理而发生的任何伤害或疾病。医源性疾病是由于医疗而引起的健康状态不佳或不良后果的状态；它通常是由诊断或治疗中的错误造成的，也可能由于医疗团队中任何成员的失误所引起。65 岁以上人群发生医源性疾病的风险是年轻人的两倍，而老年人的医源性并发症可能更为严重。一份来自医学研究所的报告指出，大多数错误不是由于疏忽或不当行为，而是与系统相关的问题有关。

据报道，在美国从 2007—2009 年，708642 例患者安全事件导致 79670 名住院医疗保险受益人死亡。据估计，每年有 65% 居住于养老院的人会受到医源性事件的影响，而且对居住在辅助生活设施中的老年人也可能产生负面影响。老年人中处方药的不良反应是由不正确的给药顺序和给药剂量以及多种药治疗而引起的。其他不确定的失误可能是基于对测试结果的误读，或者是由于症状表现的不明确，这是衰老的标志。2011 年，美国 FDA 收到了 874116 份关于药物和治疗性生物制品的不良事件报告，高于

2003 年的 370240 份。据估计，27% 的药物不良事件发生在基本医疗中，42% 发生在长期护理中，这些均是可以预防的。

住院增加了医院感染、输血反应、多重用药和制动的风险。行动能力对老年人的幸福和生活质量至关重要。手术和医疗干预可能因麻醉或输液过多而导致并发症发生。年龄较大的患者往往在到达医院时没有药物或适当的处方药物，这意味着预定的剂量可能会错过数小时或数天。住院的老年人特别容易患上"级联医源性疾病"，即由一个看似无害的初始事件引发的多种并发症。

许多因素增加了老年人患医源性疾病的风险。多种慢性疾病的存在增加了治疗其中一种疾病时可能会对另一种疾病产生负面的影响。例如，使用非甾体抗炎药（nonsteroidal anti-inflammatory，NSAID）治疗关节炎可能会加剧心力衰竭或慢性胃炎。将医疗服务分成多个专业可能会导致干预治疗发生变化，而照护人员之间没有充分的沟通。

建议采取若干举措防止医源性疾病的发生，特别是在体弱的老年人中，包括：使用病

例管理人员协调服务；明智地组成老年跨学科小组处理复杂病例；咨询药师；设立专门的老年人急性治疗病区；以及预先指示的准备，包括指定医疗决定的代理人。为了促进更安全的医疗，美国医疗研究与质量局发布了"20 条帮助预防医疗差错的建议"（框表 56-1）。本表向患者及其家属介绍了他们可采取的实际步骤，以防止发生医疗事故，从而确保更安全的医疗服务。

世界患者安全联盟已经在世界各国总结了一系列自愿和强制性不良事件报告系统，并起草了报告和学习系统指南。这些系统并不是惩罚性的（可能会妨碍报告），而是旨在通过促进从医疗系统故障中吸取教训并采取纠正措施来提高患者的安全。

本章主要讨论与药物不良反应和制动有关的医源性疾病，并提出了积极预防这些疾病的建议。

药物不良反应

多重用药是一个复杂的多因素问题。在美国，65 岁以上的人服用 33%~ 40% 的处方药和 50% 以上的非处方药。大约 4/5 的这个年龄段的人每天至少服用一种药物。据 Zhan 与同事报道，在该社区 65 岁以上的老人中，有 1/5 的人至少服用了一种由专家小组认定为不合适的处方药。这些研究人员建议，老年人应避免使用以下药物：巴比妥类、氟拉西泮、甲丙胺、氯丙帕胺、咪哌啶（哌替啶）、喷他辛、甲氧苄胺、颠茄生物碱、双环胺、天仙子胺和丙炔等。

年龄相关性生理变化可影响药物的吸收、分布、代谢和消除。胃的变化，如 pH 的增加或运动能力的改变，可能会减少药物的吸收。全身水分和肌肉质量的降低，以及全身脂肪的增加，都可能改变药物的分布。肝脏质量和血流的减少可能改变药物代谢，肾血流量和肾小球滤过率（glomerular filtration rate，GFR）的降低可能会减少药物通过肾脏的消除。

2 型糖尿病的一个并发症是慢性肾衰竭。

Corsonello 等人据报慢性肾衰竭可能未被识别或"掩盖"，并可能导致药物不良反应（adverse drug reaction，ADR）。确定肾衰竭的标准方法是检测血清肌酐升高；然而，在老年人中，由于 GFR 降低，血清肌酐可能在正常范围内。因此，肾衰竭可能会被掩盖，进而导致不良反应，特别是使用水溶性药物（磺胺酰脲、二甲双胍、洋地黄、ACEI、胰岛素、利尿剂、抗生素如青霉素和头孢菌素以及 NSAIDs 等）。在对 2257 例 2 型糖尿病住院患者的研究中，16% 以上的患者有隐匿性肾损害，所有患者中有 10% 以上有不良反应。

痴呆症患者特别容易受到不良反应的影响，因为蛋白质结合因子的可用性增加（瘦体质量减少、白蛋白降低），如抗抑郁药和抗精神病药。继发性帕金森病通常是由药物引起的，包括抗精神病药。通常由氟哌啶醇等抗精神病药引起的精神障碍，其特点是不正常的不自主运动，包括舌头和嘴唇，例如咀嚼运动和产生一种运动不安，不想静止不动的感觉。和所有的不良反应一样，如果有可能的话，改变处方药是有帮助的。此外，抗精神病药、β 受体阻滞剂、卡比多巴、奥多巴、利尿剂和镇静催眠药（苯二氮䓬类）等都可能会引起老年人睡眠障碍。

近年来，睾酮替代已被用于治疗继发性性腺功能低下和男性相关的肌少症及性欲变化、骨量和视觉空间认知的变化。Calof 等人对临床试验进行了一次荟萃分析，以评估 45 岁以上接受睾酮替代的男性发生不良反应的风险。他们报告说，这种医疗干预与前列腺癌的高发病率、前列腺特异性抗原和前列腺活检的升高有显著关系。血细胞比容也会升高，需要对服用睾酮的男性进行监测。睾酮组和安慰剂组在睡眠呼吸暂停或心血管事件发生率上没有显著性差异。

Quiceno 和 Cush 指出，与药物相关的医源性事件可被误认为风湿性疾病。虽然少见，但与他汀类药物使用相关的肌病综合征包括肌病、肌痛、肌炎和横纹肌溶解。诱发狼疮的药物包括普鲁卡因胺、肼屈嗪、甲基多巴、奎宁和氯

框表 56-1　帮助预防医疗事故的 20 条建议

你能做什么来保持安全

帮助预防错误的最佳方法是成为医疗团队的积极成员。这意味着参与每一个关于你的医疗决定。研究表明，那些对自己的治疗投入更多的患者往往会得到更好的结果。

药物

1. 确保你所有的医生都知道你服用的每一种药物；包括处方药、非处方药和膳食补充剂，如维生素和中草药。

2. 带着你所有的药品和补品去看医生。将你的药物装入袋子，可以帮助你和你的医生讨论它们，看看是否存在问题。它还可以帮助你的医生更新你的治疗记录，并帮助你得到更好的治疗。

3. 确保你的医生知道你的药物过敏史和不良反应，这可以帮助你避免服用可能对你有害的药物。

4. 当你的医生给你开处方时，确保你能看懂。如果你看不懂医生的笔迹，你的药剂师可能也看不懂。

5. 询问有关你的药物的信息，使你既能了解你的药物是什么时候开的，也能了解你是什么时候拿到的：

• 这药是干什么用的？

• 我该怎么吃，还要吃多久？

• 可能有什么副作用？如果发生了怎么办？

• 这种药和我正在服用的其他药物或膳食补充剂一起服用安全吗？

• 服用这种药时，我应该避免什么食物、饮料或活动？

6. 当你从药房拿药时，要询问：这是我的医生开的药吗？

7. 如果你对药品标签上的说明书有任何疑问，可以询问。药品标签很难理解。例如，每天吃 4 次是否意味着每 6h 吃 1 次或者只是在正常醒着的时候吃。

8. 询问你的药剂师是否有好的仪器来测量你的药液。例如，许多人使用家用茶匙，而茶匙通常不含真正的一茶匙液体。特殊的设备如有标记的注射器，可以帮助人们测量正确的剂量。

9. 询问关于你的药物可能引起的副作用。如果你知道会发生什么，一旦发生或者发生了其他意外的事情，你将会有更好的准备。

住院

10. 如果你在医院，可以考虑询问所有接触你的医护人员是否洗手。洗手可以防止传染病在医院的传播。

11. 当你出院时，请你的医生解释一下你在家将遵循的治疗计划。这包括了解你的新药物，确定你知道什么时候预约随诊，以及确定你什么时候可以恢复正常活动。

重要的是，知道你是否应该继续服用住院前服用的药物是很重要的。得到明确的指示可能有助于防止意外地再次回到医院。

手术

12. 如果你正在做手术，确保你、你的医生和你的外科医生都能就将要做什么达成一致。在错误的位置进行手术（如在左膝而不是右腿进行手术）是很罕见的。但即使一次后果也非常严重。好消息是错误部位的手术 100% 是可以预防的。外科医生应该在手术前直接在手术部位签上自己的名字。

13. 如果你有一个选择，选择一家许多患者都做过你要做的手术的医院。研究表明，当患者在对他们的病情有丰富经验的医院接受治疗时，往往会有更好的结果。

其他步骤

14. 如果你有问题或顾虑，就说出来。你有权咨询任何与你治疗有关的人员。

15. 确保有人如你的初级保健医生，参与协调你的治疗。如果你有很多健康问题或正在住院，这一点尤其重要。

16. 确保你所有的医生都有你重要的健康信息。不要假设每个人都有他们需要的所有信息。

17. 让家人或朋友和你一起去就诊。即使你现在不需要帮助，以后可能还会需要。

18. 要知道"多"并不总是好的。这是一个好主意，找出为什么测试或治疗是必要的，以及它如何能帮助你。没有它你会过得更好。

19. 如果你有一个测试，不要认为没有消息就是好消息。询问你将如何以及何时得到结果。

20. 通过询问你的医生和护士以及其他可靠的信息来源了解你的病情和治疗情况。例如，基于最新科学证据的治疗选择可以从有效医疗网站（www.effective Health Care. ahrq.gov/options）上获得。询问你的医生关于你的治疗是否是基于最新证据。

* 注：术语"医生"指的是帮助你治疗的医务人员。

经惠允引自 20 Tips to Help Prevent Medical Errors. Patient Fact Sheet. AHRQ Publication No. 11-0089，September 2011. Agency for Healthcare Research and Quality，Rockville，MD. http://www.ahrq.gov/consumer/20tips.htm.

丙嗪。痛风通常由于尿酸排泄减少引起，与酒精、利尿剂、低剂量水杨酸、环孢素（环孢素）、乙胺丁醇、吡嗪酰胺、左旋多巴和烟酸的使用相关。关节炎可由抗感染药物（如喹诺酮类药物和疫苗）、生物制剂（如干扰素和生长因子）、补充剂（如氟化物和维生素 A）、降脂他汀类药物和纤维类药物、心脏药物（如奎尼丁、普萘洛尔、乙酰丁醇、尼卡地平）和激素制剂（如雷洛昔芬、他莫昔芬、来曲唑）等引起。

如前所述，老年人药物的使用是复杂的，并与医源性有关。抗抑郁药物或镇痛药也与行动能力较弱的老年人跌倒有关。然而，具有不良反应风险的药物也可能带来益处。Won 等人报道称，在养老院居民中使用长效或短期阿片类药物不会增加跌倒、抑郁、便秘、谵妄、脱水或肺炎的风险。他们发现止痛药的使用改善了功能状态和社会参与度。

正如 Stolley 等人所总结的，人们早就知道可以采取哪些行动来限制与药物有关的医源性疾病。这些措施包括教育患者和工作人员了解药物的影响和潜在问题；由老年医学护士和药剂师进行正式的药物复审；记录准确的药物史，包括对药物过敏、可能的药物借用和患者正确用药的全面评估。

活动能力下降和失用

许多生理、心理、病理和环境因素可降低老年人的活动能力，导致老年人失用，从而促进细胞、组织和功能进一步萎缩。框表 56-2 总结了老年人活动能力下降的常见原因，其中一些是医源性的，一些是自发性的。

在患病期间，卧床可能是必要的，也是有益的，但它也会为患者恢复独立性带来负面影响。如果在限制活动结束后未能尽快恢复活动，则可能导致医源性并发症。在活动性下降的较长时期内，可能会发生病理生理变化。Nigam 等人和 Knight 等人报道，卧床对肌肉骨骼系统、心血管系统、呼吸系统、血液系统和消化系统会产生有害影响。这些改变的发生程度取决于

内脏系统、个体先前的健康水平以及剩余或允许的活动范围。卧床休息引起的变化可在最初 24h 内开始。框表 56-3 总结了卧床时间延长引起的影响。

在理解老年人卧床的后果方面有一些挑战，因为他们的生理储备减少了，其次是与年龄有关的变化和疾病过程。重要的是，医疗专业人员要认识到卧床对老年人的负面影响。如果所有医疗专业人员都了解制动的有害后果，这些后果可能发展的相对时间框架以及干预治疗措施的潜在价值，就可以促进老年人恢复独立。

Kortebein 和他的同事报告了 10 天的卧床休息对 67 岁的健康成年人的功能能力的影响。膝关节伸展肌群等张收缩力量、爬坡能力和最大 VO_2 均明显降低。身体功能量表和体能测试（5 分钟步行、50 英尺步行、5 步测试、功能性前

框表 56-2　老年人活动能力下降的常见原因

肌肉骨骼疾病
- 关节炎
- 骨质疏松
- 骨折（特别是股骨）
- 足部问题（坏疽、老茧）
- 疼痛

神经系统疾病
- 脑卒中
- 帕金森病
- 阿尔茨海默病

心血管疾病
- 充血性心力衰竭
- 冠心病（常见心绞痛）
- 周围血管疾病（常伴有跛行）
- 肺部疾病
- 慢性阻塞性肺疾病

环境原因
- 强迫制动
- 用于移动的辅助设备不足（拐杖、助行器、适当放置的栏杆）
- 坐轮椅
- 楼梯和其他建筑屏障

其他
- 害怕跌倒
- 营养不良
- 去适应作用
- 药物副作用

伸和地板转移）没有显著下降。但在卧床休息后，不参与活动时间的百分比显著增加。作者认为这种不活动可能是由于疲劳，造成有氧能力、肌力和爆发力的下降。在康复的老年患者住院后，特别是由于这些研究对象是年轻的老年人，健康的社区居民，这是一个重要的考虑因素。

Gill 等人对至少 70 岁的社区居民进行了为期 18 个月的卧床调查。每个月，参与者都会被问到他们是否由于疾病、受伤或其他问题，每天卧床时间超过 1h。近 60% 的非残疾志愿者至少有一次卧床休息，平均持续 2.8 个月。与日常生活和社会活动中工具性日常生活活动能力的减少显著相关，与身体活动和活动能力下降的趋势也有关系。

确定卧床休息制度的依据是很重要的。对于那些诉说有疲劳和疲倦的人来说，休息的确很重要。然而，Avlund 等人在最初的评估中确定，在日常活动中感到疲劳的生活在社区的个体在 18 个月的随访中，有更大的活动能力障碍和较少参与剧烈活动的情况。Gill 等人研究了 284 名年龄在 18~89 岁的社区居民，发现他们一致认为体育活动有益于身体健康和情绪健康。关于卧床休息和失用的有害影响见框表 56-3。

总　结

老年人，特别是身体虚弱的人，容易受到不良反应的医源性影响以及卧床和制动的退化影响。卧床引发的不良后果在开始的 24h 内可能影响主要器官系统和正常的生理功能。此外，由 ADR 或住院引起的活动能力下降或失用加重了与年龄有关的变化，损害生理储备的变化。管理取决于医务人员对卧床的影响和康复的重要性的认识。活动能力是一个涉及所有功能和生活质量的关键问题。康复团队的所有成员必须积极主动地采取措施，防止老年人患上医源性疾病，并鼓励进行运动锻炼，以抵消因制动／失用而导致的衰退。

框表 56-3　卧床时间延长或废用的有害影响

肌肉骨骼
- 运动范围缩小
- 关节柔韧性降低
- 挛缩的发展
- 丧失肌力和耐力
- 降低肌肉蛋白质合成
- 运动能力下降
- 骨密度和强度损失

心血管和呼吸
- 肺通气下降
- 肺不张、肺萎陷
- 肺炎

吸气压力和用力肺活量降低
- 心输出量、每搏输出量下降及外周血管阻力增加
- 静息心率增加
- 直立性低血压增加

皮肤
- 压疮的发展
- 皮肤萎缩
- 皮肤裂伤

泌尿系统和胃肠道
- 泌尿系统感染
- 尿潴留
- 膀胱结石
- 便秘
- 粪便嵌塞

神经系统
- 压迫性神经病
- 抑郁症
- 感知能力
- 社会孤立
- 习得的无助感
- 睡眠模式的改变、焦虑、易怒、敌意

新陈代谢
- 负氮平衡
- 钙的流失
- 胰岛素敏感性降低
- 降低醛固酮和血浆肾素活性

改编自 Knight et al.，2009；Nigam et al.，2009；Truong et al.，2009

（苏　彬）

原文参考

Agency for Healthcare Research and Quality 2004 Reducing Errors in Healthcare. Publication No. 00-PO58. Agency for Healthcare Research and Quality, Rockville, MD

Agency for Healthcare Research and Quality 2011 20 Tips to Help Prevent Medical Errors: Patient Fact Sheet. [Online] Available at: www.ahrq.gov/consumer/20tips.htm. Accessed December 2013

American Geriatrics Society 2012 Updated Beers criterial or potentially inappropriate medication use in older adults.J Am Geriatr Soc60:616- 631

Avlund K, Vass M, Hendriksen C 2003 Onset of mobility disability among community-dwelling old men and women: the role of tiredness in daily activities. Age Ageing 32:579-584

Beyth R, Shorr R 2002 Principles of drug therapy in older patients:rational drug prescribing. Clin Geriatr Med 18:577- 592

Calof O, Singh A, Lee M et al 2005 Adverse events associated with testosterone replacement in middle-aged and older men: a meta-anal-ysis of randomized, placebo-controlled trials. J Gerontol A Biol Sci Med Sci 60:14511457

Corsonello A, Pedone c, Corica F et al 2005 Concealed renal failure and adverse drug reactions in older patients with type 2 diabetes mellitus. J Gerontol A Biol Sci Med Sci 60:1147-1151

Food and Drug Administration 2012 reports received and reports entered into FAERS by year.[Online] Available at:fda.gov/Drugs/GuidanceComplianceRegulatoryInf ormationSurveillAdverseDrugEffects/ucm070434.htm Accessed December 2013

Gill DL, Hammond cc, Reifsteck E et al 2013 Physical activity and quality of life. J Prev Med Public Health 46 (Suppl 1):S28- S34

Gill TM, Allore H, Guo Z 2004 The deleterious effects of bed rest among community-living older persons. J Gerontol A Biol Sci MedSci 59:755- 761

Gurwitz JH, Sanchez-Cross MT, Eckler MA et al 1994 The epidemiology of adverse and unexpected events in the long-term care setting.J Am Geriatr Soc 42:33-38 Healthgrades 2011 Patient Safety in American Hospitals Study.

Healthgrades, Chicago, IL. Available at: www. cpmhealthgrades.com/CPM/assets/File/HealthGrad esPatientaymeriaHospitalsStudy2011.pdf. Accessed December 2013

Institute of Medicine 1999 To Err is Human: Building a Safer Health System. National Academy Press, Washington, DC

Knight J, Nigam Y, Jones A 2009 Effects of bedrest 1: cardiovascular, respiratory and haematological systems. Nurs Times 105 (2):16- 20

Kortebein P, Symons T, Ferrando A et al 2008 Functional impact of 10 days of bed rest in health older adults. J Gerontol A Biol Sci Med Sci63:1076- 1081Lantz M 2002 Problems with polypharmacy, Clin Geriatr 10:18-20

Merck Manual 2013 The Merck Manual for Health Care Professionals: Geriatrics: Prevention of iatrogenic complications in the elderly.[Online] Available at: www.merckmanuals.com/ professional/geriatrics. html. Accessed December 2013

Mitty E 2010 Iatrogenesis, frailty, and geriatric syndromes Geriatr Nurs 31 (5):368- 374

Nigam Y, Knight J, Jones A 2009 Effects of bedrest 3; musculoskeletal at immune systems, skin and self-perception, Nurs Times, net 105:23

Stolley JM, Buckwalter Kc, Fjordbak B et al 1991 latrogenesis in the elderly: drug-related problems. J Gerontol Nurs 17 (9):12-17

Taber's Cyclopedic Medical Dictionary 2013 Twenty second editio FA Davis, Philadelphia, PA

Thomlow DK, Anderson R, Oddone E 2009 Cascade iatrogenesis: factors leading to the development of adverse events in hospitalizolder adults, Int J Nurs Stud 46 (1 1); 1528-1535

Truong A, Fan E, Brower R et al 2009 Bench-to-bedside review; mobilizing patients in the intensive care unit: from pathophysiology to clinical trials. crit Care 13:216

Won A, Lapane K, Vallow s et al 2006 Long term effects of analgesics in a population of elderly nursing home residents with persistent nonmalignant pain.J Gerontol A Biol Sci Med Sci 61:165-169

World Alliance for Patient Safety 2005 WHO draft guidelines for adverse event reporting and learning systems: from information to action. Available at: www.who. int/patientsafety/events/05/Reporting_ Guidelines.pdf Accessed December 2013

Zhan c, Sangl J, Bierman AS et al 2001 Potentially inappropriate medication use in the community-dwelling elderly, Findings from th1996 Medical Expenditure Panel Survey. JAMA 286 (22):2823- 2829

第57章

激素替代疗法

CHRISTINE STABLER

本章内容

概 述

自 1966 年 Robert Wilson 发 表 Feminine Forever 以来，激素治疗一直是公众舆论的过山车。雌激素被吹捧为青春之泉，不加控制地使用雌激素被认为能使更年期女性恢复活力。12~15 年后，人们对雌激素替代疗法产生兴趣的浪潮突然停止了。Mack 在 1976 年发表的一篇文章提供了第一个临床证据，证明雌激素治疗可能增加女性患子宫内膜癌的风险。

10 年后，在临床数据的支持下，雌激素恢复了一些光泽，这些数据显示了它与黄体酮联合使用的有效性和安全性。回顾性分析显示激素治疗对骨质疏松、心脏病、阿尔茨海默病和结肠癌的发展有保护作用，这些结果加强了医务人员和患者对激素治疗的支持。然而，这短暂的支持在 2002 年 7 月戛然而止，当时美国国立卫生研究院国家心肺和血液研究所发布了关于激素替代疗法对绝经后女性的疗效的第一项前瞻性非盲研究。

女性健康倡议的成果

女性健康倡议（Women's Health Initiative，WHI）研究了近 5 万名绝经后接受激素替代治疗的女性。这些女性被分为两组：子宫完整的女性接受雌激素和黄体酮的联合治疗，子宫切除术后的女性单独接受雌激素治疗。2002 年 7 月停止使用雌激素和孕激素治疗，因为激素替代疗法的风险明显大于任何明显的好处。这项研究中仅含雌激素的部分又持续了两年，但也过早地停止了：它没有显示出研究旨在证明的保护心血管的好处。总体而言，在预计的 8 年研究中，在已经过去的 7 年中，尽管结果显示仅雌激素治疗，乳腺癌的风险并没有增加，但心脏不适的风险却显著增加，血凝块和脑卒中在接受激素替代疗法的女性中变得很明显。这一信息给医生敲响了警钟，让他们仔细分析女性在更年期需要什么来维持健康和减少风险。

WHI 旨在研究激素替代疗法对乳腺癌、心脏病、脑卒中、血栓、骨质疏松和骨折以及结肠直肠癌风险的影响。它最初没有评估更年期的症状，包括潮热、失眠、情绪变化、生殖器干燥和萎缩等。然而，对绝经后生活质量的进一步分析发现，尽管接受激素替代疗法的女性在睡眠、生理功能、身体疼痛、潮热和情绪波动方面有显著改善，但总体而言，在性生活质量、心理健康或活力方面没有显著改善。这项研究确实表明，乳腺癌的风险在临床使用 4 年后开始增加，在接受雌激素和黄体酮治疗的女性中，相对风险增加了近 25%。这意味着每 1 万名接受激素替代治疗的女性中每年会增加 8 名乳腺癌患者。单独服用雌激素的女性没有明显的风险增加。发表在 Journal of the American Medical Association 上的同期研究报告称，激素替代治疗后发生的乳腺癌比其他乳腺癌更具攻击性，乳腺癌既往史的女性在接受激素治疗时复发率更高。

心脏病也是终止 WHI 的一个主要因素。在这项研究的第 1 年，心脏病的风险增加了，心脏病发展的相对风险上升了 29%，这意味着每 1 万名女性中每年使用激素替代疗法的心脏病患者增加了 7 例。这似乎适用于单独接受雌激素治疗的女性和接受雌激素和孕激素治疗的女性。已经假定这些现象的多种病因，包括接受口服雌激素的女性中 C- 反应蛋白和胰岛素样生长因子水平的增加。但是，这尚未得到明确证实。

该项研究还发现，脑卒中的风险增加，相对风险增加 41%，也就是说，每 1 万名接受激素替代疗法的女性每年会发生 8 起脑血管意外。这种风险似乎适用于所有年龄组，而不考虑任何基线脑卒中风险，如高血压、糖尿病、既往冠心病或服用阿司匹林或降脂药物。对于 60 岁以下的女性，标准剂量激素治疗脑卒中的绝对危险是罕见的，大约每年每 1 万人使用增加 2 起脑卒中；老年女性的绝对风险要大得多。其他血栓的形成也证明了有类似的风险：每年每 1 万名女性中大约有 18 起血栓形成。血栓形成的风险在治疗的前 2 年是最大的，随后有所降低，但即使使用 4 年后仍然升高。

2003 年 5 月公布了女性健康倡议记忆研究（Women's Health Initiative Memory Study，WHIMS），与以前护士健康研究（Nurses Health Study）所支持的信念相反，该研究将激素替代疗法确定为痴呆症的主要预防战略，在 65 岁以上使用激素替代疗法的女性中，显示出痴呆症的增加。此外，每 1 万名女性中有 23 例患有痴呆症，无论社会经济状况、受教育程度或使用阿司匹林的情况如何，在风险方面没有统计上的差异。此外，对于轻度认知障碍（一种不那么严重的痴呆症），研究认为没有提供任何保护。随后的分析似乎推断出在绝经初期开始治疗的年轻女性具有保护作用。

在 WHI 中有一些好消息：骨质疏松性骨折的风险降低了 34%，导致每年每 1 万名女性中骨折的人数减少了 5 人。这是首次通过激素替代疗法降低骨折风险，而不仅仅是改善骨密度的试验。结肠癌风险也有类似的降低；经过 3 年的激素替代治疗，结肠癌发展的相对风险降低了 37%，导致每年每 1 万名女性减少 6 例癌症。

女性健康的局限性

WHI 会有一些重大的限制，可能使数据的解释有困难。这是一个简短的研究；然而，乳腺癌、结肠癌、骨质疏松和心脏病可能需要多年的发展。纳入这项研究的新参与者的平均年龄为 63 岁，其中许多女性在接受激素替代疗法之前，绝经期已经长达 10 年以上。

亚临床冠状动脉疾病和亚临床乳腺癌可能在治疗开始前就已经存在，这意味着一些所谓的健康参与者实际上比一般人群患病更多。此外，有绝经期症状（如潮热或骨质疏松）高风险的女性被排除在研究之外，导致了对益处的资格偏倚。最后，只有 1/4 的实验组在第 5 年研究结束时接受了激素替代疗法。这些限制使数据解释成为一个挑战。最新的亚组分析表明，健康女性在绝经初期使用激素替代疗法可能带来更多的好处，其风险比 WHI 中确定的要小得多。

绝经后的替代治疗

没有其他绝经期治疗或疗法经历过如此程度的审查。认为绝经期替代疗法及其效果是安全的假设是不明智的。因此，我们面临的是女性的老龄化，她们在更年期的生活时间更长，而患者的受教育程度更高，对医疗卫生更了解。医务人员有责任对自己进行有关更年期管理的教育与患者交谈，并允许她们为更年期治疗的决策做出贡献，并不断重新评估患者一生中的不良后果风险。

WHI 为医生提供了一个独特的机会，与患者一起创建一个设计师的方法来管理更年期。没有两个女性有相同的经历、风险和需求。这种伙伴关系的目标是建立一种灵活的方法，不断评估风险、症状和并发症，并在女性进入绝经期时满足她们的具体需要。必须特别注意预防心脏病、骨质疏松症、记忆丧失和性功能障碍以及更年期症状的发展。

改变心脏病的风险需要改变生活方式。通过饮食减少饱和脂肪、运动、戒烟、假设理想体重和减少饮酒可以降低风险。对高血压、糖尿病、高脂血症等已存在的疾病应进行最佳控制，以防止心脏病的发展。在心脏病的表现中，对男女性别差异的认识对于最佳降低风险至关重要。

骨质疏松的预防不仅仅是激素替代疗法。生活方式的改变，如增加运动、戒烟、保持理想的体重和充足的钙和维生素 D 摄入将有助于预防骨质疏松。其他治疗设备，如选择性雌激素受体调制器（selective estrogen receptor modulators，SERMs），是模仿雌激素在骨骼中的作用，不影响心血管系统或乳房，已被证明可以预防骨质疏松。双膦酸盐已经被证明可以修复受损的骨头。美国自 1980 年代批准的降钙素，最近有报道称癌症风险增加，其治疗骨折的功效尚未明确。因此，欧洲药物署和其他机构建议，降钙素不要用于骨质疏松和骨折的预防。不幸的是，自然雌激素类似物并没有被发现对预防骨质疏松有同样的帮助。

绝经症状的减少依赖于生活方式的改变，如限制酒精和咖啡因的摄入和减轻压力；穿浅色衣服也可能有帮助。大豆补充剂已经被证明可以减少轻度潮热，每天要吃 6~8 份。选择性血清素再吸收抑制剂（Selective serotonin reuptake Inhibitors，SSRIs）是一种抗抑郁药物，它为女性更年期症状提供了适度的缓解。雌激素仍然是唯一被证实的治疗严重潮热的方法，NIH 现在建议短期使用最低有效剂量作为理想的治疗更年期血管运动症状。

泌尿生殖器官萎缩（阴道干燥）可以用润滑剂和女性的水分替代物来治疗。局部小剂量的雌激素在不定期的情况下使用是有帮助的，并可能限制全身接触，因此有风险。新的分娩系统如含有雌激素的阴道环，也证明在减少症状学方面是相当成功的。

在老年女性中，激素替代疗法在预防老年痴呆方面没有任何益处，随着女性进入绝经期，记忆力的改善依赖于积极的生活，以及对抑郁和其他可能疑似老年痴呆的假性痴呆的早期识别和治疗。

总 结

对于那些在女性进入绝经期时治疗她们的医务人员来说，绝经之后的生活更为复杂。针对绝经的设计师方法需要对医务人员进行教育，包括对患者进行持续的和不间断的风险评估、患者的参与以及明智地改变生活方式、非药物干预、药物治疗和激素替代疗法。

（苏 彬）

原文参考

Anderson G, Limacher M 2004 The Women's Health Initiative Randomized Control Trial. JAMA 291 (14):17011712

Colditz GA, Willett WC, Stampfer MJ 1987 Menopause and the risk of~ coronary heart disease in women. N Engl J Med 316:11051110

Hays J, Ockene J, Brunner R et al 2003 Effects of estrogen plus progestin on health related quality of life. N Engl J Med348 (19):1839-1854

Henderson vw, Lobo RA 2012 Hormone therapy and the risk ofstroke: perspectives 10 years after the Women's Health Initiative tri-als. Climacteric 15 (3):229-234

Mack TM, Pike MC, Henderson BE et al 1976 Estrogens and endo-metrial cancer in a retirement community. N Engl J Med296 1262 1267

McMichael AJ, Potter JD 1980 Reproduction, endogenous and exog-enous sex hormones, and colon cancer: a review and hypothesis. JNatl Cancer Inst 6S:1201-1207

Marjoribanks J, Farquhar c, Roberts H et al 2012 Long term hormone therapy for perimenopausal and postmenopausal women.Cochrane Database Syst Rev 7:CD004143

MoscaL, Benjamin EJ, Berra K et al 2011 Eftivenenisbaseds guide-lines for the prevention of cardiovascular disease in women-2011 update: a guideline from the American Heart Association.Circulation 2011 123 (11):1243

Moyer VA, on behalf of the US Preventive Services Task Force2012 Menopausal hormone therapy for the primary prevention of chronic conditions: US Preventive Services Task Force Recommendation Statement. Ann Intern Med 158 (1); 134

North American Menopause Society 2004 Treatment of menopause-associated vasomotor symptoms. Position statemnent of the NorthAmerican Menopause Society. Menopause 11:11-33

Overman R, Borse M, Gourlay M 2013 Salmon calcitonin use and associated cancer risk. Ann Pharmac other 47:1675-1684

Petitti DB 2002 Hormone replacement therapy for prevention; more evidence, more pessimism.JAMA 288:99101

Ridker p, Buring J, Cook Net al 2003 C-reactive protein, the metabolic syndrome, and risk of incident cardiovascular events Circulation107:391-397

Ryan J, Scali J, Carriere 1 et al 2008 Hormonal treatment, mild cognitive impairment and Alzheimer's I disease. Int Psychogeriatr20:47-56

第 58 章

头 晕

JOHN SANKO

本章内容

概 述

头晕是老年人的常见疾病，可导致严重的功能障碍，并降低患者的生活质量。老年人经常因为非特异性的头晕症状就医，在 75 岁以上人群中头晕是最常见的主诉；而在不区分年龄的所有人群中，头晕是门诊排名第 3 的常见主诉。在美国最近的一项全国性健康调查中，40 岁以上人群中 35% 有前庭功能障碍。头晕患者发生跌倒的可能性是普通人群的 12 倍。由于头晕是一种主观体验，所以很难确定患者和检查者在症状描述上是否达到了一致。老年人新发头晕最常见原因是用药的变化。

临床表现与诊断

不同的人对头晕的解释不同，且往往难以描述。常见的症状描述包括头晕眼花、漂浮感、头昏或醉酒感。表 58-1 列出了患者对头晕症状常见的描述。

有的头晕患者有眼震出现，表现为眼球不自主的节律性的摆动，摆动方向向左右两侧、向内或向外均有可能，通常有扭转现象。眼震的眼球运动有快向和慢向成分，两者方向相反。

患者也经常描述眩晕的症状，眩晕的经典定义为伴有旋转感的运动幻觉，患者通常有翻转感。眩晕经常被描述为天旋地转或倾斜不稳感，无论是患者感觉自身旋转或周围环境旋转都认为是眩晕。眩晕通常提示内耳的问题，尽管有时候和小脑前下动脉或小脑后下动脉的脑卒中相关。

很多经历过头晕或眩晕的患者就算症状已经得到缓解，也会减少活动。研究发现，老年人群中担心跌倒常常和头晕或平衡能力下降具有相关性。因为担心发生头晕或跌倒，他们活动会非常谨慎，尤其是在陌生环境中，且这种恐惧和担忧会进一步引起功能的下降。跌倒与引起头晕的最常见原因有关，这是良性阵发性位置性眩晕（benign paroxysmal positional vertigo，BPPV）。BPPV 可能引起跌倒，但是也可能是由跌倒引起的。脑外伤可能会引起耳

表 58-1 头晕患者的常见主诉

主诉	病史中评估	体格检查中评估
头部对准异常		×
难以在支撑面上控制重心	×	×
不能保持身体直立	×	×
难以选择最合适的感官策略信息以做出决定		×
眼球运动异常	×	×
运动感知异常	×	×
身体功能退化	×	×
步态异常	×	×
头部漂浮不稳感	×	
平衡障碍	×	×
视觉模糊	×	×
耳鸣	×	有时
耳闷	×	有时
听力障碍	×	×
振动幻视（头部高频运动时发生的视觉的虚幻运动）	×	×
混沌感（特别是在丰富的感官环境中）	×	
头昏	×	×
焦虑	×	有时
头痛	×	
疲劳	×	×
跌倒	×	有时
笨拙		有时
跌倒恐惧	×	
颈部疼痛	×	×

石器官里耳石的移位。

其他和 BPPV 相关的疾病包括糖尿病、偏头痛、梅尼埃病和病毒感染。BPPV 可能和耳石生成区域的持续损害有关。BPPV 有家族史，每年大约有 15% 的复发率，在最初发病 3~4 年后复发率可达 40%~50%。眩晕症状通常由头部位置改变诱发，常发生在早晨起床由卧位变为坐位时，或夜晚在床上翻身时。通常可用 Epley 或 Semont 手法将耳石从半规管移位至耳石器官

内。最新的证据表明，将耳石从半规管移出可以降低跌倒的风险。BPPV 的手法复位治疗已被证实对老年人非常有效。Epley 和 Semont 两种手法在治疗与头部位置变化相关的眩晕时效果相当。最近的两项实践指南表明，BPPV 在老年人中非常常见，但可以通过复位手法治疗。研究发现 BPPV 与老龄、糖尿病和跌倒具有相关性。

如表 58-2 所示，头晕的原因有许多，需要通过详细的检查明确病因。表 58-3 中列出了诊断头晕原因的实验室和床边检查。虽然彻底的检测对于获得准确的诊断至关重要，但大多数物理治疗师在看病前不会从如此广泛的检查中获取有效信息。通过了解头晕的各种原因和检查，物理治疗师更有可能做出关于转诊和治疗的恰当的临床决策。甩头试验或头脉冲试验对于外周前庭疾病的临床诊断是特别有用的方法。当快速地向左或右转动头部，如果在整个快速头部运动中眼睛不能保持聚焦在远处目标上，则表明有外周前庭功能异常。如果患者出现眼球反向偏斜和偏心注视时出现变向眼震，而头脉冲试验正常，则对于脑卒中的鉴别有 100% 的灵敏度和 96% 的特异性。

头晕病史

采集患者完整的头晕病史资料对于物理治疗师制定最佳的个体化训练方案必不可少。采集病史要关注头晕的特征，如症状持续时间、首次发作的表现、缓解/加重因素、伴随的耳部或神经系统症状、发作频率等。了解患者既往和当前的活动水平也很重要，因为特定的日常生活活动（ADLs）可能会加重症状。了解活动状态的变化有助于制定基于症状的治疗方案。眩晕障碍评分量表（dizziness handicap inventory，DHI）提供了 0~100 的分数，供患者自我评定头晕带来的功能障碍程度（形式表 58-1）。回答"是"得 4 分，"有时"得 2 分，"不"得 0 分，总得分越高提示眩晕带来的功能障碍越大。此外，DHI 还可用于患者对症状

表 58-2　引起头晕的常见原因

周围性前庭疾病	良性阵发性位置性眩晕（BPPV）[a]
	梅尼埃病
	内耳迷路积水
	外淋巴瘘
	前庭神经元炎
	迷路炎
	双侧前庭病
中枢疾病	颈源性眩晕
	前庭眼反射异常
	颅脑外伤
	小脑前下/后下动脉卒中
	创伤后焦虑综合征
	短暂性脑缺血发作（TIA）
	偏头痛
	多发性硬化
精神疾病	恐慌症
	广场恐怖症
	过度换气综合征
其他	低血压
	药物
	晕厥
	心律失常
	椎动脉外伤
	压力性眩晕
	糖尿病
	甲状腺功能异常
	肾脏疾病
	HIV
	梅毒性迷路炎
	EB 病毒
	脑干出血
	Friedreich 共济失调
	新发复视

a：BPPV 是老年人前庭疾病中最常见的诊断

表 58-3　老年眩晕患者的常用检查

	由医生完成	由物理治疗师完成
冷热试验	×	
旋转试验（可以评估独立于视觉的前庭眼反射，也可评估视觉和前庭的交互作用）	×	
眼动测试：平滑追踪和扫视	×	×
动态视敏度（dynamic visual acuity，DVA）	×	×
主观垂直视力	×	×
甩头（头脉冲）试验	×	×
前庭肌源性诱发电位（vestibular evoked myogenic potentials，VEMPs）	×	
神经系统体格检查	×	×
视动筛查	×	×
眼震电图（VNG，包括双温试验、变位试验和眼球运动功能检查）	×	
听力图	×	
眼动电图	×	
MRI 或 CT	×	
脑干听觉诱发电位	×	
视觉诱发电位	×	
姿势描记图	×	×
立卧位血压	×	×
Hallpike 手法	×	×
瘘管试验	×	
Romberg/加强 Romberg 试验	×	
心电图	×	
Holter 动态心电图	×	
颈椎 X 线	×	
Frenzel 眼镜检查位置性眼震	×	×
生化代谢评估	×	
糖耐量试验	×	
脑电图	×	

是否改善及改善程度的自我评价。高 DHI 评分（>60）与前庭功能障碍患者的跌倒有关。

头晕患者通常会使用抗眩晕药物，但这类药物使用会降低中枢神经系统（CNS）的代偿能力。大多数抗眩晕药物是中枢神经系统抑制剂，可能会限制中枢神经系统适应由平衡损伤或功能障碍引起的变化的能力，以及响应物理治疗干预的能力。最好在患者使用低剂量前庭抑制剂或者未使用时提供物理治疗。抗眩晕药物甚至可能减缓康复过程。此外，部分患者会因为对前庭抑制剂产生依赖，可能无法停用前庭抑制剂。

功能障碍

头晕可能会严重限制患者的日常生活活动。每个人的头晕症状都不一样，常见的主诉包括过渡运动有困难（如翻身、从仰卧位移动到坐位、弯腰、从坐位移动到站立位和行走时特定的头部运动）以及快速移动困难。即使是在站立时移动头部也会使部分患者的症状加重，因为患者的不稳感并且可能感觉不安全，在行走时进行头部运动通常最困难。

患者常常抱怨在运动中看清楚周边环境、看电视或阅读均有困难，驾驶时或乘车时可能会出现头晕症状，但临床上值得注意的是患者诉说在自己开车时很少出现头晕。对于一些老年人来说，失去驾驶能力会导致严重的社会心理困境。

头晕患者的一个特征性症状是难以在杂货店或百货商店的过道上行走。外界环境中的高对比度颜色和形状变化会使老年人感到头晕目眩。走动时的光学流动变化可能引起头晕、恶心和头痛的加剧。因此，患有严重头晕的人通常会减少外出。Jacob 报道头晕与广场恐惧症（害怕离开家）及抑郁有关。头晕是一个可以引起功能障碍的问题，即使头晕已经缓解，对头晕复发的担忧通常足以让一些人限制自身的活动。

并非所有眩晕都容易治疗。单侧前庭功能障碍的患者通常在运动训练中疗效较好。Hillier 和 McDonnell 认为，有前瞻性的和强有力的证据表明前庭功能训练对前庭功能减退患者是安全有效的。而患有中枢前庭功能障碍的患者，由于中枢神经系统受累，运动更加困难，并且因为症状波动、没有一致的症状而难以治疗。一些波动性疾病，如梅尼埃病和外淋巴瘘，

可能需要手术修复；通过手术可以减少或消除头晕发生，但一些患者仍然会出现耳鸣。耳鸣可能是一种致残症状，被描述为暗沉的吼声或响亮的噪音。此外，头晕可能与多发性硬化和脑卒中有关。对于这些患者，康复治疗可能使头晕减轻但可能无法完全使其消退。

因为没有外部明显的疾病迹象，头晕患者往往难以向家人解释他们的症状。家庭成员可能会难以理解头晕对患者的身心影响以及可能因病情严重致残。

干预治疗

并不是所有的头晕患者都有平衡问题。根据症状可分为三类：头晕、平衡障碍和既有平衡障碍又有头晕。应区别对待每一种类别的患者，且应基于患者的功能障碍制定治疗方案。

在评估头晕时，重要的是要确定患者是否已经发生跌倒；如果是，要询问发生的频次，以及他们是否因为跌倒已经寻求过医疗干预。需要给予经常跌倒者（在没有外在环境危害的情况下，过去 6 个月内跌倒超过两次）更多的关注。这些人应该更频繁地接受治疗，并且应该在家中由家庭成员密切监测。某些专用的警报装置在发生跌倒时会通知紧急救援人员，可能使频繁跌倒的患者受益。

运动训练

在前庭功能障碍的运动方案中，患者需要做一些增加头晕或失去平衡症状的运动。目的是要挑战他们的平衡，或者让患者在安全的环境中感到头晕。方案进展的速度很难确定，因为如果设计用来刺激头晕的训练进展得太快，患者可能会症状变得更重、中断训练或停止后续治疗。由简单和有些困难的运动组合的方案往往是最好的，这样患者至少要做几次训练才能成功。每次训练的数目少于 5 个也有助于增加患者的依从性。

在设计运动方案时，应告知患者他们会因为训练而暂时会感觉更差。如果患者训练后头晕严重超过 20min 以上，说明这个训练对患

太难了，必须在强度或次数上加以调整。

在安全的环境中让患者尽快进步是非常重要的，这样可以恢复其信心。前庭功能障碍患者个体化运动计划（框表58-1）包括：功能性再训练、肌肉力量训练、眼睛和头部运动以及患者尝试执行困难任务。随着症状的改善，也应该实施双重任务（行走和思考）。平衡和眼球训练通常同时从老年人的安全位置开始训练，逐步进展到站立、行走，甚至在站立时向不同方向伸展的情况下进行。

前庭康复方案对单侧前庭功能减退（外周前庭功能障碍）和双侧外周前庭功能障碍的老年患者最为有效。物理治疗对其他患者包括头部外伤、小脑萎缩或功能障碍、小脑卒中和多发性硬化也可能有效。已经被诊断患有双侧疾病的患者，尽管疗效不如单侧疾病患者那样好，

形式表 58-1　眩晕障碍量表（DHI[a]）

姓名			日期	
注：此问卷评估您出现头晕或平衡障碍时的严重程度。请在每个问题后选择"是"/"否"，或者"有时"。根据您自己在眩晕或平衡障碍发生时的情况进行回答。回答选项：是，4分；有时，2分；否，0分。				
1	向上看会加重眩晕或平衡障碍吗？			
2	你是否会因为眩晕或平衡障碍而感到失落？			
3	是否会因为眩晕或平衡障碍而限制你的工作或休闲旅行？			
4	在超市的货架道中行走会加重眩晕或平衡障碍吗？			
5	是否会因为眩晕或平衡障碍，使你上下床有困难？			
6	是否会因为眩晕或平衡障碍限制了你的社交活动，比如出去晚餐、看电影、跳舞或聚会？			
7	是否会因为眩晕或平衡障碍使你阅读有困难？			
8	进行剧烈活动时如运动、跳舞，或者做家务如扫除、放置物品会加眩晕或平衡障碍吗？			
9	是否会因为眩晕或平衡障碍，使你害怕在没有人陪伴时独自在家？			
10	是否会因为眩晕或平衡障碍，使你在他人面前感到局促不安？			
11	做快速的头部运动是否会加重眩晕或平衡障碍？			
12	是否会因为眩晕或平衡障碍，而使你恐高？			
13	在床上翻身会加重眩晕或平衡障碍吗？			
14	是否会因为眩晕或平衡障碍，而使你做较重的家务或体力劳动时感到有困难？			
15	是否会因为眩晕或平衡障碍，而使你害怕别人误认为你是喝醉了？			
16	是否会因为眩晕或平衡障碍，使你无法独立完成工作？			
17	在人行道上行走会加重眩晕或平衡障碍吗？			
18	是否会因为眩晕或平衡障碍，而使你很难集中精力？			
19	是否会因为眩晕或平衡障碍，使你夜间在房子里行走有困难？			
20	是否会因为眩晕或平衡障碍，而害怕独自在家？			
21	是否会因为眩晕或平衡障碍，而感到自己有残疾？			
22	是否会因为眩晕或平衡障碍给你与家人或朋友的关系带来压力？			
23	会因为眩晕或平衡障碍而感到沮丧吗？			
24	眩晕或平衡障碍，是否已经影响到了你的工作或家庭责任？			
25	弯腰会加重眩晕或平衡障碍吗？			

a：经惠允引自 Jacobson and Newman, 1990, American Medical Association.

框表 58-1　头晕的康复训练运动

头晕患者的过渡性训练运动
- 头部运动
- 卧位
- 坐位
- 站位
- 行走
- 行走并做功能性活动
- 功能性活动
- 转身
- 转圈和 8 字行走
- 抛球
- 绕障碍行走训练

平衡训练
- 头、脚、上肢处于不同位置训练（分别在睁眼和闭眼时进行）
- 通过感觉整合测试制定的训练方案
- 髋策略和踝策略
- 重心转移
- 单腿站立
- 前后迈步走
- 侧步走
- 泡沫垫上站立
- 踢球
- 倒退走
- 交叉步
- 足尖足跟串联行走
- Romberg
- 台阶训练
- 将物体移到不同的平面
- 追踪字母表
- 踮脚尖
- 对墙拍球
- 携物行走
- 暗室行走
- 坐在健身球上接球
- 软垫上行走
- 踝本体感觉训练
- 腰部负重重心转移训练
- 单腿站立弹力带训练

- 脚后跟行走
- 单腿站立时踢绳子上的球
- 换脚跳
- 单腿站立时转头
- 重心转移的功能性活动，如打高尔夫
- 倾斜板训练
- 脚尖行走
- 一边走一边说话
- 一边走一边数数

眼球运动（可用 Frenzel 眼镜评估）
- 眼球运动举例
  - 头部固定，眼球追踪视靶
  - 视靶固定，头部移动
  - 视靶移动，头部移动去追踪视靶
  - 头眼运动训练
  - 凝视一张卡片，头从左边转向右边
  - 追踪上下移动的视靶
  - 凝视一张卡片，头向上向下活动
  - 在一臂远的距离的卡片和头同时移动
  - 快速向左和向右看，并凝视视靶
  - 向上看和平视两张卡片，看的过程中头部移动
  - 头和卡片同时上下移动
  - 将卡片举在面前，左右移动，眼球追踪移动的卡片
  - Simon Says 游戏
  - 在超市行走
  - 打乒乓球
  - 在旋转的椅子上旋转
  - 激光枪战
  - 目标意念训练
  - X2 眼球训练
  - 头眼一致向上及水平位移动注视
- 耳石刺激训练 (Otolith stimulation)
  - 在球上弹跳
  - 跳绳
- 良性阵发性位置性眩晕手法复位
  - Epley 手法
  - Semont 手法
  - Brandt–Daroff 训练
  - 水平半规管的 CRM 复位手法

病情也可以在长达 1 年的物理治疗中有所改善。患有双侧疾病的患者通常以宽基步态行走，即使是在干预后也可能需要继续使用辅助装置。

对于患有中枢性疾病、焦虑症和中枢 / 外周前庭功能障碍的患者，比治疗单纯外周前庭功能障碍的患者要困难得多。康复治疗可以帮助老年眩晕患者缓解症状。

康复训练方案最重要的组成部分之一是让患者定期遵照制定的运动方案训练。当患者依从性不好时，可能需要更频繁地接受治疗师的训练。老年人可能害怕在家独自进行训练，即使家庭训练方案包括非常详细的安全性提示。

对于头晕的老年人最常推荐的运动是步行。步行对患者是一种挑战，特别是在户外使他们暴露于各种各样的视觉刺激中。但是在一些老年人中，开始行走方案可能是不现实的，

因为他们独居并可能害怕跌倒。

最近，Wii™虚拟现实系统已被用于治疗前庭疾病的患者，并取得了一些成功。目前尚不清楚Wii™的效果如何，但它已作为一种新兴技术用于临床以改善头晕患者的平衡功能。此外，已经证明使用振动触觉背心可改善患有平衡和前庭功能障碍患者的步态。受试者在行走时穿着背心比没穿背心时动态步态指数得分得到了改善。

总　结

头晕是一种难以捉摸的很难诊断的疾病。老年人出现头晕的原因众多，可以是中枢性的、周围性的、精神源性的以及各种系统性的疾病。最好在进行彻底的医学检查以确定医学诊断后立即开始治疗。如果眩晕的原因是前庭方面，个体化制定的训练方案对功能的恢复有很大帮助。

（李利娟）

原文参考

Agrawal Y, Carey JP, Della Santina CC, et al.2009 Disorders of balance and vestibular function in US adults:data from the National Health and Nutrition Examination Survey, 2001–2004.Arch Intern Med, 169:938–944

Bamiou DE, Davies RA, Mckee M, et al.2000 Symptoms, disability and handicap in unilateral peripheral vestibular disorders. Effects of early presentation and initiation of balance exercises. Scand Audiol, 29:238–244

Bessot N, Denise P, Toupet M, et al.2012 Interference between walking and a cognitive task is increased in patients with bilateral vestibular loss.Gait Posture, 36:319–321

Bhattacharyya N, Baugh RF, Orvidas L, et al.2008 Clinical practice guideline:benign paroxysmal positional vertigo.Otolaryngol Head Neck Surg, 139:S47–S81

Bronstein AM, Lempert T.2010 Management of the patient with chronic dizziness.Restor Neurol Neurosci, 28:83–90

Brown KE, Whitney SL, Wrisley DM, et al.2001 Physical therapy outcomes for persons with bilateral vestibular loss. Laryngoscope, 111:1812–1817

Chen Y, Zhuang J, Zhang L, et al.2012 Short-term efficacy of Semont maneuver for benign paroxysmal positional vertigo:a double-blind randomized trial.Otol Neurotol, 33:1127–1130

Cohen H, Ewell LR, Jenkins HA 1995a Disability in Menières disease. Arch Otolaryngol-Head Neck Surg, 121:29–33

Cohen H, Kanewineland M, Miller LV, et al.1995b Occupation and visual–vestibular interaction in vestibular rehabilitation.Otolaryngol-Head Neck Surg, 112:526–532

Cohen HS, Kimball KT.2005 Effectiveness of treatments for benign paroxysmal positional vertigo of the posterior canal. Otol Neurotol, 26:1034–1040

Epley JM.1980 New dimensions of benign paroxysmal positional vertigo. Otolaryngol Head Neck Surg, 88:599–605

Epley JM.1992 The canalith repositioning procedure: for treatment of benign paroxysmal positional vertigo. Otolaryngol Head Neck Surg, 107:399–404

Fife TD, Iverson DJ, Lempert T, et al.2008 Practice parameter: therapies for benign paroxysmal positional vertigo (an evidence-based review):report of the Quality Standards Subcommittee of the American Academy of Neurology. Neurology, 70:2067–2074

Furman JM, Cass SP, Whitney SL.2010 Vestibular Disorders A Case Study Approach. Oxford University Press, New York Gananca FF, Gazzola JM, Gananca CF, et al.2010 Elderly falls associated with benign paroxysmal positional vertigo. Braz J Otorhinolaryngol, 76:113–120

Gizzi M, Ayyagari S, Khattar V.1998 The familial incidence of benign paroxysmal positional vertigo. Acta Otolaryngol, 118:774–777

Halmagyi GM, Curthoys IS.1988 A clinical sign of canal paresis. Arch Neurol, 45:737–739

Herdman SJ, Blatt P, Schubert MC, et al.2000 Falls in patients with vestibular deficits. Am J Otol, 21:847–851

Herdman SJ, Schubert MC, Das VE, et al.2003 Recovery of dynamic visual acuity in unilateral vestibular hypofunction. Arch Otolaryngol Head Neck Surg, 129:819–824

Hillier SL, Mcdonnell M.2011a Vestibular rehabilitation for unilateral peripheral vestibular dysfunction.Cochrane Database Syst Rev, 2:CD005397

Hillier SL, Mcdonnell M.2011b Vestibular rehabilitation for unilateral peripheral vestibular dysfunction.Clin Otolaryngol, 36:248–249

Jacob RG, Furman JM, Durrant JD, et al.1996 Panic, agoraphobia, and vestibular dysfunction. Am J Psychiatry, 153:503–512

Jacobson GP, Newman CW.1990 The development of the Dizziness Handicap Inventory.Arch Otolaryngol Head Neck Surg, 116:424–427

Katsarkas A.1999 Benign paroxysmal positional vertigo (BPPV):idiopathic versus post- traumatic.Acta Otolaryngol, 119:745–749

Kattah JC, Talkad AV, Wang DZ, et al.2009 HINTS to diagnose stroke in the acute vestibular syndrome:three-step bedside oculomotor examination more sensitive than early MRI diffusion-weighted imaging.Stroke, 40:3504–3510

Kroenke K, Lucas CA, Rosenberg ML, et al.1992 Causes of persistent dizziness–a prospective study of 100 patients in ambulatory care. Ann Intern Med, 117:898–904

Meldrum D, Glennon A, Herdman S, et al.2012 Virtual reality rehabilitation of balance: assessment of the usability of the Nintendo Wii (R) Fit Plus.Disabil Rehabil Assist Technol, 7:205–210

Minor L.1998 Gentamicin-induced bilateral vestibular hypofunction. JAMA, 279:541–544

Nunez RA, Cass SP, Furman JM, 2000 Short-and long-term outcomes of canalith repositioning for benign paroxysmal positional vertigo.Otolaryngol Head Neck Surg, 122:647–652

Peppard SB.1986 Effect of drug therapy on compensation from vestibular injury. Laryngoscope, 96:878–898

Redfern MS, Talkowski ME, Jennings JR, et al.2004 Cognitive influences in postural control of patients with unilateral vestibular loss. Gait Posture, 19:105–114

Roberts JC, Cohen HS, Sangi-Haghpeykar H.2011 Vestibular disorders and dual task performance:impairment when walking a straight path. J Vestib Res, 21:167–174

Semont A, Freyss G, Vitte E.1988 Curing the BPPV with a liberatory maneuver.Adv Otorhinolaryngol, 42:290–293

Sparto PJ, Furman JM, Whitney SL, et al.2004 Vestibular rehabilitation using a wide field of view virtual environment.Conf Proc IEEE Eng Med Biol Soc, 7:4836–4839

Telian SA, Shepard NT, Smith-Wheelock M, et al.1991 Bilateral vestibular paresis:diagnosis and treatment. Otolaryngol Head Neck Surg, 104:67–71

Wall 3rd C, Wrisley DM, Statler KD.2009 Vibrotactile tilt feedback improves dynamic gait index:a fall risk indicator in older adults.Gait Posture, 30:16–21

White J, Savvides P, Cherian N, et al.2005 Canalith repositioning for benign paroxysmal positional vertigo. Otol Neurotol, 26:704–710

Whitney SL, Rossi MM.2000 Efficacy of vestibular rehabilitation. Otolaryngol Clin North Am, 33:659–661

Whitney SL, Sparto PJ.2011 Principles of vestibular physical therapy rehabilitation.Neuro Rehabil, 29:157–166

Whitney SL, Wrisley DM, Marchetti GF, et al.2002 The effect of age on vestibular rehabilitation outcomes. Laryngoscope, 112:1785–1790

Whitney SL, Wrisley DM, Brown KE, et al.2004 Is perception of handicap related to functional performance in persons with vestibular dysfunction? Otol Neurotol, 25:139–143

Whitney SL, Marchetti GF, Morris LO.2005 Usefulness of the dizziness handicap inventory in the screening for benign paroxysmal positional vertigo.Otol Neurotol, 26:1027–1033

第 59 章

平衡测试和训练

DIANE M. WRISLEY, TIMOTHY L. KAUFFMAN

概　述

老年人跌倒后的医疗及社会学结果已经成为全世界最大的公共卫生问题之一。据估计，每年 65 岁以上的人群中有 28%~35% 发生跌倒，70 岁以上的人群跌倒增加到 32%~42%，而 85 岁以上的人群死亡率最高。老年人的跌倒可以归因于用药、环境改变、心肺功能下降、认知改变、虚弱和感觉运动障碍等多种因素。

老年人一旦发生跌倒，增加他们跌倒风险的状态就会发生改变（如惧怕跌倒、活动减少、移动的速度和顺畅性减少）。所以，老年医学专家尽早开展全面的多因素平衡评估和治疗十分重要。框表 59-1 列出了与平衡相关关键词的定义。

平衡的生理学

平衡是一种在给定的可感知的环境下，在支撑面上保持重心稳定的能力，由多种因素构成并且受到多个系统的影响。人体平衡是一种

框表 59-1　平衡相关关键词的定义

平衡：在给定的可感知的环境下，能在支撑面上保持重心稳定的能力

静态平衡：在一个位置上保持稳定的能力

动态平衡：在不同位置之间转移或移动的能力

自动姿势反应：当受到刺激或意外的干扰，如在人群中滑倒或挤撞时产生的以保持重心在支撑面上稳定的反应

预姿势控制：类似于自动姿势反应，但是在干扰之前发生并且为干扰做好准备

随意姿势控制：姿势控制受意识控制的支配，先前的经验和教导对自发性的干扰有很强的影响

重心：空间中的一个假想的点，从生物力学的角度通过测量力和力矩所得，这一点上所有力的合力等于零。正常成人安静地站立时，重心大约位于脊柱 S2 水平的前方

支撑面：承受体重和重力的人体表面。站立位时，支撑面是指两只脚掌的面积；坐位时，支撑面是指大腿和臀部。支撑面越窄，保持平衡越难

稳定极限：在这个极限内人体可以在任何方向上移动而不会跌倒（当重心落在支撑面之外时），也不会通过跨步和跳跃来建立新平衡（在重心之下建立新的支撑面）

平衡策略：正常的肌肉收缩顺序以保持直立姿势。最常见的包括踝策略、髋策略和跨步策略

源自 Nashner, 1990; Allison, 1995

复杂的涉及神经肌肉骨骼的过程，包括身体运动的感觉捕获、中枢神经系统内感觉运动信息的整合以及恰当的神经肌肉反应。图59-1总结了人体平衡系统的组成。大脑应用视觉系统、前庭系统和本体感觉系统来确定人体在空间的位置和运动。尽管这些系统会随着年龄发生相应的改变，但是在三种感觉都存在的前提下，老年人与年轻人相比，并没有站立或行走时表现出明显增加的姿势摇摆的现象。将本体感觉和视觉的输入限制到最少时，首先要求老年人在一个平衡台上保持平衡时，有一半的老年人丧失了平衡。然而在相同的暴露情况下重复进行时，老年人能够学会在平衡台上保持平衡。有趣的是，在进一步的调查中发现，跌倒与感觉或运动任一系统中的亚临床疾病呈正相关。

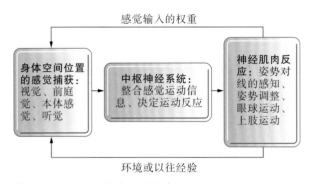

图 59-1 人体平衡系统的组成

因为感觉发生改变在老年人中十分普遍，读者可查阅其他相关章节以了解周围神经病变（见第32章和第33章）、视觉（见第51章）、躯体感觉（见第49章）和前庭系统的改变（见第52章和第58章），以进一步评估和治疗这些影响平衡的系统。

中枢神经系统的不同区域包括前庭神经核及小脑，对各种感觉系统传递来的信息进行整合，然后产生恰当的运动反应。中枢神经系统优先利用感觉信息最有可能是基于应用了一种特殊感觉模式、当前的任务和既往经验。接着中枢神经系统产生恰当的运动反应来保持身体直立的姿势。人体采用不同的平衡策略来保持平衡，取决于外界干扰的速度和支撑面。来自水平表面的慢而小的干扰引起的肌肉活动是由

远端向近端的节律性运动（踝策略），而干扰越大、越快或者支撑面越小，则引起由近端向远端的肌肉节律性的运动（髋策略）。当外界干扰使得重心离开支撑面或稳定极限需要重新建立平衡时，则产生了跨步策略。在不同的情况下，例如在易滑倒的表面行走或受到小而慢的干扰时，老年人将频繁地在踝策略与髋策略之间转换。假如采用不恰当的平衡策略将会导致老年人跌倒。

存在许多其他影响保持直立姿势能力的因素。第一，肌肉骨骼受限一定是其中一个因素。保证足够的运动范围，尤其是对于重要的关节，如踝关节和髋关节。颈部活动范围受限或颈部肌肉疼痛综合征可能会引起相应的躯干代偿和头部运动，从而引起不平衡。适中的神经肌肉力量对提升恰当的平衡策略至关重要。合适的节律性启动肌肉的能力和适时的肌肉活动都很重要，并且有时在伤后恢复最为困难。在检查主动姿势反应时，与年轻人相比，老年人表现出起始动作缓慢，并且出现与正常的由远端到近端相反方向的肌肉收缩顺序。姿势或骨骼的对线可以协助平衡反应的产生，否则会使平衡反应的产生更困难。使患者的姿势尽可能对齐可以帮助重新获得产生平衡反应的能力。尽管大多数平衡反应都是在潜意识水平下产生的，但是患者的认知状态会影响他们形成必要的维持直立姿势的平衡反应的能力。如果受试者很容易地被打扰或者过程很缓慢，他也许不能对环境变化做出快速的反应来保持直立姿势。当环境中的运动增加或患者因谈话而分心或当他们心事重重时，这种现象会更加明显。许多环境因素可以影响患者保持平衡的能力。光线减少或消失、支撑面软而易变形使患者用于空间定位的感觉输入减少。孩子或宠物会形成突然的干扰使得患者保持平衡变得困难，尤其当他们的反应时间已经增加的时候。不同种类的药物，从利尿剂到中枢神经系统抑制剂，都可以影响患者的平衡能力（见第12章）。

平衡的评估

最近 20 年出现了大量的用于评估平衡的工具。有一些工具评估的只是一种潜在的障碍，有一些则是从多个维度进行评估。这些工具从高技术、昂贵层面到简单、便携层面各有不同。表 59-1 对各种工具以及它们所评估到的有关平衡的成分做了概述。框表 59-2 阐述了一些可以表明患者能从进一步的医疗检查中受益的"红旗征"或症状体征。

在老年人进行试验时需要评估的一个最重要的点是他们跌倒的风险。框表 59-3 总结了引起老年人跌倒的确定因素。读者可查阅《老年人跌倒预防指南》一书中的相关章节，其总结了老年人跌倒风险的评估和治疗，并提供了建议。

尽管自我评测并不会直接测量出障碍，但是一些自我评测可以帮助医务人员确定患者的稳定感知的水平，并且这将会提高临床医务人员治疗和评估跌倒风险的能力。患者有时自我感知自己要比试验得出的结果更稳定。这表明他们也许是因为在诊所内表现不同，也或许是因为在家中不存在这些不必要的风险，同样需要考虑对降低跌倒风险提供建议。在另外一些时候，患者会觉得自己比试验反映出的结果稳定性更差。这些受试者可能有过跌倒史以及对他们的平衡能力缺乏自信，导致他们活动减少。在没有干预的情况下，活动减少可能会导致更大限度的受限和更多的平衡问题。其中最常用的两个关于平衡功能的自我评估是"跌倒效能量表"（the Falls Efficacy Scale）和"特异性活动平衡信心量表"（the Activites-specific Balance Confidence Scale）。跌倒效能量表 [重测信度内部相关系数（ICC）（2，1）=0.91] 和特异性活动平衡信心量表的信度 [重测信度 ICC（2，1）=0.91] 和效度都已经得到了证实。跌倒效能量表将跌倒后能否爬起及焦虑水平相关联。改良后的跌倒效能量表与更高的功能性活

表 59-1　评估平衡的评估工具	
自我感知量表	跌倒效能量表（Tinetti et al., 1990, 1994b）
	改良跌倒效能量表（Hill et al., 1996）
	特异性活动平衡信心量表（Powell & Myers, 1995）
感觉层面评估	计算机动态姿势感觉统合测试（Monsell et al., 1997）
	感觉交互及平衡临床测试（Shumway-Cook & Horak, 1986）
运动层面评估	功能性伸展测试（Duncan et al., 1990）
	多方向伸展测试（Newton, 2001）
	四方步测试（Dite & Temple, 2002）
	稳定极限（EI-Kashlan et al., 1998）
	运动控制测试（EI-Kashlan et al., 1998）
	五次坐 – 站测试（Csuka & McCarty, 1985）
多维度评估	以工作表现为导向的移动评估（Tinetti, 1986）
	体能表现量表
	Berg 平衡量表（Berg et al., 1992）
	平衡评估系统测试（BES Test）（Horak et al., 2009）
步态分析	起立 – 行走计时测试（Podsiadlo & Richardson, 1991）
	动态步态指数（Shumway-Cook & Woollacott, 1995）
	功能性步态评价（Wrisley et al., 2001）
	步行速度

第 59 章　平衡测试和训练

框表 59-2　红旗征——内科医生诊断检查的快速参考

- 未得到解释的中枢神经系统体征——运动、感觉或认知改变
- 未得到解释的脑神经功能障碍
- 未得到解释的突发的或单侧听力障碍，尤其是伴有眩晕的情况下
- 在过去的 4 周内发生过两次及以上的跌倒
- 临床检查中出现不一致

框表 59-3　跌倒的危险因素

内在因素
- 下肢无力
- 低握力
- 平衡障碍
- 功能和认知障碍
- 视力障碍
- 跌倒史
- 步态障碍
- 视力障碍
- 尿失禁
- 慢性疾病

外在因素
- 多重用药（4 种及以上处方药）
- 环境
- 光线不足
- 地毯过于松软
- 健康护理受限
- 低收入及教育水平

源自 Nashner, 1990; Allison, 1995

动相联系。它具有较高的重测信度（ICC=0.93），并且将老年人有和无跌倒史进行了区分。Myers 等人报道特异性活动平衡信心量表的得分与身体功能及社区居住老年人的跌倒相关。分数高于 80% 表明社区居住老年人有较高的身体功能；分数在 50%~80% 表明老年人身体功能中等，他们退休在家或患有慢性疾病；分数低于 50% 表明老年人身体功能低下，需要家庭照护。

平衡障碍通过单项的平衡工具可以得到评估，例如 Romberg 试验、功能性伸展测试、单腿支撑或前后腿支撑等。它们都很容易执行，并能作为一种快速评估平衡功能的方法。其缺点是这些工具测试只能评估平衡的一个层面。因为其他的测试并没有相关的发现，这将会限制它们进一步改善治疗计划的作用。这些单项

目测试都有很好的信度。单腿支撑不能保持 5s 以上会增加老年人跌倒的风险。

较高或较低的技术如通过 Equitest 进行感觉统合测试（Sensory Organization Testing，SOT），或者感觉互动及平衡临床测试（Clinical Test of Sensory Interaction and Balance，CTSIB），或者各自的"Foam and Doe"试验都可以利用与平衡有关的感觉信息进行评估。每种测试都设计成 6 种情况以便测试患者是否可以利用视觉、前庭觉或本体感觉来保持平衡。SOT 和 CTSIB 都具有信度和效度。SOT 提供了平均得分和额外的关于运动技巧的信息，以及利用感觉信息保持平衡的相对可信度。CTSIB 是一种比较简便的可供选择的方法，能够提供相似的信息。进行 CTSIB 得到的分数与进行 SOT 得到的分数有中等程度的相关性。

一些多维度的平衡评估已经得到进一步的改良，目的是为了考虑平衡的许多方面以便预测个体跌倒的风险。多维度平衡测试的主要优点之一是它们可以评估平衡的许多方面，并且最终整合为一个总分。这使得它们在预测跌倒风险方面显得非常有价值，但是可能会使它们在区分哪种平衡障碍在治疗时应该得到处理上更加困难。总分用于确定跌倒风险和干预前的功能基线，并且可以用来量化干预的有效性。治疗师可能需要观察受试者在进行测试项目时的表现或者进行单个项目的评估，以便确定哪些平衡障碍需要得到治疗。多维度测试的组内和组间信度从良好到优异不等。

步行是一项复杂的平衡任务，也是一项极具功能性的方法，既可以用来评估，也可以用来治疗平衡障碍。在步行过程中，如果重心移动到支撑面以外，就会发生跌倒。当跨步重新确定支撑面的时候，失去的平衡又会重新恢复。步态分析可以让我们评估患者整合平衡的能力及测量移动过程中的平衡。动态步态指数、功能性步态评价以及起立 - 行走计时测试都是十分有用的步态评估工具。在功能方面，某些背景下患者需要达到步行速度为 1.22m/s 才能安全地通过马路。

老年人的平衡功能评估可能包括自我认知测量、基于障碍的或多维度的工具，并且是以评估的目的为导向的（如跌倒风险评估、诊断或直接干预）。评估的内容应该包括运动、感觉、肌肉骨骼和可能会导致平衡障碍的外部因素。全面的平衡评估会为治疗做导向。

干 预

平衡功能障碍的干预是基于通过评估后确定的特定障碍（如 ROM、肌力、感觉减退、疼痛、感觉输入的利用、运动技巧的利用等）和功能受限而进行的。平衡策略和利用平衡相关感觉信息的能力可以通过适当的运动和训练习得。在平衡训练时，为患者提供完成任务的机会很重要，完成的任务要允许他们应用必要的平衡策略；并且要尽可能地将所完成的任务与功能性的活动相匹配，这样患者才更可能坚持运动并可以概括出他们所学习过的任务（表 59-2A）。在进行平衡训练时，安全对于患者来说十分重要。要求开具的运动处方对患者的平衡能力要有一定的挑战性，这也可能会让患者失足或跌倒。上肢支撑会改变肌肉的激活时序性，使肌肉激活的起始来源于上肢。如果治疗的目的是在不借助辅具独立行走的情况下，这种肌肉激活时序性的改变并不总是我们想要的结果。站立训练时，要求患者站在房间的一个角落里，面前放一把能在各条边上提供支撑表面的椅子，在必要时可以保护患者，将受伤的概率降到最低。美国老年病学会/英国老年病学会推荐的跌倒预防的多成分训练应该包括力量、平衡协调和步态训练。他们的研究总的结果表明，在进行每周 1~3 次、持续超过 12 周的训练后能够得到益处。

感觉功能的年龄相关性变化和不同感觉系统的疾病都可能会导致患者利用感觉信息保持平衡出现困难。运动可以帮助训练患者应用一种他不能很好控制的感觉，或者训练他们利用另一种感觉进行代偿。当尽力地使患者利用感觉输入的能力最大化来保持平衡时，总体的原则是首先开展能够覆盖到所有感觉信息的练习活动，然后逐渐减少感觉信息的输入。表 59-2B 阐述了可以促进不同感觉输入作用的运动。

步态是失去平衡的一种表现，而随后可以通过代偿性地跨步来重新获得平衡。因为我们大多数患者的主要目标为了步行，这也使得步行成为一种治疗平衡障碍的极好的方法。许多运动训练都可以引入步态来提升平衡能力。在进行步行训练时，通过使头部偏离中线或倾斜步行平面、改变速度、跨越障碍物、凹凸不平的地面或者改变光线都可以改善平衡。

Robinovitch 等人利用相机来研究入住长期护理机构老人的跌倒事件。跌倒归因于不适当的重心转移占 41%，绊倒或失足占 21%，失去支撑占 11%、体力不支占 11%、滑倒占 3%。跌倒所占百分比较高的活动有向前步行 24%，静止站立 13%，坐下 12%。在对有过跌倒史的患者进行评估和制定诊疗计划时以上结果应该考虑在内。

运动治疗平衡有效性的证据

大多数有关运动治疗平衡有效性的研究都关注老年人跌倒的风险。随机临床试验已经证实运动可以改善社区居住老年人的平衡能力。Sherrington 等人利用荟萃分析进行了一项系统性的回顾来评估在社区和住宅居住的老年人中运动干预跌倒的有效性。评估包括了 44 项试验的 9063 名参与者，其综合作用表明跌倒率减少了 17%；更重要的是，在干预项目中运动超过 50h 的人受益更大。如果 50h 的运动是在 6 个月内而不是在 12 个月内达成的，减少跌倒的效果将会更明显，这意味着随着时间的增加，运动的强度也应该增加。

Clemson 等人报道在社区居住的超过 70 岁的老年人，并且在先前 12 月发生过两次及以上跌倒的老年人，经过 1 年的干预后跌倒次数显著减少。他们的生活方式干预功能性运动（Lifestyle intervention Functional Exercise，

表 59-2 治疗策略

A	改善重心控制能力的训练	在平稳的支撑面上缓慢地开始重心转移 增加上肢活动、功能性活动 按以下进程开始运动： 逐渐增加远离中线的距离 改变运动的速度 增加徒手的阻力 减小支撑面 应用不平稳的支撑面，例如泡沫、摇杆木板、2×4、半卷筒 增加头眼协调运动 变换视力：昏暗的光线、闭眼、戴不透明的眼镜
	促进利用踝策略的运动	在平稳的支撑面上给予来自自身或外界的小而慢的干扰 闭链运动，例如在 2×4 上面踏步、走路 功能性运动，例如从书架上取下物体、站立位时进行上肢运动
	促进利用髋策略的运动	在狭窄的支撑面上给予来自自身或外界的中等强度的快速干扰 单腿支撑 功能性活动，如把手伸进汽车后备厢或干衣机、上下楼梯
	促进利用跨步策略的运动	给予来自自身或外界的大而快的干扰以便需要利用到跨步；从可预知到不可预知 在不平坦的平面步行 跨越障碍物
B	提高躯体感觉输入作用的运动	在平稳的支撑面上提供可信的躯体感觉输入时去除视觉： 闭眼由站到坐 步行时伴随眼睛和头部的运动 扰乱视觉环境：人群、有条纹的窗帘、移动的视觉环境、虚拟现实
	提高视觉输入作用的运动	提供可信的视觉提示（带有标记的平稳的视觉提示）时去除躯体感觉： 坐或站在易弯曲的支撑面或摇杆木板上 穿着泡沫靴子步行 在视觉固定时指示患者
	提高前庭觉输入作用的运动	提供可信的前庭觉提示（可监测的头部位置）时去除视觉和躯体感觉： 当视力障碍、受限或不准确的情况下在不平稳或易屈曲的支撑面上站立或步行

LiFE）项目由与日常生活相匹配，并且由一天中不断重复进行的特定的平衡和力量训练活动组成，包括跨越障碍物、掉头和改变方向、在两条腿之间来回转移重心、坐 - 站、在便道上走步、屈膝以及其他策略等。

总之，有关运动干预的一些相关的点可以概括如下：①跌倒预防的运动类型、时间和强度仍然不清楚；②运动干预需要个性化设计；③运动必须维持 - 持续超过 12 周才能算成功；④当运动与其他形式的干预例如家居改造和宣教联合进行时跌倒预防会更加有效。

总　结

平衡是一项复杂的能调动神经肌肉骨骼的过程，涉及感觉、骨骼和运动的成分。目前的研究表明，平衡障碍并非是衰老的正常表现，但是它经常与神经肌肉骨骼和感觉系统的衰退联系到一起，所以进行老年人治疗的医务人员应该重视这个问题。功能性平衡能力可以推断出老年人在各个方面的能力。医务人员需要从评估和治疗两个方面去处理老年人平衡有关的感觉、运动和综合的成分。老年人的平衡能力与年轻人本身没有太大的不同，但是由于平衡障碍引起的后果明显会更严重；并且老年人利用运动和感觉策略的能力可能会更慢。因此，我们必须尽早认识到平衡障碍，并在不限制老年人活动的前提下主动采取有效的干预措施。运动对于改善平衡功能从而减少老年人跌倒是有效的。

（李 奇）

原文参考

Allison L. 1995 Balance Disorders, 3rd edn. Mosby Year Book, St Louis, MO, pp. 802–837

Berg KO, Wood-Dauphinee SL, Williams JI, et al. 1992 Measuring balance in the elderly: validation of an instrument. Can J Public Health, 83 (suppl 2):7–11

Berg KO, Wood-Dauphinee S, Williams JI, 1995 The Balance Scale: reliability assessment with elderly residents and patients with an acute stroke. Scand J Rehabil Med, 27 (1):27–36

Bohannon RW, Larkin PA, Cook AC, et al. 1984 Decrease in timed balance test scores with aging. Phys Ther, 64 (7):1067–1070

Clemson L, Fiatarone Singh M, Cumming R, et al. 2012 Integration of balance and strength training into daily life activity to reduce rate of falls in older people (the LiFE) study: randomised parallel trial. BMJ, 345:e552 [Epub 15 August 2012]

Csuka M, McCarty DJ, 1985 Simple method for measurement of lower extremity muscle strength. Am J Med, 78 (1):77–81

Dite W, Temple VA, 2002 A clinical test of stepping and change of direction to identify multiple falling older adults. Arch Phys Med Rehabil, 83 (11):1566–1571

Duncan PW, Weiner DK, Chandler J, et al. 1990 Functional reach: a new clinical measure of balance. J Gerontol, 45 (6):192–197

El-Kashlan HK, Shepard NT, Asher AM, et al. 1998 Evaluation of clinical measures of equilibrium. Laryngoscope, 108 (3):311–319

Fregly AR, Graybiel A, 1968 An ataxia test not requiring rails. Aerospace Med, 39:277–282

Hill KD, Schwarz JA, Kalogeropoulos AJ, et al. 1996 The modified falls efficacy scale. Arch Phys Med Rehabil, 77:1025–1029

Horak F, 2006 Postural orientation and equilibrium: what do we need to know about neural control of balance to prevent falls. Age Ageing 35 (Suppl ii7–ii11)

Horak FB, Shumway-Cook A, 1990 Clinical Implications of Posture Control Research. APTA, Alexandria, VA, pp. 105–111

Horak F, Wrisley D, Frank J, 2009 The Balance Evaluations Systems Test (BESTest) to differentiate balance deficits. Phys Ther, 89:484–498

Kenny R, Rubenstein L, Tinetti M, et al. 2011 Summary of the updated American Geriatrics Society/British Geriatrics Society clinical practice guideline for prevention of falls in older persons. J Am Geriatr Soc, 59:148–157

Monsell EM, Furman JM, Herdman SJ, et al. 1997 Computerized dynamic platform posturography. Otolaryngol Head Neck Surg, 117:394–398

Myers AM, Fletcher PC, Myers AH, et al. 1998 Discriminative and evaluative properties of the activities-specific balance confidence (ABC) scale. J Gerontol A Biol Sci Med Sci, 53 (4):M287–M294

Nashner LM, Peters JF, 1990 Dynamic posturography in the diagnosis and management of dizziness and balance disorder. Neurol Clin, 8 (2):331–349

Newton RA, 2001 Validity of the multi-directional reach test: a practical measure for limits of stability in older adults. J Gerontol A Biol Sci Med Sci, 56 (4):248–252

Peterka RJ, 2002 Sensorimotor integration in human postural control. J Neurophysiol, 88 (3):1097–1118

Podsiadlo D, Richardson S, 1991 The Timed 'Up & Go': a test of basic functional mobility for frail elderly persons. J Am Geriatr Soc, 39 (2):142–148

Powell LE, Myers AM, 1995 The Activities-specific Balance Confidence (ABC) Scale. J Gerontol A Biol Sci Med Sci, 50 (1):28–34

Robinovitch S, Feldman F, Yang Y, et al. 2013 Video capture of the circumstances of falls in elderly people residing in long term care: an observational study. Lancet, 381:47–54

Rubenstein LZ, Josephson KR, Trueblood PR, et al. 2000 Effects of a group exercise program on strength, mobility, and falls among fallprone elderly men. J Gerontol A Biol Sci Med Sci, 55 (6):317–321

Sherrington C, Whitney J, Lord S, et al. 2008 Effective exercise for the prevention of falls: a systematic review and meta-analysis. J Am Geriatr Soc, 56:2234–2243

Shubert T, 2011 Evidence-based exercise prescription for balance and falls prevention: a current review of the literature. J Geriatr Phys Ther, 34:100–108

Shumway-Cook A, Horak FB, 1986 Assessing the influence of sensory integration on balance: suggestions from the field. Phys Ther, 66 (10):1548–1549

Shumway-Cook A, Woollacott M, 1995 Motor control: Theory and Practical Applications. Williams & Wilkins, Baltimore, MD Shumway-Cook A, Baldwin M, Polissar NL, et al. 1997 Predicting the probability for falls in community-dwelling older adults. Phys Ther, 77 (8):812–819

Tinetti ME, 1986 Performance-oriented assessment of mobility problems in elderly patients. J Am Geriatr Soc, 34 (2):119–126

Tinetti ME, Williams TF, Mayewski R, 1986 Fall risk index for elderly patients based on number of chronic disabilities. Am J Med, 80 (3):429–434

Tinetti ME, Richman D, Powell L, 1990 Falls efficacy as a measure of fear of falling. J Gerontol, 45 (6):239–243

Tinetti ME, Baker DI, McAvay G, et al. 1994a A multifactorial intervention to reduce the risk of falling among elderly people living in the community. N Engl J Med, 331 (13):821–827

Tinetti ME, Mendes de Leon CF, Doucette JT, et al. 1994b Fear of falling and fall-related efficacy in relationship to functioning among community-living elders. J Gerontol, 49 (3):140–147

Tom S, Adachi J, Anderson F, et al. 2013 Frailty and fracture, disability and falls; a multiple country study from the global longitudinal study of osteoporosis in women. J Am Geriatr Soc, 61:327–334

WHO, 2007 Global Health Report on Falls Prevention. World Health Organization, Geneva Switzerland, pp. 1–47

Wolf SL, Barnhart HX, Kutner NG, et al. 1996 Reducing frailty and falls in older persons: an investigation of Tai Chi and computerized balance training. Atlanta FICSIT Group. Frailty and Injuries: Cooperative Studies of Intervention Techniques. J Am Geriatr Soc, 44 (5):489–497

Woollacott M, 1990 Postural Control Mechanisms in the Young and Old. APTA, Alexandria, VA, pp. 23–28

Woollacott MH, Shumway-Cook A, Nashner LM, 1986 Aging and posture control: changes in sensory organization and muscular coordination. Int J Aging Hum Dev, 23 (2):97–114

Wrisley DM, Kumar NA, 2010 Functional gait assessment: concurrent, discriminative, and predictive validity in community-dwelling older adults. PhysTher, 90 (5):761–773

Wrisley DM, Whitney SL, 2004 The effect of foot position on the modified clinical test of sensory interaction and balance. Arch Phys Med Rehabil, 85 (2):335–338

Wrisley DM, Marchetti GF, Kuharsky DK, et al. 2004 Reliability, internal consistency, and validity of data obtained with the functional gait assessment. Phys Ther, 84 (10):906–918

Wrisley DM, Stephens MJ, Mosley S, et al. 2007 Learning effects of repetitive administrations of the sensory organization test in healthy young adults. Arch Phys Med Rehabil, 88:1049–1054

第60章

骨折相关注意事项

TIMOTHY L. KAUFFMAN，CARLEEN LINDSEY

本章内容

概　述

　　骨折对任何老年人群都有重要影响，因为其结果对独立性有消极影响，甚至导致患者的死亡。老年人的骨折常与低骨密度（bone mineral density，BMD）和骨质疏松有关（见第18章），这和WHO在框表60-1中的定义相同。据估计，在全球范围内每年有900万例与骨质疏松相关的骨折。发达国家中的50岁以上女性超过1/5可能会承受与高发病率和死亡率相关的髋部骨折。国际上基于社区人群中，所有骨折人群中骨质疏松者的比例为0.716~0.924。这一数据包括50岁以上的男性和女性。

　　在Manitoba所有超过49岁的人群研究中，髋部骨折后5年的生存率女性为51%，男性为36%。第1年的平均费用为髋部骨折是23361加元，总的意外骨折费用是19400万加元。在美国2010年有200万骨质疏松性骨折发生，花费预计增加180亿美元。

　　当施加于骨上的应力或压力大于骨的承受能力时，骨折就会发生。在人10~20岁时，骨的拉伸力度可以到140 MPa，，它将在80~90岁时下降到120MPa。椎体和骶线区的骨折阈值是骨密度小于$1g/cm^3$。虽然松质骨的坚固程度取决于骨密度和负载的方向，但是松质骨似乎更易受剪切力而非压力负荷的影响。皮质骨和松质骨的主要物理差别在于松质骨所展现出来的多孔性。该多孔性由明显的密度测量反映出来（骨量的多少由检验样本的体积而区分，包括无机化的骨骼和骨髓空间）。在人类骨骼中，明显的松质骨密度的范围从$0.1~1.0g/cm^3$。

　　粉碎性骨折经常与低骨密度相关，骨吸收的尿标志物包括胶原交联N、C末端肽和游离

框表60-1　WHO骨骼状态分级

正常：骨密度低于年轻成人平均值小于1个标准差
骨量低和骨质减少：骨密度低于年轻成人平均值的1~2.5个标准差
骨质疏松：骨密度低于年轻成人平均值超过2.5个标准差
严重骨质疏松：骨密度低于年轻成人平均值超过2.5个标准差并出现一次以上的疲劳性骨折

脱氧吡啶啉可能是预测髋部骨折的独立骨量。另外，绝大多数骨折是由于跌倒造成的，并且物理干预是有效的，但是其使用范围相较于其实际的需要被过分拓宽了（见第 15 章、第 16 章、第 58 章和第 59 章）。

正常骨折的愈合

正常骨折的愈合可以被分为 3 个相互重叠的阶段。首先是急性炎症期，该时相中出血是由于骨骼以及周围软组织受损所导致的，并且有血肿存在（图 60-1A）。骨折线的骨细胞死亡。修复增殖阶段从受伤后不久就开始了（图 60-1B），如果骨折周围血供好的话，通常 24~48h 后就开始了。骨折后良好的复位和制动也有助于恢复期的骨生长。成骨细胞的增殖将纤维层从骨上抬高起来，更加缓慢的是，骨髓腔的成骨细胞也进行增殖（图 60-1C）。增殖最终形

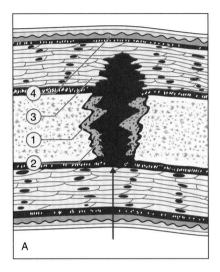
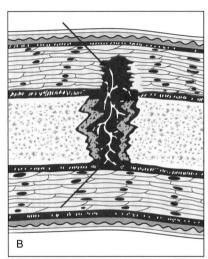
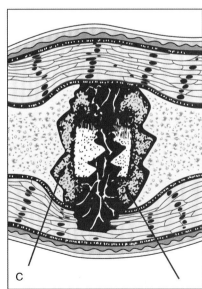
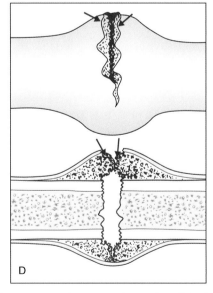

图 60-1　骨折愈合。A.骨的断端,髓腔破坏的软组织出现出血,同时血肿开始凝结（以闭合性骨折进行解释）(1,骨膜; 2,哈弗斯系统; 3,肌肉; 4,皮肤)。B.骨折血肿通过周围组织血管的长入进行快速血管化,几周内有快速的细胞活动。纤维血管组织代替血肿,胶原纤维生长并且无机盐沉积。C.新的交织骨在骨膜下骨的一端形成。骨膜分化出成骨细胞,骨膜延伸到新生骨。如果血供缺乏,或者骨折处过度活动影响了血液供应,软骨可能会形成并保持,直到拥有更好的血供。D.如果骨膜不完全撕脱,并且没有并置骨的显著丢失,最初的骨痂反应可能导致骨折外部连续性的建立（外部桥接骨痂）。位于骨膜外层细胞的自我增殖以重建骨膜（经 Churchill Livingstone 惠允引自 McRae R 2008 Practical Fracture Treatment, 5th edn）

成一个环或骨痂，环绕于骨折线，这常在 2~4 周内发生；然而外部骨痂形成的影像学证据可能直到 3~6 周才出现。骨扫描常揭示增加的代谢活动是发生在骨折很短时间之后，以及可以在影像学上可见骨痂之前。

增殖时重塑阶段开始，成骨细胞开始分化为骨原细胞，从而开始形成骨小梁，其通过骨折线沟通了活骨和死骨（图 60-1D）。一些成骨细胞分化成软骨细胞，并在骨折骨痂处形成软骨并最终钙化，形成了骨。破骨细胞逐渐将骨折处的坏骨移除。骨痂呈梭状，主要由松质骨组成。松质骨慢慢地重塑为密质骨，最后，原来的骨折线不再可见。

老年人的骨折修复

如 X 线片所示，老年患者骨折修复的速度应与早期 2~4 周骨痂形成、6 周骨桥形成的年轻人相似。然而，很多因素如富血小板、细胞因子、转移因子 β、IL-1 和 IL-6、前列腺素 E2 以及肿瘤坏死因子 α 等，对这一正常的进程至关重要。存在骨质疏松的骨折在愈合过程中无法与正常密度骨愈合一致。受伤处的炎性反应及血供不充分以及骨折制动失败将导致骨折愈合延迟。在骨折愈合处的形成蛋白、生长因子和充足的营养是极为重要的。糖尿病、维生素缺乏特别是维生素 D 和维生素 C，对骨的修复有不利的影响。多发伤、慢性炎症、整体的健康或虚弱以及认知障碍都将使愈合过程延迟（见第 18 章）。

在骨折切开复位和内固定的情况下，由于骨科硬件的原因，有更大的进一步骨损伤的风险，称为应力集中。钢板和螺钉的使用可能会使已经骨质疏松的骨进一步削弱或者内固定松动。

老年人的特殊骨折

不是老年人中的所有骨折都被认为是完全性骨折。应力性骨折被认为识不充分性骨折。

当骨的重塑无法充分修复重复性负荷的压力所形成的重复性创伤时，该处会发生应力性骨折。在临床上，治疗具有脆性骨折高风险的患者时应给予特别关注。骨科内固定可能造成应力集中，导致骨 – 器械界面的松动。佩戴定制矫形器具的脊髓损伤患者在适应新的活动模式时，可能会由于新的活动能力发展造成应力性骨折。久坐及超重的老年人，特别是低维生素 D 水平者，当他们开始进行新的、相对剧烈的体力活动时处于极其危险的水平。对于体力活动来说，这些患者可能会出现疼痛、肿胀以及温热的现象。应力性骨折以及隐匿性骨折可造成骨的不完全矿化，这与不充分的微创伤修复有关。

骨小梁微骨折已被证实。这些微骨折引起疼痛的机制并不明确。然而它们会演进并导致在影像学检查中得以识别，而非陈旧骨折的静默骨折。尽管影像学证实了骨折的存在，患者无法确定经历过任何直接创伤——因此成为静默骨折。这可能是大量久坐人群导致腰椎后凸的原因之一。

隐匿性骨折，也被认为是一种不充分性骨折，最好由骨扫描或 MRI 诊断。这类骨折常是髓内的以及非移位性的，并经常发生在一些小的或主要的创伤中，然而影像学检查是阴性的。典型地说，隐匿性骨折常发生于跌倒后股骨和肱骨的近端，然而发生在骶骨、髋臼、跟骨、胫骨以及脊柱的隐匿性骨折也都有报道。这些患者对严重的疼痛以及压痛适应很快；同时伴随力量和关节活动范围的下降。如果骨折发生在股骨上，则可能出现防痛步态。即使是在最初的影像学上并未被确诊，但在护理和康复此类骨折时也应严肃对待。如果治疗进展过于激进，则会产生完全移位性骨折。在治疗股骨或骨盆的隐匿性骨折的过程中，保护性步行是很必要的。

骨的原发性或继发性骨肿瘤可导致病理性骨折。这类骨折常表现为无外伤史的疼痛，但是转移性骨肿瘤会在患者因外伤而进行影像学检查时偶然被发现。重要的一点是，这些患者抱怨夜晚疼痛加剧，由于疼痛而醒来。疼痛常随卧床时间增加而加重，严重程度随时间增加而加重。如果那些存在乳腺、甲状腺、肾和其他器官原发肿瘤的患者主诉符合这些症状，应该怀疑有转移性肿瘤。标准的影像学检查对于特殊部位的骨能起到帮助；但对于弥漫的骨转移瘤，核医学的骨扫描对于整体骨骼的评估是很重要的（见第 14 章）。

促进骨折愈合的特殊方法

如上所述，老年人的自然骨折修复可能与年轻人的修复方式不尽相同。然而，一些增强骨修复的医学和物理方法正在研究中。影响骨折修复的因素有成纤维细胞生长因子、血小板源性生长因子、转化生长因子 13、骨形态发生蛋白等。胰岛素样生长因子可促进成纤维细胞增殖。

磷酸钙陶瓷复合材料已用于骨移植。电刺激和超声在特定参数下是目前用于促进骨折愈合的两种物理方式。骨折的治疗在未来往往需要积极干预，以促进愈合，从而降低发病率。

干　预

骨质疏松相关骨折

骨质疏松是由于破骨细胞（吸收骨的细胞）的活动增加，成骨细胞（生成骨的细胞）的活动减少而引起的。它对于松质骨（骨小梁）的影响多于皮质骨。人的骨折中，由于骨质疏松所导致的容易骨折的部位是股骨颈、椎体、肱骨及腕部。椎体压缩性骨折（vertebral compression fracture，VCF）在骨质疏松人群中很常见，而这经常是一个人有骨质疏松的首要指征。雌激素能够保护骨，并防止骨质疏松，然而长期使用糖皮质激素能够降低骨质以及加重骨质疏松。抗重力运动对于骨质强度有保护作用，同时这与抑制骨的减少和促进骨的增加息息相关。绝经后的西方女性风险更高（见第 18 章和第 57 章）。

治疗骨质疏松相关骨折包括促进愈合、防

止畸形以及促进个体返回完整的功能状态。这类骨折不应被视为一个单一事件。这经常是未来骨折的先兆。因此，预防未来的骨折应是治疗方案的一部分。在治疗压缩性骨折患者的时候，护士或治疗师应当仔细检查是否存在任何神经受压的征象。由定义可知，压缩性骨折不累及椎体后部，所以不会出现骨折块的突出而影响椎管。如果出现神经受累症状，应建议患者进行相关检查以了解是否存在爆裂性骨折或者骨折脱位。

药理学干预以促进治愈

罹患骨质疏松性骨折的人有可能会被建议应用药物以减少未来骨折的风险，这包括双磷酸盐、雌激素、雌激素激动剂 / 拮抗剂（以前的 SERMs）、甲状旁腺素、降钙素和去地诺单抗等。雷奈酸锶在欧洲可以应用，而美国暂不可用。这些医疗干预可能会出现一些潜在的负面影响，有报告称下颌骨的坏死和非典型股骨干骨折与二磷酸盐相关。二磷酸盐阻止了骨的再吸收并可能会引起骨形成的损伤，这种形成过程是导致非典型骨折的成因。

对于服用二磷酸盐的患者，护士或治疗师应确保这个药物被正确使用来辅助患者。它们必须在空腹状态下服用，同时应服下 8 盎司（约 236.6mL）的水。患者应当保持直立并至少 0.5h 后方可进食。如果不遵守上述用法，胃肠不适的副作用将会加重。另一个阻止骨重吸收的药物是鲑鱼降钙素，它是通过鼻喷而不是通过注射途径进入人体的。它适用于不能服用上述药物的患者。

疼痛管理

患有椎体压缩性骨折（VCF）的患者可能会在运动时感到疼痛，可能需要指导他们进行滚木运动（在滚木时躯干不转动）。使用氯丁橡胶腰骶束胸和凝胶泡沫腰椎支撑、锁骨带、Spinomed 或 Jewett 支架可以防止无关的运动，促进使用健全的躯干肌肉，以最大限度地减少疼痛。根据我们的经验，在 6 周的急性愈合阶段（见第 67 章，第 68 章），温和的手法治疗、姿势性贴扎、冷热刺激、拍打刺激、脉冲超声和高压电刺激等方式可以有效地减轻疼痛。照护者还需要指导如何安全转移，即使用骨盆进行接触性保护，而非对躯体施加任何的压力。他们还需要了解床和椅子的位置应与脊柱对齐，以支持腰椎前凸和头向前，尽量减少后凸姿势。

可以做水中运动治疗，水的浮力提供了舒适的去重力环境，但患者最终必须转换到陆上项目以增加肌力及完善抗重力环境中的生活活动（见第 73 章）。

防止未来的损伤

尽管饮食习惯在骨骼强度上的影响需要较长时间才能体现，经受骨折的人应当改变其饮食习惯以帮助预防未来的骨折。建议向注册营养师咨询（钙的推荐摄入量见表 60-1，维生素 D 的推荐摄入量见表 60-2），关于饮食、钙和患者教育的进一步信息可在第 18 章中找到。应采取一切可能的措施防止额外的骨折，最重要的就是防止跌倒。在患者准备步行时就需要进行基于已经鉴别的功能障碍，来进行一个完整的平衡评估以及干预（见第 15 章，第 58 章和第 59 章）。患者所处环境应当进行检查并清除所有危害。为防止肺炎等临床并发症，逐渐恢复步行能力是必要的。应该鼓励患者慢慢地更多地参与日常活动。

同时，有价值的指导必须包括展示如何完成动作而不伴有躯干屈曲。坐位及躯干前屈可增加椎间盘压力并增加骨折风险，所以应当避免这样的姿势。当患者能够保持坐位的时候，可以采用腰部支撑来维持一定程度的腰曲。椎体压缩性骨折的患者可以应用步行器以辅助行

表 60-1　推荐的膳食钙摄入量（RDA）

年龄	男性	女性	孕妇	哺乳期
0~6 个月 [a]	200mg	200 mg		
7~12 个月 [a]	260 mg	260 mg		
1~3 岁	700 mg	700 mg		
4~8 岁	1000 mg	1000 mg		
9~13 岁	1300 mg	1300 mg		
14~18 岁	1300 mg	1300 mg	1300 mg	1300 mg
19~50 岁	1000 mg	1000 mg	1000 mg	1000 mg
51~70 岁	1000 mg	1200 mg		
71+ 岁	1200 mg	1200 mg		

引自 http://ods.od.nih.gov/factsheets.Calcium−HealthProfessional/.

a：适宜摄入量（AI）

表 60-2　推荐的维生素 D 摄入量（RDA）

年龄	男性	女性	孕妇	哺乳期
0~12 月 [a]	400IU（10μg）	400IU（10μg）		
1~13 岁	600 IU（15μg）	600 IU（15μg）		
14~18 岁	600 IU（15μg）	600 IU（15μg）	600 IU（15μg）	600 IU（15μg）
19~50 岁	600 IU（15μg）	600 IU（15μg）	600 IU（15μg）	600 IU（15μg）
51~70 岁	600 IU（15μg）	600 IU（15μg）		
>70 岁	800 IU（20μg）	800 IU（20μg）		

源自 http://ods.od.nih.gov/factsheets/VitaminD−HealthProfessional/.

a：适宜摄入量（AI）

走，但四脚助行器或抬起式的步行器将增加背部张力，因为患者必须微微前倾才能够到它，之后必须将它提起来，这对椎间盘和椎体有着极大的压力。有手刹和折叠椅的四轮步行器可为椎体压缩性骨折的愈合提供生物机制的保护。带有前轮的步行器并不能完全解决这个问题，因为患者仍需要在转身和后退时提起助行器。

临床经验表明，有椎体压缩性骨折病史的患者，保持前屈姿势是使用标准步行器所导致的。神经系统特别是前庭系统习得了包含躯干

前倾的"正常"姿势。骨骼肌的长度也将改变，这将促进新的"正常"姿势。患者从未体验过真正的直立姿势，并对向后摇摆的动作失去控制，同时对直立感到恐惧。

一种防止该问题的方法是，患者站立于可提供向后跌倒充分保护的地方，寻求他或她后摆稳定性（见第 59 章）的极限。最有效的训练包括在洗手台前大支撑面下蹲，或靠墙滑动，即人背对着墙站着，双手轻轻地放在助行器上，上下或左右移动。越来越小地依靠墙和步

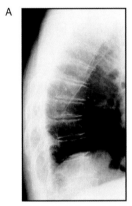
T7 高度椎体丢失伴原始骨折

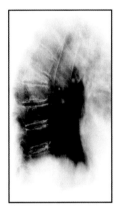
T7 椎体二次压缩性骨折

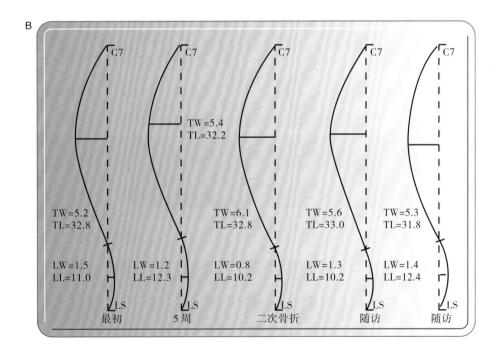

图 60-2　一个 62 岁女性伴有骨质疏松性椎体压缩性骨折，再次受伤以及恢复。

A. 一个骨质疏松的 62 岁女性，T7 二次骨折前后的脊柱侧位像（右侧）。

B. 该患者开始康复时，5 周时再次检查，二次骨折时（与第二张 X 线片一致）以及贯穿于康复治疗中的另外两次检查的脊柱腰椎曲线。TW＝胸廓宽（cm），TL＝胸廓长，LW＝腰椎宽度，LL＝腰椎长度。注意她二次骨折后脊柱后凸显著增加，而经治疗后逐渐减小（经 Carleen Lindsey 惠允引自 PT, MS, GCS 2006）

行器的支持作为进阶运动。另一个有帮助的运动是"墙弓"：患者面对墙面，双手在面前举起在墙面上向上滑动，尽可能向上够到最高（图60-3）。靠墙滑动运动是患者背靠着墙，手轻轻搭在步行器上，上上下下或两边来回移动。这种运动是非常有用的。可以将越来越小地依靠墙和步行器的支持作为进阶运动。当患者进阶到可以进行躯干活动时，在进行任何腹部运动时保持脊柱中立位的这一临床要求至关重要。一个显著的例子就是在一项回顾性研究中，椎体压缩性骨折的患者按照医生规定的运动方案进行分组。在伸展运动组中有16%的患者新发

骨折，而腰椎屈曲组新发骨折率达到了89%。进行屈伸运动组的患者有53%新发骨折，而不运动组这一数据为67%。

预防未来的畸形

对于从腰椎压缩骨折中恢复的患者和有进一步骨折危险因素的患者来说，在评估进阶和设计有效的运动方案时，临床医务人员仔细跟踪脊柱畸形程度是非常重要的。

弯曲标尺轨迹、脊柱后凸计以及侧位X线片检查，是评估脊柱后凸畸形对线的可靠方法。图60-2A展示了T7压缩性骨折以及再次骨折的X线片。图60-2B展示了同一患者康复的过

| 墙弓 | 靠墙滑动 | 对脊柱旁辅助的X贴扎锁骨背板 | 安全的弯腰抬物训练 |

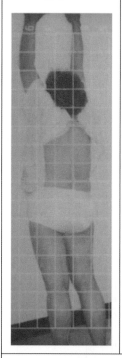 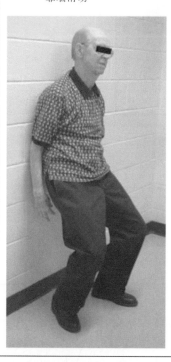 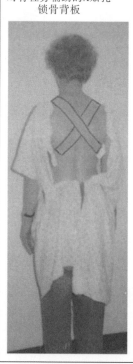 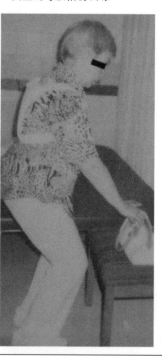

| 仰卧伸展运动，为开始的上肢力量使用轻的弹力绑带 | 俯卧的脊柱旁训练 |

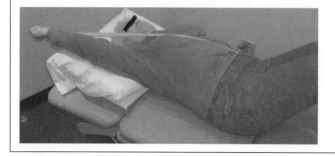 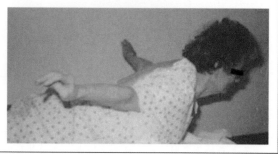

图60-3 为脊柱后柱压缩性骨折的患者进行运动和姿势保护性训练（经 Carleen Lindsey 惠允引自 PT, MS, GCS 2006）

程中采集的弯曲轨迹。这种脊柱排列的可视化表现，可以用作患者治疗时的积极反馈。

脊柱压缩性骨折之后的康复治疗过程中，加强由于失用所导致的肌力下降的肌力是很重要的。特别应该注意的是鼓励脊柱伸展运动和直立姿势。当然，必须要统筹安排，恢复缩短肌肉的长度同时增加它们的力量以增加稳定性。有研究表明，挛缩的肌肉在牵伸后需要增强锻炼，否则这一区域的肌肉将表现出无力或不稳定。

多项研究显示提高骨密度的方法中，负重训练可以提高下肢以及脊柱的骨密度。负重训练运动包括上肢和下肢的抗阻运动，可以同时提高上肢、下肢以及脊柱的骨密度。很多研究也表明躯干的伸展运动是一个有价值的工具，不只是为预防脊柱后凸畸形，也是为了限制脊柱骨量随时间的推移而丢失。图 60-3 包含了一些腹部和椎旁肌肉的力量训练。特定的瑜伽姿势可能太过极端并对脊柱骨质疏松患者有潜在的危害。

即使是不能走动的人也应该进行锻炼，因为锻炼对骨骼有积极影响。对于那些因骨质疏松性骨折而卧床休息后再次有活动需求的患者，平衡运动是必要的，它可以解决个人的特殊功能障碍和特殊需求。框表 60-2 包含了一些一般训练。它们作为一种整体的运动训练，对中老年人是非常有益的；然而要牢记根据个人耐力及需求的特点制定锻炼计划是必要的。

椎体成形术与椎体后凸成形术

椎体成形术与椎体后凸成形术（Kyphoplasty and vertebroplasty，PVP）提供了减轻疼痛以及恢复功能的方案，通过 Oswestry 失能指数进行测量，但仍有骨水泥漏出和继发骨折的风险，两种方式的发生率几乎是相同的。Klazen 等人报告，对于新发的椎体骨折，在为期 11.4 个月的持续随访中，椎体成形术和保守治疗并无显著性差异。再次骨折前患者使用物理治疗，包括后背力量训练（back-strengthening exercises，ROPE）的中位时间是 60.4 个月，使

用 PVP 治疗的患者仅为 4.5 个月，使用 PVP-ROPE 联合治疗的患者则需要 20.4 个月。这些研究结果支持了脊柱伸展训练以及对椎体压缩性骨折患者身体功能的训练，无论他们是否有过手术干预。PVP 后背力量训练项目描述了

框表 60-2　55 岁以上人的运动

这些运动逐渐增加。以自己的节奏和能力等级来运动。重复 5~10 次，根据自身情况进行运动的增加和减少。慢慢增加通过每 5~10d 增加 2~4 次。逐渐进阶，直到每次运动你可以重复 15~20 次。以下运动至少每周进行 3 次：

1. 高抬腿踏步：扶着椅子保持平衡，直立。一只脚抬离地面，膝关节与髋关节处于同一高度。换腿。尝试不要过多的倚靠椅子。当你力量增加时，可以把腿抬更高，坚持 5s（必要时减少），减少依靠椅子的程度。目的：增加髋和下肢的力量以及平衡能力。

2. 侧方踏步：扶着椅子保持平衡，直立，一条腿往侧方移动并在空中停留，不要弯腰。腿悬停 5s，必要时可减少。换腿。一开始做的时候，腿可能无法在空中停留。如果是这样的话，简单地将你的腿向外侧挪动。目的：增加髋和下肢的力量以及平衡能力。

3. 起立-坐下：这是独立的关键。简单的起立，坐下。为了完成这个动作，你必须把脚放到椅子前。重心前移然后起来。必要的话使用椅背休息。当你变得强壮时，减少你上肢的支撑。目的：改善力量、平衡、协调以及关节活动度。

4. 耸肩：站直或坐直。将肩关节高高耸起，然后放松。将双肩后拉。你应当感到两个肩胛骨向后拉到一起。目的：增后背部力量，牵伸胸部肌群并改善姿势。

5. 颈部活动度：坐直或站直，头直立但并不向前。下颌贴左肩，再换到右肩。将耳朵倾向左肩，然后再倾向右肩。将手指轻放在下颌上并将下颌推回。不要将你的头像看天花板似的向后抬起。目的：改善姿势、平衡以及活动范围。

6. 走，走，走：以你拥有的任何水平能力行走。如果你只能走约 15 米，从这个水平开始并尝试着增多距离，提高步速。避免停止和开始。如果你要走长距离，比如在 5~10min 内走约 800 米或更长，开始前做一些牵伸。当结束走路时，通过简单地慢走、牵伸或自己喜欢的运动来平静下来。目的：提高身体整体功能，包括肌肉、骨骼、关节、循环、心、肺、消化道以及身心。

如果你需要帮助或对自己的健康有任何担心，给自己的医生展示这些运动。

经 Kauffman T 惠允引自 1987 Posture and age. Top Geriatr Rehabil 2:13-28. Aspen Publishers Inc., New York

1~2 年内的视觉模拟痛觉量表，以及 Oswestry 失能指数中更好的训练结果。详见第 18 章的讨论。

总 结

骨折是老年人的主要问题，在大多数情况下，康复是必要的后续治疗。理解正常骨折的愈合以及可能的影响因素，改变它将有助于提供最佳的治疗。特殊骨折如隐匿性骨折和不充分骨折以及肿瘤转移病灶，是老年康复必须考虑的。正确的治疗性训练、平衡和步态训练、疼痛管理和进一步损伤的预防使患者更有可能获得高的生活质量。

（李 奇）

原文参考

Bennell KL, Matthews B, Greig A et al. 2010 Effects of an exercise and manual therapy program on physical impairments, function and quality-of-life in people with osteoporotic vertebral fracture: a randomised, single-blind controlled pilot trial. BMC MusculoskeletDisord, 11:36

Borelli J, Pape C, HakD, et al. 2012 Physiological challenges of bone repair. J OrthopTrauma, 26:708–711

Breer S, Krause M, Marshall R, et al. 2012 Stress fractures in elderly patients. IntOrthop, 36:2581–2587

Chen B, Zhong Y, Huang Y, et al. 2011 Systematic back muscle exercise after percutaneous vertebroplasty for spinal osteoporotic compression fracture patients: a randomized controlled trial. ClinRehabil, 26:483–492

Eisman J, Bogoch E, Dell R, et al. 2012.Making the first fracture the last fracture: ASBMR task force on secondary fracture prevention. J Bone Min Res, 27:2039–2046

Garnero P, Hausherr E, ChapuyM, et al. 2009 Markers of bone resorprtion predict hip fracture in elderly women: the EPIDOS prospective study. J Bone Min Res, 11:1351–1358

Gerhart TN. 1995 Fractures. In: Adams W, Beers M, Berkow R (eds) Merck Manual of Geriatrics, 2nd edn. Merck & Co. Inc., Whitehouse Station, NJ, pp. 69–84

Glass G, Chan J, Freiden A, et al. 2011 TNF-alpha promotes fracture by augmenting the recruitment and differentiation of muscle-derived stromal cells. Proc Nat AcadSci USA, 25:1585–1590

Greendale GA, Nili NS, Huang MH. 2011 The reliability and validity of three non-radiological measures of thoracic kyphosis and their relations to the standing radiological Cobb angle. OsteoporosInt, 22 (6):1897–1905

Gomez-Cabello A, Gonzalez-Aguero A, Casajus JA, et al. 2012 Effects of training on bone mass in older adults a systemic review. Sports Med, 42:301–325

Han S, Wan S, Ning L, et al. 2011 Percutaneous vertebroplasty versus balloon kyphoplasty for treatment of osteoporotic vertebral compression fracture: a meta-analysis of randomised and non-randomised controlled trials. IntOrthop, 35:1349–1358

Huntoon EA, Schmidt CK, Sinaki M. 2008 Significantly fewer refractures after vertebroplasty in patients who engage in back-extensorstrengthening exercises. Mayo Clin Proc, 83 (1):54–57

Kemmler W, Häberle L, von Stengel S. 2013 Effects of exercise on fracture reduction in older adults a systematic review and meta-analysis. OsteoporosInt, 24 (7):1937–1950

Kim D, Tantorski M, Shaw J, et al. 2011 Occult spinous process fractures associated with interspinous process spacers. Spine, 36:1080–1085

Klazen C, Venman A, de Vries J, et al. 2010 Percutaneous vertebroplastyis not a risk factor for new osteoporotic compression fractures: results from VERTOS II. AJNR Am J Neuroradiol, 31:1447–1450

Leslie W, Lix L, Finlayson G, et al. 2013 Direct costs for 5 years postfracture in Canada. OsteoporosInt, 24 (5):1697–1705

Levis S, Theodore G. 2012 Summary of AHRQ's comparative effectiveness review of treatment to prevent fractures in men and women with low bone density of osteoporosis: update of the 2007 report. J Manag Care Pharm, 18 (4b):S3–S15

McRae R 2008 Practical Fracture Treatment, 5th edn. Churchill Livingstone, New York, p 19

Morrison A, Fan T, Sen S et al 2013 Epidemiology of falls and osteoporotic fractures: a systematic review. Clinicoecon Outcomes Res, 5:9–18

Pfeifer M, Begerow B, Minne HW 2004 Effects of a new spinal orthosis on posture, trunk strength, and quality of life in women with postmenopausal osteoporosis: a randomized trial. Am J Phys Med Rehabil, 83 (3):177–186

Rizzoli R, Akesson K, BouxseinM, et al. 2011 Subtrocanteric fractures after long-term treatment with bisphosphonates: a European Society on Economic Aspects of Osteoporosis and Osteoarthritis, and International Osteoporosis Foundation Working Group Report. OsteoporosInt, 22:373–390

Sanyal A, Gupta A, Bayraktar H, et al. 2012 Shear strength behavior of human trabecular bone. J Biomech, 11:2513–2519

Shipp KM 2009 Physical therapy management of acute vertebral fracture. American Physical Therapy Association Combined Sections Meeting. Las Vegas, NV: APTA Sinaki M. 2012 Exercise for patients with osteoporosis: management of vertebral compression fractures and trunk strengthening for fall prevention. PM R, 4:882–888

Sinaki M, Mikkelsen BA 1984 Postmenopausal spinal osteoporosis: flexion versus extension exercises. Arch Phys Med Rehabil, 65:593–596

Sinaki M, Itoi E, Wahner HW, et al. 2002 Stronger back muscles reduce the incidence of vertebral fractures: a prospective 10 year follow-up of postmenopausal women. Bone, 30:836–841

WHO.2007 Scientific Group on the Assessment of Osteoporosis at Primary Health Care Level. WHO, Geneva

第61章

挛缩与僵硬

MARK LOMBARDI

本章内容

我们如何解释由非老化元素构成的系统老化?

Leonid and Natalia Gavrilova，
《衰老生物学手册》（2006，P9）

概　述

僵硬或关节活动受限是久坐和老年患者的常见症状。僵硬会妨碍运动模式的启动和完成，从而限制老年人日常生活中的许多功能性活动。活动减少会增加衰弱的发生率。身体衰弱的人在康复过程中出现不良结果的风险要大得多；而且据报道，与不衰弱的人相比，身体衰弱的人体内与炎性反应和凝血有关的标志物水平更高。在临床上衰弱的个体表现为具有5种衰弱特征中的3种：无意的体重减轻、肌肉无力、行走速度缓慢、疲惫和低体力活动。

在老年人中，纤维蛋白原进入细胞外组织空间的渗出量随着活动水平的降低而增加，因此更多的纤维蛋白———一种弹性丝状蛋白倾向于沉积在老年人的组织中。蛋白质聚集虽然被广泛报道为衰老的一种常见生理特征，但其机制尚不清楚。如果不进行体力活动，纤维蛋白可能不会完全分解，黏稠的纤维蛋白可能会在组织间隙中积聚，从而产生病变，限制相邻结构之间的运动。组织损伤后局部区域也会形成纤维素粘连。这些纤维粘连，通常被称为"交联"，在固定或不活动期间会自然发生。

在许多情况下，恢复正常的体力活动足以引起纤维粘连的破坏。在某些情况下，当肿块变得坚固时，可能需要通过按摩、PNF、牵伸（使用低负荷持续、被动加压）、分级松解或麻醉下松解技术进行干预。

僵硬的常见原因

传统上，临床医务人员认为僵硬是衰老过程中自然发展的一部分，但可能没有发现其真正的原因，其中一些原因可能是可以预防和/或治疗的。僵硬的4种常见原因是：

- 结缔组织及相关结构的生物力学变化
- 运动减退（运动减弱或异常缓慢）
- 关节炎（类风湿关节炎和骨关节炎）
- 创伤

结缔组织及其相关结构的生物力学变化

结缔组织和相关结构的众多特性的变化会导致老年人开始出现僵硬；这里突出显示其中几个特性。

肌成纤维细胞

产生大量收缩蛋白的结缔组织细胞，称为肌成纤维细胞。结缔组织损伤时，有两个反应阶段：细胞增殖和细胞分泌增加。如果增殖导致肌动球蛋白的过度产生，那么由此产生的收缩力可能足以阻止受影响区域的正常活动范围。

此外，许多研究描述了老年人肌肉量的自然丧失。Maver 等人注意到，肌肉量在生命的第 3 到第 5 个 10 年间逐渐下降。他们描述了一个加速的非线性下降，到第 8 个 10 年，久坐不动的老年患者的肌肉量下降从 15% 达到了 30%。其他的研究报告肌肉量损失的速度是渐进的，在第 6 个 10 年之后会出现 3%~5% 的损失。在他们的研究中，Watson 和 Brennan 也报告了 60 岁后每 10 年肌力的损失高达 30%。

力量损失研究表明，传统的有氧和耐力训练活动用于康复，对减少冠心病有效，也可能有助于肌肉力量与骨密度两者的积极变化。

Mayer 等人引用了几项支持这一观点的研究，表明当患者采用 60%~85% 最大肌力的训练强度时，肌肉量可能会增加。在他们的研究中，Mayer 等人引用了通过获取增加肌肉量对维持肌力有积极作用的训练效果。不幸的是，在当前的研究中表明只有 10%~15% 的老年人参加定期规律的训练，能否服从临床医务人员成了最大的障碍。

胶原蛋白

胶原蛋白是皮肤、肌腱、骨骼、软骨和结缔组织中的主要支撑蛋白。胶原蛋白弹性和基质体积的下降与衰老过程有关。此外，胶原纤维之间的交联随着年龄的增长、缺乏活性和创伤的增加而增加，从而限制了结缔组织的移动性。

基质的减少会造成纤维间临界距离的缺失，从而限制了纤维在彼此之间顺畅滑动的能力。随着脊柱椎间盘疾病的发生，椎间盘胶原活动下降不仅会影响脊柱的活动，还会影响脊柱的长度。脊柱长度的改变也可能损害老年患者的呼吸模式。

挛缩部分是纤维粘连，部分是胶原缩短，通常由关节囊紧张、肌肉纤维化及短缩，或其他瘢痕组织所导致。新出现的挛缩中纤维粘连较多，而慢性挛缩中胶原蛋白粘连较多。正常的活动可终止纤维粘连，但胶原短缩后往往需要热疗、长时间低负荷渐进式牵伸及手术松解。

透明质酸

透明质酸是由覆盖滑膜关节表面的透明软骨分泌的。关节受压会增加这种分泌物，这种分泌物将滑液包裹在透明质酸分子中，并在运动时润滑关节。透明质酸的分泌随着年龄的增长而减少，从而导致关节润滑效果下降。关节僵硬的另一个来源据说是"关节胶化"的结果。在健康关节中，表面活性磷脂（surface-active phospholipids，SAPL）可抑制胶化过程。是什么引发了关节中 SAPL 的失活尚不清楚。

软　骨

软骨本身没有直接的血液供应，它的营养来自相邻骨中的血流和关节腔中的滑液。成软骨细胞分泌一种糖蛋白（硫酸软骨素）到周围的基质中，通过渗透作用，吸引含有溶解气体、无机盐和其他正常软骨细胞代谢所必需的有机物质的水。随着年龄的增长，由于硫酸软骨素分泌的减少，软骨出现脱水。软骨的正常负重及非负重是软骨细胞内营养物质进出所必需的因素。关节不承受压力，则代谢物留在基质中而氧含量降低，导致糖蛋白分泌减少，胶原蛋白前体、原骨胶原蛋白增加。此过程可将透明软骨转化为纤维软骨。软骨退变是不可逆的。然而，通过定期活动促进关节的交替压迫和扩张（放松），从而增加软骨组织的营养，可以避免软骨中进一步的有害变化。

运动功能减退

运动过少或运动不足被称为运动减退。长时间处于延长（伸展）或缩短（屈曲）状态的关节或肌肉可能发展成胶原粘连。为了减少粘连的发生率，应鼓励在白天进行几次体力活动。患者依从性是临床医务人员成功治疗患者面临的主要问题之一。鼓励临床医务人员为患者提供个性化治疗，为患者寻找舒适和感兴趣的运动模式，以努力提高患者的依从性。建议包括确定具体的活动（运动、爱好、生活技能），使患者在制定干预策略时感兴趣。

关节炎

据报道，关节炎是 18 岁及以上成人功能障碍最常见的原因。美国风湿病协会指出，患者必须在超过 6 周的时间内存在以下 7 种症状中的至少 5 种，才会被诊断为类风湿性关节炎。

- 晨僵
- 运动时疼痛，或至少一个关节有压痛
- 至少一个关节肿胀（软组织增厚或液体，而不是骨过度生长）
- 至少另一个关节肿胀（两个关节之间没有任何关节症状的关联）
- 黏液从滑液中析出减少
- 滑膜的组织学改变
- 结节的特征性组织学改变

Kelley 等人最近的一项研究表明，有超过 4600 万 18 岁以上的成年人报告他们患有医生诊断的关节炎。Kelley 引用 Hootman 等人的一项研究预测，到 2030 年，这一数字将超过 6700 万。据报道，关节炎由 100 多种风湿性疾病和问题组成。目前，骨关节炎（最常见的关节炎形式）以及全身和风湿性关节炎是老年人灵活性或僵硬的最常见原因。常见的关节炎部位包括脊柱、膝关节、髋关节和手指远端指间关节。急性滑膜炎、滑膜液中微小的关节软骨碎片、关节不能平稳滑动、肌肉痉挛、关节边缘骨赘、骨膜牵伸或因废用而继发的肌肉无力等可导致关节僵硬。

风湿性多肌痛（Polymyalgia rheumatica, PMR）是老年人常见的系统性关节炎。PMR 的特点是近端肌群疼痛、无力、僵硬，伴肿胀、发热、乏力、体重减轻，红细胞沉降率迅速升高。PMR 通常很难诊断，因为缺乏任何特定的实验室检测或炎症标志物。大多数主要医生和其他

医务人员依赖皮质类固醇反应作为"试验性治疗"来确定诊断。患者抱怨疼痛的来源被认为是刺激滑膜和周围组织中的 A δ 机械感受器和 C 多模态神经末梢的结果。身体最常受影响的部位是肩关节和髋关节。颈部、背部和骨盆是其他常见的疼痛和僵硬部位。急性期采用皮质类固醇是有效的治疗方法。然而，在此后的阶段，软组织分级松解配合分级力量训练，可能有助于患者恢复运动功能范围，改善关节营养。

创 伤

由明显外力引起的创伤，反复的内、外微创伤，或手术可引起长期软组织改变和瘢痕形成。

关注特定的创伤如何影响老年人的功能能力是很重要的。例如，骨盆带的创伤是否改变了个体步态模式的生物力学？骨盆带活动度的降低可能会限制个人在步态中推进下肢、平衡重心、有效摆动手臂以及保持头部、颈部和躯干对齐的能力。

结缔组织和牵伸技术

结缔组织变形的特有性质称为被黏弹性特性（黏性是指永久变形的特性，弹性是指临时变形的特性）。Cantu 和 Grodin 的解释如下：

- 结缔组织的弹性成分表示受牵伸时（模型的弹簧部分）的临时变化。弹性成分具有后牵伸后反冲，其中在牵伸或移动过程中获得的所有长度或可扩展性在短时间内丢失。弹性成分还不是很清楚，但它被认为是结缔组织纤维的松弛。

- 黏性（或塑性）成分代表结缔组织的永久变形特征。牵伸或动员后，即使经过一段时间（模型透明质柱体部分），所获得的部分长度或可扩展性仍保持不变，该部件不存在动员后的反冲或迟滞。

- 如果间歇性地施加力，如渐进式牵伸，则可实现渐进式伸长。如果应力再次作用于组织，曲线看起来是相同的，但从一个新的长度开始。随着每次渐进式牵伸，组织总长度有一定的增加，这被认为是永久性的。

在临床工作中，上述弹性变形与黏性变形的描述可以通过干预前、干预后立即以及 1~2d 后患者返回接受后续治疗时测量的运动范围来证明。尽管患者在干预后可能表现出运动范围（黏性部分）的增加，但在患者返回接受后续治疗时，结缔组织弹性成分可能会丢失部分增加的运动范围。重复的运动和有效的家庭康复计划应该会导致运动范围的全面增加和功能的改善。

结缔组织如骨骼，遵循沃尔夫定律，并适应应力的方向。新合成的胶原蛋白将按施加应力的方向铺设。因此，专注于有效的家庭康复计划是至关重要的，它可以增强最佳姿势和动作再训练的效果。在牵伸老年人结缔组织时需要考虑的一个重要因素是，组织对缓慢和长期的牵伸反应最佳。因为生物力学特性的变化，如基质物质减少和胶原弹性降低，老年人需要较长的时间来放松结缔组织。通过热疗使组织温度保持在 42.5~45.0℃ 的范围内，与长时牵伸相结合，会产生额外的肌腱延长。胶原纤维必须要加热到 42.5℃ 以上，并持续施加至少 30min 的力。超声波（1 MHz，强度 1.0W/cm² 持续 10min）可以用来提高组织温度。

姿势、僵硬和移动性

老年人中一种常见且通常可以预防的体位改变是前屈体位。这种姿势表现为头部和肩部不同程度的前推，胸部和胸腔活动减少，后凸增加，第 1 肋骨抬高，髋和膝关节灵活性下降，重心转移。从功能上讲，个体在做仰卧起坐、在不平衡的设施上行走、转弯、向后走、起止急停等动作时难度较大。随着姿势的变化，胶原粘连增加，导致关节结构畸形。表 61-1 中强调了老年人经常出现僵硬和不适的部位，其限制了功能活动和运动。

骨盆活动性

在患者侧躺、坐和站立时评估骨盆前/后倾斜和对角运动。如果存在限制，鉴别所涉及的组织并进行软组织松解术和牵伸技术。通常累及的肌肉有腰大肌、腰方肌和椎旁肌。在治

表 61-1　僵硬和不适的部位和涉及的肌肉	
僵硬和不适的部位	涉及的主要肌肉
骨盆带和躯干	腰肌、髂肌、腰方肌
髋	股直肌肌/胭绳肌、内/外旋肌、
膝	股四头肌、胭绳肌
踝	背屈肌和跖屈肌、腓肠肌、比目鱼肌、胫前肌、足底筋膜
肩	胸大肌、胸小肌
胸腔	肋间肌
颈	枕骨下肌群、斜角肌

疗师放松限制的同时，患者可以进行积极的运动，如骨盆倾斜，这可能有助于放松。在以下所有例子中，重要的是要教育患者在不同的体位上改善功能性运动模式，以及根据患者的需求制定个性化的家庭康复计划。

躯干活动性

评估患者仰卧、侧卧、坐位和立位时躯干的活动情况。确定腹部肌肉的任何限制，如腹直肌、腹内斜肌或腹外斜肌、腹横肌以及腰部伸展肌群，并将患者积极进行的各种躯干运动与软组织松解术结合起来。

髋关节活动性

评估患者在上述所有位置的活动情况，患者尽可能主动地进行髋关节运动。特别注意臀肌、股四头肌的股直肌部分、髋关节内收肌、阔筋膜张肌和髂胫束的限制。

膝关节活动性

在上述体位评估膝关节，重点是股四头肌、缝匠肌、胭绳肌、腓肠肌和比目鱼肌，以及髌骨的活动和运动轨迹。髋关节、膝关节和踝关节应单独评估，也应合并评估，包括躯干和骨盆，因为僵硬部位可能涉及跨越两个关节的肌肉和结缔组织的局限性。彻底的检查需要在非负重和负重体位评估患者，以评估重力和平衡对力量和肌肉耐力的影响。

踝关节活动性

除了评估踝关节的运动，还要观察足部的位置（旋前/旋后）以及距骨/跟骨和其他骨骼

的限制，尤其是在站立位。Bressel 报告了一项针对少数脑卒中患者踝关节僵硬的研究的初步数据，并显示在长时间静态牵伸和循环牵伸后踝关节僵硬均有所下降。

肩关节活动性

在上述所有体位评估肩部，注意胸大肌（引起肩部前伸）和胸小肌（导致肩胛骨异位）、肩袖肌（寻找肌肉萎缩或神经损伤的迹象）、肱三头肌长头、肱二头肌（已知引起肩关节疼痛的根源）和背阔肌。肩胛骨－肱骨和肩胛骨－胸骨运动应与肋骨、胸骨、肩锁关节和锁骨运动同步进行。

头颈部活动性

评估颈部所有的运动，并确定颈部周围相关的斜角肌、斜方肌上束、肩胛提肌、胸锁乳突肌和椎旁肌的限制。强烈建议临床医务人员在对患者做颈椎过伸动作时要小心，避免颈椎病患者椎动脉可能受到的损伤。

胸　部

鉴别肋间肌、膈肌和胸腔整体活动的限制。老年人胸部僵硬或失去灵活性，可以通过软组织松解术及牵伸技术、运动再教育和专门设计的以姿势为重点的家庭康复计划部分好转，进一步改善结缔组织的限制。由于骨性关节炎、骨质疏松和软组织改变等损伤的高风险，必须对每位患者给予高度的谨慎和个体化的关注。改善体位有助于完成日常生活活动中使用的运动模式，如转移、床上的活动性、平衡、步行及其他功能性活动。

总　结

僵硬是由多种因素引起的老年患者中常见的一种症状，导致身体姿势、活动能力、平衡能力、肌肉力量和耐力的功能下降，从而导致衰弱。可以通过适当的评估、采用适当的加热方式、渐进式运动疗法和手法技术来缓解造成僵硬的因素。有规律、缓慢、长时间的牵伸是增加老年患者结缔组织长度的最佳方法。

（李　奇）

原文参考

Brennan FH.2002 Exercise prescription for active seniors. Phys Sportsmed, 30 (2):19–26

Bressel E, McNair PJ.2002 The effect of prolonged static and cyclic stretching on ankle joint stiffness, torque relaxation, and gait in people with stroke. Phys Ther, 82 (9):880–887

Burbank P, Reibe D, Padula CA.2002 Exercise and older adults: changing behavior with the transtheoretical model. Orth Nurs, 21 (4):51–63

Cantu RI, Grodin AJ.1992 Histology and biomechanics of myofascia. In: Cantu RI, Grodin AJ (eds) Myofascial Manipulation: Theory and Clinical Application. Aspen Publishers, Gaithersburg, MD DasguptaB, Cimmino M, Maradit-Kremers H.2012 Provisional classification criteria for polymyalgia rheumatica: a European League Against Rheumatism/American College of Rheumatology collaborative initiative. Ann Rheum Dis, 71:484–492

Gavrilova L, Gavrilova N 2006 Reliability theory of aging and longevity. In: Masoro E, Austad S (eds) Handbook of the Biology of Aging, 6th edn. Elsevier, San Diego, CA, pp, 3–42

Hills BA, Thomas K.1998 Joint stiffness and 'articular gelling': inhibition of the fusion of articular surfaces by surfactant. Br J Rheumatol, 37 (5):532–538

Johnson GS 2010 Soft-tissue mobilization. In: Donatelli RA, Wooden MJ (eds) Orthopedic Physical Therapy, 4th edn. Churchill Livingstone, New YorkKean WF, Kean R, Buchanan WW.2004 Osteoarthritis: symptoms, signs and source of pain. Inflammopharmacology, 12 (1):3–31

Kelley G, Kelley K, HootmanJ, et al.2011 Effects of community-deliverable exercise on pain and physical function in adults with arthritis and other rheumatic diseases: a meta-analysis. Arthritis Care Res, 63 (1):79–93

Mayer F, Scharhag-Rosenberger F, Carlsohn A. 2011 The intensity and effects of strength training in the elderly. Deutsch ArzteblInt, 21:359–364

Pickles B. 1983 Biological aspects of aging. In: Jackson O (ed) Physical Therapy of the Geriatric Patient. Churchill Livingstone, New YorkWallace BA, Cumming RG.2000 Systematic review of randomized trials of the effect of exercise on bone mass in pre- and postmenopausal women.Calcif Tissue Int, 67 (1):10–18

Watson C.2000 Aging and exercise: are they compatible in women? ClinOrthopRel Res, 372:151–158

Wheeless CR.2011 Wheeless' Textbook of Orthopaedics. [Online] www.wheelessonline.com Wilson JF.2004 Frailty – and its dangerous effects – might be preventable. Ann Intern Med, 6:489–492

第62章

疲 劳

CAROLINE O'CONNELL，EMMA K. STOKES

本章内容

概　述

疲劳很难被定义。在1980年代，Beard将疲劳称为"医学的非洲中心，一个很少有人探索的领域"。不幸的是，疲劳仍然是一个模糊的概念而很难被定义。然而，大多数人在他们的生活中很有可能会经历一次或多次疲劳。由于个人经历和描述的不同，疲劳可以有多种表现方式，例如精神疲惫、缺乏动力、身体疲倦和疲劳。老年人越来越多，而疲劳对老年人的生活质量和死亡率都有影响。

疲劳：定义和概念

疲劳很少是二元状态，即一个人要么有疲劳，要么没有。在不同的时期，每个人都可能经历从轻微到极重度的疲劳程度。在疲劳的概念中，除了疲劳的不同程度之外，还必须考虑其他一些疲劳描述，即正常、异常、外周或中枢。外周和中枢疲劳之间有明显的区别。外周疲劳定义为最大肌肉力量或运动输出的减少，通常是由于过度劳累、长期或剧烈的身体活动引起

的。相反，中枢疲劳通常指的是被称为"疲倦""虚弱""倦怠"或"困倦"的感觉。这可能是独立存在的，也可能是由于某些潜在的心理或病理状况造成的，如表62-1所示。人们普遍认为，"正常"疲劳是由于过度劳累造成的一种疲劳状态，可以通过休息来改善。相反，"异常"或"病理性"疲劳是一种以疲劳为特征的状态，与先前的运动水平无关，并且通常不会因休息而改善。外周和中枢疲劳都可能存在于正常和异常状态。本章主要讨论普通疲倦和缺乏动力的中枢疲劳。

Ream和Richardson在对疲劳相关文献进行荟萃分析后，获得了有关疲劳的各种信息，并对其他非定型概念提出了明确的定义。作者认为，"疲劳是一种主观的，令人不快的症状，其中包括从疲倦到疲惫的全身感觉，干扰了一个人的正常工作"。Yu等人对这些定义进行进一步的研究和审查，得出一个简单的结论：老年人的整体疲劳是对生活质量下降的"妥协"。通过对老年人疲劳相关文献系统检索后，他们确定了15项相关研究以及提出了疲劳的3个主要方面：疲劳的生活经历，疲劳的相关因

素和疲劳对整体健康的影响。他们提醒说，这种现象的复杂性，就其普遍性、异质性病因和多维表现而言，在掌握这种令人痛苦的症状时，对医务人员提出了真正的挑战。

Krupp认为，不同的医务人员（物理治疗师、肿瘤科医生、护士、作业治疗师和神经科医生）对患者叙述的疲劳经历也可能以不同的方式解释。然而，Krupp仍建议，疲劳可以用许多不同的方式概念化，包括在框表62-1中。疲劳不是一维的；许多学者报告了疲劳各个方面的重要性。在设计测量疲劳的工具时，Smets等人确定了5个可辨别的疲劳维度，即一般疲劳、身体疲劳、活动减少、动力减少和精神疲劳。

晚年的疲劳

我们年老时会更容易疲惫吗？在整个生命

表62-1　与疲劳相关的常见情况

感染	类风湿性关节炎
神经系统疾病后遗症	抑郁症
自身免疫性疾病	Lyme病、艾滋病、脊髓灰质炎后综合征
恶性肿瘤	脑外伤、帕金森病、脑卒中
内分泌失调	多发性硬化、系统性红斑狼疮
激素失调	癌症相关的贫血、化疗
心肺疾病	甲状腺疾病
术后状态	妊娠
纤维肌痛	阻塞性睡眠呼吸暂停、慢性阻塞性肺疾病（COPD）、功能失调

框表62-1　与疲劳有关的概念

精神和身体耐力下降
缺乏动力
储备的枯竭
易疲劳性
适应能力的下降
当健康时，表现不如自己的期望
疲乏

来自krupp，2003

过程中经历的疲劳类型是否会发生变化？疲劳在老年时是否重要，我们"应该"放慢脚步吗？

这些发现是相互矛盾的：Beutel等人在大量女性样本中观察到，上述所有5个疲劳维度随着时间的推移逐渐加重。然而，Watt等人在一项基于人群的研究中调查了20~79岁人群的疲劳程度，发现健康组人群的疲劳程度随着年龄的增长而下降，患病组则相反。长期生活在护理机构中的老年人可能会出现更多的疲劳症状。2007年，Wijeratne等人报告说，60岁以上接受初级护理的人中有27%表示有疲劳感，他们随后确定这种情况在很大程度上与身体或心理疾病无关。因此，任何人无论是生病还是健康，无论老少，都可能会感到疲劳。患有各种不同疾病的人出现疲劳的可能性更大。这些疾病列于框表62-1，这些情况在65岁以上的人群中更为常见。在自我表达的疲劳或疲劳相关因素，或者是其预测因素上，可能会更有帮助。

这种疲劳有什么影响？Avlund等人指出，即使是在考虑基线功能障碍时，70岁以上人群自我表达的功能活动疲劳也可以预测未来10年的死亡率。10年后，Hardy和Studenski的一项研究证实了这一观点，其中自我表达的疲劳，作为疲劳的衡量指标，与10年来死亡率的增加有关。疲劳的影响几乎与糖尿病或心脏病的影响一样大。研究人员在评估疲劳程度时会问："在过去的1个月里，你大部分时间都感到疲劳吗？"作者认为，这种疲劳的衡量方法可能不包括该病症的所有方面；然而，它是一种临床上有用且易于掌握的方法，可以深入了解疲劳。Avlund等人也指出了75岁年龄段人群之间的预测关联，他们报道了4项下肢活动的疲倦和接下来5年的情况。Avlund等人还指出，75岁的人在4项下肢活动中感到疲劳，与随后5年出现功能障碍之间存在预测相关性。即使是在分析中考虑与功能障碍发生相关的其他变量，也存在这种关联。在这个样本中，Avlund等人也指出，自我表达75岁时功能活动性疲倦的男性和女性在随访前1年（即80岁）住院的可能性男性是女性的两倍，男性也更有可能需要使用家庭服务。Manty 等人在对 292 名 75 岁成年人进行的为期 5 年的随访研究中得出结论，疲劳被确定为功能下降的早期指标，如步行速度的下降。

认真对待老年人自我描述的疲倦或疲劳很重要。因此，测量老年人的疲劳或疲倦并探索其存在的原因具有重要意义，因为其描述可能是共存疾病或功能储备减少的早期标志。如果存在，早期干预可能会防止功能下降和 / 或强调需要进行更实质性的评估。

疲劳的测量

由于文献中对疲劳的定义难以确定，个人对疲劳的自我感知已经成为疲劳测量的要点。因此，这些自我评估量表已被广泛使用。它们还具有易于理解且不需要培训的优点。这些量表通常内容简短且容易获得。自我评估量表具有不同的结构，从简单的一维测量量表，如视觉模拟疲劳量表到包含多维疲劳性质的更复杂的测量量表，如多维疲劳量表。关于评估疲劳的最有用工具仍具有诸多争议。多维疲劳量表

能更早发现早期的隐匿症，且对其变化更敏感；然而，他们经常受益于增加了一个简单的线性量表，以快速评估患者自己对症状的影响。在这里提到的研究中，已经使用了一系列自我表达测量工具，从 Hardy 和 Studenski 使用的简单极性问题到 Avlund 运动疲劳六分制量表和流行的多维疲劳量表，下面将进一步说明。

形式表 62-2 包含一些常用的自我表达量表，以及适用人群。老年人使用的一个特定的价值衡量量表是多维疲劳量表（MFI-20）。多维疲劳量表是一个包含 20 项自我表达工具，它具有疲劳的综合性质。它将疲劳分为以下几个方面：一般疲劳、身体疲劳、精神疲劳、动力减少和活动减少。它已在健康的老年人和具有一系列常见疾病的人中得到验证。量表的设计者发现该工具具有良好的信度和效度。MFI-20 的版权归作者所有，并经许可转载（表格 62-1）。评分系统和使用条件可从阿姆斯特丹大学医学心理学学术医学中心 Smets 博士，荷兰阿姆斯特丹邮政信箱：22660，1100 DD 获得，电子邮件：e.m.smets@amc.uva.nl。

表 62-2　测量疲劳的工具

名称	设计者	适应人群
Avlund 疲劳量表	Avlund & Schultz–Larsen（1991）	老年人
简明疲劳量表	Mendoza et al.（1999）	癌症患者，一般人群
疲劳评定量表	Schwartz et al.（1993）	一般人群，各种患者
疲劳描述量表	Iriarte et al.（1999）	多发性硬化
疲劳影响量表	Fisk et al.（1994）	一般人群，多发性硬化，高血压患者
疲劳量表	Chalder et al.（1993）	一般人群
疲劳严重程度量表	Krupp et al.（1989）	一般人群，MS，系统性红斑狼疮，慢性疲劳综合征，抑郁症
疲劳症状调查量表	Hann et al.（1998）	癌症患者和一般人群
Lowa 疲劳量表	Hartz et al.（2003）	一般人群，各种患者
多维疲劳量表	Smets et al.（1995）	放射治疗患者，慢性疲劳综合征，心理学和医学生，军队新兵
Piper 疲劳量表	Piper et al.（1989）	癌症，一般人群，脊髓灰质炎后综合征
视觉模拟疲劳定量表	Glaus（1993）	癌症和胃肠道疾病患者，一般人群

疲劳的干预措施

迄今为止，还没有针对疲劳的标准化干预措施。所采取的治疗方法在很大程度上取决于导致疲劳的可疑潜在病理状态。例如，贫血患者可能会注意到补铁后疲劳水平有所改善；而在有些情况下，也可通过药物治疗和改善睡眠呼吸暂停综合征缓解疲劳。疲劳的其他药物干预措施是胰岛素控制血糖和甲状腺素改善甲状腺功能。疲劳和抑郁之间的联系表明抗抑郁治疗可能会改善疲劳。有关营养支持和正确膳食补充的建议已被证明可以改善疲劳的程度。越来越多的人提倡运动，因为它能提高身体的整体健康水平，缓解疲劳。这得到了 Manty 等

形式表 62-1　多维疲劳量表（MFI-20）

说明
通过以下陈述，我们想了解您最近的感受。例如，"我感觉很放松"
如果您认为这是完全正确的，您最近一直感到放松，请在最左边的方框中打 ×；像这样：是的，这是对的

× □ □ □ 不，这是错的

你越不同意这个陈述，你就越要把 × 放在"不，这是错的"的旁边。
请不要遗漏任何陈述，并在每个陈述旁边打 ×。

陈述	是的，这是对的		不，这是错的
1. 我觉得我很健康	是的，这是对的	□□□□	不，这是错的
2. 我觉得我体能很差	是的，这是对的	□□□□	不，这是错的
3. 我感觉很积极	是的，这是对的	□□□□	不，这是错的
4. 我喜欢做各种各样我喜欢做的事	是的，这是对的	□□□□	不，这是错的
5. 我感觉很累	是的，这是对的	□□□□	不，这是错的
6. 我感觉我一天做很多事情	是的，这是对的	□□□□	不，这是错的
7. 当我做某事时，我可以坚持自己的想法	是的，这是对的	□□□□	不，这是错的
8. 我的体能还行	是的，这是对的	□□□□	不，这是错的
9. 我害怕不得不做一些事情	是的，这是对的	□□□□	不，这是错的
10. 我觉得我整天无所事事	是的，这是对的	□□□□	不，这是错的
11. 我可以集中注意力	是的，这是对的	□□□□	不，这是错的
12. 我精力充沛	是的，这是对的	□□□□	不，这是错的
13. 我很难集中精力做一件事	是的，这是对的	□□□□	不，这是错的
14. 我身体的状况很差	是的，这是对的	□□□□	不，这是错的
15. 我有很多计划	是的，这是对的	□□□□	不，这是错的
16. 我很容易感觉到疲劳	是的，这是对的	□□□□	不，这是错的
17. 我做得很少	是的，这是对的	□□□□	不，这是错的
18. 我什么都不想做	是的，这是对的	□□□□	不，这是错的
19. 我很容易走神	是的，这是对的	□□□□	不，这是错的
20. 我的身体很好	是的，这是对的	□□□□	不，这是错的
谢谢您的配合			
非常感谢您的合作			

E.Smets，B.Garssen，B.Bonke，经许可重印。

人研究结果的支持，这些研究表明疲劳可能是功能衰退的指标。因此，防止功能衰退可能会对疲劳产生积极影响是合乎逻辑的。Liu 和 Latham 指出了运动锻炼和抗阻训练对老年人在肌肉力量和身体功能方面有好处，但对疲劳的真实效果仍不确定。Avlund 认为，由于疲劳是多种可改变因素的综合作用，其中一些因素可以得到治疗或缓解，从而减轻疲劳，减缓老化进程。鉴于自我表达疲劳的多方面性质，临床医务人员面临着管理该病症的生物医学、身体和心理学观点的挑战，同时仍然关注其与抑郁症和慢性疾病的密切关系。疲劳在预测死亡率方面的作用表明，有效的疲劳管理，无论其同伴或原因如何，都可能对提高老年人的幸福感产生非常积极的影响。

（周　君）

原文参考

Avlund K.2010 Fatigue in older adults: an early indicator of the aging process? Aging Clin Exp Res, 22:100-115

Avlund K, Schultz-Larsen K.1991 What do 70 year old men and women actually do? And what are they able to do? From the Glostrup survey in 1984. Aging Clin Exp Res, 3:39-49

Avlund K, Schultz-Larsen K, Davidsen M.1998 Tiredness in daily activities at age 70 as a predictor of mortality during the next 10 years. J Clin Epidemiol, 51 (4):323-333

Avlund K, Damsgaard MT, Schroll M.2001 Tiredness as a determinant of subsequent use of health and social services among nondisabled elderly people.J Aging Health, 13 (2):276-286

Avlund K, Damsgaard MT, Sakari-Rantala RI.2002 Tiredness in daily activities among nondisabled old people as a determinant of onset of disability. As a predictor of mortality during the next 10 years. J Clin Epidemiol, 55:965-973

Beard G.1880 A Practical Treatise on Nervous Exhaustion (Neurasthenia): Its Symptoms, Nature, Sequences, Treatments.William Wood, New York

Beutel ME, Weidner K, Schwarz E, et al.2004 Age-related complaints in women and their determinants based on a representative community study. Eur J Obstet Gynecol Reprod Biol, 117:204-212

Chalder T, Berelowitz G, Pawlikowska J, et al.1993 Development of a fatigue scale. J Psychosom Res, 37:147-153

Fisk JD, Pontefract A, Ritvo PG, et al.1994 The impact of fatigue on patients with multiple sclerosis. Can J Neurol Sci, 21 (1):9-14

Glaus A.1993 Assessment of fatigue in cancer and non-cancer patients and in healthy individuals. Support Care Cancer, 1 (6):305-315

Hann DM, Jacobsen PB, Axxarello LM, et al.1998 Measurement of fatigue in cancer patients: development and validation of the fatigue symptom inventorv, Oual Life Res, 7:301-310

Hardy s, Studenski S.2008 Fatigue predicts mortality among older adults. J Am Geriatr Soc, 56 (10):1910-1914

Hartz A, Bentler s, Watson D.2003 Measuring fatigue severity in pri mary care patients. J Psychosom Res, 54:515-521

Iriarte J, Katsamakis G, De Castro P.1999 The fatigue descriptive scale (FIDS): a useful tool to evaluate fatigue in multiple sclerosis. Mult Scler, 5 (1):10-16

Krupp LB.2003 Fatigue. Elsevier Science, Philadelphia, PA

Krupp LB, LaRocca NG, Muir-Nash J, et al.1989 The fatigue severity scale: application to patients with multiple sclerosis and systemic lupus erythematosus. Arch Neurol, 46:1121-1123

Liao S, Ferrell BA.2000 Fatigue in an older population. J Am Geriatr Soc, 48 (4):426-430

Liu CJ, Latham NK.2009 Progressive resistance strength training for improving physical function in older adults. Cochrane Database Syst Rey, 3:CD002759

Manty M, Mendes de Leon C, Rantanen T, et al.2012 Mobility-related fatigue, walking speed and muscle strength in older people. J Gerontol A Biol Soc Med Sci, 67A (5):523-529

Mendoza TR, Wang XS, Cleeland Cs, et al.1999 The rapid assessment of fatigue severity in cancer patients: use of the Brief Fatigue Inventory. Cancer, 85 (5):1186-1196

Piper BE, Lindsey AM, Dodd MI, et al.1989 The development of an instrument to measure the subjective dimension of fatigue.In: Funk SG. Tornquist EM, Champagne MT (eds) Key aspects of com fort: management of pain, fatigue, and nausea. Springer, New York, pp. 199-208

Ream E, Richardson A.1996 Fatigue: a concept analysis. Int J Nurs Stud, 33 (5):519-529

Schwartz JE, Jandorf L, Krupp LB.1993 The measurement of fatigue: a new instrument. J Psvchosom Res, 37:753-767

Smets EM, Garssen B. Bonke B, et al.1995 The multi-dimensional fatigue inventory (MFI): psychometric qualities of an instrument to assess fatigue. J Psychos Res, 39:315-325

Watt T, Groenvold M, Bjorner JB, et al.2000 Fatigue in the Danish gen eral population. Influence of sociodemographic factors and disease.J Epidemiol Commun Health, 54:827-833

Wijeratne C, Hickie I. Brodaty H.2007 The characteristics of fatigue in an older primary care sample. J Psychosom Res, 62:153-158

Yu D, Lee D. Wai Man N.2010 Fatigue among older people: a review of the research literature. Int J Nurs Stud, 47:216-228

第63章

老化的腕关节和手

KEVIN J. LAWRENCE

本章内容

概　述

　　腕关节和手是上肢最重要的组成部分。肩关节、肘关节和前臂用于定位腕关节和手的功能。没有腕关节和手，上肢只会是一个球杆。手部功能取决于手的不同组织的协调性能，包括皮肤、指甲、骨骼、关节软骨、肌肉、肌腱、韧带、神经和血管组织。衰老的过程可以对所有这些组织产生退化作用，从而影响腕关节和手的功能。另外，随着年龄的增长，影响手功能的某些疾病和病理改变变得更加常见。

　　衰老可以同时影响构成腕关节和手的所有组织。当合并其他常见老年慢性疾病时，对手部的整体功能会产生重大影响，以日常生活正常功能活动（ADL）的能力为甚。本章旨在讨论老化过程，因为它影响构成腕关节和手的组织以及这些组织的变化如何影响手部的功能。

皮　肤

　　老年人的手部皮肤有许多变化。真皮和表皮的皮肤层变得更薄并且弹性更差。这种影响通常在手的背部最明显。特别是在剪切力的作用下，皮肤更容易损伤。当老年人手部皮肤受伤时，它往往会愈合得更慢。可导致皮肤损伤愈合时间延长的其他条件包括糖尿病、高血压、心脏病、吸烟史和过度暴晒。

　　皮肤衰老的影响与胶原蛋白合成的变化有关。皮肤中的胶原蛋白更容易分解，不易合成，导致皮肤更薄、更脆弱。长期使用皮质类固醇，尤其是外用皮质类固醇，也会导致胶原蛋白进一步分解和皮肤变薄。这些患者很容易出现淤青，皮肤也容易受损。这种影响通常在手背和前臂的皮肤上最明显。

指 甲

指甲生长随着老化而减少。通常指甲会变得更厚、更粗糙，颜色变黄。指甲会变得更脆，更容易发生真菌感染。指甲的某些变化可能是潜在疾病的警告信号。杵状指可能是长期心肺疾病的征兆。匙状指可能是长期贫血的征兆。Beau 线——穿过指甲的深沟纹可能是过去创伤、严重感冒或营养不良的迹象。Muehrcke 线——甲床下面的白线，可能是肾脏疾病的征兆。指甲的凹陷可能是结缔组织疾病的征兆。

骨 骼

骨骼的老化过程涉及骨骼钙的流失（见第 3 章和第 18 章）。男性和女性都会发生钙的流失；然而，老年女性为甚。女性钙的流失与绝经期雌激素缺乏有关。骨的延展性更低，脆性增加，导致骨折的发生率更高。绝经后的女性，尤其是 65 岁以上的女性和既往有与骨质疏松相关骨折的女性，未来骨折的风险更高。

腕关节和手部关节中的任何骨骼都因创伤而更容易发生骨折。据报道，桡骨远端骨折是老年人最常见的骨折之一。最常见的跌倒方式之一是向前跌倒，前臂内旋，手腕伸展，倒地时迫使舟状骨和月骨进入远端桡骨的凹部。这可导致远端桡骨骨折并且远端碎片向背侧移位。这种背侧移位被称为 Colles 骨折。

当人向后跌倒时，前臂会旋后并且手腕屈曲。如果桡骨远端骨折，远端碎片会使手掌移位。这被称为 Smith 骨折。Smith 和 Colles 的骨折都可能导致严重的畸形，这取决于骨骼压缩和移位的程度。这两种骨折可能需要手术干预和长时间的固定。损伤最常见的并发症之一是腕管内或近端的正中神经受累。这可能会影响正中神经对其余四指的感觉以及拇指屈曲，对指和外展功能的减退。这些手指的感觉减退或丧失使得个体更难以执行精细动作并且使它们更难抓握小物件。

跌倒时手伸直也会导致舟状骨、月骨、豌豆骨或钩状骨骨折。当舟状骨骨折时，在 X 线片上经常会漏诊。如果骨折位于舟状骨的中部，更容易漏诊。如果没有确诊这种骨折，则可导致近端坏死，导致上肢负重时腕部严重疼痛，并且上肢的运动强度和运动范围减小。豌豆骨或钩状骨骨折可导致尺神经受累，导致捏力和握力的力量降低。

关节软骨

关节软骨主要由 II 型胶原组成。这种类型的胶原蛋白富含糖胺聚糖（GAGS）。GAGS 是具有亲水性并且赋予关节软骨黏弹性特性，其有助于关节软骨承受压力。随着关节软骨的老化，它往往会失去 GAGS，因此关节软骨对压缩力的抵抗力下降（见第 4 章）。黏弹性特性的丧失导致关节软骨破坏，导致骨关节炎。

腕关节和手的骨关节炎是老年人的常见疾病。Stukstette 等人报道，老年女性（>70 岁）患有手部症状关节炎变化的可能性是老年男性的两倍。腕关节和手部最常见的骨关节炎关节是桡腕关节、MCP 关节、IP 关节和第 1 掌骨底部的大多角骨。DIP 关节是最常引起疼痛的关节，据报道触诊时触痛明显。DIP 关节的骨关节炎通常伴随着 Bouchard 结节的形成。Bouchard 结节是在关节外围形成的钙化刺。Heberden 结节是围绕 PIP 关节外围的结点。由于关节僵硬、疼痛和运动范围受限，骨关节炎可导致手部功能的显著丧失。由于失用性萎缩，许多人的腕关节和手部力量也会减弱。

腕关节和手上的类风湿性关节炎（RA）经常影响老年人。RA 是一种系统性自身免疫疾病，可以在任何年龄发生并且以多种形式存在。RA 在老年人中的作用可能是长期存在的，或者可称为老年性类风湿性关节炎。老年性 RA 发生在 60 岁以上的个体中，并且估计占所有 RA 病例的 10％～30％。RA 对手的影响可以从轻微到严重，包括疼痛、肿胀、运动范围受限、关节不稳和畸形。

韧带、肌腱和关节囊都是由结缔组织组成，

随着年龄的增长而变化。随着结缔组织的老化，胶原纤维与弹性蛋白纤维变性之间的粘连增加。这种变化称为美拉德反应，发生在关节软骨、肌腱、韧带和关节囊等。其结果是关节失去灵活性，关节僵硬和运动范围受限以及腕关节和手部功能的显著丧失。糖尿病可加速这一过程。

肌　肉

随着年龄的增长，文献中已经充分证明了肌肉力量的降低。肌肉力量的下降归因于随着老化而发生的肌肉量的丢失。Jansen 等人报道说，65 岁以后男性和女性的握力和捏力都有所下降。在较年轻的年龄组中，男性比女性具有更大的捏力和握力。但随着年龄的增长，人们发现男性力量的下降幅度更大。当男性和女性都处于年龄最大组时（年龄超过 85 岁），男女的握力和捏力大致相等。

神　经

支配手的周围神经随着年龄的增长而发生显著的变化（见第 32 章）。Thakur 等人报道，感觉和运动周围神经功能随年龄的增长而减弱。感受器也会受到影响。Shaffer 和 Harrison 报道了肌梭、高尔基腱器官、皮肤受体和关节本体感受器功能的变化。所有这些结构的功能减弱会对手部的整体功能产生显著影响。

周围神经也更容易衰老。正中神经可能被夹在旋前肌肌腱的两个头之间或腕管中。桡神经可能被夹在旋后肌的两个头部和肘部或 Guyon 髓鞘的尺神经之间。随着年龄的增长，周围结缔组织增厚，卡压症状日益明显。

周围神经病变是老年人常见问题。周围神经病变与小血管对髓鞘和上、下肢最远端神经轴突的血液供应减少有关。对于患有糖尿病或酗酒者的老年人，手部的周围神经功能尤其受到影响。周围神经病变将影响从远端到近端支配手的所有神经。外周神经病变的最初迹象将是指尖上的感觉异常。感觉异常会随着时间的推移向近端扩散并且可进展到麻木状态，导致受影响区域的感觉完全丧失。疼痛也可能是手部周围神经病变的症状。这种疼痛通常被描述为烧灼感。周围神经病变引起的运动改变常从远端发生到近端，与所累及的神经无关。最初的表现是手部肌群无力。在严重的情况下，手的肌肉可能会瘫痪，从而导致爪形手。这些人将缺乏拇指外展以抓住圆柱形物体的能力或伸展其余 4 个手指上任意 IP 关节的能力。他们的手指会出现抓握无力。

影响自主神经系统的周围神经病变可以影响到手的外周血流。这可能导致个体无法适应温度变化，并且更容易在低于正常温度的情况下有烧灼感或在高于正常温度的情况下有冰冷感。对自主神经系统的影响可导致皮肤脱水、干燥和皲裂，这可能导致感染。

总　结

在对老年人的手进行检查时，无论主要病理情况如何，检查者都必须牢记所有这些老化问题。与年轻人的特定伤害或疾病相比，这些影响导致手的功能丧失可能性更大。必须考虑老化过程的所有方面，以便充分评估任何特定病理的总体效果，并为老年人的康复选择最佳干预措施。

（周　君）

原文参考

Avery NC, Bailey AJ.2005 Enzymic and non-enzymic cross-linking mechanisms in relation to turnover of collagen: relevance to aging and exercise. Scand J Med Sci Sports, 15:231-240

Carmeli E, Patish H, Coleman R.2003 The aging hand. J Gerontology, 58A:146-152

Fawcett RS, Linford S, Stulberg DL.2004 Nail abnormalities: clues to systemic disease. Am Fam Phys, 69:1417-1424

Goodpaster BH, Park SW, Harris TB, et al.2006 The loss of skeletal muscle strength, mass and quality in older adult the health, aging and body composition study. J Gerontol A Biol Sci Med Sci, 10:1059-1064

Gries FA. Cameron NE, Low PA, et al.2003 Textbook of Diabetic Neuropathy. Thieme, New York

Helfrich YR, Sachs DL, Voorhees JJ.2008 Overview of skin

aging and photoaging. Dermatol Nurs, 20:177-183

Jansen CWs, Niebuhr BR, Coussirat DJ, et al.2008 Hand force of men and women over 65 years of age as measured by maximum pinch and grip force. J Aging Phys Act, 16:24-41

Nazarko L.2005 Consequences of ageing and illness on skin. Nurs Resident Care, 7:255-257

Newman AB, Haggerty CL, Goodpaster B, et al.2003 Strength and muscle quality in a well-functioning cohort of older adults: the health aging and body composition study. J Am Geriatr Soc, 51:323-330

Obert L, Uhring J, Rey PB, et al.2012 Anatomy and biomechanics of the distal radius fracture. Chir Main, 31:287-297

Olivieri I. Palazzi C. Peruz G, et al.2005 Management issues with elderly-onset rheumatoid arthritis. Drugs Aging, 22:809-822

Shaffer SW, Harrison AL.2007 Aging of the somatosensory system: a translational perspective. Phys Ther, 87:193-207

Skirven TM, Osterman AL, Fedorczyk JM.2011 Rehabilitation of the hand and upper extremity. Elsevier. Mosby

Slatkowsky-Christensen B, Haugen I, Kvien TK.2010 Distribution of joint involvement in women with hand osteoarthritis and associations between joint counts and patient-reported outcome measures.Ann Rheum Dis, 69:198-201

Stukstette MIPM, Hoogeboom TI, de Ruiter R, et al.2011 A multidisciplinary intervention for patients with hand osteoarthritis. Clin Rehabil, 26:99-110

Thakur D, Paudel BH, Jha CB.2010 Nerve conduction study in healthy individuals: a preliminary age based study. Kathmandu Univ Med J, 31:311-316

Tremollieres F.2012 What patients need to know about bone fracture and its prevention. J Gynecol Obstet Biol Reprod (Paris), 41:F20-F27

Watkins J.2011 Ageing skin, part 1: normal ageing. Pract Nurs, 22:250-257

第64章

超重和肥胖

RICHARD W. BOHANNON

本章内容

概述　　　　　　　　　　　　总结

检查　　　　　　　　　　　　原文参考

干预

概　述

身体成分（体脂）通常是指瘦体重和脂肪的相对含量。美国国立卫生研究院（national institutes of health，NIH）提倡使用体重指数（body mass index，BMI），BMI=[体重（kg）/身高（m²）]，以描述身体成分。虽然体重过轻（BMI<18.5kg/m²）成为一些老年人的问题，但相对而言，超重和肥胖在老年人中则更为普遍。NIH将超重和肥胖分别定义为BMI在25.0~29.9kg/m²和≥30.0 kg/m²（见表64-1）。1999—2002年，美国60~69岁人群超重和肥胖的患病率为39.4%，70岁以上人群的患病率为25.3%。在西欧、澳大利亚、美国和中国，平均BMI以及超重和肥胖的患病率均呈上升趋势。

体重增加会导致许多不良后果。虽然超重可能对70岁或以上的老年人有一定的生存益处，但在美国，估计有111909名老年人的超额死亡与肥胖有关。超重和肥胖还会伴随大量的并存疾病。体重与2型糖尿病之间的关系尤为密切，Colditz等人（1995）的研究表明，当女性BMI超过22.0kg/m²时，每增加一个单位

BMI，其患糖尿病的相对风险就会增加25%。伴随老年人体重增加的其他并存疾病为高血压、冠心病、脑卒中、呼吸障碍(包括睡眠呼吸暂停)、骨关节炎和某些种类的癌症等。

尽管死亡率和并存疾病值得关注，但随着体重增加而产生的功能受限与老年康复的关系尤为密切。力量的减退和身体脂肪的增加（通常随着年龄的增长而出现）结合在一起，可使如坐位站起、爬楼梯等费力的活动变得痛苦、困难或难以完成。因此，康复专业人士必须处理患者身体成分中的问题。后面的篇幅将涵盖对超重和肥胖者进行检查和干预的基本原则。

检　查

基于BMI的实用性，美国预防服务工作组（US preventative sevices task force）推荐将其用于成人肥胖的筛查。事实上，BMI所依据的身高和体重的测量对于大多数成年人来说是可及的。当身高和体重无法测量时，可以通过自我报告的方式获得。然而，BMI的准确性可能会因为个体倾向于少报体重或多报身高而受影

表 64-1　美国国立卫生研究院推荐的体重分类

分类	BMI（kg/m²）
体重过轻	<18.5
正常体重	18.5~24.9
超重	25.0~29.9
肥胖（Ⅰ级）	30.0~34.9
肥胖（Ⅱ级）	35.0~39.9
肥胖（Ⅲ级）	≥ 40

源自：NIH，1998.

BMI：体重指数

响。无论身高和体重的信息来源如何，BMI 都存在局限性，包括老年人（尤其是骨质疏松的女性）随着年龄的增长而身材变形，以及 BMI 无法区分瘦体重和脂肪重量。

BMI 的替代方法很多。空气置换法（air displacement plethysmography）和双能 X 线吸收法（dual energy X-ray absorptiometry）比 BMI 提供了更明确的身体成分信息，但两者既不易广泛获取也不便于携带。生物电阻抗（bioelectrical impedance）也可以提供较多身体成分信息，且便于携带，但会受到湿度和预测算法中其他变量的影响。测量皮褶厚度相对容易实现，单个部位（如肩胛下）的测量可能就足够了。中央型肥胖和心血管疾病之间的关系使腰围成为 BMI 的有效增补指标。测量腰围时，被试者站立，软尺与地面平行，应测量髂嵴正上方。如果男性的腰围超过 40 英寸（约 102cm），则被认为是体重相关性并存疾病的高危人群；女性的标准是 35 英寸（约 88 cm）。

干　预

对于超重或肥胖的老年人来说，即使是少量减重也是非常有益的。例如，Larsson 和 Mattsson（2003）研究发现，体重减轻 10% 的肥胖女性在行走速度、耗氧量、疼痛和主观用力程度等方面都有显著改善。Felson 等人（1992）报道称，10 年内体重减轻 2 个或 2 个以上 BMI 单位（约 5.1kg）的人，罹患膝骨关节炎的可能

性降低 50% 以上。基于这些发现，医疗专业人员应该让老年人控制自己的体重。患者通常希望获得饮食方面的建议，设定体重目标方面的帮助，以及运动的相关建议。从医疗专业人员处获得减重建议的关节炎患者比没有得到建议的患者更有可能努力减重。

有 5 种基本的减肥策略可以单独或联合使用，包括饮食疗法、运动锻炼、行为疗法、药物治疗和减肥手术。

饮食疗法的重点在于减少每日热量摄入。低热量饮食（800~1500 kcal/d）可以在 6 个月内平均减少 8% 的体重。遗憾的是，由此实现的减重通常无法持久。

超重和肥胖的老人通常很少参与体育活动。走路少和坐得多的人更有可能超重或肥胖。有氧运动疗法有助于增加基线水平以上的活动量，能够产生适度的减重效果（男性 3.0 kg，女性 1.4 kg）。这种运动可以有多种形式，但研究表明，老年人更喜欢将步行作为一种运动方式。使用计步器和拥有运动"伙伴"可以激励人们增加步行活动。对于无法耐受足量步行以达到治疗效果的人群，可以选择无须完全负重的替代方案，包括卧式自行车或水中运动。还应考虑抗阻运动，因为此项运动可以使老年人更好地控制体重、增加肌肉质量和能量消耗。作为正式的运动干预的替代或补充，老年人可以通过步行而不是短途驾驶、爬楼梯代替乘坐电梯或自动扶梯，以及放弃使用"省力装置"的方式来消耗额外的能量。

行为疗法是多方面的，但大部分用于改变饮食和运动习惯。主要组成部分包括但不限于：自我监测训练、自我控制疗法、运动和饮食信息、刺激控制策略、强化疗法、问题解决和目标设定、行为矫正、家庭支持、行为改变阶段、认知重建、同伴关系和维持策略。行为疗法被认为是对其他疗法所提供的益处的补充。

当较为保守的方法证明疗效不充分时，药物或手术治疗可能是适宜的方法。医生可以开具几种药物，包括奥利司他和西布曲明。作为综合减肥方案的一部分，这些药物使用 6 个月

至 1 年便能有助于减重。对于严重肥胖患者，减肥手术（无论是开腹手术还是腹腔镜手术）都能非常成功地减重。术后第 1 年或 2 年减重幅度最大，达到 20%~40%。在瑞典肥胖对象研究（swedish obese subjects study）中，手术患者的体重在 8 年后减少了 16.3%，10 年后减少了 16.1%。减肥手术对一些肥胖伴发的并存疾病有很大的作用，特别是在绝大多数案例中，糖尿病、高血压和睡眠呼吸暂停都得到了解决或改善。

总 结

康复专业人士很适合为超重或肥胖的老年人服务。这种服务首先需要体重状况的客观文件资料，然后才能开始干预。虽然有些干预措施（如药物和手术）超出了康复治疗的范畴，但饮食、运动和行为疗法等方面也可以产生适度的效果。由于患者通常乐于接受这些干预措施，因此为他们服务的康复专业人士不应忽视这些措施。

（窦 娜）

原文参考

Bohannon RW.2007 Knee extension strength and body weight determine sit-to-stand independence after stroke.Physiother Theory Pract, 23: 291–297

Bohannon RW, Brennan P, Pescatello L, et al.2005 Relationship among perceived limitations in stair climbing and lower limb strength, body mass index, and self-reported stair climbing activity.Top Geriatr Rehab, 21: 350–355

Brown WJ, Miller YD, Miller R., 2003 Sitting time and work patterns as indicators of overweight and obesity in Australian adults.Int J Obes, 27: 1340–1346

Colditz GA, Willett WC, Rotnitzky A, et al.1995 Weight gain as a risk factor for clinical diabetes mellitus in women. Ann Intern Med, 122: 481–486

Felson DT, Zhang Y, Anthony JM, et al.1992 Weight loss reduces the risk for symptomatic knee osteoarthritis in women. The Framingham Study. Ann Intern Med, 116: 535–539

Fields DA, Hunter GR.2004 Monitoring body fat in the elderly: application of air-displacement plethysmography.Curr Opin Clin Nutr Metab Care, 7: 11–14

Flegal KM, Graubard BI, Williamson DF, et al.2005 Excess deaths associated with underweight, overweight, and obesity. JAMA, 293: 1861–1867

Flicker L, McCaul KA, Hankey GJ, et al.2010 Body mass index and survival in men and women aged 70 to 75.J Am Geriatr Soc, 58: 234–241

Garn SM, Rosen NN, McCann MB.1971 Relative values of different fat folds in a nutritional survey.Am J Clin Nutr, 24: 1380–1381

Garrow JS, Summerbell CD.1995 Meta-analysis: effect of exercise, with or without dieting, on body composition of overweight subjects. Eur J Clin Nutr, 49: 1–10

Lanningham-Foster L, Nysse LJ, Levine JA.2003 Labor saved, calories lost: the energetic impact of labor-saving devices.Obes Res, 11: 1178–1181

Larrieu S, Pérès K, Letenneur L, et al.2004 Relationship between body mass index and different domains in older persons: the 3C study. Int J Obes, 28: 1555–1560

Larsson UE, Mattsson E.2003 Influence of weight loss programmes on walking speed and relative oxygen cost (%VO2 Max) in obese women during walking. J Rehabil Med, 35: 91–97

McPhillips JB, Pelletera KM, Barreto-Conner E, et al.1989 Exercise patterns in a population of older adults.Am J Prev Med, 2: 65–72

McTigue K, Harris R, Hemphil B, et al.2003 Screening and interventions for obesity in adults: summary of evidence for the US Preventive Services Task Force. Ann Intern Med, 139: 933–949

Mehrotra C, Naimi TS, Serdula M, et al.2004 Arthritis, body mass index, and professional advice to lose weight: implications for clinical medicine and public health. Am J Prev Med, 27: 16–21

Niederhammer I, Bugel I, Bonenfant S, et al.2000 Validity of selfreported weight and height in French GAZEL cohort.Int J Obes, 24: 1111–1118

NIH (National Institutes of Health).1998 Clinical Guidelines on the Identification, Evaluation, and Treatment of Overweight and Obesity in Adults. NIH, Bethesda, MD, The Evidence Report. NIH Publication No. 98-4083

Potter MB, Vu JD, Croughan-Minihane M.2001 Weight management: what patients want from their primary care physicians. J Fam Pract, 50: 513–518

Sarkisian CA, Liu H, Gutierrez PR, et al.2000 Modifiable risk factors predict functional decline among older women: a prospectively validated clinical prediction tool.J Am Geriatr Soc, 48: 170–178

Silventoinen K, Sans S, Tolonen H, for the WHO MONICA Project 2004 Trends in obesity and energy supply in the WHO MONICA Project.Int J Obes, 28: 710–718

Sjöström L, Lindroos A-K, Peltonen M, et al.2004 Lifestyle, diabetes, and cardiovascular risk factors 10 years after bariatric surgery. N Engl J Med, 251: 2683–2693

Sorkin JD, Muller DC, Andres R.1999 Longitudinal change in height of men and women: implications for interpretation of body mass index. Am J Epidemiol, 150: 969–977

Thomas GN, Macfarlane DJ, Guo B, et al.2012 Health promotion in older Chinese: a 12-month cluster randomized controlled trial of pedometry and 'peer support'.Med Sci Sports Exerc, 44: 1157–1166

Tryon WW, Goldberg JL, Morrison DF.1992 Activity decreases as percentage overweight increases.Int J Obes, 16: 591–595

Vilaca KH, Paula FJ, Ferriolli E, et al.2011 Body composition assessment of undernourished older subjects by dual-energy X-ray absorptiometry and bioelectric impedance analysis.J Nutr Health Aging, 15: 439–443

ADDITIONAI READING Sluka K, Turk D.2009.Cognitive-behavioral therapy for older adults with chronic pain. Phys Ther, 89(5): 470–472

第65章

老年人的衰弱

MARTHA ACOSTA

本章内容

概　述

衰弱的概念通常使人联想到老年人几乎不能站立和/或需要借助辅助设备吃力地在房间移动的画面。虽然衰弱的终末期可能有一些类似的画面,但现在人们知道,衰弱表型较为多变,且能通过循证干预治疗加以修正。也许最重要的是,即使在高龄老年人群中也能够识别并降低衰弱的风险。

衰弱是一种独特且多维的临床综合征,通常与躯体和功能水平的下降状况有关,这种状况与生理、社会和情感的变化相关联。由此看来,健康状况的恶化会导致精力、体能、认知和健康储备的损失。这些因素加在一起会引发衰弱的易感性。然而,对衰弱老年人的研究发现,训练对功能能力的某些领域有正性效应,包括提高步速、降低跌倒风险和增强身体耐力。即使是90多岁的老年人,尽管存在年龄相关性肌肉变化,也可以通过抗阻运动来提高肌肉力量。

为了从整体框架中充分理解衰弱,有必要考量一下构建ICF模式的健康领域(图65-1),该模型中,影响衰弱(健康)状况的因素可以是外部的和/或个体内部的。此外,模型本身也可以提供整体框架,其中的术语与衰弱

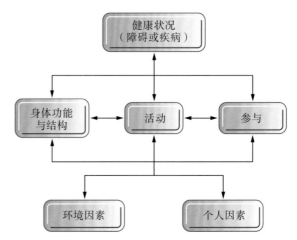

图 65-1　国际功能、残疾和健康分类模式。摘自World Health Organization(2001)International Classification of Functioning, Disability and Health. Geneva, WHO.

语言所使用的术语兼容。兼容性分析显示，ICF模式分类方案中定义的功能状况指标，提供了反映衰弱状态多因素方面的衰弱概况。因此，全面评估衰弱老年人可能涉及的所有潜在领域至关重要。但是，在讨论衰弱的多维性之前，必须首先定义衰弱。对于衰弱的标准化定义尚未达成共识，这就可以在一定程度上解释为什么勉强能够在环境中移动和／或处于特定年龄段的人的形象通常作为定义衰弱的唯一标准。接下来将讨论衰弱定义的演变过程。关注具有明确衰弱标准的研究，将有助于临床医务人员确定最适合用于筛选衰弱和／或评价患者治疗效果的工具。

历史展望

　　衰弱通常与健康状况下降、功能衰退和能力丧失有关。人们普遍认为，衰弱是衰老过程中不可避免的一部分。然而，有些老年人从未衰弱过，而有些年轻人可以说已经衰弱了。对提出衰弱模型的构想的发展进程进行回顾，将有助于澄清在临床医疗和研究中所使用的不断进展的衰弱定义。

　　1970 年代初，"衰弱"一词被用作"进养老院"的同义词。随后，1980 年代末引入了"存活不良"的概念，是指在生命末期出现体重减轻伴有认知和功能减退。1994 年报道了一个衰弱的实用性定义，即人们缺乏日常生活活动（activities of daily lifes，ADLs）能力或具有逐渐依赖的高度风险。1998 年报道了一个更加多维化的定义，包括 16 个变量，涉及 4 个功能领域（躯体、认知、营养和感觉）（框表 65-1）。如果 2 个或 2 个以上领域存在障碍，则认为是衰弱。

　　其他作者将衰弱定义与残疾相关联，几年后，衰弱的定义纳入了健康的不稳定性所致风险的概念，即衰弱导致残疾和死亡风险的增加。随着衰弱概念的扩展，其定义也相应扩展，反映了人们对其多维性的理解增加。

框表 65-1　用于评估衰弱 4 个领域的变量

躯体领域
- 突然失去平衡
- 手臂无力
- 腿无力
- 快速站起时出现头晕或昏厥

认知领域
- 难以集中注意力
- 找词困难
- 难以记住事情
- 忘记东西放在哪里

营养领域
- 食欲不振
- 原因不明的体重减轻

感觉
- 难以阅读报纸
- 认出街道对面的朋友
- 在晚上能阅读标识
- 接听电话
- 听见正常对话
- 在嘈杂的房间听见对话

源自 Strawbridge et al,1998

衰弱的定义

　　有关衰弱的研究在过去 20 年里成倍增长。在大多数研究中，多系统参与和各系统能力储备的降低是衰弱综合征的特点。2002 年，Bortz 将衰弱定义为多系统中早期疾病导致肌力、活动性、平衡和耐力受损的结果。有类似研究将衰弱作为一种对应激源的储备和抵抗能力降低的生物综合征，进一步提示多系统的衰退容易导致不良结果。基于一些学者认可的衰弱指标，Fried 等人制定了一套衰弱判定标准（衰弱表型），包括与年龄相关的力量、肌肉质量、平衡、耐力、步行能力受损和体力活动低下，一个人出现 3 个或 3 个以上的上述标准即可判定为衰弱（图 65-2）。

　　Fried 利用了来自心血管健康研究（cardiovascular health study，CHS）的数据，这是美国心血管研究院的一项针对来自美国 4 个社区的 5317 名 65 岁及以上的男性和女性的前瞻性观察研究，该衰弱表型已证实可以有效预测老年病学专家所说的衰弱导致的不良后果：跌倒、功能障碍、住院和死亡的风险增加。即

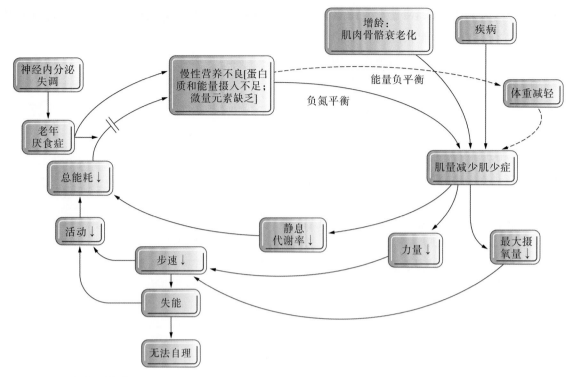

图 65-2 Fried 的衰弱模型

使对社会经济状况、健康状况、临床和亚临床疾病、抑郁症状和残疾状况的基线水平进行调整后，衰弱仍然是上述不良后果风险的独立预测因素。

目前的文献表明，对衰弱最好的描述是将相关区域汇集成表型。争议主要集中在躯体、认知、社会和功能区域是否应该成为衰弱结果模型的组成部分。一个针对衰弱测量的争论是失能的概念以及它是否应被视为综合征的组成部分或是衰弱结果。然而，人们普遍认为衰弱是一种多系统障碍导致的临床综合征，有别于正常的衰老过程。将这些障碍都归为表型，为研究中使用的各种评估测量提供了依据。

用于评估的 2 种主要表型是身体衰弱表型和包括认知、功能和社会等方面的多区域表型。身体表型包括 5 个可测量项目（体重减轻、疲惫、握力弱、步速慢和能量消耗低），可以识别衰弱并一直用于预测不良的临床结局。功能障碍的全部分类构成了该表型的基础。多维化的表型包括如认知障碍、慢性疾病、感觉障碍、情感障碍、不良的社会条件和支持以及功能障碍等组成部分。

基于衰弱操作性定义的身体表型已被概念化为一种生理储备和恢复能力下降的综合征，衰退的系统周期导致耐力下降、力量减退、肌肉减少症和能量负平衡。在这一表型中，有 5 个可测量的特征用以辨识衰弱，包括体重减轻、疲惫、握力弱、步速慢和能量消耗低。如果一个人符合 3 个或 3 个以上标准即被归为衰弱。如果仅满足 1 个或 2 个标准，则标记为中间型。如果不符合任何标准，则认为是健全的。根据 CHS（4317 名 65 岁及以上社区居民）的研究数据并采用这些标准，发现衰弱的患病率为 7%，在 80 岁及以上的亚组中的患病率升至 30%。在女性健康与衰老研究（women's health and aging studies）（1002 名 65 岁及以上有中度至重度功能障碍的社区女性）中，确定衰弱的患病率为 28%。此外，在这些研究中，表型分类预测了不良的临床结局，包括跌倒、住院、功能障碍进展和死亡率增高。

除了身体表型的 5 个标准外，多区域表型还包括认知、功能和社会环境等区域。这些因素的添加增加了身体表型对不良结局的预测能力。多区域的聚合称为躯体衰弱的扩展模型。

来自一项多区域模型——加拿大健康与老龄化研究（canadian study of health and aging，CSHA）的学者探讨了并存疾病和失能老人的功能。虽然并存疾病和失能的本质截然不同，但根据身体表型标准，两者的概念是有关联的。据 Theou 等人报道，2004 年 Fried 的研究结果表明，老年女性较老年男性罹患衰弱的比例更高，且更容易出现 ADL 障碍；而男性的死亡率较高，报道的慢性病也更多。只有不到 10% 的衰弱者没有任何并存疾病或功能障碍。此外，ADL 受限和慢性病更常发生于衰弱程度最高的群体中。慢性病的存在将影响老年患者的临床管理，并可能有助于解释男性死亡率高于女性的现象。为老年患者服务的物理治疗师已熟知多种慢性病的影响。在认知领域，痴呆被视为衰弱的结局或其组成部分，这取决于使用哪种定义。尽管在一个纵向队列研究——MacArthur 的成功衰老研究中发现，将"认知功能低下"纳入身体表型对死亡率没有影响，但确实会小幅度提升对功能障碍进展的预测，但在健康老龄化的队列研究中发现，这对死亡率没有影响。在探讨社会经济学与衰弱的关系时，西班牙定居人口的老年人流行病学研究（established populations for the epidemiological studies of the elderly，EPESE）发现，较低的健康相关生活质量评分与衰弱之间存在显著的统计学相关性。同样，在女性健康与衰老研究中发现，社会经济地位（socioeconomic status，SES）较低与衰弱之间也存在显著的统计学相关性。在此项针对 727 名老年女性的横断面研究中，SES 低下的女性衰弱概率增高，与年龄、种族、保险、吸烟状况和并存疾病无关。总的来说，多区域表型为衰弱老年人的评估过程增加了临床意义。

除了表型外，另一种衰弱的实施方法是采用障碍累积概念，即建立衰弱指数（frailty index，FI）。指数的计算方法是目前的障碍数量与所计算的障碍数量的比例。该指数由代表一系列障碍和健康状况的 92 个变量来确定。衰弱指数的变量包括症状、体征、并存失能、功能障碍、异常实验室检测值和失能。然后将总分划分为 3 个衰弱层级：轻度、中度和重度。临床上，FI 给出有关健康状况的概述，并对潜在的不良结局进行风险分层。FI 已被临床用于描述衰弱的功能和临床特征，以及比较农村和城市老年人健康状况的差异。因此，该工具对死亡风险的评估优于对并存疾病、功能状况或认知水平的测量。

衰弱的生物学基础

导致衰弱的因素仍然是老年医学研究的主题。虽然涉及的所有机制尚不明确，但已经提出的导致衰弱的一个根本原因是神经肌肉、内分泌和免疫系统的多系统失调。总的来说，这些系统的变化对不良影响的增效作用超过与年龄或疾病有关的个体因素。因此，有必要对此概念进行更细致的研究。

年龄相关性肌肉减少症（肌肉质量丧失）在 50 岁后加速。肌肉质量和力量的损失出现在大多数衰弱的定义中。采用双能 X 线吸收法对身体成分进行正规评估可以定义肌肉减少症，该方法可以对瘦体重进行估算。通过与正常的特定性别对应值和骨骼大小进行比较得出的绝对值或评分，即"相对骨骼肌指数"（relative skeletal muscle index，RSMI）。在大约 15% 的 60~69 岁以及大约 40% 的 80 岁以上的人群中，采用 RSMI 定义的肌肉减少症低于正常值 2 个标准差。肌肉衰退的生物学基础包括年龄相关性 I 型肌纤维、α 运动神经元、生长激素的产生、性激素水平、炎症性标志物和体力活动的变化。然而，老年人中的年龄相关性肌肉质量减少通过抗阻训练可以改善。本章稍后将更详细地讨论这个主题。

虽然肌肉减少症是衰弱的主要表现，但年龄相关性肌肉质量减少受到多种生理因素的调节，包括激素、神经完整性、营养状况、体力活动和炎症。至于内分泌系统，对骨骼肌代谢至关重要的激素包括性激素和胰岛素生长因子 IGF-1（insulin like growth factor，IGF）。这些激素水平偏低会导致年龄相关性肌肉质量和力量的损失，尤其是绝经后女性的雌激素和老年男性的睾酮水平下降。此外，老年衰弱女性的血清性激素硫酸脱氢表雄酮（dehydroepiandrosterone sulfate，DHEA-S）和IGF-1的水平显著低于老年非衰弱女性。女性健康与衰老研究证实，就结局而言，较低水平的IGF-1还与肌力差、步速慢、渐进性功能障碍和死亡率增高有关。今后对这些调节功能的研究将扩大我们对衰弱的理解。

与其他许多疾病一样，免疫系统也与衰弱有关。血清促炎细胞因子白细胞介素6（IL-6）的水平缓慢升高是慢性炎症的特征，与衰弱密切相关。此外，IL-6与体重减轻、感染的易感性增加和肌肉减少症的不良生理效应密切相关。它还可能通过干扰铁代谢或直接抑制促红细胞生成素的产生而导致贫血。最后，在女性健康与衰老研究中，白细胞计数和IL-6水平的升高与社区老年女性的衰弱有独立相关性。

衰弱的生物学和生理学特征表明，有多个系统参与了系统间的相互作用，而不是单一系统。因此，有必要对影响衰弱老年人的问题采取全面的评估和管理。

评估的注意事项

作为临床医务人员，所使用的评估措施应当为标准化、循证化和心理测量学的指标。研究人员和治疗师致力于研发和测试上述的临床工具。虽然物理治疗师所使用的老年医学评估方法很多，但目前尚无专门用于测量和评估衰弱的工具，无论是用于筛查或是预测结局。考虑到衰弱结构定义的奇特性所带来的挑战，这就可以理解了。然而，如下文所述，这一问题正在得到解决。

为了理解上述问题的范围和规模，一篇系统综述探讨了衰弱的临床操作性定义、衰弱筛查工具和测量衰弱严重程度的工具。纳入标准是对65岁及以上具有相关临床结局（功能状态的改变、住院或死亡）的社区居民进行的研究，描述原创性工具的文章（不是随后的验证性研究），以及提及衰弱而非单纯残疾的文章。关于定义和筛选标准的系统综述结果见图65-3。

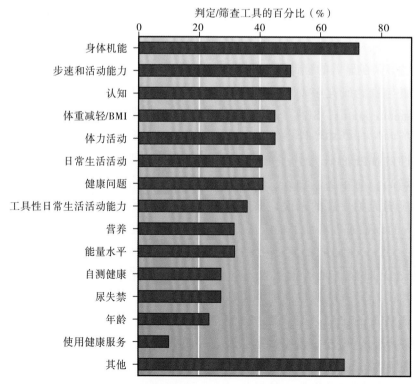

图65-3 在衰弱定义和筛选工具中识别因素的普及程度

结果表明，在衰弱的定义和筛选工具中，最常见的识别因素是身体功能（73%）、步速（50%）和认知能力（50%）。与早期研究中的 ADLs（41%）和工具性日常生活活动（instrumental activities of daily living，IADLs）（36%）相比，近期的文献中步速和认知更为多见。这些结果可以指导临床医务人员在缺乏专门的衰弱评测工具时，借助识别因素去选择解决问题领域的标准化评估工具。

在确定了最佳评估方法之后，判定衰弱程度将是确定患者基本概况的主要组成部分。实现这一目标的一个方法是使用衰弱程度分级法。Jones 等人（2004）使用 FI 将衰弱分为 3 个层级，包括轻度、中度和重度。为了确定 FI，对一个代表了功能障碍、残疾和并存疾病负荷的标准老年综合评估（comprehensive geriatric assessment，CGA）进行评分并累加，从而形成 FI-CGA 层级。衰弱的三个层级为：轻度（FI-CGA 0~7）、中度（FI-CGA 7~13）和重度（FI-CGA >13）。衰弱程度的信息除了可以获得对未来健康更稳健的综合影响外，还将有利于临床医务人员确定目标结局。

除了提供患者的基线状态外，监测衰弱状况的变化还将为制订干预计划和预测切实结局提供必要的信息。研究人员用身体衰弱变化的临床总体印象（clinical global impression of change in physical frailty，CGIC-PF）工具来评估身体衰弱程度的变化。CGIC-PF 测量 6 个领域（活动能力、医疗资源利用度、仪表、自我感知健康状况、ADL、情感状态和社会地位），该工具也可以获取衰弱的多维性。

最后的评估注意事项是一些评估工具的潜在预测能力。在一项研究中，3 个标准（步速、握力和重复从椅子站起的时间测试）被添加到 Fried 和 Rockwood 最初使用的 5 个标准中。这 3 个标准都对衰弱的识别有预测性，其中步速是衡量衰弱多维性的最佳指标。步行速度低于 0.65m/s 的成人罹患衰弱的可能性比走得较快的人高出 20 倍以上。握力小于 25kg 的人衰弱的可能性要高出 6 倍。当每 30 秒坐位站起

次数 <7 次时，衰弱的可能性要高出 14 倍。这 3 个单项标准均可预测 6 个月的死亡率，其中步速是预测诸如死亡、住院或功能障碍等不良结局的最佳指标。

衰弱老年人的干预治疗

2006 年，一份国际共识报告将衰弱的老年人描述为在平衡、移动能力、力量、认知、运动控制、营养、耐力（疲劳）和体力活动等方面有功能障碍。这些领域多数在物理干预治疗中获得常规解决。体力活动或定期运动训练可对一些衰弱标准产生有利影响，如肌肉无力、低体力活动、运动耐受不良和运动表现减慢。老龄化纵向研究（longitudinal study of aging）证实，在对年龄、性别、并存疾病和基线功能障碍进行调整后，低水平的体力活动，即每周至少步行 1 英里（约 1609m），确实具有降低 ADL/IADL 障碍风险的好处。这些发现证明，参与至少低水平的体力活动可以减缓 ADL 和 IADL 障碍的进展。其他关于运动对衰弱的非疾病专有特性作用的研究，提示了这些特性存在逆转的可能性。

年龄相关性躯体功能衰退人员的体力活动，其运动耐力下降，包括肌力、最大有氧运动能力和疲劳度。然而，为衰弱老年人提供耐力 / 有氧训练的想法，可能会使许多不熟悉衰弱老年人运动耐力的临床医务人员感到不安。更透彻地了解有氧运动对衰弱的影响可能会减轻这种担忧。

有氧运动可以通过两种机制改变衰弱表型：增加肌肉量和提高最大摄氧量（$VO_{2\,peak}$）。剧烈运动时的最大耗氧率（$VO_{2\,peak}$）与运动负荷和亚极量运动能力有关。在一项干预研究中，对衰弱的男性和女性进行为期 9 个月的步行和力量训练，在训练后的心脏输出量"峰值努力"期间 VO_2 提高了 14%，从而提高了耐力；该研究的目标是达到 78% 的峰值心率。另一项研究显示，经过 12 周的功率自行车训练，7 名久坐不动的健康老年女性 71±2 岁的最大有氧运动

能力提高了 30%。这项研究还发现，耐力训练使股四头肌的肌肉量增加了 12%。既往研究显示，有氧运动不会改变老年人的肌肉大小；然而，与久坐不动的老年人相比，有氧训练确实能够增加四肢的肌肉质量的百分比。

对老年人渐进抗阻肌力训练的有效性已有充分记录。即使到了 90 多岁，也有研究结果显示力量训练可以逆转肌肉无力。在一项为期 8 周的高强度抗阻训练计划中，10 名年龄 90±1 岁住在社会福利院的衰弱成年人参加了一项改编自渐进抗阻训练标准康复原则的训练计划，包括向心性（推举期）和离心性（下放期）肌肉收缩。训练 8 周后，肌肉力量提高 174%±31%（$P<0.0001$）。功能性活动能力随着力量增加而提高。养老院的老人经常出现重度衰弱，该人群的抗阻训练效果尤其令人鼓舞，是治疗规划中的一个可行选项。一项关于 70 岁及以上社会福利院的老年人的系统综述，也证实了运动对此类衰弱老人的有益作用。在这篇综述中，作者采用一种综合的方法来同时处理几个结局评估措施，渐进式抗阻训练对肌肉力量的好处已经被证实，但是基于运动特异性的训练效果不明显。相比之下，一项对 22 名社会福利院的老年人（平均年龄 81.5 岁）开展的单盲随机对照试验则研究了负重抗阻的剂量—反应关系，该项目比较了两种强度的训练水平对伸膝肌的剂量—效应反应，高强度组（n=8）的训练强度为 1RM 的 80%，低强度组为 1RM 的 40%。结果显示，与低强度组（1RM 的 40%）相比，高强度组（1RM 的 80%）的伸膝肌力量、耐力和 6min 步行试验均有显著提高，在座椅起立和爬楼梯测试中也有类似趋势。研究结果进一步证实了在肌力增加和抗阻训练强度，以及力量提升和功能结局之间均存在很强的剂量—反应关系。因此，为了优化功能性能力，最好进行高强度抗阻训练（1RM 的 80%）。采用有监督指导的基于负重的训练计划，高强度抗阻训练几乎与低强度训练一样安全，但对衰弱老年人功能和生理方面的作用比低强度训练更有效。

人们已证实抗阻训练给运动性能方面带来的额外好处。在 14 项研究中报告了抗阻训练后，健康和衰弱老年人的步速均有所提高。同样，在同一篇系统综述的 6 个试验中，均发现抗阻训练后 6min 步行测试的距离增加。人们还看到，特别是居住在养老院和社区的衰弱老年人，其步速在 10 周的抗阻训练后得到了提高。抗阻训练对衰弱老年人的好处是有充分依据的，可以促进良好的治疗预期。

对衰弱老年人的运动干预在降低跌倒风险方面也显示出类似的益处。人们发现，在调整了社会、认知、心理、功能和医疗性因素后，单次跌倒就会使入住养老院的风险增加 3 倍。然而，在一项针对 75~85 岁低骨量老年女性的研究中，25 周的抗阻训练使跌倒风险比基线水平降低了 57%。

运动干预除了产生运动方面的效果外，也可能对细胞水平的潜在机制造成影响。机制之一是免疫应答，随着与年龄有关的胸腺和 T 细胞的改变，这种免疫应答相应降低。这个假说在一项对养老院的衰弱老年居民开展的 RCT 中进行了验证。研究采用功能导向性的耐力和抗阻训练的干预方式，从上午 8 点至下午 4 点，每 2h 训练一次，每周训练 5d，为期 8 个月。研究结果显示，通过检测淋巴细胞亚群、活化标志物、体外增殖和细胞因子活性的变化，并未发现对免疫系统产生有利或有害的影响。在一项对衰弱老年女性的相关研究中，研究人员探讨了服用脱氢表雄酮（dehydroepiandrosterone，DHEA）结合运动对力量、骨量和身体功能的影响。受试者每日服用 50mg DHEA 或安慰剂，连续 6 个月；都服用钙和维生素 D3。运动方案为 90min 的小强度运动计划，采用有氧座椅操或瑜伽，每周 2 次。结果显示，服用 DHEA 的受试者下肢力量和功能均有所改善，但骨密度没有变化；在服用 DHEA 的人群中，所有激素水平均显著升高，包括雌二醇、DHEAS、雌酮和睾酮。

衰弱的另一个主要关注区域是 ADLs 执行障碍。在 Latham 的系统综述（41 项研究）中，

ADL 障碍的风险并没有随着抗阻运动训练而降低。相反，Cochrane 对 121 项试验的综述显示，抗阻训练与 ADL 障碍的减轻之间存在关联性。值得注意的是，这两篇综述均未对衰弱的严重程度进行分级。在一项为期 6 个月的居家 RCT 方案中，采用抗阻运动结合平衡训练、家庭安全和辅助设备评估等干预措施，被归为中度衰弱的干预组的功能障碍评分，随着时间的推移有所下降。干预组和对照组功能障碍评分基线值分别为 2.3 和 2.8；在 7 个月时，两组间比较均与基线水平有了变化，分别为 2.0 和 3.6；12 个月时为 2.7 和 4.2。在重度衰弱成年人中没有观察到这种变化。中度衰弱被定义为无法完成"双臂交叉抱于胸前，从椅子上站起来"，或者无法进行快速步行测试，需要 10s 以上的时间才能走完 3m 的路程。重度衰弱被定义为既缺乏特征又缺乏能力。在另一项研究中，一组轻度至中度的衰弱人群在接受平衡、抗阻和柔韧性训练后，他们的美国老年人资源与服务评估量表（older american resources and services，OARS）中的 ADL 评分并没有改善。最近，衰弱筛选和干预工作组（frailty screening and intervention，FRASI）通过 RCT，解决了在初级医疗筛选出的非功能障碍的衰弱老年人中预防 ADL 障碍的问题。基于前期的研究，该研究发现有监督的运动可以改善老年人的身体功能，防止已有轻度功能障碍的人员功能衰退，但该项目是否能防止衰弱老年人出现新的功能障碍尚有待确定。

为衰弱老年人设计运动方案必须与功能性活动相关，尤其是在能力储备受限和疲劳加剧的情况下。由于这两个区域的水平都有所下降，因此与运动强度水平相比，任务特异性在改善功能方面显得至关重要。在衰弱老年人中，参加任务特异性运动带来的力量增高，与抗阻运动产生的效果类似。以安全和节能的方式执行日常任务是实现自我引导性活动独立性的核心。肌力的下降会影响到特定的功能性任务，如在平坦或不平坦的地面上的移动能力、转移技能和需要良好平衡技能的直立位活动等方面。针对这些方面的任务特异性干预措施可以包括举重运动、登上和跨过踏板、手臂伸展够物、弯腰和其他多方向的运动。这些运动可以随着负荷和 / 或运动速度的增加而循序渐进。在衰弱的老年人中，任务特异性训练可能取代单纯的抗阻训练，以提高功能恢复水平。

特别注意事项

居住在社区的老年人

与社区居住状况相关的特征可能对衰弱风险的形成产生潜在的影响。一项对 2069 名墨西哥裔美国成年人进行的纵向研究显示，包括医疗保健服务的使用权、认知功能和邻域特征在内的因素，对 75 岁以上老年人的衰弱有保护作用。与此相反，一篇系统综述的结果证实了抗阻强化训练计划的积极效应，可以提高肌力和步速，改善平衡和减少跌倒，并增加骨密度。在一项纵向研究中，体力活动改善了老年人的抑郁障碍。

聚焦于社区内居住的衰弱老年人运动方案的研究结果各不相同，可能因衰弱的程度不同所致。在一项 RCT 中，中度衰弱的参与者受益于为期 6 个月的居家物理治疗干预，至 12 个月时功能衰退较少。干预的重点是关注包括平衡、肌力、转移和活动能力等在内的潜在功能障碍。在那些重度衰弱的参与者中没有见到类似的结果。在另一项出院后老年人的 RCT 中，补充维生素 D 和接受居家的高强度股四头肌抗阻运动方案，对身体功能的康复结局没有影响。关于这项研究，我们注意到，参与者都是近期生病，作者基于研究设计和为研究招募的患者的广泛特征，将研究结果推广到了更广泛的衰弱人群中。需要进一步研究衰弱程度对干预措施疗效的影响。

在加拿大健康与老龄化研究中，一项针对社区内居住老年人的队列研究涉及了 36 个中心，并使用了基于 40 个变量的衰弱指数。这些变量代表了一系列的健康状况和残疾，用以建立健康状态的等级。结果表明，与不运动或很少运动者相比，参加高水平体育锻炼的人死亡风险较低。此外，75岁以上从事运动的男性和女性的死亡率与65~75岁不运动的同龄人相当。在调整了年龄和性别之后，运动者的健康状态比不运动者有更大的改善空间。有趣的是，对健康状况影响最大的是那些干预前最衰弱的人。作者指出，他们采用了基于衰弱指数（"赤字"累积）的衰弱定义，而不是用衰弱表型来定义。他们进一步指出，这些研究结果不适用于住在养老院或颐养机构的人员，或有严重认知障碍的人。运动衍生的效益扩展至那些在基线水平有较多健康缺陷的人，这为支持老年人的健康预防可以延年益寿的观点提供了证据。

有平衡障碍的衰弱老年人

在多中心的衰弱和损伤：干预技术的合作研究（cooperative studies on intervention techniques，FICSIT）中，大规模的关于针对性和非针对性运动对跌倒风险和跌倒相关性损伤的功效的研究包含了RCT。考虑到干预措施在运动类型、强度、频率和持续时间方面的差异性，多站点的综合结果显示，那些参与了以运动为核心组分的干预措施的个体跌倒风险显著降低（13%）。如果运动干预措施包括特定的平衡和步行活动，风险将进一步降低（24%）。在另一个RCT中，一组被确认为跌倒高风险的闲居家中的衰弱女性（≥80岁），接受了每周3次、为期12个月的个体化的运动计划（Otago居家运动方案）以及每周3次步行。结果显示跌倒（约1/3）和伤害性跌倒的发生显著降低，至6个月时平衡功能显著改善。

事实证明，太极在某些老年人群可以降低47.5%的多次跌倒风险。太极是一种东方的运动形式，在功能平衡、身体性能和减少跌倒恐惧等方面也提供了很多健康益处。但与此相反的是，一项为期48周的强化太极干预计划，并没有显著降低一组被划分为衰弱或衰弱过渡期的老年人（70~97岁）的跌倒风险。然而，正如研究人员所指出的，研究中使用的过渡性衰弱的定义不精确，可能导致结果缺乏意义。因此，

治疗师的临床判断仍将被患者存在的问题所驱动，这些问题可以是最小的虚弱，也可以是复杂的多重用药注意事项。太极作为一种独立的策略，在降低跌倒风险方面可能不如结合了其他传统临床方法的多因素干预措施有效。鉴于衰弱的多因素性，对于制订一个全面的治疗方案而言，除了造成跌倒风险增高的因素数量外，对所有相关因素进行透彻的分析将至关重要。

衰弱和失禁

老年人的尿失禁患病率最高，是全球老年人口呈指数增长的一种反射。在第四届国际尿失禁咨询委员会的报告中，用于处理衰弱的临床表型包括体育活动、移动能力、平衡、肌力、运动加工、认知、营养和耐力等方面的障碍，该报告进一步明确了导致尿失禁的相关因素，除了年龄相关性肌肉、激素和结构特征的变化外，尿失禁还与其他因素有关，包括并存疾病和功能障碍（如痴呆、跌倒、视力和听力下降、头晕）、神经和精神障碍和/或药物，这些都是与尿失禁有关的重要因素。尿失禁的总体影响通常包括因移动能力下降以及担心在公共场合失禁而变得与社会隔绝等因素导致的功能下降。在评估过程的早期就确定这个问题，对规划干预措施和疾病转归至关重要。

研究还表明，尿失禁风险的增加与ADL和身体功能障碍有关。关于尿失禁治疗和管理的大量证据摘要，请参阅第四届国际咨询委员会报告。

衰弱和帕金森病

关于衰弱和帕金森病（PD）的研究很少。有一项研究揭示了PD的患病率，以及个体的衰弱标准与PD严重程度的关系。在对PD患者的观察性横断分析中，采用了帕金森病统一评分量表（unified Parkinson's disease rating scale，UPDRS）测量疾病严重程度，该评估工具分为三个部分：第一部分处理情绪和智力功能的变化；第二部分评估一个人的日常功能（在床上滚动、淋浴和书写）；第三部分评判运动能力。评分结果为0~199分，分数越高说明疾病越严

重。研究人员采用了 Fried 模型的 5 个成分（步速、疲劳、握力、每周的热量消耗和体重减轻）来诊断衰弱，5 个标准中满足 3 个或 3 个以上即为衰弱。研究对象平均年龄为 70.8±9.2 岁。研究结果显示，接受最佳治疗的 PD 患者的衰弱患病率高于预期（32.6%）。区分那些符合衰弱标准和不符合者的最佳指标是"每周的热量消耗"。随着疾病严重程度的增加，衰弱的阳性标准数目也增加。此外，步行时间与疾病的严重程度也有直接关系。UPDRS 评分为 11~75 分，平均 35.8±15.0 分。这些分数与高患病率（几乎高出普通人群 5 倍）相结合，强调了正确诊断和治疗 PD 患者的衰弱的重要性。

衰弱和慢性病

老年人的慢性病在其晚年健康轨迹中起着重要的作用。由于死亡风险较高，因此处于衰弱状态的时间少于功能障碍状态。在心血管健康研究（cardiovascular health study, CHS）中，有并存疾病（并存疾病是指患有以下 9 种疾病中的 2 种或 2 种以上疾病：心肌梗死、心绞痛、充血性心力衰竭、跛行症、关节炎、癌症、糖尿病、高血压、慢性阻塞性肺疾病）的患者，其中 46% 也有衰弱。本研究把帕金森病的诊断排除在外，将其视作单一疾病即导致衰弱特征出现的疾病状态。同样在本研究中，衰弱老年人的并存疾病的平均数量约为 2.1，而非衰弱组为 1.4。

我们发现，随着年龄的增长，人们对多种慢性病的易感性相应升高，而这些疾病并没有明显的"常见"危险因素。维持稳态平衡的生物信号调节网络随着效率逐渐降低而成为影响因素。多个系统的生理失调可能导致储备减少和易感性增高，以及在衰弱老年人身体上出现疾病表现。

在对老年人进行的队列研究中，与衰弱有关的慢性病包括（按患病率的降序排列）：高血压、慢性肾病、骨关节炎、抑郁症状、冠心病、糖尿病、慢性下呼吸道疾病、心肌梗死、类风湿性关节炎、脑卒中、外周动脉疾病和充血性心力衰竭。在这些疾病中，没有发现单一疾病与衰弱之间存在关联性。

研究人员已查明与衰弱相关的其他常见疾病状态，这些状态与慢性病有关。在衰弱老年人中，营养不良加上低活动水平提示能量失调，而能量失调也与充血性心力衰竭、糖尿病、脑卒中和慢性肺病有关。人们正在研究贫血与衰弱的潜在联系，以了解贫血与心血管疾病的协同作用成为衰弱的一个危险因素的机制。炎症加剧和免疫系统的变化很可能是衰弱老年人免疫功能全面下降的原因。最后，在社区居住的老年人中发现衰弱与静脉血栓栓塞风险之间存在关联，这些老年人都患有中等程度至确诊了的衰弱。

衰弱的多维性为多系统的功能障碍提供了依据。众多的生理子系统提示衰弱可能有几种亚型，通过几个切入点进入衰弱流程，如营养不良引发的晚期慢性病。分析这些子系统之间的相互作用和相互关系，可能需要建立更复杂的、非线性的研究模型。同时，这种对衰弱的多因素分析方法也反映了多个系统中的稳态受损。

总　结

随着衰弱定义的演变，在评估和治疗衰弱老年人时也需要考虑多种因素。衰弱的多维化的变异性已得到充分证明。按照这一思路，为早期识别衰弱或衰弱前期状态而了解一系列体征和症状，制订恰当的治疗干预措施是至关重要的。研究证据表明，即使对高龄老人来说，强化训练方案也能获益，治疗师可以自信地进行干预，并期待正性结果。关键将是全面掌握衰弱的基线信息，然后在实践中应用循证原则。随着全球老年人口的持续增长，今后的研究将探索更精准的评估和治疗工具。

（窦　娜）

原文参考

Abellan van Kan G, Rolland Y, Bergman H, et al.2008 The
　　IANA Task Force on frailty assessment of older people

in clinical practice.J Nutr Health Aging, 12 (1): 29–37

Abellan van Kan G, Rolland Y, Houles M, et al.2010 The assessment of frailty in older adults.Clin Geriatr Med, 26 (2): 275–286

Ahmed NN, Sherman SJ, Vanwyck D, et al.2008 Frailty in Parkinson's disease and its clinical implications. Parkinsonism Relat Disord, 14 (4): 334–337

Aranda MP, Ray LA, Soham AS, et al.2011 The protective effect of neighborhood composition on increasing frailty among older Mexican Americans: a barrio advantage?J Aging Health, 23 (7): 1189–1217

Avers D, Brown M.2009 White paper: strength training for the older adult.J Geriatr Phys Ther, 32 (4): 148–152 158.

Avila-Funes JA, Amieva H, Barberger-Gateau P, et al.2009 Cognitive impairment improves the predictive validity of the phenotype of frailty for adverse health outcomes: the three-city study.J Am Geriatr Soc, 57 (3): 453–461

Bandeen-Roche K, Xue Q-L, Ferrucci L, et al.2006 Phenotype of frailty: characterization in the women's health and aging studies. J Gerontol A Biol Sci Med Sci, 61 (3): 262–266

Bandinelli S, Lauretani F Boscherini V, et al.2006 A randomized, controlled trial of disability prevention in frail older patients screened in primary care: the FRASI study. Design and baseline evaluation. Aging-Clin Exp Res, 18 (5): 359–366

Bean JF, Leveille SG, Kiely K, et al.2003 A comparison of leg power and leg strength within the InCHIANTI Study: which influences mobility more?J Gerontol A Biol Sci Med Sci, 58 (8): M728–M733

Binder EF, Schechtman KB, et al.2002 Effects of exercise training on frailty in community-dwelling older adults: results of a randomized, controlled trial.J Am Geriatr Soc, 50 (12): 1921–1928

Bortz II WM.2002 A conceptual framework of frailty.J Gerontol A Biol Sci Med Sci, 57 (5): M283–M288

Braun JV, Wykle MH, et al.1988 Failure to thrive in older persons: a concept derived.Gerontologist, 28 (6): 809–812

Buchner DM, Wagner EH. 1992 Preventing frail health.Clin Geriatr Med, 8 (1): 1–17

Bulat T, Hart-Hughes S, et al.2007 Effect of a group-based exercise program on balance in elderly.Clin Intervent Aging, 2 (4): 655–660

Campbell AJ, Buchner DM.1997 Unstable disability and the fluctuations of frailty.Age Ageing, 26 (4): 315–318

Cappola AR, Bandeen-Roche K, et al.2001 Association of IGF-I levels with muscle strength and mobility in older women.J Clin Endocrinol Metabol, 86 (9): 4139–4146

Cappola AR, Xue Q-L, et al.2003 Insulin-like growth factor 1 and interleukin-6 contribute synergistically to disability and mortality in older women. J Clin Endocrinol Metabol 88 (5): 2019–2025

Chandler JM, Duncan PW.et al.1998 Is lower extremity strength gain associated with improvement in physical performance and disability in frail, community-dwelling elders? Arch Phys Med Rehabil, 79 (1): 24–30

Cigolle CT, Langa KM, et al.2007 Geriatric conditions and disability: the Health and Retirement Study. Ann Intern Med, 147 (3): 156–164

de Vreede PL, Samson MM, et al.2004 Functional tasks exercise versus resistance exercise to improve daily function in older women: a feasibility study.Arch Phys Med Rehabil, 85 (12): 1952–1961

de Vreede PL, van Meeteren NL, et al.2007 The effect of functional tasks exercise and resistance exercise on health-related quality of life and physical activity. Gerontology, 53 (1): 12–20

DuBeau CE, Kuchel GA, et al.2010 Incontinence in the frail elderly: report from the 4th International Consultation on Incontinence. Neurourol Urodyn, 29 (1): 165–178

Ehsani AA, Spina RJ, et al.2003 Attenuation of cardiovascular adaptations to exercise in frail octogenarians. J Appl Physiol, 95 (5): 1781–1788

Ershler WB.2003 Biological interactions of aging and anemia: a focus on cytokines.J Am Geriatr Soc, 51 (3): S18–21

Faber MJ, Bosscher RJ, et al.2006 Effects of exercise programs on falls and mobility in frail and pre-frail older adults: a multicenter randomized controlled trial. Arch Phys Med Rehabil, 87 (7): 885–896

Ferrucci L, Guralnik JM, et al.2004 Designing randomized, controlled trials aimed at preventing or delaying functional decline and disability in frail, older persons: a consensus report.J Am Geriatr Soc, 52 (4): 625–634

Fiatarone MA, Marks EC, et al.1990 High-intensity strength training in nonagenarians.Effects on skeletal muscle. JAMA263 (22): 3029–3034

Fiatarone MA, O'Neill EF, et al.1994 Exercise training and nutritional supplementation for physical frailty in very elderly people.N Engl J Med, 330 (25): 1769–1775

Folsom AR, Boland LL, et al.2007 Frailty and risk of venous thromboembolism in older adults.J Gerontol A Biol Sci Med Sci, 62 (1): 79–82

Fried LP, Tangen CM, et al.2001 Frailty in older adults: evidence for a phenotype. J Gerontol A Biol Sci Med Sci, 56 (3): M146–156

Fried LP, Hadley EC, et al.2005 From bedside to bench: research agenda for frailty.Sci Aging Knowl Environ, 2005 (31): pe24

Fried L, Walston JD, et al.2009 Frailty.In: Halter J, Ouslander M, Tinetti M (eds) Hazzard's Geriatric Medicine and Gerontology, 6th edn. McGraw-Hill, New York, pp.631–645

Gill TM, Baker DI, et al.2002 A program to prevent functional decline in physically frail, elderly persons who live at home.N Engl J Med, 347 (14): 1068–1074

Gruver ΛL, Hudson LL, et al.2007 Immunosenescence of ageing. J Pathol, 211 (2): 144–156

Harber MP, Konopka AR, et al.2009 Aerobic exercise training improves whole muscle and single myofiber size and function in older women.Am J Physiol Regul Integr Physiol, 297 (5): R1452–R1459

Huang AJ, Brown JS, et al.2007 Urinary incontinence in older community-dwelling women: the role of cognitive and physical function decline. Obstet Gynecol, 109 (4): 909–916

Hubbard RE, Fallah N, et al.2009 Impact of exercise in communitydwelling older adults.PLoS ONE [Electronic Resource], 4 (7): e6174

Inouye SK, Studenski S, et al.2007 Geriatric syndromes: clinical, research, and policy implications of a core geriatric concept.J Am Geriatr Soc, 55 (5): 780–791

Jones DM, Song X, et al.2004 Operationalizing a frailty index from a standardized comprehensive geriatric assessment.J Am Geriatr Soc, 52 (11): 1929–1933

Kapasi ZF, Ouslander JG, et al.2003 Effects of an exercise intervention on immunologic parameters in frail elderly nursing home residents. J Gerontol A Biol Sci Med Sci, 58 (7): 636–643

Kenny AM, Boxer RS, et al.2010 Dehydroepiandrosterone combined with exercise improves muscle strength and physical function in frail older women.J Am Geriatr Soc, 58 (9): 1707–1714

Ko FC.2011 The clinical care of frail, older adults. Clin Geriatr Med, 27 (1): 89–100

Latham NK, Anderson CS, et al.2003 A randomized, controlled trial of quadriceps resistance exercise and vitamin D in frail older people: the Frailty Interventions Trial in Elderly Subjects (FITNESS). J Am Geriatr Soc, 51 (3): 291–299

Latham NK, Bennett DA, et al.2004 Systematic review of progressive resistance strength training in older adults. J Gerontol Ser A Biol Sci Med Sci, 59 (1): 48–61

Layne JE, Nelson ME.1999 The effects of progressive resistance training on bone density: a review. Med Sci Sports Exerc, 31 (1): 25–30

Lee Y, Park K.2008 Does physical activity moderate the association between depressive symptoms and disability in older adults?Int J Geriatr Psychiatr, 23 (3): 249–256

Leng S, Chaves P, et al.2002 Serum interleukin-6 and hemoglobin as physiological correlates in the geriatric syndrome of frailty: a pilot study.J Am Geriatr Soc, 50 (7): 1268–1271

Leng SX, Cappola AR, et al.2004 Serum levels of insulin-like growth factor-I (IGF-I) and dehydroepiandrosterone sulfate (DHEA-S), and their relationships with serum interleukin-6, in the geriatric syndrome of frailty.Aging Clin Exp Res, 16 (2): 153–157

Leng SX, Xue Q L, et al.2007 Inflammation and frailty in older women.J Am Geriatr Soc, 55 (6): 864–871

Li F, Harmer P, et al.2005 Tai chi and fall reductions in older adults: a randomized controlled trial. J Gerontol A Biol Sci Med Sci, 60 (2): 187–194

Lipsitz LA, Goldberger AL.1992 Loss of 'complexity' and aging.Potential applications of fractals and chaos theory to senescence. JAMA, 267 (13): 1806–1809

Liu CJ, Latham NK.2009 Progressive resistance strength training for improving physical function in older adults. Cochrane Database Syst Rev 8 (3): CD002759, doi: 10.1002//14651858.CD002759.pub2

Liu CK, Fielding RA.2011 Exercise as an intervention for frailty.Clin Geriatr Med, 27 (1): 101–110

Liu-Ambrose T, Khan KM, et al.2004 Resistance and agility training reduce fall risk in women aged 75 to 85 with low bone mass: a 6-month randomized, controlled trial. J Am Geriatr Soc, 52 (5): 657–665

Manini T, Marko M, et al.2007 Efficacy of resistance and task-specific exercise in older adults who modify tasks of everyday life. J Gerontol A Biol Sci Med Sci, 62 (6): 616–623

Masel MC, Graham JE, et al.2009 Frailty and health related quality of life in older Mexican Americans.Health Qual Life Outcomes7: 70

Metter EJ, Conwit R, et al.1997 Age-associated loss of power and strength in the upper extremities in women and men.J Gerontol A Biol Sci Med Sci, 52 (5): B267–B276

Miller ME, Rejeski WJ, et al.2000 Physical activity, functional limitations, and disability in older adults. J Am Geriatr Soc, 48 (10): 1264–1272

Mitnitski AB, Mogilner AJ, et al.2001 Accumulation of deficits as a proxy measure of aging.Scientific World J, 1: 323–336

Morley JE, Kaiser FE, et al.1997 Testosterone and frailty. Clin Geriatr Med, 13 (4): 685–695

Morley JE, Haren MT, et al.2006 Frailty. Med Clin North Am, 90 (5): 837–847

Nash CB.2008 Identifying frailty using the ICF: proof of concept. Thesis in fulfillment of degree of MSc in Rehabilitation Science, McGill University, Montreal, Canada Poehlman ET, Toth MJ, et al.1995 Sarcopenia in aging humans: the impact of menopause and disease. J Gerontol A Biol Sci Med Sci, 50 Spec No: 73–77

Province MA, Hadley EC, et al.1995 The effects of exercise on falls in elderly patients: a preplanned meta-analysis of the FICSIT Trials.Frailty and Injuries: Cooperative Studies of Intervention Techniques.JAMA, 273 (17): 1341–1347

Rice CL, Cunningham DA, et al.1989 Arm and leg composition determined by computed tomography in young and elderly men.Clin Physiol, 9 (3): 207–220

Rockwood K.2005 Frailty and its definition: a worthy challenge.J Am Geriatr Soc, 53 (6): 1069–1070

Rockwood K, Fox RA, et al.1994 Frailty in elderly people: an evolving concept. CMAJ, 150 (4): 489–495

Rockwood K, Stadnyk K, et al.1999 A brief clinical instrument to classify frailty in elderly people.Lancet, 353 (9148): 205–206

Sarkisian CA, Gruenewald TL, et al.2008 Preliminary evidence for subdimensions of geriatric frailty: the MacArthur study of successful aging.J Am Geriatr Soc, 56 (12): 2292–2297

Semba RD, Blaum CS, et al.2006 Denture use, malnutrition, frailty, and mortality among older women living in the community.J Nutr Health Aging, 10 (2): 161–167

Seynnes O, Fiatarone Singh MA, et al.2004 Physiological and functional responses to low-moderate versus high-intensity progressive resistance training in frail elders.J Gerontol A Biol Sci Med Sci, 59 (5): 503–509

Sternberg SA, Wershof Schwartz A, et al.2011 The identification of frailty: a systematic literature review.J Am Geriatr Soc, 59: 2129–2138

Strawbridge WJ, Shema SJ, et al.1998 Antecedents of frailty over three decades in an older cohort.J Gerontol B Psychol Sci Soc Sci, 53 (1): S9–16

Studenski S, Hayes RP, et al.2004 Clinical global impression of change in physical frailty: development of a measure based on clinical judgment.J Am Geriatr Soc, 52 (9): 1560–1566

Sugawara J, Miyachi M, et al.2002 Age-related reductions in appendicular skeletal muscle mass: association with habitual aerobic exercise status.Clin Physiol Funct Imaging, 22 (3): 169–172

Szanton SL, Seplaki CL, et al.2010 Socioeconomic status is associated with frailty: the Women's Health and Aging Studies.J Epidemiol Commun Health, 64 (1): 63–67

Theou O, Rockwood MR, et al.2012 Disability and co-morbidity in relation to frailty: how much do they overlap?Arch Gerontol Geriatr, 55 (2): e1–8

Thorpe RJ, Weiss C, et al.2009 Transitions among disability levels or death in African American and white older women. J Gerontol A Biol Sci Med Sci, 64A (6): 670–674

Tinetti ME, Williams CS.1997 Falls, injuries due to falls, and the risk of admission to a nursing home.N Engl J Med, 337 (18): 1279–1284

Voukelatos A, Cumming RG, et al.2007 A randomized, controlled trial of tai chi for the prevention of falls: the Central Sydney tai chi trial. J Am Geriatr Soc, 55 (8): 1185–1191

Walston J, Hadley EC, et al.2006 Research agenda for frailty in older adults: towards a better understanding of physiology and etiology: summary from the American Geriatrics Society//National Institute on Aging Research conference on frailty in older adults. J Am Geriatr Soc, 54: 991–1001

Weening-Dijksterhuis E, de Greef MH, et al.2011 Frail institutionalized older persons: a comprehensive review on physical exercise, physical fitness, activities of daily living, and quality-of-life.Am J Phys Med Rehabil, 90 (2): 156–168

Weiss CO.2011 Frailty and chronic diseases in older adults. Clin Geriatr Med, 27 (1): 39–52

Wolf SL, Barnhart HX, et al.1996 Reducing frailty and falls in older persons: an investigation of tai chi and computerized balance training.

Atlanta FICSIT Group.Frailty and Injuries: Cooperative Studies of Intervention Techniques.J Am Geriatr Soc, 44 (5): 489–497

Wolf SL, Sattin RW, et al.2003 Intense tai chi exercise training and fall occurrences in older, transitionally frail adults: a randomized, controlled trial.J Am Geriatr Soc, 51 (12): 1693–1701

Yao X, Li H, et al.2011 Inflammation and immune system alterations in frailty.Clin Geriatr Med, 27 (1): 79–87

第66章

老年人的疼痛评估

JOHN O. BARR

本章内容

概　述

　　疼痛是最常见的促使人们求医的症状，它已经被公认为"第五生命体征"。超过80%的老年人至少患有一种慢性疾病，这会导致某些类型的不适，包括疼痛。关节炎是最常见的引起疼痛的原因，其他导致老年人慢性疼痛的疾病包括癌症、压缩性骨折、退行性椎间盘疾病、糖尿病周围神经病变、髋关节骨折、带状疱疹后遗神经痛或三叉神经痛和脑卒中。在老年人中，三个最常见的疼痛部位是背部、腿部和（或）膝部或髋部，以及其他关节。在门诊中，对于中度到重度的急性疼痛，老年人没有接受足够的镇痛治疗。在生命的最后2年，超过25%的老年人经历过疼痛，并且在他们生命的最后4个月，疼痛的发病率在上升。在从急性术后到慢性持续性疼痛的连续过程中，对老年人疼痛的处理并不理想。不幸的是，老年人往往认为，疼痛是衰老不可避免的结果，必须忍受。在接受医务人员的询问时，他们可能会因为害怕医疗程序和相关费用、丧失自主权和可能的长期住院治疗而否认疼痛。

　　老年人疼痛的不典型表现使其临床评估复杂化。炎症的主要症状包括疼痛、发红、皮温升高和肿胀，但这些在老年人中不是很明显。例如，急性心肌梗死可以不伴有明显的疼痛，而阑尾炎、肠坏疽、消化性溃疡和肺炎等情况可能只会引起轻微的不适。这些情况非但不会产生疼痛，反而可能会导致其他行为症状，如意识模糊和疲劳。相反，在老年人中不太常见的疼痛，如头痛，可能预示着严重的医疗问题，如脑血管意外和颞动脉炎。对老年人来说，疼痛评估不足和疼痛治疗不足是两个主要问题。

疼痛的评估

　　主要国际组织（如世界卫生组织），专业组织（如美国老年医学会）和监管机构（如美国医疗组织认证联合委员会）都主张改善老年人疼痛的评估和治疗。适当的疼痛评估应综合包括患者病史、主观询问、客观体格检查和特殊检查（如实验室、影像学、神经肌电图等）。评估应阐明疼痛的基础，并指导治疗干预措施或转诊到其他专业医疗服务。重要的是，这种评估提供了确定治疗有效性所需的基线信息。定期重新评估可以评价治疗的效果，包括不良反应。不幸的是，由于个体性与主观性的巨大影响，疼痛的评估变得复杂。个体报告疼痛的方式与一系列因素有关，这些因素包括年龄、认知状况、性别、个性、种族和（或）文化背景、行为需求和过去的疼痛经历。

患者的病史应包括当前的身体状况和药物治疗的信息：非处方、自然疗法或家庭疗法，我们还应该注意患者过去在控制疼痛方面成功和失败的干预措施，这也许可以确定患者对某些干预措施的期望或偏见，也可以进一步了解为什么先前的治疗是成功的或失败的。例如，前期缺乏患者教育可能导致早期疼痛管理策略的依从性差。

应该给予患者机会，让他们自由地诉说疼痛和相关症状（如酸痛、灼痛、疲劳、关节交锁、关节皮温升高、感觉异常、僵硬等）。然后，临床医务人员应针对疼痛的发作、发生（如休息时疼痛还是活动时疼痛）、强度（当前疼痛还是在特定时间段内最疼痛和不怎么疼痛）、性质、分布和持续时间提出具体问题。应查明加重和减轻疼痛的情况（如运动类型、姿势、休息等）。患者可以在身体图上做标记，以记录疼痛的部位和性质（图66-1）。对疼痛行为指标的评估对于记录语言功能障碍或认知功能障碍的个体是否存在疼痛特别有用（框表66-1）。

客观检查应该集中于与特定的疼痛问题相关的体征或损伤（如水肿、步态参数、关节压痛、肌肉力量和耐力、姿势、肺功能、关节活动范围、皮肤温度、组织愈合、对触诊的耐受性等）。一般来说，老年人的运动水平和功能独立性都会降低，因此评估包括日常生活活动（activities of daily living，ADL）以及职业和娱乐活动在内的身体功能非常重要。应该认识到，对于在社区活跃的老年人，一些ADL评估工具（如评估ADL的Katz指数或Barthel指数）并不代表一个功能活动的适当范围，而其他工具对于一些长期认知障碍的老年人来说需要的功能水平过

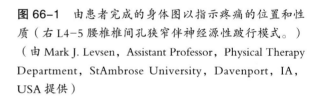

疼痛图

姓名：患者x　　　　　日期：_____

请在下面的图中指出您目前有症状的区域或部位
使用下面的标准填写图表。
标准：PPPPP=麻木感；SSSSS=针刺感；
XXXXX=灼烧感；ZZZZZ=深度疼痛

P_1
(Z,Z,Z)
(S,S,S)

P_2
(Z,Z,Z)

P_3
(Z,Z,Z)

图66-1 由患者完成的身体图以指示疼痛的位置和性质（右L4-5腰椎椎间孔狭窄伴神经源性跛行模式。）（由Mark J. Levsen，Assistant Professor，Physical Therapy Department，StAmbrose University，Davenport，IA，USA 提供）

框表66-1 在评估没有语言或认知障碍的老年人的疼痛时应描述的行为

行为变化
- 社交、情绪、心理社会功能的变化
- 日常生活和功能活动的变化
- 食欲的变化
- 焦躁不安
- 躁动或攻击性
- 睡眠习惯的变化
- 步行的变化

身体语言的变化
- 面部表情、磨牙或扮鬼脸
- 身体运动的变化（包括静止、运动减少、防范、保持身体动作、姿势改变、关节活动范围受限、跛行和肌张力增加）
- 未指明的变化

发声
- 呻吟
- 哭喊
- 叹息或呼噜
- 未指明的

经Molony et al. 惠允改编，2005.

高，如体能测试。研究发现，模拟 ADL 表现的观察分析在评估慢性下腰痛老年人疼痛行为方面是敏感和有效的。重要的是，功能限制应转化为治疗计划的结局目标。

疼痛评估工具

为了更客观地记录临床疼痛，多年来研发了许多疼痛评估工具。疼痛强度评估最基本的工具是口述分级评分法（verbal descriptor scale，VDS；也叫"语言评价量表"）。患者根据量表描述自己的疼痛强度为"无痛""轻微痛""中度痛""重度痛"或"不可忍受的痛"。这个量表由于其更容易被理解而受到普遍使用，同时也降低了得分的失败率。基于有限的评级类别的检测变化缺乏敏感性是这类量表的主要局限性。爱荷华州疼痛温度量表（Iowa pain thermometer，IPT）结合了扩展 VDS 和疼痛温度量表（PT）。

数字评分法（number rating scale，NRS；也叫疼痛评估或 PE）要求患者用 0~10 或 0~100 对自己的疼痛强度进行打分（"0"表示没有疼痛，"10"或"100"的端点表示可能出现的最严重的疼痛）。理解这些端点的定义至关重要。如果一个患者错误地认为"100 分"是"我经历过的最严重的疼痛"，那么第二天更加严重的疼痛就不能得到恰当的评级。这种方法的主要优点是易于理解，并且可以通过语言进行评级。

视觉模拟疼痛评分（visual analogue pain scale，VAPS）采用了一条 10cm 的水平线，左边是"无痛觉"，右边是"痛到极点"（图 66-2）。患者在直线上标出一个位置，这个位置与他们的疼痛程度相对应。这条线也可以是垂直的。另一种格式要求对疼痛缓解进行评分，采用"完全缓解"和"无缓解"的量表。视觉模拟评分的主要局限性是依赖于视觉和运动控制，这在一些老年患者中可能是受限的。

图尺度评价法（graphic rating scale，GRS）结合了视觉模拟疼痛评分量表和描述语

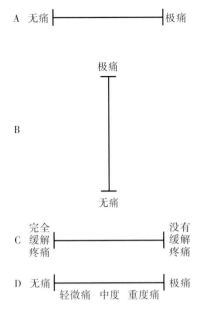

图 66-2　简易疼痛评定量表。A. 视觉模拟疼痛评分量表（水平）。B. 视觉模拟疼痛评分量表（垂直）。C. 视觉模拟缓解评分量表。D. 图尺度评价法。（经 Barr 惠允改编，2000）

（如轻度、中度、重度）。为了改善患者反应的分布，在端点与锚点之间的直线上放置描述语时不需要有间隔，这是十分重要的。

Herr 及其同事支持使用面部疼痛量表（faces pain scale，FPS）对认知功能完好和认知功能障碍的老年人进行评估。这个量表由 7 个卡通人物的面部表情组成，按照从最小疼痛到最痛苦的顺序排列（图 66-3）。患者指出最能代表他们疼痛程度的脸，然后由临床医务人员指定一个从 0（左侧脸）到 6（右侧脸）顺序的疼痛强度值。为了适应一些老年患者的视力，有人建议将面部图像的高度增加到 4cm，面部标记变暗并稍微分开。

麦吉尔疼痛问卷（McGill pain questionnaire，MPQ）是最广泛被认可的评估一般人群疼痛的涉及多方面的工具。它使用身体图来定位疼痛部位。疼痛的感觉、情感和疼痛性质是通过基于描述语的疼痛评定指数来评估的。疼痛强度采用五类疼痛强度量表测量。简化 MPQ 将工具使用时间从 15min 减少到 5min 或更少。虽然这种简短的形式可能不太令人疲劳，但复杂的描述语可能会给一些患者带来困难，是否能有效使用取决于患者的教育水平、语言智力和认知

障碍水平。

大多数疼痛评定量表只关注疼痛的强度而忽略了其他重要的定性疼痛特征。有人建议，疼痛的综合评估应包括单维度（如 VDS、VAPS）和多维度（如 MPQ）评定，因为这两种评定都是评估整体疼痛体验的重要组成部分。费城疼痛强度量表（Philadelphia pain intensity scale）包含 6 个项目，需要评估患者在 4 个时间点的疼痛情况（即在过去的几周、现在、最痛时、不痛时），并确定疼痛影响日常活动的程度 [使用整数评级从 "1"（不）到 "5"（非常）]，记录 1 周里疼痛加重的天数。另外，还有 24 项老年疼痛测量问卷评估疼痛强度，患者脱离活动、步行、剧烈运动以及其他活动过程中的疼痛情况。对于患有急性疼痛但无法进行口头沟通的老年人，可以通过五项 ALGOPLUS 特征评估，包括面部动作（如鬼脸）、表情（如紧张、泪眼汪汪）、发声抱怨（如呻吟或尖叫）、体位（如僵硬的姿势）和非典型行为（如躁动）。两种或两种以上的行为特征表明患者正经历急性疼痛（敏感性 87%，特异性 80%）。

以下是对少数研究的概述，这些研究批判性地评估了仅供老年人使用的疼痛评估方法。Goode 和 Barr 发现，大多数积极参与社区活动的老年人认为数字评分法（即 NRS）比视觉模拟疼痛评分更容易使用，也更能描述他们记忆中的疼痛。然而，参与者在使用视觉模拟疼痛评分时犯的错误更少，因此有助于支持视觉模拟疼痛评分在老年人中使用的有效性。Stuppy 利用 FPS、NRS、VAPS 和 VDS 对认知功能完好的老年人进行了评估研究，结果发现大部分老年人更喜欢 FPS，且该工具也是有信度和效度的。Herr 和 Mobily 发现以社区为基础的老年人更喜欢 VDS，认为 VDS 比 VAPS、NRS 或 PT

更容易使用。

Ferrell 等人认为使用门诊患者的良好的疼痛管理是有效和可靠的。Wynne 等人发现超过半数的有认知障碍的长期护理住院患者可以使用 FPS、VAS 和 VRS，但不能使用 McGill 疼痛量表；由于认知功能低下，患者完成这些量表更加困难。通过研究有认知障碍的社区老年人（平均简易精神量表得分 = 15.7），Krulewitch 等人确定超过 40% 的患者可以完成 VAS、FPS 和费城疼痛强度量表。对于那些能够完成一到两个量表的患者，完成费城疼痛量表的人数最多。Taylor 等人研究发现，无论是认知功能完好还是认知功能障碍的老年人，都更喜欢 VDS 和 IPT，而不是 NRS 和 FPS。这些评估工具都是有效的，除了认知障碍组使用的 FPS。对于使用所有这些评估工具的认知功能完好的受试者来说，重新测试的信度是可接受的，但是对于认知受损的受试者来说，除了 VDS，其他所有评估工具的信度都是不可接受的。

文献中已经出现了一些评估老年人疼痛情况的实用建议。患者的健康状况、疼痛的严重程度和合作能力应指导进行适当疼痛评估所需的评估数量和复杂性。在目前的医疗体系中，建立良好的关系和避免在评估过程中操之过急是至关重要的。对视力、听力、言语和心理过程的损害应予以考虑和照顾，因为这些损害将直接影响到具体疼痛评估工具的使用。照明应该是足够的，评估工具可能需要打印大一点。患者必须能够成功地使用疼痛评估工具，并在必要时获得监督甚至指导。在存在认知障碍的情况下，必须为患者提供时间来理解问题并形成他们的反应。患者和照护者可以使用每日疼痛日志记录疼痛强度、药物、治疗反应和功能活动。家庭成员、朋友和其他医务人员可以提

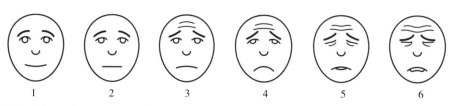

图 66-3　面部疼痛量表。（经 Bieri et al. 惠允改编，1990.）

供与疼痛有关的行为或功能变化的有用信息。观察性评估通过从面部表情、肢体语言和其他非语言行为中推断，可以用来识别严重痴呆老年人的疼痛（框表66-1）。对有认知障碍的老年人进行疼痛评估仍然十分复杂，并且缺乏评估工具的金标准。

总　结

适当的疼痛评估对老年人有效的疼痛管理至关重要。临床医务人员在评估疼痛时应采用个性化的方法，在选择疼痛评估工具时应考虑一系列与年龄有关的因素和患者的偏好，与衰老相关的特定诊断(如痴呆,包括阿尔茨海默病)将需要研发新的疼痛评估工具并验证其信度。

（倪　隽）

原文参考

Abdulla A, Adams N, Bone M, et al. 2013 Guidance on the management of pain in older people. Age Aging, 42: i1–i57

American Geriatrics Society Panel on Chronic Pain in Older Persons 1998: The management of chronic pain in older persons. J Am Geriatr Soc 46: 635–651

American Geriatrics Society Panel on Persistent Pain in Older Persons 2002Clinical practice guidelines: the management of persistent pain in older persons. J Am Geriatr Soc, 50: S205–S224

American Geriatrics Society Panel on the Pharmacological Management of Persistent Pain in Older Persons 2009 Special article: Pharmacological management of persistent pain in older persons. J Am Geriatr Soc, 57: 1331–1346

Mosby, St Louis, MO. Barr JO 2000 Conservative pain management for the olderpatient//Guccione AA. Geriatric Physical Therapy, 2nd edn.

Bieri D, Reeve RA, Champion GD, et al. 1990 The Faces Pain Scale for the self-assessment of the severity of pain experienced by children: development, initial validation, and preliminary investigation for ratio scale properties. Pain, 41: 139–150

Burke SO, Jerret M. 1989 Pain management across age groups. West J Nurs Res 11: 164–178

Ferrell BA, Stein WM, Beck JC. 2000 The Geriatric Pain Measure: validity, reliability and factor analysis. J Am Geriatr Soc, 48 (12): 1669–1673

Gagliese L, Melzack R. 1997 Chronic pain in elderly people. Pain, 70: 3–14

Goode J, Barr JO. 1993 Comparison of two methods of pain assessment by the elderly: pain estimate (PE) vs. visual analogue scale (VAS). Phys Ther, 73: 6S

Herr KA, Mobily PR. 1991 Complexities of pain assessment in the elderly: clinical considerations. J Gerontol Nurs, 17: 12–19

Herr KA, Mobily PR. 1993 Comparison of selected pain assessment tools for use with the elderly. Appl Nurs Res, 6: 39–46

Herr KA, Mobily PR, Kohout FJ, et al. 1998 Evaluation of the faces pain scale for use with elderly. Clin J Pain, 14: 29–38

Joint Commission on Accreditation of Healthcare Organizations 2013 Facts about pain management. www.jointcommission.org/ assets/1/18/pain_management1.pdf

Krulewitch H, London MR, Skakel V, et al. 2000 Assessment of pain in cognitively impaired older adults: a comparison of pain assessment tools and their use by nonprofessional caregivers. J Am Geriatr Soc, 48: 1607–1611

Melzack R. 1987 The short-form McGill Pain Questionnaire. Pain, 30: 191–197

Molony SL, Kobayashi M, Holleran EA, et al. 2005 Assessing pain as a fifth vital sign in long-term care facilities: recommendations from the field. J Gerontol Nurs, 31 (3): 16–24

Moskovitz BL, Bensen CJ, Patel AA, et al. 2011 Analgesic treatment for moderate-to-severe acute pain in the United States: patients' perspectives in the Physicians Partnering Against Pain (P3) survey. J Opioid Manag, 7 (4): 277–286

Papadakis M, McPhee SJ, Rabow MW. 2013 Current Medical Diagnosis and Treatment// Lange, 52nd edn. McGraw-Hill, New York, 2013

Parmelee PA. 1994 Assessment of pain in the elderly//Lawton MP, Teresi J. Annual Review of Gerontology and Geriatrics. Springer, New York, 1994

Rat P, Jouve E, Pickering G, et al. 2011 Validation of an acute pain-behaviorscale for older persons with inability to communicate verbally: Algoplus. Eur J Pain, 15 (198): e1–98

Smith AK, Cenzer IS, Knight SJ, et al. 2010 The epidemiology of pain during the last 2 years of life. Ann Intern Med, 153 (9): 563–569

Stuppy D. 1998 The Faces Pain Scale: reliability and validity with mature adults. Appl Nurs Res, 11 (2): 84–89

Taylor JT, Harris J, Epps CD, et al. 2005 Psychometric evaluation of selected pain intensity scales for use with cognitively impaired and cognitively intact older adults. Rehabil Nurs, 30 (2): 55–61

Thuathail N, Welford C. 2011 Pain assessment tools for older people with cognitive impairment. Nurs Stand, 26 (6): 39–46

Weiner D, Pieper C, McConnell E, et al. 1996 Pain measurement in elders with chronic low back pain: traditional and alternative approaches. Pain, 67: 461–467

World Health Organization 2007 WHO normative guideline on pain management: Report of a delphi study to determine the need for guidelines and to identify the number and topics for guidelines that should be developed by WHO. World Health Organization, Geneva

Wynne CF, Ling SM, Remsburg R. 2000 Comparison of pain assessment instruments in cognitively intact and cognitively impaired nursing home residents. Geriatr Nurs, 21 (1): 20–23

第9部分

特殊物理治疗干预技术

第67章

疼痛控制的保守干预

JOHN O. BARR

本章内容

概述	热疗
辅助和矫形设备	运动
按摩	总结
电刺激	原文参考

概　述

有效的康复需要能够消除老年人的疼痛或减轻疼痛使其达到最小化水平，允许相关功能障碍的改善 [如无力、耐力低、关节活动范围受限（ROM）等]，克服活动限制（如无法独立步行、只能短暂坐一会等）和预防参与限制（如无法在社区食品站工作或前往看望孙辈等）。镇痛药物是老年人疼痛管理最常见的治疗方法。幸运的是，一些老年人常用的止痛药物所带来的危害越来越为人们熟知。第 12 章讨论了与疼痛的适当药理管理有关的因素。

尽管美国老年病学会制定的《临床实践指南》最近强调了治疗持续性疼痛的药物干预（美国老年医学会），但单独使用非药物（non-pharmacologic，NP）方法或与药物联合使用仍被认为是治疗中不可或缺的部分（美国老年医学会）。适当使用保守的控制疼痛的干预措施可以减少对药物的需要，并且对于老年人常见

的一些疼痛情况，可以推迟择期手术。传统上，保守的 NP 干预并没有很好地应用于与老年人疼痛相关的一些诊断（如髋关节骨关节炎）。美国骨关节炎研究学会关于髋关节和膝关节骨关节炎管理的国际共识指南是：宣教、锻炼、体重控制、助行器和转诊到物理治疗进行评估和指导，其中非药物和（或）非手术干预在研究强度方面占 89% 或更高。有趣的是，在最近一项针对 600 名社区老年人的研究中，非药物方法（68%）比药理学方法（49%）更常用来处理持续性疼痛。

本章回顾了通常用于控制老年人（即 55 岁以上的人）疼痛的保守干预措施其有效性的证据。讨论的干预措施包括辅助设备和矫形器、按摩、电刺激、热疗和运动。重点介绍了老年人常见诊断的系统评价和仅限于老年人的随机对照试验的信息。框表 67-1 概述了这些控制疼痛的干预措施的理论作用机制，可以为具体干预措施的选择和应用提供理论依据。

辅助和矫形设备

适当选择和安装辅助器具或矫形器可以限制机械力，否则会刺激病理、炎症或创伤部位的疼痛（框表67-1）。拐杖和助行器是老年人疼痛时最常用的辅助设备。使用与患侧髋关节相对的手来扶拐杖，可以减少髋关节接触力30%以上。坐便器和椅子上抬高的座椅可以在从坐位上推离时减少髋关节和膝关节发力。然而，安装不当或使用不合适的辅助器具可能会增加疼痛。

能吸收冲击力的鞋子有助于缓解骨关节炎（osteoarthritis，OA）引起的足、踝、膝和髋关节疼痛。Hodge等人对老年类风湿性关节炎患者穿戴的足部矫形器（预制、标准定制、跖骨条定制、跖骨圆顶定制）进行了评估。所有矫形器均能显著降低第一和第二跖骨头的压力。标准定制和圆顶矫形器显著减少了行走疼痛。然而，只有圆顶矫形器能明显减轻站立时的疼痛，且是大多数患者的首选。Seligman和Dawson的一项初步研究表明，定制鞋跟垫和软矫形垫的组合使用可以显著减少足底筋膜炎引起的脚跟疼痛。

通过在鞋里放置外侧楔形鞋跟来减轻内侧骨关节炎引起的膝关节疼痛。这些楔形鞋跟将更多的关节负荷转移到膝关节的外侧。对于股骨胫骨内侧骨关节炎，Maillefert等人发现，与中间鞋垫相比，使用外侧楔形鞋垫与6个月时非甾体抗炎药（NSAID）消耗量显著降低有关。然而，在西安大略大学和麦克马斯特大学骨关节炎（Western Ontario & McMaster Universities Osteoarthritis，WOMAC）亚量表里，有关疼痛、关节僵硬和身体功能方面的得分，这两种鞋垫没有显著差异。在2年的随访中，Pham等人发现结果基本相同，关节间隙变窄率无显著差异。有趣的是，Toda和Tsukimura联合使用侧楔鞋跟和距下带6个月后，股胫角和疼痛均有显著下降，传统鞋垫无明显变化。膝部固定带合并内翻减压器可增加行走时股骨和胫骨的分离，可用于单室性膝关节疼痛，但尚未发现对患有

膝关节炎的肥胖患者有效。Brouwer等人系统地回顾了支撑和鞋内矫形物在膝关节炎治疗中的有效性，他们得出结论，支撑或侧面楔形鞋垫具有"银质"级别的证据，表明其对疼痛的益处较小；然而，两种干预的长期依从性都很低。作为医疗研究和质量支持分析机构的一部分，Shamliyan等人最近发现矫形器可以改善与关节炎相关的膝关节疼痛。

对颈部和背部疼痛的患者，加上重要的触觉提示，脊柱矫形器可以提供不同程度的固定。虽然柔软的颈围对固定没有什么作用，但触觉提示可以帮助轻度脊椎病患者限制活动或改善颈椎的对齐。对于类风湿性关节炎（RA）和寰枢椎半脱位的患者，可能需要坚硬一点的费城颈围或胸骨-枕下颌固定器（sternal-occipitoandibular immobilizer，SOMI）。

脊柱骨质疏松症相关的后凸常导致老年妇女慢性上、中部腰痛。十字前路脊柱过伸矫形（cruciform anterior spinal hyperextension，CASH）矫形器或Jewett过伸矫形器可用于限制脊柱屈曲。相反，限制伸展的矫形器，如威廉姆斯屈曲矫形器（Williams flexion orthosis），可以用来控制椎管狭窄引起的疼痛。脊柱骨质疏松症压迫性骨折可能需要胸腰骶矫形器（thoracic lumbo-sacral orthosis，TLSO）。Pfeifer等人评价过"Spinomed"矫形器，它是一种轻便的金属脊柱周围矫形器，配有腹垫和肩带。骨质疏松性椎体骨折妇女每天只需穿戴2h，6个月后，佩戴矫形器的人表明：平均疼痛减少38%；日常生活限制减少27%；后凸角下降11%；摇摆度降低25%；脊柱伸展增加73%和腹部屈肌肌力增加58%。

特殊注意事项

当使用辅助器具限制下肢或脊柱的力量时，临床医务人员应注意不要使患者的上肢超负荷。使用矫形器的不良影响包括矫形构件的压力导致皮肤破裂、心理依赖和肌肉功能受矫形器限制而变弱。适当的评估、选择、合适和短期使用辅助器具和矫形器可以帮助预防这些问题。

框表 67-1　保守干预措施用于疼痛控制的基本理论作用机制

减少痛觉感受器或其感觉神经元的活动

通过以下途径限制机械应力：

使用辅助步态装置（如拐杖或助行器）或矫形器（如鞋垫、夹板或支架）

水疗或游泳将重力的影响最小化

冰敷、加压和抬高肢体防止急性水肿形成

温热、按摩、抬高肢体、加压、电刺激等方式促进慢性水肿的吸收

高热（电热疗法或超声波）和持续拉伸延长结缔组织

关节活动、伸展或力量练习恢复正常关节运动范围

人体工效学原理的应用

通过以下途径限制去极化剂和增敏剂的作用：

温热量到中等热量、按摩、运动或电刺激增强局部循环

冷疗（如冷敷或冰块按敷）降低局部代谢活动

热、冷、按摩、经皮神经电刺激（TENS）、运动减少肌肉痉挛

通过以下途径产生局部麻醉或抗炎作用：

直流电离子导入疗法 [如利多卡因（利诺卡因）或地塞米松]

超声药物透入疗法（如氢化可的松）

冷疗（如冷敷或冰块按摩）

经皮神经电刺激（TENS）

增加机械感受器或其感觉神经元的活动

通过以下途径刺激机械感受器：

被动和主动关节活动范围 (ROM) 运动

关节松动术

舒适的按摩（如轻抚法和揉捏法）

自主运动（如步行、游泳、骑自行车）或电刺激运功

通过以下途径直接刺激来自机械感受器的大直径神经元

舒适的低到中等强度的经皮神经电刺激（如常规的、脉冲爆发的或调制的经皮神经电刺激）

增加中枢神经系统下行或脊髓水平抑制

使用不舒服的"反刺激剂"如：

强烈按摩（如剧烈揉捏、强烈摩擦、穴位按摩、结缔组织按摩）

不舒服但可以忍受经皮神经电刺激（如高强度低速率、短暂强烈或过度刺激）

不舒服的短暂冰刺激

TENS，transcutaneous electrical nerve stimulation 经皮神经电刺激

改编自 Barr，2000

按　摩

按摩被定义为有目的地、系统地推拿软组织以增强健康和促进愈合。按摩有许多不同的形式，从舒适温和的表面按摩，到略微用力的揉捏按摩，再到不舒服的深层摩擦按摩。这些不同形式的按摩缓解疼痛的潜在机制见框表 67-1。

只有少数关于按摩的研究是专门针对老年人进行的。Sansone 和 Schmitt 对注册助理护士（certified nursing assistants，CNAs）进行了为期 12 周的培训，为患有慢性疼痛和痴呆的养老院人群提供"温柔触摸"式按摩。患者的疼痛和焦虑得分均有所下降，注册助理护士表示患者与住院医生沟通的能力也有所提高。Mok 和 Woo 证明脑血管意外后住院存在肩痛的患者每晚进行 10min 缓慢的背部按摩，与对照组相比，这些患者的疼痛和焦虑明显减轻，减轻持续了 3d。

特殊注意事项

按摩是一种安全的干预，副作用的风险低。按摩的一般禁忌证包括皮肤感染、活动性炎症和深静脉血栓形成。特定的按摩禁忌可能与潜在的病理和特定的按摩程序所用的力度有关。禁忌证包括：用手轻抚开放性伤口和急性炎症

或感染区；揉捏按摩有深静脉血栓形成危险的肢体，伴有非固定性骨折、活动性肿瘤、血栓性静脉炎或抗凝治疗期间，以及摩擦按摩最近愈合的烧伤伤口。

强烈的按摩手法，如深层按摩，不应用于脆弱的、易破裂的皮肤，这在许多体弱的老年人中十分常见。由于按摩在降低心率和血压方面的作用，临床医务人员必须了解其他存在的可能会因此加重的疾病（如直立性低血压）。根据潜在的身体情况（如严重的慢性阻塞性肺疾病应防止在平卧位下进行）或畸形（如严重的后凸应限制俯卧位），老年人可能需要特殊的体位来进行按摩。

电刺激

临床电刺激由康复专业人员将电极放置在皮肤表面，通过皮肤刺激神经。更具体地说，经皮神经电刺激（transcutaneous electrical nerve stimulation，TENS）是通过刺激皮肤和周围神经来控制疼痛。文献中至少描述了六种TENS "模式"：常规（或"高频"）、强低速（或"针刺样"）、短暂的强脉冲、脉冲爆发、调制和过度刺激（表 67-1）。这些 TENS 模式的潜在作用机制见表 67-1。

TENS 的每一种模式都涉及特定的电刺激器输出特性，这些特性会产生与疼痛缓解相关的不同感知 - 运动体验（表 67-1）。电极的位置随所用的 TENS 模式的不同而不同，电极的位置包括：在疼痛区域的周边（即 "bracketing" 区域）；在靠近疼痛区域的皮肤或周围神经上；通过周围神经到达疼痛部位的肌肉；一个电极在疼痛部位上方，另一个电极在相关节段神经根上方；或在相关穴位。

Philadelphia Panel 发现了临床上对疼痛和患者整体评估的重要益处，并指出很好的证据证明包含经皮神经电刺激在内的干预措施可用于与膝关节炎有关的疼痛。相反的是，Shamliyan 等人通过对文献的分析，得出电刺激实际上加重了膝关节炎引起疼痛的结论。

Cochrane Collaboration 发表了关于用电刺激控制疼痛的系统综述，其中一些综述将老年患者纳入研究对象。Osiri 等人评价了 TENS 治疗膝关节炎的疗效。在至少 4 周的时间内，TENS 和针刺样 TENS 缓解疼痛的效果明显优于安慰剂治疗；通过 TENS 治疗，膝关节僵硬也显著改善。不同的 TENS 模式（高速率、强爆发力）在镇痛效果上均优于安慰剂。然而，这篇综述的更新并不能证实 TENS 可以有效缓解膝关节炎相关疼痛。

另外两种电刺激的应用也得到了系统的评述。Brosseau 等人评价了 TENS 治疗手部类风湿性关节炎的疗效。与安慰剂相比，针刺样 TENS 有助于减轻疼痛强度和增强肌肉力量。虽然常规 TENS 在减轻疼痛方面没有临床疗效，但与针刺样 TENS 相比，常规 TENS 在评估患者病情变化方面更有效。Price 和 Pandyan 评估了常见形式的表面电刺激预防和治疗卒中后肩痛的疗效。来自 RCTs 审查的证据既不能证实也不能反驳脑卒中后对肩部进行的电刺激（包括 TENS）会影响疼痛报告；然而，肩关节的被动侧向旋转似乎是有益的。无不良反应记录。

到目前为止，只有少数专门针对 TENS 对老年人疗效的研究。Grant 等人比较了针灸与 TENS 治疗慢性背痛的疗效。两种干预措施在治疗 4 周和 3 个月后均显著改善疼痛评分和减少镇痛药摄入量。Barret 等人将常规 TENS、高强度脉冲爆发 TENS 和虚假 TENS 应用于患有慢性肌肉骨骼疼痛的生活需要辅助的患者。传统 TENS 和脉冲爆发 TENS 均能显著减轻疼痛，平均为 23% 和 32%。不足为奇的是，低强度的常规 TENS 比高强度脉冲爆发 TENS 更舒适。Defrinet 等人用无明显感觉或有明显感觉（过度刺激）的强度干扰电流（interferential current，IFC）电刺激治疗膝关节炎患者。IFC 明显改善了膝关节的慢性疼痛和晨僵，ROM 和痛阈也显著增加。IFC 被认为是非常有效的（过度刺激对减轻膝关节疼痛最有效）。最近，Stewart 等人确定不足 5% 居住在社区的老年人使用 TENS 来管理持续性疼痛。

表 67-1　经皮神经电刺激（TENS）治疗疼痛的常见模式

模式分类	TENS 单元输出特性	电极位置选项	出现的感觉 - 运动体验
常规	频率：10~100Hz 强度：低到中等	在疼痛区的周界，在神经区的上方，或在阶段性相关的区域	舒适的感觉叠加在疼痛的部位，或在节段性相关的部位
强低率（针灸样）	频率：10Hz 强度：高	在疼痛区域内或远离疼痛区域的肌肉有关的神经	患者耐受时不舒服的节律性肌肉收缩
短暂 - 强烈	频率：60~150Hz 强度：高	与疼痛区域内或远离疼痛区域的肌肉有关的神经	不舒服的强直性肌肉收缩会使人感到疲劳，对患者有耐受性。
脉冲爆发	频率：由低（0.5~4Hz）调制到高（60~100Hz） 频率：由低到高	与疼痛区域内或远离疼痛区域的肌肉有关的神经	从弱到强的间歇性强直性肌肉收缩和感觉异常
调制	频率：脉冲持续时间或振幅单独或共同调制的 强度：由低到高	这里列出的位置中的任意一个	从弱到强的感觉，有或没有肌肉收缩；可以最大限度地减少知觉调节
过度刺激	频率：1~100Hz 强度：高，基于电流密度	穴位	从弱到强的感觉，有或没有肌肉收缩；可以最大限度地减少知觉调节

改编自 Barr，2000

特殊注意事项

对于少数患者来说，最常见的问题是电极部位的皮炎。与老化有关的皮肤干燥和使用酒精类护肤品会增加皮肤对电流流动的抵抗力，这就需要更高强度的刺激。这可能会对皮肤造成不适和刺激。使用额外的电极凝胶，对电极的合成表面进行轻微的润湿，并用一种不含酒精的乳膏使皮肤水化，可以降低皮肤阻抗，增加这些患者的舒适度。经常使用交替电极可以防止由于过敏、化学、电流和机械刺激的累积效应而导致的脆弱皮肤破损。为了防止电极移除过程中皮肤撕裂，电极应缓慢轻柔地剥落，同时压住下面的皮肤。

对于老年人来说，最主要的禁忌证是在植入电子设备的区域附近使用电刺激，例如心脏起搏器，它可能受到刺激器产生的电场的影响。所有有心脏起搏器的患者在最初试验和延长使用 TENS 期间都应接受电监测。Carlson 及其同事已经描述了一种测试方案，以评估 TENS 对植入起搏器患者的干扰。如果存在干扰，就可能让心脏病专家对起搏器重新编程，使其灵敏度降低。

为了促进适当的使用和依从，康复专业人士应熟悉可供选择的 TENS 强度及其单位组件。

不需要复杂控制调整的 TENS 组件可能最适合需要将 TENS 作为家庭项目一部分的认知障碍的患者。对于行动障碍或手部灵活性受损的老年人来说，自黏附电极或与尼龙搭扣连接在一起的电极可能是最佳选择。

热　疗

用于疼痛控制的热疗包括具有直接和反射作用的各种用于治疗的冷却和加热方式，其作用机制见框表 67-1。热疗可以针对从皮肤到肌肉 / 骨骼界面不同深度的身体组织。常用热疗的有效穿透深度见表 67-2。

表面热疗（如热敷、温水疗法、石蜡疗法、流体疗法和红外线疗法）或深层热疗（如短波和微波透热、超声波）可用于增加血流、膜通透性、组织延展性和关节活动度，从而有助于减轻疼痛。热和冷都会改变周围神经系统和中枢神经系统的兴奋性，因此可以作为调节疼痛的一种手段。短暂而不适的冷敷（如短暂的冰敷按摩）可以作为一种"反刺激物"来减轻疼痛（见框表 67-1）。

Philadelphia Panel 认为，在普通人群中，热疗不是没有任何益处，而是缺乏证据来证明它们可以作为慢性腰痛、颈痛、肩痛和膝痛的治疗干预或手术后干预的方法。然而，超声在治疗肩关节钙化性肌腱炎相关疼痛方面有重要的临床价值。Shamliyan 等人的研究发现，超声治疗膝关节炎可以改善疼痛，而透热等热疗法并没有改善。

对热疗还需要进行更多的系统评价。与之前的综述不同，Rutjes 等人发现 2~8 周以上的超声治疗可能有助于减轻膝关节炎患者的疼痛，改善其功能。Welch 等人对类风湿性关节炎的热疗进行了评价，虽然热敷或冷敷对疼痛没有显著影响，但在连续 4 周的治疗后，石蜡浴对无抵抗运动引起的疼痛有积极影响。Brosseau 等人在评估热疗治疗骨关节炎的疗效时发现，冷敷对膝关节活动度、力量和功能有显著的促进作用，冷敷能减轻肿胀，但对疼痛均无显著影响。

能够减轻老年人疼痛的干预措施在技术上并不复杂。Robinson 和 Benton 发现，给住院的老年患者使用温暖的毯子可以减少不适（如疼痛、寒冷或焦虑）。有趣的是，Stewart 等人研究发现，女性使用热疗治疗持续性疼痛的可能性是男性的近 2 倍。

特殊注意事项

针对用于老年人的热疗的一系列预防措施已经在专业文献中提到。导致热损伤风险增加的因素有：下丘脑热调节系统反应性降低；自主和血管运动反应减弱；循环系统的损害；汗腺丧失；皮肤萎缩及相关循环减少；口渴感降低；对温度梯度的感知下降。药物会损害体温调节控制。例如，皮肤的血管扩张可能由于利尿剂限制体积扩张而受到阻碍。抗胆碱能药物、皮肤状况和脊髓损伤可减少出汗。长期使用类固醇会导致易受热疗破坏的毛细血管更加脆弱。由于大面积体表加热导致皮肤血管扩张，从而可能产生危险的心脏输出需求。冷敷可能会导致收缩压和舒张压的短期升高，对高血压患者构成风险。对某些患者来说，冷敷可能与关节僵硬增加和冷耐受不良有关。

老年患者使用热疗时应考虑的因素包括：

1. 为特定的临床情况选择合适的热疗。对于骨关节炎这样的疾病应该避免深度加热，因为它可能导致温度敏感的关节软骨酶解。不足 20min 的表面湿润加热实际上已经被证明可以降低关节温度。然而，对于膝关节炎患者，治疗 3h 后关节内温度因表皮温度升高而升高，使用表皮冷剂可使温度降低。

2. 降低热疗的温度，提高冷却剂的温度。热敷包和冷敷包需要用更厚的毛巾更好地隔离。如果敷包只能放在疼痛部位的下面，由于隔热层受压，必须使用额外的毛巾层。

3. 使用较慢的温度变化速率，特别是超声波，因为它能提供快速的深层温度升高。这可以通过使用更低的强度，更快的治疗探头运动和更少的治疗探头声波重叠打击来实现。

4. 缩短治疗时间。传统的 30min 表面加热可能需要限制在不超过 20min。对于深度热疗，可能需要更保守的处理时间。例如，每 150cm² 面积可能只需要进行 5min 的超声波治疗，而不是在超声波治疗探头面积（20~30 cm²）的 2~3

表 67-2 常用热疗的有效穿透深度	
热疗	软组织深度
冷敷	0.2~4cm
热敷	2~5mm
水疗（温水浴）	2~5mm
石蜡	2~5mm
流体疗法	2~5mm
红外线	
不发光	2~5mm
发光	0.5~1cm
短波透热疗法（27.12MHz；皮下脂肪，2cm 厚）	1~3cm
微波透热疗法（24500MHz；非直接接触敷贴器；皮下脂肪，0.5cm 厚）	1~5cm
超声波	
3MHz	1~2cm
1MHz	1~5cm

经 Barr 惠允改编，2000

倍的区域进行 5min 的超声波治疗。

虽然上述调整可能提高老年患者使用热疗的安全性，但还需要进一步研究以确定由此产生的治疗效果是增加了还是减少了。

运　动

运动被认为是最常见的非药物治疗（NP）策略，据报道 50% 的老年人通过运动来治疗持续性疼痛。运动项目可以从低强度（如散步）到高强度（如肌力训练或耐力锻炼），也可以包括一些特定类型的训练，如躯干伸展和"核心"肌力训练项目。如框表 67-1 所示，可以采用各种形式的运动直接或间接地调节疼痛。通过被动或主动运动增加关节机械感受器的输入可以对疼痛产生直接影响。运动对疼痛的间接影响可能与以下因素有关：增加血液流动来运输化学去极化剂和／或增敏剂；减少水肿；肌肉痉挛的抑制或减轻；增强关节活动度、灵活性、肌力或耐力以改善生物力学因素；放松和减少焦虑。此外，运动是其他干预措施（如热疗、患者教育等）的重要辅助手段，可以显著缓解慢性疼痛。

在一般人群中，Philadelphia Panel 确定了治疗性运动对以下人群有重要的临床益处；腰痛（即手术后亚急性和慢性疼痛，但不适用于急性疼痛）；膝关节疼痛（即与骨关节炎相关；但术后疼痛除外）；慢性颈痛。有关钙化性肌腱炎或非特异性肩痛引起的肩膀疼痛相关证据不足，Shamliyan 等人的分析发现有氧运动、强化运动或本体感受运动对膝关节炎疼痛有改善作用，但太极对疼痛没有改善作用。有氧和水中运动也与改善功能有关。

Fransen 和 McConnell 的系统综述发现，基于陆地的治疗性运动其"白金水平"证据证明至少在短期内对疼痛和与膝关节炎相关的身体功能有好处，但对髋关节炎引起的疼痛只有很小的影响。虽然没有发现长期影响，Bartels 等人的一项系统综述表明，水中运动似乎对骨关节炎引起的髋关节和／或膝关节疼痛有短期的

有益影响。

有几个特定的随机对照试验值得特别提及。Ferrell 等人将患有慢性肌肉骨骼疼痛的老年人分配到为期 6 周的干预项目，这个项目包括步行，疼痛宣教（即关于热、冷、按摩、放松和分散注意力的示范）或"常规治疗"（即延续既定治疗、给患者打印疼痛管理资料和护士宣教、每周电话随访）。在前两种干预方案中，患者的疼痛得到了显著改善，但在接受常规治疗的患者中疼痛没有明显改善。Minor 等人比较了慢性类风湿性关节炎和骨关节炎患者 12 周的有氧步行、有氧游泳、非有氧主动关节活动和放松训练。有氧运动和非有氧运动均能显著改善疼痛，两组间无显著差异。Baker 等人评估了 4 个月渐进式高强度家庭运动康复（home exercise program，HEP）对社区老年人膝关节炎的效果（与营养教育作为对照组相比）。结果显示 HEP 组（与对照组相比）的疼痛、力量和功能提高有更大的改善。Lin 等人评估了为期 12 个月的社区水中运动项目对久坐的社区老年人的有效性（与每月宣教与季度电话随访相比）。运动参与者在疼痛、身体功能、上下楼梯能力、髋关节和膝关节活动度方面都有明显改善；然而，在股四头肌力量和心理健康评分方面，差异并不显著。Callahan 等人对 600 多名居住在城市与农村，患有 OA 或 RA 的"PACE"项目参与者进行了研究，这些参与者每周进行两次时长为 1h 的锻炼，为期 8 周，包括关节活动度训练和低阻力训练。在训练结束时，治疗组在疼痛、疲劳和治疗关节炎的自我效能方面明显优于对照组。这些结果维持了 6 个月，没有不良事件或恶化情况发生。

太极在老年人疼痛管理方面的潜在价值也得到了研究。通过评估 12 周的孙式太极拳对社区老年女性膝关节炎患者的影响，Song 等人发现太极拳与非运动对照组相比，关节疼痛和僵硬明显减少，身体功能障碍减少，平衡能力增强，肌力增强。Brismee 等人评估了 12 周的孙式太极拳治疗老年人膝关节炎的效果。尽管接受治疗的受试者在最大和整体膝关节疼痛方面的效

果明显好于对照组，但这些效果在 6 周的训练期间没有持续。一篇关于太极在 RA 治疗中的应用的系统综述里，Lee 等人得出的结论是太极在减轻疼痛方面的有效性尚未得到证实。

并非所有与疼痛管理有关的较好的项目都需要医疗专业人员的参与。Park 等人评估了关节炎基金会自助项目（arthritis foundation self-help program，ASHP）对经历一系列非癌症疼痛障碍的西班牙裔、非洲裔美国人和非西班牙裔白人老年人的影响，该课程由认证讲师指导，为期 6 周，每周 1 次，每次 2h。项目内容包括疾病具体信息、压力管理策略、药物使用、应对技巧和运动替代方案。在接受调查前和 12 周后的电话采访时，这三组人都报告说，他们的疼痛强度明显减轻，做伸展、耐力和放松运动的天数明显增加。

虽然上述所有研究都支持运动在帮助老年人控制疼痛方面的有效性，但特定一段时间的运动确实有其局限性。Van Baar 等人对膝关节和髋关节骨关节炎患者进行了重新评估，这些患者参加了由物理治疗师指导的 12 周的运动，他们发现，在干预后 6 个月时，疼痛仍有小到中度的缓解效果，但在 9 个月时则没有。与其将运动视为一次性的康复干预措施，不如将适当的锻炼作为健康计划的一个常规组成部分，以确保健康地衰老和减少发病率。

特别预防措施

在对老年人进行疼痛管理时，应遵循适当的预防措施。在剧烈的抗阻运动中，一个高血压患者进行 Valsalva 试验有血压升高的危险。风湿性关节炎患者的严重骨质疏松和颈椎翼状韧带退化可能限制轻度关节活动度的运动。对于有椎体骨折风险的骨质疏松症患者，应避免在运动或日常生活活动中过度屈曲。无论年轻人还是老年人，剧烈的离心运动都会在 24~48h 后引起肌肉酸痛。尽管组织修复率与年轻受试者相似，但年龄较大的受试者在进行离心运动后肌肉明显缩短。这可能使老年人在进行额外运动时更容易受伤。

总 结

一系列的保守干预可以成功地用于老年人的疼痛控制。根据迄今所进行的研究，对使用治疗性运动有最佳的支持。

缺乏如何进行这些干预措施的正式培训，或在其执业范围内没有这些干预措施的执业人员需要将患者转介给其他接受过此类培训的康复团队成员。之前，物理治疗师已经接受了关于如何评估患者并使用本章所讨论的干预措施进行治疗的教育。越来越多的护士和作业治疗师正在接受培训，以使用其中一些干预措施，如热和 / 或冷疗、按摩和 TENS。医务人员必须了解支持使用保守干预措施控制疼痛的证据。然而，根据现有的有限研究，通常很难接受或排除用于老年人疼痛管理的特定干预措施，这将需要采用改进的研究方法，以便更好地审查单独或联合保守干预措施，如与药物结合的功效和效力，以管理老年人普遍经历的更广泛的痛苦状况。

（倪 隽）

原文参考

Abdulla A, Adams N, Bone M, et al. 2013 Guidance on the management of pain in older people. Age Aging, 42: i1–i57

American Geriatrics Society, Panel on Chronic Pain in Older Persons 1998: The management of chronic pain in older persons. J Am Geriatr Soc, 46: 635–651

American Geriatrics Society, Panel on Persistent Pain in Older Persons 2002 Clinical practice guidelines: the management of persistent pain in older persons. J Am Geriatr Soc, 50: S205–S224

American Geriatrics Society, Panel on the Pharmacological Management of Persistent Pain in Older Persons 2009 Special arti-cle: Pharmacological management of persistent pain in older persons. J Am Geriatr Soc, 57: 1331–1346

Baker KR, Nelson ME, Felson DT, et al. 2001 The efficacy of home based progressive strength training in older adults with knee osteoarthritis: a randomized controlled trial. J Rheumatol, 28 (7): 1655–1665

Mosby, St Louis, MO, pp. Barr JO 2000 Conservative pain management for the older patient//Guccione AA. Geriatric Physical Therapy, 2nd edn. 351–375

Barr JO, Weissenbuehler SA, Cleary CK. 2004 Effectiveness

and comfort of transcutaneous electrical nerve stimulation for older persons with chronic pain. J Geriatr Phys Ther, 27 (3): 93–99

Bartels EM, Lund H, Hagen K, et al. 2009 Aquatic exercise for the treatment of knee and hip osteoarthritis. Cochrane Database Syst Rev, 4: CD005523

Benjamin PJ, Tappan FM. 2005 Tappan's Handbook of Healing Massage Techniques-Classic, Holistic, and Emerging Methods. Pearson Prentice Hall, Upper Saddle River, NJ

Brismee JM, Paige RL, Chyu MC, et al. 2007 Group and home-based tai chi in elderly subjects with knee osteoarthritis: a randomized controlled trial. Clin Rehabil, 21: 99–111

Brosseau L, Yonge KA, Welch V, et al. 2010 Transcutaneous electrical nerve stimulation (TENS) for the treatment of rheumatoid arthritis in the hand. Cochrane Database Syst Rev, 7: CD004377

Brosseau L, Yonge KA, Welch V, et al. 2011 Thermotherapy for treatment of osteoarthritis. Cochrane Database Syst Rev Issue, 10: CD004522

Brouwer RW, Raaji TM, Jakma T, et al. 2009 Braces and orthoses for treating osteoarthritis of the knee. Cochrane Database Syst Rev[Online], doi: http: // dx.doi.org/10.1002/14651858.CD004020.pub2

Buckwalter J, Stanish W, Rosier R, et al. 2001 The increasing need for nonoperative treatment of patients with osteoarthritis. Clin Orthop Rel Res, 385: 35–45

Callahan LF, Mielenz T, Freburger J, et al. 2008 A randomized controlled trial of the People with Arthritis Can Exercise Program: symptoms, function, physical activity, and psychosocial outcomes. Arthritis Rheum, 59 (1): 92–101

Carlson T, Andrell P, Ekre O, et al. 2009 Interference of transcutaneous electrical nerve stimulation with permanent ventricular stimula-tion: a new clinical problem? Europace, 11: 364–369

Defrin R, Ariel E, Peretz C. 2005 Segmental noxious versus innocuous electrical stimulation for chronic pain relief and the effect of fading sensation during treatment. Pain, 115 (1–2): 152–160

Ferrell B, Josephson K, Pollan A, et al. 1997 A randomized trial of walking versus physical methods for chronic pain management. Aging, 9: 99–105

Fransen M, McConnell S. 2009 Exercise for osteoarthritis of the knee. Cochrane Database Syst Rev[Online], doi: http://dx.doi.org/10.1002/ 14651858.CD004376.pub2/

Fransen M, McConnell S, Hernandez-Molina G, et al. 2009 Exercise of osteoarthritis of the hip. Cochrane Database Syst Rev[Online], doi: http: //dx.doi. org/10.1002/14651858.CD007912/full

Grant D, Bishop-Miller J, Winchester D, et al. 1999 A randomized comparative trial of acupuncture versus transcutaneous electrical nerve stimulation for chronic back pain in the elderly. Pain, 82: 9–13

Hodge M, Bach T, Carter G. 1999 Orthotic management of plantar pressure and pain in rheumatoid arthritis. Clin Biomech, 14: 567–575

Lee MS, Pittler MH, Ernst E. 2007 Tai chi for rheumatoid arthritis: systematic review. Rheumatology (Oxford), 46 (11): 1648–1651

Lin SY, Davey RC, Cochrane T. 2004 Community rehabilitation for older adults with osteoarthritis of the lower limb: a controlled clinical trial. Clin Rehabil, 18 (1): 92–101

Maillefert J, Hudry C, Baron G, et al. 2001 Laterally elevated wedged insoles in the treatment of medial knee osteoarthritis: a prospective randomized controlled study. Osteoarthritis Cartilage, 9: 738–745

Minor MA, Hewitt JE, Webel RR, et al. 1989 Efficacy of physical conditioning exercise in patients with rheumatoid arthritis and osteoar-thritis. Arthritis Rheum, 32: 1396–1405

Mok K, Woo CP. 2004 The effects of slow-stroke back massage on anxiety and shoulder pain in elderly stroke patients. Compl Ther Nurs Midwifery, 10 (4): 209–216

Oosterveld FG, Rasker JJ. 1994 Effects of local heat and cold treatment on surface and articular temperature of arthritic knees. Arthritis Rheum, 37 (11): 1578–1582

Osiri M, Brosseau L, McGowan J, et al. 2000 Transcutaneous electrical nerve stimulation for knee osteoarthritis. Cochrane Database Syst Rev Issue, 4: CD002823

Parker SJ, Vasquez R, Chen EK, et al. 2011 A comparison of the arthritis foundation self-help program across three race/ethnicity groups. Ethn Dis, 21 (4): 444–450

Pfeifer M, Begerow B, Minne HW. 2004 Effects of a new spinal orthosis on posture, trunk strength, and quality of life in women with postmenopausal osteoporosis. Am J Phys Med Rehabil, 83: 177–186

Pham T, Maillefert JF, Hudry C, et al. 2004 Laterally elevated wedged insoles in the treatment of medial knee osteoarthritis: a two-year prospective randomized controlled study. Osteoarthritis Cartilage, 12 (1): 46–55

Philadelphia Panel.2001 Philadelphia Panel evidence-based clinical practice guidelines on selected rehabilitation interventions. Phys Ther, 81: 1629–1730

Price CIM, Pandyan AD. 2006 Electrical stimulation for preventing and treating post stroke shoulder pain. Cochrane Database Syst Rev Issue, 4: CD001698

Robinson S, Benton G. 2002 Warmed blankets: an intervention to promote comfort for elderly hospitalized patients. Geriatr Nurs, 23 (6): 320–323

Rutjes AW, Nuesch E, Sterchi R, et al. 2009 Transcutaneous electrical nerve stimulation for osteoarthritis of the knee. Cochrane Database Syst Rev Issue, 4: 002823

Rutjes AW, Nuesch E, Sterchi R, et al. 2010 Therapeutic ultrasound for osteoarthritis of the knee or hip. Cochrane Database Syst Rev Issue, 2: CD003132

Sansone P, Schmitt L. 2000 Providing tender touch massage to elderly nursing home residents: a demonstration project. Geriatric Nurs, 21 (6): 303–308

Seligman DA, Dawson DR. 2003 Customized heel pads and soft orthotics to treat heel pain and plantar fasciitis. Arch Phys Med Rehabil, 84 (10): 1564–1567

Shamliyan TA, Wang S-Y, Olson-Kellogg B, et al. 2012 Physical therapy interventions for knee pain secondary to osteoarthritis. Comparative Effectiveness Review No. 77. Effective Health Care Program, Agency for Healthcare Research and Quality publication no.12 (13) -EHC115-FH, Rockville, MD

Shrier I, Feldman DE, Gaudet MC, et al. 2006 Conservative non-phar-macological treatment options are not frequently used in the management of hip osteoarthritis. J Sci Med Sports May, 9 (1–2): 81–86

Sinaki M.2013 Yoga spinal flexion positions and vertebral compression fracture in osteopenia or osteoporosis of spine: case series. Pain Pract, 13 (1): 68–75

Song R, Lee EO, Lam P, et al. 2003 Effects of tai chi exercise on pain, balance, muscle strength, and perceived difficulties in physical functioning in older women with osteoarthritis: a randomized clinical trial. J Rheumatol, 30 (9): 2039–2044

Stewart C, Leveille SG, Shmerling RH, et al. 2013 Management of persistent pain in older adults. J Am Geriatr Soc, 60 (11): 2081–2086

Toda Y, Tsukimura N. 2004 A six-month follow-up of a randomized trial comparing the efficacy of a lateral-wedge insole with subtalar strapping and an in-shoe lateral-wedge insole in patients with varus deformity osteoarthritis of the knee. Arthritis Rheum, 50 (10): 3129–3136

van Baar M, Assendelft WJ, Dekker J. 1999 Effectiveness of exercise therapy in patients with osteoarthritis of the hip or knee. Arthritis Rheum, 12: 1361–1369

Welch V, Brosseau L, Casimiro L, et al. 2011 Thermotherapy for treating rheumatoid arthritis. Cochrane Database Syst Rev[Online], doi: http: //dx.doi.org/10.1002/14651858. CD002826/pdf

Zhang W, Moskowitz RW, Nuki G, et al. 2008 OARSI recommendations for the management of hip and knee osteoarthritis, Part II: OARSI evidence-based, expert consensus guidelines. Osteoarthritis Cartilage, 16: 137–162

第68章

步行训练

NICOLE L. EVANOSKY

本章内容

定义问题

步行训练对于老年人来说是常见的康复技术之一，因为步态是人类最常见的动作之一，所以任何影响步态的异常状态均需要立即关注。正常步态包括一个复杂的肢体运动，以某种节能、稳定和减震的方式推动身体前进。康复治疗师必须意识到老年人的"正常"步态包括各种各样的形式，但是步态动作的顺序中断则很容易被辨别出来（表68-1）。典型的老年人步态参数的改变包括步行速度减慢、步长减少、双支撑时间增加。另外，老年人执行和视觉功能障碍影响步态可变性和跌倒风险。

当个体遭受疼痛，维持平衡有困难，缺少足够耐力，或者能力不足以满足日常生活活动（activities of daily living，ADLs）所需的步行时，由于年龄、疾病或者功能障碍造成的步态改变成了问题。老年人步态疾病和跌倒有关。这在临床上是相关的，因为跌倒是导致老年人与伤害相关死亡的主要原因之一。对许多老年人而言，无法安全行走会导致独立性丧失和频繁地向公共机构寻求帮助。

步态评估

步态分析必须进行，以判断患者呈现出什么样的步态异常或者问题。步态评估通过不同的方式，从观察法到在特殊的步态实验室进行光学运动分析。受力台或者光学运动捕捉系统被认为是人类步态测量参数的"金标准"的测量方法。其他步态评估方法使用测量距离、稳定性和时间（表68-2）。有许多有效的和可信的步态评估工具适合老年人使用。观察法步态分析通常由临床医务人员执行，使用定性的方法评估步态异常。这种分析方便且价格不贵，不像一些步态分析系统需要使用到测力平台、陀螺仪、加速器和鞋垫敏感压力感受器。此外，步行速度评估很重要，因为它被认为是老年人功能障碍和衰弱最好的预测指标。

当评估步态时，医务人员必须考虑到许多特殊的病理问题（骨科、神经、生物力学、心肺）可能造成步态异常，事实上典型老年人通常呈现出许多从急性期到慢性期的问题。患者的病理问题（如脑卒中、帕金森病等）可能造成一个典型步态异常模式，但是许多老年人会有一

表 68-1　老年人正常步态与病理步态的对照

参数	正常老年人步态	病理性步态
速度	缺少自我选择的步速与步速降低，但是仍保留自主加速的能力	步速明显减低（<0.85 m/s）或者失去自主加速或自己选择步速的能力
步长／跨步长	更小的步幅和步长，但对称	步长明显降低或者不对称
步宽	平均 1~4 英寸（约 2.5~10cm）	步宽大于 4 英寸（约 10cm）或者小于 1 英寸（约 2.5cm），或者太大或太小的步宽
足廓清	足廓清小	要么足廓清大，要么绊倒，或者两者都有
踝足	蹬地的力量轻度减轻，跖屈与背屈活动度轻度降低	足廓清大或者绊倒，可能两者都出现；起始接触时足尖或足底心接触地面；过度的跖屈和背屈
膝	关节活动度从承重时屈曲 5° 到肢体摆动前移时屈曲 60°	屈曲受限或过度、摆动、用力伸展膝关节
髋	承重期髋 15°~20° 屈曲，站立末期明显过伸 15°~20°	屈曲伸展限制；"past retract"意思是摆动末期可见的大腿先向前然后向后移动；过度的内收或外展；内旋外旋过度或受限
骨盆	承重时骨盆 5° 向前旋转；在站立末期与摆动初期向后旋转 5°；在站立中期同侧髂嵴高于或等于对侧髂嵴	髋前后旋转的限制或过度；骨盆下降；骨盆抬高
躯干	垂直	前倾、后倾或者侧屈

表 68-2　步态评估和结局测量

测量	描述	发现
动态步行指数（dynamic gait index）	8 项，每项 0~3 分。3 分 = 正常，2 分 = 轻度异常，1 分 = 中度异常，0 分 = 严重异常。项目包括： （1）20 英尺（1 英尺 ≈ 30.48cm）平地步行（模式、速度、辅助器具、平衡） （2）速度加快后步态的改变 （3）步行中头部水平转动 （4）步行中头部垂直运动 （5）步行中转身 （6）步行中跨越障碍物（鞋盒） （7）步行中绕过障碍物（间隔 6 英尺放圆锥体） （8）踏步（有必要的话可使用扶手）	分数 ≤ 19 分预示社区居住的老年人有跌倒风险
步态异常分级量表（gait abnormality rating，GARS）	16 项，每项 0~3 分，0 分正常。项目包括： （1）步行和手臂移动的可变性 （2）步行和手臂摆动的迟疑 （3）步行路线不直 （4）摇摆步行 （5）蹒跚 （6）下肢摆动时间的百分比 （7）足跟着地 （8）髋关节的关节活动范围 （9）膝关节的关节活动范围 （10）伸肘的关节活动范围 （11）伸肩的关节活动范围 （12）肩外展的病理上改变 （13）手臂 - 足跟着地的同步性	分数越高，功能障碍越严重。GARS 分数 >18 有较高的跌倒风险

测量	描述	发现
	（14）头的位置（检查头前屈） （15）肩的位置（检查耸肩） （16）躯干的位置（检查躯干前屈）	
改良步态异常分级量表（gait abnormality rating scale-modified，GARS-M）	7 项，每项 0~3 分，0 分代表正常。GRAS-M 是选取了 GARS 中 1、2、5、7、8、11 和 13 这几项（如上面所列）	分数越高功能障碍越严重。GARS-M > 8 有较大的跌倒风险
步态速度	指示语"用你最舒适的步行速度行走"，"舒适的情况下走的越快越好"（距离 6~10m）记录行走时是否有加速和减速。在 9m 内完成 3 个连续的跨步长，测其所用时间。	步行速度 <0.8m/s 预示着较大的跌倒风险以及功能障碍的可能
任务导向移动能力测试	9 个平衡测试项目（总分 16），10 个步态测试项目（总分 12），用 0、1 或者 0、1、2 来打分，分值越高，表现越好。 平衡测试包括： （1）坐位平衡（0、1） （2）椅子上站起（0、1、2） （3）尝试从椅子上站起（0、1、2） （4）站起后立即保持站位平衡（0、1、2） （5）站稳，双脚并拢（0、1、2） （6）轻推胸骨仍保持站位平衡（0、1、2） （7）脚并拢眼镜闭眼保持站位平衡（0、1） （8）转一圈 360° 后，连续性踏步（0、1）并保持稳定（0、1） （9）从站位到坐位（0、1、2） 步态测试包括： （1）检查迈步时迟钝（0、1） （2）右足摆动时步长（0、1） （3）右足摆动时足廓清（0、1） （4）左足摆动时步长（0、1） （5）左足摆动时足廓清（0、1） （6）步态对称（0、1） （7）步伐连续（0、1） （8）步行轨迹偏移，超过 10 步（0、1、2） （9）躯干摆动和行走时的辅助等（0、1、2） （10）行走期 – 步宽（0、1）	<19 分较高的跌倒风险 19~24 分中度的跌倒风险 25~28 分轻度的跌倒风险
"起立 – 行走"计时测试（time up & go test，TUG）	使用计时器，从说"走"开始计时。开始的位置是坐在有靠背的椅子上。椅子是有扶手的。记录患者从椅子上站起走 3m，转身再走回来，然后坐下的时间。记录患者起立的时候是否由手来帮助（要求患者从椅子上站起时双手交叉抱胸），并且还要记录辅具的使用情况	年轻人群所用时间 <10s；老年人群所用时间 ≥ 13.5s，说明有较大的跌倒风险。所用时间 >30s 说明患者 ADL 日常生活方面有较大的困难
行走测试（2/6/12min）	这些检查能估算最大耗氧量。使用标准指示，要求患者在规定的时间内走得越远越好 正常成年人（40~80 岁）的首次 6min 步行距离有一个计算公式： 男：距离（m）=（7.57 × 身高 cm）-（5.02 × 年龄）-（1.76 × 体重 kg）–309m 女：距离（m）=（2.11 × 身高 cm）-（2.29 × 体重 kg）-（5.78 × 年龄）+ 667m	61±12 岁健康人的步行距离： 2min 测试：149±35m 6min 测试：413±107m 12min 测试：774±229m 脑卒中患者的步行距离： 2min 测试：62.5±8.5m 6min 测试：267.7±89.7m 12min 测试：530.5±184.9m

表 68-3 　常见的异常步态的可行性解决方法

可观察到的异常	解决方法
坐到站的困难	在椅子上往前挪，前倾站起 推椅子；增加肱三头肌或者背阔肌的力量 调整椅子的高度 / 软硬程度
躯干前倾（屈曲姿势）	减少髋屈曲或其他地方的收缩 增加髋伸展和踝跖屈肌肉的力量 在正确的姿势时给出反馈 如果有必要的话，升高拐杖或助行器的高度
躯干后倾	为正常姿势提供反馈 增加屈髋肌肉的力量 训练骨盆移动时与躯干肌肉的分离运动
躯干侧倾	增加髋外展肌肉的力量 纠正双腿长度的差异
躯干和骨盆的旋转困难	在垫子上、坐位或站位时训练躯干旋转 尝试四点跪位 在步态中使用 PNF 促通技术 增加上半部躯体的躯干旋转
足廓清	增加和促进踝背屈 降低下肢的挛缩 评估踝足矫形器（AFO）是否合适
在站立末期时蹬地减少	增加踝跖屈肌肉的力量 增加步行中踝蹬地的意识
低耐力	使用适当的辅助器具调整步态，使之适应能量较少的模式（如将4点步态转换为摆动模式，用带滚轮的助行器代替常规助行器） 增加步行训练的距离及速度
平衡不佳	评估是否需要辅助器具 进行姿势控制训练 评估和调整鞋子 为了安全进行环境改造（例如增加亮度、路径畅通等）

个或者更多更普遍的异常步态。

步态训练

步态分析所发现的结果用于制订合适的干预方法。步行困难可能是由于运动和姿势控制障碍、异常的关节活动度、感觉障碍、前庭功能低下或者疼痛。医务人员的挑战是判断障碍和异常步态之间的关系。一个单一的障碍会引起许多步态的异常。例如，跖屈肌肉的功能下降可能导致单脚支撑时膝关节过度屈曲、踝过度背屈和足跟离地的缺乏。一个单独的步态异常也可能由多种障碍引起。例如，跖屈挛缩

或者跖屈痉挛均可能导致过多的跖屈。一些关于老年人常见步态异常的干预策略总结在表68-3。

步行训练可以包括任何组合：①移动和转移活动；②步行前先进行垫上和站立的活动；③静止和动态平衡活动；④在步态中干预；⑤辅助器具或者环境的适应减少异常步态。

移动和转移活动包括站起和坐下训练。与年轻人相比，老年人表现出类似的站起模式，尽管他们在坐下时倾向于减少身体向前的移动。虚弱的老年人频繁表现出站起困难和坐下时倾向于快速坐下。促进安全的座椅站起和坐下的活动应包括利用上肢帮助和促进对座椅相对身

表 68-4 步态处方类辅助器具需考虑的因素

设备	目的	处方注意事项
手杖 – 单个 – 广的支撑面 – 小的支撑面 – 滚动四脚	通过重心重新分配来保持稳定，补偿视觉损伤和本体觉缺失	适用于需要较小的重心转移的辅助（最多至 25%） 有效使用所需的协调，可能不适用于老年认知及协调障碍的人 单点拐提供最小的重心转移的辅助，宽的支撑面拐杖提供重心转移最大的帮助 上肢力量和协调受限使用滚动四脚拐杖是有效的
腋杖 – 腋 – Loftstrand	将体重从腿转移至手臂	与拐杖（一条腿完全不负重）相比，需要更多的重心转移（大约 50% 或更多） 没有助行器稳定 对平衡和上肢力量有一定要求 不恰当的使用腋拐会导致臂丛神经损伤，Loftstrand 腋拐允许使用手和够取
助行器 – 标准 – 旋转 – 半滚轮 – 平台 – 滚动助行器	提供更多的稳定以及将身体的重量从腿转移到手臂上	比拐杖提供更多的重心转移的支撑力量（大于 50%）但比腋拐更加稳定，但在上楼时很难操作 标准助行器提供最大的稳定性但可能老年人使用起来困难；和旋转助行器相比需要额外的关注和过多的不稳定性 旋转助行器相比标准助行器稳定性差一点，但是对于上肢力量较差的人来说可以更好地操作，可以节省 5% 的力 滚动助行器的好处在于助行器有刹车，还有一个座位 半滚轮助行器有一个大的为功能性手臂提供支持的平面 平台助行器很重会增加能量消耗，但是可以通过肱骨实现重心转移

体位置的认识。对于能够完成这些高水平活动的个人，建议进行从地板站起的转移活动。

步行前的训练主要是提高躯干和四肢的力量和控制。力量训练应该直接针对下肢力量，尤其是踝跖屈和背屈、股四头肌、髋外展和伸肌（最大一次重复收缩的 70%~80%）以足够的训练强度来获得改善。上肢力量训练应该提高背阔肌和肱三头肌的肌力。适当的垫上训练包括骨盆倾斜运动、髋抬起（桥式运动）、躯干旋转、坐位下向上推（背阔肌下降），手膝位活动包括摆动和手臂/腿够取。步行前站立活动包括重心转移、手臂抬起、椅子上向上推、脚趾抬起、髋上提和腿摆动，进阶训练从四点步态到摆动，再到摆动穿过。高阶的站立活动包括向侧方和后方的移动。这些步行前站立活动可从平衡杠过渡到使用辅助器具进行，之后再到无辅助下的站立活动。在所有活动中应提倡正常的姿势对位。

为了步行训练进行的静止和动态的平衡活动，可以在坐位和站立的位置进行。坐位活动包括控制下的够取，有支撑面支持的左右和前后的倾斜。当使用外在干扰因素如轻缓的推动时坐位下姿势控制可能是一个挑战。当患者重心转移活动时被告知尽可能向各个方向移动，患者觉得舒服没有屈曲髋关节或者跨步，站立平衡可能改善。控制下够取、抬起和重心转移活动对站立平衡训练有帮助。当站在高密度泡沫垫上进行够取、抬起和重心转移活动时难度程度增强。复杂计算机力量平台系统提供检测不同重心转移和反应活动，某些情况下可能包括对移动地板做出反应。有证据表明当老年人穿有鞋带的、坚硬的、薄底的鞋子或者运动鞋走路而不是赤脚或者穿高跟鞋走路时，平衡表现比较好。

步行中干预训练应该关注减少异常步态，改善步行效率和安全性，提高耐力。步行中的干预包括辅助器具的评估（手杖、助行器、肘杖、矫形器），运动控制的反馈（人工的、电刺激、生物反馈和视觉），动态平衡训练和在平衡杠里进阶到平衡杠以外的地方进行之前列举的站立活动训练。治疗从平地进阶到不平整的地面（斜坡、台阶、室外）。向前步行训练进阶到横踏步训练、转身、向后踏步、够取和携带东西。跨越障碍物和爬楼梯的训练与改善患者功能性活动有关。注意力分散可能影响老年患者步态，为了保证步行安全，有必要为老年人设计具有适当挑战性的注意力分散下的步行训练。使用双重任务步行训练，包括视觉分散训练可以在不同情况下有效地转移，让老年患者应对不同状况（如关注交通状况的同时及时穿过马路）。

一个合适的辅助器具的处方可能帮助患者提高平衡且在活动时不失去稳定性，同时减少下肢的负荷。对于老年步行训练不同辅助器具的优点和缺点见表68-4。

许多步行训练项目关注实现活动稳定性优于强调速度的增加。自我选择的步行速度和最高有氧代谢能力是有临床相关性的。随着健康的年纪增大，个体的有氧储备逐渐减少。步行相关疾病，包括辅助器具使用，增加走路的能量需求。基于这些原因，强烈推荐在步行训练中治疗师监测老年人的生命体征。耐力训练已经显示能够改善老年人的步行和平衡功能。

技术设备逐渐应用在步行训练中。通过一个过头的悬吊支持系统减重下在跑台上步行，是一种治疗脑卒中后步行障碍的方法。使用身体重量支持的跑步机训练结果显示改善了步行速度。另一个步态训练技术包括根据预排程序的生理步行模式使用的机器人步态矫形器。两种技术通过优化任务特定训练被认为是加强步行的运动学习。然而，两者涉及的设备和人力资源都很昂贵。

总　结

活动能力下降在高龄人群中是一个普遍的主诉，可能导致完成日常动作表现和生活质量的下降。步行训练干预包括在移动中纠正异常步态，同时包括步行所需的改善力量、移动、平衡和耐力的活动。不同的病理状况可能造成老年人的活动能力下降和病理步态，但是重要的改善可以通过使用评估工具和干预来记录。

（张立超）

原文参考

Agree EM, Freedman VA.2011 A quality-of-life scale for assistive technology: results of a pilot study of aging and technology. Phys Ther, 91 (12): 1780–1788

Bateni H, Maki BE.2005 Assistive devices for balance and mobility: benefits, demands and adverse consequences. Arch Phys Med Rehabil, 86: 134–145

Bock O, Beurskens R.2011 Effects of a visual distracter task on the gait of elderly versus young persons. Curr Gerontol Geriatr Res.[Online] http: //dx.doi.org/10.1155/2011/651718

Butland RJ, Pang J, Gross ER, et al.1982 Two-, six-, and 12-minute walking tests in respiratory disease.Br Med J, 284: 1607–1608

Cliodhna NS, Garattini C, Greene BR, et al.2011 Technology innovation enabling falls risk assessment in a community setting. Ageing Int, 36: 217–231

Eng JJ, Chu KS, Dawson AS, et al.2002 Functional walk tests in individuals with stroke: relation to perceived exertion and myocardial exertion. Stroke, 33: 756–761

Enright PL, Sherrill DL.1998 Reference equations for the six-minute walk in healthy adults.Am J Respir Crit Care Med, 158: 1384–1387

Fiser WM, Hays NP, Rogers SC, et al.2010 Energetics of walking in elderly people: factors related to gait speed. J Gerontol A Biol Sci Med Sci, 65A (12): 1332–1337

Gmitter JP, Mangione KK, Avers D.2009 Case report: an evidencebased approach to examination and intervention following hip fracture.J Geriatr Phys Ther, 32 (1): 39–45

Guralnik JM, Ferrucci L, Pieper CF, et al.2000 Lower extremity function and subsequent disability: consistency across studies, predictive models, and the value of gait speed alone compared to the short physical performance battery.J Gerontol, 55: M221–M231

McGinley JL, Goldie PA, Greenwood KM, et al.2003 Accuracy and reliability of observational gait analysis data: judgments of push-off in gait after stroke. Phys Ther, 83: 146–160

Menant JC, Steele JR, Menz HB, et al.2008 Optimizing footwear for older people at risk for falls.J Rehabil Res Dev, 45 (8): 1167–1181

Mulroy SJ, Klassen T, Grossen JK, et al.2010 Gait parameters associated with responsiveness to treadmill training with body-weight support after stroke: an exploratory study.Phys Ther, 90 (2): 209–223

Perry J, Burnfield J.2010 Gait Analysis: Normal and Pathological Function, 2nd edn.Slack Inc., Thoroughfare, NJ Podsiadlo D, Richardson S.1991 The timed'Up & G: a test of basic functional mobility for frail elderly persons. J Am Geriatr Soc, 39: 142–148

Quadri P, Tettamanti M, Bernasconi S, et al.2005 Lower limb function as predictor of falls and loss of mobility with social repercussions one year after discharge among elderly inpatients.Aging Clin Exp Res, 17: 82–89

Ranchos Los Amigos National Rehabilitation Center 2001 Observational Gait Analysis Handbook.Los Amigos Research and Education Institute, Inc, Downey CA

Shumway-Cook A, Baldwin M, Polissar NL, et al.1997 Predicting the probability for falls in community-dwelling older adults. Phys Ther, 77: 812–819

Steffen TM, Hacker TA, Mollinger L.2002 Age- and gender-related test performance in community-dwelling elderly people: Six-Minute Walk Test, Berg Balance Scale, Timed Up & Go Test, and gait speeds. Phys Ther, 82: 128–137

Stevens JA.2006 Fatalities and injuries from falls among older adults – United States, 1993–2003 and 2001–2005. MMWR, 50 (45): 1221–1224

Studenski S, Perera S, Patel K, et al.2011 Gait speed and survival in older adults. JAMA, 305 (1): 50–58

Tinetti ME.1986 Performance-oriented assessment of mobility problems in elderly patients. J Am Geriatr Soc, 34: 119–126

Ullmann G, Williams G.2011 The relationships among gait and mobility under single and dual task conditions in communitydwelling older adults. Aging Clin Exp Res, 23 (5–6): 400–405

van Iersel MB, Kessels RP, Bloem BR, et al.2008 Executive functions are associated with gait and balance in community-living elderly people.J Gerontol A Biol Sci Med Sci, 63 (12): 1344–1349

van Swearingen JM, Paschal KA, Bonino P, et al.1996 The modified Gait Abnormality Rating Scale for recognizing the risk of recurrent falls in community-dwelling elderly adults.Phys Ther, 76: 994–1002

Wolfson L, Whipple R, Amerman P, et al.1990 Gait assessment in the elderly: a gait abnormality rating scale and its relations to falls. J Gerontol A Biol Sci Med Sci, 45: M12–M19

第69章

矫形器

DAVID PATRICK

本章内容

概 述

矫形器（orthosis）是一种应用于身体的机械装置，用于支撑身体部位、纠正解剖学对线、保护身体部位或辅助运动以改善身体功能。通过实现这些目标，矫形器有助于促进行走、减轻疼痛、预防畸形并允许更大的活动。矫形器通常被认为是各种影响老年人群疾病康复过程的组成部分。当应用在老年人身上时，成功的矫正干预需要在理想期望的目标与老年人能耐受的目标之间实现平衡。

矫形器通过将力施加到相关的身体部位来实现其目标。通常，矫形器干预越激进，产生的力越大。一般而言，老年人对侵入性矫正干预所引起的不适感耐受性较差，并且他们的皮肤和皮下组织对产生的外部力量的耐受性也较差。这通常导致需要在理想和可接受的矫形结果之间进行折中，并且在舒适性和耐受性方面选择更"宽松"的矫形器，即刚性较小的矫形器。本章讨论的重点是下肢和脊柱矫形器干预，这些干预在老年人群中更常用。

下肢矫形器

鞋

作用力的合理分布对于保持足部皮肤的完整性来说是至关重要的。鞋的大小应合适，体积能够容纳下足部和任何附加物，如足矫形器或塑料踝足矫形器（ankle-foot orthosis，AFO）。通常，建议使用带有可拆卸足垫的运动鞋或其他运动鞋，或带有可拆卸足垫的超深鞋。可以移除足垫以适应波动性水肿或矫形器的添加。在单侧受累时，健侧足可以保留足垫，以保持该侧面的平衡并且在高度方面平衡患者双侧下肢。建议鞋子有一个柔软的鞋面（鞋子的一部分覆盖足背部），以减少因小趾畸形，如足趾囊肿或锤状趾而产生的压力。严重的足部畸形可能需要一双足部取模制作的定制鞋。

足矫形器

一般而言，为调整力学分布以保护皮肤和增加舒适度的柔性可调式矫形器是比较合适的。老年患者足部的骨骼通常在功能上适应，并且

558

关节可能在 ROM 方面受到限制。因此，尝试生物力学校正可能是不合适的，因此尽量避免使用刚性矫形器，甚至连半刚性矫形器的应用也需要仔细考虑。

踝足矫形器

AFO 常用于老年人，以改善步行状态和步态质量。AFO 能够直接控制足部、踝关节以及间接控制膝关节。例如，通过将踝关节固定在背屈位，可以产生一个膝关节屈曲力矩以控制膝过伸。而如果将踝关节固定在跖屈位，则可以产生一个膝关节伸展力矩以帮助稳定膝关节。神经肌肉疾病如脑血管意外导致的偏瘫以及关节炎等肌肉骨骼病变通常会导致老年人群的足踝功能障碍，这可以借助 AFO 达到部分治疗的作用。

决定使用塑料或者金属 AFO 系统是一个经常面临的挑战。金属 AFO 除了在反作用力点，即小腿绑带和鞋子之外，几乎不用与皮肤产生接触。这个特性是金属系统的明显优势，适用于波动性水肿或皮肤完整性差的患者。相比之下，塑料 AFO 的全接触特性导致更大的控制足部和踝关节的能力。此外，塑料 AFO 重量更轻，在外观上更容易接受，并且具有易于更换的实际优点。塑料 AFO 似乎是老年患者的首选矫形器。确定金属 AFO 系统是否适合特定患者的一种策略是考虑患者的感觉功能状态和体积稳定性（即是否存在波动性水肿）以及患者或照顾者监测患者患肢皮肤完整性的可靠性。这几种情况中如果有两个出现负面结果，就表明应考虑使用金属 AFO 而不是塑料矫形器。

诸如氯丁橡胶踝套的柔软 AFO 可适于控制关节炎的轻微不适或在不能容忍更刚性的系统时促进踝关节稳定性。这种矫形器在某些情况下通过保持热量并提供本体感觉和运动觉输入而很好地实现了它们的目标。由于胫后肌功能不良或踝关节外侧不稳定 / 对线不佳等病理状况导致的足 / 踝复合体内侧塌陷可以通过 Arizona AFO 或 Richie Brace 等专业 AFO 进行最佳治疗。

膝踝足矫形器

虽然老年人群对 AFOs 的耐受性较好，但增加膝关节部件和大腿套带形成膝踝足矫形器（knee-ankel-foot orthosis，KAFO）系统后会导致矫形器干预更难以被接受。KAFO 有直接控制膝关节、足部和踝关节并间接影响髋关节的优点。对于不能用 AFO 进行矫形的严重膝过伸或膝关节打软腿，KAFO 是可以选择的矫形器类型。

历史上，对于在负重时会出现腿打软的膝关节需要使用锁定型膝关节矫形器。这满足了在步态的支撑期稳定膝关节的需要。然而，它会阻碍膝关节在摆动期的屈曲，从而导致出现一个不理想的步态模式，能量消耗较大。作为另一种选择，目前市面上已有支撑控制膝关节矫形器可供使用。这种矫形器在步态的支撑期锁住膝关节，但在摆动期允许膝关节屈曲。有些在锁定前提供了一定程度的膝关节屈曲阻力，这有助于在支撑初期使步态正常化。

此外，膝关节在冠状面上明显的不稳定（内翻或外翻）也由 KAFO 来有效控制。相对不严重的膝关节问题则可以使用膝矫形器（knee orthosis，KO）来治疗，但缩短的力臂（矫形器的长度变短）会导致更大的皮肤压力，而且由于老年患者的下肢肌肉组织较松软，可能会产生矫形器悬挂稳定问题，在使用过程中 KO 往往会向远端滑动。KAFO 的一个优点是足板用于将矫形器保持在其合适位置。

髋膝踝足矫形器

在 KAFO 上增加髋关节部件和骨盆带会导致矫形器难以穿戴和脱下，比短的矫形器更不舒服，而且更笨重。对于老年人群，最常增加髋关节部件和骨盆带的情况就是当需要对下肢进行旋转控制时使用。

髋矫形器

老年人常用髋关节矫形器来限制髋关节内收和屈曲的范围，在髋关节置换术后避免脱位（髋关节旋转被控制在较小活动度）。现有的预制系统允许根据需要调整髋关节 ROM 的限制，以充分保护髋关节，同时允许患者执行日常生活活动（activities of daily living, ADLs）。

膝矫形器

膝关节置换术后通常使用术后膝关节矫形器。膝矫形器通常设计成 ROM 可调式，可根据实际需要渐近性地进行调整。具有支撑条或铰链的软膝关节矫形器通常用于解决与关节炎相关的疼痛并通过提供更多的运动觉输入来促进膝关节稳定性。建议老年患者使用带有环绕式闭合设计的膝关节矫形器，以便于穿脱。一些骨科医生术后为其全髋关节置换患者订购膝关节固定器。基本原理是通过预防膝关节屈曲，以减少术侧髋关节屈曲活动，从而减少关节脱位的风险。这种技术应该仅用在术后早期患者，因为它确实阻碍了关节活动，并且由于长杠杆臂可能导致膝部僵硬和髋部疼痛。

伴有疼痛的退行性关节病导致步行和爬楼梯能力下降是与衰老相关的常见病理状况。膝骨关节炎减负支具是通过提供外翻或内翻矫正力，特别设计来用于减轻所涉及的膝关节部位负荷，从而减轻疼痛并改善步行和执行 ADL 活动功能的矫形器。矫正干预的目的是控制症状而不是解决潜在的病理状况，主要针对那些膝关节置换术不是首选治疗方式，或还未到那种程度的患者。有多种设计可供选择，在选择时需要仔细考虑，以使每位患者的受益最大化。

骨折矫形器

骨折矫形器是当老年群体不能进行手术修复，或是为了减少骨折周围关节需要石膏固定的时间的情况下使用的。这可减少制动的潜在负面影响，如挛缩和静脉炎。此外，下肢骨折矫形器可以减少卧床的时间，从而最大限度地减少潜在的危及生命的并发症，如肺炎的风险。

骨折矫形器沿着受伤区域周围环形加紧，利用软组织的水泵作用（流体的不可压缩性）和重力，它们传递重新对位和支撑骨折部位的力，同时允许周围关节活动。骨折矫形器必须佩戴舒适紧贴；常用于治疗无移位或轻微移位的骨折，特别是肱骨、胫骨、桡骨和尺骨骨折。

脊柱矫形器

脊柱矫形干预在老年人群中尤其具有挑战性。老年患者通常会有各种各样的脊柱和躯干软组织病理状况，而这些都可以很好地通过应用脊柱矫形器来处理。然而，人们对佩戴这种装置的耐受性是有限的，尤其是在较坚硬的系统和覆盖较大身体区域的情况下。

脊柱矫形器通过下列一项或多项生物力学原理来实现他们的治疗目标：

1. 三点压力控制。
2. 通过增加腹内压，间接地转移负荷。
3. 矫正脊柱对位对线。
4. 感觉反馈（运动觉提醒）。

三点压力控制（矫形器的设计）确定了哪些脊柱运动会受到限制。控制的大小（限制的程度）直接与矫形器的坚硬程度和佩戴时的松紧程度有关。一个硬性矫形器能够比柔性矫形器施加更大的力来限制身体的运动。然而，老年患者对由此产生的不适和潜在的呼吸限制的耐受性较差，而老年患者的皮肤在不损害其完整性的情况下，也较难承受矫形器产生的力量。因此，决定使用较坚硬的系统而不是更灵活的系统应以需要限制脊柱运动的程度为基础。例如，1 例脊柱不稳定骨折的老年患者需要一个硬性矫形系统来限制涉及的脊柱节段的运动，而对于稳定的椎体压缩性骨折的患者，则可提供更大的自由度去使用更轻柔的设备，而不需要为患者的安全做出妥协。需要注意的是，在保护所涉及的脊柱节段方面，更坚硬的装置往往是首选，但决定使用更柔软的系统是基于矫形器耐受性的实际问题，从而符合佩戴矫形器的要求。一个理想的矫形器如果不能穿戴，便是没有任何作用的，特别是对老年人来说，有时需要做出一些实际的决定，包括放弃矫形器的控制，以获得患者的接受。

应用于躯干的柔软和硬性脊柱系统结合了施加腹部压力的装置，从而增加了腹内压，这已经被证明可减少椎体和椎间盘上的负荷。一些文献表明，这可能是在老年医学应用中经常使用的束身衣和软黏合剂的主要作用。

由于脊柱灵活性的限制和对作用力的耐受性差，老年人很少采用矫正脊柱对位对线的矫正原则。

柔性脊柱矫形器的作用是作为运动觉提醒，促进自觉地限制运动，而不是施加三点压力控制。通过柔性矫形器实现的运动限制显然能更好地被老年人耐受。

颈部矫形器

在颈部矫形器（cervical orthosis，CO）中，柔软的颈部套环具有良好的耐受性，并且能够为颈椎屈伸提供合适的控制。Philadelphia，aspen 和 Miami 的套环比柔软的颈部套环提供更好的控制，并且也有相当好的耐受性。

颈胸矫形器

当需要对颈椎和上胸部区域进行更严格的控制时，需要一个带有胸椎延长部分的颈部矫形器（颈胸矫形器，cervical-thoracic orthosis，CTO）。硬性四柱和胸骨 - 枕骨 - 下颌固定器（sternal-occipital-mandibular immobilizer，SOMI）系统对于老年人来说是难以忍受的。在不牺牲脊柱控制的情况下，Minerva 和 Aspen 颈胸矫形器似乎能更好地被耐受。

胸腰骶矫形器

胸腰骶矫形器（thoraco-lumbo-sacral orthosis，TLSO）用于解决从大约 T6 到 L3~L4 区域的脊柱病变。加上肩上重叠部分则可以控制至 T4~L5 水平，若想在 T6 水平以上进行更明确的控制，建议对 TLSO 增加颈椎延长部件。TLSO 最有效地控制从大约第六胸椎到第三和第四腰椎区域，对远离该区域的其他脊柱节段的控制较弱。硬性固定通常使用由塑料制成的"主体护套"和软泡沫界面（衬里）来完成。柔软、高密度的主体护套可以包含高密度外泡沫而非塑料。如果需要，塑料胸衣（永久的或可移动的）或塑料框架可以结合到泡沫中以进一步限制运动。这些系统在定制时，为硬性护套提供了极好的替代品。它们往往被老年患者更好地耐受并且提供适度有效的脊柱运动限制。

TLSO 紧身胸衣（半柔性）或现成的半硬性 TLSO（即 Ossur，Aspen 类型）通常用于对硬性脊柱矫形器耐受性差的患者或对脊柱运动限制较少的患者。压缩性骨折在老年人群中非常常见，并且通常适合使用以上类型的矫形器来进行管理。例如 Jewett，Taylor 和 Knight-Taylor 等硬性系统不常用于老年人，因为它们难以忍受。通常伴随衰老的骨质疏松症可导致脊柱后凸和相关的压缩性骨折。Spinomed IV（www.mediusa.com）是一种特殊设计的 TLSO 可最佳解决这一病理状况，并结合相应的物理治疗方案。

腰骶部矫形器

腰骶部矫形器（lumbo-sacral orthosis，LSO）可用于解决从大约 L1 到 L4~L5 的脊柱病变，其中最有效的是 L3~L4 脊柱水平。与 TLSO 一样，在脊柱不稳定的情况下使用硬性系统，而老年人群更倾向于使用更柔软的系统，耐受性好，因此只要情况允许应尽可能使用。紧身胸衣通常用于治疗导致背部疼痛的软组织损伤。定制的、柔软的、高密度的 LSO 或现成的半硬性 LSO，带有复合闭合系统以达到最佳的支撑效果（即 Ossur，Aspen 类型），是硬性护套或胸衣的绝佳替代品，在舒适和控制之间取得平衡。值得注意的是，柔软的、高密度系统的矫形效果似乎在一般和较瘦体型的患者身上更容易获得。同样，老年患者对于像 Chairback 和 Knight 这样的坚硬 LSO 系统的耐受性很差。

总 结

使用矫形器来支撑身体部位、纠正解剖对位对线、保护身体区域，或辅助身体运动是老年康复中一个重要的治疗因素。对于矫形器的选择，尽可能让患者参与是至关重要的，以便在客观理想和患者主观想法之间取得平衡。必须注意矫形器对老年人皮肤和皮下结缔组织可能产生的有害影响。

（解 益）

原文参考

American Academy of Orthopedic Surgeons 1985 Atlas of Orthotics: Biomechanical Principles and Application. Mosby, St Louis, MO.

BriggsKK, Matheny AJ, Steadman R 2009 Patient evaluation of an unloader knee brace: a prospective cohort study. The Academy Today 5: 2. Available at: www. oandp.org/AcademyTODAY/2009Mar/4.asp. Accessed February2013.

Edelstein JE 1995 Orthoses. In: Myers RS (ed) Saunders Manual of Physical Therapy Practice. WB Saunders, Philadelphia, PA.

Kulkarni SS, Ho S 2005 Spinal orthotics. Available at: http: //www. emedicine.com/pmr/topic173.htm. Accessed February 2013.

Lusardi M, Nielsen CC 2000 Orthotics and Prosthetics in Rehabilitation. Butterworth–Heinemann, Boston, MA

Zissimopoulos A, Fatone S, Gard SA 2007 Biomechanical and ener- getic effects of a stance-control orthotic knee joint. J Rehabil ResDev, 44 (4): 503–514.

第 70 章

假 肢

DAVID PATRICK

本章内容

概 述

老年患者是下肢截肢的最大群体。对文献的回顾已经确定截肢的发生率在国际上存在显著差异。所有形式的截肢发生率在糖尿病截肢患者中为（46.1~96）/100 万，而非糖尿病截肢患者总数为（5.8~31）/100 万人。糖尿病及其并发症被认为具有最深刻的影响，而种族和社会贫困也是重要因素。在全球范围内，对于有需要的人获得高质量的假肢和矫形器治疗也存在很大差异，这是国际假肢矫形学会（international society for prosthetics and orthotics，ISPO）的一个主要焦点。世界各地的假肢矫形教育已被证实存在差异，从没有正规教育到高等院校学位教育，例如在美国，硕士学位被美国认证委员会采纳为入门级标准。利用远程教育等教育模式和理念，促进全球假肢和矫形教育的发展，以满足发展中国家服务不足的人群的需求，提高世界各地的服务标准和一致性。

评估患者

物理治疗方案从对患者的综合评估开始。

这对老年截肢者尤其重要，他们通常会出现各种可能影响其功能预后的合并症。在老年截肢者的评估和治疗中，以下几点是重要的考虑因素。

年 龄

考虑到整体的健康状况，功能能力和动机比实际年龄更重要。

继发性疾病的诊断

检查是否存在并发症。老年血管病截肢患者除截肢外，还可表现出多种继发性疾病。心脏疾病是常见的，与糖尿病患者外周血管疾病（peripheral vascular disease，PVD）发病率增加有关的因素，同样也会引起动脉粥样硬化性冠状动脉疾病的发病率增加。这将导致死亡率的增加（据估计，伴有严重截肢的糖尿病患者的 3 年生存率为 25%~50%）以及心绞痛、充血性心力衰竭（congestive heart failure，CHF）和心律失常症状的增加。

认知状态

确定患者有能力理解并记住指令。提供书面说明书，明确指示机械装置、袜套和假肢的

563

佩戴方式和流程。经常与患者一起查看说明书。指导患者坚持记录袜套使用的书面日记，并对各种袜套进行颜色编码，以帮助患者保持合适的穿戴状态。

轮　椅

对于需长距离移动、步行耐力有限、不能继续使用假肢（由于皮肤破损）或假肢损坏的情况，推荐使用一种轻便的便携式轮椅。老年双下肢截肢患者通常需要轮椅或机动装置作为假肢行走的一种替代，尤其是长距离行走时。

转　移

训练患者缓慢改变姿势以避免晕厥发作从而导致失去平衡。由于假肢传入的本体感受反馈减少，以及老年人容易出现直立性低血压，改变体位时失去平衡的风险增加。

步　行

优先考虑维护皮肤完整性、防止跌倒和控制能量消耗。评估患者（截肢后）不穿戴假肢，使用辅助装置行走的能力。

皮肤的完整性

结缔组织成分的丧失、真皮的变薄以及弹性蛋白和胶原蛋白含量的改变代表了皮肤随年龄增长而发生的典型变化，并使截肢者在使用假肢时容易出现皮肤破损（见第 50 章）。特别是对于胫骨截肢（膝下），使用保守的、有规律的负重和步行距离进阶的患者，要持续监测残余肢体（过去也称为残肢）的皮肤。要考虑剪切力吸收的接受腔和假肢部件，以减少对残肢的作用力。

防跌倒

建议保守地、循序渐进地更换辅助设备，优先考虑安全性而不是进展性。根据笔者的经验，老年股骨截肢（膝上）患者比胫骨截肢患者更不容易发生皮肤破损，但更容易出现跌倒。

能量消耗

不应鼓励老年截肢者以"正常"行走速度行走。允许患者自行选择行走速度，可使代谢能消耗率更正常，减少可感知的体力消耗和潜

在的心脏问题。截肢平面越高的患者，行走速度越慢。

假肢穿脱

穿脱假肢的困难与手部灵活性和视觉功能障碍的限制有关。应该考虑使用自动悬挂系统、尼龙搭扣和扣环、大尺寸的皮带和接受腔。

关节活动度

成功的假肢装配结果需要有充分的 ROM。老年人易患退行性关节疾病、截肢患者容易发生挛缩。下肢挛缩的常见部位包括：

• 足部水平：跖屈肌群（主要是由于肌肉失衡）。

• 胫骨水平：膝屈曲肌群和髋屈曲肌群。

• 股骨水平：髋屈曲肌群，髋外展肌群，髋外旋肌群。

力量和耐力

与衰老相关的失调可能会限制患者参与康复计划的能力。术后应尽可能快地开始力量和耐力训练计划。

体积控制

对残肢体积的控制是为装配正式假肢做准备的一个重要方面，需要减少由于水肿导致的肢体疼痛，并促进截肢手术后的伤口愈合。有些合并症如肾衰竭和透析或 CHF 会使老年截肢者容易出现显著的残肢肿胀伴有波动感。推荐使用压力袜替代弹性包扎，因为相对容易穿戴和与肢体匹配性更好（他们需要较少的更换和调整）。如果优先考虑保护残肢，应使用硬性材料。预制的可拆式硬性塑料外壳（如 Flotector：APOPPS FLO-TECH –TOR 产品 www.1800flo-tech.com/products.html）可提供保护残肢避免外伤以及固定膝关节避免屈曲挛缩的双重利益。建议定期测量残肢围度以监测体积控制计划的有效性。

感　觉

感觉检查对于准确预测截肢患者在使用假肢时察觉异常应力和残肢软组织损伤的能力很重要。血管功能不全，特别是糖尿病可导致包括感觉神经纤维在内的多发性神经病，容易诱

发老年截肢患者出现皮肤问题。

残肢的情况

有必要检查残肢的情况，是否存在血管功能不全或感觉障碍，这些可能会导致更多部位的截肢。患有糖尿病的单侧肢体截肢者在 4 年内有超过 40% 的风险要进行残肢部位的截肢手术。与糖尿病相关的多发性神经病可能涉及感觉、运动和自主神经纤维。运动功能障碍可引起足内肌的萎缩和肌肉间的失衡。这些问题可能导致足部畸形，使皮肤容易因为与鞋子不匹配而受伤。感觉功能障碍会导致缺乏对异常应力的躲避反应。自主神经功能障碍会导致皮肤干燥，更容易破损和感染。这个评估的重要性已无须再强调，因为周围神经病变已被确定为老年糖尿病患者截肢的最主要原因。教会患者选择合适的鞋子和正确的皮肤管理方法是截肢预防计划的重要组成部分。有研究表明特定的危险人群在被转介到糖尿病足专科诊所后，下肢截肢发生率显著降低。

假肢处方

假肢部件技术的发展提高了老年截肢患者安装假肢的成功率，在接受腔设计中，改进的轻型部件，灵活的摆动和稳定的膝关节设计也用于提高假肢耐受性和更好的适配度。选择先进的假肢部件会增加配置费用，因此对每个患者都需要考虑这些组件的相对成本和收益，再做出选择。在美国，医疗保险制度中的下肢假肢医疗审查政策（lower limb prosthetics medical review policy，LLPMRP）由美国卫生与公众服务部制定，可以根据患者的预期功能的结局，为假肢足、踝和膝关节等假肢部件提供经济资助。假肢团队在为老年截肢者开出处方的过程中应参考下 LLPMRP，因为很多第三方支付团体都以这个政策作为经济资助的基础。

临时假肢与正式假肢对比

临时假肢通常被推荐作为老年截肢患者的第一个假肢装置，它包括了一些易于调整的基本部件，但不是通过定制完成的。临时假肢可允许患者更早进行假肢装配，不需等待残肢完全缩小定型。这有助于防止由于制动而引起的可能危及患者生命的并发症。正式假肢是具有所有适当的部件和外观装饰的最终产品，是在残肢尺寸稳定时安装的。使用某些先进部件（如微处理器或膝关节）所需要的特定培训和技能引发了一场争论，即在最初的假肢中使用高科技组件，并在残肢尺寸达到预期时仅替换假肢的一小部分。这样可减少训练的时间，因为不需要重新学习如何使用不同的部件行走。先进科技的早期使用可以提高步行表现、稳定性和安全性，而且在最初的步态训练过程中可以避免坏习惯的形成。

内骨骼和外骨骼的设计

外骨骼设计有一个坚硬的塑料层压外壳，提供了承重支撑。相反，内骨骼设计包含了一个管状结构用于构成内部支撑，而足、踝关节和膝关节等部件都固定在上面，外面再覆盖一层柔软的表面，它的形状和颜色可根据对侧肢体进行匹配。

内骨骼假体设计通常被推荐给股骨水平截肢的老年患者，因为可以很容易地调整和更换部件、减轻重量及有美观效果。

假肢接受腔

对于胫骨水平的截肢，通常使用带软内衬套的髌腱承重（patellar tendon-bearing，PTB）接受腔。皮肤脆弱或残肢敏感的患者可能受益于软内衬套材料，如硅胶，其设计目的是消除冲击和剪切力。在坚硬的外部框架中支撑一个柔软的内衬套，可以缓解某些敏感结构的压力，为老年截肢患者带来更大的舒适性。

股骨水平截肢的患者，适合装配大腿外侧或坐骨承重接受腔。对于残肢较短、残肢肌肉张力低、肥胖或活动量大的患者，可从坐骨承重接受腔设计中获得最大的好处。选择柔软的、形状与支撑面相匹配的接受腔设计，可使老年截肢患者在坐着时获得更多的舒适感。

假肢的悬吊

推荐以下假肢悬吊用于小腿级截肢患者：

• 带尼龙搭扣的踝上环带。

• 踝上楔块自悬吊与附着于内外侧的垫片。

• 袖套悬吊（确定患者手部是否有足够管理袖套的灵活性）。

• 硅胶吸附式悬吊（考虑患者有无管理袖套的能力和皮肤对硅胶的耐受性）。

• 关节和胸衣（适用于因为过度敏感、皮肤问题或膝关节病理状况而禁止残肢完全负重的患者）。

对于大腿截肢者，假肢悬吊建议如下：

• 氯丁橡胶带与尼龙搭扣。

• 带尼龙搭扣的髋关节及骨盆带（适用于需要髋关节稳定或控制旋转时）。

• 硅胶吸附。

假　足

对于老年截肢者来说，足部的重量和与患者活动水平相关的足部龙骨功能是两个首要考虑的因素。龙骨可提供内部结构稳定性以控制假足的功能。

SACH 足

定踝，软跟足（solid ankle，cushion heel，SACH）价格较低且质量可靠，有轻型的款式可供老年患者使用。但坚硬的龙骨可能会影响截肢患者支撑末期前足滚动的能力。

单轴足

在步态的支撑前期，更容易做跖屈动作，从足跟触地变为足部平放地面。对于使用不锁定的膝关节的股骨水平截肢老年患者，如果需要在步态支撑前期提供更大的膝关节稳定性，建议使用单轴足。

多轴足

对于敏感性皮肤的老年患者，建议使用多轴足，可以适应不平整的表面，减少传递到皮肤与接受腔接触面的剪切力。通常来说，这样的假足更重。

弹性龙骨足

弹性龙骨足的柔软特性使其在步态支撑末期更容易足部滚动，从而促进步行。轻量级设计是可用的。这种假足适用于活动水平适中的个体。

动态储能足

动态储能足通常情况下比较昂贵，适合具有高活动水平的个体。它们包含了可弯曲的足龙骨，在步行过程中患者足部负重时弯曲，然后"弹回"，在步态的蹬离阶段提供推动力。有一些动态储能足可包含多轴设计，结合了踝关节可活动和在步态周期中提供推动力的好处。有一些还允许扭转运动，或者可以添加扭转适配器单元，以提高舒适性，减少对残肢皮肤的压力，或促进某些需要扭转运动的活动。垂直减振器是一些动力储能设计必需的组成部分。

动力足

动力足可在摆动期提供主动的足趾抬起，最大限度地减少绊倒的风险和步态的代偿。此外，踝关节角度可以自动调整，以适应变化的地面，增加患者的信心和在斜坡和山丘步行的舒适性。在步态对称性、安全性、执行 ADL 的能力，无论是胫骨水平还是股骨水平截肢，减少精神疲劳以及背部和接受腔不适等方面都有好处。

假肢膝关节

对于股骨水平截肢老年患者来说，在支撑期确保膝关节的稳定性是最重要的。建议选用轻型款的各种假肢膝关节设计。

手动锁定式膝关节

在步态中最大限度地保持膝关节的稳定性是很重要的，手动锁定的膝关节提供了这种功能，但是会导致最不好的步态，因为在摆动期膝关节仍然处于伸展锁定状态。只有在担心患者无法控制假肢膝关节，容易在负重时打软屈曲时，才适合使用手动锁定式膝关节。

承重自锁关节（"安全膝关节"）

承重自锁关节常用于老年患者，可提供膝

关节内部稳定性，在支撑期随着患者肢体承重做出锁定反应，然后在摆动期解锁，允许膝关节屈曲，这提供了一个更自然的步态表现。

多轴心膝关节

多轴膝关节可提供内部对线稳定性，但由于其重量大以及结构较复杂，不常被老年患者使用。

液压或气压摆动相控制

一个高运动水平的个体可能会考虑液压或气压摆动相控制膝关节，这种设计是通过对膝关节活动阻力的调节来改变步态速度和节奏。

微处理器膝关节

微处理器膝关节（www.ossur.com，www.ottobockus.com）在整个步态周期中，利用板载计算机控制假肢膝关节。微处理器不断地分析在膝关节上发生的运动和力量并进行瞬时调整，使得摆动期能有动态的变化，而支撑期又能提供最大的稳定性，并在遭遇各种环境时，通过平地和障碍时都能促进更正常、节能的运动模式。支撑期的膝关节屈曲控制，使得步态周期的初始接触阶段允许膝关节屈曲，以吸收震荡，减少对身体和残肢的压力，并促进更加正常的步态。也可以让患者通过假肢承重，而在坐下、下坡及下楼梯时又能弯曲膝关节。绊倒恢复可以识别出膝关节是否屈曲过快，使用者是否有跌倒的危险，同时增加阻力，提供恢复和避免跌倒的机会。微处理器膝关节技术通常被考虑用于 K3 及以上功能水平的患者，但对于 K2 水平的患者也可在某种程度上增加步态稳定性和安全性方面的潜在进步（关于功能 K 级定义，请参阅本章假肢处方部分中提到的 LLPMRP 文档）。

动力膝关节

动力膝关节是一种活跃的假肢膝关节，它产生动力代替肌肉活动来实现膝关节屈伸。膝关节动力单元帮助使用者以更少的能量保持行走速度，并帮助使用者进行向上攀登运动，以及在下楼梯、碰到道牙和斜坡时提供阻力。传感器和相关的电子设备处理数据，并应用人工智能预测和控制膝关节在步行中的运动和力量。

总 结

截肢的发生率随着年龄的增长而增加。最常见的需要截肢的情况是外周血管疾病和糖尿病并发症。由于老年患者并发症的发生率较高，需要进行全面的检查和评估。通常建议老年患者使用临时假肢，因为它可以早期装配，因此可以避免因制动而引起的继发性并发症。应考虑各种类型的假肢组件，包括新的技术进展，然后选择能满足个体需求的。考虑假肢时，与患者的年龄相比，更重要的是患者整体健康、体能、功能能力和动机。

（廖曼霞）

原文参考

American Academy of Orthotists and Prosthetists 2004 Post-operativemanagement of the lower extremity amputee. 16 (suppl) no. 3.

Edelstein JE 1992 Lower limb prosthetics. Top Geriatr Rehabil 8: 1.

Ferrendelli B 2012 International education: closing the gap. TheO&P Edge. Available at: www.oandp.com/articles/2012-05_03.asp.Accessed February 2013.

Johannesson A, Larsson GU, Ramstrand N et al 2009 Incidence oflower limb amputation in the diabetic and non-diabetic generalpopulation. Diabetes Care 32 (2): 275–280.

Moxey PW, Gogalniceanu P, Hinchliffe RJ et al 2011 Lower extremityamputations – a review of global variability in incidence. DiabeticMed 28: 1144–1153.

Schofield CJ, Libby G, Brennan GM et al 2006 Mortality andhospitalization in patients after amputation. Diabetes Care29 (10): 2252–2256.

第71章

老年患者的补充疗法

CAROL M. DAVIS

本章内容

概　述

　　替代或者补充疗法（complementary therapies），或者整体疗法（holistic therapies），在老年个体健康照护中变得很普遍。首先，需要定义经常在这一主题中常读到的术语。整体疗法强调思想和身体一起工作带来想要的结果。例如，在太极中，患者被告知把注意力放在肚脐下的一个点上，并且就像沙子在沙漏里一样把思想融入身体。思想和身体一起工作，以一种特殊的方式协调呼吸是整体疗法的标志。

　　术语"替代"作为一种不被知晓的对抗医学的一部分，同样也不是传统"金标准"的治疗方法。这个方法是标准治疗的替代方法。例如，患者通过针灸治疗缓解疼痛而不是服用对乙酰氨基酚。术语"补充"也不是标准对抗医学的一部分，这只是除了标准以外的治疗，而不是取代原来的治疗，所以只是补充原来的治疗。例如，当物理治疗师使用 John F. Barnes 筋膜放松术（持续释放）作为传统运动项目之前

的软组织放松准备活动。整合疗法是一个结合传统和整体治疗的术语，使传统和非传统成为一个整体。随着更多的整体疗法通过"金标准"的随机对照试验被验证，在全面治疗项目中它们被结合地更加流畅。许多医院把太极、瑜伽和普拉提结合起来作为健康和预防项目在门诊小组运动项目中应用。

　　不管是采用替代、补充还是整合疗法，对于整体疗法还有一个更深刻的定义，就是它们如何发挥作用的理论。笔者最常用的术语是补充疗法，指的是没有被列为对抗医学标准的疗法，但在行动中把思想和身体整合在一起，即整体疗法。

　　不同之处在于，它们的基本目标是释放不流畅的身体能量，不管出于何种原因，身体 / 思想受到阻碍，无法自愈或自我调节。

　　这个观点的基础是身体和思想不能被分离，体内的所有细胞为了自愈而自然震动。这种生命能量或气的流动促进了自然震动。当这种愈合流动的自然状态被损伤，毒素产生或者

平衡被打破时会造成身体能量或者气阻塞、不流畅地流动。此时，身体/思想受到细菌和病毒的入侵，内分泌不平衡（糖尿病、抑郁），对 pH、体温和脑垂体功能的自我调节丧失，该疗法的目标是恢复气的流动从而使身体可以再一次自愈或者自我调节。

为什么补充疗法缺乏普遍接受性

整体疗法的争议涉及一些从业者对使用其他疗法的抵制，而这些疗法在传统的随机对照试验中尚未被证明是有效的。并且，许多替代和补充疗法起源于东方的哲学而不是西方笛卡尔和牛顿的思想。传统的或者是基于牛顿物理学产生的机械论的治疗方法，其目的是"修补破损的东西"。传统治疗的信度和效度通过随机对照试验被证实，同样的方法在不同患者中反复复制证明有效性时，可观察到同样的结果。

补充疗法通过移除阻挡生物电人体的能量流动重建平衡或稳态。他们并不容易通过依靠复制确切过程的方法来验证。当他被检查者的能量影响时，个体的能量模式和流动会改变。例如，治疗过程中治疗师把手放在患者颅骨下面感受颅骶的节奏变化会影响到自己的手释放出去的能量节律。第二位试图验证足部的颅骶节奏的流动的治疗师同样也可以观察到患者和他自己能量的流动。正如 Rogers 等人的研究结果显示的那样，评判两个治疗师之间关于患者持久的能量的信度是不大可能的。

机械论科学与整体疗法

传统的机械论科学或者还原论（reductionism）起源于 17 世纪早期。哲学家笛卡尔声称最好的提升和组织探究真理的方法是消除那些不能被五感观察到的东西。所有看不见的东西都可以忽略，只有能够评估和体验到的，才适合在科学中寻找因果关系。后来，牛顿发现了引力理论，概述了物理学中的数学理论，描述了当代科学所依据的理论。在此基础上，随机对照实验有

了确保实验变量的方法，事实上导致了结果，而不是机会或者安慰剂。

在 20 世纪初，爱因斯坦基于他对亚原子微粒行为的理解提出了另一个看待现实的方法。随后，量子理论和系统理论（来自生物学）形成了整体论的理论基础，一种尝试描述替代和补充疗法结果的概念。整体论作为一个概念是基于分子、原子和电子行为的认识，并且指出把人类看作仅仅通过还原整体和分析部分就能完全理解的机器已经不再有用了。人类有机体的独特性和挑战性在于怎么被组织及各部分如何相互作用和交换信息。原子及其电子和其他亚原子粒子为波浪理论，生物电磁学和气流动能量提供了基础。

整体论注重平衡和所有的系统交互元素的结合。系统组织中固有的信息在各部分的分离中丢失了。整体不仅仅是部分之和。例如，无论一个人多么彻底地研究氢气和氧气，都不可能从研究中理解水。当两个氢原子和一个氧原子结合在一起形成水的时候，它们的电子不仅仅分享轨道，同时它们共享信息，从而形成新的系统，新的物质。信息共享是电子流动的关键，所有系统通过共享信息方式"工作"。

补充疗法在老年患者照护中的应用

已经发现多种补充疗法对所有人群都有用，尤其是老年人。通常来说，每个治疗的目的是增加健康的生物能量流动，从而恢复思想/身体的平衡或稳态，恢复有利于身体自然状态的整体性和治愈的信息流动。

手法治疗

手法治疗包括筋膜放松疗法、颅骶疗法、Rosen 方法、罗尔夫按摩疗法、Hellerwork 疗法、Soma 疗法、神经肌肉疗法、整脊疗法和脊柱神经医学。手法治疗涉及使用手直接在身体/头脑表面，从而激发生物电磁力。Seto 等人和 Rubik 的研究记录了身体能量流动的测量，并且表明机械和能量力量刺激反应来自组织。

思想 / 身体干预

思想 / 身体干预包括心理治疗、支持性小组训练、冥想、催眠疗法、舞蹈疗法和音乐治疗、艺术治疗、祷告、验证治疗、神经语言心理学、生物反馈、瑜伽和太极，这些身心干预表明，运动以及与身心的语言和非语言交流似乎为思维开辟了新的途径，从而疏通能量的流动。越来越多的文献研究了太极对老年人预防跌倒能力和生活质量的影响。

运动感知技术

运动感知技术包括 Feldenkrais 法，Alexander 技术，普拉提（见第 72 章）和 Trager 法。据推测，这些运动感知技术帮助人们识别他们习惯性的移动方式。通过练习新的移动方法和识别习惯性姿势保持模式，在保持习惯姿势的同时，组织中的能量被释放。

传统中医疗法

传统中医疗法包括针灸，穴位按压和气功。这些方法在中医系统内的重点是加强沿着身体的路径或经络的气的流动。

生物电磁学

非电离辐射的热应用，如射频热疗激光、低能量激光、射频手术、射频透热和非电离辐射的非热应用，用于骨修复和伤口愈合。生物微电磁学是一个术语，即已被证明是治疗者手中散发出来的能量。电磁能量对创伤愈合和骨修复的影响已经有了可信的研究。

思想对身体的影响

身心医学将传统的研究方法与整体医疗实践相联系。心灵对身体的影响最早是由 Herbert Benson 对能够控制自身神经系统的西藏僧人的研究中提出的。这些僧人可以降低体温和呼吸频率，随时进入觉醒的低代谢生理状态。Ader 和 Cohen 创造了心理神经免疫学这个术语，在这个术语中，大脑通过自主神经系统和流体神经系统来影响免疫系统，这是神经递质和神经肽的另一个名称。Pert 阐明了液体神经系统的生理功能，它通过思维对人体神经递质、神经肽和类固醇的影响来表现。这种生物化学与气的流动不同，但这两个概念都强化了同一种理论：心灵和身体是不可分割的，心灵与身体的每一个细胞都是交流相通的。

补充疗法是一种以能量为基础的疗法，需要相信身体中生命能量流动的现象。可以用许多方法观察人体工作中的能量：心电图、脑电图和肌电图都能测量各种器官的能量输出。压电效应使成骨细胞活动，使我们的骨骼结构保持完整。通过治疗者的手的生物微电磁或电磁场中微妙的能量交换正在进行研究。

应用传统疗法的整体观

治疗老年人时，按摩、运动和放松可以通过传统的方式来实现，其目的是对部分的机械作用（如从水肿肢体中排出液体），或者是一种整体效应，其目的是影响生命能量的流动并带来稳态（如手法淋巴引流，它能在身体中心或身体另一侧从水肿的肢体有力地打开淋巴通道，使液体被推出）。

研究人员证实了希望和信念对医生和从业者的重要性。如何促进愈合仍不清楚，但忽视治疗存在的积极影响就是忽视了一个强大的干预。从业者如何对待他们的患者是很重要的，而不仅仅是他们做了什么。以服务和促进愈合为目的的能量交换是至关重要的。

持续肌筋膜释放技术：不受限制的筋膜在身体能量传导中的作用

James Oschman 写道：

经过 40 多年的基础和临床研究，Pischinger 确定（筋膜）的基础调节系统是疾病和失调开始的地方，也是预防和治疗的重点。

整骨创始人 Andrew Tyler Still 已经得出了类似的结论。Still 的许多见解已被纳入现代补充和替代疗法：

筋膜（围绕神经、肌肉、骨骼等的结缔组织）是寻找疾病原因的地方，也是咨询和开始治疗所有疾病的地方。

筋膜涉及的功能障碍和疾病是普遍的。人们相信，在某种程度上，筋膜必然涉及人类的每一种病理过程。

最近关于筋膜与乳腺癌之间关系的研究表明，筋膜外基质似乎以引导细胞发育的方式与细胞沟通。Bissell 的研究表明，当癌细胞与结缔组织周围的细胞（筋膜细胞外基质）相互作用时，就会变成肿瘤。持续肌筋膜释放技术被证明通过结构方式上的延伸的限制，缓解疼痛和改善疲劳，并通过刺激白细胞介素对血管舒张产生生化反应，和免疫系统响应影响筋膜的基质。Barnes 开发的生物能量技术是一种有效的手法治疗，用于老年患者体内的组织水化减少，肌筋膜缩短和交叉连接的胶原蛋白限制，其他使用肌筋膜松解这一术语的治疗方法是指通过牵伸和机械按压触发点对组织的机械影响，试图机械地影响到组织区域和长度的循环，而不是专注于使用压力和牵伸来帮助融化筋膜网的 Ⅱ 型凝胶基质。与使用快速机械冲击手法和短时间压力相比，使用 Barnes 肌筋膜松解术，从业者将他或她的手直接放在患者的皮肤上，轻微施压，分开手，消除双手之间皮肤的弹性因此组织是紧的，然后轻轻等待这个牵引力，直到组织在操作者的手表面下做出有力的反应。90~120s 内，组织开始以流动的方式运动。当多糖从细胞外间隙释放并吸收液体时，这标志着多糖基质从固态物质向液态凝胶的转变开始。操作者用他或她的手跟随组织的流动，以增加组织的长度，因为肌筋膜在手下软化了。这种组织软化的原因被认为是重力作用下的机械应力和治疗能量共同作用的结果，它们对肌筋膜基部物质的多糖层产生压电效应，从而增加组织的长度并导致被困能量的释放。机械力已经被证明可以改变筋膜的基质，通过在筋膜网中的压电效应引起电子的流动。结果是治疗师手下的组织在释放的同时似乎正在融化。Wang 等人的研究表明，人类细胞由于微小的机械冲击向彼此发送生化信息，肌动蛋白丝和筋膜微管是生物化学信号传播的导管。

患者就有了更多的活动自由，获得了更好的姿势，并缓解了肌筋膜限制造成的疼痛。随着时间的推移，以这种方式释放的筋膜限制可

以改善平衡和力量，帮助消除疼痛和不良姿势。肌筋膜松解个案研究结果显示老年人生活质量及慢性肌肉骨骼问题的预防得到了改善。

补充疗法通过治疗师手中散发的能量对患者产生影响是确信的。传统医学在克服慢性疾病和自身免疫性疾病方面的不足，以及患者和客户寻求补充疗法的趋势日益增长，都对医疗专业人员和研究人员了解更多的能量科学提出了挑战。

老年患者补充疗法的益处

替代疗法和补充疗法越来越多地被老年患者和物理治疗师使用，因为它们已被证明在减轻疼痛和提高生活质量方面取得了成功。随着更多研究的进行，将能够更好地解释这是如何发生的。

大多数老年患者有许多慢性疾病。用传统的医疗方法治疗一个问题可能会对其他并发症产生负面影响。传统医疗强调药物的使用，通常药物之间相互干扰。补充疗法的目的是影响患者的整体，恢复自然的身体能量的流动。

大多数老年患者脱水，并经历了姿势问题，加剧疼痛和病理变化。补充疗法配合适当的水合作用和运动可以恢复平衡，改善姿势。整体疗法强调治疗师与患者之间的感情沟通，并让患者参与目标的设定和问题的解决。老年患者喜欢以人文关怀的方式接受治疗，这在整体治疗中得到了强调。最后，许多补充疗法是令人愉快的，例如，老年人喜欢太极和瑜伽课程的社交性。

总 结

补充、替代和综合疗法是医疗保健的整体方法，其中许多方法已经在世界其他文化中成功地使用了几个世纪。越来越多的研究证据表明，在康复中，整体疗法可以为老年患者提供很多帮助，而且它有助于防止增龄性变化，促进健康。随着越来越多的医疗专业人士使用和

研究这些疗法，将出现两个主要优势：患者将会得到更好的服务，对于他们没有得到很好治疗的慢性问题，以及我们将更好地理解亚原子振动或量子物理在人类生物生理功能中的作用。

（张立超）

原文参考

Ader R, Cohen N.1991 The influence of conditioning on immune responses.In: Ader R, Felten DL, Cohen N (eds) Psychoneuroimmunology, 2nd edn.Academic Press, San Diego, CA, pp.611–646

Barnes JF.1990 Myofascial Release//The Search for Excellence. Rehabilitation Services, Paoli, PA

Barnes JF.2009 Myofascial release: the missing link in traditional treatment.In: Davis CM (ed) Complementary Therapies in Rehabilitation: Evidence for Efficacy in Therapy, Prevention and Wellness, 3rd edn.Slack, Thorofare, NJ, pp.89–112

Bissell M.2012 Ted talks.Ted Global, July 2012

Bottomley J.2009a Biofeedback: connecting the body and mind. In: Davis CM (ed) Complementary Therapies in Rehabilitation: Evidence for Efficacy in Therapy, Prevention and Wellness, 3rd edn. Slack, Thorofare, NJ, pp.159–182

Bottomley J.2009b T'ai chi: choreography of body and mind. In: Davis CM (ed) Complementary Therapies in Rehabilitation: Evidence for Efficacy in Therapy, Prevention and Wellness, 3rd edn. Slack, Thorofare, NJ, pp.137–158

Bottomley J.2009c Qi Gong for health and healing.In: Davis CM (ed) Complementary Therapies in Rehabilitation: Evidence for Efficacy in Therapy, Prevention and Wellness, 3rd edn.Slack, Thorofare, NJ, pp.279–304

Clark IN, Taylor NF, Baker F.2012 Music interventions and physical activity in older adults: a systematic literature review and metaanalysis. J Rehabil Med, 44 (9): 710–719

Cubick EE, Quesada VY, Schumer AD, et al.2011 Does sustained release myofascial release improve function and decrease pain in a patient with rheumatoid arthritis and collagenous colitis?Intern J Ther Massage Body Work, 4 (3): 25–33

Davis CM.2009 Quantum physics and systems theory–the science behind complementary and alternative therapies.In: Davis CM (ed) Complementary Therapies in Rehabilitation: Evidence for Efficacy in Therapy, Prevention and Wellness, 3rd edn.Slack, Thorofare, NJ, pp.31–40

DiBlasi Z, Harkness E, Ernst E, et al.2001 Influence of context effects on health outcomes: a systematic review.Lancet, 357 (9358): 757–762

Fernandez-Perez A, Peralta-Ramirez I Pilat A, et al.2013 Can myofascial techniques modify immunological parameters?J Altern Complement Ther, 19 (1): 24–28

Funk B.2009 Complete decongestive therapy.In: Davis CM (ed) Complementary Therapies in Rehabilitation: Evidence for Efficacy in Therapy, Prevention and Wellness, 3rd edn.Slack, Thorofare, NJ, pp.113–126

Gillespie LD, Robertson MC, Gillespie WJ, et al.2012 Interventions for preventing falls in older people living in the community.Cochrane Database Syst Rev (9): CD007146, doi: 10.1002/14651858.CD007146. pub3

Granacher U, Muehlbauer T, Bridenbaugh SA, et al.2012 Effects of salsa dance training on balance and strength performance in older adults.Gerontology, 58 (4): 305–312

Greer S.1999 Mind–body research in psychooncology.Adv Mind–Body Med, 15: 236–281

Han J-X.2007 Acupuncture principle of tonifying qi and regulating blood, supporting the root and fostering the source on aging and senile diseases.Chin J Integr Med, 13 (3): 166–167

Harris S.2001 Challenging myths in physical therapy.Phys Ther, 81: 1181–1182

Kim BH, Newton RA, Sachs ML, et al.2012 Effect of guided relaxation and imagery on falls self-efficacy: a randomized controlled trial.J Am Geriatr Soc, 60 (6): 1109–1114

LaRiccia PJ, Galantino ML.2009 Acupuncture theory and acupuncture-like therapeutics in physical therapy.In: Davis CM (ed) Complementary Therapies in Rehabilitation: Evidence for Efficacy in Therapy, Prevention and Wellness, 3rd edn.Slack, Thorofare, NJ, pp.331–346

LeBauer A, Brtalik R, Stowe K.2008 The effect of myofascial release (MFR) on an adult with idiopathic scoliosis.J Bodyw Mov Ther, 12: 356–363

Leung DP, Chan CK, Tsang HW, et al.2011 Tai chi as an intervention to improve balance and reduce falls in older adults: a systematic and meta-analytical review. Altern Ther Health Med 17 (1): 40–48

McClelland J, Zeni J, Haley RM, et al.2012 Functional and biomechanical outcomes after using biofeedback for retraining symmetrical movement patterns after total knee arthroplasty.J Orthop Sports Phys Ther, 42 (2): 135–144

McLaughlin D, Adams J, Sibbritt D, et al.2012 Sex differences in the use of complementary and alternative medicine in older men and women. Australas J Ageing, 2: 78–82

Masin H.2012 Communicating to establish rapport and reduce negativity using neurolinguistic psychology. In: Davis CM (ed) Patient Practitioner Interaction: An Experiential Manual for Developing the Art of Health Care, 5th edn.Slack, Thorofare, NJ, pp.127–142

Meltzer KR, Thanh V, Cao BA, et al.2010 In vitro modeling of repetitive motion injury and myofascial release.J Bodyw Mov Ther, 14 (2): 162–171

Midura RJ, Ibiwoye MO, Powell KA, et al.2005 Pulsed electromagnetic field treatments enhance the healing of fibular osteotomies. J Orthop Res, 23 (5): 1035–1046

Okoro CA, Zhao G, Li C, et al.2011 Use of complementary and alternative medicine among USA adults with functional limitations: for treatment or general use? Complement Ther Med, 4: 208–215

Oschman JL.1997 What is healing energy?Part 3: Silent pulses. J Bodyw Mov Ther, 1 (3): 179–189

Oschman JL.2000 Energy Medicine: The Scientific Basis. Churchill Livingstone, Edinburgh Oschman JL.2012 Personal correspondence with Carol Davis regarding the ground substance of fascia as the seat of all human pathology. 16 July 2012

Paoletti S.2006 The Fasciae: Dysfunctions and Treatment. Eastland Press, Seattle, WA Pert C.2002 The wisdom of the receptors: neuropeptides, the emotions and body–mind.Adv Mind–Body Med, 18 (1): 30–35

Pischinger A.2007 The Extracellular Matrix and Ground Regulation–Basis for a Holistic Biological Medicine. North Atlantic Books, Berkeley, CA Pollack G.2001 Cells, Gels and the Engines of Life.Ebner and Sons, Seattle, WA, pp.126–127

Reddy GK.2009 Biomedical applications of low-energy lasers.In: Davis CM (ed) Complementary Therapies in Rehabilitation: Evidence for Efficacy in Therapy, Prevention and Wellness, 3rd edn. Slack, Thorofare, NJ, pp.383–397

Rogers JS, Witt PL, Gross MT, et al.1998 Simultaneous palpation of the craniosacral rate at the head and feet: intrarater and interrater reliability.Phys Ther, 78: 1175–1185

Roland KP, Jakobi JM, Jones GR.2011 Does yoga engender fitness in older adults?A critical review.J Aging Phys Act, 19 (1): 62–79

Rubik B.1995 Energy medicine and the unifying concept of information. Altern Ther Health Med, 1: 34–39

Schwartz GE, Russek LG.1997 Dynamical energy systems and modern physics: fostering the science and spirit of complementary and alternative medicine.Altern Ther Health Med, 3 (3): 46–56

Seto A, Kusaka C, Nakazato S, et al.1992 Detection of extraordinary large bio-magnetic field strength from human hand. Acupuncture Electro-Therapeut Res Int J, 17: 75–94

Stephens J, Miller TM.2009 Feldenkrais method in rehabilitation. Using functional integration and awareness through movement to explore new possibilities.In: Davis CM (ed) Complementary Therapies in Rehabilitation: Evidence for Efficacy in Therapy, Prevention and Wellness, 3rd edn.Slack, Thorofare, NJ, pp.227–244

Still AT.1899 Philosophy of Osteopathy.AT Still, Kirksville, MO Stone A.1997 The Trager approach.In: Davis CM (ed) Complementary Therapies in Rehabilitation: Holistic Approaches for Prevention and Wellness. Slack, Thorofare, NJ, pp.199–212

Suzuki M, Muro S, Ando Y, et al.2012 A randomized, placebo-controlled trial of acupuncture in patients with chronic obstructive pulmonary disease (COPD): the COPD–Acupuncture Trial (CAT).Arch Intern Med, 172 (11): 878–886

Taylor D, Hale L, Schluter P, et al.2012 Effectiveness of tai chi as a community-based fall prevention intervention: a randomized controlled trial.J Am Geriatr Soc, 60 (5): 841–848

Taylor MF.2009 Yoga therapeutics: an ancient practice in a 21st century setting.In: Davis CM (ed) Complementary Therapies in Rehabilitation: Evidence for Efficacy in Therapy, Prevention and Wellness, 3rd edn.Slack, Thorofare, NJ, pp.183–206

Wallace RK, Benson H, Wilson AF.1971 A wakeful hypometabolic physiologic state.Am J Physiol, 221 (3): 795–799

Wang Y, Botvinick E, Zhao U, et al.2005 Visualizing the mechanical activation of src.Nature, 434: 1040–1045

Zuck D.2009 The Alexander technique.In: Davis CM (ed) Complementary Therapies in Rehabilitation: Evidence for Efficacy in Therapy, Prevention and Wellness, 3rd edn.Slack, Thorofare, NJ, pp.207–226

第72章

安全普拉提与骨骼健康

SHERRI R. BETZ

本章内容

概　述

　　婴儿潮一代正在涌向普拉提和瑜伽课程！他们似乎在寻求一种聚焦于姿势、平衡、灵活性和放松的较为温和的运动方式。参加普拉提课程的主体为 30~60 岁的人群。想象 1 名未受过训练的 60 岁女性第一次参加普拉提课程，她同时存在骨密度下降、轻度胸椎后凸、平衡能力轻度下降等问题。期望她能进行什么运动？教练是否具备能够妥善处理骨质疏松问题或者向老年人教授安全运动方式的任何信息的能力？如果婴儿潮一代想要安全地参加这种运动方式，这些都是他们将会问到的重要问题。

普拉提的背景

　　如果你翻一翻 Pilates 在《重返生活》（一书中描述的原始运动方法，你将会看到最初设计的三个动作是：百次拍击，上卷和翻转。这三个动作都是骨质疏松患者的禁忌。刚开始时，专业从业者会建议他们的患者或者客户完全避免普拉提这种运动方式。然而，Pilates 初始工作的指导原则聚焦于呼吸、全身健康及全身投入。Pilates 的大多数开发工作在 20 世纪初完成，他和妻子 Clara 共同开发了"控制术"运动方法。1934 年，Pilates 写了一本小册子来阐述他关于健康和健身的争议性理论，书名为《你的健康》。不久之后，《重返生活》一书付梓，介绍了一种包括 34 个垫上运动动作的低成本家庭运动方案，最初称为"控制术"。许多从业者相信，普拉提垫上课程方案或训练计划应该始终遵循这一严格的规则或运动顺序，正如《重返生活》一书中所提出的那样。

普拉提的诠释

　　如果不进行重大的修改，许多患有疾病的

人将无法安全地参加普拉提运动课程。如果将普拉提技术视为一种精确的运动控制结合特定的呼吸模式的哲学或体系，便可轻松地对这项技术进行修改，使之适应各类人群。普拉提的基本运动要素是呼吸、对线和控制。针对普拉提理论有好几种解释，技术也分为不同类型，其中有些类型严格忠实于最开始设计的运动，有些类型不同意修改，而另一些类型则将普拉提作为一种康复治疗方法。作为普拉提教师的非营利性专业学会，普拉提技术联盟（pilates method alliance，PMA）负责将这些动作整理成列表进行存档，但是 PMA 也认为，普拉提应该紧随科学研究的发展而进步。骨骼健康专家认为非常有必要对传统普拉提进行修改，以使其适用于老年人群，尤其是骨质疏松者。因为这一原因，本章内容主要集中于北极星普拉提，与历史上的或者传统的普拉提技术相比，这是一种用于进行康复治疗的普拉提技术。

为什么将普拉提用于老年人和骨骼健康领域

至少 60%（20/34）的普拉提垫上运动包含脊柱屈曲动作。Joseph Pilates 有关脊柱健康的理念来源于他的一个理论：脊柱"应该像新生儿"一样平直。我们知道，即使没有骨质疏松，老年人也容易出现胸椎脊柱后凸。脊柱后凸的发生率随着年龄的增加而增大，其中，最大的增幅发生在 50~60 岁。

如果将普拉提视为一种肌肉均衡发展的体系，那么普拉提教师应该考虑选择特定的普拉提动作来使客户的身体恢复平衡。例如，对于 1 名头部前屈合并胸椎后凸的患者，我们会选择包含胸椎伸展动作的普拉提运动，并避免包含胸椎屈曲动作的运动。为了使腹肌变得扁平，我们的健身文化非常推崇在脊柱屈曲位下进行腹肌训练。讽刺的是，事实上，促进核心控制的最佳方法是在脊柱中立位下进行的动作或姿势。

北极星普拉提的一个重要运动原则是轴向伸长。Joseph Pilates 从未在他的初始工作中使用"轴向伸长"这一术语，但是，这个词汇类似于他所描述的"中心"的概念。轴向伸长是指伸长脊柱和四肢的理念——使脊柱远离头部到尾骨连线中点，使上肢从肩胛带向手部/手指方向伸长，使下肢从骨盆带向双脚/脚趾方向伸长。这一动作似乎能够促进核心控制，激活遍及整个关节系统的细小肌群或局部关节稳定肌。Levin 针对肌肉骨骼系统对这一概念进行了改良，使其成为一个描述肌肉骨骼控制的良好模型。

负重和减重的概念在姿势训练和骨骼健康中非常重要。骨骼和关节同时需要压缩和减压刺激来促进骨骼形成和滑液生成，以保持组织健康。持续的压力会对骨骼和关节组织产生不利影响，长时间不负重也一样。减重可能会在椎体上产生有利于骨骼的拉力。减重也可能减小椎体节段之间的剪力和压缩力。遵循轴向伸长理念可诱发核心控制，因此，通过抬高胸廓远离骨盆以及头部远离躯干的动作能够激活脊柱深层稳定肌。

普拉提与其他运动形式的比较

普拉提是从水中运动转换到陆上运动的理想过渡。老年人通常比较喜爱水中运动治疗课程，但是水疗课程可能并非患有骨质疏松的老年人的最佳选择。Bravo 等研究了 70 例年龄 50~70 岁的骨密度较低的绝经后女性，运动治疗方案为在齐腰深的水中进行 60min 的运动训练，其中包含 40min 的跳跃动作和肌肉锻炼，设计这些动作是为了促进骨骼生长、增强肌力并提高耐力。Bravo 观察到，进行每周 3 次，持续 12 个月的高强度水中运动治疗后，脊柱骨密度显著下降，股骨颈骨密度没有变化。此外，与跑步者以及年龄相当的控制组相比，骑自行车者的骨密度似乎更低，在一些有关健康男性的研究中，甚至在钙摄入量较高的情况下，骑自行车者的骨密度也相对较低。如果将普拉提运动置于一张表示强健骨骼作用大小的谱系图中，将各种运动形式在强健骨骼方面的作用由强到弱进行排序，普拉提运动可能会处于以下框表中所展示的位置（框表72-1）。

平衡

传统普拉提垫上课程通常不包含站立位平衡活动，最早开发的普拉提垫上活动中没有一项包含单腿站立动作。只有三项传统器械训练项目（图72-1）包含单腿站立平衡：前弓步、侧弓步站于万得椅上，以及进阶阶段在"改良者"万能滑动床上进行的平衡控制训练。然而，许多普拉提器械训练是在垂直站立位下进行教授的，强调下肢和躯干组织。应该在老年客户的普拉提训练计划中增加特别关注侧向跨步动作的动态体重转移活动。训练计划中应该包含上肢伸够动作和神经肌肉模式，以便诱发正确的保护性姿势反应。由于跌倒是75岁及以上老年人群因伤致死和住院的首要原因，应在普拉提课程中纳入平衡活动。

普拉提改善平衡

Roller等人进行了一项随机对照试验，72例年龄65~95岁的易跌倒人群（跌倒风险较大者）参与研究。受试者参加持续10周，每周1次，每次45min的普拉提万能滑动床（Reformer）课程。研究结果显示，活动特异性平衡信心量表（activities specific balance

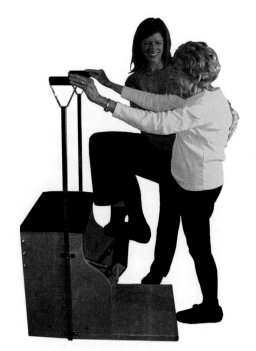

图72-1　普拉提万得椅：站立位下肢抖动

confidence，ABC）得分、起立-行走计时（Timed Up and Go，TUG）、Berg平衡量表（Berg balance scale，BBS）得分、10m步行试验（10-Meter Walk Test，10MWT）和电脑动态姿势平衡仪TM（NeuroCom International公司，克拉克马斯，俄勒冈）的适应性测试（Adaptation Test，ADT）结果均有显著提高。直腿抬高、髋关节伸展和踝关节背屈的主动关节活动度显著增加。运动组与对照组的感觉组织测试得分（sensory organization test，SOT）（NeuroCom International公司）和综合平衡得分均有显著增加，增加了6.5/100分，支持姿势稳定性提高或者学习效应出现的结论。对照组只有SOT得分有显著改变。

北极星普拉提

北极星普拉提的拥护者提倡赤脚练习，以便更好地锻炼足部的固有肌群，减少对鞋的依赖，并提高对双脚的意识。

一般来说，北极星普拉提的平衡进程是按以下顺序依次进行的：

- 仰卧。
- 侧卧。

框表72-1　不同类型的运动在强健骨骼方面的疗效
体操*
橄榄球
排球
英式足球
举重训练
高冲击有氧运动
太极*
跑步
低冲击有氧运动
普拉提*
瑜伽*
步行
自行车*
游泳

*在原作者所列原始清单中新增加的活动

改编自Todd and Robinson，2003

- 俯卧。
- 四点位。
- 跪姿。
- 站立。
- 单腿站。
- 站于不稳定表面。

北极星普拉提功能结局评估量表（polestar pilates functional outcome measure，FMOM）是一个基于普拉提理念的评定工具，旨在建立功能基线水平，以便选择合适的运动来制订普拉提课程计划。设计这一测试的目的还在于评价超出基本日常生活活动能力范围动作的质量。北极星普拉提特有的运动原则被整合进入针对姿势、功能任务和普拉提动作的个性化测试部分之中。这些测试能够鉴别出可能导致伤病或疼痛的错误动作模式。

普拉提的一个原则是，在开始进行肌肉强化训练之前先获得正确的身体对线。例如，通过让客户仰卧于婴儿弧或梯桶上，使脊柱做好背伸肌强化训练的准备。随后，在梯桶的圆形形状和重力的帮助下，客户的胸椎将呈现为过伸的姿势，可在进行俯卧位的胸椎伸展训练之前练习。这是一个应用神经肌肉再教育原则的极好案例，在进行无辅助下的抗重力运动或动作训练之前，通过使用普拉提器械帮助客户获得更大的运动范围或更好的身体对线。随后，在器械的帮助下，本体感觉系统可以感受到关节和身体位置，最终转化到功能活动中。

关注动作质量

Briggs 等人研究了椎体压缩性骨折（vertebral compression fractures，VCF）患者的椎旁肌肉控制，并假设较好的神经肌肉控制可能降低骨折风险。普拉提聚焦于身体意识、动作启动以及通过练习体会如何运动，这点对于那些可能受益于意识增强和控制提高的老年人极为有用。传统健身项目与普拉提方法的一个主要区别是，对训练的每一部分采取的态度是"尽管做就行"还是"你是怎么做的"。普拉

提的底层理念是，所有的动作都应该在可能的最佳身体对线下完成。如果不能保持正确的生物力学对线，就需要改变或停止动作。

普拉提运动缺少对跌倒预防非常关键的直立位动态平衡训练以及快速移动活动。对于老年客户而言，应在普拉提课程计划中增加特别关注侧向迈步动作的动态体重转移活动。Warden 等人发现，侧向跌倒会使骨折风险增加 3~5 倍，会对大转子部位造成最大 30 倍的直接冲击力。训练计划中应该包括侧向迈步动作、上肢伸展动作和神经肌肉模式，以促进利用正确的保护性姿势反应。

骨折预防

脊柱

Sinaki 与 Mikkelsen 进行了一项标志性研究，他们将 59 例患有骨质疏松的绝经后女性分为 4 组，其中 1 例已经发生椎体压缩性骨折。第 1 组只进行伸展运动（类似于普拉提垫上运动——双腿踢）；第 2 组只进行屈曲运动（双脚置于地板上在悬吊卧位下进行仰卧起坐动作；类似于普拉提中的百次拍击和上卷）；第 3 组同时进行伸展和屈曲运动；第 4 组不做任何运动。四组患者均接受生物力学咨询和骨折预防建议，例如，避免提起重于 4.5kg 的物体，在提起重物时屈曲双膝等。结果显示，1 年后，新发椎体压缩性骨折的比率分别为：第 1 组 16%，第 2 组 89%，第 3 组 53%，第 4 组 67%。

后续研究也已证实了骨质疏松会增加发生压缩性骨折的风险。

脊柱屈曲动作会在椎体前方表面产生过大的压缩力，椎体前方主要由骨小梁组成。对于脊柱骨密度低者，骨骼较为脆弱，无法耐受如此之大的力，因而可能发生骨折，尤其是在练习瑜伽和普拉提运动中的在脊柱极度屈曲体位下进行的动作时。脊柱侧屈和旋转时，作用于椎体上的压缩力也可能很大；然而，尚无具体的研究支持或反对这一潜在风险。谨慎起见，

应该避免在活动范围末端进行侧屈及旋转动作，尤其是在结合屈曲动作时。椎体后侧表面、椎弓峡部、椎弓根和椎板等部位均含有较多的皮质骨，因此发生骨折的风险较低。这些区域在脊柱进行伸展动作时确实会受到压缩，但是因为椎骨组成和密质骨的强度，相对而言，伸展动作比屈曲动作的风险低很多。

强壮的背伸肌群可以降低发生椎体骨折的风险并提高生活质量。同样的，对于椎体成形术后患者，参加背伸肌强化训练可以显著降低骨折的再发生率（图 72-3A）。一项针对社区群体运动治疗的研究显示，背伸肌训练有助于延缓脊柱后凸的自然进展。

改良的普拉提课程可能会强调身体意识、转移和从一种垫上运动向另一种垫上训练的转换，这非常有助于后期将动作应用于日常生活之中。

当骨密度低的患者或骨折新愈合的患者刚刚做好进行肌力增强训练的准备时，改良普拉提是选择之一。但需注意，安全问题至关重要，因为此类患者一年内新发椎体压缩性骨折的风险会增大 5 倍。Powlowsky 等的研究显示，1 年

的群体训练课程有助于提高脊柱后凸的稳定性和体能表现，本研究的训练项目中包含许多类似于普拉提垫上课程中所教授的动作。

对于诊断为骨质疏松的患者，会将美国骨骼健康协会印发的名为《正确去做，预防骨折》（Do It Right and Prevent Fractures）的小册子送到其手上。小册子会放在医生办公室和骨密度中心，以使患者能够及时获得有关骨折预防、正确的动作、科学运动等方面的有用信息（图 72-2）。

髋关节

髋关节骨折最常见的诱因是跌倒。在任何针对骨质疏松、骨骼健康或老年人群制定的运动计划中，关注平衡和对线都极为重要。鸽子姿势是一种髋关节深度外旋的牵张动作，对于老年人而言可能过于激烈，但是可以对其进行改良，以提高安全性（图 72.3）。髋关节活动度的减小不会直接造成髋关节骨折，但是，关节僵硬可能导致反应时间下降，继而增加跌倒风险。

已有多项研究显示，聚焦于强化下肢肌力的负重运动可以增加髋关节骨密度（图

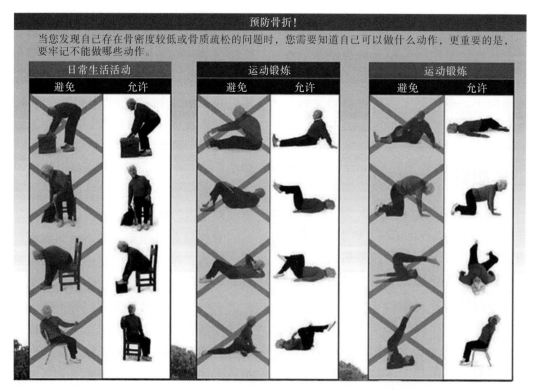

图 72-2 骨质疏松患者的骨折预防建议（源自 Do It Right and Prevent Fractures，courtesy of American Bone Health.）

72.3B）。讽刺的是，已有研究表明，步行训练可以保持骨密度，但是似乎不能促进骨的构建。最有利于骨骼的效应源于动态、简单、爆发式的运动，例如，跳跃、足球、排球、体操等。如果普拉提教师能够增加阻力并保持较低的重复次数，以使肌肉在重复8~12次以内产生疲劳，就有可能提高普拉提在骨骼健康方面的疗效。有证据显示，50岁以后，人体每年会丢失1%的下肢肌力以及0.5%的骨密度。

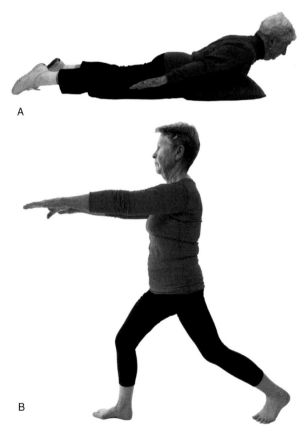

图 72-3　A.改良式双腿牵张。B.求婚式弓步

腕关节

腕部骨折通常由于跌倒造成，多发于50~60岁的绝经后女性。随着年龄的增加，上肢肌力的下降速度与下肢不同。腕骨的构建方式与股骨不同，股骨的构建取决于负重刺激。一项对 NASA 宇航员进行的有趣研究显示，从太空返回地球后，下肢因为太空失重造成的骨密度丢失显著大于上肢。

对于跌倒预防而言，平衡和站立训练非常关键，这反过来有可能减少因跌倒造成的腕部

骨折。与对照组相比，体操运动员桡骨末端的骨矿物质含量高24%，骨密度高34%，提示负重和动态冲击可能会对骨骼矿物质产生积极的影响。普拉提负重运动，如四点位和前拉腿，对于在功能位下训练上身力量非常有益。如果无法耐受负重，可以使用以下物品进行改良，如积木、置于地上的小量自由负重物、特殊手套等。

骨折筛查

可以通过一些简单的红旗征来识别骨折风险：

• 身高变矮：身高变矮 6cm 是发生椎体压缩性骨折的强预测指标。

• 骨折史。

• 家族史（70% 影响因素）。

• 枕骨到墙的距离——提示脊柱后凸的存在。枕骨到墙的距离大于 7cm 时，发生骨折的可能性很大。

普拉提健骨训练方案

一般原则

在整个训练课程中始终强调身体意识、轴向伸长和对线。老年人参加普拉提锻炼课程的临床注意事项见框表 72-2。禁止的运动见框表 72-3。尤其要关注腹肌——但是不要进行仰卧起坐或者利用头部作为杠杆在脊柱屈曲位置进行强化腹肌的训练，这样会在脊柱椎体上施加较大的压缩力，有可能增加骨折风险。垂直屈

框表 72-2　老年人进行普拉提训练时的注意事项

• 尽可能多地进行站立和单腿平衡训练

• 先进行姿势良好的并腿上跳、弯曲、半蹲和弓步训练，随后在可耐受的情况下负重（负重背心或自由重物）

• 刚开始时增加胸椎被动伸展运动（脊柱矫正器、婴儿弧、普拉提弧、梯桶、泡沫滚筒或按摩球）

• 逐渐进展至俯卧位的胸椎伸肌强化训练

• 如果可以耐受，使用万能滑动床进行腿部训练时使用重型弹簧（所有在第二齿轮），进行单腿训练时尽可能加大负重

框表 72-3　一般运动禁忌证

- 避免脊柱屈曲运动以及所有包括脊柱屈曲成分的运动，例如，上卷、翻转、仰卧起坐、腹部斜转和站立下滚等
- 胸廓压力最小化
- 在站立位或地面训练时避免髋关节强制外旋

膝（仰卧平躺、双脚抬起、臀部与大腿、大腿与小腿均成 90° 弯曲，让双腿看起来像放在桌面上休息一样）和头部向下的百次拍击可以在脊柱中立位置上安全地强化腹壁肌肉。

总　结

总的来说，为了最大化普拉提运动在老年患者骨骼健康方面的效应，围绕姿势、平衡和下肢力量制订训练计划非常关键。对于老年人，无论是否患有骨质疏松，胸椎及髋部的伸展活动度与力量都是需要评估和提高的基本要素。

（崔　尧）

原文参考

Anderson BA, Spector A 2000 Introduction to Pilates-based rehabilitation. Orthop PT Clinic North Am 9 (3): 395–410

Antonelli-Incalze R, Pedone C, Cesari M 2007 Relationship between the occiput wall distance and physical performance in the elderly: a cross sectional study. Aging Clin Exp Res 19 (3): 207–212

Ball JM, Cagle P, Johnson BE et al 2009 Spinal extension exercises prevent natural progression of kyphosis. Osteopor Int 20 (3): 481–489

Bareither ML, Grabiner MD, Troy KL 2008 Habitual site-specifc upper extremity loading is associated with increased bone mineral of the ultradistal radius in young women. J Women's Health 17 (10): 1577–1581

Bassey EJ 2001 Exercise for prevention of osteoporotic fracture. Age Aging 30 (Suppl 4): 29–31

Betz SR, Stolze L, Anderson BA 2013 FMOM: Functional Movement Outcome Measure. Polestar Pilates Comprehensive Manuals. Polestar Education, Miami, FL

Bravo G, Gauthier P, Roy PM et al 1997 A weight-bearing water-based exercise program for osteopenic women: its impact on bone, function, ftness and well-being. Arch Phys Med Rehab 78 (12): 1375–1380

Briggs AM, Greig AM, Bennell KL et al 2007 Paraspinal muscle control in people with osteoporotic vertebral fracture. Eur Spine J16 (8): 1137–1144

Carmeliet G, Vico L, Bouillon R 2001 Space flight: a challenge for normal bone homeostasis. Crit Rev Eukaryot Gen Expr 11 (1-3): 131–144

Gourlay ML, Fine JP, Preisser JS et al 2012 Bone density testing interval and transition to osteoporosis in older women. N Engl J Med 366 (3): 225–233

Hongo M, Itoi E, Sinaki M et al 2007 Effect of low-intensity back exercise on quality of life and back extensor strength in patients with osteoporosis: a randomized controlled trial. Osteoporos Int 18 (10): 1389–1395

Huntoon EA, Schmidt CK, Sinaki M 2008 Signifcantly fewer refract tures after vertebroplasty in patients who engage in back-extensor strengthening exercises. Mayo Clin Proc 83 (1): 54–57

Hutson M, Ellis Ret al (eds) 2006 Textbook of Musculoskeletal MedicineOxford University Press, Oxford

Jortikka MO, Inkinen RI, Tammi MI et al 1997 Immobilisation causes longlasting matrix changes both in the immobilised and contralateral joint cartilage. Ann Rheum Dis 56: 255–260

Keller TS et al 2003 Prediction of spinal deformity. Spine 28 (5): 455–462

Lindsay R, Sliverman SL, Cooper C et al 2001 Risk of new vertebral fracture in the year following a fracture. JAMA 285 (3): 320–323

Lord SR, March LM, Cameron ID et al 2003 Differing risk factors for falls in nursing home and intermediate-care residents who can and cannot stand unaided. J Am Geriatric Soc 51 (11): 1645–1650

Pilates JH 1934 Your Health: A Corrective System of Exercising That Revolutionizes the Entire Field of Physical Education. Republished 1998 by Presentation Dynamics Inc., Incline Village, NV Pilates JH, Miller WR 2003 Return to Life Through Contrology. (Originally published 1945.) Pilates Method Alliance, Inc., Miami, FL

Powlowsky SB, Hamel KA, Katzman WB 2009 Stability of kyphosis, strength, and physical performance gains 1 year after group exercise program in community-dwelling hyperkyphotic older women. Arch Phys Med Rehab 90 (2): 358–361

Roller M, Ickes DM, Shrier G et al 2012 Pilates-based exercise for fall risk reduction in older fallers: a randomized controlled trial. Platform Presentation at PMA Conference: Research Forum Las Vegas

Rydeard R, Leger A, Smith D 2006 Pilates-based therapeutic exercise: effect on subjects with nonspecifc chronic low back pain and functional disability: a randomized controlled trial. J Orthop Sports Phys Ther 36 (7): 472–484

Siminoski K, Jiang G, Adachi JD et al 2005 Accuracy of

height loss during prospective monitoring for detection of incidental vertebral fractures. Osteoporos Int 16: 403–410

Sinaki M 2012 Exercise for patients with osteoporosis: management of vertebral compression fractures and trunk strengthening for fall prevention. Phys Med Rehab 4 (11): 882–888

Sinaki M 2013 Yoga spinal flexion positions and vertebral compression fracture in osteopenia or osteoporosis of spine: case series. Pain Practice 13 (1): 68–75

Sinaki M, Mikkelsen BA 1984 Postmenopausal spinal osteoporosis: flexion versus extension exercises. Arch Phys Med Rehab 65: 593–596

Smith K, Smith E 2005 Integrating Pilates-based core strengthening into older adult ftness programs: implications for practice. Top GeriatrRehabil 21 (1): 57–67

Todd JA, Robinson RJ 2003 Osteoporosis and exercise (Review). Postgrad Med J 79: 320–323

von Sperling de Souza M, Brum Vieira C 2006 Who are the people looking for the Pilates method? J Bodywork Movement Ther 10: 328–334

Warden SJ, Fuchs RK, Castillo AB et al 2005 Does exercise during growth influence osteoporotic fracture risk later in life? J Musculoskelet Neuronal Interact 5: 344–346

延伸阅读

Pilates JH, 1998 Your Health: A Corrective System of Exercising that Revolutionizes the Entire Field of Physical Education. (Originally published 1934.) Presentation Dynamics Inc., Incline Village, NV

Pilates JH, Miller WR, 2003. Return to Life Through Contrology. (Originally published 1945.) Pilates Method Alliance, Inc., Miami

第73章

水 疗

BETH E. KAUFFMAN，BENJAMIN W. KAUFFMAN

本章内容

概 述

水中物理治疗可能是可用于老年人的所有治疗项目中最为动态的形式之一。由于种种原因，水疗在当前医疗环境中尚未得到充分应用。纵观历史，水疗很早就用于治病疗伤、强身健体和精神放松。美洲原住民利用温泉来治疗疾病。希腊和罗马人利用各种"沐浴"来放松身心。美国第32任总统罗斯福以及其他脊髓灰质炎和脊髓灰质炎后综合征的患者接受并认可水疗的益处。水环境在物理治疗之中有许多不同的应用形式，包括步态训练、提高心血管效能、增强肌力、改善平衡、提高神经肌肉协调性、减轻肌肉痉挛或关节僵硬，此外，水疗还可用于水肿控制及伤口治疗等特殊领域。

水的性质

水中治疗如此有益的原因部分在于水的密度。静水压是水疗中的一个重要概念；它是水压迫于人体或物体上的静力。而且，这一作用力也产生了我们都曾经历体验过的方向竖直向上的推力——"浮力"。需要强调的是，浮力对运动治疗有着直接的作用。例如，当患者在直立位进行髋关节外展训练时，浮力对这一肢体动作产生辅助作用。而在髋关节回到中立位的过程中，需要增大内收肌力量以克服浮力作用。因此，浮力既可起到辅助作用，同时又可起到阻碍作用。人体的体重指数（body mass index，BMI）、脂肪组织与肌肉组织的相对含量，是决定一个人下沉或漂浮程度的首要因素。肌肉组织的密度大于水，使得人体下沉。脂肪组织的密度小于水，使得人体上浮。根据想要达到的治疗效应，借助合适的漂浮及配重器械，可使每一个体达成特定的浮力水平。浮力对人体产生减重效应。浸于水中的深度越深，重力作用于人体的效应越小。浮力大小及其对患者带来的减重效应的强弱大致如下：水深齐腰，人体减重50%；水深齐胸，人体减重75%；水深齐颈，人体减重90%。具体的减重比例因性别与身体质量而异。通过促进静脉回流，静水压有助于增强心脏效能。同时，静水压也能对关节、肌肉及软组织产生压迫作用，从而促进

582

水肿消除，增加淋巴引流。

流体力学（hydrodynamics）是水疗中的另一个重要概念，是指在水中运动时产生的力量，能够在物体的前方产生阻力。通过改变物体的形状或表面积，可以增大或减小水动阻力。通过加快运动速度，可使水的阻力变得更大。换句话说，人作用于水的力量越大，水的反作用力量也就越大。水本身产生的阻力不会大于人体的力量。这一概念使得水中锻炼相对于陆上抗阻锻炼而言更为安全。可以加用网织手套或打水板等设备来增加阻力。在一些水疗池中，可利用喷流来增加阻力，或者在运动后进行按摩。需要注意的是，水的湍流增大，即使只是少量的增大，都可以显著增加水中活动的阻力。有时，治疗师人为制造的湍流可以增大平衡训练的挑战性，或者促进患者向前运动的动作。开展群体水疗课程时要牢记这一点。

治疗师或组长应该认识到，当光线从空气中向水中传播时会发生折射，从而造成弯曲的感知。这是由于光线进入水中后速度变慢引起的。这种弯曲现象可能会对患者的平衡机制产生视觉干扰。

老年水疗特殊注意事项

水疗环境可能对于先前就在水环境中感到舒适的患者更为有益。患者不需要必须会游泳；然而，游泳技能有利于进行更高级的活动。对于恐水者或者先前曾在水中有过不良体验的患者，也有可能从水疗中获益。对每个人而言，耐心与鼓励都非常重要，但是对于恐水者，这点更为关键。患者可能需要使用漂浮装置来增强信心。

为了评价每名患者的具体需求，由物理治疗师在下水治疗之前对患者进行全面的初期检查和康复评价至关重要。这一点对于筛查出不适于进行水疗的患者与制订水疗目标来说必不可少。需要注意的是，一些患者在更换泳衣或进出水疗池时可能需要辅助。有些患者可能需要治疗师陪伴下水，以在整个水疗课程中提供

全程辅助。治疗师与患者一起下水有很多好处，但并不是必要的，具体取决于患者的活动能力或表现水平。一些老年人可能已经很久没有穿泳衣了，因此有可能感到不舒服或者难为情。推荐在首次下水治疗之前，确保患者理解在水疗课程中将会进行哪些活动。

能够促进水疗对老年人的治疗益处的水温范围为 34℃~35℃。理想水温因患者、诊断及适应证而异。通常来说，低于 32.2℃ 的水温对于许多老年患者而言太凉，因为老年人的运动速度一般较慢，身体产热不会太多。保持热度适中的水环境对于进行运动治疗非常重要。处于这一温度范围（33.5℃~34.5℃）的水中，身体既不会吸收太多的温度，又不会失去太多的温度。在高于 35℃ 的水中持续运动时，因为水温过高，会导致心血管及体温调节系统的过度反应。高于 37.7℃ 的水温对心脏病患者有害，在其中进行运动时不够安全。

因为水的浮力和阻力的影响，患者做功的实际大小会被掩盖。因此，在运动时监测患者以判断其用力程度及疲劳水平显得非常重要。在陆上，通常使用心率或血氧饱和度来监测一个人的适应水平或者身体的应激程度。然而，在水中，这些不是体现用力程度的最为精确或良好的指标。对比深水跑步（水深齐颈）与浅水跑步（水深齐剑突水平）的心脏反应时，深水中的心率要慢 10/min。这是因为静水压使静脉回流增加，以及其他可能的血流动力学改变。建议使用自感疲劳量表、身体观察以及谈话测试：尝试说话时表现的呼吸短促程度可以提供判断患者用力水平的指标。皮肤颜色改变可能包括苍白、发红、斑点和/或过度出汗。这些都是用力过度或者过热的警告信号。患者浸于水中时，因为在水中时温度辐射和传导的增加或减少，身体很难进行体温调节。与患者简单沟通他们的整体感觉，可以提供判断患者对运动量、水温以及整体干预方案的耐受程度的线索。

对于老年人而言，脱水是另外一个重要的关注点。在综合水疗方案中应该包括水合作用

或饮水计划。应该鼓励患者在下水前 1h 至少喝 240mL 的水。应该提醒患者下水前大量进食或饮水可能会引起绞痛。患者在水中运动时的确会出汗，但是他们可能意识不到这一点。在每一节水疗课的课前、课中及课后，都应提供饮用水。鼓励患者在下水前排空二便非常重要。作用于腹部的静水压会刺激内部脏器并促进肾功能和淋巴回流，这点可能增加排空的需求。

在下水之前评估皮肤完整性非常重要。除了专门用于伤口治疗的水疗形式外，开放性伤口是水疗的禁忌证。皮肤有可能对水疗池中的化学物质敏感；因此，需要观察和保持氯和溴以及 pH 的水平。通常来说，室内小型水疗池多使用溴作为消毒剂；大型或者室外水疗池通常使用氯进行消毒。氯对皮肤的刺激更大；因其挥发性更大，趋向于更快地干燥。理想状态下，水疗池 pH 应该保持在 7.4~7.6；pH 过高或过低可能引起皮肤刺激。让患者在下水前及出水后进行冲淋有助于保持化学物质含量水平并保护患者皮肤。也可以穿水中专用鞋来保护双脚并保持皮肤完整性，尤其是对于糖尿病患者。鞋子有助于进行牵引，增加自信心并避免因湿滑引起的跌倒。

判断水疗是否适用于某位患者时需要记住许多注意事项。除了医学筛查以及上述注意事项之外，还有以下水疗禁忌证，具体包括：

1. 活动性出血或开放性伤口。
2. 严重大小便失禁。
3. 急性炎症，例如，骨折或神经创伤。
4. 严重心肺功能不全。
5. 任何不稳定的医学状况。
6. 发热或感染。

水疗的证据

水中运动、康复及训练对于优秀运动员及各种疾病的中老年人群均有疗效。Pechter 等人报道，对于轻度到中度肾衰竭患者，进行 12 周的低强度水中运动后，所有的心肺功能指标均有改善，静息血压、蛋白尿、脂质过氧化以及血清谷胱甘肽有显著改变。同样的，对于女性高血压患者，经过 10 周的水中运动治疗，摄氧量显著提高。同时，水中次极量步行运动时的心率以及收缩压显著下降。有研究报道指出，经过 12 周的分级水中运动，峰值扭矩测量值显著增加。

平衡

以下证据支持水疗能够提高平衡功能，进而降低不同人群的跌到风险。经过 6 周的水中运动，初步诊断为早期至中期帕金森病的患者的 Berg 平衡量表得分及台阶测验成绩均有显著提高。这一提高的原因可能部分归因于水的触觉刺激提高了身体意识和位置觉。针对 80~90 岁老人的研究显示，经过 5~6 周的水中运动，Berg 平衡量表得分显著提高。针对髋关节骨性关节炎患者的研究显示，水中运动结合健康教育对于跌倒预防有显著作用。统计学分析指标包括 Berg 平衡量表、6 分钟步行测试、30 秒椅子站立测试、ABC 问卷和起立行走计时测试。

骨性关节炎

已有多项研究报道了水中运动对于髋关节及膝关节骨性关节炎患者的益处。一项针对 71 例有症状的髋关节及膝关节骨性关节炎患者的研究显示，经过为期 6 周的水中运动治疗，疼痛及关节僵硬症状缓解，身体功能、生活质量以及髋部肌力提高。一项对于 64 例膝关节骨性关节炎患者的研究显示，与陆上对照组相比，经过 18 周的水中运动治疗，疼痛程度显著降低，随着治疗干预的进行，水中运动组与陆上组均无加重。

总结

对于许多老年患者，水疗是一种极好的运动介质，不幸的是，水疗还远远没有得到充分利用。需要强调，在水疗领域工作的医务人员需要持续参加继续教育课程，并努力学习能为患者带来最大收益的适当治疗技术。照护应该总是满足双方商定的需求和目标。水疗为满足目标并提高健康和幸福水平增加了一种极好的治疗形式。

（崔　尧）

原文参考

Arnold C, Faulkner R 2010 The effect of aquatic exercise and education on lowering fall risk in older adults with hip osteoarthritis. J Aging Phys Act 18: 245–260

Atkinson K 2005 Hydrotherapy in orthopaedics. In: Atkinson K, Coutts F, Hassenkamp AM (eds) Physiotherapy in Orthopaedics, 2nd edn. Elsevier, Oxford, pp. 312–351

Binkley H, Kendrick ZV, Doerr E et al 2002 Effects of water exercise on cardiovascular responses of hypertension elderly inner-city women. J Aquatic Phys Ther 10 (1): 28–33

Brody L, Geigle P 2009 Aquatic Exercise for Rehabilitation and Training. Human Kinetics, Champaign, Il, pp. 1–368

Douris P, Southard V, Varga C et al 2003 The effect of land and aquatic exercise on balance scores in older adults. J Geriatr Phys Ther 26 (1): 3–6

Geigle P, Norton C 2005 Medical screening for aquatic physical therapy. J Aquatic Phys Ther 13 (2): 6–10

Hayes K 2012 Manual for Physical Agents, 6th edn. Pearson Education Inc., Upper Saddle River, NJ Hinman R, Heywood S, Day A 2007 Aquatic physical therapy for hip and knee osteoarthritis: results of a single-blind randomized controlled trial. Phys Ther 87 (1): 32–43

Jacobs M, Fasano J, Seyboth M et al 2012 The effect of an aquatic exercise program on balance in individuals with Parkinson disease. J Aquatic Phys Ther 19: 4–15

Jamison L 2005 Aquatic therapy for the patient with lymphedema. J Aquatic Phys Ther 13 (1): 9–12

Kendrick ZV, Binkley H, McGettigan J et al 2002 Effects of water exercise on improving muscular strength and endurance in suburban and inner-city older adults. J Aquatic Phys Ther 10 (1): 21–28

Larsen J, Pryce M, Harrison J et al 2002 Guideline for physiotherapists working in and/or managing hydrotherapy pools. Austral Physiother Assoc Morris DM 2005 The 'go' or 'no go' decision in aquatic physical therapy. J Aquatic Phys Ther 13 (2): 4

Pechter U, Ots M, Mesikepp S et al 2003 Benefcial effects of waterbased exercise in patients with chronic kidney disease. Int J Rehabil Res 26 (2): 153–156

Robertson JM, Brewster EA, Factora KI 2001 Comparison of heart rates during water running in deep and shallow water at the same rating of perceived exertion. J Aquatic Phys Ther 9 (1): 21–26

Sato D, Yamashiro K, Onishi K et al 2012 The effect of water immersion on short-latency somatosensory evoked potentials in human. Biomedical Central (BMC) Neuroscience 13: 13

Silva L, Valim V, Pessanha A et al 2008 Hydrotherapy versus conventional land-based exercise for the management of patients with osteoarthritis of the knee: a randomized clinical trial. Phys Ther 88 (1): 12–21

第 10 部分

社会和政府的影响、道德和死亡

第 10 单元

第74章

法律考量

RON SCOTT

本章内容

概　述

因康复医疗专业人员、助理和专业支持人员的行为特点，治疗老年患者的这些人员在其执业范围内的行为面临潜在的医疗事故责任风险。根据 CNA（美国一家保险公司）的物理治疗责任专著，针对在"老年服务机构"中物理治疗师的医疗事故赔偿金额排名高居第 3 位，平均每宗个案为 88537 美元。

美国是人类历史上诉讼最激烈的国家。2012 年，仅在州法院提起的诉讼就超过 1500 万件，每 12 名美国成年人中就有 1 件。虽然这些法律案件中涉及医疗事故的比例很小，但在医疗实践中，特别是在老年康复实践中，承担法律责任的风险总体上是较高的。老年康复专业人员必须为患者提供最佳质量的治疗（在当前以成本控制为重点的财政紧缩和管控的医疗环境下，这一前景变得更加困难）和尽力减少医疗事故责任风险暴露事件之间取得谨慎的平衡。

医疗事故诉讼引起了公众和立法机构的极大关注，部分原因是保险和医疗成本不断上升。2011 年，医生及其他医务人员的医疗事故索赔平均金额为 25 万美元，只有 1/5 的案件最终达成庭外和解或对被告医务人员做出判决。

在老年康复领域，专业实践活动须符合法律和伦理标准，康复医疗专业人员必须知悉和遵守相关法律和规定，例如，患者自决法案、各州针对涉嫌虐待老人的具体法定报告要求和许多其他重要的授权。因为近 2/3 年龄在 55~64 岁的人群，17% 年龄在 65 岁以上的人群处于就业状态，康复医疗专业人员必须知悉保护老年客户就业权利的法案，包括就业年龄歧视法案、美国残疾人法案和家庭和医疗休假法案。

医疗事故

职业过失

医疗事故是指患者在接受医疗检查、干预

589

或咨询过程中所遭受的身体和精神伤害，以及医疗服务提供者对其所受伤害承担民事责任的公认法律依据。传统上，强加医疗事故责任的唯一依据是职业过失或不合格治疗。

在由患者对医疗专业人员提起的职业过失诉讼中，患者通常必须以优势的证据或更大的权重证明四个核心要素。这四个要素是：

- 被告的医务人员对原告的患者负有特殊照顾义务。
- 在提供医疗服务的过程中，由于没有达到最低程度可接受的医疗标准，医务人员违反所应负的高度法律责任。
- 医务人员违反职责，对患者造成伤害的。
- 患者遭受的伤害，法官或陪审团可以依法以金钱损害赔偿判决的形式做出赔偿，以使该患者尽可能恢复正常。

除了对自己的行为负法律责任外，提供老年康复服务的医疗专业人员通常还间接对在其监督下的助理和支持人员的行为负责。医疗专业人员必须清楚地向负责照护任务的助理人员和支持人员传达命令，建立能力标准，并持续地实事求是地评估支持人员的能力。

医疗事故的其他法律依据

除了职业过失外，医疗事故责任的其他法律依据包括：

- "故意治疗"相关的不当行为，包括殴打（与患者有伤害性或攻击性的身体接触）和性侵犯（意在引起或满足医疗提供者的非法性欲的身体接触）。
- 严格的产品责任，对因与治疗有关的产品或设备，如提供给老年患者的耐用医疗设备，有危险缺陷而造成的伤害负责。
- 违反合同责任，未履行对患者做出的治疗承诺。

建议老年康复专业人员和诊所及医疗机构负责人制订、教育员工并执行正式的风险管理政策和程序，以尽量减少专业人员和机构在医疗事故中承担的责任，应积极咨询法律顾问，就制订和执行这些倡议提供咨询意见。

考虑以下假设的案例：

一位居家物理治疗师被一位老年患者控告性侵犯。在此案例中操作涉及肌筋膜释放技术，事实上，治疗师并无不当行为。患者只是对操作中涉及的治疗性触摸的性质感到困惑，并认为治疗师对其躯干进行了不当触摸。

物理治疗师和医疗机构应采取什么风险管理措施，以防止这类指控发生呢？

医疗机构及其专业人员和支持人员应根据专业人员与患者关系政策制定和实践并要求：

1. 患者理解并知情同意手法治疗，如肌筋膜松解和按摩等。
2. 医疗提供者通知患者有权在治疗期间有一名同性陪伴在场（此政策规定雇主有义务应患者的要求提供一名陪伴）。
3. 医务人员尊重患者的自主权和隐私，包括在治疗前和治疗过程中适当的布帘悬垂隔离程序。

在这种情况下，物理治疗师的行为面临主要责任风险，而雇佣机构对物理治疗师在其受雇范围内的行为可能承担替代责任。

患者知情同意

在任何医疗服务环境中，具有完全心智能力的成年患者有权在接受评估或干预前给予知情同意。在尊重患者自主权的前提下，有责任在治疗前告知患者相关信息并获得知情同意。虽然患者知情同意书的告知要求可能因州而异，但通常包括以下内容：

- 告知患者的诊断和建议干预措施的相关信息。
- 告知与建议的干预有关的可能伤害或并发症的严重风险，这些风险对患者是否接受或拒绝干预的决定至关重要。
- 讨论与提议干预相关的预期收益或目标。
- 告知拟进行干预的合理替代方案及其风险和收益。

在与患者讨论上述披露内容后，医疗提供方有义务征询患者的问题并能够使患者满意的回答问题（用患者能听懂的语言），并在治疗进行之前正式征得患者同意。

在日常治疗中，可能没有必要在患者记录中单独记录每位患者的知情同意书。机构或团体可选择将知情同意政策记入政策及程序手册内；指导提供方履行其知情同意义务；持续监控知情同意流程；并在在职期间教育，加强定期与服务提供者取得患者知情同意书的义务。

管理式医疗 "限制条款" 就业规定要求，医疗提供方避免与患者讨论不是患者医保计划提供的医疗选项，这点是与尊重患者自主权原则和知情同意告知合理替代医疗选项的要求是相冲突的，因此是不道德的，在司法管辖区，明确是非法的。

举报涉嫌虐待长者

老年康复专业人员有法律责任采取合理行动，查明涉及患者虐待或忽视老年人的行为，并采取适当行动，防止进一步虐待。这包括视乎情况向社会服务部门或执法机构举报涉嫌虐待老年人的个案。

与虐待配偶或儿童相比，医疗专业人员对虐待老人的认识和报告可能较少。大多数关于举报虐待的州法律规定，对善意举报涉及儿童、配偶或老年受害者的涉嫌虐待的人，给予诽谤或其他责任基础的有条件豁免。

虐待老人的迹象和症状可能出现于老年患者和施虐者，施虐者可能在检查或治疗期间与患者在一起。老年患者的体征和症状可能包括：不明原因或未经治疗的损伤；沉默寡言；卫生状况不佳；营养不良和脱水；与周围环境不搭配的衣物或脏衣服。施虐者可能是患者照护者或家庭成员，老年人虐待的可能指征包括：老年患者的侵犯或言语虐待；在检查或治疗期间代替患者答话；对由医疗提供者提供的为患者利益着想的医嘱或建议漠不关心。

考虑以下情况：

Doe 先生，83 岁，右侧脑血管意外后遗症期，左上肢轻度偏瘫，是 ABC 康复机构的门诊患者。

物理治疗师在检查时发现下列情形：

1. 陪同他的是他 51 岁的女儿 Sue，问诊时 Sue 替代患者回答了大部分的问题。

2. 他前臂背部有抓伤和瘀点。

3. 尽管时值 6 月，气温为 25℃，他却穿着一件海军蓝大衣，一件被食物污染的长袖衬衫和羊毛长裤。

基于以上信息，物理治疗师如何应对？

根据上述信息，Doe 先生可能是受虐或老年人忽视的受害者。物理治疗师应在 Doe 先生的病历中记录相关的客观检查结果，并就该患者咨询主管或专业同事，治疗师也可将其怀疑报告给该机构的社会服务部进行随访。无论此时是否向社会服务部门报告，物理治疗师都应密切监视 Doe 先生，以发现任何可能的虐待迹象。

患者自主决定权法案

1990 年通过的《患者自主决定权法案》(The Patient Self-Determination Act，PSDA) 是一项联邦法案，该法案的通过明确了患者有权控制日常和与治疗有关的特别决定。PSDA 与患者知情同意法一样，以尊重患者自主权为前提。

该法案没有创造任何新的实质性患者权利，它只是要求医疗机构，包括医院和长期护理机构，向患者提供书面信息，说明他们根据州法律享有的权利，以便做出预先声明；询问患者可能有效的任何预先声明；并尊重患者在其照顾下所执行的任何预先声明。

预先声明是一种法律文书，用以记录患者在丧失行为能力时对治疗选择的愿望。它们有两种基本类型：生前遗嘱，即在患者丧失行为能力的情况下，阐明患者对允许的医疗干预范围的愿望；以及医疗决策的持久授权书，授权第三方代表无行为能力的患者行事。患者健康记录应明确包括有关现有患者预先声明的信息。

健康保险携带和责任法案

《健康保险携带和责任法案》(The Health

Insurance Portability and Accountability Act，HIPAA）于 2003 年开始生效。该项联邦法规的目的是：使医疗保险更便于携带，尤其是在人们换工作的时候；防止医疗诈骗及滥用；并保护患者隐私，保护健康信息。其隐私规则要求所有受保护实体〔医疗从业人员、医疗计划和医疗结算中心（电子账单服务），以及其他机构，包括受保实体业务伙伴〕保护患者的健康信息不受未经授权的披露，包括人口统计数据和任何其他可能识别特定个体患者的信息。卫生信息技术促进经济和临床卫生法（Health Information Technology for Economic and Clinical Health Act，HITECH）扩大了 HIPAA，该法将对 HIPAA 不遵守的罚款提高到最高 100 万美元。据报道，HIPAA 隐私规则中的保密保护给解决虐待老人问题的提供者和成人保护服务带来了一些问题。

高龄劳动者就业保护

有三部联邦法规主要保护高龄劳动者的就业权益，这些是《就业年龄歧视法案》《美国残疾人法案》和《家庭和医疗休假法案》。

1967 年的《就业年龄歧视法案》（Age Discrimination in Employment Act，ADEA） 禁止雇主歧视 40 岁以上的工人，对高龄劳动者歧视的广泛禁止几乎包括就业关系的所有方面，从征聘、选用和保留到晋升和培训以及到雇员福利。根据 ADEA 实施后制定的判例法，如果高龄劳动者以合同形式放弃 ADEA 权利换取金钱补偿，雇主才可以解雇高龄劳动者。

1990 年生效的《美国残疾人法案》（The Americans with Disabilities Act，ADA）对老年工人和患者提供了重大保护，使他们免受歧视。根据 ADA 第 1 条，禁止拥有 12 名或 12 名以上工人的商业组织歧视身心残疾的雇员，并必须为影响其履行基本工作职能的残疾雇员提供合理的食宿。2008 年，修订了 ADA 第 1 条，通过扩大残疾定义和损伤定义，加强对残疾人的保护。ADA 第 3 条保护残疾人消费者平等享有公共住房的权利，包括私人拥有的医疗设施。

1993 年的《家庭和医疗休假法案》（The Family and Medical Leave Act ，FLMA）要求拥有 20 名或 20 名以上全职雇员的雇主允许雇员每年因个人或家庭疾病或因收养或分娩而享有不超过 12 周的无薪、工作受保护的假期。与由联邦平等就业机会委员会的实行的 ADEA 和 ADA 不同，FLMA 由联邦劳工部实施的。

考虑一下下面的场景：

一位 68 岁的康复患者在接受作业治疗师的病史访谈时，将可能构成与患者残疾有关的就业歧视(因年龄解雇)的情况告诉了作业治疗师。治疗师该如何应对？

即使治疗师通常熟悉雇佣法，他也不应试图就可能的法律选择向客户提供建议。相反，治疗师应该告知客户有权寻求律师咨询或通过公共服务的律师协会进行法律咨询服务，每个县和区都可以提供免费或低收费的最初法律建议。

总 结

老年康复专业人员必须认识到影响其执业和客户民权的重要法律和法规要求。在管理型医疗保健制度下，康复环境变得非常商业化和无人情味，使得避免医疗事故变得更加困难。为了生存和发展，医务人员和管理人员必须同时努力实现最佳质量的患者治疗和有效的临床责任风险管理。

了解尊重患者自主权的法律，包括 PSDA 有关患者预先声明的条例，以及有利于老年患者的就业保护，使老年康复专业人员能够更好地为他们的患者服务。然而，法律咨询只能由律师提供给客户。

本章提供的信息仅作为法律信息，不作为任何医疗专业人士的具体法律建议。个人法律咨询只能由个人或机构的律师根据特定司法管辖区的不同法律（适用的州或联邦法律）提供。

（王杰龙）

原文参考

Bureau of the Census 2012 Aging in the United States: Past, Present and Future. US Bureau of the Census, Washington, DC CNA 2012 Physical therapy liability. CNA, Chicago, IL Dyer C, Heisler C, Hill C, et al. 2005 Community approaches to elder abuse. Clin Geriatr Med, 21: 429–447

HITECH 2009 Health Information Technology for Economic and Clinical Health Act, Title XIII of Division A and Title IV of Division B of the American Recovery and Reinvestment Act of 2009 (ARRA), Pub. L. No. 111-5, 123 Stat. 226 (17 Feb. 2009), codified at 42 U.S.C. §§300jj et seq.; §§17901 et seq

Joshi S, Flaherty J. 2005 Elder abuse and neglect in long term care. Clin Geriatr Med, 21: 333–354

Legal Reform Now! 2012. Available at: www.legalreform-now.org. Accessed December 2012

Scott RW. 2009 Promoting legal and ethical awareness: a primer for health professional and patients. Elsevier-Mosby, St Louis, MO

Stobbe M. 2011 Medical malpractice suits: only one in five pay. Christian Science Monitor, 19 August 2011 (csmonitor.com)

第75章

医学伦理

MARY ANN WHARTON

本章内容

概　述

关于道德选择的决定，正确与错误是很难界定的，且常常使老年康复中治疗干预和服务提供复杂化。这些道德决定往往受到年龄歧视、社会态度和医疗服务可用报销等因素的限制。在当前的医疗服务体系中尤其如此，该体系将患者治疗与技术、报销驱动的环境和医疗费用节约的社会使命结合在一起。理解专业精神的概念以及伦理原则和理论可以为分析老年医学道德决策所涉及的价值提供一个框架。然而，这些原则和理论本身并不足以为实践者提供判断和行动的答案。从业人员必须能够发现道德状况出现的背景和相关人员的底层叙事，以便分析和应对处理患病老年人时的道德问题。

专业、道德和老年物理治疗实践

涉及每一个患者的临床决定都包含道德或伦理层面，物理治疗师面对此伦理情境的反应，要求治疗师具备道德勇气面对并做出回应，以及实施有利于患者的决定。代表患者的需求采取合乎道德的行动能力是职业精神的固有反映。在我们的社会里，专业人员被认为不仅仅拥有大量的知识和技术专长，一个真正的专业人士应该为社会做出有价值的贡献。作为代表患者和社会做出决策的自主权的交换，专业人士必须遵守较高的道德标准。从本质上说，他们应该负责任地运用专业知识，做出符合患者和社会最大利益的负责任的决定。美国物理治疗学会（APTA）认识到专业精神和伦理道德之间的密切关系，通过了一项共识文件，确定了物理治疗实践中专业精神的核心价值。这些核心价值观可以被看作是对患者，特别是那些受我们照护的老年人进行道德治疗的指导原则。其核心价值观是责任、利他主义、同情和关怀、卓越、正直、职业责任和社会责任。

伦理与道德

Purtilo 将道德定义为旨在维护社会结构的准则。另一方面，伦理可以看作是对道德的一种系统的反思和分析。因此，伦理是建立在提供概念框架的原则基础上的，在这个框架内可以提出对伦理案例和问题的看法。这些原则允许在一个故事上强加某种人为的秩序感，并影响人们对它的反应。伦理观念与社会习俗、礼仪、传统和制度密切相关。本质上，这些概念定义了社会成员如何应对世界。

医疗职业道德提供的指导方针最终与来自宗教、哲学、文化和其他社会领域的指导方针没有什么不同。老年医学的伦理情况与医疗其他方面的伦理情况类似，但情况发生的背景可能更为复杂。因此，在与老年人打交道时，类似的推理过程可以作为回答道德问题的基础。

伦理原则

伦理原则是解决复杂伦理问题的工具之一。伦理理论提供了一种秩序感，它们可以帮助简化最初解决问题的复杂案例，这种简化本身可用于对各种不同的直觉进行排序和集中。管理老年康复专业人员的生物医学伦理的基本原则包括以下伦理责任和权利：

- 善行——尽最大努力的责任。
- 不伤害——最低限度的责任是不做故意的恶意伤害。
- 公平——时间和资源的分配。
- 自自主——自主决定权。

自主权

尊重患者的自主权是一项需要进一步理解和定义的伦理原则。根据自主的伦理原则，患者有权主动协商自己的医疗决策。在老年医学中，自主权问题可能是围绕着个人能力和决策能力的问题。医疗服务提供者必须认识到，患者的权限问题是由法律决定的，不能由专业人员、家庭成员或照护者决定。

一般来说，有认知障碍的老年人的决策能力必须尽可能长时间得到尊重。对于痴呆症患者来说，决策能力的确定是个问题。然而，尊重自主权必须与保护个体免受潜在伤害的观念相平衡。患者自主权和个体保护之间的紧张关系可能会引导医护人员做出与患者意愿相冲突的决定。伦理层面上，个体的医疗选择权应该考虑以下几个方面，包括痴呆的严重程度、实际精神疾病的存在与否、个体的身体和功能状态和家庭和社区资源的可用性。

当照护者判断某个个体没有能力对其生活做出决定时，他们可能会得出这样的结论：他们善行或免受伤害的看法否定了患者的自主权。这样做的风险是，医护人员可能会做出与老年人的喜好或选择相反的决定。另一方面，照护者可能倾向于错误地给予患者自主权过多的权重，并允许做出危险、不合理或不安全的决定。在任何情况下，我们的目标都是在自主性和利益性之间取得平衡，以便做出可能的最佳选择。

对老年患者自主权需要关注是，即使老年患者在法律上有能力自己做出决定，康复专业人员依赖家庭成员或照护者为该患者做出决定。在老年患者具备法律能力的情况下，咨询这些个体的道德和法律上的适当性必须由患者决定，当患者生病、从手术或病理损伤中恢复或服用某些药物时，对于照护者来说是一个特别困难的问题，所以这些都会对患者的判断产生负面影响。

一个可能影响老年人自主选择医疗能力的因素是他们自己对医疗的信念或期望。在这些情况下，理解情境而不是应用伦理原则是至关重要的。需要考虑的具体因素可能包括他们是否将医疗视为一项权利或特权。他们还必须分析是否认为自己是医疗的被动接受者，而不是当前强调个人有责任积极参与康复过程的观念。

知情同意作为自主权的法律基础，要求根据理性人格标准进行患者教育。具体地说，该标准要求医务人员以类似情况下的理智个体能够理解的方式提供信息。知情同意被认为是实现患者依从性的一种方法。

在伦理和患者自主权方面需要考虑的另一个因素是家长作风。医疗专业人员以被胁迫个体的福利和幸福相关的理由为家长作风辩护。在医疗伦理中，家长作风源于这样一个原则，即医者应该为患者带来最大的利益，即使是以牺牲患者的自主权为代价。它根植于医疗服务提供者的知识和专业理解，再加上善行的责任，以及医疗服务提供者带来最佳结果的愿望。在极端情况下，家长作风会侵犯自主权，这一点在美国社会是不可接受的。另一方面，现代医疗可能会接受温和的家长作风，结合知情同意来实现患者的坚持。在老年医学，医疗专业人员需要尊重自主权，并以一种不是被强制而是协作的方式提供合格的医疗服务。

患者自主权和家长作风的问题也可能因医疗保险和其他要求特定治疗时间和频率的保险规定而复杂化。因此，为了保护医疗保险的支付收益，生病或抑郁的患者可能会被迫接受康复，根据康复机构和专业护理机构而分别设定，如果患者未能达到要求的每天治疗小时数和每周治疗天数，医保支付可能会暂停。一些医疗提供者认为患者可能不会拒绝必要的治疗，这就是家长式的作风。

虽然这些基本的伦理原则仍然被广泛地用作解决伦理问题的工具，但它们并不总是能够解决当今医疗环境中出现的复杂问题。善行、非恶行和自主性主要集中在个人层面，而不回答制度和社会层面上出现的问题。制度和社会层面的伦理出现问题，可能会带来更多的不安。正义可能更接近于解决这些问题。

忠诚、诚实、保密

医疗固有的次要伦理责任包括以下内容：

• 信义关系：需要满足患者的合理期望。

• 讲真话，或者诚实守信：医疗服务提供者不仅要对患者负责，还要对其他来源负责，如报销来源（这是经常发生冲突的来源）。

• 保密性，即患者期望医疗服务提供者将个人信息视为私人信息：要求医疗服务提供者只与拥有合法知情权的人共享敏感信息。保密的法律基础存在于隐私权的宪法概念中。

德行伦理与关怀伦理

在当今复杂的医疗环境中，传统的生物伦理原则在指导每天必须做出的伦理决定方面可能价值有限。德行伦理学是另一种理论，它可能为物理治疗师提供关于伦理治疗的额外见解。德行伦理学家关注的是品格，而不是患者治疗决策中道德指导的规则。立足于德行，是解释和应用伦理原则时以某种方式行动的基础。因此，德行伦理学被认为是一种关注道德行为人品格的存在理论，而不是关注道德行为人行为的存在理论。例如，德行伦理学家会关注治疗师治疗老年人的耐心，而不是判断治疗师花额外时间处理老年人复杂问题导致的效率低下。美德是一种平衡过度和不足的好习惯。作为代理，物理治疗师可通过与患者建立信任关系、体恤患者、深入了解患者的生活及愿望，将德行伦理应用于治疗。同情被认为是治疗老年患者物理治疗师的基本美德，道德和伦理行为是由这种同情引导的。尊重人的尊严是与老年人打交道时要考虑的另一个重要美德。尊重不仅仅是礼貌，它承认个人和固有的尊严。个人尊严指的是隐私或对患者信心的破坏，每个人都有与生俱来的尊严，这一概念代表了尊重的更深层次的美德。虚弱的老年人，包括那些认知能力下降的老年人理应受到尊重，这种尊重取代了良好的举止，并使我们承担起道德行为人的角色。

无论伦理理论如何，当物理治疗师考虑伦理问题或试图确定伦理情况的解决方案时，目标应该是提供关怀。尽管有相互竞争的忠诚，但首要的忠诚必须是对患者，关怀必须导致有目的行动的结论。Purtilo 指出，关心意味着"寻求对他人真正需要的东西的最深刻理解。关怀是你所关注的，这在医患关系中很重要"。从伦理上讲，这意味着要超越仅仅关注研究结果的循证实践，而要结合真正循证实践的本质，包括以患者为中心的目标。这可能包括帮助患者了解你的知识和专业知识如何使他们受益，以及使老年患者做出最符合他们利益的决定。这意味着倾听老人的故事，尊重他们的想法、顾虑和观点，共同制定一个有意义的治疗计划。

道德准则

职业的标志之一是采用和执行职业道德准则。一个基本假设是，道德准则阐明了该职业的价值，并要求该学科的成员对遵守道德标准负责。准则的目的是对道德价值做出正面的陈述，并教育专业人员道德实践的范畴。也许更重要的是，一项道德准则的目的是通过该专业人员的陈述来教育公众。因此，职业道德准则是职业道德的官方声明，旨在促进公众信任。它为专业人士解决道德问题提供了指导。但是，它不能代替良好的道德判断或个人承诺。

世界物理治疗联合会（World Confederation of Physical Therapy，WCPT）采用的伦理原则被认为是会员组织制定自己的道德规范或行为规范的原型（框表 75–1）。WCPT 所阐述的伦理原则可为给老年患者提供治疗的物理治疗师提供伦理指导。具体地说，第一项原则规定物理治疗师尊重所有个人的权利和尊严。这一原则指导从业者尊重患者，不论其年龄、性别、种族、民族、宗教、民族出身、信仰、肤色、性取向、残疾、健康状况或政治状况如何。患者或客户有权获得最高质量的服务，做出知情的决定，有权查阅自己的物理治疗数据，并保守秘密。第二项原则要求物理治疗师遵守其工作所在国家管理物理治疗实践的法律和法规。它规定物理治疗师有权提倡患者接近那些有能力从服务中获益的人。除了许可法规之外，这一原则还意味着，在美国治疗老年人的治疗师

框表 75–1　WCPT 伦理原则 [a]

- 尊重所有人的权利和尊严
- 遵守所在国家有关物理治疗实践的法律法规
- 为正确判断承担责任
- 提供诚实、称职和负责的专业服务
- 提供高质量的服务
- 为他们的服务获得公平公正的报酬
- 向患者、其他机构和社区提供有关物理治疗和物理治疗师服务的准确信息 [b]
- 协助规划和服务发展，以满足社会的健康需要

a：2011 年 6 月，WCPT 第 17 次全体大会通过了《伦理原则》，并附带了一份政策声明。

b：在本文件中，"患者"一词是一个通用术语，指能够从物理治疗干预中获益的个人和群体。

经 WCPT 许可转载自 www.wcpt.org/sites/wcpt.org/files/ files/Ethical_principles_Sept2011. pdf

了解知情同意的法律含义。这也意味着治疗师了解与医疗保险报销相关的法规。第三项原则指出，物理治疗师对合理判断的执行承担责任。这一原则固有的理念是专业独立和自主的概念，以及治疗师有资格对物理治疗计划做出判断的想法。隐含的是治疗师是在专业范围内工作，基于知识和技能胜任工作，已经做出了适当的评估并确定了诊断，并将在评估和诊断的基础上实施治疗计划。这一原则也涉及了一事实——物理治疗师不得将需要独特技能、知识和判断能力的任何治疗委托给其他医护专业人员或支持人员；当推荐的治疗方案不合适时，物理治疗师应鼓励咨询推荐的其他从业者，并指出物理治疗师有权期待同事们的合作。第四项原则指出物理治疗师应提供诚实、有能力和负责任的专业服务。

这一原则指出治疗师行为在任何时候都应是专业的，及时提供符合个人目标的针对患者的物理治疗干预措施，并确保患者理解所提供医疗服务的性质，包括费用。它指导治疗师保存足够的客户记录，并仅向有权访问文档中包含信息的个人披露这些记录。最后，这一原则要求物理治疗师进行持续的、有计划的个人发展计划，以保持和提高专业知识和技能。这一原则还包括此概念，即在提供物理治疗服务时，道德实践优先于商业实践。第五项原则规定物

理治疗师必须致力于提供高质量的服务。如上所述，这一原则要求物理治疗师知晓当前的实践标准，持续参与职业发展以提高基础知识，支持科研和跟上最新进展和在实践中应用，并支持学术和临床中的素质教育。第六项原则确定了物理治疗师对提供的服务享有公正和公平报酬的权利。第七项原则指导治疗师向患者、其他机构和社区提供有关物理治疗服务的准确信息。本原则建议物理治疗师参与公共教育计划，提供有关专业的资讯，并提供本专业的真实资讯以告知公众及相关专业人士。它允许广告，只要治疗师不使用虚假、欺诈、误导、欺骗、不公平或耸人听闻的陈述。第八项原则期望物理治疗师为规划和发展服务做出贡献，以满足社会的健康需要。这一原则要求治疗师的工作为所有人提供医疗服务时实现公正，并在当前美国医保系统法规和财务限制下，尤其是在考虑老年患者的需求和获得医疗时显得尤为适用。

2009 年修订的 APTA 物理治疗师职业道德规范与 WCPT 采用的原则高度相似。该道德准则包含八项原则，为道德决策提供了广泛的指导，且每个原则都与特定的核心价值观相联系。该准则的建立是基于物理治疗师的五个角色，包括患者管理、咨询、教育、研究和管理。它整合了职业的核心价值，并在个人、组织和社会实践领域阐明治疗师的道德义务。原则一要求物理治疗师尊重所有个人的固有尊严和权利；而原则二要求物理治疗师在处理患者的权利和需求时要诚实可靠和富有同情心。原则三阐述了根据职业标准、执业经验、现有证据和患者价值观做出符合患者最大利益的合理职业判断的责任。它指导治疗师在其执业范围内做出判断，并在必要时与其他医疗专业人士进行沟通、合作和转介。它进一步要求治疗师不要从事可能妨碍专业判断的利益冲突行为，并要求治疗师提供适当的指导，并与其他物理治疗师及支持人员沟通。原则四涉及所有专业关系的正直性，包括在存在监督关系的情况下不剥削他人。它还规定向有关当局报告不当行为、非法或不道德行为，包括涉嫌虐待虚弱个体的案件。原

则五要求物理治疗师履行法律及专业责任；原则六要求治疗师通过终身学习和完善知识、技能、能力和专业行为来提高专业技能。促进有利于患者人和社会的组织行为和商业实践是原则七所规定的任务。这包括促进支持自主和负责任的专业判断的实践环境的义务；为物理治疗服务寻求合理及应得的报酬，以及避免做出妨碍物理治疗师履行对患者专业责任的雇佣安排。最后，原则八指导物理治疗师参与并努力，以满足地方、国家或全世界人民的健康需求。类似地，APTA 为物理治疗师助理采用了八个相关的道德标准。这些标准指导物理治疗师助理尊重所有个人的尊严和权利；在处理患者的权利和需要时，提供值得信赖和富有同情心的治疗；与物理治疗师合作，在法律法规规定的范围内，做出合理的决定；在人际关系中表现出正直；履行法律和道德义务，包括遵守适用的法律和法规，支持物理治疗师的监督作用，以确保高质量的治疗和促进患者安全；通过终身学习和提高知识、技能和能力来提高能力；支持有利于患者和社会的组织行为和业务实践；并参与满足地方、国家或全世界人民医疗需求的工作。为老年人提供治疗的物理治疗师及物理治疗师助理，不论是否为学会会员，均有责任在治疗患者时维持道德操守的标准。

WCPT 的物理治疗师道德准则和物理治疗师职业操守守则，以及 APTA 采用的物理治疗师助理职业操守标准提供了宝贵资源，协助为老年患者提供治疗的物理治疗师和物理治疗师助理做出道德决定。除了伦理理论和原则之外，它们还阐述了有助于指导负责任、伦理和关怀实践的原则。然而，必须认识到这些资源的功能是作为解决道德困境指导方针的工具。它们不能解决所有情况，也不能提供详尽的建议来指导道德决策。此外，该指南通常局限于尊重、值得信赖、同情、关怀、自主和责任等原则。它们没有考虑到与为老年患者提供伦理治疗相关的复杂问题。例如，讨论尊重和值得信赖照护的原则提供了关于允许患者和代理人对治疗做出知情决定的一般性指导，但未能对患者认

知能力下降并随后无法参与合理决策的情况提供指导。这些原则也缺乏对影响患者生活环境的情况的指导，包括接受或拒绝治疗、安全和出院决定。最后，对于痴呆老人的治疗决定，如果代理人的意见不一致，或如果为患者最大利益负责做出代理决定的照护者的专业判断与制度或社会约束冲突的情况下，如何解决，这些原则并没有给出具体指导。

伦理正念

在现实生活中这些准则才具有意义，在这些情况下，反思过程对于深思熟虑的道德判断是至关重要的。医务人员需要进行反思性实践，以理解特定情况下潜在的伦理含义。为了做到这一点，医务人员需要更仔细地倾听、识别偏见和判断，并基于洞察力以同情的态度行动。伦理正念要求临床推理和决策框架中整合现象学探究技能。现象学的、意念的、有意识的探究技巧使人能够更充分地处理作为情境一部分的关系，而不是严格依赖于伦理原则和规范。医务人员可以使用叙述或故事来帮助了解伦理维度、问题和关注点，这些都是当前情况中面临的挑战的一部分。触发问题可以用在伦理参与过程中，提供一个分析和解释的观点，让个体更深入地思考。以下是医务人员可以提出的问题的例子。相关的伦理原则是什么？它们是如何相互联系的？这个故事怎么进行的？什么是重要的伦理时刻？谁在讲这个故事，遗漏了什么？道德上的利害关系是什么？这个故事如何引导我们进入伦理正念？反思这些和类似的问题将帮助正念的医务人员更充分地理解构成情况的上下文和环境，并允许医务人员做出更知情和更有意义的伦理决定。

老年康复中冲突的来源

在老年康复中，伦理冲突的几个广泛来源得到了确认，包括个人与专业信仰，一个跨学科团队的看法和冲突，以及组织和社会冲突。

在治疗老年患者时，医疗专业人员必须认识到，有时个人对患者或情况的感觉与专业职责之间存在冲突。专业人士必须知道如何权衡个人价值与职业义务和责任。此外，参与老年患者治疗的团队成员的期望可能有所不同，或者没有得到明确的理解。每个专业人员的角色和责任可能会产生冲突。重要的是，团队中的每个人都要明确承诺在一个跨学科团队中工作。最后，当前的医疗现状反映了交付和服务模型的快速变化，尤其是管理医疗原则在组织中占据主导地位的情况下。医疗专业人员对患者的义务和对组织的义务之间常常存在冲突，对老年人应采取什么样的态度，我们的社会表达了多种多样的观点。最近的困境涉及医疗资源的分配，特别是医疗服务的筹资和服务的报销。治疗师必须以个人的角度来看待每一个案例，同时在社会问题的背景下考虑这个案例。

伦理决策

Purtilo 和 Doherty 已经确定了以下六个步骤，作为一种可以用来解决伦理问题的工具：

1. 收集相关信息。
2. 确定道德问题的类型。
3. 运用伦理学理论或方法分析问题。
4. 探索可行的替代方案。
5. 完成行动。
6. 评估过程和结果。

促进老年治疗伦理决策的特殊技术

在老年治疗中，可以使用多种技术来促进伦理决策。这些技术包括价值观史、伦理委员会和团队会议的使用。

价值观史是对患者价值观和信念的总结，这些信息应在妨碍患者自主判断的认知障碍发生之前获得的。它可以在家庭成员或其他重要人士的帮助下构建，这个工具有助于保持对患者个体及其自主权的尊重。

一个机构中由部分个体构成的团体可以被看作一个伦理委员会，这些委员会有权协助解决医疗服务的道德困境。他们可以就道德问题制定政策和指导方针，提供咨询和个案审查，提供神学思考，并教育机构内的其他人。委员会成员各不相同，往往由委员会的宗旨决定。一般来说，成员包括律师、牧师、伦理学家、医疗从业人员和社区代表。具体的权限因机构制定的政策而异。一种模式是规定与委员会进行可选协商，由案件所涉专业人员自行决定是否遵守其建议。另一种模式规定必须审查某些决定，例如有关生命维持措施的决定，但仍允许专业人员在最后决定中保留其权威。第三种模式要求伦理委员会进行强制性审查，并强制遵守其结论。

当涉及患者的伦理问题必须得到解决时，可以组建跨学科小组。为了有效地考虑影响老年患者治疗的道德和价值观问题，患者和合适的家庭成员和照护者都应包括在该小组内。

最后，一旦出现伦理问题，医务人员还应确定是否使用法律补救措施，如持久授权书或监护。法律补救超出了本章的范围，在第 74 章进行讨论。

老年康复中伦理关注的特殊领域

出院计划

在老年康复出院计划时，可能会遇到复杂的伦理问题。通常，出院是从医院到持续护理院的过渡，也可以被看作是从疾病到康复和健康的过渡。伦理冲突可在关于患者自主权和参与决策过程发现。此外，由于出院计划会影响多方的利益，包括患者、家庭、医疗提供者、机构、报销来源、转介来源和社会本身，因此，可能会遇到关于出院计划的伦理问题。在当前美国医疗保健系统的背景下，出现了特定的问题。该系统通常由有工作的中等收入美国人使用，它基于预期的支付系统，具有明确的停留时间和旨在控制医疗支出的管理医疗原则。主张出院计划是将财务考虑置于符合患者最大利益和安全性之前，医保系统资助的医护人员对患者的关怀可能会面临压力。由于医保系统是为失业、未参保和主要是少数族裔美

国人设计的，军队医疗体系和退伍军人管理局医保体系采用了管理式医疗原则，以节省医疗费用，在这些医疗服务体系中工作的医疗从业者可能会面临类似的压力。

出院计划中的一个变量可能是，长期治疗的医疗提供者处方可能没有对个人自主权表现出足够的尊重。一般来说，个体参与任何决策过程的能力，至少在一定程度上，是由其心理状态检查的表现所决定的。这些检查虽然被认为在判断心理能力方面是可靠的，但在判断做出与出院有关的复杂决定能力方面价值有限。最重要的是，尽管这些因素都是社区生活成功的有力预测因素，但这些检查并没有考虑到老年人基于社会能力和支持网络的力量在社区中发挥作用的能力。一个与出院有关的伦理决定，真正能够解释患者的自主性，应该包括一些个人应对独立生活挑战能力的预测。

如果痴呆症患者希望出院回家，应根据患者的年龄、身体依赖性、认知障碍和执行身体、精神和功能任务的能力考虑出院计划。为了解决安全问题，必须设法确定希望出院回家的个体是否充分了解他或她的依赖程度。为了促进顺利出院回家，必须评估个体的需求是否可以通过采用社区小组和持续评估和观察的整体灵活治疗计划来满足。

另一项使出院计划的道德规范复杂化的因素是，每一项决定都影响许多人的权利，必须考虑相互竞争的职责。人们普遍认为，老年人有道德和法律权利自主地决定什么是合适的。然而，该决定对家庭成员的权利、义务和责任的影响也必须加以考虑，具体来说，如果这种支持是拟议的出院计划的一部分，患者的目标必须与家庭的能力和帮助意愿相适应。历史上，生物伦理学在很大程度上忽视了家庭的权利。虽然传统上家庭成员有义务相互照顾，且这种照顾不是期望来自朋友、邻居和陌生人的方式，但慢性病和衰弱性损伤患者生命延长所带来的照顾负担是需要考虑的重要因素。因此，照顾家庭成员的义务必须与照顾自己的身体和情感需要的责任相平衡。虽然必须将家庭成员的权利纳入出院计划，但他们对出

院计划的影响不应超过老年患者的权利。目前的一种情况是，在咨询和解决家庭成员的需要的同时，即使老年人有能力参与这一进程，实际上忽视了老年人的决策权和能力。

当一个虚弱但认知能力好的老年患者选择的生活有危险时，此时可能会遭遇严重的出院质疑。在这种情况下，虚弱的老年人被认为能够理解有关他生活状况的决策相关信息，理解决策的合理和可预见的后果，但仍然做出医疗团队认为有风险的决策。面对这类伦理境况，医务人员应考虑运用有意识的反思，结合自主性伦理原则、非恶意与善意伦理原则、授权伦理原则、倡导伦理原则，以及伦理规范中的适用原则，引导伦理关怀的整体性。必须考虑到对患者以及对其他人造成伤害的风险，必须努力在尊重个人自由和所有人的福利之间取得平衡。考虑因素还应包括风险程度与损害概率以及个人愿意承担的风险程度。医务人员必须避免年龄歧视的观点，并注意避免质疑老年人的权利和行为的方式，这种方式在面对年轻人时是永远不能接受的。当一个老人生活中有危险时，应该问的一个问题是，如果患者是 25 岁或 55 岁，是否也会有同样程度的担忧。医务人员还应该想想，为什么一个有能力生活但有跌倒风险的 85 岁老人待在家里会比一个 16 岁想开车或 25 岁想攀岩的人更令人担忧。伦理决策过程的最终结果可能是医务人员尊重个人的选择，并制定计划支持该决定，尽管他们担心老年人的安全。最终，医务人员可能会接受这样一个事实，没有风险，就没有挑战，就没有成功的可能性，就没有真正的生活活力。

从行政角度看，出院涉及平衡患者的利益和其他利益，包括医院和社会的需求。医疗机构和社会的经济利益与患者的福利之间可能会产生冲突，在涉及本机构的使命及其对工作人员和社区的行政义务时，这些情况尤其明显。美国医院管理人员学会的道德准则专门针对这种利益冲突，规定个人的福利必须得到保障。但是，该准则对行政义务冲突问题保持沉默。因此，促使患者出院或从某一机构转出的根本

动机可能是确保该机构继续存在的行政义务。此义务可取代该机构对社会、医务人员甚至患者的义务。因此，个别患者的需求可能在某些管理人员支持的伦理框架中发挥相对较小的作用。相反，在这种情况下，患者的需求需要与其他人的需求和利益相平衡。对于直接参与为患者制定适当出院计划的照护者来说，这可能会造成伦理上的两难境地。

涉及长期护理院的出院计划往往是最困难的。医疗服务系统很少为老年人提供机会选择护理地点或具体细节。这些决定通常是由出院计划人员或社会工作者做出的，他们很少有机会与患者协商。即使老年患者需要 24h 护理，出院计划通常是在没有与患者、家人或照护者讨论的情况下确定的，并且是基于医生的判断。此外，患者很少被告知出院计划的主要目的是促进迅速出院，同时自动遵守转诊到急症后护理机构的规则。期待老年患者在时间和信息均不足的情况下做出重要的人生决定，且老年患者可能正在得到专业人士的建议，但这些专业人士并没有完全披露自身工作对他们所施加的限制。此外，当医生或医疗团队认为出院回家的决定有风险或危险时，很少考虑老年患者是否有权做出知情、自主的决定。这通常不仅是因为医疗专业人士希望做他们认为对患者最好的事情，而且是因为他们害怕因危险的出院决定而产生的不利后果而引发诉讼。

伦理冲突可围绕出院计划反复发生，出院计划可能违背了医护人员的良心但不一定违反法律。在老年治疗中反复出现的一个例子，出院计划中的患者医疗已做好准备，但却没有满足患者和家庭需求的出院后地点。在这些情况下，治疗师和出院规划人员认识到老年患者的需求可能与出院计划相冲突。在这种情况下，人们可能会说，医院比患者的医疗状况位于更高的标准。在确定家庭或合适的保健机构中能得到足够的照顾和支持之前，患者不得出院。在医疗状况和社会支持不利的情况下，医疗机构不得命令患者出院。另一方面，患者没有权利仅仅因为他们待在医院感到舒适或想去的出院目的地不合适，就延长他们

的住院时间。在这个例子中，患者的自主权并不是绝对的，必须考虑分配公平的问题，患者的权利必须与医院规定相平衡。医疗机构可能会辩称，只要符合最低可接受标准，患者就有权出院，而且患者无权要求到最好的医疗机构。这种出院符合公平的原则，因为同样的标准将适用于所有患者。另一方面，一致性仅提供了最低限度的公平标准。它没有考虑到医疗机构在执行其规章时的非人格性。试图在这些情况下做正确的事情时，但治疗师和出院规划人员却面临着绝望的选择和不公平的环境。在个案层面，没有简单的答案。在这种情况下，执行人员可求助于预防伦理，因为它关注的是整体问题，而不是单个案例。因此，正确的做法是改变情况，以便为今后的案件提供更公平、更合乎道德的解决办法。

伦理与长期照护

在目前的医护体系中，长期照护是指广泛的服务，这种服务可帮助有功能障碍的个体。这些服务包括个人护理、社会支持和与健康相关的服务。提供长期照护的环境包括患者家庭和各种护理机构环境。上述伦理问题在任何接收老年人长期照护的环境中也会出现。

如前所述，在长期照护决策中，一个主要的伦理问题涉及入院过程本身。通常，在做决定时很少考虑患者的自主权。个体可能会拒绝被认为是充满风险选择（留在家里）的权利，这可能会侵犯他的自主权。为了保证自主权并允许患者返回家庭，他必须了解风险和后果，也必须了解该决定不应对他人的权利产生不利影响。

长期照护的另一个考虑是隐私和尊严问题。老年康复服务的提供者在协助提供个人照护服务如洗浴和洗漱时，必须认识到个人尊严。在体制环境中，必须提高对隐私和尊严问题的敏感性，因为环境本身无助于这两个问题。可能导致侵犯这些权利的情况包括多个房间、对呼叫按钮的响应以及未经患者许可使用患者的姓名等。

长期照护中的康复可能会引发这种情况下特有的伦理困境。根据定义，康复意味着培养患者在功能任务中的最大独立性。老年患者寻求长期照护正是因为他们在某种程度上依赖。在尊重患者的自主性和服从患者的求助要求以及鼓励患者独立之间存在着伦理上的挑战。从更广泛的意义上说，类似的挑战可能存在于保护患者免受跌倒或不良健康事件等危险情况的决策中。医疗服务提供者必须决定，何时可以允许需要照护的患者选择一门医护专业人士认为有风险的课程，以便实现利益最大化，而不是让患者处于无人看护、有潜在危险的境况。

长期照护生活环境中患者自主权的缺乏可能是照护者和管理人员的角色、他们的工作描述、物理环境和管理机构的规章制度造成的。管理员和工作人员被训练为以任务为导向，导致他们很少有机会来考虑患者的自主权，甚至患者自己日常照护的决策参与。物理环境通常是一个很小的空间用于储存衣物和个人物品，保证个人物品的最低安全限度和有限的隐私。护理计划和常规活动控制了日常活动的时间和内容。法规的目的虽然是保护居民的福利和安全，但往往阻碍患者参与决策，而且常常造成很少有选择自由。例如，对患者在其房间内存放的物品的限制，关于监督和患者活动图表的要求，以及安全要求。相反，一些法规可能会加强患者的自主权，比如那些强制要求消费者信息的可获得性、强制执行隐私法规并对使用禁止加以限制的法规。

美国老年人权益倡导中心（The Center for Advocacy for the Rights and Interests of the Elderly, CARIE）制定了一套指导和改进长期照护伦理决策的课程。该项目的前提是长期照护涉及患者的整体健康，包括情绪、精神、心理和社会健康，以及患者的身体健康。它考虑到与家庭成员、朋友和工作人员之间存在的关系，这些人加入照护关系网络中可以发挥支持和加强的作用。该项目认识到长期照护的患者有身体上的依赖性，而且经常患有精神疾病，并认识到患者依赖服务人员的体验通过各种方式放大了。该中心的模式认识到，传统的生物伦理不足以解决长期照护服务人员和患者面临的伦理问题。由此产生的课程——《承诺信守：在长期照护中创造伦理文化》，代表了一种伦理教育课程，提出承诺作为患者长期照护的伦理基础。该项目确定了五个主题：健康、安全、痛苦和折磨、尊重人格和生命故事。这些主题与保护和促进患者健康、保护患者安全、减轻痛苦和折磨、尊重和照顾人格特质、为患者生命故事的延续和完成提供机会和支持的承诺相结合。在这个模型中，健康关注的是功能能力的最大化，而不是疾病的治愈，安全关注的是居民与外部环境的互动。精神和情感上的痛苦被认为和身体上的痛苦一样重要。生命故事被认为是一个人存在的延续，包括尊重、鼓励和支持患者的人格特质，包括自我意识、意向性、决策力、能动性、情感、人际关系和创造力。CARIE 开发了一个名为 IDEAS 的五步流程，它为解决照护困境提供了一个框架，以达成伦理解决方案。这些步骤包括：①确定最终的问题、利益相关者和其他决策点；②形成一个患者叙事；③探索所有可能的应对方法；④根据提供者对患者的承诺评估每个响应；⑤选择一个行动方针并创建一个实施计划。该项目有助于照护提供者识别伦理困境的能力，并为检查和解决长期照护特有的问题提供一个流程。

限 制

照护老年人时限制的使用会带来一些伦理和法律问题，这些问题必须由医疗提供者解决。限制被定义为任何禁止自由移动的装置。对老年人施行限制的理由经常为防止对自己或他人的伤害，但潜在的动机往往是对制度责任的恐惧。

在考虑使用限制物来控制患者的安全或行为时，康复专业人员必须认识到，文献报道的支持限制使用以使患者免受伤害有效的科学依据很少。事实上，与限制使用有关的不良作用包括因制动而导致的功能能力下降，以及生理变化，包括挛缩、肌肉体积和肌力下降、骨完整性丧失、压疮和对压力的不良心理反应。还应指出，在老年康复方面，限制使用措施不符合且经常与康复目标相冲突。

Hieleman 指出了在权衡限制应用的选择时必须解决的几个问题：

- 知情同意。
- 风险与收益分析。
- 能力确定。
- 患者的权利和赋权。
- 降低风险。

应当注意的是，未经患者知情同意，应用限制的，可以依法加以规范。1987 年的《综合预算调解法》（The Omnibus Budget Reconciliation Act, OBRA）强烈指出，护理院必须获得知情同意后才能采取相关措施来保障居民安全。此外，美国宪法第十四修正案保证不受伤害和不必要的限制。

如果有能力的患者拒绝实施限制，而该患者正在危及他人的安全和福利，伦理上可允许驳回这种拒绝。在这种情况下，防止对他人造成伤害的伦理原则取代了患者拒绝的权利，个人不受干涉的消极权利随着侵犯他人的自主权而终止。在这种情况下，医疗专业人员必须在对患者的专业责任与保护公共卫生的社会和法律义务之间取得平衡。

如果限制被用作一种惩罚措施，那么限制的应用就没有伦理上的正当理由。这种做法将被定义为滥用。

当限制的使用与治疗目标一致时，可以从伦理上说明其应用。举个例子，当一个限制，如腕铐，是用来防止干扰一个维持生命的治疗，如鼻胃管。在这种情况下，应该强调的是，治疗的目标是使患者恢复健康。

管理式医疗

医疗专业人员为社会共同利益服务的部分传统是基于利他主义的概念，即无私地关心患者的福利。患者不是被视为顾客，而是被视为虚弱的个体，需要医疗服务提供者的干预。反过来，物理治疗师承诺在不伤害、提供利益的伦理原则下，满足患者的健康需求，同时培养患者的自主性和公平性。从本质上讲，医疗专业人员是为客户服务的受托人，他们知道自己专业知识的局限性。然而，在目前采用管理式医疗原则的医保体系中，尤其是在治疗需要专业知识和干预的具有复杂医疗和社会问题的老年患者时，这一概念可能会受到挑战。因此，管理式医疗在老年康复和伦理方面提出了特殊的挑战。其中一个考虑因素是管理式医疗的组织、结构和功能本身。在管理式医疗结构中，有多个利益冲突的参与者。例如，康复服务提供者对患者负有受托责任，但也可能是该组织的雇员或承包商。组织本身可能对股东负有法律和财务义务以维持低成本，但对患者负有道德义务以提供高质量的治疗。

当前道德冲突的另一个根源是市场驱动医疗的道德关怀，它有可能威胁到职业精神。在医疗中引入市场驱动的做法，可能会在提供最佳治疗以提高患者的生活质量和通过限制服务、提高效率和减少每位患者的治疗时间来将费用控制在最低限度之间造成职业忠诚的分歧。结果可能是医疗专业人员必须在患者的最大利益和经济生存之间做出选择。通常情况下，医疗报销推动了治疗。

在当前的医疗服务环境中，医患关系的完整性也可能受到威胁。患者关注是医疗保健的首要关注点。然而，管理式医疗的一些政策会威胁这种关系，这些政策包括拒绝提供医疗服务、限制医疗人员进行检查的能力以及拒绝或限制治疗。这些政策造成了双重效忠，并破坏了医患之间的信任。医疗提供者可能处于双重和潜在冲突的位置，即作为社会资源的守护者和作为个体患者的主要倡导者。对于老年患者，可以这样说，从伦理上讲，这一职业医疗无法使生命垂危的患者康复，在这种情况下，康复无论如何都是无效的。另一方面，医疗专业人士绝对不能仅仅因为患者年龄大就不给他治疗。困难在于确定哪些患者即将死亡，哪些患者可能受益，以及从康复或临终关怀康复计划中获益多少，以便使死亡过程更加人性化。

管理式医疗可影响患者自主权的伦理原则，并可能威胁患者的选择自由。当医疗保险以雇员或退休福利的形式提供时，雇员的选择可能会受到更大的限制。为了利用医疗保险作为一项福利，员工或退休人员往往被迫接受一项服务限制、不能满足医疗需求的计划。个体有责任知晓自己医疗计划的条款。

与患者自主权相关的另一个因素是，患者有权自己选择的治疗都有医保资助。最重要的是要承认，患者自主权并不能保证获得资助。相反，必须在节约社会医疗资金和支付个人医疗需求之间取得某种平衡。医疗提供者和老年患者同时必须认识到，自主权也需要承担责任。它要求个人明智地使用资源，协助节约资源并采用健康的生活方式。

在 2000 年和 2001 年，美国医师协会和哈佛朝圣者卫生保健伦理项目召集了一组患者、医生、管理医疗代表和医学伦理学家开会。会议的目的是为管理式医疗制定一项道德声明。会议声明为下列事项提供了指南：保护医患关系、患者的权利和责任、保密性和隐私、资源分配和管理、培养医疗道德环境健康计划的责任以及医务人员对患者、社区和公共健康的责任。声明确定了四项伦理原则，以应对与管理医疗相关的限制所带来的伦理挑战，并认识到医疗资源应合理分配。原则一讲述了在医疗服务提供方面至关重要的关系。它指出，健康计划、购买者、医务人员和患者应该具有尊重、真实、一致、公平和同情的特征。原则二指出，医疗计划、购买者、医务人员和公众均对医疗资源的适当管理负有责任。这一原则的宗旨之一是，医务人员的首要和重要职责是促进患者的健康，同时履行责任，实行有效的医疗服务，负责任地使用医疗资源。它还指出，健康计划应使购买者参与讨论可合理满足的医疗保险覆盖，并且医疗计划应与购买者合作，以确保福利项目符合购买者组成部分的医疗需求和文化规范。合同不仅要包含费用，而且要加强努力提高医疗质量。原则三指出，所有缔约方应为提供有效和高质量的医疗服务营造一个道德环境。经济奖励应用于加强提供高质量的医疗服务和支持职业道德责任。原则四规定，患者应充分了解照护和治疗方案以及影响医疗服务提供的经济和收益问题。

虐待老人

虐待老年人有多种形式，从造成身体伤害或精神痛苦，到拒绝必要的医疗和社会服务，再到经济剥削。虐待老年人的行为可能来自家庭成员、照护者或医疗服务提供者本身。通常，虐待不是公开的或故意的，但可能源于个人和职业价值，包括以牺牲老年人自主选择的权利为代价保护老年人的愿望。

当医疗服务提供者意识到存在老年人虐待时，必须清楚的一个伦理考虑是，需要在对患者信任的敏感性和遵守要求报告的监管法规之间保持平衡。如果虐待实情是通过秘密披露信息获得的，那么这一点尤其重要。如前所述，在出院计划、使用限制和拒绝通过规章和管理式医疗执行服务时，必须认清虐待老年人的组成部分。

总　结

在老年患者的康复方面，伦理问题和冲突的根源比比皆是。医务人员必须留意这些问题，明白基本的道德原则，并将道德价值纳入决策过程。除了传统的生物伦理原则和伦理准则外，医务人员在做出影响老年人及其家庭和社会生活的决定时，应注意反思实践，并纳入关爱和同情，避免年龄歧视。

（王杰龙）

原文参考

American Physical Therapy Association (APTA) 2003 Professionalism in physical therapy. Available at: www.apta.org/uploadedFiles/APTAorg/ About_Us/ Policies/Judicial_Legal/ProfessionalismCoreValues. pdf. Accessed March 2014

American Physical Therapy Association (APTA) 2009a APTA Code of Ethics for the Physical Therapist. Available at: www.apta.org/ uploadedFiles/APTAorg/ About_Us/Policies/Ethics/CodeofEthics.pdf. Accessed March 2014

American Physical Therapy Association (APTA) 2009b APTA Standards of Ethical Conduct for the Physical Therapist Assistant. Available at: www.apta.org/ uploadedFiles/APTAorg/About_Us/Policies/Ethics/ StandardsEthicalConductPTA.pdf. Accessed March 2014

Baker K, Campton T, Gillis M et al. 2007 Whose life is it anyway? Supporting clients to live at risk. Gerontol Nurs Assoc Perspect, 31: 19–24

Brindle N, Holmes J. 2005 Capacity and coercion: dilemmas in the discharge of older people with dementia from general hospital set- tings. Age Ageing, 34: 16–20

Haddad A 2000 Acute care decisions: Ethics in action. RN 63 (21–22): 24

Hieleman F. 1991 Restraint reduction in nursing facilities: the issues involved in decision-making. Geritopics, 14: 26–27

Jensen GM, Randall AD, Wharton MA. 2012 Cognitive impairment in older adults. Top Geriatr Rehab, 28: 163–170

Jonsen AR, Siegler M, Winsslade W. 2006 Clinical Ethics: A Practical Approach to Ethical Decisions in Clinical Medicine, 6th edn. McGraw-Hill, New York

Kane RA 1994 Ethics and long-term care. Clin Geriatr Med, 10: 489–499

Lucke KT 2007 Ethical considerations. In: Linton AD, Lach HW (eds) Matteson & McConnell's Gerontological Nursing Concepts and Practice, 3rd edn. Saunders Elsevier, St Louis, MO

Mathes M, Reifsnyder J, Gibney M 2004 Commitment, relationship, voice: cornerstones for an ethics of long-term care. Ethics Law Aging Rev, 10: 3–24

Moody HR. 2004 Hospital discharge planning: carrying out orders? J Gerontol Social Work, 43: 107–118

Moss RJ, LaPuma J. 1991 The ethics of mechanical restraints. Hastings Cent Rep, 21: 22–25

Nalette E. 2001 Physical therapy: ethics and the geriatric patient. J Geriatr Phys Ther, 24 (3): 3–7

Pellegrino ED, Thomasma DC. 1993 The Virtues in Medical Practice. Oxford University Press, New York

Povar GJ, Blumen H, Daniel J, et al. 2004 Academia and clinic: Ethics in practice. Managed care and the changing healthcare environ- ment: Medicine as a Profession Managed Care Ethics Working Group Statement. Ann Intern Med 141: 131–136

Pozgar G. 2010 Legal and Ethical Issues for Health Professionals, 2nd edn. Jones & Bartlett Learning, Sudbury, MA

Purtilo RB, Doherty RF. 2011 Ethical Dimensions in the Health Professions, 5th edn. Elsevier Saunders, Philadelphia, PA

Ries E. 2003 The art and architecture of caring. PT Mag, 11 (4): 36–43

Spielman BJ. 1988 Financially motivated transfers and discharges: administrators' ethics and public expectations. J Med Humanities Bioeth, 9: 32–43

Swisher LL. 2005 Ethics in geriatric physical therapy. An independent home study course for individual continuing education. APTA Section on Geriatrics, Alexandria, VA

Torrens PR. 2002 Overview of the organization of health services in the United States. In: Williams SJ, Torrens PR (eds) Introduction to Health Services, 6th edn. Delmar Publishers, Albany, NY

第76章

老年人的代际冲突和医疗保健

TIMOTHY L. KAUFFMAN，ADRIAN SCHOO

本章内容

概　述

　　老一代和年轻一代的冲突已是老生常谈。这个问题在一些不尊重老年人的社会和国家中显得尤其尖锐。一个重要的世界人口统计问题是一篇社论的主题，其中引用了美国国家老龄化研究所前所长 T.F. Williams 的话："在地球上曾经生活过并达到 65 岁的所有人中，大多数人今天还活着。""该声明对整个社会，特别是医疗服务提供者及老年患者都具有重要意义"。直至今日，每个人都已经听说过人口日益老龄化以及照顾老年人所花费成本不断上升的统计数据。在当下的文明社会中，我们面临如何从财政和道德这两个角度来处理这个日益严重的困境。

党派政治

　　一位美国众议院成员在 1996 年美国物理治疗学会联合部门会议上向一组物理治疗师发表讲话。他提出了这样一个场景：一个家庭可以选择为患绝症的母亲提供医疗服务，或者通过将减少老年人医疗保险患者和养老金领取者的医疗保健福利所带来的税收优惠来用于年轻的家庭成员。这位众议员坚持认为，即便这可能会让人们觉得"冷血"，但我们仍应当削减医疗保健福利，从而为我们的孩子和孙子提供更多的希望和更好的将来（他认为这是"热心"）。这种简单的二选一措辞成为代际冲突升温的源头，使两代人之间的关系日益紧张。

　　这些政治对抗持续存在。2010 年，患者保护和平价医疗法案（即奥巴马医改法案）在美国成为法律，没有任何一个政党的国会议员投票支持该法案。他们认为，扩大医疗保健将增加体系成本，并加重雇主和年轻工人的负担。2012 年，美国总统大选期间发生了一场重大辩论，其中一方指责对方削减老年人医疗保险，另一方承诺废除奥巴马医改法案。"特别是老年人医疗保险，将成为未来债务的最大推动力"和"财政悬崖"危机——在 2012 年的最后 1 小时被否决——将削减医疗保险服务和医疗服务提供者。

从人口统计学上来看，世界人口可以划分为不同代际的队列：老一辈（1946 年前出生），婴儿潮一代（生于 1946—1964 年），X 世代（1965—1980 年出生），Y 世代（1981—1995 年出生），1996 年到现在出生的被称为千禧一代，也可能包括 Y 世代。虽然这个问题不是 21 世纪的必要条件，但是代际冲突使不同年龄段群体间发生冲突。事实上，将年龄较大的劳动力与年轻劳动力相结合的方式可能对个人、雇主和社会都有益处。

英国保守党议员（在本书撰写时的身份）David Willetts 出版了一本名为 *The Pinch：How the Baby Boomers Took Their Children's Future——And Why They Should Give It Back* 的书籍。他认为，"婴儿潮"一代已经积累了财富，并已经从牺牲了年轻一代的社会福利中获利。当"婴儿潮"一代退休时，年轻一代将要承担更高昂的健康和社会照护成本，但他们并没有享受到如"婴儿潮"一代所享受到的低住房成本和良好的工作养老金。

在党派政治和轰动效应的辅助下，美元、欧元、日元和其他货币单位推动了这场冲突。

世界各国都在关注医疗成本和财富分配的政治问题，特别是在人口老龄化的国家。这是在"我们反对他们"冲突中所被操控的人口统计的一部分，特别是在老年人作为医疗保健使用者和社会保障/养老金领取者的欧美国家。此外，希腊、法国、爱尔兰、西班牙和葡萄牙政府债务增加所导致的欧元区危机也点燃了代际冲突的火焰。Böcking 写到，"老年人活着是以牺牲年轻人为代价的，下一代走上街头与父母对抗的时候到了。"

全球人口统计学

世界有很多时代，如石器时代或青铜时代，但今天我们正在经历"年龄时代"；它带来了许多积极影响的同时，也为个人、家庭、机构、文化和政府带来了重大挑战。根据 WHO 的数据，若地球上每秒有两个人将庆祝他们 60 岁的生日，那么每年全球将新增 5800 万 60 岁的人口。预测表示，60 岁及以上人口占全世界人口的 11.5%，这一比率将在 2050 年时升高至 21.8%。年龄超过 90 岁的老年人口数量将在 2012—2050 年间增加接近 300%。出生时预期寿命超过 80 岁的国家将超过 30 个，而 5 年前仅为 19 个国家。根据多种来源，表 76-1 显示了超过 80 岁人口百分比、性别比例及出生时和

表 76-1　全球老龄化和预期寿命

	年龄超过 80 岁人口百分数（%）		性别比率：2012 年时每 100 个女性对应的男性数量		出生时预期寿命（岁）2012—2015 年		60 岁时预期寿命（岁）2010—2015 年	
	2012	2050	60+	80+	男性	女性	男性	女性
非洲	1.6	4.3	84	61	67	72	18	22
亚洲	0.7	3.3	98	74	73	78	18	22
欧洲	4.4	9.3	72	49	73	80	20	24
加勒比海	2.0	6.3	86	71	70	75	20	23
中美洲	1.4	4.8	87	67	74	79	21	23
南美洲	1.6	5.7	80	63	71	78	20	23
北美洲	3.9	8.0	81	57	76	82	22	25
大洋洲 *	2.9	6.3	88	67	75	80	22	25

* 包括澳大利亚和新西兰

60 岁人口的预期寿命。

预期寿命增加的一个关键因素是世界女性生育力的下降，从 1950—1955 年每位女性生育 5 个孩子减少到 2010—2015 年的 2.5 个孩子。日本的生育率（每位女性生育的孩子数量）从 1970 年的 2.13 跌至 2009 年的 1.37；人口更替率为每位女性 2.1 个孩子。德国在欧洲拥有最高比例的老年人口，除移民人口外，居民数量由 2003 年的 8240 万减少至 2008 年的 8200 万。生育率为每位女性 1.4 个孩子。虽然这些人口统计数据并不经常出现在大众媒体或政治言论中，但却加剧了代际冲突。

这些人口统计数据预示着社会和政府将面临严峻挑战，若按照这样的趋势发展，大多数 2000 年以后出生的人将活到 100 岁或以上。并非所有的研究者都同意这些人口统计数据。从生物学观点，Carnes 等人认为，当今出生的人群从基因学上来说与我们的祖先并未有太多差异。过去，死亡通常是由于急性疾病及狩猎和采集的严酷性所导致的。当今的人口统计数据是基于文明程度的变化而产生的，例如医疗保健延迟了死亡，以及可以从便利店获得以往要通过打猎才能获得的物品。衰老带来的分解代谢效应可以延迟但不会停止，因为没有生物学指标表明人类的寿命可以超过祖父母辈照顾者的寿命。衰老的遗传过于复杂，无法建立单个或多个基因组操作以允许大多数人活到 100 岁。预测非常重要，但并非完全正确；其正确性只能通过时间来验证。

老年人的医疗保健

根据人口统计数据，政府将如何为年轻一代继续提供养老金和医疗保健计划？财政保障对于政府和其民众来说都非常重要。2011—2012 年，全球有 33% 年龄在 60 岁及以上的人口在工作，其中 47% 存在包括健康支出等的"现金担忧"。全球范围内，44% 年龄在 60 岁及以上的人口对其健康状况评分为"中等"，22% 为"差或非常差"，医疗保健和医疗支出的增

加成为压力和焦虑的来源。退休收入和健康状态相关，进一步增加了代际冲突；然而，本章的目的并非阐述社会保障或养老金计划，而是阐述人们如何获得医疗保健。

世界上许多国家通过税收提供全民医疗保健，大多数国家也允许私人保险，这缩短了照护等候名单。大多数国家已经看到成本上升的部分原因是由于上述的人口老龄化导致的。在英国，政府医疗保健总支出从 2001—2002 年的 582.6 亿英镑增加至 2008—2009 年的 1094.3 亿英镑。英国国民医疗服务（National Health Service，NHS）有一项核心原则，"基于临床需求提供全民服务，而非支付能力"。欧盟保险卡的合作中，允许所有持卡人在欧盟 27 个成员国中的任何一个旅行时都可获得该国提供的医疗服务。保险卡免费发放，并且医疗费用和母国保持一致，一些国家可享受免费医疗。

巴西、阿根廷、沙特阿拉伯、俄罗斯、澳大利亚和新西兰都有类似运作良好的体系，但同样面临人口统计数据老龄化的挑战。在日本，长期照护支出预计在 2006—2050 年间从占国内生产总值的 1.4% 增加至 4%。与其他很多国家一样，日本也出现在家中提供更多照护而非在医院或长期照护机构的趋势。

美国和老年人医疗保险

在美国，老年患者的康复费用绝大部分由老年人医疗保险和医疗补助计划支付，这是基本上全民都享有的医疗计划。随着人口老龄化，这些制度已经逐渐成为党派政治斗争战场，在该领域各参与者间充斥着中度到高度的不信任、沮丧和混乱，这些参与者包括受益者及其支持者、游说者和家庭，个人和机构的照护提供者，保险公司以及政治家和监管官员。

由于医疗保险和医疗补助（低收入老年人和州政府经营）系统规模庞大、变化多端且价格昂贵，因此给这个社会政治泥潭赋予了一些正当理由。在 2012 年，老年人医疗保险覆盖了超过 50700 万人，福利支出超过 5742 亿美元。当年的政府收入仅为 5369 亿美元。老年人医疗

保险 A 部分（医院保险，HI）信托基金通过"平价医疗法案"的创新得到了加强；但如果不做任何改变，预计到 2026 年也将用尽。老年人医疗保险 B 部分门诊服务"在未来 10 年内有足够的资金"，但过去 5 年的年度平均费用增加了 6.1%。2012 年医疗保险总支出占国内生产总值（GDP）的 3.6%。2012 年每位享受福利老年人的平均福利成本为 A 部分 5227 美元和 B 部分 5097 美元。

老年人医疗保险 A 部分和 B 部分：混乱之象

如上所述，老年人医疗保险 A 部分是医院保险；然而 HI 信托基金下设服务却可能在综合医院、康复医院、临终关怀系统、熟练的护理机构或居家照护场景中开展。相比之下，老年人医疗保险 B 部分中所涵盖的服务可能可以在医院的门诊、患者家中、扩充照护机构、专业的照护机构、康复机构、综合康复门诊机构（comprehensive outpatient rehabilitation facility，CORF）和其他门诊诊疗中心中进行。因此，严格对门诊或住院患者进行界定并不十分恰当。老年人医疗保险体系下的医疗保健连续体如图 76-1 所示。从康复的角度来说，无论是属于 A 部分还是 B 部分，对患者照护水平的复杂程度应该没有差别。差异化仅来自需要住院而非门诊治疗的社会医学因素。

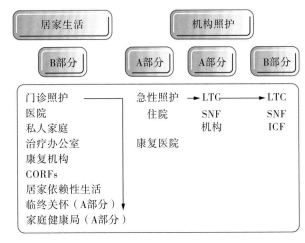

图 76-1 针对老年患者的医疗保健连续体。LTC，长提照护；SNF，专业的照护机构；ICF，中途照护机构；CORFs，综合康复门诊机构

居家保健服务

在家中进行老年康复很大程度上是 1980 年代制定的立法和监管决策的结果。当时，制定了与诊断相关群体（diagnosis-related groups，DRG）的预支付系统（prospective payment system，PPS），鼓励医院尽快让患者出院。PPS 背后的概念是高效的医院将受益，而低效的医院将遭受财政危机。然后，根据随后 Senator John Heinz 的报道，DRG 系统鼓励患者在"生病较严重时更快速地"离开医院。

因此，居家医疗保健产业迅速增长；到 1990 年代末，由于居家医疗保健费用的增加，已成为预算观察者的主要关注点。2013 年，预支付系统将可在家庭健康机构使用，预计可将老年人医疗保险成本降低 0.01%。

当患者符合某些标准时，居家健康服务通常由老年人医疗保险 A 部分承保。如上所述，患者必须符合适当的诊断，并且可预计患者能够从该种疾病状态恢复。显然，在老年人群中，功能下降并非都可归因于急性发作，从而产生了一些关于医疗必需性的模糊性。

当患者需要熟练的康复服务时，患者活动范围必须局限于家中以便接受居家医疗保健。此外，医生必须证明患者的活动范围局限于家中。患者需要很大的努力才能离开家。患者可以短时间离开家去接受例如门诊透析、化疗和放射等医疗服务，或偶尔去理发店、步行或在街区附近开车。

此外，当患者需要其他人帮助或需要特殊的交通工具才能离开家，或者被认为离开家是禁忌时，认为患者由于病情或疾病限制其离家能力。任何可能导致上肢失用使患者无法打开门或使用扶手的脑卒中等疾病都符合居家限制的纳入标准。出院后产生的虚弱、疼痛或其他疾病而限制活动的患者也具有获得家庭医疗保健的资格。例如，患有动脉粥样硬化性心血管疾病的患者可能具有身体活动的心脏风险，不应该离开家。另外，当患者存在拒绝离开家的精神问题或在者无人看管不安全时，也符合居家限制的条件。

当患者能够在门诊获得医疗保健服务时，不具备居家健康服务资格。由于衰弱或不安全而不常离家的老年人除非具备以上任意条件，否则不具备获得居家健康服务的资格。

模型转变

德国艺术家 Bernd Stolz 很好地阐释了年轻人和老年人在健康、年轻并正在工作的成年人肩上的重量（或负担，图 76-2）。此处需要回答的问题是，代际差异是否必须被视为一直是和 / 或的情况吗？答案是否定的。如果报纸上的头条新闻报道将近 100% 的教育费用发给 30 岁以下的人群时，该怎么办？英国或任何其他国家的养老金领取者是否应该停止支付社区费用和其他有利于年轻人的税收？美国的公立教育（幼儿园到高中）主要靠房产所有者的房地产税来资助。"在年轻人教育上的投资将提高其年长后的福祉和生活质量"。

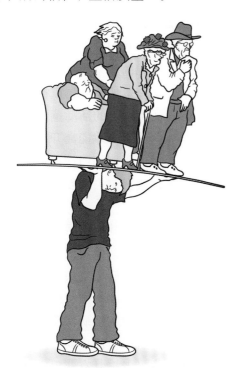

图 76-2　年轻人和老年人在健康、年轻并正在工作的成年人肩上的重量

美国的州和地方政府将大部分费用用于教育和刑事司法。例如，加利福尼亚州 2013—2014 财年预算中有 62% 被指定用于这些服务，

30 岁以下的人群为主要受益人。当与老年人医疗保健和社会照顾成本的辩论是针对代际冲突时，并未包含关于支出水平的数据。此外，一个重大遗漏是，医疗保健成本增加了就业机会，这不仅有助于个人及其家庭的福祉，也有助于 GDP。

撇开厄运不谈，并非所有的信息都是灾难性的。首先，尽管世界人口正在老龄化，但人口老龄化的发病率正被压缩到较短的时期内。这意味着人们的寿命更长，生活更健康。增加生命年限并不意味着增加系统成本。如果发病率降低，这将是未来几十年和几个世纪的老龄化社会中非常有意义的景象。例如增加使用预先医疗指令和不施行心肺复苏等其他趋势可能也会降低健康成本。此外，死亡的场所可能将由医院转变为家中。所有社会的重点应该是控制传染性和可传播性疾病以及减少 / 预防残疾。据估计，全世界有 46% 的人患有残疾。必须在年轻的时候教导和实践诸如适当营养、恰当运动和不吸烟等终身健康的习惯。

几代人面临的挑战是如何聪明地积极合作，互惠互利。维持老龄人口健康并减少住院必然可以减轻税收负担。特别是在农村地区，那里的通勤活动有限且与休闲相关的基础设施和俱乐部很少，对于久坐不动或随着年龄的增长而变得越来越久坐不动的人群来说，开始增加和维持体力活动水平可以为公共卫生带来巨大收益。虽然偶尔和非结构式的体力活动（如步行）不需要昂贵的基础设施，并且可以降低影响健康的危险因素，但职业性身体活动和相关活动更有可能是有意义的，因此需要继续保持。

兼职工作或年轻与高龄劳动者间的工作共享为打造主动、强健和适应性强的社区提供了机会。老年人愿意支持其年轻的同事（如在年轻同事孕产假期间），分享其经验并作为他们的人生导师。同时，老年人更愿意融入对社区有益的志愿者工作中。据预测，澳大利亚在 1997 年时志愿者工作的共享相当于 410 亿澳元，这个数字相当于政府每年在老年人照护服务的花费。志愿者工作非常有意义，通过维持老年人群的活力和参与度可减轻税收负担，例如可以让他们照顾比他们更年长的人。

　　尽管澳大利亚也存在很显著的人口老龄化问题，如本章前文所展示的全球人口统计数字显示，在北美和澳大利亚间存在一定相似性（如老年人医疗保险），但它们之间仍存在显著差异（如弱势群体的社会安全网），这使澳大利亚并未出现如美国所经历的年轻一代和年老一代间的争论。年轻人所表现出负责任的行为是尊重他们的老年公民，鼓励他们在社区中保持身体和社交活动，并鼓励老年人支持年轻人和其他年长的同龄人参与社区活动。保持良好健康状态和幸福感将是一项有价值的投资，远远超越了代际差异，这也是所有人应当肩负起的责任。

医疗服务提供者的角色

　　医疗服务提供者应参与整个过程。我们应该作为照顾者与患者和家人一起参与这个过程。我们作为研究人员参与其中，希望找到更好的方法为每个国家在不同的社会结构和财政限制范围内提供最好的照护，我们期望通过本文将这些信息分享给更多人。作为公民，我们希望政府能够倾听我们和患者的需求。作为医疗服务提供者，我们自己在未来也将变成老年人。我们可以期待比过去几代人更长寿、更健康的生活。出于这些原因，我们必须表达我们对未来的关注、需求和想法。我们正在寻求将我们的个人利益与专业利益和社会利益合并的智慧和能力。然而，美国老年医学会前任主席 Binstock 提醒我们一个持久而普遍的真理："政治而非研究，才能解决这些关于价值冲突困难和行动本质和内容的手段，若存在，政府应当担负起减轻负担的职责。"21 世纪第 2 个 10 年中美国所呈现出的政治气候支持了 Binstock 的论点，尽管它似乎不适用于其他老龄化国家。但需要提醒政治家们，无论他们何时何地将代际冲突定义为政策时，"由于经济原因限制，

资源需要通过艰难和无情的方式分配时，社会对弱势群体的反应都会成为该社会人性化更大的标志"。

无简单答案

　　尽管对老龄化所带来的病理和恐惧困难成为家庭和社会的负担，但决心仍然是可以降低发病率的一种态度。这种老龄化现象迫使社会考虑诸如预先医疗指令（生前遗嘱）和不施行心肺复苏等问题，从而减少如心肺复苏、侵入性检查和小手术等高强度医疗措施。治疗知情同意可以减少非预期和昂贵的医疗手段和外科干预措施。姑息治疗除了维持人们的外在体面之余，需要物理治疗来帮助舒缓并控制疼痛。现在，很少有人支持如安乐死（直接导致死亡的故意行为）或协助自杀（向知情患者提供医疗手段导致自我死亡）等高度情绪化的主题。特别是在我们进入老龄化时代时，文明发展的进程必须继续与这些问题进行周旋。

总　结

　　代际冲突的问题并不新鲜，不需要放大。我们以圣经中亚伯拉罕和以撒的故事作为结尾。亚伯拉罕，一位百岁老人，受到上帝的诱惑，牺牲了他唯一的儿子以撒，当时他只是一个小伙子。亚伯拉罕指示他的仆人等待他和以撒，并说道："我们要回来了。"看见木柴、火和刀，以撒问到，"羊羔在哪里？"亚伯拉罕回答说，"上帝要给自己一只羊羔"。此处所提供的重要信息是，亚伯拉罕从未忽视他需要做的事情，那就是服从上帝，牺牲他的下一代，也就是他的儿子。在这个故事中，达成了亚伯拉罕所面临困境的理想解决方案。随着全世界范围的老龄化，年轻人和老年人为了共同利益将共同努力找到解决方案。作为医疗服务提供者，我们必须参与并找出解决方案。

（王　欣）

原文参考

Allert G, Sponholz C, Baitsch H.1994 Chronic disease and the meaning of old age. Hastings Cent Rep, 24: 11–13

Binstock R.1986 Perspectives on measuring hardship: concepts, dimensions, and implications. Gerontologist, 26: 60

Böcking D 2012 Euro crisis morphs into generational conflict.Spiegel online. Available at: www.schpiegel. de/international/Europe/commentary_why_the_euro_ crisis_is_also_a_generational_conflict_a_849165_ druck.html. Accessed January 2013

Boyle S.2011 United Kingdom (England) Health Systems in Transition. European Observatory on Health Systems and Policies, Copenhagen, Denmark, p1–514

California Budget 2013 Available at: www.ebudget.ca.gov/. Accessed January 2013

Carnes BA, Olshansky SJ, Hayflick L.2013 Can human biology allow most of us to become centenarians? J Gerontol A Biol Sci Med Sci, 68 (2): 136–142

Christiansen K, Doblhammer G, Rau R, et al.2009 Ageing populations: the challenges ahead. Lancet, 374: 1196–1208

CMS.gov 2012 Available at: www.cms.gov/Center/Provider_ Type/home_health_agency_hha_center.html?redirect=/ center/Hospice.asp. Accessed January 2013

Colombo F, Llena-Nozal A, Mercier J et al 2011 Help Wanted? In: Providing and Paying for Long-Term Care. OECD Publishing, Paris, pp. 61–84

Er LP.2010 Challenges and prospect for Japan's ageing population: no easy choices in ageing and politics consequences for Asia and Europe. Konradadenauer- Stiftung, Singapore, pp. 139–156 eurostat 2010 Available at: http: //eppa.eurostat.ec.europa.eu/statistics_

explained/index.php/Population_structure_and_aging. Accessed January 2013

Fries JF, 2012 The theory and practice of active aging. Curr GerontolGeriatr, Res article ID 420637

GOP 2012 Restoring the American Dream: economy and jobs. Available at: www.gop.com/2012-republican- platform_Restoring/#6. Accessed January 2013

Guest R, Shacklock K.2005 The impending shift to an older mix of workers: perspectives from the management and economics literatures.Int J Org Behav, 10: 713–728

Healy J.2004 The Benefits of an Ageing Population. The Australian Institute, Bruce, ACT

Karsch M, Hossmann I.2010 Consequences of the demographic change in Germany. Konradadenauer- Stiftung, Singapore, pp. 139–156

Kauffman T.1988 Physiotherapy as the world ages. Physio Theory Pract, 4: 61–62

Strath S, Swartz A, Parker S, et al.2007 Walking and metabolic syndrome in older adults. J Phys Act Health, 4: 397–410

Trustees 2013 Annual Report of the Boards of Trustees of the Federal Hospital Insurance and the Federal Supplementary Medical Insurance Trust Funds. Available at: www.cms.gov/Research-Statistics- Data-and-Systems/Statistics-Trends-and-Reports/ ReportsTrustFunds/.Accessed January 2014

UNFPA and HelpAge.2012 Ageing in the Twenty-First Century: A Celebration and a Challenge. United Nations Population Fund New York and Help Age International, London Willetts D.2010 The Pinch: How the Baby Boomers Took Their Children's Future— and Why They Should Give It Back. Atlantic Books, London Williams TF.1987 The future of aging. Arch Phys Med Rehabil, 68: 335–338

第77章

生命终结

TIMOTHY L. KAUFFMAN

本章内容

概　述

死亡和濒死

死亡是一个有限的时刻

只有上帝知道

死亡是一个过程

每个人都与众不同

死亡是一场胜利

耶稣在十字架上的礼物

死亡是一种过度的情绪

挫折

不一致的日子

有些快乐

有些生气

一些，也许很多，痛苦

或者你感觉到的某些日子

整体失去健康

死亡是对地球生命的最后一次告别

我们知道

死亡是对人和事的告别，是的，即使这些事情都离我们很近

对我来说最难和最压倒性的告别是离开我的孩子

我不会看到他们的事业发展和繁荣

我永远不能参加他们的婚礼

我永远没有机会拥抱孙子孙女，当然还有其他直系亲属、朋友、同事和

地方

我见过的森林、瀑布、湖泊、花卉、山脉、乡村道路、公园、海洋，我的猫 Tabitha 和 Magnaum，我的毛绒玩具，还有很多很多

死亡是我们最大的胜利

推动我们超越自己理解的和平

死亡是运送我们的交通工具，它并不总是平稳宁静的旅程，但在旅程的终点，仍然有安全到达的希望

LYNN PHILLIPPI, WRITTEN AT LINEN & LACE B&B, 1997 年 6 月 26 日

Lynn Phillippi 在她自己的死亡前不久遇到了自己的医疗问题。她撰写了本书第 1 版中"硬度（Stiffness）"相关内容。Lynn 指出，死亡只是一个有限的时刻，每个人的死亡都是不同而独特的。作为老年患者的医疗服务提供者，我们必须正视患者终将死亡的事实，但这一时刻的过程和时间并不总是简单或界定明确的。

但是，随着逐渐螺旋式衰退和下降的发生，死亡通常是一个长期的过程。因此康复转为姑息治疗的方式，以满足日益衰弱和衰弱的患者不断变化的需求。在这些常见病例中，照护的目的是帮助患者和其他照护者通过如疼痛控制、摆位、活动和处理如厕等来解决生活质量问题，并为患者和其家庭提供作为人类的尊严。

生命终结

生命终结何时开始——在二次脑卒中后或被诊断出终末期疾病，或当一个人进入长期照护机构或医生这么说时……若以抽象的方式来解读，那么生命终结可能从出生时就已开始，运气、选择和遗传确定了持续时间。大多数老年医学领域的医疗服务提供者都能识别患者生命何时即将结束；但大多数人也意识到有些患者会多"坚持"几天、几个月甚至几年。因此，过早放弃康复服务或拒绝这些服务可能会导致这些服务被忽视或滥用，特别是在未咨询康复专家时。

不可否认，存在诸如患者存活潜力等限制，但最后确定应由家庭成员、照护者、医生和康复专家对患者的情况、家庭和患者的意愿以及服务可用性和财务现状进行综合考虑后做出。家庭和患者的意愿包括社会学差异，因为在生命终结时，各种习惯、信仰、习俗和价值观都会对其有所影响。文化和宗教也是影响人们在生命终结时提供医疗保健的重要考虑因素。

姑息治疗

当患者很少或没有继续治疗的希望或拒绝

康复治疗时，道德人员在接触这类患者时必须自由地给予尊重、尊严，并在身体和情感上给予安慰。此时，重建或恢复功能的康复治疗显然是不合适的；然而，却可以采用姑息治疗的方式。在生命终结时，姑息治疗是为了减轻患者及其家属的痛苦。通常，照护是针对濒死患者的家属，而非患者本身。例如，家人可能需要帮助来接受即将死亡所带来的严酷而悲伤的现实。

在姑息治疗中，包括护士、社会工作者、物理治疗师、牧师、家庭治疗师和医生在内的跨学科团队通常能更好地提供服务。家庭成员也是团队中的重要成员。我们所期望的结果是"良好的死亡"，即对患者、家属和照护者而言，不经历可避免的悲伤和痛苦；总体上符合患者和家属的意愿；并且符合临床、文化和道德标准。

Scarre 认为没有"良好的死亡"这回事。这使人们对加速死亡的兴趣高涨。

Emanuel 及其同事提出了"生命终结需求筛查工具"（needs at the end-of-life screening tool NEST），该工具涉及四个方面：①社会、经济、照顾和获得医疗服务的需求；②存在的需要，即精神、目的、痛苦和安定；③身体和精神上的症状；④治疗需求，即关系、信息和照护目标。这些类别的照护可能对团队的所有成员都有帮助，并可能产生"良好的死亡"。

Emanuel 等人指出，在接受结构性访谈时，90% 的患有绝症的患者及其照护者几乎没有压力，而且近 50% 的受访者认为这有帮助。这些研究人员发现这次访谈很有帮助，特别是对少数民族和焦虑者而言。超过 50% 的存在与家人和朋友告别困难的濒死患者认为这个访谈有帮助。

物理治疗师或作业治疗师所提供的服务可以帮助患者在床上摆位或移动、坐起并协助如厕。言语治疗可能有助于教导吞咽、口腔康复和并改善患者沟通。也许在生命的最后阶段，任何层面的沟通能力都是最重要的需求，特别是为了家庭和亲密的朋友。

姑息治疗不是仅在生命即将结束时才能进

行。当临床认为患者康复潜力较差并且即将临近生命终点前，就应该努力减轻疼痛强度并最大限度地减少功能限制和障碍。因此，康复和姑息治疗并非相互排斥的，特别是当患者不可能恢复时，二者相整合的连续体可以从另一方面采取让患者舒适或疼痛程度降低的方法来继续帮助患者。

这种康复/姑息治疗连续体的概念完全符合《物理治疗师实践指南》中的内容，尤其是物理治疗师在咨询和沟通中的作用。协调和沟通的干预尤其重要，可用于在整个照护过程中协调患者与家属、其他重要人员、照护者和其他专业人员的关系。这涉及使用适当程序和技术的指导，但都以影响生活质量的问题和舒缓为重点。在 2005 年，美国物理治疗学会（APTA）验证了在临终关怀场景下临终时物理治疗照护的目的。

康复的角色

因为每个患者和家庭在死亡过程中都会有不同的医疗、精神和身体需求，所以康复必须担当多种角色。在早期阶段，活动性是一个重要的治疗考虑因素，因此可采用如步态、平衡和治疗性力量强化训练等。使用辅助装置来维持平衡、安全，减轻疼痛和关节保护可以使患者保持独立感并参与日常生活活动。使用矫形器或支具来保护关节可以增强功能，特别是在患者只能卧床时，可以用于预防疼痛、挛缩畸形、肿胀或皮肤破裂。

通过治疗性运动来维持呼吸能力和运动耐受是非常有用的。无法呼吸非常可怕，这样的方法可以用到生命只剩最后几天或几小时。运动耐受的目标是患者能坐在床边、安乐椅或轮椅上。能够以直立的姿势看世界是非常美好的，患者可以吃饭或至少能够与家人和朋友一起吃饭。在直立位置下的呼吸和进食可能更容易。

帮助进食、穿衣和洗澡的辅助设备可能能够帮助维持患者的独立性和自我价值感。轮椅移动和节约能量非常有用；但是如果轮椅不适

合，可能会造成伤害，至少可能会出现疼痛和疲劳。患者可能出现压疮，水肿可能导致依赖性肢体。轮椅不合适或长时间坐位使脊柱后凸增加，导致背部疼痛，呼吸时胸部扩张减少并压迫腹部，使进食变得更加困难。

对终末期患者的疼痛管理通常涉及药物治疗，尤其是麻醉药。一些患者及其家属因为信仰、头晕或嗜睡等原因选择不使用这些类型的药物。尽管现实的期望是必要的，但各种热、冷和电刺激等物理因子也能带来效果。即便是便携式和易于使用的 TENS 所带来的效果不能与吗啡相提并论，但它们仍然具有价值。第 67 章中已对物理因子进行了详细阐述。

关节活动范围训练有助于控制疼痛并预防挛缩、僵硬和组织破坏。通常可以教授患者家庭成员如何执行；通过这样的方式他们就有机会直接参与照顾他们所爱的人，而不仅仅是旁观者的角色。此外，这些训练可以提供身体接触。身体接触是人类重要的需求，而这种需求在终末期疾病患者身上常由于医疗干预或家属不知如何做而缺失。温和的按摩不论从身体上或情绪上来说都是一种治疗。

诸如针灸、音乐疗法、顺势疗法、触觉疗愈、想象和放松技术等补充和替代的疗法，可能也会有所帮助。即便这些治疗方法的疗效尚无定论，若濒死患者对这些治疗有需要，我们也不应该让他们抱憾而终。

情　绪

在提供医疗服务时，无论是治疗还是姑息治疗，必须考虑到患者及其家属的真实情绪。丧亲感受将从患者死亡前持续到患者死亡后。家属和密友们都面临着失去的感受，有时他们还没有做好接受的准备，因此否认是一种常见的应对机制。患者也可能出现否认的情绪，这可能妨碍个体生命终结、了结个人事务和说再见等重要的行为。当面对处在否认不同阶段的患者和家属时，必须诚实以告，但方式不要太残忍。特别是患者或家属来自医疗领域或神职

人员时，同情和诚实非常有帮助。

濒死患者也常出现愤怒和沮丧情绪，这些情绪可能直接针对家庭成员、上帝或某些或所有医疗服务提供者。因为死亡的未知，也会出现恐惧和内疚。世界上几个主要宗教都教导了罪的概念，濒死的人可能对把生命交付于他人或不作为感到内疚，并且可能会对在生命剩下的几天的不作为感到遗憾。

同样，同理心、诚实和尊严也很重要。在生命的最后时刻，一个人应该感觉到他或她是好的，并以被医疗服务提供者视作为人类来对待直到死亡作为最后的记忆。

许多患者和家属都对提供额外的舒适、尊严和价值的任何事情表示感谢。这些可以作为内在力量，陪伴患者及其家属走完生命的最后一程。

临终关怀

临终关怀的概念起源于 1960 年代的英国。在美国，现在包含在老年人医疗保险 A 部分计划中，通常在医生确定患者生命终点前 6 个月时开始。临终关怀患者也有各种各样的身体能力和需求。在临终关怀早期阶段，康复服务确实可以治疗；但到后期，只能进行姑息治疗。两个阶段之间是逐渐过渡的，但康复专家应作为临终关怀团队成员提供咨询和照护使患者生活质量维持在最佳水平。

濒　死

某些迹象预示着死亡即将来到。在生命的最后几天，患者可能变得越来越嗜睡和出汗，并且可能几乎水米不进。此时不提倡给予肠外营养；然而，口腔护理和使用唇膏和冰屑是姑息治疗的一部分。循环和氧饱和度下降时，脚趾、手指、鼻子和耳朵可能出现发绀。患者由于支气管充血或腭松弛临死前出现的喉音是导致家庭成员遭受痛苦的常见原因。如果需要，应该咨询神职人员，并且家人可以在场，与患者采取牵手、触摸或拥抱的方式来告别。必须注意平和、尊严和尊重。

总　结

正如 Lynn Phillippi 写到那样，"死亡是对地球生命的最后一次告别。"这是每个人都会有的经历。了解让生命终结的原因可以让我们更好地理解生命。老年人和濒死患者的医疗服务提供者应该不断学习。康复服务、治疗和姑息治疗可以帮助濒死患者和患者家属提高生活质量。

下面的文字是我坐在一个我曾经使用治疗和姑息治疗方法治疗过 8 年患者的葬礼上写下的。

生命的意义

什么是生命的意义？
答案很模糊；
并非所有人都一样。
部分答案是死亡，
当它不是时。
死亡引发了生命，
因为衰老，时间的通道滋养了年轻人；
如果没有前辈，
也不会有后辈的存在。
生活不容易。

它充满了问题、心痛、悲伤。
然而却又带来丰富的喜悦。
有时候很难找到。
接受不好，因为它也是生命的一部分。
但努力搜寻并专注于好和美丽。
每日往复。

我们的前辈，
与我们一起度过生活的人，
永远在场。
他们与我们永存，
在我们的思想中，
在我们的行动中，

在我们的生命中。

对于生命而言，没有绝对的开始，
也没有绝对的结束；
只有孕育与死亡，
这些都只是时间的标志而已。
但是这些时间点前后是什么，
既孕育又死亡？
是亲人的生命，
给予和接受爱，
分享学习和生活。
我们是我们的父母、我们的配偶，
我们的孩子、我们的祖父母和孙子，

与进入我们生命的人，
分享、学习、生活和爱。

生命的意义是活在当下，
这是建立在前人的基础上并为后辈提供
基础。

生命的意义是体验，
好的和坏的，
最重要的是关注这些体验的美好。

TIM KAUFFMAN，1993 年 3 月

（王　欣）

原文参考

American Physical Therapy Association (APTA). 2005 Hospice Care: Emerging PT Practice, No. 13, Rehabilitation. Oncology, 23 (2): 24–26

Dalacorte R, Rigo J, Dalacorte A.2011 Pain management in the elderly at the end of life. North Am J Med Sci, 3: 348–354

Della-Santina C, Bernstein R.2004 Whole patient assessment, goal planning, and inflection points: their role in achieving quality end-of-life care. Clin Geriatr Med, 20: 595–620

Emanuel L, Alpert H, Emanuel E.2001 Concise screening questions for clinical assessments of terminal care: the needs near the end-of-life screening tool. J Palliat Med, 4: 465–474

Emanuel E, Fairclough D, Wolfe P et al.2004 Talking with terminally ill patients and their caregivers about death, dying, and bereavement. Arch Intern Med, 164: 1999–2004

Field M, Cassel C.1997 Approaching Death: Improving Care at the End of Life. National Academy Press, Washington, DC Guide to Physical Therapist Practice 1997 Phys Ther, 77 (11): 1162–1650

The Merck Manual of Geriatrics (Beers MH, Berkow R, eds). 2011 3rd edn. [Online]. Merck & Co. Inc., Whitehouse Station, NJ. (Accessed at www.merckmanuals.com/professional/geriatrics.html December 2013)

Monforte-Royo C, Vilavicencio-Chavez C, Tomas-Sabado J et al.2012 What lies behind the wish to hasten death? A systematic review and meta-ethnography from the perspective of patients. PLOS ONE Published online 14 May 2012, doi: 10.1371

Rome R, Luminais H, Bourgeois D et al.2011 Role of palliative care at the end of life. Ochsner J.11: 348–352

Scarre G.2012 Can there be a good death? J Eval Clin Pract, 18: 1082–1086

第78章

为老年人提供服务的医疗专业人员入门级能力要求

JOHN O. BARR, JENNIFER NITZ, RITA A. WONG

本章内容

概　述

在大多数西方国家，物理治疗从业者必须完成本专业相关课程的学习，使其能够满足物理治疗的实践标准，并按照该国所设立的医疗从业人员行为准则进行实践。不同国家由不同的制定机构编写这些实践标准。这些实践标准通常非常广泛，涵盖专业实践范围及安全、有效、符合伦理并以患者为中心所需要的专业知识、技能和行为。老年人服务提供者所需要的能力通常不会在物理治疗师实践国家标准中单独提出。相反，实践标准声明从业者有能力在与该专业相关的所有类别的患者（包括老年人）中进行实践。从这些标准中可以清楚地看出，所有类型的患者/客户（包括老年人）都需要涵盖在入门级专业教育中，但这却无助于教育者或临床从业者确定哪些知识和技能最重要。

2008年4月，医学研究所的美国老年人未来医疗保健工作委员会发布了312页的报告——为老龄化美国重建：建立医疗保健工作组。该报告呼吁对美国医疗保健人员进行培训并对照护老年人的方式进行根本性改革。本报告中的一项重要建议是医疗保健专业人员的执业制度，执照的认证和维护应证明其拥有照护老年人的能力。

美国老年病学会于2008年6月对这份报告做出回应，召集了21个代表老年人照护专业人员的组织，该组织后来发展成老年人健康合作伙伴（Partnership for Health in Aging，PHA），目前已纳入36个组织。最初的PHA工作组有共识、认可和/或验证的老年人能力（即医学、护理、药学和社会工作）的学科代表组成。该工作组确定了在完成入门级专业学位后，医疗专业人员仍需要一套与老年人照护有关的核心能力，这些能力是相关的、被所有医疗专业学科认可并确定的能力标准。2009年5月，工作组扩大到包含了10个学科（增加了牙科、营养、作业治疗、物理治疗、医师助理和心理学）。

通过采用迭代过程并进行定期系列电话会议，工作组开发了涵盖8个领域的73个能力的综合要求。在确定了共同主体和重叠领域后，工作组最终批准了 6 个领域的 23 项能力，并将这些能力分发给 28 个专业组织进行审查和评论。对后续反馈进行了审核，基于工作组成员的共识最终将这些能力形成了文件。最终版的能力要求分别归于 28 个专业组织，在获得官方认可后，于 2010 年 9 月在线发布了入门级医疗专业学位完成后的老年人照护多学科能力要求。

能力要求

多学科能力要求及其涵盖领域详见框表 78-1。

实现方法

正如 PHA 所指出的那样，这些能力涵盖范围广泛，以便为任何参与老年人照护的医疗专业人员提供培训基线。在他们的应用中，这些能力必须考虑到老年人的独特特征和需求，并确保支持老年人权利、自主和尊严、以人为本的医疗服务。此外，还应考虑老年人及其照护者的个人偏好、种族背景、文化、精神信仰和健康素养水平。最后，必须认识到老年人及其照护者在应对老龄化问题和挑战方面时所表现出的优势、不足及所采取的适应性策略。由于知识深度的变化或对特定能力的参与程度，因此每个医疗专业人员在应用这些能力方面会有所不同。各专业都需要确定

框表 78-1 多学科能力要求及其涵盖领域

领域 1：健康促进和安全

1. 倡导老年人及其照护者的干预措施和行为，以促进身心健康、营养、功能、安全、社会互动独立和生活质量。
2. 确定并告知老年人及其照护者有关筛查、免疫、健康促进和疾病预防的循证方法。
3. 评估老年人安全的特定风险和障碍，包括社区、家庭和护理环境中的跌倒、老年人虐待和其他风险。
4. 认识到老年人使用安全、适当和有效药物的原则和做法。
5. 应用对老年人使用物理治疗和药物限制的适应证和禁忌证、风险和替代方法的知识。

领域 2：评价和评估

1. 确定跨学科综合老年评估的目的和组成部分，以及各个学科在开展和解释综合老年评估中的作用。
2. 应用与衰老相关的生物、身体、认知、心理和社会变化的知识。
3. 选择、管理和解释适用于特定老年人且经过验证的可靠工具 / 仪器，评估：（a）认知；（b）情绪；（c）身体功能；（d）营养；（e）疼痛。
4. 阐释谵妄的症状和体征，以及如果老年人表现出这些体征和症状时应当向谁通报。
5. 制定语言和非语言交流策略，以克服老年人可能存在的感觉、语言和认知限制。

领域 3：治疗计划和治疗阶段（包括生命终结）中的协调

1. 根据最佳证据、以人为本和直接治疗目标制定治疗计划。
2. 根据最佳证据评估临床情况，应根据老年人的偏好和治疗 / 治疗目标、预期寿命、合并症状和 / 或功能状态修改标准治疗建议。
3. 根据老年人的偏好和治疗 / 照护目标以及他们的身体、心理、社会和精神需求制定高阶治疗计划。
4. 认识到需要在各种服务范围内以及在护理环境之间过渡期间保持连续性的治疗和沟通，并在适当和可用的情况下利用信息技术。

领域 4：学科间和团队治疗

1. 区分、参考和 / 或咨询与老年人一起工作的多种医疗保健专业人员角色，以取得积极成果。
2. 与老年人、其照护者、医疗保健专业人员和直接照护者进行沟通和协作，将特定学科的信息纳入整体团队治疗计划和实施。

领域 5：照护者支持

1. 评估照护者对高龄和疾病对健康影响、风险以及健康状况的独特表现和治疗影响的知识和期望。
2. 协助照护者辨别、获取和使用专业化产品、专业服务和支持团体，以协助照护责任并减轻照护者的负担。
3. 了解如何获取和解释老年人和照护者资源的可用性和有效性，帮助他们实现个人目标，最大限度地发挥作用，保持独立性并生活在他们偏爱和 / 或限制最少的环境中。
4. 根据老年人和照护者的年龄、健康状况和功能变化，评估照护计划和服务的持续适当性；协助照护者按需改变计划和行动。

领域 6：医疗保健系统和福利

1. 在各种医疗保健系统和环境中担任老年人和照护者的倡导者。
2. 了解如何访问并与老年人及其照护者分享有关医疗保险、医疗补助、退伍军人服务、社会保障和其他公共计划等计划的医疗福利信息。
3. 向老年人及其照护者提供关于长期照护服务和支持连续体的信息——如社区资源、家庭照护、辅助生活设施、医院、照护机构、亚急性照护机构和临终关怀照护。

他们的入门级专业教育计划应如何利用这些能力，并由经其所认证、许可和资格认证的组织采用。在这个关键时刻，在美国的医疗保健专业中，物理治疗专业已经开发了基于这种多学科能力模型的学科能力。

回顾澳大利亚物理治疗师、新西兰物理治疗师、英国物理治疗师和欧洲物理治疗实践的核心标准的能力标准和行为准则时发现，这些实践标准与美国所设计的实践标准所涵盖的内容差异甚小。然而，这些标准和规范涵盖了所有年龄段的患者／客户，并未特别关注老年人。

迄今为止，PHA 工作组成员已在专业学会会议上介绍了这些能力，并将其传播给其专业组织成员和老龄化／老年病学／老年学特殊兴趣小组，在组织新闻通讯中发布，并将其分发给负责教育、认证和认证要求等各个委员会和组织。PHA 认为这是利用这些多学科能力加强所有医疗保健专业人员的老年医学教育的第一步。无论是在美国还是其他国家，老年人对优质医疗保健的需求都不能由只掌握单一技术的专家来满足，而是应该通过提高所有医疗专业人员的入门级专业教育时所习得的能力来满足。

（王　欣）

原文参考

Australian Physiotherapy Council.2006 Australian Standards for Physiotherapy. www.physiocouncil.com.au/files/the-australian-standardsfor-Physiotherapy

European Region of World Confederation for Physical Therapy.2008 European Core Standards of Physiotherapy Practice. www.physioeurope.org/download.php?document=71&downloadarea=6

Institute of Medicine.2008 Retooling for an aging America: building the health care workforce. The National Academic Press, Washington, DC Partnership for Health in Aging 2010 Multidisciplinary competencies in the care of older adults at the completion of the entry-level health professional degree. American Geriatrics Society. www.americangeriatrics.org/files/documents/health_care_pros/PHA_Multidisc_Competencies.pdf

Partnership for Health in Aging.2012 Considerations for implementation. www.americangeriatrics.org/about_us/partnership_for_health_in_aging/multidisciplinary_competencies/considerations_for_implementation.pdf

Physiotherapy Board of New Zealand.2009 Physiotherapy Competencies for Physiotherapy Practice in New Zealand. www.physioboard.org.nz/docs/PHYSIO_Competencies_09_for_web.pdf

Section on Geriatrics, American Physical Therapy Association.2011 Essential Competencies in the Care of Older Adults at the Completion of the Entry-level Physical Therapist Professional Program of Study. www.geriatricspt.org/pdfs/Section-On-Geriatrics-Essential-Competencies-2011

Van der Gaag.2012 Standards of Proficiency – Physiotherapists. Health and Care Professions Council. http://www.csp.org.uk/professionalunion/professionalism/regulation/hcpc-standards

第 11 部分

康复医疗团队

第79章

照护者：有价值的无偿照护

CHERYL L. ANDERSON

本章内容

概　述

在涉及处理老年体弱者问题时，大多数的医疗保健形式和关注的重点在于他们的医疗措施上。然而，这只是大多数老年慢性病患者接受的整体照护中的一小部分。超过90%的老年人及功能障碍者的照护是由家庭、朋友和信仰机构所组成的非正式支持网络提供的。这种无形的支持网络支撑着大多数老年人过完他们的一生。

2009年，有6100万美国人在过去的一年里成为无偿照护者。这个数字在2012年上升至6570万。在任何时刻，正在有4350万家庭照护者以自身的能力为老年人提供照护。这种无偿照护的价值每年超过4500亿美元，比2007年（3750亿美元）显著增加。家庭成员为老年人提供大量的无偿照护。

几乎2/3的照护者为妇女，主要照护50岁以上的成年人。志愿者工作并非没有艰辛。愿意接受调查的照护者表示，他们会花费自己的5000多美元来为别人提供照护。此外，将近70%的照护者需要调整他们的工作日程以适应他们的照护者角色。这种工作能力的调整会导致他们工资下降，退休后储蓄减少，并且还有失业的风险。

根据Coughlin的报道，未来几年，无偿照护者很可能成为全国老年人长期照护的最大来源。这种照护资源常常得不到医疗提供者的认可，也可能被其低估价值。

几乎一半的照护者在外有全职工作。这些照护者更有可能使用照护者之间的支持服务，并雇佣需付费的专职照护者来填补因为在外工作而造成的空白。这种照护类型也导致分散化的服务，被证实这种照护方式会令老年痴呆患者感到沮丧。

照护者年龄为谁照护和照护谁提供了重要的信息。表79-1对照护者年龄和实施照护服务占比提供了直观比较。虽然由49岁及以下的照护者提供大部分照护服务，但还有24%的照护服务是由65岁以上照护者提供的。

表79-2是来自国际照护与AARP联盟的数据。对75岁以上成年人的照护占所有照护的44%。

尽管在所有人口统计群体中都有对这种非

表 79-1 非专业照护者的年龄

照护者年龄	实施照护服务占比
18~49 岁	占全照护者人群 51%
50~64 岁	占全照护者人群 25%
65 岁以上	占全照护者人群 24%

表 79-2 非正式照护的接受者

实施照护服务占比	接受照护服务者的年龄
占全照护者人群 44%	75 岁以上
占全照护者人群 56%	75 岁以下
占全照护者人群 28%	50 岁以下

正式照护的需求，但只有 80% 的医疗保健资金是用于对老年人的照护和对照护者的支持上。美国政府部门支持力度的提升，鼓励向专业护理及长期照护机构的转型，导致当地联邦政府投入维持非正式和家庭式网络支撑的资金增加。目前，美国卫生健康政策是将价格昂贵的设施环境，如专业护理机构（SNFs），向家庭化设施环境进行转移，更注重个人及其家庭的因素。

非正式网络

家庭成员作为无形的老年照护者网络的主要组成部分，需要面对每日生活安排的确认，以及对大多数老年照护决策承担责任。出于对经济方面的考虑，包括老年人对财务方面的保护感，往往导致老年人愿意选择在家中接受照护服务，其中大部分被照护者在自己家里接受照护服务，也有 20% 的被照护者是在照护者家里接受照护的（通常为子女）。

表 79-3 对照护者及老年人的生活安排情况进行调查。表中对 2004 年和 2009 年对比结

表 79-3 2004 年与 2009 年照护人员生活安排趋势

	2009 年	2004 年
独居	43%	47%
与配偶居住	27%	26%
与成年子女居住	13%	11%
与其他人居住	1%	1%

果显示，独居的老年人越来越少；与配偶或成年子女一起生活的人越来越多。

朋友是组成非正式照护者的第二类人群。身边熟悉的人或者邻居经常发现他们简单的善举会变成一种持续的行为，往往不自觉地就变成照护者的角色。铲雪工作可能成了照护者的日常家庭维护，为被照护者提供交通运输、医疗宣传的服务都变成了家庭沟通的一种渠道。这些好心的施善者一般很难限制或终止他们的服务行为。

Egging 等人对朋友和邻居作为老年人的照护者的现象进行了研究。9% 提供老年照护的是朋友，而另外 9% 的照护者是居住在老年人附近的邻居。朋友和邻居提供的照护水平往往比家人提供的低。然而，如果让这些照护者做一个离开或中断他们的照护工作的计划，他们表示会有较大的压力以及内疚感。这一重要的照护者群体需要在任何以非正式照护网络为中心的政策讨论中得到认可。

第三个变量为基于信仰的照护，这种照护的角色感低于家人和朋友。信仰对于许多老年人很重要。大约有 35% 的宗教成员是由老年人组成。有一半或者更多的神职人员是老年人。基于信仰的照护为许多老年人提供了精神和身体上的关怀，使许多老年人得到安慰。表 79-4 提供了基于信仰的老年照护信息。

教区照护在基于信仰的组织中的整合医疗服务中有上升趋势，尤其是在美国。据研究表明，超过 15000 名注册护士参与到教区照护工作中，信仰社区护理（FCN）现在被公认为注册护士的专业实践之一。

表 79-4 基于信仰的照护

基本方面	目的
评估	为确定有效神职信息提供非正式依据
网络	确定满足老年人需求最有效的途径和资源
养育	对个别老年人的照护需求提供直接回应
宣传	承担为老年人提供基本需求、经济问题、医疗保健、住房和法律援助的责任
神职	在需要时提供祈祷和联谊

教区护士一般不向老年人提供医疗护理，除非是在教堂或者家访期间进行免费筛查。教区护士尝试协调老年人服务项目，并与其家人一起合作寻找资源。教区护士具有不同的角色，包括：健康顾问、筛选员和教育者；在家、医院或照护机构的教会拜访成员；转介社区资源者并提供援助服务；发展支持小组者。

非正式照护者网络面临着多个相互冲突的问题。在一些照护者是配偶、朋友和一些信仰提供者时，他们通常和被照护者的年纪相仿。当需要处理老年人与自身相同的问题时，这些照护者往往疾病相通，无法处理。当一些慢性疾病不断发展和行动困难加剧时，这种非正式网络开始失效，照护者在照顾虚弱的老年人时变得精疲力竭，开始超出自身的能力范围。这就证明了许多老年人需要进入专业的护理机构，以及需要越来越多的医疗补助金来支付这种照护的费用。

作为虚弱老年人的临床团队的一部分，物理治疗师和作业治疗师必须了解每位老年患者的照护网络。治疗师需要监测和评估老年患者照护者的健康状况。超负荷的照护工作往往也会给照护者带去疾病的风险。

照护者在分享与被照护者之间特殊的关系时，有着复杂的情绪、经历和记忆。这种关系和责任使照护者患焦虑及抑郁等疾病的概率较高，这可能导致对有困难或精神错乱的老年人产生敌意，甚至虐待。此外，随着照护者的负担不断增加，照护者本身会出现身体虚弱症状的风险也会增加。

照护者的人口统计

种　族

所有发达国家人口老龄化的现象非常明显。与世界其他地区一样，美国在照顾老年人上面临着各地文化差异。

照护率确实因种族而异。在向他人提供非正式照护的美国人中，72% 是白人，13% 是黑人，12% 是拉美裔，2% 是亚裔美国人。亚裔美国人组成是增长最快的少数族群，也是寿命最高的族群。

同性恋 - 双性恋 - 变性

在 2010 年一项关于同性恋 - 双性恋 - 变性（lesbian-gay-bisexual-transsexual，LGBT）社区中的照护特征研究中，发现男女之间的照护率几乎相等。在这一社区中，22% 的女性和 20% 的男性表示一直有在为另一位成年人提供照护。然而，LGBT 男性表示其照护的时间要比普通男性多得多。LBGT 男性平均每周提供 41h 的照护，而普通男性一般每周提供 29h 的照护。

社会观点

来自社会压力和将亲戚朋友置于专业护理或长期照护机构的逆境，对非正式照护者为家庭和社区中的老年人提供照护施加了巨大的压力。人们普遍认为，所有的老年人都渴望在自己长期居住的家中变老至去世。这和大多数情况一样，对所有人来说并不完全准确。

当家庭照护人员向专业人员寻求帮助时，结果是多样的。Kane 等人指出许多专业人员将指导家庭成员转入其熟悉的专业照护机构。实际的建议可能并不是老年患者最需要的建议。

越来越多的家庭面临着他们年长亲戚的照护问题。大约 3.4% 的美国公众在需要照护时，选择住在专业护理机构；另外 3%~4% 居住在无障碍社区中，而 5%~8% 被照护者选择接受以家庭和社区为基础的照护服务（HCBS）。

1999 年通过的美国国家家庭照护者支持项目承认了老龄化，长期照护和非正式照护者之间的突出公众政策问题。这项立法为 HCBS 项目奠定了基础，该项目将资金需求集中在虚弱的老年人身上，但忽视了照护者的需求。

HCBS 在非可视照护者网络中占有一席之地。HCBS 的使命是尽可能长时间地让老年人住在自己的家和社区内。HCBS 旨在减少制度化因素。这项法规的主要力度是关闭护理院来支持社区代替方案。

HCBS 照护类型的一个积极结果是为照护者提供了资金的支持。目前资金可用于支持照护者，包括家庭成员。仍旧有一些限制条件限制了哪些人可以获得哪些服务的报酬，如配偶是不能获得提供日常生活照护的报酬，而子女可以获得相应补偿。无论有费用支付与否，许多照护者都会提供照护服务。

家庭面临着困难的压力。伴随着晚年孕育孩子，许多双收入的中年夫妇家中有学龄儿童。此外，这些夫妇通常有 70 岁左右的父母和 90 岁左右的祖父母需要操心。照护老人的压力完全在美国社会最忙碌的人群中。

现在婴儿潮的一代是美国主要的非正式照护者。然而，随着人口老龄化，这些人可能会变成需要照护的角色。Finkelstein 调查了现阶段照护者的状况以及他们对自己长期照护需求的规划。研究发现，虽然照护者更期待未来照护需要的服务，但他们目前并没有具体的计划行动。此外，婴儿潮一代的照护者希望他们能够在自己家里接受未来的老年照护，而不是在机构里。

医务人员的观点

从事老年照护的医务人员认为家庭成员是意外发生后的决策者和短期照护者。然而，老年家庭成员多重共病的意外发生率增加，超出了大多数预期的责任。

明尼苏达州已对这种现象进行了研究。2005 年人力资源部向立法机关提交了一份完整报告，报告显示明尼苏达州有 1/4 的成年人参与了老年亲属的各种程度的照护工作。非正式照护的美元价值远远超过了其他用于明尼苏达州老年人的资金来源，该纵向研究发现，2004 年明尼苏达州向其老年人提供的所有照护费用达68.4 亿美元，其中医疗保险占支出的 7%；医疗补助和其他国家服务项目占 13%；自费 11%；私人保险占 1%；非正式照护服务占 67%。

决策的认知驱动

对于所有照护者来说，最困难的是遇到老年患者的认知能力下降，尤其是患有阿尔茨海默病。家属往往发现他们自己试图对由混乱和尴尬的系统提供的一系列不适合的服务和安排进行分类。

照护者的多重角色

照护者在支持帮助老年患者上有着许多的角色。有些照护者不知道该如何帮助老年人达到康复最大潜力。例如，照护者可能认为运动对于老年患者太难了，也很耗时且不是很有必要。这些照护者也可能帮助老年人完成他们本可以独立完成的一些事情。

擅长老年康复的物理治疗师和作业治疗师需要和他们的照护者一起，双方耐心地讨论康复计划和康复目标。照护者需要了解治疗的价值并努力提高老年患者的独立性。治疗师可能需要直接指出，照护者在帮助老年人完成并获得有意义的功能活动上帮助太多会带来危害。

以下是对照护者可能承担的几个角色的描述。

医疗倡导者

倡导适当的医疗照护是非正式照护者承担的首要任务之一。成为照护者一开始需要承担运输患者的角色，包括带虚弱的老年人去预约，帮助老年患者提供一些口述病史，准确地向其爱人传达他现在的状态。照护者甚至可能需要做出照护相关的决定，包括治疗的实施，甚至是生命终结决策。

随着老年患者的身体和认知状况恶化，照护者越来越有责任做出医疗决定。由于这些原因，照护者对于充分了解慢性、衰弱状态和治疗方法、益处、局限性、副作用和代替方法的性质是非常重要的。由于照护时间可能持续2~20 年或更长时间，所以这是一种长期合作的关系，需要照护者和患者之间相互尊重。

当照护者开始承担这一角色时，困难和分歧往往随之出现。被照护者可能会有子女或者其他拥有委托书者或法律指定医疗保健监护人，但是，日常照护的决策可能还是由其他人做出，包括现场照护者。

临床合作伙伴

为了使虚弱的老年人获得最佳的康复潜力，照护者需要被视为临床合作伙伴。照护者需要对现实中什么是对被照护者真的有益，怎样帮助他们经历成功或失败有一个可实现的期待。如果照护者不能完全理解及对治疗计划的支持，则老年人的进展会受到一定的影响。

治疗师必须于照护者进行有效的沟通，以确保照护方案符合老年人和他们照护者的需求和能力。过度激进的治疗计划或过多的运动锻炼可能导致所有参与治疗中的人面临失败。关注被照护者在真实家庭生活环境中的功能、移动能力和认知水平，能够让治疗师帮助其照护者真正地成为一名临床合作伙伴。

私人照护服务人员

对照护者来说，最困难的任务之一就是提供日常生活活动的支持。照护者可能没有能力去处理其他人洗澡和梳洗的照护需求。失禁问题是难以处理的问题，也是经常导致把被照护者赶至照护机构的一个原因。对于一些照护者来说帮助喂食和准备食物也是一项繁重的任务。

家庭照护者 46% 是在执行医疗任务，而96% 是在提供日常生活照护服务。个人卫生处理、梳洗和床上转运工作是最常处理的任务。工具性日常生活活动（IADL）是围绕着提供交通运输和杂货购物为中心执行的。

守护者

照护者通常需要承担预防老年人遭受伤害的责任。"父母式照护"是一个经常用来描述这种现象的术语。监护者职责包括分级责任，取决于老年患者的认知和身体能力。

治疗师应该帮助家庭成员获得可替代的照护资源和休息时间。社区资源可以用来减轻一些负担；老年人访问网络也可以为居家老人提供必要的陪伴。

做饭和洗碗者

一场突发的急性疾病会使许多人急忙地去帮助生病或受伤者，会给他们带去食物并帮助做些家务活。不幸的是，这股热潮很快变成了涓涓细流，只有少数人或只有一个人留下来填补一个家庭正常运作的需求。对于已婚夫妇来说，一般是配偶承担了之前他们两人共同承担

的大部分责任。在寡妇或鳏夫的情况下，子女尽可能多地介入照护，通常得到家庭老朋友的一些支持，包括以信仰为基础的社区支持。及早认识到这一角色是长期性的，可以帮助照护者提前计划如何处理好这一个角色。大部分的社区是提供餐饮、房屋维护和庭院作业服务的。将这些任务交给正规、有偿或无偿的社区提供者可能帮助照护者管理好照护带来的负担。

照护阶段

照护可能被视为一个线性的过程，从隐形的依赖开始，通过参与越来越多，最终到老年人的死亡。Pfeiffer 确定了 7 个不同的照护状态，如下所述：

第 1 阶段：应对初始冲击。

第 2 阶段：决定家庭成员是否可以成为照护者。

第 3 阶段：家庭照护。

第 4 阶段：考虑住宅安置。

第 5 阶段：安置期间的照护。

第 6 阶段：患者的死亡——悲伤和解脱。

第 7 阶段：开始新的生活——愈合和重生。

这 7 个阶段对于治疗师和照护者来说很重要。虽然 Pfeiffer 将这项研究的大部分应用于阿尔茨海默病患者，但它也是一个适用于不同环境下照护者的模型。每个阶段都描述了对照护者的新责任，并在每个阶段都能感受到多重冲突情绪的合法化。请记住，并非所有人都会整齐地通过阶段性进展，也不是阶段性系统总是准确地描述所有人的过程。

对照护者的认可

照护者需要被视为患者成功康复和实现最佳生活质量的重要组成部分。治疗师需要充分了解照护提供系统的广度和深度，特别需要注意的是大多数照护都是在医疗领域之外提供的。在确定如何最好地整合康复计划之前，医疗专业人员必须单独分析每位患者及其生活网络。

　　每一位患者和他们的照护者都是单独的个体。任何一个系统，无论多么完善的发展或计划，都不能精确地满足个人需求。在做正确的事情过程中，对照护者的同理心需要成为医疗专业人员治疗老年患者的一个核心价值。

（陆佳妮）

原文参考

Administration on Aging (n.d.) National Family Support GiverProgram.OAA Title IIIE.Available at: www. aoa.gov//aoa_programs// hcltc//caregiver//index.aspx. Accessed December 2013

AHCA (American Health Care Association) 2012 Trends in nursingfacilitycharacteristics.American Health Care AssociationReimbursement and ResearchDepartment. Availableat: www.ahcancal.org//research_data//trends_ statistics//Documents//Trend_PVNF_FINALRPT_ December2012.pdf.Accessed December 2013

Alzheimer's Association 2011 Alzheimer's disease facts andfigures.Alzheimer's Dement, (2): 3–34

Andrus D.2011 Value of unpaid caregivers.AARPreport. Availableat: www.advisorone.com//2011//07//22//aarp-value-of-unpaid-caregiversworth-450-billion.Accessed December 2013

Blumenstock C.2006 Baby boomers are reinventing long term care.NursHomes: Long Term Care Manage, 55 (11): 22–54

Brown J, Finkelstein A.2011 Insuring long term care in the United States.Natl Bur Econ Res, 25 (4): 119–142

Chandra A, SmithLA, Paul DP.2006 What do consumers and healthcare provides in West Virginia think of long term care?Hosp Top, 84 (3): 33–38

Coughlin J.2010 Estimating the impact of caregiving and employmenton well being.Outcomes Insights Health Manage, 2 (1): 41085.Availableat: www.healthways. com//success//library.aspx?id=615.Accessed December 2013

Egging S, de Boer AH, Stevens NL.2011 Caring friends and neighborsas informal caregivers of older adults.Dutch J Gerontol, 42 (6): 243–255

Family Caregiver Alliance 2011 The State of the States in FamilyCaregiver Support: A 50-State Survey.Family Caregiver Alliance, Washington, DC

Finkelstein E, ReidM, KleppingerA, et al.2012 Are baby boomers whocare for their older parents planning for their own future long termcare needs?J Aging Soc Policy, 24 (1): 29–45

Gallup 2011 Most Caregivers Look after Elderly Parent. GallupHealthways Wellbeing Survey.Available at: www.gallup.com//poll//148682//caregivers-look-elderly-parent-invest-lot-time.aspx. Accessed January 2014

HeastyD, Lakatos R.1998 Faith Based Caregiving.All for Seniors.Striped Rock Publications.Available at: www.stripedrock.org//all_for_seniors//pdf//articles// FaithBased_Caregiving.pdf.Accessed December 2013

Kane RL, BershadskyB, Bershadsky J.2006 Who recommends longterm care matters?Gerontologist, 46 (4): 474–482

Kaye S, HarringtonC, LaPlante M.2010 Long term care: who gets it, who provides it, whopays, and how much?Health Aff, 29 (1): 11–21

Levine C, HalperD, PeistA, et al.2009 Bridging troubled waters: family caregivers, transitions, and long term care.Health Aff, 29 (1): 116–124

Metlife 2010 Still out, stillaging.Study of lesbian, gay, bisexual, and transgender baby boomers.Available at: www.metlife.com//assets//cao//mmi//publications// studies//2010//mmi-still-out-still-aging.pdf. Accessed December 2013

MN DHS (Minnesota Department of Human Services) 2005 Financinglong-term carefor Minnesota's baby boomers.A report to theMinnesotaLegislature. [Online]Available at: www.dhs.state.mn.us//main// groups//aging//documents//pub//dhs_id_02534.hcsp. AccessedDecember 2013

National Alliance for Caregiving and AARP 2012 Caregiving in the US.National Alliance for Caregiving, Washington, DC.Availableat: www.caregiver.org// caregiver//jsp//content_node.jsp?nodeid=439.Accessed December 2013

Nursing World 2012 Parish nursing.Availableat: www. nursingworld. org//MainMenuCategories//ANAMar ketplace//ANAPeriodicals//OJIN//TableofContents// Volume82003//No2May2003//CarePlanningforBaby-Boomers.html.Accessed January 2014

Pfeiffer EA.2005 Caring for the caregiver.Availableat: http: // www. medscape.com//viewarticle//465785_22

ScharlachAE, GustavsonK, Santo TD.2007 Assistance received byemployed caregivers and their care recipients: who helps care recipientswhen caregivers work full time?Gerontologist, 47 (6): 752–756

Smith DB, Feng Z.2010 The accumulated challenges of long term care.Health Aff, 29 (1): 29–34

University of Maryland 2005 Partnership for long-term care. [Online]Available at: www.hhp.umd.edu//AGING// index.html.Accessed 2007

Young H, McCormickW, Vitaliano P.2002 Evolving values in community-based long term care services for Japanese Americans.AdvNurs Sci, 25 (2): 40–56

第 80 章

跨学科的老年医学评估

CHRISTI STEWART，MICHAEL L. MORAN，TIMOTHY L. KAUFFMAN

本章内容

概　述

许多老年照护的方法都归为"老年医学评估"的范畴。事实上，就过程和结果而言，老年医学评估是老年医疗保健中最广泛的研究方面之一。到 2013 年，已经有数千份已发表的老年医学评估研究报告，并进行了大量的荟萃分析。

美国老年医学学会（The American Geriatrics Society，AGS）中的老年医学未来核心写作小组概述了老年医学的一系列核心价值和核心竞争力，其中包括"照护服务协调，包括与提供服务者之间的沟通"和"对患者照护过程和结果共同承担责任的跨学科照护团队"。本章的目的是研究老年医学跨学科介入方法的哲学基础，并研究一些老年医学评估的操作模式，指出该医学模式的一些不足之处和未来研究方向。

老年医学评估哲学基础

继发性衰老必须与原发性衰老区分

生理学家通常将衰老分为两类：一是原发性或生理性衰老，二是继发性或病理性衰老。原发性衰老包括认为仅仅由于时间流逝产生的生理变化。人们提出了几种理论来解释原始衰老引起的变化。这些原因包括通过交联使蛋白质变性、自由基的累积损伤、免疫功能的程序性下降和基因决定的内部生物钟。最后一个理论获得了跨物种研究的可信度，这些跨物种的研究将寿命与细胞培养中可能发生的细胞复制次数联系起来。细胞复制的数量证明是物种特异性改变，并且与物种的寿命直接相关（老龄化理论的更多信息见第 1 章。）

继发性衰老指的是由于疾病而导致的功能减退。原发性衰老与继发性衰老有时候很难区分。例如，曾有人认为，心输出量发生实质性下降与年龄相关，主要是由原发性衰老引起的。然而，人们发现，老化的心脏对心率、脑卒中率或心输出量没有显著的影响。

同样，在对痴呆症患者进行尸检研究之前的年代中，人们认为痴呆症只是衰老的一个主要过程，而不是继发性衰老。一系列的尸检后揭示出认知能力的丧失可以通过特定的病理学来解释，如多次脑卒中或衰老斑以及阿尔兹海默病的神经纤维的混乱都会发生认知障碍。现在已知，尽管由于大脑皮层萎缩导致的衰老使得大脑处理过程的速度减慢，但在没有疾病的情况下，认知功能仍然得到很好的保护。

这些原则如何与老年医学评估相关？通过对老年医学评估而了解继发性衰老所带来的影响，并通过特定的治疗来逆转继发性衰老的影响，通过干预来改善继发性衰老的影响，这些干预虽然不能治愈，但可以改善潜在疾病，或者通过支持性服务或改变患者的环境，使环境更有利于患者的活动需求，最终帮助患者获得更好的功能状态。

多病共存与疾病间串联

当医务人员第一次接受医学培训时，他们通常被教导从"患者主诉"的角度思考问题。这一方法在老年医学实践中证明是非常受限的。在这里，最常见的情况之一是多种病状同时存在，这些病状共同对患者的功能能力造成伤害，并且患者自己可能很难描述症状的情况。

患者可能表现出谵妄症状是多个问题串联的一个例子。这种精神状态的变化最终往往会通向许多医学和精神疾病。在这一例子中，其病理问题可能追溯到下列内容：患者有些中度的肾功能不全和前列腺肥大。前列腺肥大导致尿潴留，会使肾功能进一步恶化，这种恶化导致氮质血症和厌食，引起液体和营养摄入减少，这会使肾功能再次恶化，并持续下降。器官系统功能相互关系的例子说明了许多器官影响的疾病之间的串联情况。

老年医学评估的一个挑战是追踪事件的串联，找出每个患者的特有病理生理现象的关键点，包括哪些治疗或额外的医疗及支持服务可能会使疾病好转或恶化。由于这个过程的复杂性，跨学科介入的方法往往是最成功的。美国国家老龄研究所将全面的老年医学评估定义为多学科合作的评定，其中包括了发现、描述和解释老年人存在的多个问题，如有可能还对老年人的资源和优势进行了分类，对服务需求进

行了评估，并制订协调了治疗计划，以促进对其问题干预的关注。

随年龄增长的变数增加

考虑到生理和病理老化的重叠，以及识别任何一种器官系统，区分发生问题的过程与其他过程的内在困难，单凭年龄因素无法预测任何个体的生理功能。可以说是实际年龄和生理年龄。说80岁的年轻人或65岁的老年人，在老年医学科医生听起来并不是矛盾的说法。

可以预测的是，随着人们年龄的增长，他们变得越来越不相像。不存在两个生理年龄相同的人。一些人遭遇疾病，另一些人遭受创伤性损伤，还有一些人同时需应对这两种情况。遗传和生活方式的选择增加了老年人的可变性。考虑到这一复杂的老龄化情况，2007年制定的ACOVE指南将弱势老年人定义为75岁以上，以及65~74岁，在2年内死亡风险或功能减退风险更大的老年人。指南还建议，任何弱势老年人应在3个月内接受全面的老年医学评估。

随着年龄的增长，多样性的增加对老年医学评估有直接影响。为了使老年医学评估工作顺利进行，关键在于对每个患者的诊断和治疗方法必须个性化。尝试一种"食谱"方法来解决这样一个不同群体的临床问题，很容易导致医源性伤害。对于特定疾病的临床路径或治疗方案上的最近趋势指向创新和应用，必须在处理老年医学问题的过程中仔细并具有更大的灵活性。

同样，跨学科合作的方法，由于其更大的临床多样性，可以更好地解释这一独特人群的多元化。

维持体内平衡能力降低身体恢复阻碍

也许对衰老最好的定义是"由于维持体内平衡能力降低，增加了对死亡力量的敏感性"。体内平衡关系到自身维持平衡状态的能力，并在任何时候稳定状态受到干扰时能够使自己重新回到稳定状态。维持恒定的体温、血压和血糖能力都是体内平衡的例子。

当维持体内平衡能力受到限制时，任何极

端压力都会降低存活的可能性。老年医学评估的一个关键原则是认识到维持体内平衡能力降低，患者对疾病发生过程和干预的医源性影响更为敏感。这将导致在治疗策略和药物治疗的应用中采用更加保守和个性化的方法。

这些问题在老年康复中尤为重要。一个常见的情况是老年患者的髋部骨折，需要手术修复。伴随术后疼痛和镇痛，患者通常出现一些症状，如术后谵妄、发热、失血性贫血、肺不张、低氧血症等。因此，由于一些并发症的产生，康复措施可能会延迟几天。卧床休息期间，老年患者每周肌肉力量降低 11%~12% 和有氧代谢能力每日减少 1%~2%。鉴于高达 70% 的老年患者肌肉质量的基线值较差（肌萎缩），这些损失变得非常严重，使康复和恢复变得更加困难。

在这种情况下，患者可能无法很好地从生理上和心理上满足运动难度较高的康复需求。政府对医疗保险补偿康复的规定，每日 2 次，最多 4h 的治疗，对一些更虚弱的人来说可能过于严格。有时，康复必须循序渐进，并在长期照护的环境中进行。

非典型疾病

在老年患者中，常见的疾病症状往往会被较为普遍或较为全面的表现所替代，如意识混乱、虚弱、厌食和跌倒倾向等表现明显。人们把这种现象看作是"寂静的心肌梗死""无发热的肺炎"和"无悲伤的抑郁"。尿脓毒症的第一个表现可能是跌倒，或心肌梗死的症状可能是易激动。在老年医学评估中，医务人员必须在试图做出诊断时撒下更大的网，掌握更多的信息。

还有些疾病通常只发生于老年人群或在老年人群中有较高的发生率，面对这些问题时，对这些疾病的怀疑指数必须保持较高的敏感度。这些疾病包括多发性风湿、颞动脉炎和帕金森病。

疾病漏报

老年患者通常漏报他们的问题。有时，认知障碍会影响老年人在关于病史信息方面的准确描述。有时患者会认为他们所担忧的，如疼痛或失禁，是正常衰老过程中的一部分。他们也可能担心，他们的症状会是不祥的诊断，如癌症，且伴随着还需要选择接受不舒适且昂贵的治疗。老年人还可能担心他们的医疗问题会导致失去独立性，他们的叙述会低估这些问题对他们的整体功能带来的影响。另一些时候，抑郁可能会导致在寻求帮助时，产生绝望感。

当测量对象通过个体训练或是在无威胁感的情绪下很好地被管理，测量认知、情绪和功能的自我问卷调查和结构化评估工具可以得到很有用的信息。这些工具为历史数据库添加了额外的重要信息，通常包括综合老年医学评估。

老年医学评估过程

为了最大限度地提高效益，老年医学评估过程涉及跨学科合作的方法，该项评估过程的传统核心形式，一贯的团队成员是老年医学科医生或老年医学科护士，护士和社工。医疗团队成员包括作业治疗师、物理治疗师、精神科医生或心理学家、营养学家、言语治疗师、运动生理学家、文体治疗师和呼吸治疗师。最早的门诊评估项目之一，甚至雇用了一名建筑师，因为要满足患者家庭环境的频繁变化的需要。

全面的老年医学评估过程包括做出诊断、权衡诊断和治疗方案、监测健康结局、预后、长期照护计划、最大限度地提高功能和健康，以及减少不良结局。多学科、多维度的评估旨在评定功能状况、身体健康、认知和心理健康以及社会环境状况。还可以包括对营养、听力和视力、大小便控制、步态和跌倒风险、骨质疏松症和联合用药的评估。

老年医学综合评估的关键组成部分包括初步确定患者和家庭成员的评估目标，这通常有助于阐述对功能或认知能力下降和社会经济弱点的担忧。然后，通过照护者、家庭成员和患者的间接访谈收集数据，以帮助获得客观证据，用来支持和解释这些问题，并帮助诊断。此时，对患者也进行了各种认知和心理的测试。为了协调和执行跨学科方法中涉及的独立专业人员的各种建议，通常在初步评估后召开团队会议。照护计划是由来自不同团队成员的参与制订的。团队会议后通常会与患者以及所有相关的家庭成员和照护者举行家庭会议。会议的目的是与患者和照护者进行沟通和教育，提出正式建议，并答疑。会议还提供了另一个评估照护者负担的机会，如果有临床意义，可以采取减轻负担的行动。

后续行动对确保初次访问时提出的建议取得成功至关重要。患者的随访计划将取决于初次就诊，取决于最初的表现、复杂的医疗情况和进行初步评估的环境。然而，关键是要确保有一个随访计划，以便患者和家属能够与提供者一起回顾测试结果，监测对治疗的反应，并在必要时修改治疗计划。确保后期随访和与适合的专家，如神经科医生、精神科医生、物理治疗师和作业治疗师以及社区资源进行准确的信息传输。

老年医学评估的跨学科合作模型已应用于各种环境。最常见的环境是成人内外科医院病房、门诊诊所、老年精神科住院单元、养老院、康复医院和患者的家。还有更复杂的模型，涉及许多团队成员，并且在住院患者和咨询模型中找到。在传统的测量结局（如死亡率、功能状态、住院频率和养老院安置）方面，研究结果是混合的。由于老年医学评估的混合模型和不同的评估时间环境，对老年医学评估价值的荟萃分析和归纳是困难的。然而，一些回顾者认为，这些数据在降低死亡率、降低养老院安置率和降低照护者负担方面具有说服力。

A女士的案例（见案例）是老年医学团队的一个实例，可能有助于阐明老年医学评估的许多原则。这例85岁的患者主要患有一种疾病（多发性风湿），这种疾病只在老年人群中发生。在缺少提示有脑动脉炎症状的情况下，许多医务人员会在不做颞动脉活检的情况下进行皮质类固醇治疗的经验性试验，并评估对治疗的反应，如本例所见，剧烈反应有助于确诊。

下一个重要的问题，即认知障碍和烦躁症状，揭示了多种共存的病理如何共同作用导致功能障碍。患者妄想的突然发作和认知能力下降提示了阿米替林对血管影响过程或抗胆碱作用的反应。低钴胺水平也是一个常见的问题。在许多老年医学评估案例中，照护者与患者一样变成评估对象。合理的休息安排是减轻照护者压力的有效方法之一，将患者转诊到成人日间照料中心是提供合理的休息安排的理想方法。在这一案例中，当女儿减轻一些照护的负担后，女儿可以再次享受母女关系。

就家庭成员的观念而言，即使患者认知功能客观改善是无法测量的，但这一改善对于其功能而言也要好得多，这是另一个值得提及的现象。"感知"和"测量"改善之间存在显著差异。

老年医学综合评估的好处也可以通过这个病例报告来证明。包括一个收集家庭/照护者意见的机会，可以允许这些人在困难时及治疗计划获得成功时感到被倾听，它也可以允许患者有机会参与跨学科合作的互动与讨论中，并在短时间内提供一个全面的评估、教育和治疗计划，并为患者提供初级照护者的支持，以便通过该计划对治疗计划的实施进行全面的随访和延续。

未来研究方向

老年医学评估技术一直受到攻击，因为它被视为劳动密集型以及补偿机制不足的技术。如果研究数据在结果上更具有确定性，就更易于提倡跨学科合作的老年医学评估的广泛应用。鉴于所学内容，跨学科合作方法应用的主要挑战在于选择这些老年医学综合评定背景的学科的成本效益核算。

老年医学评估领域的其他积极研究方向，包括了对进行老年医学评估的最佳地点调查。一些有趣的研究表明，最佳位置可能在患者自己的家中，其他重要问题也必须回答。大部分通过交谈收集的数据是否能反映患者的实际能

A 女士

A 女士是一位 85 岁的寡妇，她和 54 岁的女儿住在一起，由她女儿照顾。她女儿推荐她做门诊老年医学评估。在过去的 3 年里，患者一直在遭受逐渐和渐进性的记忆丧失。3 周前，她变得更加冷漠和孤僻，因为患有关节炎，并停止了爬楼梯的活动。在夜晚开始服用阿米替林 25mg 治疗抑郁症。

在进一步了解过程中，得知患者开始产生妄想症状，她会相信电视屏幕上的人是真实的。1 个月前她的功能状态要比现在好得多，尿失禁也是新发的。她主诉有一种极度虚弱的感觉。社工了解到，女儿对照护的负担完全落在她身上而没有被她的两个兄弟姐妹分担感到非常不满。她对自己有这样的不满感到内疚，这使她的照护工作变得更加困难。

医学检查中发现其患有中度退行性关节病变、中度听力障碍和烦躁情绪。患者在老年抑郁量表上做出 7 次抑郁反应，并在 Folstein 迷你精神检查中得分 20/30。她在瞬时记忆测试中，没有记住 1 件需要记忆的 3 件物品。行动能力测试显示重度减退，在测试椅站起困难并且扩大支持面。实验室筛查测试显示轻度贫血，血红蛋白为 11.3g/dL，平均红细胞体积为 81fl。血清钴胺素水平在 200 pg/mL 时正常偏低。在 110mm/h 时沉降率明显偏高，其他血液指标正常。磁共振（MRI）扫描显示脑室周围高密度影和多发性腔隙。在初评后不久，患者开始每天服用 15mg 泼尼松，以对多发性风湿进行推测性诊断。此外，她开始注射氰钴胺。停药阿米替林。

当患者回到诊所参与家庭会议时，她的活动能力和疼痛症状都有了显著的改善。因患者现有足够的活动能力，能独立去上厕所，失禁问题也已经得到了解决。妄想症状也消失了，但患者仍然感到烦躁不安。家人接受了关于患者问题的各类教育和咨询。有人提出她的认知问题可能不是由于阿尔茨海默病引起的，就像她之前被告知的一样，预后是不确定的。会议成员决定在接下来的 1 个月内对患者的情绪继续监测，如果她的情绪仍然低落，考虑用一种新的选择性 5- 羟色胺抑制剂进行治疗。患者被转诊到成人日间照料中心。她开始每周参加 3d 的治疗项目。

6 个月后，患者每天服用 5mg 泼尼松。血液流动性良好，沉降速率为 26 mm/h。患者每天服用 50mg 舍曲林，她的情绪有所改善。血红蛋白上升到 13.0g/dL。她偶尔也会有妄想症，而且简明精神检查的分数没有提高。然而，患者的女儿却感觉到了极大的轻松，她觉得母亲的认知水平提高了很多，尽管这不能客观地证明。当家人需要外出度假 1 周时，女儿计划着让母亲参加为期 1 周的休假计划。

力？在实验室环境中，物理治疗师和作业治疗师通常收集到的功能状态数据是否与患者在自己家里能做的事情有很好的相关性？

关键路径或临床实施的开发，是按每家急救中心可实际每日重复的，努力成为标准化照护和降低成本的一个过程。随着医疗体系整个连续的全球化发展，这些评估途径必须变得更加广泛。评估将不再是针对单独疾病或者器官的特异性病症，相反，是将其整合成"综合征"的方法。为了有效地工作，这些途径必须考虑到正在讨论的各项老年医学评估原则。应用这些途径对结果的影响是积极的。

关于老年患者治疗方法的许多其他重要问题必须得到解决。这些问题如下：人们的预判指令有多稳定，我们如何改进预判过程，帮助人们制订生命终末的计划？当患者面临危及生命的情况时，这些计划是否会发生变化，与最初构想制订的指令相比，这些问题是否更直接、更具像？运动处方在晚年生活中有多重要？营养对健康的长期影响是什么？有没有办法改善卧床休息引发的问题和精神错乱的发生，这往往增加了老年患者的住院率？在选择住院或手术（所谓的预康复）之前，是否存在预期调节作用？

总　结

下一代的研究人员和实践者仍需改进知识基础，为人们的晚年生活提供良好的健康和意义。虽然没有足够的学生进入这一重要领域，但这可能是最有价值和最具挑战性的尝试之一。

回顾先前 85 岁躯体和认知障碍女性患者的临床情况，患者的主观改善显著超过了客观测量的结果。当一名患者处于代偿的边缘，勉强度日时，在这种情况下，病情的轻微改善也往往被认为是戏剧性的，即使我们无法通过粗略的评估工具来看到客观数值的改善。对于患者及其家人所认为的健康和幸福进行干预的放大效应可能是为虚弱的老年群体提供的最令人满意的服务之一。

希望本书中的信息将有助于实现 AGS 老年医学工作组的目标，包括："所有场所和提供者的服务能持续且无缝衔接"和"在患者个性化目标和社会价值的背景下的适当照护服务"。但要实现这一目标，必须开发推广新的医疗保健模式，特别是在美国，这在很大程度上取决于医疗保险制度。在这一体系中，福利并不统一，收费服务模式中存在障碍，该收费服务模式鼓励支付照护单元，但不鼓励支付病例 / 疾病管理费用。

鸣　谢

David C. Martin 和 Margaret Basilladis 在第 1 版中撰写了这一章节。

（陆佳妮）

原文参考

Besdine R, Boult C, Brangman 2005 Caring for older Americans: the future of geriatric medicine. J Am Geriatr Soc, 53 (Suppl 6): S245–S256

Elsawy B, Higgins K. 2011 The geriatric assessment. Am Fam Phys, 83 (1): 48–56

Endo H, Nippon R, Igakkai Z. 2004 Comprehensive geriatric medicine. Jap J Geriatr, 41 (4): 375–377

English K, Paddon-Jones D. 2010 Protecting muscle mass and function in older adults during bedrest. CurrOpinClinNutrMetab Care, 13 (1): 34–39

Fiatarone S. 2009 Methodology and baseline characteristics for the SHIP study. J Gerontol A Biol Sci Med Sci, 64 (5): 568–574

Gill TM. 2010 Assessment. In: Pacala JT, Sullivan GM (eds) Geriatrics Review Syllabus: A Core Curriculum in Geriatric Medicine, 7th edn. American Geriatrics Society, New York, ch 6

Jouanny P. 2005 Pharmacological treatment in severe dementia. PsycholNeuropsychiat Vieill, 3 (Suppl 1): S51–S55

Nikolaus T, Bach M. 2003 Preventing falls in community dwelling frail older people using a home intervention team (HIT): results fromthe randomized falls-HIT trial. J Am Geriatr Soc, 51 (3): 300–305

Reuben DB, Rosen S. 2009 Principles of geriatric assessment. In: Halter JB, Ouslander JG, Tinetti M (eds) Hazzard's Geriatric Medicine andGerontology, 6th edn. McGraw-Hill, NewYork, ch 11

Sebastian JL, Pfeifer KJ. 2007 Cardiac disorders. In: DuthieJrEH, KatzPR, Malone ML (eds) Practice of Geriatrics, 4th edn. ElsevierSaunders, Philadelphia, PA, ch 31

Smyth C. 2001 Creating order out of chaos: models of GNP practicewith hospitalized older adults. Clin Excellence Nurse PractInt JNPACE, 5 (2): 88–95

Weaver CJ, MaruffP, CollieA, et al. 2006 Mild memory impairment inhealthy older adults is distinct from normal aging. Brain Cognition, 60 (2): 146–155

Wenger N, RothC, Shekelle P. 2007 Introduction to the Assessing Careof Vulnerable Elders-3 Quality Indicator Measurement Set. J AmGeriatr Soc, 55 (s2): s247–s252

第 81 章

老年医学和老年护理

BRENDA L. HAGE

本章内容

概　述

护理专业在为生病老人提供医疗保健服务方面有着悠久的历史。最初，老年护理的重点是身体护理，舒适措施和姑息治疗。照护工作通常几乎完全由护士及其助手在养老院或在自己的家中进行。随着知识、技术、公共政策和社会期望的变化，老年服务的范畴、类型和护理质量也发生了变化。1970 年，美国护士协会（American Nurses Association，ANA）通过了第一个针对老年人护理的正式标准，这是老年病学护理的一项具有里程碑意义的举措。它为护理科学提供了一个链接，ANA 将护理科学定义为基于生物 - 心理 - 社会科学，诊断和治疗实际或潜在健康问题的深思熟虑的过程。

随着这些实践标准的不断回顾和修改，以患者为中心的护理、家庭参与，与预防疾病和残疾，以及促进老年人健康相关的护理服务，被更明确地表述为老年护理实践的主要组成部分。这为"老年护理"一词的使用铺平了道路，它指的是护理科学和实践的一个连续领域，专注于老年人及其家庭的复杂照护，并平衡正常衰老和病理学衰老的影响。如今，"老年护理"一词表示在不同的跨学科患者护理环境中对老年人的健康问题进行专门的临床护理。这一领域的实践且接受过高级培训的护理人员常被称为初级护理或急性成人护理 / 老年护理从业人员或老年临床护理专家。

老年医学和老年护理的总体目标是通过关注个人情况、需求和目标，为老年人及其家庭提供人性化的健康照护。预防损伤、恢复功能和保持持久的健康和幸福是这些目标的基础。实现这些目标的一个关键策略是应用护理过程，该过程包括在老年人及其家人提出的健康照护问题的背景下进行评估、计划、干预和再评估。

老年医学和老年护理人员在健康照护团队的协作中起着至关重要的作用，因为他们必须参与计划、实施和评估患者护理。护士的作用和职能包括护理管理和其他治疗活动，用于直接患者护理、个案管理、患者和家庭健康教育和咨询、行政、宣传、公共政策制定和教育及研究。

直接患者照护

为了确保无缝护理，持续的领导力和责任感是必要的。专业护士在急诊科、流动的照护门诊、长期护理机构、家庭护理机构和其他需要老年护理的地方履行这些职责。

至少三种不同类型的护理专业知识，使用不同水平的批判性思维和临床决策能力，可供老年患者使用，以帮助他们满足医疗保健需求：

1. 注册护士具有一对一的临床、技术和人文技能，因此她们擅长并掌握恢复、康复、治愈、预防疾病和残疾的生物－心理－社会过程，以及有帮助有尊严地死亡。这类护理功能的实践需要在急症医疗机构、专业的护理机构、家庭健康机构和临终关怀机构中，以及在人流较少的门诊照护诊所或医生办公室进行。持有执照的职业或实践护士也可以在注册护士的监督下在这些场所工作。

2. 老年护理中的高级实践护理角色主要包括临床专家和护理从业人员。这些硕士学位或博士学位的护士在各种角色中发挥作用，以完成对具有挑战性的患者群体的照护介入：

A. 老年临床护理专家具有处理复杂护理问题的专业知识，并利用其在直接临床护理的先进技能、关键分析和决策、教学、咨询和协调，跟进跨学科护理计划。他们在急症和长期照护机构中服务，可能向社区诊所和家庭老年护理项目提供顾问服务。他们也在组织领导、研究、评估项目成果和协调活动质量改进中发挥作用。

B. 老年护理从业人员在执行全面的体格检查和评估、制订和解释实验室和诊断测试、鉴别医学诊断、制订药理学和非药理学管理计划以及对医学问题的结果评估等方面具有专业知识，并与其他专家合作。初级照护护士从业人员在门诊、长期照护机构和成人日间照料中心中提供服务，而急诊照护护士从业人员则主要在住院患者中提供服务。这些环境与初级照护和急诊科护士角色之间可能会发生交叉。

护理流程

护理流程指导注册护士个性化、情景化和优先考虑问题领域，这些步骤包括评估、护理诊断、计划、干预和再评估。

步骤 1：评估

通过交谈、记录回顾、直接观察和其他方法收集老年患者的生物－心理－社会数据，在时间允许的情况下，构建老年患者和非正规照护者的多重且往往相互的竞争需求的全部内容。例如，联邦授权的多学科合作评估，称为最小数据集，被长期照护护士用于养老院，以记录评估数据，作为团队制订治疗计划和治疗方法的一部分。照护依赖性量表为评估住院患者护理需求提供了一个框架。

步骤 2：诊断

根据护理干预的迫切需要，护理评估的数据对于在特定时间确定具有临床意义的老年人的问题是必要的。这些信息可能包括对由患者和照护者呈现问题的一般和具体数据、医疗诊断、规定的医疗、身心功能状态、替代医疗资源、患者目标和期望、安全风险、日常生活自理能力以及护士认为临床上与病例或环境相关的其他信息。护理诊断和这些问题领域的优先排序是主要的预期过程结果。

自 1973 年以来，北美护理诊断协会（North American Nursing Diagnosis Association, NANDA）继续制定护理诊断分类法，目前在 9 个护理类别中，约有 130 个已批准为患者照护问题分类。1987 年，爱荷华大学（美国）护理学院福利分类和临床效果中心通过使用护理干预分类（NIC）制定了分类法，对护理干预和护理结果进行分类和组织。随后，1992 年开发了护理结果分类（NOC）编码系统。NIC/NOC 代码与 NANDA 诊断相关，用于记录护理干预措施和结果的有效性。不断完善 NIC/NOC 分类系统。护理分类法的使用促进了对评价、质量改进和研究活动有用的护理数据的获取。

步骤 3：计划

护理计划包含具体的护理干预及具体护理诊断或处理问题领域的治疗活动，如食物摄入量的变化、个人照护能力障碍、常见虚弱和轻度痴呆导致意外伤害的风险、与健康问题无关的悲伤和老年患者及照护者的其他需要。计划包括护理措施，以确保老年患者的所有医嘱治疗和其他干预方式的连续性。临床判断是护理过程中的一项重要技能，因为它能够准确地识别护理诊断。

步骤 4：执行

执行过程是利用包括辅助护理人员在内的所有护理人员的集体努力，指导他们实施护理计划。临床和技术上适当的使用安全和同情心的方法是用于实现预期的临床结果。护理行动可能包括检查生命体征，改变老年患者的制动体位，对记忆力差的老年人进行时间、地点和活动的定向训练，在家庭照护前与家庭照护者面谈，咨询其他医疗专业人员，倡导老年人获得当地社区资源等活动，以及其他旨在解决护理问题或减少护理诊断影响的行动。

步骤 5：再评估

患者的身体、语言和行为反应、非正式照护者的报告以及医疗照护提供者对其他学科的观察是反馈机制中的重要方面，有助于护理人员维持动态、灵活的治疗计划。对护理干预过程中获得的信息进行关键分析，重新引导患者和家庭参与整体治疗和管理计划，重新检查医疗团队对临床问题的理解，确定成本效益，重新调整领导，支持高质量的患者护理标准。

个案管理

护理个案管理员是对一组老年患者和非正式照护人员进行跟踪。通常，患者有虚弱、多种慢性疾病、不稳定的功能状态、复杂的社会心理和财务状况以及其他多层次的临床问题都会引发对这种专业护士的需求。临床决策、沟通、

资源识别、转诊、管理、系统分析和成本分析方面的高级技能对于有效的个案管理至关重要。护理个案管理员的职责包括咨询医疗照护提供者；与患者、家庭成员和其他支持系统会面；倡导特定健康和社会服务需求；出院计划制订；确保安全终止服务；促进共同决策；适当的医疗文书记录。个案管理员也可以与第三方支付者协商改变健康福利，以确保老年患者的需求得到最佳解决。随着医疗服务提供系统的变化，老年人的护理个案管理员的数量预计将增加，特别是在基于社区的项目中，如家庭服务、成人日间健康计划以及缓解和临终关怀服务。例如，在家庭健康范围内，护士是理想的团队领导者，其职责是协调个案与机构，并帮助跨学科照护提供者、机构、团体或私人诊所的医生和付款人完成所需的文件。随着管理式照护的发展趋势，担任这种角色的护士可能被称为个案管理员，其他行政职能也可以是个案管理员。在之前提到的实践地点中，其他管理职能也可能是老年护理个案管理员的一部分职责。

患者及家属的健康教育与咨询

老年医学和老年护理人员的教学和咨询的一个主要重点是在急症照护、家庭照护或社区照护中，实施医疗健康提供者规定的治疗和管理。在患者回家或转至其他照护机构前指导他们，有助于患者和家人做好出院准备。随着向社区照护转变的需求扩大，预防现有慢性健康状况的疾病、残疾和并发症的教育变得越来越有必要。这些护士的教育和咨询工作贯穿于老年人护理的始终，此功能可与直接的患者照护和个案管理功能结合使用。

行政管理

行政护士的专业角色包括在专业护理机构的护理服务主管和各种环境的管理人员，例如，家庭照护、成人日间健康门诊、喘息服务、临终关怀和其他老年人社区照护计划。一些护士

主管面临着管理小型委员会和家庭护理（即个人护理）的挑战。医疗保险和医疗补助的立法授权、法规和护理标准等，都是老年专科护士管理者能够转化为可操作的复杂信息体系，以支持护理质量标准并确保财政责任。

宣传和公共政策发展

尽管在所有类型的护理从业人员中都发现了护士积极性的一面，但一些老年医学和老年病学的护士建立了致力于塑造和改变公共政策倡导的事业。在立法过程中，他们的专业知识和对公共政策的分析可能适用于与老年人群医疗照护准入和其他相关问题。他们在政府机构、公职人员办公室、宣传组织或其他面向公共政策问题和老龄化问题中找到工作。

教育及研究

随着高校老年学和老年医学护理教育项目的不断增多，对具有老年学和老年医学博士和硕士学位的教员的需求将继续增长。临床护理专家、执业护士和护理教育工作者在全国许多护理学校的院系中占主导地位。具有博士学位的老年医学和老年科护士通常具有教学和研究职责。高级实践护士教员是临床护理专家或护士从业者，也需要保持临床实践，以保持角色技能。拥有研究博士学位的教员准备在研究项目和临床试验中担任主要研究者，并在老年医学和老年护理科学中建立研究项目。知识生成是这些护士研究人员的一项重要承诺。护理研究的一些领域包括睡眠障碍、躁动、家庭护理、跌倒行为、感觉障碍、使用技术支持老龄化和自我保健缺陷。他们的研究所产生的知识体系有助于改善老年人的医疗保健，并促进老年科学的发展。此外，这些研究人员还为其他护士创造了机会，让他们作为助理、研究生或参与研究的参与者体验研究过程。拥有实践博士学位（DNP）的护士在实践改变项目中使用这种基于循证的护理知识来改进护理实践。

总　结

老年医学和老年科护士具有多种角色和职能。随着规模缩小和转向管理式护理计划的趋势，这些角色和职能正在以不同的方式进行融合和构建。新的人员提供直接的床旁照护，但其有正式教育和培训被引入临床领域的人员是有限的。对护理的挑战，特别是对老年医学和老年科护士的挑战，是要坚持老年人的医疗照护标准，尤其是对因慢性残疾、社会经济地位、种族或文化因素、环境状况、低健康素养或技术文盲以及缺乏技术而失去能力的老年人。此外，婴儿潮一代的老龄化，一种社会和历史现象，已经将医疗照护的重点从治疗模式转移到慢性病照护模式。在这类人群中，慢性病的高发病率需要新的方法来帮助老年人发展有效处理这些问题所需的自我管理技能。很明显，这个专业需要新的专业知识和更高级别的实践护士。

（陆佳妮）

原文参考

American Association of Colleges of Nursing 2006 The essentials of doctoral education for advanced nursing practice.AACN, Washington, DC

American Nurses Association 1970 Statement on gerontologic nursing practice.ANA, Washington, DC

Burke M, WalshM, et al. (eds) 1997 GerontologicNursing: Holistic Care of the Older Adult.Mosby Year Book, StLouis, MO

DijkstraA, YontGH, KorhanEA, et al.2012 The Care Dependency Scale for measuring basic human needs: an international comparison.Journal of Advanced Practice Nursing, 68 (10): 2341–2348

McCloskey DochtermanJ, BulacheckGM, et al. (eds) 2004 Nursing Intervention Classification (NIC), 4th edn. Mosby, Philadelphia, PA Moorhead S, JohnsonM, MaasM, et al. (eds) 2004 Nursing Outcomes Classification (NOC), 3rd edn. Mosby, Philadelphia, PA

National Organization of Nurse Practitioner Faculties 2012 Statement on Acute Care and Primary Care Certified Nurse Practitioner Practice.Washington, DC

第 82 章

老年作业治疗

MOLLY MIKA

本章内容

概　述

　　作业可被定义为个体所参与的任何有意义和有目的的活动或一系列活动。根据美国作业治疗学会（American Occupational Therapy Association，AOTA）的作业治疗实践架构，作业的领域包括日常生活活动（吃、穿、如厕等）、工具性日常生活活动（家务、做饭、理财等）、教育、工作、娱乐、休闲和社交。疾病、功能障碍和老龄化相关的功能障碍威胁着老年人参与作业的满意度。作业治疗（OT）从业者，包括作业治疗师和作业治疗师助理，治疗性地使用有意义和有目的的活动来保证和强化个体在所选择的作业中的参与。

　　作业治疗从业者在不同机构内为老年人群提供服务，包括各种住院机构如综合医院、康复医院、专科护理机构和精神卫生中心。社区OT可在门诊机构、患者家中或老年日间中心和老年中心内提供。OT专业人员将扮演多重角色，包括服务的直接提供者、执行者、咨询、教育和研究人员。

作业治疗评估

　　为提供高效的治疗，作业治疗师会对他们的患者施行全面的双重评估。治疗师完成作业轮廓（以患者为中心的面谈）以收集个体的以下信息：职业史、喜好、患者参与作业的各种情景、患者的价值观、信念和关于他/她当前功能表现的目标。

　　此外作业治疗师会分析患者的作业表现。他们会观察老年人如何参与有价值的作业，如吃饭、穿衣、床上移动和备饭，从而明确患者的功能强项和限制。然后实施标准化和/或非标准化的测试以精准确定障碍，如启动任务的力量不足或能力不够。

　　作业治疗师和多学科团队成员共享评估结果，以制订综合的治疗计划。在某些机构，如医院和居家照护，多学科团队成员在联合团队评估中分享他们的发现。例如，美国的医院都使用功能性独立量表（FIM）或Katz日常生活活动量表，这使医疗服务提供者能够为每一例患者建立他们表现的基准水平，可以给团队成员一个追踪患者在基本日常功能领域进展的方法。由于 FIM 量表需要治疗团队中不同成员来共同完成，所以作业治疗师通常只负责完成自理和转移部分的评估。

通过联合和专科评估，作业治疗师和治疗团队成员与老年人一起合作，为出院回家或到下一级服务机构做准备。

作业治疗干预

在完成 OT 评估后，OT 从业者开始制订计划并实施干预。从业者可能使用多种干预措施，包括使用自我、治疗性地使用作业和活动、教育以及个体或团体咨询。

案例

Arlene

Arlene 的医生转介她到居家健康照护服务，包括护理、物理治疗和作业治疗。医生给作业治疗的医嘱包括日常生活活动、转移、工具性日常生活活动（做家务）、增加左上肢活动范围（ROM）和左上肢力量训练。

Arlene，83 岁女性，最近左肱骨远端骨折，左利手。某天晚上她尝试进卫生间时跌倒致骨折。医生没有为 Arlene 的左上肢做手术和石膏，只是用一个简易吊带制动 6 周。现已移除吊带，医生通过一个居家健康代理机构开具了一些治疗性的服务。Arlene 有糖尿病和房颤病史，12 个月前右手中指截指。Arlene 患有 2 型糖尿病，每周做 3 次肾透析。

作业轮廓

Arlene 的家有两层，与丈夫和儿子（已成年）同住。她的丈夫需每天 24h 吸氧，儿子在仓库里做全职工作。她跌倒之前及左肱骨骨折后都睡在她的卧室里，使用二楼的卫生间。Arlene 目前并不能去到二层，因为楼梯只在一侧装有扶手，下楼时扶手在左侧，由于她左上肢疼痛且活动受限而无法使用。所以她租用了医院的床，睡在一楼。因为一楼没有卫生间，Arlene 如厕使用便携式马桶，洗澡在厨房擦浴。她主要依赖儿子帮她清空马桶、辅助洗澡和穿衣。Arlene 说当她尝试她喜爱的作业内容、做饭和烘焙时感觉到明显的受限。

Arlene 说她渴望睡在二楼的床上，使用二楼的卫生间。她也希望能在没有她儿子的帮助下，为自己和丈夫准备一顿简单的午餐。

Arlene 在家步行时，因为耐力和动态站立平衡不足，有再次跌倒的风险，需要用直柄手杖且需有人监护。

作业表现分析

作业治疗师观察 Arlene 在功能性移动中（转移到床和从床、马桶、厨房椅子、斜椅到其他地方的转移）以及自理（在厨房梳洗和洗手所需的工具）的表现。Arlene 需要少量帮助（需要他人提供大约 25% 的帮助）来完成转移，中等帮助（需要他人提供大约 50% 的帮助）来完成多数自理任务。治疗师也评估了 Arlene 的左上肢状态和功能，包括疼痛、水肿（Arlene 的手因为长时间制动累积了过多肿胀，现影响她的活动）评估、主动 / 被动 ROM 和肌力测量。Arlene 左手和腕关节可见中等程度肿胀。肩和肘关节轻微被动活动时，有中等程度疼痛，整个左上肢主动和被动 ROM 以及肌力明显受限。此外，治疗师评估了 Arlene 的家，以便给出建议，在保证患者安全的同时，最大化她将来的作业表现。作业治疗师注意到某些障碍，如要将多个房间散在地上的氧气管进行整理以便容易注意到。

作业治疗师与 Arlene 一起设定了以下长期目标：

（1）5 周内，Arlene 能仅在监护下完成所有自理活动；

（2）5 周内，Arlene 能独立为她和丈夫准备简单午餐。

作业治疗师根据长期目标设定相应的短期目标。例如，为了实现长期目标 1，Arlene 能够首先完成以下短期目标：2 周内，Arlene 能用左手在少量帮助下梳头。

作业治疗干预

Arlene 的作业治疗师使用一系列干预方法保证 Arlene 的目标能够实现：

预防：由于 Arlene 的肱骨骨折因跌倒所致，所以作业治疗师教育她及其家人关于跌倒预防的知识。为增加可视性，氧气管上每 1.5cm 便使用黄色管带缠绕以便清晰可见。此外，建议在走廊增加照明，尤其在夜间。

恢复：作业治疗师指导 Arlene 左上肢主动 ROM 练习。此外，她使 Arlene 能够参与治疗活动和设计的作业活动，来增加肩、肘、腕和手的力量和 ROM。例如，Arlene 用右手辅助左手做全麦饼干蛋糕外壳，然后使用左上肢清洁桌面，每一次用抹布擦拭桌面都使用牵伸，尽量够到更远处一点。

改良：作业治疗师介绍给 Arlene 改良的穿衣工具、穿袜器和鞋拔，辅助她完成下肢穿着。Arlene 虽不期望完全重获左上肢的功能，但仍希望能独立穿袜子和鞋子。

此外，由于患者的病因是自身障碍陷所致，从业者使用以下联合治疗方法：创造/促进、建立/恢复、维持、改良和预防（这一方法通常在患者的病变属于自然进程的时候使用，如阿尔兹海默病或帕金森病。在这些情况下，作业治疗干预的缺失会导致患者功能表现的显著下降，从而增加了他/她的照护负担）。

Arlene 的案例学习（见案例学习）展示了 OT 如何在老年病中的应用。

OT 顾问通常由独立高层老年公寓的经理聘请来，当机构内要开展工作简化和能量节约项目时，他们会使用创新/促进的方式，从而使老年人在购物和准备饭菜时可以不必过度疲劳。这种创新/促进的方法对健康人群来说，可起到通过参与作业提高生活质量的目的。

OT 从业者使用建立/恢复的方法来干预，促进患者因某一疾病丧失的功能性能力。OT 从业者教育脑卒中幸存者如何使用建立/恢复的方法重新使用勺子。

作业治疗师与老年痴呆症患者的家属一起工作。老年痴呆症的患者会健忘，功能表现进展性下降。Graff 等人在一项随机对照试验中证明 OT 可以显著改善痴呆症患者及其照护者的生活质量。当使用改良的方法来治疗时，OT 从业者会改变任务或者环境以确保患者成功实现功能表现。最终，OT 从业者将此与预防患者的进一步功能障碍联系起来，例如，下肢关节置换术后的老年人，将会从跌倒预防项目中获益。

总　结

OT 从业者与不同医疗专业人员密切合作来治疗老年患者。他们使用治疗性的作业和活动作为主要方法来满足患者的需要。最终，不论在什么机构，作业治疗师和助理在完成详细的评估后，会使用包括创新/促进、恢复/建立、维持、改良和预防等不同的治疗方法，尽量确保患者能参与生活。

备　注

正文改编自 Tim Kauffman。

（伊文超）

原文参考

AOTA (American Occupational Therapy Association) 2002 Occupational therapy practice framework: domain and process. Am J Occup Ther, 56: 609–639

Graff M, Vernooij-Dassen M, Thijssen M, et al. 2007 Effects of community occupational therapy on quality of life, mood, and health status in dementia patients and their caregivers: a randomized controlled trial. J Gerontol A Biol Sci Med Sci, 62: 1002–1009

The Merck Manual of Geriatrics (Beers MH, Berkow R, eds) 2011 3rd edn. [Online]. Merck & Co. Inc., Whitehouse Station, NJ. (Accessed at www.merckmanuals.com//professional//geriatrics.html December 2013)

Uniform Data System for Medical Rehabilitation 1993 Guide for the Uniform Data Set for Medical Rehabilitation (Adult FIM). UB Foundation Activities, Buffalo, NY

第83章

老年物理治疗

WILLIAM H. STAPLES

本章内容

概　述

本章为读者介绍当前的物理治疗实践和它在康复过程中的重要性。物理治疗是老年康复过程的一个组成部分。当老龄化来临，物理治疗师的角色将在老年病患者恢复中起到关键作用。

美国物理治疗学会（American Physical Therapy Association，APTA）物理治疗实践指南定义指出："物理治疗是一个恢复、维持和促进最佳身体功能领域中拥有完善的理论基础和广泛临床应用的动态专业"。世界物理治疗联盟（World Confederation for Physical Therapy，WCPT）是一个由106位成员国组成的非营利性组织，它是唯一可代表全世界35万物理治疗师的国际性组织，致力于推动物理治疗专业的发展，改善全球健康。

老年物理治疗的主要目标是通过实践循证科学原则，以完成预防、维持或康复障碍，改善活动受限，降低参与限制。医务人员应首要关注功能障碍的预防。预防医学和教育提供损伤和疾病的预防，相较于治疗健康相关问题的后遗症花费更少。康复过程应针对性地辅助老年人获得相应环境内可能达到的最高水平功能。物理治疗侧重功能性移动，维持安全性同时，促进老年人更独立、更少痛苦地享受更长的生命。APTA老年物理治疗分会的使命为"通过提高会员的能力来提供最佳的物理治疗实践，倡导最佳老年"。这包括成为"老年健康、幸福、康健和身体功能需求的倡导者"。WCPT有一个分支——国际老年物理治疗师学会（IPTOP），其目标就是为服务于老年人的物理治疗师提供国际资源。IPTOP陈述道"老年物理治疗师的主要目的是维持和/或恢复功能、活动和独立性。这要求用以人为中心、合作、跨专业的方式解决影响这一人群的多种疾病"。

物理治疗师是参与患有神经肌肉、肌肉骨骼、心肺和皮肤疾病的个体检查和评估的医疗专业人员。物理治疗师在检查和评估后确定物理治疗诊断，制定个体化干预计划，以实现改善功能的短期和长期目标。物理治疗师并不局限于治疗已经患病的个体，而是把大部分时间花在健康促进和疾病的一级和二级预防上，以避免由于原发疾病和继发疾病而导致的运动和功能障碍。

美国的物理治疗师由物理治疗教育认证委员会（Commission on Accreditation in Physical Therapy Education，CAPTE）认可的院校毕业，并需通过由各州管理的州际物理治疗专委会执照考试。物理治疗助理也需获得由 CAPTE 认证院校项目的相关学位。物理治疗助理在多数州都要通过考试才能获取执照。他们不能够做评估，但可以在物理治疗师的监督下完成很多治疗活动。监督的要求每个州有所不同。

WCPT 目前建议至少 4 年的大学水平学习方能获得专业认可，第一专业资格需完成课程学习，该课程完成后物理治疗师应具备独立自主实践的能力。WCPT 期望任何项目，不论其长短、实施的方式如何，所包含的课程都应使物理治疗师具备物理治疗专业准入水平教育所描述的知识、技能和态度。

APTA 设定了一个目标——到 2020 年，物理治疗将由具备物理治疗博士学位的物理治疗师提供。因为截止至 2012 年，200 多个 CAPTE 认证的物理治疗教育项目中只有一个不具备物理治疗学博士（DPT）学位资格。为维持或继续被认证，所有的项目到 2015 年必须能够授予 DPT 学位，在 2017 年便实现了这一目标。

老年物理治疗可在多种机构内实施，包括综合医院、康复医院、专科护理机构、长期护理社区、居家健康照护机构和门诊。除了预防，老年物理治疗还致力于与老龄化过程相关的累积性疾病做斗争，减少和阻断它们的致残性影响。这可通过加速恢复和减少机构内时长、患者和照护者教育、帮助患者活得舒适幸福、辅助个体重回能力范围内的最佳生活来实现。老年物理治疗曾被认为是一个特殊的领域，需要强化老龄化过程中特定的高级技能和知识。老年物理治疗专家理解老年人群常见的"正常"

老龄化和病理改变之间的区别。帮助老年患者是一项艰巨的任务，因为这涉及多个系统，多种并发症。对心理社会问题、赔偿、环境、虚弱、营养、药物和文化因素等特殊问题都要考虑到，康复过程才会成功。美国物理治疗学会 1992 年认证了首批老年临床专家（GCS）。要成为 GCS，必须具备物理治疗师执照，在老年领域主管患者达到规定的时间，还要通过一个严格的笔试。WCPT 支持这一专业化的过程。

受训专业人员的需求

随着世界人口老龄化的加速，美国和其他国家将需要受训良好的医疗服务提供者，他们要具备老年照护领域的专业知识。在美国，与年轻成年人相比，老年人群在医疗服务所占份额不成比例的高。延长的生命周期，如糖尿病、关节炎、高血压和肾病等慢性病的高发，使老年人对医疗保健有更大需求。2002 年，老年人的平均健康花费是每年 11089 美元，职场人员（19~64 岁）的花费仅为每年 3353 美元。Kaiser 家庭基金会估计慢性病治疗的健康花费占比大于 75% 的美国国民健康花费。医疗专业人员经过老年照护培训后，可帮助维持老年人的健康和生活质量。老年患者的复杂需求通过一个医疗团队与老龄化相关的专家一起工作，评估患者的身体和心理健康，协调在不同环境中的照护需求。这些团队要与非正式的照护者，如家属和朋友一起工作，这些人都在帮助老年患者维持健康和独立中扮演着重要角色。

接受专业老年照护的老年患者往往比接受普通照护的老年人做得更好。Cohen 等人发现，接受老年科住院和门诊照护的患者，在不增加额外费用的情况下，其功能衰退和精神健康的改善幅度较大。在另外一项研究中，由在老年科受训的护士照护的老年患者因不良原因再入院者数量更少，从护理机构转回医院的可能性也更低。Bardach 和 Rowles 发现这种老年专科培训是非常需要的。这种需求会激励物理治疗师进入老年领域，填补这一空白。

转介给物理治疗师

患者可能因为一些情况需要寻求物理治疗师的知识和技能的帮助。框表83-1是里包含了一些有用的转介情况信息，但仍不全面。物理治疗师理解一系列影响身体功能和整体健康的问题。如果治疗师仅是医疗保健系统的一部分的话，他们会对老年人进行筛查，将其转介给其他合适的医务人员。物理治疗是一个迅速进化的专业。在美国多数州，民众可以直接约诊物理治疗师进行评估和治疗，不需要先预约医生来转介。APTA的愿景陈述："通过最佳化运动来变革社会，改善人类体验"。这一新版陈述的指导原则之一便是同一性，如下：

物理治疗专业将明确和促进运动系统作为优化运动的基础来改善社会健康水平。对运动系统的认可和确认是理解人体的结构、功能和潜能的基础。物理治疗师将负责评估和管理不同年龄个体的运动系统，促进最佳的发育、障碍诊断、活动受限和参与限制；提供针对预防或改善活动受限和参与限制的干预。运动系统是物理治疗师实践、教育和研究的核心。

APTA，2013

尽管这样可能会有些资源浪费，但很多老年人确实需要像传统就医过程一样，先看医生，然后转介到物理治疗。Johnson等人确定了大约一半的住院患者，如果没有接受物理治疗服务

框表83-1　老年物理治疗转介的可能适应证

- 近期跌倒或跌倒史
- 力量或关节活动范围受限
- 移动能力或步行障碍需要辅助设备
- 肌肉骨骼疼痛
- 转移困难
- 骨科或矫形需求
- 开放性伤口
- 神经系统疾病
- 眩晕或平衡问题
- ADL耐力下降
- 卧床状态
- 需要适应性器具来提高安全性和功能
- 失禁
- 虚弱

的话，相比入院时，在步行和转移能力方面会有障碍。有趣的是，这些在住院时接受过物理治疗的患者，会更有可能在急性期后也接受物理治疗。可以大概推断，老年医学的患者在住院期可能会发展出功能障碍，但并没有被及时发现。护士应进行老年患者的常规体检筛查，以确定是否有身体表现方面的障碍。Freberger等人发现即便控制了诊断、疾病严重性和物理治疗供应这些因素，从基层医生转介至物理治疗的概率相较骨科医生来说还是少很多。这种转介的缺乏会影响接受照护的质量，如果可治疗的疾病加重，可能最终导致花费的增加。照护的延迟也会导致功能结局的降低、照护对象和患者的受挫。

在医院内，医生通常是患者的主管，因为他有负责首诊的权益。治疗师可能只是一个雇员，按既定的轮转安排或基于他们的特殊技能（如GCS）来接诊案例，通常没有权利直接接诊需要服务的老年人，除非从医生处转介。因此传统上医生扮演着医疗系统"守门员"的角色。

在医院外，美国有很多州的确是允许物理治疗师直接接诊的，尽管多数治疗师仍接受医生、助理医生或护士的转介。直接接诊的情况根据法律、实践和赔偿模式的不同而有所不同。接受物理治疗服务的某些限制或阻碍可能是由于法律的问题，但其他原因还包括缺乏公共和健康照护提供者的宣教。此外，多数第二支付方，如政府部门和私人保险执行人员若无医生转介会限制赔付。

有趣的是，Miller等人发现超过66%的医生会开具或转介老年患者给物理治疗师做"评估和治疗"或"物理治疗咨询"。这一发现确实表明医生在某些程度上信任物理治疗师的专业和决策能力。

多发疾病

物理治疗师评估老年患者时会考虑很多问题。考虑到正常的退化，包括视力和听力的下降，会使得评估和治疗更加困难。体力储备（内

稳态）的下降会使原本轻微的问题转变为生命威胁。超过 50% 的老年人有 3 种或以上的并发症，包括慢性疾病。有多种健康问题的老年人会有更高的死亡率、致残率、不良反应、住院率、资源使用和较差的生活质量。要进行详细体检和生物－心理－社会或以患者为中心的方式来评估，为这些患者制订干预计划。健康的最佳理解是生物、心理和社会因素的综合考虑而不仅仅是生物学层面。这一概念首先被 George Engel 医生推出。物理治疗师不仅要理解内在因素，如身体能力、认知和药理作用，还要知道外部因素，如环境、经济资源和社会支持如何影响治疗性关系和最终结局。

并不是所有的老年问题都可以归到特定的疾病类别中。术语"老年综合征"（geriatric syndrome）曾被用来定义多种最常见的老年健康相关问题。老年综合征包括跌倒、失禁、谵妄和功能下降，代表一种健康受损的状态。这些复杂的综合征是多种因素的，与不良结局、虚弱、依赖和显著病态相关。健康状态的变化可能由某一种相关疾病引起。例如，尿路感染会导致谵妄，继而有可能跌倒导致髋关节骨折，又将在数周、数月甚至剩余的生命中影响到身体功能。将其当作一个特定的案例来探索这种相互的影响，若缺乏老年专科培训的专业人员可能会把此看作"简单"的案例。

S 女士

S 女士是一位 82 岁的退休教师，独居于两层楼无电梯的公寓。在家中跌倒，导致左股骨头骨折。住院 5d，行左侧半髋置换，之后住在专科护理机构 2 周，后被转介到一个居家健康机构。物理治疗师计划在 S 女士回家后当天开始接诊该案例。

老年患者评估

患者的评估，不论是转介而来的还是直接就诊的，都要包含一个全面的病史和使用不同测试和测量的体格检查（框表 83-2）。体检应

框表 83-2　物理治疗师提供的测试和测量

- 有氧能力 / 耐力
- 体型特征
- 觉醒、注意和认知
- 辅助和适应性设备
- 循环（动脉、静脉、淋巴）
- 脑神经和周围神经完整性
- 环境、居家和工作（工作 / 学校 / 娱乐）障碍
- 人体工效学和生物力学
- 步态、步行和平衡
- 皮肤完整性
- 关节完整性和移动性
- 运动功能（运动控制和运动学习）
- 肌肉表现（包括肌力、爆发力和耐力）
- 神经运动发育和感觉整合
- 矫形、保护和支持性设备
- 疼痛
- 姿势
- 假肢需求
- 关节活动范围（包括肌肉长度）
- 反射完整性
- 自理和家庭管理（包括日常生活活动和工具性日常生活活动）
- 感觉完整性
- 通气和呼吸 / 气体交换
- 工作（工作 / 学校 / 娱乐）、社区和休闲整合或重整（包括工具性日常生活活动）

来源：APTA，2003

该也包括系统的查体，以达到筛查的目的，排除各种需要转介给其他医疗专业人员的病理性疾病。然后，治疗师评价收集来的数据，基于这些信息进行临床判断，确立物理治疗诊断。老年物理治疗师能够解读收集的数据，并将其归类、归入综合征或某些症候群，以确定合适的干预策略。这在老年人中可能非常有挑战，因为他们通常出现多个复杂的问题。老龄化的过程会给身体带来一些问题和已存在问题的多发病变，会加剧或隐藏潜在的疾病。若有可能的话，有经验的治疗师会尝试确定哪些问题是年龄相关的、哪些是因为病变所致的。这些有经验的治疗师在制订临床决策的过程中会使用循证实践，确定需要进行哪些功能性测试。

回到本章的案例学习中，S 女士的检查表明她最近已多次跌倒，有骨性关节炎、高血压和动脉硬化性心脏病的病史。服用呋塞米、美

托洛尔控制高血压；布洛芬控制长期关节炎引起的疼痛；住院前服用伊班膦酸钠，现在又重新服用。她之前术后开过氢可酮控制髋部疼痛。进行的测试和测量结果：髋周肌力 3+~5 级；轻微驼背；使用助行器独立步行、能负重大约 85%，由于疼痛用数字化分级量表评估为 3~10 分而限制活动；日常活动困难；平衡能力下降（Berg 平衡量表，1989，分数 38~56）；耐力受限，只能 2min 走 80 步左右便需要休息；听力困难。静止下的生命体征：血压（BP）140/82mmHg；心率（HR）74/min；呼吸频率（RR）20/min；自觉疲劳程度（RPE）1~10 分。步行后生命体征：BP 148/86 mmHg；HR 86/min；RR 28/min；RPE 8/10。她未曾进行规律运动项目。

物理治疗师必须即刻分析这些数据。在进入到目标设定和干预选择之前，有很多因素需要考虑。老年物理治疗师要筛查是否有下肢深静脉血栓（DVT），因为近期有手术，服用过一些非甾体消炎药（NSAIDs），可能导致血凝增加。根据美国食品药品管理局提示，长期使用 NSAIDs 可能会增加血凝块、心脏病和脑卒中的风险。

老年物理治疗师必须了解 Wells 的标准。Wells 的标准是一个可能性的临床评估，或者临床预测原则，针对可疑 DVT 患者，可用于决定实施哪种医疗检查。若血凝块出现的概率较高，则需要咨询医生。此外，服用 NSAIDs 较长时间的人出现胃溃疡和出血的风险也高。胃溃疡和出血的风险也会随着 NSAIDs 使用的时长和剂量增加而有所升高。出血和溃疡会随时发生，且没有症状，有教育背景的治疗师需要知道观察这种可能性。

了解既往跌倒史是跌倒的最佳预警，治疗师必须尝试确定跌倒的潜在原因。治疗师选择了 Berg 平衡量表，因为治疗师认为患者应该没有达到极限分值。重要的是，这个测试可以显示患者在完成特定活动时存在困难。患者在测试的时候，不能使用辅助设备，所以治疗师要确定合适的保护技巧。S 女士的 Berg 平衡量表

框表 83-3　Berg 平衡量表
测试
14 个条目的量表
每个条目有 5 个级别，得分从 0~4，0 分代表最低的功能水平，4 分代表最高的功能水平。总分 56 分
得分大于等于 45 分，有较少可能跌倒的风险，不能预测频率
最小可测改变（MDC）
Berg 平衡量表的得分，如果患者一开始在 45~56 分，则需要有 4 分的变化，才能有 95% 的把握认为确实发生了改变；如果在 35~44 分，需要 5 分；如果在 25~34 分，需要 7 分，最后，如果一开始的分数在 0~24 分，需要 5 分

分数（框表 83-3）表明她有跌倒的风险。

治疗师也需确定之前跌倒的原因是外在的（如地毯松动等环境因素）还是内在的（可能是服用降压药呋塞米和美托洛尔导致的直立性低血压）。她能否在紧急情况下独立进出公寓？独立购物？她是否需要一个报警器、居家健康助手、送餐上门服务以及其他服务？一个成功的康复过程都要考虑这些因素。

表 83-1	案例学习评估和干预
评估发现	**干预**
髋周力量减弱	渐进抗阻训练，80% 的 1RM，无痛重复 8~12 次
平衡降低	在厨房柜台边或者稳重的椅子边训练平衡，逐渐减少上肢的辅助支撑，直到单腿支撑
跌倒病史	外因：地毯松动、线、宠物 内因：检查从坐到站时的血压，提供宣教
步态变差	使用合适的辅助设备进行步态训练，包括爬楼梯。可能需要订购拐杖或四脚拐
其他需求	加高马桶坐垫，浴室安装扶手，楼梯间有足够的栏杆，辅助购物和准备饭菜

目标设定和干预

功能改善必定是老年物理治疗师提供干预的首要侧重点。治疗师与患者、有时候与家人或照护者一起确立功能性的目标，以确定合适的治疗干预。治疗师使用他们的技能提供合适的治疗策略和技术。对于这个案例，长期目标

确立为重回具备独立功能、能够在社区家庭生活的个体。为实现这一长期目标，设定了一些短期目标，包括：

•安全和独立步行，从左下肢完全负重，若合适的话进阶到使用手杖和爬楼。

•下肢肌力增加到 4/5 级，能够进阶到使用手杖。

•Berg 得分增加到 46/56，降低跌倒的风险，也能够显示可监测到的改变。

•ADL 独立，降低户外照护和花费。

•增加耐力和步行速度至 2min 步行 200 步，主观疲劳水平不超过 5 分（RPE 0~10 分）或 13 分（RPE 0~20 分）。

治疗师必须监督和持续评估患者在短期目标中的进展，以更新目标，并进展到长期目标。若为成功达到结局，则需要改良干预措施。因为这个患者服用 β 受体阻滞剂，这会使其对运动的反应不敏感，所以使用 Karvonen 公式或 Tanaka 法计算运动强度的传统靶心率的算法可能不适用。必须使用 RPE 来监测身体压力，来代替心率和血压。

此外，治疗师必须提供给这个患者预防和健康的宣教，关于规律运动的重要性、骨质疏松和姿势方面的内容。最终目标是促进最佳老龄化，由 Brummel-Smith 提出来的概念——"不论个体医疗状况如何，都能在众多领域发挥令个人满意的功能的能力——身体、功能、认知、情绪、社会和精神"。

在我们的案例学习中，为了实现长期功能性目标，所设计的干预是为了改善 S 女士的障碍。这些干预将量身定做，以满足这一个体的需求和耐受（表 83-1）。

最终，根据记录的干预，物理治疗师必须明确其他服务的需求。可能需要转介给作业治疗师进行密集 ADL 训练，转介给社会服务来安排送餐上门服务。尤其是老年患者最容易从团队合作的方式中受益。老年人通常受多重相互作用的问题影响，而这些问题需要从多个不同角度入手解决。团队成员之间的相互沟通非常重要，这样才能获得积极的结果。本章的案例

学习已尝试证实进行老年专科物理治疗培训的必要性，以更好地满足这一人群的需求。

总　结

老年人群是一个特殊的群体，因为老龄化和疾病进程会相互作用，在个体身上产生多种变异。物理治疗师作为医务人员，同样也是健康教育者和健康促进专家，要继续在医疗保健服务领域发挥更为重要的作用。我们需要花时间去教育、咨询和改良个体的行为，否则将会导致功能障碍。一些影响老年人的担忧，如营养担忧、心理社会问题和财力受限等，可能尚处于物理治疗师直接干预的范畴之外，但必须受到关注，才能最大限度优化治疗的结果。老年医学医务人员也必须了解赔付问题，才能更好地服务他们的患者。我们的工作不是真空的，要及时沟通及团队合作才能取得对患者或照护对象的最佳整体照护。老年康复对每个治疗师的才能和创造力都极富挑战。随着老年人口的持续增长，这些挑战也与日俱增。

（伊文超）

原文参考

ABPTS (American Board of Physical Therapy Specialties) 2013 Home Page.Available at: www.abpts.org//home.aspx.Accessed January 2013

ACSM's Guidelines for Exercise Testing and Prescription 2009, 8th edn.Lippincott Williams & Wilkins, Baltimore, MD Agency for Healthcare Research and Quality 2010, The high concentration of US health care expenditures.Research in Action Issue 19.[Online] Available at: www.ahrq.gov//research//ria19//expendria.htm.Accessed December 2012

AGPT (Academy of Geriatric Physical Therapy) 2014. Mission statement.[Online]Available at: www.geriatricspt.org.Accessed February 2014

Anderson G.2010 Chronic care: making the case for ongoing care.Robert Wood Johnson Foundation. [Online]Available at: www.rwjf.org//files//research//50968chronic.carechartbook.pdf.Accessed December 2012

APTA (American Physical Therapy Association) 2003 Guide to Physical Therapist Practice, 2nd edn.APTA, Alexandria, VA

APTA (American Physical Therapy Association) 2013 Vision

Statement for the Physical Therapy Profession.[Online] Available at: www.apta.org.Accessed December 2013

Bardach SH, Rowles GD.2012 Geriatric education in the health professions: are we making progress? Gerontologist, 52: 607–618

Berg KO, Wood-Dauphinee SL, Williams JT, et al.1989 Measuring balance in the elderly: preliminary development of an instrument.Physiother Canada, 41: 304–311

Bogle Thorbahn LD, Newton RD.1996 Elderly persons use of the Berg Balance Test to predict falls in elderly persons.Phys Ther, 76: 576–583

Boyd CM, Fortin M.2011 Future of multimorbidity research: how should understanding of multimorbidity inform health system design?Publ Health Rev, 32: 451–474

Brummel-Smith K.2007 Optimal aging, Part I: demographics and definitions.Ann Long Term Care, 15: 26–28

CAPTE (Commission on Accreditation in Physical Therapy Education) 2013 Home Page.Available at: www.capteonline.org//home.aspx.Accessed January 2013

Cohen HJ, Feussner JR, Weinberger M, et al.2002 A controlled trial of inpatient and outpatient geriatric evaluation and management.N Engl J Med, 346: 905–912

Donoghue D, Stokes EK.2009 Physiotherapy Research and Older People (PROP) group.How much change is true change?The minimum detectable change of the Berg Balance Scale in elderly people.J Rehabil Med, 41 (5): 343–346

Engel GL.1977 The need for a new medical model: a challenge for biomedicine. Science, 196: 129–136

Freburger JK, Holmes GM, Carey TS.2003 Physician referrals to physical therapy for the treatment of musculoskeletal conditions. Arch Phys Med Rehabil, 84: 1839–1849

Inouye SK, Studenski S, Tinetti ME, et al.2007 Geriatric syndromes: clinical, research, and policy implications of a core geriatric concept.J Am Geriatr Soc, 55: 780–791

IPTOP (International Association of Physical Therapists Working with Older People) 2012 About IPTOP. [Online]Available at: www.wcpt.org//iptop//about. Accessed December 2012

Johnson JH, Sager MA, Hirn G, et al.1994 Referral patterns to physical therapy in elderly hospitalized for acute medical illness.Phys Occup Ther Geriatr, 12: 1–12

Kaiser Family Foundation 2012 US health care costs.[Online] Available at: www.kaiseredu.org//Issue-Modules//US-Health-Care-Costs//Background-Brief.aspx#.Accessed December 2012

Kovner CT, Mezey M, Harrington C.2002 Who cares for older adults?Workforce implications of an aging society.Health Aff, 21: 78–89

Miller EW, Ross K, Grant S, et al.2005 Geriatric referral patterns for physical therapy: a descriptive analysis.J Geriatric Phys Ther, 28: 20–27

Tanaka H, Monahan KD, Seals DR.2001 Age-predicted maximal heart rate revisited.J Am Coll Cardiol, 37: 153–156

Thorpe K, Ogden L, Galactionova K.2010 Chronic conditions account for

rise in Medicare spending from 1987 to 2006.Health Aff, 29: 718–724

Tromp AM, Pluijm SMF, Smit JH, et al.2001 Fall-risk screening test: a prospective study on predictors for falls in community-dwelling elderly.J Clin Epidemiol, 54: 837–844

US FDA (US Food and Drug Administration) 2011 Medication guide for non-steroidal anti-inflammatory drugs (NSAIDs). Available at: www.fda.gov//downloads//Drugs//DrugSafety//ucm089822.pdf. Accessed December 2012

WCPT (World Confederation for Physical Therapy) 2012 Home Page.www.wcpt.org//. Accessed 23 December 2012

Wells PS, Anderson DR, Rodger M, et al.2003 Evaluation of D-Dimer in the diagnosis of suspected deep-vein thrombosis.N Engl J Med, 349: 1227–1235

第84章

为老年患者提供社会服务

JAMES SIEBERSKI

本章内容

概　述

现今老年人随着老龄化面临着巨大的挑战。婴儿潮的突击将会改变世界老龄化。除了正常年龄相关的改变，婴儿潮这批人老去时仍存在未确定的改变，也不断有疾病在提醒我们，如果要成功老龄化，需要注意这些问题。社会服务提供者在辅助老年人适应年龄相关改变方面发挥重要作用，他们可以提供适应性的改变和设备，使其通过康复过程适应疾病状态。

作为康复团队的一员，社会服务提供者扮演了关键角色。为了成功，团队需要从社工或老年照护管理者处取得特定信息。最初，这一个体完成一个全面的社会工作评估和社会史，提供重要的数据，这些数据将被纳入康复治疗计划中，使老年患者实现他/她的目标。可以使用很多表格（表84-1）来完成这一任务，在很多机构中会由特定的机构或部门来制订表格。只要接受过教育和训练，专业的社会服务提供者都能有效地完成评估，收集社会史，确定需求和优势，制订特定领域的目标。评估老年人

的时候，要考虑更多的因素，以便于老年人在康复完成后重新去到合适的安置场所。

评估中的其他考虑

其他考虑，包括婴儿潮、目标不一致、治愈与照护、患者和家庭的意识、人格、活动和多样性问题等，可能会辅助或降低康复过程的成功率。

婴儿潮

婴儿潮出生的7800万人都以他们自己的方式经历着人生的每一个阶段，如果之前有模型的话，他们也会打破它，所以没有理由不相信他们的老年生活也将会是不同的。婴儿潮的多样性导致形式的复杂化——天主教徒、犹太人、新教徒等，以及非裔美国人、印第安人、西班牙裔美国人等。社会服务工作者应意识到这个问题，他们将会面临巨大的多样性，这些人对服务的需求可能是以往不存在的。考虑到他们与社会联结方面的需求，如互联网，包括它在

649

老年之家和护理机构内的可及性；社会不同，如对音乐和穿衣偏好的品位；性，如在护理机构内对性自由不同的期望；作息和进餐时间的偏好；以及他们情感需求上的支持小组，这些都对社会服务提供者增加了额外的压力。有必要将社会史具体化：既往和目前用药情况、性取向、喜欢的休闲活动和这些人如何看待康复。这对社会服务提供者在目标不一致、治愈与照护、患者和家庭意识、人格、活动和多样性问题上创造了一个有趣的挑战。

目标不一致

在康复过程中，团队确定的合适的安置通常应该是一个结构化的生活安排，同时让老年患者相信这种合适的生活安排就是他们的家。团队和患者间这一目标的不一致不限于只是安置的问题，还可能包括驾驶、就业、财务管理和其他自主性的问题。未解决目标不一致的问题，就会阻碍康复的过程。为了强调这个问题，社工应锁定患者回家的动机，这可能需要通过多个阶段的沟通来实现这一目标。图示为达到目标的不同干预阶段（图84-11），社工利用患者的动机来实现康复团队的目标，也实现他/她自己的个人目标。在图84-1中，明确了康复过程中的多种可能的步骤，来锁定患

表 84-1　社会工作评估表

病房 #: _____　　入院日期: _____　　　　　年龄: _____　出生日期: _____

姓名: _____　　　　　　　　　　　　　　　　　　　转出医院: _____

地址: _____　　　　　　　　　　　　　　　　　　　保险信息: _____

_____

电话号码: _____　　　　　　　　　　　　　　　　医生: _____

康复诊断: _____　　　　　　　　　　　　　　　　其他诊断: _____

就业状态: _____　　　　　　　　　　　　　　　　雇主: _____

收入来源: _____　　　　　　　　　　　　　　　　工作电话: _____

家庭 / 照护者

婚姻状态: 单身 / 已婚 / 离异 / 丧偶　配偶姓名: _____

其他家庭成员: 姓名: _____　年龄: _____　　就业状态: _____

其他联系人: 姓名: _____　　　　　　　　　　　　　电话: _____

地址: _____

姓名: _____　　　　　　　　　　　　　　　　　　　电话: _____

家庭 / 环境

家庭类型: 私有: _____　　租用: _____　　　层数: _____　台阶数: _____

主要入口: _____　　台阶数: _____　　　　　扶手: _____

卧室位置: _____　　浴室位置: _____　　　　扶手: _____

精神状态和情绪反应: _____

警觉？　　　　　　定向？　　　　　　　　　　　　　　　　抑郁？

家庭设备: _____　　　　　　　　　　　　　　　　　期望的设备需求: _____

居家健康机构？_____　　　　　　　　　　　　　　　其他社区服务？_____

患者家庭目标: _____

计划: _____　　　　　　　　　　　　　　　　　　　建议: _____

社工: _____　　　　　　　　　　　　　　　　　　　日期: _____

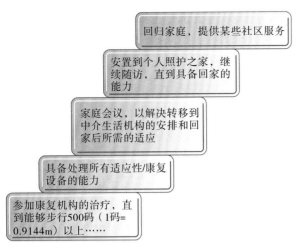

回归家庭，提供某些社区服务

安置到个人照护之家，继续随访，直到具备回家的能力

家庭会议，以解决转移到中介生活机构的安排和回家后所需的适应

具备处理所有适应性/康复设备的能力

参加康复机构的治疗，直到能够步行500码（1码=0.9144m）以上……

图 84-1　以回归家庭为目标的干预步骤

者的动机是回到自己的家中。步骤一是参加治疗，直到获得 X% 的功能。步骤二是学习使用适应性设备。步骤三是讨论需要的帮助，和社工与家庭一起完成家庭改造。步骤四是安置到个人照护之家 6 个月，以演绎其具备做 X 的能力。步骤五是回家。当回家是不可实现的目标时，社工就不要提这个问题了，以免干扰康复过程。

治愈与照护

社会服务评估应强调老年人对照护或对治愈的期望。康复小组需要意识到老年人需要照护。照护就是有直接接触以下人员的机会：物理治疗师、作业治疗师、护士或医生。照护也赋予生活目的。老年人需要周一去门诊，周二去心脏康复，周三去药房等。老年人规律地与社工或居家健康助手交往是实现社会化的一个机会，通过服务的提供者而感受到存在的价值。相反，通过取消治疗或处理来治愈，会造成功能障碍。意识到这一点，康复小组就会围绕功能障碍来制订计划，但如此一来，患者将逐渐失去关注。

患者、家庭和其他人对康复的看法

社会服务提供者需要评估患者和家人对康复结局的预期。如果主流的观点是康复计划没有帮助或者患者注定失败，患者成功的潜力就会严重受损。社工必须提供合适服务对象阅读和理解水平的宣教，甚至可能需要邀请其他小

组成员加入宣教的过程。

人格

了解患者年轻时塑造的人格特点对治疗前确定某些问题和合适的小组方式是有帮助的。一个人如果 40 岁时还很谨慎，随着年龄增加，尤其是处在压力之下时会更加谨慎。因为一个过度友好的方式会增加猜疑，阻碍治疗，社工应采用相对被动友好的方式。简单地讨论康复的过程后离开，让他仔细地考虑相关信息。接下来，如果社工能够有 1~2 次简短的拜访来询问患者是否有任何问题或担忧，再略微问一下患者他们的想法和什么时候准备开始康复，虽然这个过程可能会花较长的时间，但会得到更多积极的结果。人总是要求完美，但治疗是不可能期望 100% 恢复原有功能，社工需要与患者强调相关的受限。

活动

老年个体的活动和活动方式的评估会使一个人更好地了解患者疾病的严重性和它对患者生活的影响。一位喜欢读书的人，若治疗完成后具备 50% 的移动能力，他便可能很满意，但是一位好动的人，可能会对此治疗结果非常不满意。社工需要了解这些情况，首先了解步行能满足患者什么需求，例如，减压，然后再提供给他们其他的方法来满足这些需求或改良步行的方式，如慢速的、短距离的或不同频率的，这也可能需要团队中其他成员的参与。康复之路的希冀便是劝说老年人更加努力，最终体验更好的康复结果。

多样性

社会服务提供者需要认识到种族多样性和文化。非裔美国人、亚裔美国人、印第安人和西班牙裔美国人都有不同的信仰系统。老年印第安人和非裔美国人获取康复的方法不同。团队接触、处理和指导患者的方法对治疗结果也很重要。社工需要教育团队如何处理在医疗照护中的多样人群以及他们的文化信仰，以及现实生活中，他们是否能接受传统的医疗照护。

老年照护管理者

老年照护管理者（GCM），是由美国国家老年专业照护管理者协会定义的健康和人类服务专员，如老年病学家、社工、咨询师或护士，具备特定的与老龄化和老年照护问题相关的专业知识和经验。GCM 协助老年人和残疾人获取他们的最大的功能潜力。他们致力于尊重个体的主权，谨慎地提供照护协调和支持服务，以维护个体的尊严和尊重。这包括临终关怀和患者选择其康复或临终关怀意愿的权利。全美普及项目——医生对生命维持治疗的命令，便是一个确保患者的意愿被沟通和尊重，听从他们自己对生命临终需要哪种治疗项目。此外，GCM 对老年人的家庭和其他有慢性需求的人来说是一种有经验的指导和资源。随着时间的进展，婴儿潮一代老去，康复团队将与这些新生专业联手工作。医学杂志、商业出版社和新闻杂志周刊频繁讨论当前老年人的照护管理理念。GCM 可能在评估和理解有康复需求的老年人方面，对社工有很大帮助。

当出院时，社工和康复团队需要考虑康复后的患者和家庭的要求和需求。这些要求和需求包括家、耐用的医疗设备、居家健康和社区服务。

家

康复团队成员的家访可以让家庭成员在熟悉的、无威胁的环境内接受访谈。可以使治疗师评估家庭中的障碍和可能需要的改良。有时，回家里可能对患者是危险的或不适合的。过多的堆积物、肮脏、缺乏工具或年久失修都可能需要社区干预。社工将转介这类罕见情况给当地老年保护性服务机构或一些其他合适的机构。对家庭环境的预先了解可帮助社工和家庭准备患者的回归，同时也帮助患者回家协调社区服务。

耐用的医疗设备

多数康复患者需要使用辅助设备，虽然有些仅短期使用。在受管理的医疗环境中，预定耐用医疗设备（DME）需要了解相关人员的关系及保险覆盖范围的限制。患者和家庭依靠社工获取这些知识。

基础工具如手杖、助行器和轮椅，多数保险是可以为合适的患者覆盖的。大的工具如电梯、持续被动运动装置甚至医院的病床都未广泛适用，甚至可能一点也不赔付。如升降椅或楼梯滑行机之类都很少见被保险覆盖。有些DME 提供者会供应二手的升降椅和楼梯滑行机以及其他工具，以相对低的价格出售。

有些受伤的患者属于工伤赔付或机动车保险，会覆盖某些特殊的设备，因此每个人都要分别了解清楚。

有些残疾人康复机构或代理可能会雇佣设备改造师。这类专业人员会根据个体需求改良医疗设备。可以为老年患者提供非常有帮助的服务。

居家健康

医疗保险和多数大的保险计划在患者从机构内出院后，都覆盖康复和居家护理服务，如果医生预定了专科服务的话（物理治疗师或护士）。在某些案例中，护士助手可能也会覆盖，帮助个人护理，如洗澡。有了 DME，很多保险险种都要求使用它偏好的家庭医疗服务提供者。

需要注意的是，农村地区通常缺乏家庭康复服务。这会延误居家照护的启动。

很多人都有印象认为医疗保险或其他保险提供居家私人护理或助手，但事实上医疗保险从未覆盖过这一服务，很多其他计划也停止该项福利很久了。有些机构有偿提供这种帮助。

社区服务

以下是一些有用的社区服务，从传统意义上来说会帮到老年人居家养老；但是，由于这些项目的公共基金在减少，相关部门已经开始有偿安排服务了。如此一来，服务的等待时间缩短了，就能够更快地启动服务。当然，这也导致老年消费者花费的增加。

区域养老机构（AAA）是由联邦和州际出资赞助的当地公立机构；创立来提供老年人居

家支持。提供的服务包括打理家务、个人护理助手、友好拜访、送餐上门等等。有相关的测试来确定入选资格，这些服务通常限制在 1 周 1~2h。有些 AAA 提供个人随身照护或题为 XX（LampII 或 Options）的项目，这些项目设计来帮助多数有身体挑战的个体能够待在家中。养老机构通常都由美国国家政府部门运作。电话号码和地址都可以在电话号码簿的蓝页或网络上查询到。

"家务难事"服务可以通过 AAA 或其他公共机构获取。这些有用的项目可以帮忙建斜坡、安装扶手或者提供其他小的改造。但所有材料都由接受服务的个体自行购买。联系 AAA 以获取更多资讯。

可能最广为人知的服务便是送餐上门（MOW），这项服务为不能出门的个体提供每周 5d 甚至更多的全天用餐服务。这些服务通常都需付费。

便捷的交通服务是老年人尤其是老年康复患者最常见的需求。多数社区为符合条件的个体提供某些类型的交通补贴。这些项目的功能是作为公交车和的士之间的过渡。这些车辆，通常由货车改装，行驶于特定路线但需要提前预约。这些货车装有轮椅升降梯，会给予特别的通告。为常规医疗预约的救护车运输很少被保险覆盖，而且很贵。但有些救护车以较为合理的价位提供轮椅运送服务。

安 置

尽管已经做出最大努力和热切希望，但回归家庭的目标并不一定所有患者都能实现。治疗进展不利或家庭支持不足都可能使安置到养老院成为唯一可行路径。社工在其指导患者和家庭走过这一申请流程时，要对负罪感、遗弃和无助之类的感受足够敏感。并且，现代的健康照护现状有可能会使第一选择的机构也去不了，社工必须坦率地处理这些安置问题。任何时候，沟通渠道都必须公开透明，以便使患者尽可能平稳地过渡。

总 结

当社会评估和社会史为康复过程提供好的基础后，意识到老年人的特殊需求便显得尤为重要。评估和评价这些其他的考虑可增强社工或社会服务提供者通过康复努力获得积极结局的机会。社工的咨询技能、社区资源的知识和在康复全程提供宣教的能力都可以帮助患者和家庭应对过程中的问题，达到他们的康复目标。社工需要密切关注与婴儿潮出生的那批人有关的康复期望方面的研究和进展。这些信息将在不远的将来有所发展，并且应该由社会服务提供者搜寻出来供大家使用。

（伊文超）

原文参考

Feldman BE.2012 Ten anticipated psychosocial needs of baby boomers.Long-Term Living, 61 (2): 32–33

Frey WH.2010 Baby boomers and the new demographics of America's seniors.Generations, 34 (3): 28–37

Hoyer JW, Roodin P.2009 Adult Development and Aging, 5th edn.McGraw–Hill, New York

Lemme HB.2006 Development in Adulthood, 4th edn.Allyn & Bacon, Boston, MD

McDonnell A.2013 Managing Geriatric Health Care.Jones & Bartlett Publishers, Sudbury, MA

Quadagno J.2005 Aging and the Life Course: An Introduction to Social Gerontology, 3rd edn.McGraw–Hill, New Yo

资料来源

NIH SeniorHealth
http: //nihseniorhealth.gov/
Health and wellness information for older adults from the National
Institutes of Health.
BenefitsCheckUp
www.benefitscheckup.org/
Takes 15–20 minutes to fill out information and assess what federal,
state and local resources the client is entitled to.
National Association of Professional Geriatric Care Managers
www.caremanager.org/
National Alliance for Caregiving
Suite 642, 4720 Montgomery Lane
Bethesda, MD 20814
 (301) 718-8444
www.caregiving.org
National Association for Home Care

228 7th Street, NE
Washington, DC 20003
 (202) 547-7424
www.nahc.org
National Council on the Aging
Suite 200, 409 3rd Street, SW
Washington, DC 20024

 (202) 479-1200
www.ncoa.org
National Family Caregivers Association
Suite 500, 10400 Connecticut Avenue
Kensington, MD 20895
 (800) 896-3650
www.nfacares.org